管理栄養士
国家試験解説書

コンプリートプラス アールディー

Complete+ RD

管理栄養士
国家試験完全攻略

2024年版 第33回～第37回

日本医歯薬研修協会［編］

はじめに

2023年2月26日に実施された第37回管理栄養士国家試験の合格者が3月24日に発表されました。受験者総数は16,351名、合格者数9,254名で全体合格率56.6%、管理栄養士養成課程（新卒）合格率87.2%、管理栄養士養成課程（既卒）合格率9.9%、栄養士養成課程（既卒）16.0%でした。試験結果としては、合格者数は前年より約1,400人減少し、合格率は全国平均で8.5%低下しました。

新卒受験者合格率と既卒受験者合格率（管理栄養士養成課程、栄養士養成課程）は約72ポイントの差があり、合格率に大きな乖離を生じています。また、医師国家試験合格率91.6%、看護師国家試験合格率90.8%など代表的な医療系国家試験と比較してみても明らかなように、管理栄養士国家試験は医療系国家試験の中でも非常に難関な国家試験の1つと言えます。

日本医歯薬研修協会では国家試験合格へ向けた学習の第一歩として、過去5年分の国家試験問題から国家試験の流れや出題傾向・形式を把握していただくために、「Complete^{+}RD 2024管理栄養士国家試験完全攻略」を発刊いたしました。

本書は、国家試験5年分の1,000問を収録し、国家試験に対する学習をより容易にする簡潔かつ的確・明瞭な解説と、使いやすいレイアウト、携帯の利便性を追求したA5判サイズなど国家試験対策の正鵠を射た日本医歯薬研修協会ならではの、国家試験問題解答解説書となっています。

また本書は、受験生用の国家試験解答解説書として優れているのは勿論のこと、管理栄養士養成教育に携わる先生方の資料としてもご利用いただけるよう、過去5年分の管理栄養士国家試験を第38回国家試験より適用となる新ガイドラインの項目に並び替えをし、各出題領域の頻出事項を明確にしています。

本書が、受験生には国家試験問題の基本的知識獲得の第一歩の教材として、また国家試験対策に携わる先生方には学生指導のうえで、少しでも参考になるところがあれば幸いです。

2023.5.21　日本医歯薬研修協会

Contents

本書の特徴 …… v

問題番号別掲載ページ一覧 …… vi

国家試験の構成・国家試験受験資格 …… viii

第37回管理栄養士国家試験の結果について …… ix

1.社会・環境と健康 …… 2

2.人体の構造と機能及び疾病の成り立ち …… 70

3.食べ物と健康 …… 182

4.基礎栄養学 …… 283

5.応用栄養学 …… 346

6.栄養教育論 …… 417

7.臨床栄養学 …… 466

8.公衆栄養学 …… 581

9.給食経営管理論 …… 639

10.応用力試験 …… 704

巻末付録　管理栄養士国家試験出題基準（ガイドライン） …… 821

索　引 …… 841

本書の特徴

本書は、第33回国家試験（2019年）から第37回国家試験（2023年）までの5年分の国家試験問題を、厚生労働省が作成した管理栄養士国家試験出題基準（ガイドライン）に示されている項目順に並び替え、構成しています。

本書の特徴として、

◆ガイドラインの項目に沿って問題を入れ替えてあるため、出題傾向と頻出事項が把握できます。
◆改正前の法律・制度や過去の年次調査に関する問題は、問題文には手を加えず、解説で現状に適した表記をしております。
◆詳細な解説と的確な要点で、学習をより容易にできるようにしました。
◆巻末付録として、★の数で出題頻度のわかるガイドラインを収載しております。

〈 ガイドライン改定などにより掲載科目を変更した問題 〉

	出題時の科目	掲載科目
33回-8	社会・環境と健康	応用栄養学
33回-108	栄養教育論	公衆栄養学
34回-95	応用栄養学	臨床栄養学
35回-28	人体の構造と機能及び疾病の成り立ち	社会・環境と健康
35回-111	臨床栄養学	給食経営管理論
36回-7	社会・環境と健康	応用栄養学
36回-68	基礎栄養学	臨床栄養学
36回-93	応用栄養学	臨床栄養学

※　本書に訂正が見つかった場合は、弊社ホームページにてお知らせいたします。
〈URL〉https://www.ishiyaku-rd.com

■問題番号別掲載ページ一覧

第37回							
午前	掲載頁	午前	掲載頁	午後	掲載頁	午後	掲載頁
1	3	43	182	98	422	153	640
2	8	44	188	99	424	154	641
3	10	45	192	100	426	155	650
4	16	46	193	101	429	156	645
5	19	47	195	102	434	157	656
6	26	48	205	103	434	158	660
7	30	49	201	104	442	159	664
8	33	50	269	105	444	160	667
9	40	51	221	106	447	161	655
10	42	52	224	107	453	162	669
11	45	53	229	108	457	163	672
12	48	54	233	109	460	164	675
13	49	55	237	110	463	165	676
14	55	56	238	111	468	166	686
15	58	57	243	112	472	167	688
16	63	58	253	113	481	168	701
17	74	59	250	114	474	169	696
18	77	60	258	115	488	170	702
19	80	61	256	116	491	171	755
20	87	62	257	117	495	172	755
21	92	63	265	118	499	173	755
22	99	64	270	119	505	174	706
23	102	65	275	120	512	175	706
24	105	66	277	121	515	176	706
25	111	67	282	122	518	177	727
26	111	68	283	123	521	178	727
27	116	69	291	124	522	179	727
28	121	70	295	125	524	180	737
29	121	71	296	126	534	181	737
30	125	72	303	127	538	182	737
31	130	73	314	128	544	183	735
32	135	74	307	129	545	184	735
33	139	75	312	130	548	185	767
34	143	76	323	131	555	186	767
35	148	77	327	132	557	187	811
36	156	78	331	133	560	188	811
37	159	79	335	134	562	189	771
38	163	80	339	135	566	190	771
39	169	81	344	136	574	191	771
40	175	82	346	137	581	192	809
41	176	83	347	138	584	193	809
42	177	84	353	139	591	194	809
		85	359	140	594	195	790
		86	373	141	599	196	790
		87	381	142	596	197	790
		88	369	143	599	198	797
		89	384	144	604	199	797
		90	392	145	609	200	797
		91	395	146	616		
		92	366	147	622		
		93	398	148	628		
		94	402	149	624		
		95	404	150	630		
		96	410	151	633		
		97	412	152	636		

第36回							
午前	掲載頁	午前	掲載頁	午後	掲載頁	午後	掲載頁
1	4	43	182	98	420	153	641
2	4	44	184	99	421	154	642
3	10	45	186	100	427	155	649
4	18	46	187	101	429	156	654
5	22	47	193	102	432	157	665
6	26	48	197	103	438	158	668
7	409	49	202	104	439	159	674
8	31	50	212	105	441	160	673
9	39	51	222	106	443	161	674
10	40	52	228	107	448	162	677
11	44	53	226	108	452	163	680
12	57	54	232	109	454	164	682
13	52	55	249	110	461	165	684
14	64	56	243	111	469	166	689
15	60	57	244	112	466	167	690
16	13	58	251	113	472	168	697
17	72	59	216	114	477	169	700
18	76	60	259	115	482	170	691
19	82	61	261	116	575	171	750
20	84	62	262	117	486	172	750
21	94	63	266	118	496	173	750
22	96	64	274	119	502	174	757
23	100	65	274	120	505	175	757
24	103	66	277	121	514	176	757
25	110	67	278	122	515	177	714
26	112	68	499	123	522	178	714
27	118	69	287	124	528	179	714
28	120	70	294	125	530	180	724
29	122	71	296	126	530	181	724
30	126	72	315	127	537	182	724
31	132	73	317	128	543	183	731
32	135	74	304	129	549	184	731
33	139	75	312	130	551	185	731
34	144	76	320	131	554	186	744
35	151	77	324	132	558	187	744
36	156	78	330	133	560	188	769
37	162	79	329	134	563	189	769
38	164	80	337	135	575	190	769
39	165	81	341	136	578	191	773
40	170	82	348	137	581	192	773
41	173	83	351	138	585	193	773
42	178	84	360	139	588	194	788
		85	368	140	592	195	788
		86	376	141	598	196	788
		87	377	142	601	197	804
		88	380	143	606	198	804
		89	382	144	602	199	814
		90	389	145	611	200	814
		91	390	146	613		
		92	396	147	618		
		93	526	148	621		
		94	401	149	622		
		95	403	150	626		
		96	406	151	631		
		97	413	152	635		

第35回							
午前	掲載頁	午前	掲載頁	午後	掲載頁	午後	掲載頁
1	8	43	189	98	418	153	639
2	15	44	190	99	425	154	651
3	19	45	194	100	426	155	643
4	17	46	198	101	431	156	658
5	24	47	207	102	436	157	661
6	28	48	200	103	437	158	666
7	29	49	214	104	443	159	699
8	32	50	206	105	446	160	659
9	38	51	215	106	448	161	671
10	47	52	219	107	455	162	679
11	48	53	225	108	455	163	678
12	51	54	228	109	456	164	682
13	60	55	232	110	462	165	685
14	56	56	234	111	646	166	687
15	65	57	239	112	470	167	700
16	67	58	246	113	473	168	696
17	71	59	253	114	476	169	694
18	74	60	218	115	479	170	702
19	78	61	260	116	484	171	712
20	88	62	261	117	475	172	712
21	90	63	263	118	488	173	712
22	97	64	269	119	493	174	704
23	101	65	273	120	498	175	704
24	106	66	276	121	502	176	704
25	109	67	279	122	509	177	733
26	115	68	285	123	524	178	733
27	116	69	286	124	527	179	733
28	37	70	290	125	536	180	720
29	123	71	299	126	539	181	720
30	128	72	297	127	544	182	720
31	131	73	319	128	550	183	746
32	137	74	308	129	550	184	746
33	141	75	309	130	552	185	763
34	146	76	321	131	558	186	763
35	149	77	324	132	559	187	763
36	153	78	332	133	561	188	779
37	160	79	333	134	566	189	779
38	164	80	340	135	574	190	779
39	167	81	343	136	577	191	800
40	170	82	348	137	582	192	800
41	174	83	352	138	586	193	800
42	178	84	355	139	589	194	802
		85	356	140	594	195	802
		86	363	141	598	196	806
		87	372	142	600	197	806
		88	374	143	608	198	806
		89	379	144	602	199	813
		90	386	145	612	200	813
		91	393	146	615		
		92	397	147	616		
		93	399	148	620		
		94	401	149	629		
		95	405	150	626		
		96	411	151	630		
		97	415	152	634		

第34回

午前	掲載頁	午前	掲載頁	午後	掲載頁	午後	掲載頁
1	21	45	188	100	428	143	604
2	14	46	191	101	436	144	601
3	36	47	196	102	437	145	605
4	23	48	203	103	445	146	613
5	30	49	204	104	449	147	614
6	34	50	207	105	417	148	618
7	43	51	209	106	454	149	623
8	42	52	216	107	456	150	627
9	6	53	219	108	458	151	632
10	11	54	223	109	459	152	610
11	45	55	226	110	464	153	642
12	68	56	230	111	471	154	652
13	51	57	235	112	520	155	652
14	54	58	242	113	481	156	644
15	52	59	247	114	484	157	654
16	61	60	255	115	468	158	661
17	73	61	256	116	489	159	662
18	78	62	264	117	492	160	658
19	83	63	266	118	498	161	668
20	86	64	191	119	504	162	669
21	91	65	272	120	507	163	673
22	98	66	272	121	513	164	681
23	158	67	280	122	513	165	676
24	108	68	288	123	516	166	683
25	104	69	289	124	517	167	687
26	113	70	299	125	519	168	698
27	114	71	301	126	525	169	695
28	118	72	317	127	528	170	692
29	124	73	319	128	532	171	747
30	134	74	307	129	533	172	747
31	138	75	313	130	540	173	747
32	141	76	322	131	540	174	716
33	146	77	325	132	546	175	716
34	150	78	328	133	556	176	716
35	152	79	334	134	564	177	739
36	154	80	338	135	567	178	739
37	157	81	344	136	572	179	739
38	161	82	352	137	583	180	729
39	166	83	349	138	586	181	729
40	171	84	358	139	590	182	729
41	175	85	364	140	592	183	710
42	180	86	365	141	632	184	710
43	183	87	375	142	597	185	765
44	184	88	378			186	765
		89	384			187	759
		90	386			188	759
		91	387			189	759
		92	394			190	782
		93	397			191	782
		94	400			192	782
		95	569			193	792
		96	408			194	792
		97	414			195	776
		98	420			196	776
		99	424			197	776
						198	819
						199	819
						200	819

第33回

午前	掲載頁	午前	掲載頁	午後	掲載頁	午後	掲載頁
1	2	45	185	100	419	143	583
2	7	46	189	101	425	144	587
3	11	47	194	102	430	145	587
4	13	48	197	103	432	146	589
5	25	49	208	104	439	147	593
6	27	50	210	105	440	148	595
7	32	51	214	106	442	149	596
8	407	52	199	107	444	150	600
9	34	53	221	108	637	151	606
10	41	54	224	109	451	152	607
11	50	55	227	110	458	153	597
12	54	56	227	111	462	154	611
13	56	57	236	112	463	155	619
14	59	58	241	113	446	156	620
15	62	59	218	114	464	157	627
16	68	60	248	115	470	158	629
17	68	61	249	116	467	159	624
18	70	62	255	117	475	160	637
19	79	63	264	118	478	161	639
20	82	64	260	119	485	162	653
21	85	65	267	120	487	163	653
22	87	66	275	121	490	164	645
23	93	67	270	122	493	165	647
24	95	68	271	123	494	166	671
25	98	69	280	124	503	167	662
26	103	70	288	125	508	168	657
27	107	71	292	126	512	169	670
28	110	72	293	127	516	170	670
29	114	73	316	128	519	171	678
30	119	74	320	129	523	172	663
31	127	75	300	130	526	173	683
32	130	76	302	131	531	174	686
33	133	77	306	132	536	175	689
34	136	78	311	133	539	176	679
35	142	79	325	134	542	177	694
36	147	80	326	135	547	178	703
37	152	81	333	136	552	179	698
38	155	82	336	137	546	180	690
39	144	83	342	138	553	181	752
40	159	84	350	139	565	182	752
41	168	85	361	140	568	183	761
42	172	86	358	141	576	184	761
43	176	87	373	142	571	185	761
44	181	88	375			186	742
		89	379			187	742
		90	370			188	718
		91	383			189	718
		92	389			190	718
		93	391			191	723
		94	394			192	723
		95	402			193	785
		96	400			194	785
		97	406			195	785
		98	412			196	794
		99	414			197	794
						198	794
						199	816
						200	816

国家試験の構成

午前問題	出題数	試験時間	
社会・環境と健康	16	10:00〜12:25	2時間25分
人体の構造と機能及び疾病の成り立ち	26		
食べ物と健康	25		
基礎栄養学	14		
応用栄養学	16		
午前問題計	**97**		
午後問題	**出題数**	**試験時間**	
栄養教育論	13	13:40〜16:20	2時間40分
臨床栄養学	26		
公衆栄養学	16		
給食経営管理論	18		
応用力試験	30		
午後問題計	**103**		

国家試験受験資格

厚生労働省「新しい管理栄養士国家試験について」より引用

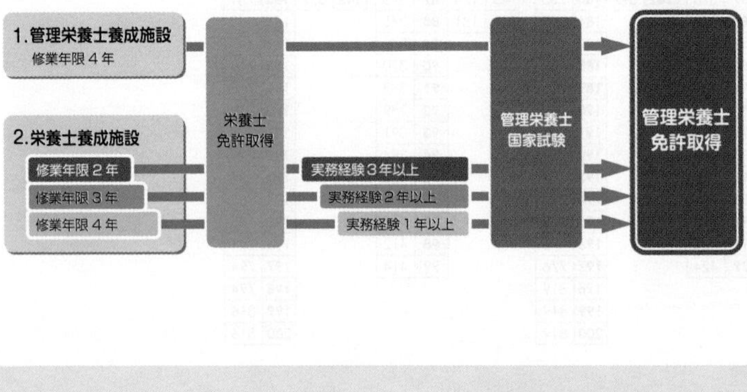

第37回管理栄養士国家試験の結果について（厚生労働省配布資料一覧より）

1）合格基準

配点を１問１点とし、次の合格基準を満たす者を合格とする。

総合点　120点以上／200点

2）合格状況

受験者16,351名　　合格者9,254名　　合格率56.6%

（参考）年次別受験者数、合格者数、合格率

	平成31年（第33回）	令和２年（第34回）	令和３年（第35回）	令和４年（第36回）	令和５年（第37回）
受験者数	17,864	15,943	16,019	16,426	16,351
合格者数	10,796	9,874	10,292	10,692	9,254
合格率	60.4%	61.9%	64.2%	65.1%	56.6%

3）学校区分別合格者状況

	受験者数	合格者数	合格率
管理栄養士養成課程（新卒）	9,444名	8,235名	87.2%
管理栄養士養成課程（既卒）	1,372名	136名	9.9%
栄養士養成課程（既卒）	5,535名	883名	16.0%

科目別
問題・解説
2024年版

1 社会と健康

33回－1

国内外の公衆衛生・予防医学に関する記述である。正しいのはどれか。1つ選べ。

(1) ジョン・スノウは、結核の流行様式を解明した。
(2) プライマリヘルスケアは、アルマ・アタ宣言で示された。
(3) ヘルスプロモーションは、ウインスローにより提唱された。
(4) わが国の国民皆保険は、第二次世界大戦前に確立された。
(5) わが国の保健所の数は、近年増加している。

▶正解へのアプローチ◀

アルマ・アタ宣言は、1978年に世界保健機関（WHO）と国連児童基金（UNICEF）が合同で示したプライマリヘルスケアに関する宣言である。開発途上国国民の健康水準の向上を中心とした公衆衛生施策として、生活の場や職場に近接したヘルスケアを、継続性をもって供給することを謳っている。

プライマリヘルスケアの具体的な活動内容は、以下の8項目である。

1. 健康教育
2. 食糧確保と適切な栄養
3. 安全な飲み水と基本的な衛生
4. 家族計画を含む母子保健
5. 主要な感染症への予防接種
6. 地方風土病への対策
7. 簡単な病気や怪我の治療
8. 必須医薬品の供給

また、各国がプライマリヘルスケアに取り組む過程で、これら8項目以外に、女性の健康（リプロダクティブ・ヘルス）、障害者の健康、精神保健、歯科保健、麻薬対策、HIV・エイズ、交通事故対策などが追加の重点項目として掲げられる場合もある。

▶選択肢考察◀

×(1) イギリスの開業医であったジョン・スノウは、1852年にイギリスのロンドンでコレラが蔓延した際に、疫学調査によりコレラの病原因子が飲料水に関連した何かであることを明らかにした。

◯(2) ▶正解へのアプローチ◀参照。

×(3) ヘルスプロモーションの概念は、カナダのオタワで開催された第1回ヘルスプロモーション国際会議で提唱されたオタワ憲章で示された。ウインスローは、公衆衛生を「組織化された地域社会の努力を通して、疾病を予防し、生命を延長し、身体的、精神的機能の増進をはかる科学であり技術である」と定義している。

×(4) すべての国民がいずれかの公的医療保険に加入する国民皆保険制度は、昭和36年（1961年）に確立された。

×(5) わが国の保健所の数は、平成6年の保健所法改正（地域保健法に改題）以降、保健所の集約化が急速に進み、平成6年に847か所あったものが令和4年では468か所に減少している（**P 58：36回－12：**▶要　点◀参照）。

▶正　解◀（2）

37回－1 NEW

一次、二次および三次予防に関する記述である。最も適当なのはどれか。1つ選べ。

(1) 住民を対象とするがん検診は、一次予防である。
(2) ヒトパピローマウイルス（HPV）ワクチン接種は、二次予防である。
(3) 脳梗塞発症後の機能回復訓練は、二次予防である。
(4) 職場におけるストレスチェックは、三次予防である。
(5) 精神障害者に対する社会復帰支援は、三次予防である。

正解へのアプローチ

一次予防は、健常者に対して、疾病原因と思われるものの除去や忌避に努め、健康増進を図って病気の発生を防ぐなどの予防措置をとることをいう。

二次予防は、病気になった人をできるだけ早く発見し、早期治療を行い、病気の進行を抑え、重症化しないように努めることをいう。

三次予防は、病気が進行した後の後遺症治療、再発防止、残存機能の回復・維持、リハビリテーション、社会復帰などの対策を立て、実行することをいう。

選択肢考察

×(1) 住民を対象とするがん検診は、早期発見に該当するため、二次予防である。
×(2) ヒトパピローマウイルス（HPV）ワクチン接種は、特異的予防に該当するため、一次予防である。
×(3) 脳梗塞発症後の機能回復訓練（リハビリテーション）は、三次予防である。
×(4) 職場におけるストレスチェックは、うつ病の早期発見を目的とするため、二次予防である。
○(5) 精神障害者に対する社会復帰支援は、生活レベルの改善につながるため、三次予防である。

正　解 (5)

要　点

予防医学の３段階

段　階	一次予防	二次予防	三次予防
内　容	①健康増進 　健康教育、栄養指導 ②特異的予防 　予防接種、事故防止	①早期発見 　スクリーニング検査 ②早期治療 　効果的な治療	①機能障害防止 　後遺症予防、再発防止 ②機能回復訓練 　作業療法、職業訓練
目　的	罹患率の低下	死亡率の低下 生存期間の延長	QOL（生活の質）の向上 ADL（日常生活動作）の向上
具体例	母子健康手帳 産前産後の休暇 作業条件の改善 特定健康診査・特定保健指導など	がん検診 新生児マススクリーニング 肺気腫患者の禁煙指導 高血圧患者の服薬指導 糖尿病患者の栄養指導 喫煙者の喀痰細胞診検査など	人工透析 社会復帰の促進 職場の適正配置 社会復帰施設の利用など

36回－1

減塩教室におけるPDCAサイクルのうち、A（Act）に該当するものである。最も適当なのはどれか。1つ選べ。

(1) アンケートにより参加者の満足度の集計を行った。
(2) 参加する対象者の選定を行った。
(3) 評価項目を定めた。
(4) 参加者の要望を受けて新たなプログラムを検討した。
(5) 開催中にスタッフによる指導内容を記録した。

▶正解へのアプローチ◀

公衆衛生活動には大きな流れとして、企画を立て（Plan）、それを実施し（Do）、活動の成果を評価し（Check）、その結果をフィードバックすることにより事業を改善し（Act）、次の企画に反映させるというプロセス（PDCAサイクル）がある。

▶選択肢考察◀

×(1) アンケートによる参加者の満足度の集計は、C（Check）に該当する。
×(2) 参加する対象者の選定は、P（Plan）に該当する。
×(3) 評価項目の設定は、P（Plan）に該当する。
○(4) 参加者の要望を受けた新たなプログラムの検討は、A（Act）に該当する。
×(5) 開催中のスタッフによる指導内容の記録は、D（Do）に該当する。

▶正　解◀ (4)

▶要　点◀

公衆衛生活動の過程と評価との関係

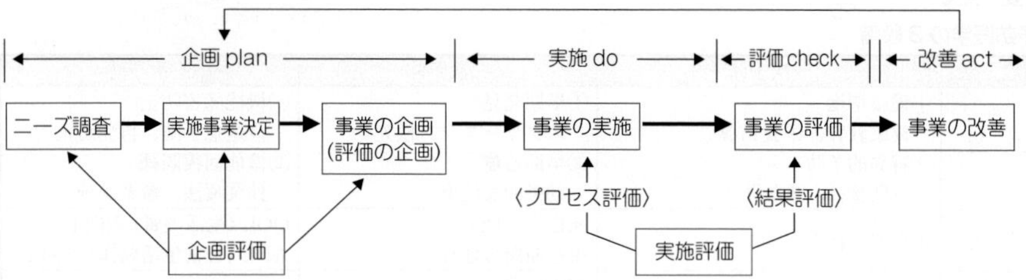

36回－2

WHO「健康の社会的決定要因」の内容に関する記述である。**誤っている**のはどれか。1つ選べ。

(1) 社会的地位が低いほど、平均寿命は長くなる。
(2) ストレスの多い環境は、早世のリスクを高める。
(3) 仕事に対してコントロールができる人ほど、健康状態が良好である。
(4) アルコールやたばこへの依存は、社会的環境の影響を受ける。
(5) 健康的な食品の確保は、政治的問題である。

正解へのアプローチ

健康の社会的決定要因とは、人々の健康状態を規定する経済的、社会的条件のことである。20世紀後半以来、人々の健康や病気が、社会的、経済的、政治的、環境的な条件に影響を受けることが広く認められるようになり、その研究が進んでいる。

WHO（世界保健機関）は、1998年に「健康にかかわる確かな事実（The Solid Facts）」という報告書を発刊し、さらに2003年に報告書の第2版を発刊している。報告書で示されている健康の社会的決定要因は、「社会格差」、「ストレス」、「幼少期」、「社会的排除」、「労働」、「失業」、「社会的支援」、「薬物依存」、「食品」、「交通」である（要　点参照）。

選択肢考察

×(1)　どの社会でもその最下層部に近いほど平均余命は短く、多くの疾病が見受けられる。

◯(2)　ストレスの多い環境は人々を不安に陥らせ、立向かう気力をそぎ、健康を損ない、早世のリスクを高める。

◯(3)　職場でのストレスは疾病のリスクを高める。仕事に対してコントロールができる人ほど、健康状態が良好である。

◯(4)　アルコール・薬物・たばこを習慣とし、健康を害してしまうのは個人の責任ではあるものの、常用に至るには様々な社会的環境も影響している。

◯(5)　世界の市場は食糧の供給に大きく関わっているため、健康的な食品の確保は政治的問題である。

正　解　(1)

要　点

「健康にかかわる確かな事実（The Solid Facts）」の要点

社会格差	どの社会でもその最下層部に近いほど平均余命は短く、多くの疾病が見受けられる。健康政策は健康の社会的・経済的決定要因について取り組まなければならない。
ストレス	ストレスの多い環境は人々を不安に陥らせ、立向かう気力をそぎ、健康を損ない、ひいては死を早めることもある。
幼少期	人生の良いスタートを切ることは、母子を支援することである。幼少期の発達や教育の健康に及ぼす影響は生涯続く。
社会的排除	貧困の中での人生は短いものとなる。貧困、社会的排除や差別は困窮、憤りなどを引き起こし、命を縮めてしまう。
労働	職場でのストレスは疾病のリスクを高める。仕事に対してコントロールができる人ほど、健康状態が良好である。
失業	雇用の安定は健康、福祉、仕事の満足度を高める。失業率が高まるほど病気にかかりやすくなり、早死をもたらす。
社会的支援	友情、良好な人間の社会的関係、確立された支援ネットワークにより、家庭・職場・地域社会における健康が推進される。
薬物依存	アルコール・薬物・たばこを習慣とし、健康を害してしまうのは個人の責任ではあるものの、常用に至るにはさまざまな社会的環境も影響している。
食品	世界の市場は食糧の供給に大きく関わっているため、健康的な食品の確保は政治的問題である。
交通	健康を重視した交通システムとは、公共輸送機関の整備により自動車の利用を減らし、徒歩や自転車の利用を奨励することを指している。

2 環境と健康

34回－9

「持続可能な開発目標（SDGs）」に先立ち、地球規模の環境問題に対する行動原則として、「持続可能な開発」を示した文書である。最も適当なのはどれか。1つ選べ。

(1) モントリオール議定書
(2) 京都議定書
(3) リオ宣言
(4) バーゼル条約
(5) ワシントン条約

▶正解へのアプローチ◀

1992年にブラジルのリオデジャネイロで開催された環境と開発に関する国連会議（UNCED）では、地球温暖化、酸性雨等顕在化する地球環境問題を人類共通の課題と位置付け、「持続可能な開発」という理念の下に環境と開発の両立を目指した。各国や国際機関が遵守すべき原則である「環境と開発に関するリオ宣言」、同宣言を達成するための行動原則である「アジェンダ21」などを採択するとともに、気候変動枠組条約と生物多様性条約の署名が開始され、砂漠化対処条約策定について基本合意された。

▶選択肢考察◀

×(1) モントリオール議定書は、オゾン層の保護のためのウィーン条約に基づき、オゾン層を破壊するおそれのある物質を指定し、これらの物質の製造、消費および貿易を規制することを目的とし、1987年にカナダで採択された議定書である

×(2) 京都議定書は、1997年に京都で開催された気候変動枠組条約第3回締約国会議で、先進国の温室効果ガス排出削減について拘束力のある目標を明確に規定した議定書である。

◯(3) ▶正解へのアプローチ◀参照。

×(4) バーゼル条約は、1989年にスイスのバーゼルにおいて制定された、一定の有害廃棄物の国境を越える移動等の規制について国際的な枠組み及び手続等を規定した条約である。

×(5) ワシントン条約（絶滅のおそれのある野生動植物の種の国際取引に関する条約）は、野生動植物の国際取引の規制を輸入国と輸出国が協力して実施することにより、絶滅のおそれのある野生動植物の種の保護を図ることを目的として、1973年に採択、1975年に発効された。

▶正　解◀ (3)

要　点

地球環境の保全を目指した主な国際条約等

地球環境問題	国際条約等
地球温暖化	京都議定書（1997年） パリ協定（2015年）
オゾン層の破壊	ウィーン条約（1985年） モントリオール議定書（1987年）
酸性雨（pH＜5.6）	東アジア酸性雨モニタリングネットワーク（2001年）
熱帯雨林の減少	国際熱帯木材協定（1994年）
砂漠化	砂漠化対処条約（1996年）
野生生物種の減少	ワシントン条約・ラムサール条約（1975年） 生物多様性に関する条約（1993年）
海洋汚染	油汚染に関する条約（1990年） 有害物質に関する条約（2000年）
有害廃棄物の越境	バーゼル条約（1992年）

33回－2

大気汚染物質とその健康影響の組合せである。正しいのはどれか。１つ選べ。

(1) 光化学オキシダント ―――― 肺がん
(2) 二酸化窒素 ―――― 中枢神経障害
(3) 微小粒子状物質（PM2.5）―――― 気管支喘息
(4) トリクロロエチレン ―――― 糖尿病
(5) ダイオキシン類 ―――― 慢性気管支炎

正解へのアプローチ

微小粒子状物質（PM2.5）とは、大気中に浮遊している2.5μm以下の小さな粒子のことで、従来から環境基準を定めて対策を進めてきた浮遊粒子状物質（SPM：10μm以下の粒子）よりも小さな粒子である。

PM2.5は非常に小さいため、肺の奥深くまで入りやすく、呼吸器系への影響に加え、循環器系への影響が心配されている。

粒子状物質には、物の燃焼などによって直接排出されるものと、硫黄酸化物（SOx）、窒素酸化物（NOx）、揮発性有機化合物（VOC）などのガス状大気汚染物質が、主として環境大気中での化学反応により粒子化したものとがある。発生源としては、ボイラー、焼却炉などのばい煙を発生する施設、コークス炉、鉱物の堆積場等の粉じんを発生する施設、自動車、船舶、航空機等、人為起源のもの、さらには土壌、海洋、火山等の自然起源のものもある。

これまで取り組んできた大気汚染防止法に基づく工場・事業場等のばい煙発生施設の規制や自動車排出ガス規制などにより、SPMとPM2.5の年間の平均的な濃度は減少傾向にある。

選択肢考察

×(1) 光化学オキシダント ―――― 光化学スモッグ障害
×(2) 二酸化窒素 ―――― 慢性気管支炎、肺気腫、光化学スモッグ障害
○(3) 微小粒子状物質（PM2.5）―――― 発がん性、気管支喘息、花粉症
×(4) トリクロロエチレン ―――― 発がん性、中枢神経障害、肝臓・腎臓障害
×(5) ダイオキシン類 ―――― 発がん性、催奇形性

正　解　**(3)**

35回－1

公害の発生地域と原因物質の組合せである。最も適当なのはどれか。1つ選べ。

(1) 阿賀野川下流地域 ――― ヒ素
(2) 神通川下流地域 ――― カドミウム
(3) 四日市市臨海地域 ――― アスベスト
(4) 宮崎県土呂久地区 ――― メチル水銀
(5) 水俣湾沿岸地域 ――― 鉛

▶正解へのアプローチ◀

わが国では、多くの公害事件が起きている。四大公害病である水俣病、第二水俣病（新潟水俣病）、四日市喘息、イタイイタイ病については、原因物質のほかに発生場所も含めて確認しておく必要がある。

▶選択肢考察◀

×(1) 阿賀野川下流地域（第二水俣病）――― メチル水銀
◯(2) 神通川下流地域（イタイイタイ病）――― カドミウム
×(3) 四日市市臨海地域（四日市喘息）――― 二酸化硫黄（亜硫酸ガス）
×(4) 宮崎県土呂久地区（土呂久砒素中毒）――― ヒ素
×(5) 水俣湾沿岸地域（水俣病）――― メチル水銀

▶正　解◀　**(2)**

▶要　点◀

四大公害病

名　称	発生地・時期	原因物質	主症状
水俣病	水俣湾沿岸 昭和28年頃～	メチル水銀	中枢神経障害（主に四肢の感覚障害、言語障害、求心性視野狭窄）
第二水俣病 （新潟水俣病）	阿賀野川下流地域 昭和39年頃～		
四日市喘息	四日市市臨海地域 昭和36年頃～	硫黄酸化物など	気管支喘息
イタイイタイ病	神通川下流地域 大正初期～	カドミウム	腎障害、骨障害

37回－2 NEW

熱中症とその予防・治療に関する記述である。最も適当なのはどれか。1つ選べ。

(1) 予防のための指標として、湿球黒球温度（WBGT）がある。
(2) 意識障害がみられたら、熱中症Ⅰ度と判定する。
(3) 起座呼吸（起坐呼吸）がみられたら、熱中症Ⅱ度と判定する。
(4) めまい、立ちくらみがみられたら、熱中症Ⅲ度と判定する。
(5) 熱痙攣の発症直後には、電解質を含まない水を与える。

▶正解へのアプローチ◀

熱中症は、従来、高温環境下での労働や運動活動で多く発生していたが、ヒートアイランド現象や地球温暖化による影響により一般環境における熱ストレスが増大し、最近では日常生活においても発生が増加している。

特に、体温調節機能が低下している高齢者や、体温調節機能がまだ十分に発達していない小児・幼児は、成人よりも熱中症のリスクが高く、注意が必要である。

▶選択肢考察◀

○(1) 湿球黒球温度（WBGT）とは、人体の熱収支に影響の大きい湿度、輻射熱、気温の3つを取り入れた指標で、乾球温度、湿球温度、黒球温度の値を使って計算する。「熱中症予防のための運動指針」（日本体育協会）では、運動の目安の指標として湿球黒球温度（WBGT）を用いている。

×(2) 意識障害がみられたら、熱中症Ⅲ度と判定する。

×(3) 起座呼吸（起坐呼吸）がみられたら、呼吸困難の可能性があるため、熱中症Ⅲ度と判定する。

×(4) めまい、立ちくらみがみられたら、熱中症Ⅰ度と判定する。

×(5) 熱痙攣は、多量の発汗後に水分のみを補給することで生じる四肢の「こむら返り」である。したがって、熱痙攣の発症直後には、電解質を含む水（スポーツドリンクなど）を与える。

▶正　解◀ (1)

▶要　点◀

熱中症の症状と重症度分類（「熱中症環境保健マニュアル2022」（環境省）より抜粋）

	症状	重症度	治療	臨床症状からの分類
Ⅰ度 （軽症） （応急処置と見守り）	めまい、立ちくらみ、生あくび 大量の発汗 筋肉痛、筋肉の硬直（こむら返り） 意識障害を認めない（JCS−0）		通常は現場で対応可能 →冷所での安静、体表冷却、経口的に水分とNaの補給	熱けいれん 熱失神
Ⅱ度 （中等症） （医療機関へ）	頭痛、嘔吐、 倦怠感，虚脱感 集中力や判断力の低下 （JCS≦1）		医療機関での診察が必要→体温管理、安静、十分な水分とNaの補給（経口摂取が困難なときには点滴にて）	熱疲労
Ⅲ度 （重症） （入院加療）	下記の3つのうちいずれかを含む （C）中枢神経症状（意識障害JCS≧2、小脳症状、痙攣発作） （H/K）肝・腎機能障害（入院経過観察、入院加療が必要な程度の肝または腎障害） （D）血液凝固異常（急性期DIC診断基準（日本救急医学会）にてDICと診断）⇒Ⅲ度の中でも重症型		入院加療（場合により集中治療）が必要 →体温管理（体表冷却に加え体内冷却、血管内冷却などを追加）、呼吸・循環管理、DIC治療	熱射病

37回－3 NEW

上水道および水質に関する記述である。最も適当なのはどれか。1つ選べ。

(1) クリプトスポリジウムは、塩素消毒で死滅する。
(2) 水道水の水質基準では、一般細菌は「検出されないこと」となっている。
(3) 水道水の水質基準では、pHの基準値が定められている。
(4) 水道水の水質基準では、水銀の量に関して「検出されないこと」となっている。
(5) 生物化学的酸素要求量が低いほど、水質は汚濁している。

▶正解へのアプローチ◀

水道法では、上水道に関する水質基準を規定している。重金属や化学物質などの基準値を規定しており、「検出されないこと」となっているのは大腸菌のみである（P 12：33回－3：▶要　点◀参照）。

▶選択肢考察◀

×(1) クリプトスポリジウムは、塩素に耐性があるため、塩素消毒では死滅しない。
×(2) 水道水の水質基準では、一般細菌は「1mLの検水で形成される集落数が100以下」となっている。水道水の水質基準で唯一「検出されないこと」となっているのは、大腸菌である。
○(3) 水道水の水質基準では、pHは「5.8以上8.6以下」となっている。
×(4) 水道水の水質基準では、水銀の量に関して「0.0005mg/L以下」となっている。
×(5) 生物化学的酸素要求量（BOD）は、水中の微生物による溶存酸素の消費によってもたらされるもので、値の上昇が水質汚濁を意味する。

▶正　解◀　(3)

36回－3

水道法に基づく上水道の水質基準に関する記述である。最も適当なのはどれか。1つ選べ。

(1) 末端の給水栓では、消毒に用いた塩素が残留してはならない。
(2) 生物化学的酸素要求量（BOD）についての基準値が定められている。
(3) 一般細菌は、「1mLの検水で形成される集落数が100以下」となっている。
(4) 総トリハロメタンは、「検出されないこと」となっている。
(5) 臭気は、「無いこと」となっている。

▶正解へのアプローチ◀

上水道の消毒には塩素が使用され、末端の給水栓でも一定濃度の塩素量が必要とされる。

▶選択肢考察◀

×(1) 末端の給水栓では遊離残留塩素として0.1ppm（mg/L）以上、結合型残留塩素として0.4ppm（mg/L）以上に保たれる必要がある。
×(2) 生物化学的酸素要求量（BOD）は、下水処理における排出基準の一つである。
○(3) 一般細菌の基準は、1mLの検水で形成される集落数が100以下である。
×(4) 総トリハロメタンの基準は、0.1mg/L以下である。
×(5) 臭気は、異常でないことと規定されている。

▶正　解◀　(3)

34回－10
上・下水道および水質に関する記述である。最も適当なのはどれか。1つ選べ。
(1) 急速ろ過法では、薬品は用いられない。
(2) 末端の給水栓では、消毒に用いた塩素が残留してはならない。
(3) 水道水の水質基準では、一般細菌は検出されてはならない。
(4) 活性汚泥法は、嫌気性微生物による下水処理法である。
(5) 生物化学的酸素要求量が高いほど、水質は汚濁している。

選択肢考察
×(1) 急速ろ過法では、硫酸アルミニウムの硫酸バンドによる微粒子除去が行われる。
×(2) 末端の給水栓では遊離残留塩素として0.1ppm (mg/L) 以上、結合型残留塩素として0.4ppm (mg/L) 以上に保たれる必要がある。
×(3) 一般細菌は、1mLの検水で形成される集落数が100以下と規定されている。「検出されないこと」と規定されているのは大腸菌のみである。
×(4) 活性汚泥法は下水処理法の一つで、下水中に大気中の酸素を十分供給して、好気性菌を多量に含む汚泥（活性汚泥）を加えて攪拌することで、有機物を酸化分解させる方法である。
○(5) 生物化学的酸素要求量（BOD）は、水中の微生物による溶存酸素の消費によってもたらされるもので、その上昇は水質汚濁を意味する。

正　解 (5)

33回－3
水道水の水質基準において、「検出されないこと」とされているものである。正しいのはどれか。1つ選べ。
(1) 一般細菌
(2) 大腸菌
(3) 水銀
(4) 放射性セシウム
(5) トリハロメタン

選択肢考察
×(1) 一般細菌の基準は、1mLの検水で形成される集落数が100以下である。
○(2) 大腸菌の基準は、検出されないことである。
×(3) 水銀及びその化合物の基準は、0.0005mg/L以下である。
×(4) 放射性セシウムの基準は、示されていない。なお、「食品、添加物等の規格基準」で定められている飲用水の放射性セシウムの濃度基準は、10Bq/kgである（P250：33回－61：要　点参照）。
×(5) 総トリハロメタンの基準は、0.1mg/L以下である。

正　解 (2)

▶要 点◀

水道水の水質基準（水道法第４条） 令和２年４月１日現在

項 目	基 準	項 目	基 準
一般細菌	1mLの検水で形成される集落数が100以下	総トリハロメタン	0.1mg/L以下
大腸菌	検出されないこと	トリクロロ酢酸	0.03mg/L以下
カドミウム及びその化合物	カドミウムの量に関して、0.003mg/L以下	ブロモジクロロメタン	0.03mg/L以下
水銀及びその化合物	水銀の量に関して、0.0005mg/L以下	ブロモホルム	0.09mg/L以下
セレン及びその化合物	セレンの量に関して、0.01mg/L以下	ホルムアルデヒド	0.08mg/L以下
鉛及びその化合物	鉛の量に関して、0.01mg/L以下	亜鉛及びその化合物	亜鉛の量に関して、1.0mg/L以下
ヒ素及びその化合物	ヒ素の量に関して、0.01mg/L以下	アルミニウム及びその化合物	アルミニウムの量に関して、0.2mg/L以下
六価クロム化合物	六価クロムの量に関して、0.02mg/L以下	鉄及びその化合物	鉄の量に関して、0.3mg/L以下
亜硝酸態窒素	0.04mg/L以下	銅及びその化合物	銅の量に関して、1.0mg/L以下
シアン化物イオン及び塩化シアン	シアンの量に関して、0.01mg/L以下	ナトリウム及びその化合物	ナトリウムの量に関して、200mg/L以下
硝酸態窒素及び亜硝酸態窒素	10mg/L以下	マンガン及びその化合物	マンガンの量に関して、0.05mg/L以下
フッ素及びその化合物	フッ素の量に関して、0.8mg/L以下	塩化物イオン	200mg/L以下
ホウ素及びその化合物	ホウ素の量に関して、1.0mg/L以下	カルシウム、マグネシウム等（硬度）	300mg/L以下
四塩化炭素	0.002mg/L以下	蒸発残留物	500mg/L以下
1,4-ジオキサン	0.05mg/L以下	陰イオン界面活性剤	0.2mg/L以下
シス-1,2-ジクロロエチレン及びトランス-1,2-ジクロロエチレン	0.04mg/L以下	ジェオスミン	0.00001mg/L以下
ジクロロメタン	0.02mg/L以下	2-メチルイソボルネオール	0.00001mg/L以下
テトラクロロエチレン	0.01mg/L以下	非イオン界面活性剤	0.02mg/L以下
トリクロロエチレン	0.01mg/L以下	フェノール類	フェノールの量に換算して、0.005mg/L以下
ベンゼン	0.01mg/L以下	有機物（全有機炭素（TOC）の量）	3mg/L以下
塩素酸	0.6mg/L以下	pH値	5.8以上8.6以下
クロロ酢酸	0.02mg/L以下	味	異常でないこと
クロロホルム	0.06mg/L以下	臭 気	異常でないこと
ジクロロ酢酸	0.03mg/L以下	色 度	5度以下
ジブロモクロロメタン	0.1mg/L以下	濁 度	2度以下
臭素酸	0.01mg/L以下		

3 健康、疾病、行動に関わる統計資料

36回－16
わが国の保健統計指標と調査名の組合せである。最も適当なのはどれか。1つ選べ。
(1) 食中毒発生件数 ――― 国民健康・栄養調査
(2) 純再生産率 ――― 人口動態調査
(3) 死因別死亡率 ――― 国勢調査
(4) 通院者率 ――― 患者調査
(5) 糖尿病の医療費 ――― 国民生活基礎調査

▶正解へのアプローチ◀

保健統計調査は、国勢調査、人口動態調査、国民生活基礎調査、患者調査が頻出であり、それぞれの調査から得られる指標を覚える必要がある。

人口動態調査は、わが国の人口動態事象を把握し、人口及び厚生労働行政施策の基礎資料を得ることを目的として行われる。調査対象は、戸籍法及び死産の届出に関する規程により届け出られた出生、死亡、婚姻、離婚および死産の全数である。

▶選択肢考察◀

×(1) 食中毒発生件数 ――― 食中毒統計調査
○(2) 純再生産率 ――― 人口動態調査
×(3) 死因別死亡率 ――― 人口動態調査
×(4) 通院者率 ――― 国民生活基礎調査
×(5) 糖尿病の医療費 ――― 国民医療費の概況

▶正　解◀ (2)

33回－4
わが国の保健統計指標とその基となる資料の組合せである。正しいのはどれか。1つ選べ。
(1) 老年人口指数 ――― 人口動態統計
(2) 通院者率 ――― 国勢調査
(3) 食料費 ――― 国民健康・栄養調査
(4) 平均余命 ――― 患者調査
(5) 胃がん検診の受診率 ――― 国民生活基礎調査

▶正解へのアプローチ◀

患者調査と国民生活基礎調査で得られる主な指標については、問われやすいため▶要　点◀を確認すること。

▶選択肢考察◀

×(1) 老年人口指数 ――― 国勢調査
×(2) 通院者率 ――― 国民生活基礎調査
×(3) 食料費 ――― 家計調査
×(4) 平均余命 ――― 生命表
○(5) 胃がん検診の受診率 ――― 国民生活基礎調査

▶正　解◀ (5)

要　点

患者調査と国民生活基礎調査で得られる主な指標

患者調査	国民生活基礎調査
1. 推計患者数 2. 総患者数 3. 受療率 4. 退院患者の平均在院日数 5. 入院患者の重傷度の状況 6. 受療行動	1. 有訴者の状況（有訴者率） 2. 通院者の状況（通院者率） 3. 日常生活に影響のあるものの状況 4. 健康状態 5. 健康意識 6. 悩みやストレスの状況 7. 過去1年間の健診や人間ドックの受診状況

34回－2

わが国の人口指標のうち、最近減少しているものである。最も適当なのはどれか。1つ選べ。

(1) 合計特殊出生率
(2) 65歳以上人口に占める75歳以上人口の割合
(3) 従属人口指数
(4) 粗死亡率（全死因）
(5) 年齢調整死亡率（全死因）

正解へのアプローチ

近年の日本における人口構造の変化を理解しておくこと。現在、わが国では少子高齢化が深刻な問題となっており、人口も2011年以降、減少が続いている。

高齢化により粗死亡率は上昇しているが、年齢構成の影響を補正した年齢調整死亡率は低下している。これは、生活環境の改善や医療の進歩によるものといえる。

選択肢考察

×(1) 合計特殊出生率は、平成17年に過去最低の1.26となった。その後上昇傾向となり、近年は平成29年：1.43、平成30年：1.42、令和元年：1.36、令和2年：1.33、令和3年：1.30と低下した。

×(2) 65歳以上人口に占める75歳以上人口の割合は、平成23年：49.4％（65歳以上：2,975万人、75歳以上：1,471万人）、令和3年：51.5％（65歳以上：3,621万人、75歳以上：1,867万人）と、最近10年間では上昇傾向である。

×(3) 従属人口指数は、平成23年：57.2、令和3年：68.5と、最近10年間では増加傾向である。これは、生産年齢人口の減少と老年人口の増加の影響といえる。

×(4) 全死因の粗死亡率（人口千対）は、平成23年：9.9、令和3年：11.7と、最近10年間では上昇傾向である。

○(5) 全死因の年齢調整死亡率（人口千対）は、平成23年：男5.5、女2.9、令和3年：男4.6、女2.4と、最近10年間では低下傾向である。

正　解　(5)

▶要　点◀

わが国の年齢３区分人口（令和３年現在）

	年少人口 （0～14歳）	生産年齢人口 （15～64歳）	老年人口 （65歳以上）
人口	1,478万人	7,450万人	3,621万人
割合	11.8％	59.4％	28.9％
割合の推移	低下傾向	近年は低下傾向	上昇傾向

人口指数

	年少人口指数	老年人口指数	従属人口指数	老年化指数
計算式	$\frac{年少人口}{生産年齢人口} \times 100$	$\frac{老年人口}{生産年齢人口} \times 100$	$\frac{年少人口+老年人口}{生産年齢人口} \times 100$	$\frac{老年人口}{年少人口} \times 100$
推移	低下傾向	上昇傾向	近年は上昇傾向	顕著な上昇傾向

35回－2

わが国の出生に関連する保健統計の定義と最近５年間の傾向に関する記述である。最も適当なのはどれか。１つ選べ。

(1)　合計特殊出生率は、15～49歳の女性の年齢別出生率をもとに算出されている。
(2)　総再生産率は、母親世代の死亡率を考慮している。
(3)　純再生産率は、1.00を超えている。
(4)　合計特殊出生率は、2.00を超えている。
(5)　第１子出生時の母親の平均年齢は、35歳を超えている。

▶正解へのアプローチ◀

現在わが国では少子高齢化が進んでおり、大きな問題となっている。出生に関わる指標として、合計特殊出生率と再生産率があるため、それぞれの指標の定義やその年次推移を理解しておくこと。わが国の少子化や人口減少の問題は、この合計特殊出生率や再生産率の低値が大きく関わっている。

▶選択肢考察◀

○(1)　合計特殊出生率は統計調査上では、「15～49歳の女性の年齢別出生率の合計」として算出されている。これは女性の出産可能な年齢を15～49歳と考えており、「1人の女性が一生に産む子どもの数」に相当するものとして表している。

×(2)　再生産率は、合計特殊出生率のうち女児の出生率を表した指標である。母親世代（15～49歳）の死亡率を考慮したものが純再生産率、母親世代の死亡率を考慮しないものが総再生産率である。

×(3)　令和２年の純再生産率は、0.64である。人口増加のためには、この純再生産率1.0以上が必要とされている。

×(4)　令和３年の合計特殊出生率は、1.30である。人口増加のためには、合計特殊出生率2.07以上が必要とされている。

×(5)　令和２年の第１子出生時の母親の平均年齢は30.7歳であり、30歳を超えているが、35歳は超えていない。なお、平成27年から30.7歳で横ばいである。

▶正　解◀　(1)

37回－4 NEW

ある年のＡ地域とＢ地域における年齢階級別（15～49歳）の女性の人口と出生の状況を表に示した。両地域の比較に関して、この表から読み取れる内容である。最も適当なのはどれか。１つ選べ。

(1) Ａ地域で15～19歳と20～24歳の出生率が高いのは、子育てしやすい環境による。
(2) Ｂ地域で40～44歳と45～49歳の出生率が高いのは、晩婚化の影響による。
(3) 総再生産率は、Ａ地域で高い。
(4) 純再生産率は、Ａ地域で高い。
(5) 合計特殊出生率は、Ｂ地域で高い。

表　ある年のＡ地域とＢ地域における年齢階級別（15～49歳）の女性の人口と出生の状況

年齢階級	Ａ地域 女性の人口（人）	Ａ地域 出生数（人）	Ａ地域 年齢別出生率の合計※1	Ｂ地域 女性の人口（人）	Ｂ地域 出生数（人）	Ｂ地域 年齢別出生率の合計※1
15～19歳	3,000	10	0.017	30,000	50	0.008
20～24歳	3,000	90	0.150	30,000	550	0.092
25～29歳	2,500	190	0.380	30,000	2,250	0.375
30～34歳	3,000	240	0.400	32,500	3,150	0.485
35～39歳	3,500	150	0.214	37,500	2,175	0.290
40～44歳	4,500	45	0.050	40,000	525	0.066
45～49歳	4,500	0	0.000	40,000	25	0.003
合計	24,000	725	1.211	240,000	8,725	1.318※2

※１例えば15～19歳の値は、（母の年齢別出生数÷年齢別女性の人口）の15～19歳の合計である。
※２掲載の数値は四捨五入のため、合計が合わない。

正解へのアプローチ

本設問は、合計特殊出生率が15～49歳の年齢別出生率の合計であることを知っていれば、Ａ地域の合計特殊出生率が1.211、Ｂ地域の合計特殊出生率が1.318であることがわかる。

選択肢考察

×(1)　Ａ地域で15～19歳と20～24歳の出生率が高いのは、子育てしやすい環境による可能性があるが、表のデータだけでは断定はできない。
×(2)　Ｂ地域で40～44歳と45～49歳の出生率が高いのは、晩婚化の影響による可能性があるが、表のデータだけでは断定はできない。
×(3)　総再生産率は、一人の女性が一生に産む女児数を表すが、表のデータからは算出できない。
×(4)　純再生産率は、総再生産率に生命表における母親の死亡率を見込んだものであるが、表のデータからは算出できない。
○(5)　合計特殊出生率は、一人の女性が一生に産む子どもの数を表し、15～49歳の年齢別出生率の合計で算出する。したがって、Ａ地域：1.211、Ｂ地域：1.318となり、Ｂ地域の方が高い。

正　解　(5)

35回－4

年齢調整死亡率（直接法）に関する記述である。最も適当なのはどれか。1つ選べ。

(1) 要因の曝露群と非曝露群の死亡率の比によって算出する。
(2) 要因の曝露群と非曝露群の死亡率の差によって算出する。
(3) 基準人口の年齢別死亡率を用いて算出する。
(4) 標準化死亡比として表す。
(5) 基準人口の年齢構成によって、数値は変化する。

▶正解へのアプローチ◀

年齢構成の異なる2つ以上の集団で死亡率を比較する場合、単純な死亡率（粗死亡率）では、正確な判断ができない。例えば、年齢構成で高齢者が多い集団では、必然的に死亡数が増えるため粗死亡率が上昇し、逆に若者が多い集団では、死亡数が少ないため粗死亡率は低下する。この年齢構成の影響を補正したものが年齢調整死亡率である。年齢調整死亡率には、直接法と間接法がある（▶要　点◀参照）。

▶選択肢考察◀

×(1) 要因の曝露群と非曝露群の死亡率の比によって算出するのは、コホート研究の相対危険である。
×(2) 要因の曝露群と非曝露群の死亡率の差によって算出するのは、コホート研究の寄与危険である。
×(3) 基準集団の年齢別死亡率を用いて算出するのは、間接法である。直接法では、観察集団の年齢別死亡率を用いる。
×(4) 標準化死亡比として表すのは、間接法である。
◯(5) 観察集団の年齢別死亡率を基準集団の年齢別人口に当てはめて算出するため、基準集団の年齢構成によって数値に違いが生じる。

▶正　解◀　(5)

▶要　点◀

年齢調整死亡率の算出方法

①直接法

：観察集団の年齢階級別死亡率が基準集団の人口構成で起きた場合の死亡率を求める方法。

$$\text{年齢調整死亡率（直接法）} = \frac{\text{（観察集団の年齢階級別死亡率×年齢階級別基準人口）の各年齢階級の合計}}{\text{基準人口の総和（昭和60年モデル）}} \times 1{,}000\ \text{（または}100{,}000\text{）}$$

②間接法

：基準集団の年齢階級別死亡率が観察集団の人口構成で起きた場合の期待死亡数と実際の観察集団の死亡数との比（SMR）から死亡率を求める方法。

$$\text{年齢調整死亡率（間接法）} = \text{基準集団の死亡率} \times \frac{\text{標準化死亡比}}{100} \times 1{,}000\ \text{（または}100{,}000\text{）}$$

$$\text{標準化死亡比（SMR）} = \frac{\text{観察集団の死亡数}}{\text{（基準集団の年齢階級別死亡率×観察集団の年齢階級別人口）の各年齢階級の合計}} \times 100$$

36回－4

ある年のＡ地域とＢ地域における人口および死亡の状況を示した（表）。Ａ地域とＢ地域の比較として、最も適当なのはどれか。１つ選べ。

(1) 人口に占める0～39歳の割合は、Ａ地域で高い。
(2) 人口に占める65歳以上の割合は、Ａ地域で低い。
(3) 死亡数は、Ｂ地域で多い。
(4) 粗死亡率は、Ｂ地域で低い。
(5) 年齢調整死亡率は、Ｂ地域で高い。

表　A地域とB地域における年齢階級別人口、死亡数、基準集団における期待死亡数

	基準集団	A地域			B地域		
年齢階級	年齢階級別人口（千人）	年齢階級別人口（千人）	死亡数（人）	基準集団における期待死亡数（人）	年齢階級別人口（千人）	死亡数（人）	基準集団における期待死亡数（人）
0～39歳	40,000	200	100	20,000	300	150	20,000
40～64歳	40,000	200	100	20,000	300	150	20,000
65歳以上	20,000	600	1,200	40,000	400	800	40,000
合計	100,000	1,000	1,400	80,000	1,000	1,100	80,000

▶正解へのアプローチ◀

図表から解答に必要なデータを読み取る能力が求められる設問である。データからそのまま読み取れるものもあるが、計算が必要なものもあるため、粗死亡率や年齢調整死亡率の算出方法を確認しておくこと。

▶選択肢考察◀

×(1) 人口に占める0～39歳の割合は、Ａ地域では200,000 ÷ 1,000,000 × 100 = 20%、Ｂ地域では300,000 ÷ 1,000,000 × 100 = 30%であり、Ｂ地域で高い。

×(2) 人口に占める65歳以上の割合は、Ａ地域では600,000 ÷ 1,000,000 × 100 = 60%、Ｂ地域では400,000 ÷ 1,000,000 × 100 = 40%であり、Ａ地域で高い。

×(3) 死亡数は、Ａ地域で1,400人、Ｂ地域で1,100人であり、Ａ地域で多い。

○(4) 粗死亡率は、Ａ地域で1,400 ÷ 1,000,000 = 0.0014、Ｂ地域で1,100 ÷ 1,000,000 = 0.0011であり、Ｂ地域で低い。

×(5) 明確に記されてはいないが、表に基準集団における期待死亡数（観察集団の年齢階級別死亡率×年齢階級別基準人口の合計）が記されていることから、直接法による年齢調整死亡率を指していると考える。直接法による年齢調整死亡率は、Ａ地域では80,000 ÷ 100,000,000 = 0.0008、Ｂ地域では80,000 ÷ 100,000,000 = 0.0008となり、Ａ地域とＢ地域で同じとなる。

▶正　解◀ (4)

37回－5 NEW

わが国の平均寿命に関する記述である。最も適当なのはどれか。1つ選べ。

(1) 0歳の死亡率が低下すると、平均寿命は短くなる。
(2) 平均寿命は、各年齢に対して算出される。
(3) 平均寿命は、全ての年齢の死亡状況を集約したものである。
(4) 平均寿命は、WHOで採用している障害調整生存年数（DALYs）を用いて算出される。
(5) 健康日本21（第二次）では、平均寿命について、健康寿命の増加分を上回る延びを目指している。

正解へのアプローチ

平均寿命は、0歳の平均余命を意味し、全ての年齢の死亡状況を集約したものである。平均寿命は、当該集団の健康水準を示す総合的指標として広く利用されている。

選択肢考察

×(1) 0歳の死亡率が低下すると、平均寿命は長くなる。
×(2) 平均寿命は、0歳の平均余命を意味する。各年齢に対して算出されるのは、平均余命である。
○(3)、×(4) わが国の平均寿命は、全ての年齢の死亡状況を集約したものであり、0歳以上の定常人口÷0歳における生存数で算出する。算出に障害調整生存年数（DALYs）は用いていない。
×(5) 健康日本21（第二次）では、健康寿命の延伸を目標としており、健康寿命について、平均寿命の増加分を上回る延びを目指している。

正　解 (3)

35回－3

平均寿命、平均余命および健康寿命に関する記述である。最も適当なのはどれか。1つ選べ。

(1) 平均寿命は、その年に死亡した者の年齢を平均して算出する。
(2) 平均余命は、ある年齢の者のその後の生存年数の実測値である。
(3) 健康寿命は、人口動態統計を用いて算出する。
(4) 平均寿命が短くなるほど、健康寿命は延びる。
(5) 悪性新生物による死亡がなくなれば、平均寿命は延びる。

正解へのアプローチ

平均寿命と健康寿命に関しては頻出事項であるため、その定義と違いを覚えておくこと。

平均余命は、生命表より求められる生存年数について、これらの者がx歳以降に生存する年数の平均（x歳の平均余命）であり、年齢（x歳）とx歳の平均余命の和がx歳の寿命となる。なお、0歳の平均余命を平均寿命という。

健康寿命は、平均寿命から日常的・継続的な医療・介護に依存して生きる期間を除いた期間として、WHO（世界保健機関）が提唱した概念であり、「健康日本21（第二次）」では、健康上の問題で日常生活が制限されることなく生活できる期間と定めている。

選択肢考察

×(1) 平均寿命とは、「0歳の平均余命」である（正解へのアプローチ参照）。
×(2) 平均余命とは、ある年齢の者のその後の生存年数を計算式により算出したものであり、実測値ではなく計算値である。

×(3)　健康寿命は、国民生活基礎調査の介護票を用いて算出している。

×(4)　健康寿命とは、「日常生活に制限のない期間の平均」つまり、誰かの介護を受けず、自活できる期間を指している。一般的には、平均寿命が延びるほど、健康寿命も延びると考えられている。

○(5)　当該死因を除去した場合、平均寿命がどれだけ伸びるのかを表したものを「死因別寄与年数」という。悪性新生物は、現在の日本における死因の第一位であり、悪性新生物による死亡がなくなれば、最も平均寿命が延びる。しかし、すべての死因において平均寿命が延びるわけではなく、老衰など死因を除去すると逆に平均寿命が短くなる因子も存在する。

正　解　(5)

※選択肢(1)の「年齢」は原文のまま掲載しています。

要　点

特定死因を除去した場合の平均余命の延び（主要死因）の推移（令和２年簡易生命表より）

除去する主要死因	年齢	男					女				
		平成28年	29年	30年	令和元年	2年	平成28年	29年	30年	令和元年	2年
悪性新生物〈腫瘍〉	0歳	3.71	3.62	3.54	3.54	3.57	2.91	2.84	2.84	2.84	2.87
	65	2.96	2.92	2.87	2.89	2.95	1.99	1.96	1.96	1.96	2.02
	75	1.99	1.96	1.95	1.98	2.04	1.38	1.35	1.35	1.36	1,41
	90	0.57	0.55	0.56	0.59	0.62	0.42	0.41	0.41	0.41	0.43
心疾患〈高血圧性を除く〉	0歳	1.42	1.40	1.41	1.41	1.45	1.33	1.32	1.31	1.28	1.26
	65	1.09	1.09	1.11	1.10	1.13	1.26	1.25	1.24	1.20	1.19
	75	0.91	0.91	0.92	0.91	0.94	1.19	1.18	1.17	1.13	1.12
	90	0.58	0.58	0.59	0.59	0.62	0.82	0.81	0.81	0.78	0.79
脳血管疾患	0歳	0.76	0.75	0.73	0.72	0.71	0.73	0.71	0.69	0.67	0.66
	65	0.60	0.58	0.57	0.55	0.55	0.64	0.62	0.60	0.58	0.57
	75	0.50	0.49	0.47	0.46	0.45	0.59	0.57	0.54	0.52	0.51
	90	0.25	0.24	0.23	0.23	0.23	0.37	0.35	0.33	0.31	0.31
肺炎	0歳	0.79	0.59	0.57	0.58	0.50	0.60	0.45	0.43	0.42	0.34
	65	0.79	0.60	0.58	0.58	0.50	0.60	0.45	0.43	0.42	0.34
	75	0.78	0.60	0.57	0.58	0.49	0.59	0.45	0.43	0.41	0.33
	90	0.58	0.47	0.44	0.44	0.37	0.43	0.35	0.33	0.31	0.25
悪性新生物〈腫瘍〉、心疾患（高血圧を除く）及び脳血管疾患	0歳	6.95	6.81	6.70	6.65	6.73	5.74	5.61	5.55	5.45	5.44
	65	5.61	5.52	5.46	5.43	5.53	4.60	4.50	4.45	4.34	4.37
	75	4.18	4.12	4.08	4.07	4.18	3.78	3.69	3.63	3.55	3.57
	90	1.76	1.71	1.72	1.72	1.80	1.95	1.89	1.85	1.79	1.80

注：1）悪性新生物〈腫瘍〉、心疾患（高血圧性を除く、以下同じ）及び脳血管疾患のそれぞれの死因を単独に除去した場合には、その他の２死因は除去されていないことから、悪性新生物〈腫瘍〉、心疾患及び脳血管疾患のそれぞれの死因を除去した場合の平均余命の延びを合計したものは、悪性新生物〈腫瘍〉、心疾患及び脳血管疾患の死因を同時に除去した場合の平均余命の延びよりも少ないものとなる。

2）平成29年の「肺炎」の延びの減少の主な要因は、平成29年より死因統計に使用する分類を変更したことに伴う、ICD-10（2013年版）（平成29年1月適用）による原死因選択ルールの明確化によるものと考えられる。

34回－1

健康日本21（第二次）における健康寿命に関する記述である。**誤っている**のはどれか。1つ選べ。

(1) 「日常生活に制限のない期間」を指す。
(2) 健康寿命の増加分を上回る平均寿命の増加を目標としている。
(3) 健康寿命は、女性の方が男性よりも長い。
(4) 都道府県格差の縮小を目標としている。
(5) 社会環境の整備によって、地域格差が縮小される。

正解へのアプローチ

健康日本21（第二次）では、基本的な方向の一つとして「健康寿命の延伸と健康格差の縮小」を掲げている。

わが国における高齢化の進展及び疾病構造の変化を踏まえ、生活習慣病の予防及び社会生活を営むために必要な機能の維持及び向上等により、健康寿命（健康上の問題で日常生活が制限されることなく生活できる期間）の延伸を実現することが重要であるとしている。

また、あらゆる世代の健やかな暮らしを支える良好な社会環境を構築することにより、健康格差（地域や社会経済状況の違いによる集団間の健康状態の差）の縮小を実現することが重要であるとしている。

選択肢考察

○(1) 健康日本21（第二次）では、健康寿命を「日常生活に制限のない期間の平均」と定義している。

×(2) 健康日本21（第二次）では、健康寿命の延伸に関する目標値を「平均寿命の増加分を上回る健康寿命の増加」としている。

○(3) 令和元年の健康寿命は、男性：72.68歳、女性：75.38歳と、女性の方が高い。

○(4) 健康日本21（第二次）では、健康格差を「日常生活に制限のない期間の平均（健康寿命）の都道府県格差」と定義している。

○(5) 健康日本21（第二次）に示されている「10年後に目指す姿」には、「社会環境の改善を図り、健康格差の縮小を実現できる社会」がある。

正　解 (2)

4 健康状態・疾病の測定と評価

36回－5

疫学研究の方法に関する説明と名称の組合せである。最も適当なのはどれか。1つ選べ。

(1) 特定の一時点において、曝露要因と疾病の有無との相関関係を分析する。 ―― 横断研究
(2) 現在の疾病の有無と過去の曝露要因の有無との関係について分析する。 ―― ランダム化比較対照試験（RCT）
(3) 現在、疾病Aを有さない集団を追跡し、曝露要因の有無と疾病Aの発生との関連を分析する。 ―― 症例対照研究
(4) 対象者を介入群と非介入群に無作為に分け、要因への曝露と疾病の発生との因果関係を検討する。 ―― コホート研究
(5) 複数の分析疫学研究の結果を量的に総合評価する。 ―― 生態学的研究

▶正解へのアプローチ◀

疫学研究のデザインは、さまざまな種類がある。対象者の規模や調査内容によって適するデザインが異なるため、研究の目的に合わせた研究デザインが選択できるようにそれぞれの研究デザインの特徴をおさえておくこと。

また、複数の分析疫学研究の総合評価は、質的評価として系統的レビュー（システマテックレビュー）、量的評価としてメタアナリシスやプール分析が用いられる。

▶選択肢考察◀

○(1) 特定の一時点において、曝露要因と疾病の有無との相関関係を分析する。 ―― 横断研究
×(2) 現在の疾病の有無と過去の曝露要因の有無との関係について分析する。 ―― 症例対照研究
×(3) 現在、疾病Aを有さない集団を追跡し、曝露要因の有無と疾病Aの発生との関連を分析する。 ―― コホート研究
×(4) 対象者を介入群と非介入群に無作為に分け、要因への曝露と疾病の発生との因果関係を検討する。 ―― 介入研究
×(5) 複数の分析疫学研究の結果を量的に総合評価する。 ―― メタアナリシス

▶正　解◀ (1)

▶要　点◀

疫学研究のデザイン

観察研究	a．記述学的研究 （記述疫学）	疾患の頻度を、人（性、年齢など）、場所（国別、都道府県別など）、時間（年次推移、日々の動向など）について調査する研究方法
	b．横断研究	調査集団の一人ひとりについて、ある一時点における曝露状況や有病状況などを調査する研究方法
	c．生態学的研究 （地域相関研究）	集団を単位として、曝露状況と疾病異常の散布図などを用いて相関を観察する研究方法
	d．症例対照研究	症例群と対照群において過去の要因への曝露状況を比較する研究方法
	e．コホート研究	要因への曝露群と非曝露群を追跡し、疾病罹患状況などを比較する研究方法
介入研究	人為的に介入を行い、疾病の改善や予防などの結果をみる研究方法	
	a．ランダム化比較試験	対象者を介入群と対照群に無作為（ランダム）に割り付ける方法
	b．非ランダム化比較試験	介入群に入るか対照群に入るかを、対象者または調査者が選べる方法

34回－4

ランダム化比較試験に関する記述である。最も適当なのはどれか。1つ選べ。

(1)　利益相反の関係にある企業の商品は評価できない。
(2)　無作為割り付けを行う前に、インフォームド・コンセントを得る。
(3)　介入群は患者集団から、対照群は一般集団から無作為抽出する。
(4)　参加者の希望により、割り付け後でも群の変更ができる。
(5)　未知の交絡因子を制御しにくい。

▶正解へのアプローチ◀

ランダム化比較試験は、対象者を介入群と対照群に無作為に割り付けし、介入を行う研究デザインである。対象者をランダムに割り振ることで、選択バイアスや未知の交絡因子の影響を少なくできる反面、対象者を無作為に割り付けるため、希望者を介入群に割り振れない可能性がある。さらに、事前に患者への説明と同意（インフォームド・コンセント）が必要であるなど、倫理的問題も生じやすい。

▶選択肢考察◀

×(1)　利益相反の関係にあっても評価は可能である。しかし、利益関係にある場合は評価の信頼性が疑われるため、利益相反の開示が推奨される。

○(2)　ランダム化比較試験は倫理的問題が生じやすいため、事前に対象者のインフォームド・コンセントを得る必要がある。

×(3)　介入群と対照群は、同一の集団である患者集団の中から選ぶ必要がある。

×(4)　参加者の希望により、割り付け後に変更をしてしまうと対象をランダム化した意味がなくなってしまうため、割り付け後の変更はできない。

×(5)　対象者をランダムに割り付けことで、未知の交絡因子の影響を少なくできる。

▶正　解◀　(2)

35回－5

疾病Ａのスクリーニング検査の評価指標に関する記述である。最も適当なのはどれか。１つ選べ。

(1) 敏感度は、検査で陽性である者のうち、疾病Ａがある者の割合である。
(2) 特異度は、検査で陰性である者のうち、疾病Ａがない者の割合である。
(3) 陽性反応的中度は、検査を行う集団における疾病Ａの有病率の影響を受ける。
(4) カットオフ値を高くすれば、敏感度と特異度は高くなる。
(5) ROC曲線は、縦軸を敏感度、横軸を（1－偽陽性率）として描く。

正解へのアプローチ

スクリーニング検査の評価指標として、敏感度、特異度、偽陽性率、偽陰性率、陽性反応的中度、陰性反応的中度がある。各評価指標の定義について理解しておくこと。対象集団の有病率に影響を受けるのは、陽性反応的中度と陰性反応的中度であり、対象集団が異なっても、同じスクリーニング検査を実施するのであれば、敏感度、特異度、偽陽性率、偽陰性率は同じである。

選択肢考察

×(1) 敏感度は、疾病Ａがある者のうち、検査が陽性である者の割合である。
×(2) 特異度は、疾病Ａがない者のうち、検査が陰性である者の割合である。
◯(3) 陽性反応的中度は、対象集団の有病率の影響を受ける。対象集団の有病率が高いほど、陽性反応的中度は高くなる。また、対象集団の有病率が低いほど、陰性反応的中度が高くなる。
×(4) 敏感度と特異度は、トレードオフの関係が成り立っており、カットオフ値を高くしても、同じスクリーニング検査を行うのであれば、一方が高くなり一方は低くなるため、両方高くなることはない。
×(5) ROC曲線は、縦軸に敏感度、横軸に偽陽性率として描かれている。偽陽性率は（1－特異度）としても表すことができる。

正　解 (3)

要　点

スクリーニング検査の評価指標

- 敏感度：有病者のうち検査陽性者の割合：a÷（a＋c）
- 特異度：健常者のうち検査陰性者の割合：d÷（b＋d）
- 偽陽性率：健常者のうち検査陽性者の割合：b÷（b＋d）
- 偽陰性率：有病者のうち検査陰性者の割合：c÷（a＋c）
- 陽性反応的中度：陽性が的中する確率：a÷（a＋b）
- 陰性反応的中度：陰性が的中する確率：d÷（c＋d）

	疾患あり	疾患なし	計
陽　性	a	b	a＋b
陰　性	c	d	c＋d
計	a＋c	b＋d	a＋b＋c＋d

トレードオフの関係（ROC曲線）

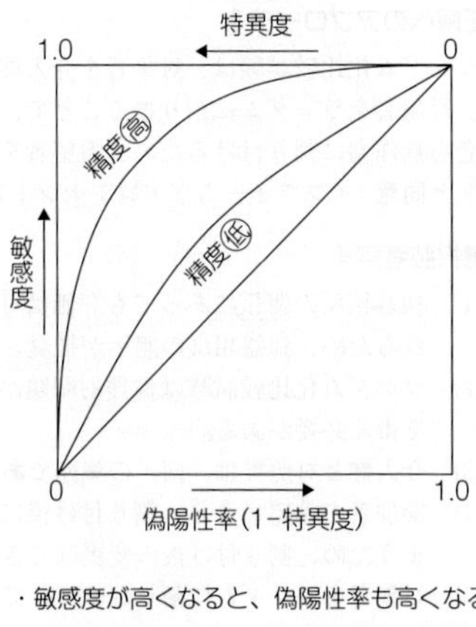

・敏感度が高くなると、偽陽性率も高くなる。
・敏感度が高くなると、特異度は低くなる。

33回－5

疾病のスクリーニングに関する記述である。正しいのはどれか。1つ選べ。

(1) ROC曲線は、縦軸を敏感度、横軸を特異度として描く。

(2) 偽陽性率は、敏感度を高くすれば低くなる。

(3) 敏感度と特異度が一定の場合、陽性反応的中度は、有病率が高くなると低くなる。

(4) スクリーニング検査は、有病率が高い疾病に適している。

(5) スクリーニングは、疾病の診断を目的とする。

正解へのアプローチ

スクリーニング検査を集団に適用するためには、有効性が確立されていることが第一条件であるが、そのほかにも考慮すべき点がある（要　点 参照）。

選択肢考察

×(1)、(2) ROC曲線は、スクリーニングの精度を表す図で、縦軸に敏感度、横軸に偽陽性率（1－特異度）をとったグラフである。敏感度を高くすると同時に偽陽性率も上昇するといった関係を表している。この曲線が左上にあるほど精度の高い検査といえる。

×(3) 敏感度と特異度が一定ということは、同じ精度のスクリーニング検査を行うということであり、対象集団の有病率に左右されない。陽性反応的中度は、対象集団の有病率の影響を受けるため、有病率が高いほど陽性反応的中度も高くなる。

○(4) スクリーニング検査の適用条件は、対象とする疾患が社会的に重要な問題であることである（要　点 参照）。つまり、有病率（疾病を有する者の割合）が高く、早期に発見・治療を行わなければ、重大な問題につながるような疾患に適している。

×(5) スクリーニング検査は、リスクが高い者、つまり疾病の可能性が高い者をふるい分けするものである。リスクが高い者は、その後の精密検査などを受けて疾病の確定診断を行う。

正　解 (4)

要　点

スクリーニング検査適用の条件

①対象とする疾患が社会的に重要な問題であること	a. 罹患頻度（罹患率）が高い b. 早期に発見・治療されなければ重大な結果になる
②検出可能な無症状の期間が存在すること	a. 病気になる前に（初期段階で）発見できる b. 遺伝性疾患は胎児期から診断可能
③適切な治療法があること	a. 薬物療法が確立している b. 非薬物療法（食事・運動療法など）が確立している c. 医療機関の体制が整っている
④適切なスクリーニング方法が確立されていること	a. 妥当性の高い検査法がある b. 信頼性の高い検査法がある
⑤検査法が集団に実施可能であること	a. 安価な検査法がある b. 短時間で実施できる検査法がある c. 不快感や苦痛が受容できる限度内である d. 危険を伴わない
⑥経済的に合理的であること	a. 費用効果分析の結果、費用に対して効果が大きい b. 理想的な条件下だけでなく、一般集団においても有効である

37回－6 NEW

対象集団の有病率とスクリーニングの精度に関する記述である。最も適当なのはどれか。1つ選べ。

(1) 有病率が高くなると、敏感度は低くなる。
(2) 有病率が高くなると、特異度は高くなる。
(3) 有病率が高くなると、偽陽性率は高くなる。
(4) 有病率が低くなると、陽性反応的中度は低くなる。
(5) 有病率が低くなると、陰性反応的中度は低くなる。

▶正解へのアプローチ◀

スクリーニングの指標には、敏感度、特異度、偽陽性率、偽陰性率、陽性反応的中度、陰性反応的中度がある。

敏感度と特異度は、スクリーニングの精度を示すものであり、対象集団の有病率に左右されない。つまり、「1－特異度」で算出される偽陽性率と「1－敏感度」で算出される偽陰性率も、対象集団の有病率に左右されない。一方、陽性反応的中度と陰性反応的中度は、対象集団の有病率に左右され、有病率の高い集団では陽性反応的中度は高くなり、有病率の低い集団では陽性反応的中度は低くなる。

▶選択肢考察◀

×(1)、(2)、(3) 対象集団の有病率が高くなっても、スクリーニングの精度を示す敏感度、特異度、偽陽性率、偽陰性率は変わらない。
○(4) 陽性反応的中度は、対象集団の有病率が高くなると高くなり、有病率が低くなると低くなる。
×(5) 陰性反応的中度は、対象集団の有病率が高くなると低くなり、有病率が低くなると高くなる。

▶正　解◀ (4)

36回－6

疾病Aの有病率が10%である1,000人の集団を対象に、疾病Aのスクリーニングテストを行った。疾病Aを有する者で陽性反応になった者は90人、疾病Aを有しない者で陰性反応になった者は720人となった。このスクリーニングテストの陽性反応的中度を求めた。最も適当なのはどれか。1つ選べ。

(1) 0.10
(2) 0.33
(3) 0.67
(4) 0.80
(5) 0.90

▶正解へのアプローチ◀

設問の内容を四分表（P24：35回－5：▶要　点◀参照）に整理すると下表のようになる。

疾病A	疾患あり	疾患なし	計
陽性	90		
陰性		720	
計	100	900	1,000

1,000人の集団の有病率が10%ということで、疾病Aを有する者は100人、疾病Aでない者は900人である。疾病Aを有する者のうち陽性となった者は90人、疾病Aを有しない者で陰性反応になった者は720人である。

さらに表の残りの部分を算出していくと

疾病A	疾患あり	疾患なし	計
陽性	90	180	270
陰性	10	720	730
計	100	900	1,000

となる。

したがって、陽性反応的中度（検査陽性の者のうち実際に疾病を有する者の割合）は、以下の通り算出する。

陽性反応的中度＝90÷270

≒0.33

選択肢考察

×(1)、(3)、(4)、(5)

○(2) **正解へのアプローチ** 参照。

正　解　**(2)**

33回－6

根拠（エビデンス）に基づいた医療（EBM）に関する記述である。正しいのはどれか。1つ選べ。

(1) 診療ガイドラインの作成は、法律で定められている。

(2) 系統的レビューは、研究倫理審査委員会の報告書のことを指す。

(3) メタアナリシスは、複数の研究において得られた効果を総合的に判断するときに有用である。

(4) 臨床経験の豊富な権威者による意見は、質の高いエビデンスとみなされる。

(5) 民間企業との共同研究で得られた成果は、利益相反を開示しなくてもよい。

正解へのアプローチ

EBM（根拠に基づく医療）とは、個々の患者の診察において、疫学などの研究成果や実証的、実用的なその時点での最良のエビデンスに基づいて、効果的で質の高い患者中心の医療を実践するための手段であり、保健対策の領域でも、EBMの考えを取り入れた施策などの実施が必要となってきている。

根拠（エビデンス）に基づいた保健対策を進める上で、エビデンスレベルを見極めることが重要であり、収集した情報がどのような研究デザインで行われ、どの程度のレベルであるかを理解する必要がある。

メタアナリシスとは、ある課題に関する複数のランダム化比較対照試験などの結果を収集し、それらの質的評価ならびに数量的合成、量的評価を行う手法であり、EBM（根拠に基づいた医療）において最もエビデンスレベルが高いとされる（**要　点** 参照）。なお、メタアナリシスでは、すでにインフォームド・コンセントを取得したランダム化比較対照試験の結果を収集し、評価するため、改めてインフォームド・コンセントを取得する必要はない。

選択肢考察

×(1) 診療ガイドラインとは、各分野の専門家グループが医学的知見を系統的に収集・分類・評価して、利用しやすいように作成された文書であり、多くは学会などで定められている。法律等ではなく、あくまで治療の目安となる指針であり、個々人の状況によってガイドライン外の治療方法を検討する必要がある。

×(2) 系統的レビューはシステマティックレビューともいい、過去に行われた複数の臨床研究を系統的に調査してまとめ、分析・統合する方法である。

○(3)　メタアナリシスとは、系統的レビューで集めた複数の研究の中で、さらに信頼性も高いものに絞り、その研究の結果を統計的に解析したものである。

×(4)　権威者の意見（エキスパートオピニオン）は、患者のデータに基づいておらず、あくまで一個人の意見のため、エビデンスレベルは低い。

×(5)　民間企業が関わる研究においては、企業の利益につながるような結果へと誘導される恐れがあるため、研究の成果に対して利益相反（COI：conflict of interest）の開示が推奨される。また多くの学会では、発表の際にCOIを開示するよう義務付けられている。

正　解　(3)

要　点

根拠（エビデンス）の強さ（「診療ガイドライン作成の手引き2014」より）

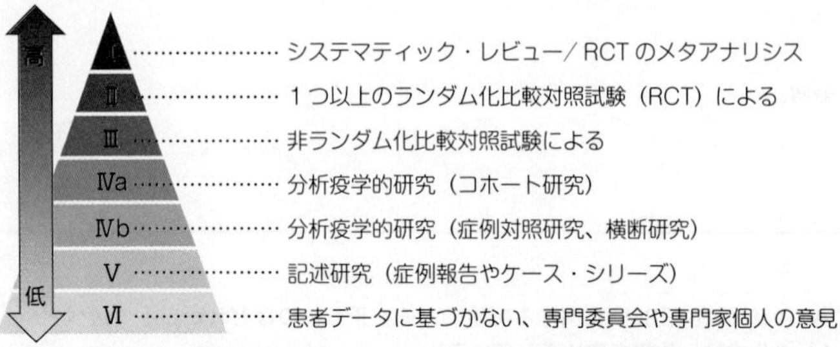

5 生活習慣（ライフスタイル）の現状と対策

35回－6

健康の「生物心理社会モデル」に関する記述である。**誤っている**のはどれか。1つ選べ。

(1)　生物医学的側面を考慮する。
(2)　疾病の原因の解明を含む。
(3)　対象者のニーズに応える。
(4)　疾病を単一要因により説明する。
(5)　栄養ケア・マネジメントの基礎となる概念である。

正解へのアプローチ

1977年にエンゲル（G. Engel）は、従来の「生物医学モデル」に心理学的・社会学的な視点を加えた「生物心理社会モデル」を提唱した。「生物心理社会モデル」とは、保健医療に関する事象を疾病や障害からのみ見るのではなく、心理的、社会的な背景を含めて観察しようとする考え方である。

選択肢考察

○(1)、(2)　「生物心理社会モデル」は、疾病の病因の解明を優先する従来の「生物医学モデル」の考え方に加え、心理学的・社会学的な視点を加えたモデルである。したがって、生物医学的側面も考慮する。

○(3)　対象者の心理的、社会的な背景にも注目するため、対象者のニーズを多角的な面からとらえることができる。

×(4)　疾病とともに、疾病に罹患した人の健康に影響を及ぼした複数の要因を解析するものである。

○(5) 管理栄養士の業務においても、医師と同様に栄養ケア・マネジメントの一環として対象者の状況把握を的確に行うためには、健康状態以外の様々な環境要因を含めた情報を収集する能力が必要であり、そのためにも身体的側面、心理的側面および社会的側面の状況をあわせて整理することが大切である。

正　解 (4)

35回－7

NCDに関する記述である。最も適当なのはどれか。1つ選べ。

(1) 遺伝的要因は、影響しない。
(2) わが国の死因別死亡割合は、約4割である。
(3) 麻しんは、含まれる。
(4) COPDは、含まれる。
(5) 発展途上国では、健康課題とはなっていない。

正解へのアプローチ

世界保健機関（WHO）は、不健康な食事や運動不足、喫煙、過度の飲酒などの原因が共通しており、生活習慣の改善により予防可能な疾患をまとめて「NCD（Non Communicable Disease：非感染性疾患）」と位置付けている。「健康日本21（第二次）」においても、生活習慣病をNCD対策という枠組みでとらえ、その発症予防と重症化予防に重点をおいた目標を設定している。なお、「健康日本21（第二次）」において目標項目と目標値が設定されているNCDは、がん、循環器疾患、糖尿病、COPD（慢性閉塞性肺疾患）である。

選択肢考察

×(1) NCDの中には、がんや2型糖尿病のように発症に遺伝的素因が関与する疾患もある。
×(2) わが国の死因別死亡割合に占めるNCDの死亡割合については、どの疾患をNCDに分類するかの判断が難しいが、「国民衛生の動向（2022/2023）」では、がん、心臓病、脳血管疾患を合わせた生活習慣病が死因の約5割を占めているとしている。
×(3) 麻しんは感染症であり、NCDに含まれない。
○(4) COPDの発症原因は主に喫煙であり、NCDに含まれる。
×(5) 世界保健機関（WHO）の統計によると、近年の全世界の死因の約7割がNCDによるものであり、国家所得レベルの低下に伴いNCD死亡割合が増加している。つまり、開発途上国においてもNCDは深刻な健康課題であるといえる。

正　解 (4)

37回－7 NEW

身体活動に関する記述である。最も適当なのはどれか。1つ選べ。

(1) 身体活動の増加は、大腸がんの発症リスクを低減する。
(2) 国民健康・栄養調査によると、20歳以上の1日の歩数の平均値は、男女とも平成22年以降8,000歩を超えている。
(3) 国民健康・栄養調査では、運動習慣のある者の定義を「1回60分以上の運動を週4回以上実施し、1年以上継続している者」としている。
(4) 「健康づくりのための身体活動基準2013」では、18歳未満に対して、世代共通の方向性に加えて、定量的な身体活動の基準が定められている。
(5) 身体活動の強度の指標として用いられるメッツ（METs）は、身体活動時のエネルギー消費量を基礎代謝量で除した値である。

▶正解へのアプローチ◀

本設問は、国民健康・栄養調査から把握できる国民の身体活動の現状や、「健康づくりのための身体活動基準2013」に関することや、各種用語の定義など、幅広い知識を問う問題である。

「健康づくりのための身体活動基準2013」については、応用栄養学でも出題されているため、出題内容の確認が必要である（P409：34回－96：▶要　点◀参照）。

▶選択肢考察◀

○(1) 「健康づくりのための身体活動基準2013」では、日常の身体活動量を増やすことで、メタボリックシンドロームを含めた循環器疾患・糖尿病・がんといった生活習慣病の発症及びこれらを原因として死亡に至るリスクや、加齢に伴う生活機能低下（ロコモティブシンドローム及び認知症等）をきたすリスクを下げることができるとしている。

×(2) 国民健康・栄養調査によると、20歳以上の1日の歩数の平均値は、令和元年調査では男性：6,793歩、女性：5,832歩と、男女とも8,000歩を下回っている。さらに、平成22年以降、20歳以上の1日の歩数の平均値は男女とも8,000歩を超えたことがない。

×(3) 国民健康・栄養調査では、運動習慣のある者の定義を「1回30分以上の運動を週2回以上実施し、1年以上継続している者」としている。

×(4) 「健康づくりのための身体活動基準2013」では、18歳未満に関しては、身体活動（生活活動・運動）が生活習慣病等及び生活機能低下のリスクを低減する効果について十分な科学的根拠がないため、定量的な基準を設定していない。

×(5) 身体活動の強度の指標として用いられるメッツ（METs）は、身体活動時のエネルギー消費量を安静時代謝量で除した値である。

▶正　解◀ (1)

34回－5

最近の国民健康・栄養調査に示された身体活動・運動の現状に関する記述である。正しいのはどれか。1つ選べ。

(1) 「運動習慣のある者」の割合は、20歳以上では女性の方が男性より高い。
(2) 「運動習慣のある者」の割合は、65歳以上は20～64歳より高い。
(3) 健康日本21（第二次）における「運動習慣者の割合の増加」の目標値は、すでに達成している。
(4) 1日の平均歩数は、65歳以上は20～64歳より多い。
(5) 20歳以上の男性における1日の平均歩数は、10年間で増加してきている。

正解へのアプローチ

国民の身体活動・運動の現状を知る資料として、厚生労働省が毎年実施している国民健康・栄養調査の生活習慣調査がある。

本書では、令和元年調査をもとに解説する。

選択肢考察

×(1) 「運動習慣のある者」の割合は、20歳以上で男性：33.4％、女性：25.1％であり、男性の方が女性より高い。

○(2) 「運動習慣のある者」の割合は、65歳以上で男性：41.9％、女性：33.9％に対し、20～64歳は男性：23.5％、女性：16.9％であり、65歳以上は20～64歳より高い。

×(3) 健康日本21（第二次）における「運動習慣者の割合の増加」の目標値は、20～64歳で男性：36％、女性：33％、65歳以上では男性：58％、女性：48％である。令和元年調査結果によると、20～64歳は男性：23.5％、女性：16.9％に対し、65歳以上は男性：41.9％、女性：33.9％であり、いずれの世代も目標を達成していない。

×(4) 1日の平均歩数は、65歳以上は男性：5,396歩、女性：4,656歩に対し、20～64歳は男性：7,864歩、女性：6,685歩であり、20～64歳は65歳以上より多い。

×(5) 20歳以上の男性における1日の平均歩数は、10年間で顕著な増減はみられない（平成21年：7,214歩、令和元年：6,793歩）。

正　解 (2)

36回－8

喫煙に関する記述である。最も適当なのはどれか。1つ選べ。

(1) 特定保健指導対象者の選定・階層化の項目として、喫煙の有無は考慮されていない。
(2) WHOのたばこ規制枠組条約（FCTC）には、たばこの価格政策が含まれる。
(3) 健康増進法に基づく、多数の者が利用する施設等における喫煙の禁止等に関して、罰則規定は設けられていない。
(4) 35歳以上の者に対する禁煙治療が公的医療保険の適用となる条件に、ブリンクマン指数は含まれない。
(5) 健康日本21（第二次）において、COPDの死亡率の減少が目標になっている。

正解へのアプローチ

2003年に世界保健総会において採択された「たばこの規制に関する世界保健機関枠組条約（たばこ規制枠組条約）」は、世界保健機関（WHO）の下で作成された保健分野における初めての多数国間条約であり、たばこの消費等が健康に及ぼす悪影響から現在および将来の世代を保護することを目的とし、たばこに関する広告、包装上の表示等の規制とたばこの規制に関する国際協力について定めたものである。わが国は、2004年に本条約に批准した。

たばこ規制枠組条約に基づき、わが国では、健康増進法や「健康日本21（第二次）」に基づいて健康に対するたばこ対策が進められている。

選択肢考察

×(1) 特定保健指導対象者の選定・階層化では、ステップ2の追加リスク数のカウントの際に喫煙歴の有無を確認する。

○(2) たばこ規制枠組条約では、条約締約国に対し、価格及び課税に関する措置が、様々な人々、特に年少者のたばこの消費を減少させることに関する効果的及び重要な手段であることを認識するよう求めている。

×(3) 健康増進法は平成30年に改正され、多数の者が利用する施設等における喫煙の禁止等に関して、罰則規定が設定された。
×(4) 医療機関で保険による禁煙治療を受けるのには、以下の①～④の条件を満たさなければならない。①ニコチン依存症に関わるスクリーニングテストでニコチン依存症と診断される。②35歳以上についてはブリンクマン指数（1日の喫煙本数×喫煙年数）が200以上。③直ちに禁煙したいと考えている。④治療を受けることを文書により同意している。
×(5) 健康日本21（第二次）におけるCOPD（慢性閉塞性肺疾患）に関する目標項目は、「COPDの認知度の向上」だけである。

▶正　解◀ (2)

33回－7

喫煙に関する記述である。正しいのはどれか。1つ選べ。

(1) 主流煙は、副流煙より有害物質を多く含む。
(2) 禁煙治療は、保険診療で認められていない。
(3) わが国は、WHOのたばこ規制枠組条約（FCTC）を批准していない。
(4) 受動喫煙の防止は、健康増進法で定められている。
(5) 未成年者喫煙禁止法は、第二次世界大戦後に制定された。

▶選択肢考察◀

×(1) たばこ煙には主流煙（肺の中に吸入される煙）と副流煙（火のついた先端から立ち上る煙）があり、副流煙は主流煙より有害物質を多く含むといわれている（ニコチン：2.8倍、タール：3.4倍、窒素化合物：3.6倍、一酸化炭素：4.7倍など）。
×(2) 禁煙治療（ニコチン依存症管理）は、一定の条件を満たせば医療保険の適用対象となる。
×(3) わが国は、WHO（世界保健機関）が2005年に発行した「たばこの規制に関する世界保健機関枠組条約（たばこ規制枠組条約）」に批准している。
○(4) 健康増進法では、施設管理者に対する受動喫煙の防止を規定している。
×(5) 未成年者喫煙禁止法は、1900年（明治33年）に制定・施行された。つまり、第二次世界大戦以前に制定された法律である。

▶正　解◀ (4)

35回－8

たばこ規制枠組条約に関する記述である。**誤っている**のはどれか。1つ選べ。

(1) 21世紀になって発効した。
(2) 国際労働機関（ILO）により策定された。
(3) 受動喫煙防止が盛り込まれている。
(4) たばこ広告の禁止が盛り込まれている。
(5) たばこ包装への警告表示が盛り込まれている。

▶正解へのアプローチ◀

国際的なたばこ対策としては、2003年の世界保健総会において「たばこの規制に関する世界保健機関枠組条約（たばこ規制枠組条約）」が採択され、2005年に発効した。2020年現在、182か国が条約を締約している。わが国も2004年に条約に批准している。

たばこ規制枠組条約の主な内容は以下の通りであり、わが国でも条約に応じたたばこ対策が行われている。

①職場等の公共の場所におけるたばこの煙にさらされることからの保護を定める効果的な措置をとる。（受動喫煙の防止）
②たばこ製品の包装及びラベルについて、消費者に誤解を与えるおそれのある形容的表示等を用いることによりたばこ製品の販売を促進しないことを確保し、主要な表示面の30％以上を健康警告表示に充てる。（たばこパッケージへの健康警告表示の強化）
③たばこの広告、販売促進及び後援（スポンサーシップ）を禁止し又は制限する。
④未成年者に対するたばこの販売を禁止するため効果的な措置をとる。
⑤条約の実施状況の検討及び条約の効果的な実施の促進に必要な決定等を行う締約国会議を設置する。締約国は、条約の実施について定期的な報告を締約国会議に提出する。

選択肢考察

○(1) たばこ規制枠組条約は、2005年に発効した。
×(2) たばこ規制枠組条約は、世界保健機関（WHO）により策定された。
○(3) たばこ規制枠組条約には、受動喫煙防止が盛り込まれている。わが国では、健康増進法により法制化されている。
○(4) たばこ規制枠組条約には、たばこ広告の禁止が盛り込まれている。実際、わが国でも街中でたばこの広告を目にすることはなく、テレビでもたばこのCMは放送されていない。
○(5) たばこ規制枠組条約には、たばこ包装への警告表示が盛り込まれている。わが国では、たばこ事業法によりたばこパッケージへの健康警告表示が義務付けられている。

正　解　(2)

37回－8　NEW

飲酒に関する記述である。最も適当なのはどれか。1つ選べ。
(1) 健康日本21（第二次）では、「生活習慣病のリスクを高める飲酒量」を、1日当たりの純アルコール量で男女とも40g以上としている。
(2) 健康日本21（第二次）では、妊娠中に飲酒する者をなくすことを目標としている。
(3) アルコール依存症の発症リスクは、飲酒開始年齢と関係がない。
(4) 1日平均飲酒量が増加するほど、血圧は低下する。
(5) アルコールには、身体依存はない。

正解へのアプローチ

健康日本21（第二次）では、「妊娠中の飲酒をなくす（目標値：0％）」と「妊娠中の喫煙をなくす（目標値：0％）」が目標として設定されているが、これは、策定当時に「健やか親子21」でも目標設定がなされていたことを踏まえて目標値が設定された。

選択肢考察

×(1) 健康日本21（第二次）では、「生活習慣病のリスクを高める飲酒量」を、1日当たりの純アルコール量で男性40g以上、女性20g以上としている。
○(2) 健康日本21（第二次）では、妊娠中に飲酒する者をなくすことを目標としている（目標値：0％）。
×(3)、(5) アルコール依存症の発症リスクは、飲酒開始年齢と関係があり、飲酒開始年齢が若いほど、アルコール依存症になりやすいことが知られている。
×(4) 1日平均飲酒量が増加するほど、血圧は上昇する。

正　解　(2)

33回－9
睡眠と生活リズムに関する記述である。正しいのはどれか。1つ選べ。
(1) 概日リズムを調節しているのは、ドーパミンである。
(2) 概日リズムは、部屋を暗くすることでリセットされる。
(3) 夢を見るのは、ノンレム睡眠時に多い。
(4) 睡眠時無呼吸は、心筋梗塞のリスク因子である。
(5) 不眠症には、寝酒が有効である。

正解へのアプローチ

平成26年に発表された「健康づくりのための睡眠指針2014～睡眠12箇条～」では、睡眠12箇条の解説ならびに睡眠障害の解説が示されている（P35：34回－6：要　点参照）。

選択肢考察

×(1) 概日リズム（サーカディアンリズム）を調整するホルモンは、松果体から分泌されるメラトニンである。
×(2) 概日リズムは、強い日光によりリセットされる。
×(3) 夢を見るのは、レム睡眠時に多い。
○(4) 睡眠時無呼吸は、高血圧、糖尿病などの生活習慣病の原因となるだけではなく、不整脈、脳卒中、虚血性心疾患、歯周疾患などの危険性を高める。
×(5) 睡眠薬代わりの寝酒は、入眠を一時的に促進するが、睡眠の質を悪くするため勧めない。

正　解 (4)

34回－6
睡眠と休養に関する記述である。最も適当なのはどれか。1つ選べ。
(1) 家に帰ったらできる限り早く眠るようにすることは、積極的休養である。
(2) 健康づくりのための休養指針では、他者との出会いやきずなの重要性が示されている。
(3) 最近の国民健康・栄養調査によると、「睡眠で休養が十分にとれていない者」の割合は約50％である。
(4) 健康づくりのための睡眠指針では、アルコール摂取による睡眠導入が推奨されている。
(5) 健康づくりのための睡眠指針では、1日9時間以上の睡眠をとることが推奨されている。

正解へのアプローチ

休養には、心身の疲労を回復する「休む」という側面だけでなく、人間性の育成や、社会・文化活動、創作活動などを通じて自己表現を図る「養う」という側面がある。人々が精神的価値を重視する傾向がある点からも、休養の考えが重要になってきている。

このため、1994年に「健康づくりのための休養指針」が策定され、生活リズムを保つことの重要性や、長期休暇をとることの普及を行っている。

より充実した睡眠についてのわかりやすい情報を提供することを目的に、「健康日本21」（2000年）の睡眠について設定された目標に向けて具体的な実践を進めていく手だてとして、2003年に「健康づくりのための睡眠指針」を策定した。

また、「健康づくりのための睡眠指針」の策定から10年以上が経過し、睡眠に関する科学的知見が蓄積されていること、「健康日本21（第二次）」が開始され、より一層睡眠の重要性について普及啓発を図る必要があることから、2014年に「健康づくりのための睡眠指針2014」が公表された。

選択肢考察

×(1) 睡眠や入浴といった、体を動かさずにゆっくりと休み、身体的な疲労回復を目的とする受動的で静的な休息は、消極的休養である。一方、積極的休養は、体を動かすことによって血行を良くし、疲労回復の促進を目指し、次の活動へのエネルギーを養う能動的な休息をいう。

○(2) 「健康づくりのための休養指針」では、出会いやきずなは自己の社会的活力の再発見や養う契機になるとしている。

×(3) 平成30年国民健康・栄養調査結果によると、「睡眠で休養が十分にとれていない者」の割合は、21.7％である。

×(4) 「健康づくりのための睡眠指針2014」では、「睡眠薬代わりの寝酒は睡眠を悪くする」と示している。

×(5) 「健康づくりのための睡眠指針2014」では、「必要な睡眠時間は人それぞれ」と示している。

正　解 (2)

要　点

健康づくりのための睡眠指針2014 －睡眠12箇条－（厚生労働省、2014年）

1	良い睡眠で、からだもこころも健康に。	•良い睡眠で、からだの健康づくり •良い睡眠で、こころの健康づくり •良い睡眠で、事故防止
2	適度な運動、しっかり朝食、ねむりとめざめのメリハリを。	•定期的な運動や規則正しい食生活は良い睡眠をもたらす •朝食はからだとこころのめざめに重要 •睡眠薬代わりの寝酒は睡眠を悪くする •就寝前の喫煙やカフェイン摂取を避ける
3	良い睡眠は、生活習慣病予防につながります。	•睡眠不足や不眠は生活習慣病の危険を高める •睡眠時無呼吸は生活習慣病の原因になる •肥満は睡眠時無呼吸のもと
4	睡眠による休養感は、こころの健康に重要です。	•眠れない、睡眠による休養感が得られない場合、こころのSOSの場合あり •睡眠による休養感がなく、日中もつらい場合、うつ病の可能性も
5	年齢や季節に応じて、ひるまの眠気で困らない程度の睡眠を。	•必要な睡眠時間は人それぞれ •睡眠時間は加齢で徐々に短縮 •年をとると朝型化男性でより顕著 •日中の眠気で困らない程度の自然な睡眠が一番
6	良い睡眠のためには、環境づくりも重要です。	•自分にあったリラックス法が眠りへの心身の準備となる •自分の睡眠に適した環境づくり
7	若年世代は夜更かし避けて、体内時計のリズムを保つ。	•子どもには規則正しい生活を •休日に遅くまで寝床で過ごすと夜型化を促進 •朝目が覚めたら日光を取り入れる •夜更かしは睡眠を悪くする
8	勤労世代の疲労回復・能率アップに、毎日十分な睡眠を。	•日中の眠気が睡眠不足のサイン •睡眠不足は結果的に仕事の能率を低下させる •睡眠不足が蓄積すると回復に時間がかかる •午後の短い昼寝で眠気をやり過ごし能率改善
9	熟年世代は朝晩メリハリ、ひるまに適度な運動で良い睡眠。	•寝床で長く過ごしすぎると熟睡感が減る •年齢にあった睡眠時間を大きく超えない習慣を •適度な運動は睡眠を促進
10	眠くなってから寝床に入り、起きる時刻は遅らせない。	•眠たくなってから寝床に就く、就床時刻にこだわりすぎない •眠ろうとする意気込みが頭を冴えさせ寝つきを悪くする •眠りが浅いときは、むしろ積極的に遅寝・早起きに
11	いつもと違う睡眠には、要注意。	•睡眠中の激しいいびき・呼吸停止、手足のぴくつき・むずむず感や歯ぎしりは要注意 •眠っても日中の眠気や居眠りで困っている場合は専門家に相談
12	眠れない、その苦しみをかかえずに、専門家に相談を。	•専門家に相談することが第一歩 •薬剤は専門家の指示で使用

健康づくりのための休養指針（厚生労働省、1994年）

1	生活にリズムを	・早めに気付こう、自分のストレスに ・睡眠は気持ちよい目覚めがバロメーター ・入浴で、からだもこころもリフレッシュ ・旅に出かけて、こころの切り換えを ・休養と仕事のバランスで能率アップと過労防止
2	ゆとりの時間でみのりある休養を	・1日30分、自分の時間をみつけよう ・活かそう休暇を、真の休養に ・ゆとりの中に、楽しみや生きがいを
3	生活の中にオアシスを	・身近な中にもいこいの大切さ ・食事空間にもバラエティを ・自然とのふれあいで感じよう、健康の息吹きを
4	出会いときずなで豊かな人生を	・見出そう、楽しく無理のない社会参加 ・きずなの中ではぐくむ、クリエイティブ・ライフ

6 主要疾患の疫学と予防対策

34回－3

図は女性の部位別悪性新生物の年齢調整死亡率の経年変化を示している。①～④に当てはまる部位として正しい組合せはどれか。１つ選べ。

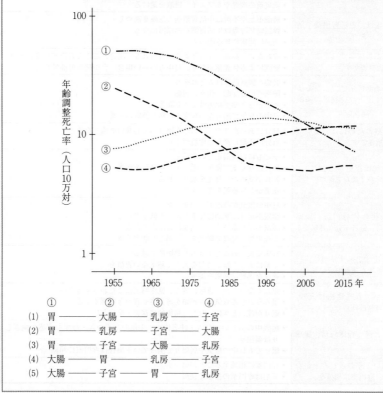

図　部位別にみた悪性新生物の年齢調整死亡率（人口１０万対）の推移

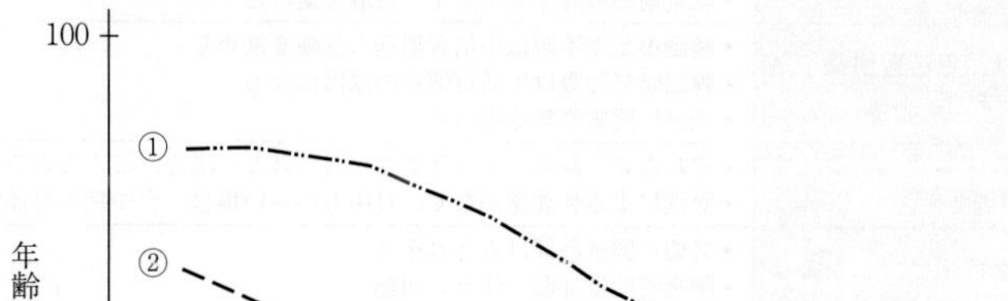

	①	②	③	④
(1)	胃	大腸	乳房	子宮
(2)	胃	乳房	子宮	大腸
(3)	胃	子宮	大腸	乳房
(4)	大腸	胃	乳房	子宮
(5)	大腸	子宮	胃	乳房

▶正解へのアプローチ◀

悪性新生物全体の年齢調整死亡率は低下傾向にあるが、主要部位別にみると以下のような傾向がある。

低下傾向：胃、肝、食道（男）

横ばい：大腸、肺、子宮（女）、食道（女）

上昇傾向：乳房（女）、膵

乳がんは、特に40歳代の罹患率が高いのが特徴で、若年世代からの乳がん検診（マンモグラフィ検査）の受診が勧められている。

なお、設問の図は縦軸が対数で表示されていることに注意すること。

▶選択肢考察◀

×(1)、(2)、(4)、(5)

◯(3) ▶正解へのアプローチ◀ 参照。

▶正　解◀ (3)

▶要　点◀

部位別にみた悪性新生物の年齢調整死亡率の推移（令和元年人口動態調査より）

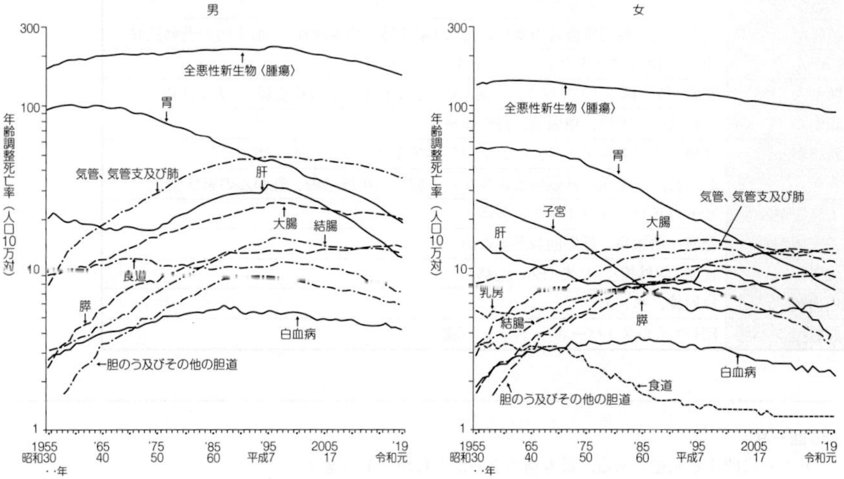

35回－28

消化器系がんとそのリスク因子の組合せである。最も適当なのはどれか。1つ選べ。

(1) 食道がん ——— アスベスト
(2) 胃がん ——— アフラトキシン
(3) 肝細胞がん ——— ヒトパピローマウイルス
(4) 膵がん ——— 喫煙
(5) 結腸がん ——— EBウイルス

▶正解へのアプローチ◀

喫煙は、肺がん、喉頭がん、口腔・咽頭がん、食道がん、胃がん、膀胱がん、腎盂・尿管がん、膵がんなど、様々ながんのリスク因子となる。

▶選択肢考察◀

×(1) 食道がんでは、喫煙、過度の飲酒、温度の熱い飲食物などがリスク因子である。アスベストは、肺がん、悪性中皮腫のリスク因子である。

×(2) 胃がんでは、ヘリコバクター・ピロリ菌の感染、食塩の過剰摂取などがリスク因子である。

×(3) 肝細胞がんでは、アフラトキシンやB型・C型肝炎ウイルス感染、過度の飲酒などがリスク因子である。ヒトパピローマウイルス感染は、子宮頸がんのリスク因子である。

○(4) 膵臓がんでは、慢性膵炎や糖尿病、喫煙がリスク因子である。

×(5) 結腸がんでは、高脂肪、低食物繊維などの食事の欧米化、加工肉の過剰摂取などがリスク因子である。EBウイルス感染は、伝染性単核球症、バーキットリンパ腫（悪性リンパ腫）、上咽頭がんなどのリスク因子である。

▶正　解◀ (4)

▶要　点◀

がんのリスク因子

胃がん	高塩分食品、喫煙、ヘリコバクター・ピロリの持続感染、腸上皮化生
食道がん	喫煙、飲酒、熱い飲食物
結腸がん	高脂肪食、腸内細菌叢の変化、遺伝（家族性大腸腺腫症）、加工肉の過剰摂取
肝がん	HBV・HCVキャリア、アフラトキシン、飲酒
肺がん	喫煙（特に扁平上皮がん）、石綿（扁平上皮がん、悪性中皮腫）、大気汚染
膵がん	高脂肪食、喫煙、糖尿病、慢性膵炎
膀胱がん	喫煙、ナフチルアミン、ベンジジン、アミノビフェニル、アニリン
乳がん	高年初産、肥満、妊娠回数が少ない、脂肪の摂取過剰、乳がんの家族歴
子宮頸がん	ヒトパピローマウイルス、多産
子宮体がん	肥満、糖尿病、妊娠回数が少ない
皮膚がん	日光（紫外線）、ヒ素（Bowen病）
白血病	放射線、ベンゼン
悪性リンパ腫	EBウイルス（バーキットリンパ腫）

35回－9

乳がんに関する記述である。最も適当なのはどれか。1つ選べ。

(1) わが国の女性の最近5年間の年齢調整死亡率は、胃がんより低い。
(2) 授乳は、発症リスクを高める。
(3) 主な発症要因として、ウイルス感染がある。
(4) 法に基づく市町村事業としての検診では、20歳以上を対象とする。
(5) 法に基づく市町村事業としての検診では、マンモグラフィが推奨されている。

▶正解へのアプローチ◀

がん（悪性新生物）は日本人の死因第1位であり、がん対策基本法に基づき国レベルでの対策が進められている。

がん全体の死亡率（粗死亡率）は、高齢化の進展により顕著に上昇しているが、年齢調整死亡率は低下している。ただし、部位別の年齢調整死亡率では、女性の乳房（乳がん）は上昇傾向にある。

乳がんは、主要部位別死亡率が女性で5位であるが、主要部位別年齢調整死亡率では女性で最も高い。

なお、乳がん検診は、健康増進法に基づくがん検診（市町村事業）の対象となっているが、令和元年（2019年）の実施率は47.4％と、「健康日本21（第二次）」の目標である50％には達していない。

選択肢考察

×(1) わが国の女性の最近5年間の年齢調整死亡率は、胃がんより高い。胃がんの死亡率および年齢調整死亡率は、いずれも低下傾向である。

×(2)、(3) 乳がんのリスク因子は、高年初産、肥満、妊娠回数が少ない、脂肪の摂取過剰、乳がんの家族歴などである。

×(4) 法に基づく市町村事業としての検診では、40歳以上を対象とする。

○(5) 法に基づく市町村事業としての検診では、問診及び乳房エックス線検査（マンモグラフィ）が推奨されており、視診、触診は推奨されていない。

正　解 (5)

36回－9

わが国のがん（悪性新生物）に関する記述である。最も適当なのはどれか。1つ選べ。

(1) 2000年以降、がんの年齢調整死亡率は増加傾向にある。
(2) 全国がん登録は、がん死亡の全数把握を目的としている。
(3) 健康増進法に基づいて実施されるがん検診は、都道府県の事業である。
(4) 2019年国民生活基礎調査によると、乳がん検診の受診率は60％を超えた。
(5) 都道府県は、がん対策推進計画を策定しなければならない。

正解へのアプローチ

わが国のがん対策は、がん対策基本法に基づき、平成30年から第3期がん対策推進基本計画がスタートしている。また、平成25年のがん登録推進法の成立に伴い、全国がん登録によるがん罹患者数の把握に努めている。

「健康日本21（第二次）」では、がん検診の受診率を50％とすることを目標にしている。令和元年国民生活基礎調査で受診率50％を達成しているのは、男性の肺がん検診のみである。

選択肢考察

×(1) 2000年以降、がんの粗死亡率は上昇傾向にあるが、年齢調整死亡率は低下傾向にある。

×(2) 全国がん登録は、がん罹患の全数把握を目的としている。

×(3) がん検診は、健康増進法に基づく市町村の健康増進事業である（P 59：33回－14：**要　点** 参照）。

×(4) 令和元年国民生活基礎調査によると、乳がん検診の受診率は47.4％と、50％に至っていない。

○(5) がん対策基本法に基づき、都道府県は都道府県がん対策推進計画を策定しなければならない。なお、市町村はがん対策対策推進計画の策定に関する規定はない。

正　解 (5)

37回－9 NEW

循環器疾患の疫学に関する記述である。最も適当なのはどれか。1つ選べ。

(1) 高血圧症のリスク因子として、カリウムの過剰摂取がある。
(2) 脳梗塞のリスク因子として、血清総コレステロールの低値がある。
(3) 虚血性心疾患のリスク因子として、血清LDLコレステロールの低値がある。
(4) 健康日本21（第二次）では、脳血管疾患・虚血性心疾患のリスク因子として、高血圧、脂質異常症、喫煙、糖尿病を挙げている。
(5) 最近10年間のわが国の虚血性心疾患による年齢調整死亡率は、米国よりも高い。

正解へのアプローチ

循環器疾患については、脳血管疾患と心疾患のリスク因子、さらにはいずれの原因にもなる高血圧のリスク因子について解答できるようにする必要がある。

選択肢考察

×(1) 高血圧症のリスク因子として、ナトリウムの過剰摂取がある。
×(2) 脳梗塞のリスク因子として、血清総コレステロールの高値がある。
×(3) 虚血性心疾患のリスク因子として、血清LDLコレステロールの高値がある。
◯(4) 健康日本21（第二次）では、循環器疾患の予防は基本的には危険因子の管理であり、確立した危険因子としては、高血圧、脂質異常症、喫煙、糖尿病の4つがあるとしている。
×(5) 最近10年間のわが国の虚血性心疾患による年齢調整死亡率は、米国を含めた欧米諸国よりも低い。

正　解 (4)

36回－10

わが国の循環器疾患に関する記述である。最も適当なのはどれか。1つ選べ。

(1) Ⅰ度高血圧は、「収縮期血圧130－139mmHgかつ／または拡張期血圧80－89mmHg」と定義されている。
(2) くも膜下出血は、脳内出血の1つである。
(3) 最近10年間の死亡率は、脳内出血が脳梗塞を上回っている。
(4) 糖尿病は、虚血性心疾患の危険因子である。
(5) non－HDLコレステロール低値は、虚血性心疾患の危険因子である。

正解へのアプローチ

脳血管疾患を含めた循環器疾患のリスク因子は、血管および血液の性状を悪化させるものが該当する。

わが国の主要死因（悪性新生物、心疾患、肺炎）による死亡率は、人口の高齢化に伴い近年上昇傾向であるが、年齢構成の影響を補正した年齢調整死亡率は近年低下傾向である。なお、脳血管疾患は、死亡率、年齢調整死亡率ともに近年低下傾向である。

選択肢考察

×(1) Ⅰ度高血圧は、「収縮期血圧140－159mmHgかつ／または拡張期血圧90－99mmHg」と定義されている（P 129：35回－30：要　点 参照）。
×(2) 脳は外側から硬膜・くも膜・軟膜と呼ばれる3つの膜で重なるように包まれている。くも膜下出血は、脳の表面にある動脈瘤が破裂してくも膜腔（くも膜と軟膜の間）に出血が生じることである。したがって、脳内の出血ではない。

×(3) 脳血管疾患の最近10年間の死亡率（人口10万対）は、脳内出血は近年横ばいで令和2年が26.0、脳梗塞は近年低下傾向で令和2年が46.1と、脳梗塞の方が高い。
○(4) 虚血性心疾患の危険因子には、肥満・メタボリックシンドローム、糖尿病、脂質異常症、高血圧といった生活習慣病が含まれる。
×(5) 脂質異常症の診断の際に、血清トリグリセリド値が400 mg/dLを超える場合には、Friedewaldの式（LDLコレステロール＝総コレステロール－HDLコレステロール－1/5トリグリセリド）でLDLコレステロールを算出できないため、non-HDLコレステロール（総コレステロール－HDLコレステロール）をLDLコレステロールの代替として考慮し、non-HDLコレステロールが170 mg/dL以上で脂質異常症と診断する。したがって、non-HDLコレステロールの高値が、虚血性心疾患の危険因子である。

正　解 (4)

要　点

虚血性心疾患の危険因子（「虚血性心疾患の一次予防ガイドライン（2012年改訂版）」より）

1. 加齢（男性45歳以上、女性55歳以上）
2. 冠動脈疾患の家族歴
3. 喫煙習慣
4. 高コレステロール血症（総コレステロール220 mg/dL以上、あるいはLDLコレステロール140 mg/dL以上）
5. 高トリグリセライド血症（150 mg/dL以上）
6. 低HDL コレステロール血症（40 mg/dL未満）
7. 高血圧（収縮期血圧140 mmHg以上、あるいは拡張期血圧90 mmHg以上）
8. 肥満（BMI 25以上かつウエスト周囲径が男性で85 cm、女性で90 cm以上）
9. 耐糖能異常（境界型および糖尿病型）
10. メタボリックシンドローム
11. CKD（たんぱく尿、糸球体濾過量60 mL/分/1.73 m^2 未満のいずれか、または両方が3か月以上持続）
12. 精神的、肉体的ストレス

33回－10

循環器疾患に関する記述である。正しいのはどれか。**2つ選べ。**

(1) 喫煙は、くも膜下出血のリスク因子である。
(2) 血清総コレステロール高値は、脳梗塞のリスク因子である。
(3) 脳血管疾患の年齢調整死亡率は、女性の方が男性より高い。
(4) 最近の脳血管疾患の年齢調整死亡率は、上昇傾向である。
(5) 傷病分類別医科診療医療費は、呼吸器系の疾患よりも少ない。

選択肢考察

○(1) 喫煙は、くも膜下出血を含めた様々な脳血管疾患および心疾患のリスク因子となる。
○(2) 血清総コレステロールの高値は、脳梗塞を含めた様々な脳血管疾患および心疾患のリスク因子となる。
×(3) 令和元年人口動態調査によると、脳血管疾患の年齢調整死亡率（人口10万対）は、男性：33.2、女性：18.0と、男性の方が高い。
×(4) 令和元年人口動態調査によると、脳血管疾患は、粗死亡率、年齢調整死亡率ともに低下傾向である。
×(5) 令和2年度国民医療費によると、傷病分類別医科診療医療費の第1位は循環器系の疾患である。呼吸器系の疾患は第6位である。

正　解 (1)、(2)

34回－8

最近のわが国の脳血管疾患の年齢調整死亡率に関する記述である。正しいのはどれか。1つ選べ。

(1) 上昇傾向である。
(2) 心疾患に比べて高い。
(3) 男性の方が女性より低い。
(4) 脳内出血は、1950年代に比べ低下している。
(5) くも膜下出血は脳内出血より高い。

正解へのアプローチ

脳血管疾患の年齢調整死亡率は、男女とも昭和40年代以降低下している。そのうち脳内出血は昭和26年以降低下している。脳梗塞は男女とも昭和40年代まで大きく上昇した後、低下傾向を示し、平成7年に一旦上昇したが、平成8年以降は再び低下傾向となっている。

なお、平成7年の上昇は、平成7年のICD－10（国際疾病分類）適用による死亡診断書の様式改正によるものである。

選択肢考察

×(1) 脳血管疾患の年齢調整死亡率は、低下傾向である。
×(2) 令和元年人口動態調査による年齢調整死亡率（人口10万対）は、心疾患が男性：62.0、女性：31.3、脳血管疾患が男性：33.2、女性：18.0と、心疾患の方が高い。
×(3) 令和元年人口動態調査による脳血管疾患の年齢調整死亡率（人口10万対）は、男性：33.2、女性：18.0と、男性の方が高い。
◯(4) 脳内出血の年齢調整亡率は、昭和26年（1951年）以降低下している。
×(5) 令和元年人口動態調査による年齢調整死亡率（人口10万対）は、くも膜下出血が男性：4.2、女性：4.2、脳内出血が男性：13.4、女性：5.9と、脳内出血の方が高い。

正　解　(4)

37回－10　NEW

わが国の成人の肥満とメタボリックシンドロームに関する記述である。最も適当なのはどれか。1つ選べ。

(1) 平成22年以降の国民健康・栄養調査結果では、肥満者の割合は、男女とも30歳台にピークがある。
(2) BMI 35 kg/m^{2}以上を、高度肥満と定義する。
(3) メタボリックシンドロームの診断基準では、空腹時血糖値は100mg/dL以上である。
(4) メタボリックシンドロームの診断基準には、LDLコレステロールが含まれる。
(5) 特定健康診査・特定保健指導の対象者は、30～74歳である。

正解へのアプローチ

メタボリックシンドロームの診断基準の脂質の項目には、LDLコレステロールは含まれていない。これは、LDLコレステロール自体は内臓脂肪の蓄積との関係が低いことが理由である。内臓脂肪として蓄積されるのは中性脂肪（トリグリセリド）であり、メタボリックシンドロームでは、トリグリセリドが高値に、HDLコレステロールが低値になりやすい。

選択肢考察

×(1) 令和元年国民健康・栄養調査結果では、肥満者の割合のピークは、男性：40歳代、女性：60歳代であった。

○(2) BMIを用いた肥満の判定では、BMI 18.5～24.9 kg/m² を普通体重、BMI 25.0～34.9kg/m² を肥満、BMI 35kg/m² 以上を高度肥満と判定する。高度肥満のうち、健康障害があり、または内臓脂肪蓄積がある者を、高度肥満症と診断する。

×(3) メタボリックシンドロームの診断基準では、空腹時血糖値は110mg/dL以上である。

×(4) メタボリックシンドロームの診断基準の脂質の項目は、トリグリセリドとHDLコレステロールである。

×(5) 特定健康診査・特定保健指導の対象者は、40～74歳の医療保険加入者である。

正　解 (2)

要　点

メタボリックシンドロームの診断基準

腹腔内脂肪蓄積	ウエスト周囲径	男性≧85cm 女性≧90cm
	(内臓脂肪面積　男女とも≧100cm²に相当)	
•上記に加え以下のいずれか2項目以上(男女とも)		
高トリグリセリド血症 低HDLコレステロール血症	かつ/または	≧150mg/dL ＜ 40mg/dL
収縮期血圧 拡張期血圧	かつ/または	≧130mmHg ≧ 85mmHg
空腹時高血糖		≧110mg/dL

注　1. CTスキャンなどで内臓脂肪量測定を行うことが望ましい。
　　2. ウエスト周囲径は立位、軽呼気時、臍レベルで測定する。脂肪蓄積が著明で臍が下方に偏位している場合は肋骨弓下縁と前腸骨稜上線の中点の高さで測定する。
　　3. 高トリグリセリド血症、低HDLコレステロール血症、高血圧、糖尿病に対する薬剤治療を受けている場合は、それぞれの項目に含める。

34回－7

最近のわが国の糖尿病に関する記述である。正しいのはどれか。1つ選べ。

(1) 国民健康・栄養調査では、「糖尿病が強く疑われる者」の数は約4,000万人である。
(2) 国民健康・栄養調査では、「糖尿病が強く疑われる者」の割合は、70歳以上は50歳代より高い。
(3) 国民健康・栄養調査では、「糖尿病が強く疑われる者」のうち治療を受けている者の割合は90%以上である。
(4) 患者調査では、患者数は女性の方が男性より多い。
(5) 人口動態統計では、死因順位は10位以内である。

正解へのアプローチ

最近の国民健康・栄養調査結果によると、糖尿病が強く疑われる者の割合は、男女とも有意な増減は見られないものの、平成28年調査では、糖尿病が強く疑われる者の数が初めて1,000万人に達した。これは、「健康日本21(第二次)」の目標値に達したことを意味する。

選択肢考察

×(1) 平成28年国民健康・栄養調査では、「糖尿病が強く疑われる者」の数は、約1,000万人と推計されており、4,000万人には達していない。

○(2) 令和元年国民健康・栄養調査では、「糖尿病が強く疑われる者」の割合は、70歳以上で男性：26.4％、女性：19.6％に対し、50歳代は男性：17.8％、女性：5.9％であり、70歳以上は50歳代より高い。

×(3) 平成28年国民健康・栄養調査では、「糖尿病が強く疑われる者」のうち現在治療を受けている者の割合は、76.6％である。

×(4) 平成29年患者調査では、糖尿病患者数は男性：184.8万人、女性：144.2万人で、男性の方が多い。

×(5) 令和元年人口動態統計調査では、糖尿病が全死亡に占める割合は1.0％程度であり、死因順位の10位以内には入っていない。

正　解（2）

36回－11

高齢者の健康および骨・関節疾患に関する記述である。**誤っている**のはどれか。1つ選べ。

(1) 健康日本21（第二次）の目標設定においては、高齢者のBMI 20.0 kg/m^{2}以下を「低栄養傾向」としている。

(2) 健康日本21（第二次）の目標では、ロコモティブシンドロームを認知している国民の割合を増加させることとしている。

(3) ロコモティブシンドロームは、運動器の障害が原因で要介護になるリスクの高い状態のことである。

(4) 骨粗鬆症の予防には、やせの防止が重要である。

(5) 変形性膝関節症は、男性に多い疾患である。

正解へのアプローチ

本設問は、高齢者の健康の現状と運動器疾患に関する基本的知識を問う問題である。

選択肢考察

○(1) 健康日本21（第二次）の目標には、低栄養傾向（BMI 20以下）の高齢者の割合の増加の抑制（目標値22%）がある。

○(2) 健康日本21（第二次）の目標には、ロコモティブシンドロームを認知している国民の割合を増加（目標値80%）がある。

○(3) ロコモティブシンドロームとは、運動器（筋肉、骨、関節、軟骨、椎間板、神経）の障害が原因で要介護になるリスクの高い状態を示す概念である。

○(4) 骨粗鬆症の原因として、やせによる低栄養状態（たんぱく質、カルシウム、ビタミンD、ビタミンKなどの不足）があるため、骨粗鬆症の予防には、やせの防止が重要である。

×(5) 変形性膝関節症とは、体重や加齢などの影響から膝の軟骨がすり減り、膝に強い痛みを生じるようになる疾患で、女性に発生することが多い（男女比＝1：4）のが特徴である。

正　解（5）

37回－11 NEW

感染症法における1～5類感染症に関する記述である。最も適当なのはどれか。1つ選べ。

(1) コレラは、1類感染症である。
(2) 痘そうは、2類感染症である。
(3) 細菌性赤痢は、3類感染症である。
(4) ペストは、4類感染症である。
(5) 結核は、5類感染症である。

▶正解へのアプローチ◀

感染症の予防及び感染症の患者に対する医療に関する法律（感染症法）における感染症の分類は、P46：34回－11：▶要 点◀にて確認すること。

▶選択肢考察◀

×(1) コレラは、3類感染症である。
×(2) 痘そうは、1類感染症である。
○(3) 細菌性赤痢は、3類感染症である。
×(4) ペストは、1類感染症である。
×(5) 結核は、2類感染症である。

▶正 解◀ (3)

34回－11

感染症法により、医師の診断後、直ちに保健所長を通じて都道府県知事へ届け出る疾患である。正しいのはどれか。1つ選べ。

(1) 梅毒
(2) E型肝炎
(3) クリプトスポリジウム症
(4) 後天性免疫不全症候群
(5) クロイツフェルト・ヤコブ病

▶正解へのアプローチ◀

感染症法により、医師の診断後、直ちに保健所長を通じて都道府県知事へ届出が必要な感染症は、1類感染症、2類感染症、3類感染症、4類感染症、5類感染症の一部（侵襲性髄膜炎菌感染症、風しん及び麻しん）及び指定感染症である。

▶選択肢考察◀

×(1) 梅毒は、5類感染症である。
○(2) E型肝炎は、4類感染症である。
×(3) クリプトスポリジウム症は、5類感染症である。
×(4) 後天性免疫不全症候群は、5類感染症である。
×(5) クロイツフェルト・ヤコブ病は、5類感染症である。

▶正 解◀ (2)

▶要　点◀

感染症法に基づく感染症の分類（令和３年２月現在）

	感染症名等	性　格
感染症類型	［1類感染症］ エボラ出血熱／クリミア・コンゴ出血熱／痘そう／南米出血熱／ペスト／マールブルグ病／ラッサ熱	感染力、罹患した場合の重篤性等に基づく総合的な観点からみた危険性が極めて高い感染症
	［2類感染症］ 急性灰白髄炎／結核／ジフテリア／重症急性呼吸器症候群（SARS）／中東呼吸器症候群（MERS）／鳥インフルエンザ（H5N1、H7N9）	感染力、罹患した場合の重篤性等に基づく総合的な観点からみた危険性が高い感染症
	［3類感染症］ コレラ／細菌性赤痢／腸管出血性大腸菌感染症／腸チフス／パラチフス	感染力、罹患した場合の重篤性等に基づく総合的な観点からみた危険性が高くないが、特定の職業への就業によって感染症の集団発生を起こし得る感染症
	［4類感染症］ E型肝炎／ウエストナイル熱／A型肝炎／エキノコックス症／黄熱／オウム病／オムスク出血熱／回帰熱／キャサヌル森林病／Q熱／狂犬病／コクシジオイデス症／サル痘／ジカウイルス感染症／重症熱性血小板減少症候群（病原体がフレボウイルス属SFTSウイルスであるものに限る）／腎症候性出血熱／西部ウマ脳炎／ダニ媒介脳炎／炭疽／チクングニア熱／つつが虫病／デング熱／東部ウマ脳炎／鳥インフルエンザ（鳥インフルエンザ（H5N1及びH7N9）を除く）／ニパウイルス感染症／日本紅斑熱／日本脳炎／ハンタウイルス肺症候群／Bウイルス病／鼻疽／ブルセラ症／ベネズエラウマ脳炎／ヘンドラウイルス感染症／発しんチフス／ボツリヌス症／マラリア／野兎病／ライム病／リッサウイルス感染症／リフトバレー熱／類鼻疽／レジオネラ症／レプトスピラ症／ロッキー山紅斑熱	動物、飲食物等の物件を介して人に感染し、国民の健康に影響を与えるおそれのある感染症（人から人への伝染はない）
	［5類感染症］（全数把握対象疾患のみ） アメーバ赤痢／ウイルス性肝炎（E型肝炎及びA型肝炎を除く）／カルバペネム耐性腸内細菌科細菌感染症／急性弛緩性麻痺（急性灰白髄炎を除く）／急性脳炎（ウエストナイル脳炎、西部ウマ脳炎、ダニ媒介脳炎、東部ウマ脳炎、日本脳炎、ベネズエラウマ脳炎及びリフトバレー熱を除く）／クリプトスポリジウム症／クロイツフェルト・ヤコブ病／劇症型溶血性レンサ球菌感染症／後天性免疫不全症候群／ジアルジア症／侵襲性インフルエンザ菌感染症／侵襲性髄膜炎菌感染症／侵襲性肺炎球菌感染症／水痘（患者が入院を要すると認められるものに限る）／先天性風しん症候群／梅毒／播種性クリプトコックス症／破傷風／バンコマイシン耐性黄色ブドウ球菌感染症／バンコマイシン耐性腸球菌感染症／百日咳／風しん／麻しん／薬剤耐性アシネトバクター感染症	国が感染症発生動向調査を行い、その結果等に基づいて必要な情報を一般国民や医療関係者に提供・公開していくことによって、発生・拡大を防止すべき感染症 （定点把握対象疾患は省略）
新型インフルエンザ等感染症	新型インフルエンザ 再興型インフルエンザ	新たに人から人に伝染する能力を有することとなったウイルスを病原体とするインフルエンザ かつて、世界的規模で流行したインフルエンザであって、その後流行することなく長期間が経過しているものとして厚生労働大臣が定めるものが再興した感染症
	新型コロナウイルス感染症 再興型コロナウイルス感染症	新たに人から人に伝染する能力を有することとなったコロナウイルスを病原体とする感染症 かつて世界的規模で流行したコロナウイルスを病原体とする感染症
指定感染症	政令で1年間に限定して指定された感染症	既知の感染症の中で上記1～3類、新型インフルエンザ等感染症に分類しきれない感染症で、1～3類に準じた対応の必要が生じた感染症
新感染症	［当初］ 都道府県知事が厚生労働大臣の技術的指導・助言を得て個別に応急対応する感染症	人から人に伝染すると認められる疾病であって、既知の感染症と症状等が明らかに異なり、その伝染力、罹患した場合の重篤度から判断した危険性が極めて高い感染症
	［要件指定後］ 政令で症状等の要件指定をした後に1類感染症と同様の扱いをする感染症	

35回ー10

検疫法により検疫の対象となる感染症である。正しいのはどれか。1つ選べ。

(1) ジカウイルス感染症
(2) 麻しん
(3) 風しん
(4) コレラ
(5) 腸管出血性大腸菌感染症

▶正解へのアプローチ◀

国内に常在せず、また流行した場合に重大な影響を与えるおそれがある感染症を検疫感染症とし、検疫法の対象感染症として対策を実施している。現在、検疫感染症として指定されているのは▶要 点◀に示した14疾患である。なお、感染症法に基づく指定感染症、新感染症についても、検疫法に基づく隔離・停留等の措置の対象となる。

▶選択肢考察◀

○(1) ジカウイルス感染症は、検疫感染症である。
×(2)、(3)、(4)、(5) いずれも検疫感染症には該当しない。

▶正 解◀ (1)

▶要 点◀

検疫感染症一覧(令和3(2021)年3月現在)

検疫法	感染症法に基づく分類	感染症法に基づく分類
検疫法 第2条第1号	一類感染症	・エボラ出血熱 ・クリミア・コンゴ出血熱 ・痘そう ・南米出血熱 ・ペスト ・マールブルグ病 ・ラッサ熱
検疫法 第2条第2号	新型インフルエンザ等感染症	・新型インフルエンザ※1及び再興型インフルエンザ※2 ・新型コロナウイルス感染症及び再興型コロナウイルス感染症
検疫法 第2条第3号	二類感染症	・中東呼吸器症候群(MERS) ・鳥インフルエンザ(H5N1)及び鳥インフルエンザ(H7N9)
	四類感染症	・デング熱 ・マラリア ・チクングニア熱 ・ジカウイルス感染症

※1 新型インフルエンザ(新たに人から人に伝染する能力を有することとなったウイルスを病原体とするインフルエンザであって、一般に国民が免疫を獲得していないことから、当該感染症の全国的かつ急速なまん延により国民の生命及び健康に重大な影響を与えるおそれがあると認められるものをいう。)

※2 再興型インフルエンザ(かつて世界的規模で流行したインフルエンザであって、その後流行することなく長期間が経過しているものとして厚生労働大臣が定めるものが再興したものであって、一般に現在の国民の大部分が免疫を獲得していないことから、当該感染症の全国的かつ急速なまん延により国民の生命及び健康に重大な影響を与えるおそれがあると認められるものをいう。)

37回－12 NEW

児童虐待防止法において、児童虐待と規定されている行為である。**誤っている**のはどれか。1つ選べ。

(1) 身体的虐待
(2) 性的虐待
(3) ネグレクト
(4) 心理的虐待
(5) 経済的虐待

▶正解へのアプローチ◀

児童虐待の防止等に関する法律（児童虐待防止法）において、児童虐待は、「保護者（親権を行う者、未成年後見人その他の者で、児童を現に監護するものをいう）がその監護する児童（18歳に満たない者）に対し、次に掲げる行為をすること」と定義されている（第2条）。列記されている行為は、①身体的虐待、②性的虐待、③ネグレクト（育児放棄、監護放棄）、④心理的虐待である。また、第3条では「何人も児童に対し虐待してはならない。」と規定している。

▶選択肢考察◀

○(1)、(2)、(3)、(4) ▶要　点◀参照。
×(5) 経済的虐待とは、高齢者虐待における高齢者から不当に経済上の利益を得ることであり、児童虐待には該当しない。

▶正　解◀ (5)

▶要　点◀

児童虐待の種類

身体的虐待	児童の身体に外傷が生じ、または生じるおそれのある暴行を加えること。
性的虐待	児童にわいせつな行為をすること、または児童を性的対象にさせたり、見せること。
ネグレクト（育児放棄、監護放棄）	児童の心身の正常な発達を妨げるような著しい減食、もしくは長時間の放置その他の保護者としての監護を著しく怠ること。
心理的虐待	児童に著しい心理的外傷を与える言動を行うこと。心理的外傷は、児童の健全な発育を阻害し、場合によっては心的外傷後ストレス障害（PTSD）の症状を生ぜしめるため禁じられている。

35回－11

児童虐待のうち、ネグレクトに該当する記述である。最も適当なのはどれか。1つ選べ。

(1) 暴言を浴びせる。
(2) わいせつな行為をする。
(3) 体罰を加える。
(4) 食事を与えない。
(5) 目の前で、父親が母親に暴力を振るう。

▶正解へのアプローチ◀

ネグレクト（育児放棄、監護放棄）とは、児童の心身の正常な発達を妨げるような著しい減食又は長時間の放置、保護者以外の同居人による身体的虐待、性的虐待、心理的虐待と同様の行為の放置その他の保護者としての監護を著しく怠ることと定義している。

ネグレクトの例として、家に閉じ込める、食事を与えない、ひどく不潔にする、自動車の中に放置する、重い病気になっても病院に連れて行かない、などが挙げられる。

▶選択肢考察◀

×(1)、(5)　心理的虐待の例である。
×(2)　性的虐待の例である。
×(3)　身体的虐待の例である。
○(4)　ネグレクトの例である。

▶正　解◀　(4)

7 保健・医療・福祉の制度

37回－13　NEW

わが国の社会保障における4つの柱（社会保険、社会福祉、公的扶助、保健医療・公衆衛生）に関する記述である。最も適当なのはどれか。1つ選べ。

(1)　予防接種を行うのは、保健医療・公衆衛生である。
(2)　高齢者に年金を給付するのは、社会福祉である。
(3)　生活保護は、社会保険である。
(4)　社会的弱者を援護育成するのは、公的扶助である。
(5)　医療機関での現物給付を行うのは、社会福祉である。

▶正解へのアプローチ◀

わが国の社会保障制度は、日本国憲法第25条の理念に基づいている。

その社会保障における4つの柱である社会保険、社会福祉、公的扶助、公衆衛生については、▶要　点◀を参照すること。

▶選択肢考察◀

○(1)　予防接種を行うのは感染症対策の一環であり、公衆衛生である。
×(2)　高齢者に年金を給付するのは年金保険サービスのことであり、社会保険である。
×(3)　生活保護は、公的扶助である。
×(4)　社会的弱者を援護育成するのは、社会福祉である。
×(5)　医療機関での現物給付を行うのは医療保険サービスのことであり、社会保険である。

▶正　解◀　(1)

▶要　点◀

社会保障の４つの柱

社会保険	保険料を財源とし、所得や医療、保健サービスなどに対する保障を行う制度	医療保険、介護保険、年金保険、雇用（失業）保険、労働者災害補償保険
公的扶助	生活に困窮する国民について、国が最低限度の生活を公費により保障する制度。	生活保護
社会福祉	社会的弱者に対して、国や地方公共団体を中心に擁護育成を行うこと。	障害者福祉、母子福祉、老人福祉、児童福祉
公衆衛生	社会制度の整備により、国民保健を向上させるための制度。	予防医学、感染症対策、上下水道対策、労働衛生対策

33回－11

わが国の社会保障に関する記述である。**誤っている**のはどれか。1つ選べ。

(1) 日本国憲法第25条に基づいている。
(2) 医療保険制度では、現物給付が行われる。
(3) 社会保障給付費の財源で最も多いのは、社会保険料である。
(4) 75歳以上の高齢者は、後期高齢者医療制度に加入する。
(5) 公務員は、国民健康保険に加入する。

正解へのアプローチ

社会保障は、一般に、国民の生活の安定が損なわれた場合に、国民に健やかで安心できる生活を保障することを目的として、公的責任で生活を支える給付を行うものとされている。具体的には、傷病や失業、労働災害、退職などで生活が不安定になった時に、医療保険や年金、社会福祉制度など法律に基づく公的な仕組みを活用して、健やかで安心な生活を保障することである。

選択肢考察

○(1) わが国の社会保障制度は、日本国憲法第25条の「すべて国民は、健康で文化的な最低限度の生活を営む権利を有する」、「国は、すべての生活部面について、社会福祉、社会保障及び公衆衛生の向上及び増進に努めなければならない」という、いわゆる「生存権」に基づいている。

○(2) わが国の医療保険制度では、医療サービスという形の現物給付が原則である。

○(3) 令和2年度の社会保障財源の総額は約132兆3,746億円であり、項目別では社会保険料が約74.0兆円、公費負担が約51.9兆円、他の収入が約6.4兆円であり、社会保障財源の半分以上が社会保険料である。

○(4) わが国では、74歳までは様々な公的医療保険に加入しているが、75歳になると自動的に後期高齢者医療制度に移行する。

×(5) 公務員は、共済組合に加入している。国民健康保険に加入するのは、自営業者や非雇用者などである(要 点 参照)。

正 解 (5)

要 点

医療保険の種類と対象

	制度名		保険者	被保険者	根拠法令
被用者保険	健康保険	全国健康保険協会管掌健康保険（協会けんぽ）	全国健康保険協会	主に中小企業のサラリーマン	健康保険法
被用者保険	健康保険	組合管掌健康保険	各企業の健康保険組合	主に大企業のサラリーマン	健康保険法
被用者保険	各種共済組合		各共済組合	公務員、私立学校教職員	各共済組合法
被用者保険	船員保険		全国健康保険協会	船員	船員保険法
地域保険	国民健康保険		市町村・特別区および都道府県	非雇用者、年金生活者、定年退職者、自営業、フリーター等	国民健康保険法
地域保険	国民健康保険		国民健康保険組合	医師、歯科医師、薬剤師、弁護士、建設業、酒屋等	国民健康保険法
地域保険	後期高齢者医療制度		後期高齢者医療広域連合（特別地方公共団体）	75歳以上の高齢者または、65歳以上74歳以下の広域連合が認定した一定以上の障害を有する者	高齢者の医療の確保に関する法律

35回－12
わが国の医療保険制度に関する記述である。最も適当なのはどれか。1つ選べ。
(1) 保険給付の対象となる者を、保険者という。
(2) 被用者保険の対象には、自営業者が含まれる。
(3) 医療機関受診の際には、現物給付が原則である。
(4) 正常な分娩に対して、適用される。
(5) 75歳以上の者は、保険料を支払う必要がない。

▶正解へのアプローチ◀

わが国は、昭和36年に国民皆保険制度を実現し、世界最高レベルの平均寿命と保健医療水準を実現している。

わが国の医療保険制度の特徴は、以下の通りである。

①国民皆保険（強制加入）：国民全員を公的医療保険で保障
②フリーアクセス：受診する医療機関を患者が自由に選択
③現物給付：医療サービスの形で給付
④社会保険方式：被保険者の支払う保険料で運用

医療保険の種類は、職域を基にした各種被用者保険（健康保険）と、居住地（市町村）を基にした国民健康保険、75歳以上の高齢者等が加入する後期高齢者医療制度に大きく分けられる（P50：33回－11：▶要　点◀参照）。

▶選択肢考察◀

×(1) 保険給付の対象となる者を、被保険者という。
×(2) 被用者保険の対象は、被用者、つまりサラリーマンである。サラリーマンではない自営業者は、国民健康保険の対象である。
○(3) わが国の医療保険制度は、医療サービスという形で給付される現物給付が原則である。
×(4) 正常妊娠・分娩・産褥に要した医療費は、医療保険の適用対象外で、全額自己負担である。
×(5) 75歳以上の後期高齢者も後期高齢者医療制度に加入しており、保険料を支払う必要がある。保険料の納入は、原則年金からの特別徴収となる。

▶正　解◀ (3)

34回－13
わが国の医療保険制度に関する記述である。正しいのはどれか。1つ選べ。
(1) 75歳以上の患者では、窓口負担金の割合は収入にかかわらず同一である。
(2) 後期高齢者医療制度の財源の約1割は、高齢者本人の保険料である。
(3) 原則として償還払い給付である。
(4) 保険料率は、保険者にかかわらず同一である。
(5) 被用者保険と国民健康保険では、受診時の自己負担割合が異なる。

▶正解へのアプローチ◀

後期高齢者医療制度は、後期高齢者（75歳以上）に対する医療であり、平成20年から高齢者の医療の確保に関する法律に基づいて提供されている。

後期高齢者医療制度の運営主体は、都道府県単位ですべての市町村が加入する後期高齢者医療広域連合であり、保険料の決定や医療の給付を行うものである。

医療給付の財源負担は、原則として公費：50％、現役世代の負担（支援金）：40％、後期高齢者の保険料：10％となっている。

▶選択肢考察◀

×(1)　75歳以上の患者の窓口負担割合（自己負担割合）は原則1割であるが、現役並み所得者は3割負担となる。
○(2)　後期高齢者医療制度の財源構成は、原則として公費：50％、現役世代の負担（支援金）：40％、後期高齢者の保険料：10％である。
×(3)　わが国の医療保険制度は、原則現物給付である。ただし、高額医療費などのように限度額の超過分を後から払い戻される償還払いを受けられる場合もある。
×(4)　医療保険の保険料率（被保険者が納付する保険料の算出に用いる係数）は、保険者によって異なる。
×(5)　医療機関受診時の患者の自己負担割合は、加入する医療保険の種類にかかわらず同じである。

▶正　解◀　(2)

34回－15
最近の国民医療費に関する記述である。正しいのはどれか。1つ選べ。
(1)　国民医療費は、後期高齢者医療給付分を含む。
(2)　国民医療費は、正常な妊娠や分娩に要する費用を含む。
(3)　1人当たりの国民医療費は、年間約20万円である。
(4)　65歳以上の1人当たり国民医療費は、65歳未満の約2倍である。
(5)　傷病分類別医科診療医療費が最も高い疾患は、新生物である。

▶正解へのアプローチ◀

令和2年度国民医療費は、全体で42兆9,665億円/年であった。また、国民1人当たりの医療費は、34万600円/年であった。

▶選択肢考察◀

○(1)　国民医療費は、医療保険制度等による給付、後期高齢者医療制度や公費負担医療制度による給付、これに伴う患者の一部負担等によって支払われた医療費を合算したものである。
×(2)　国民医療費には、正常な妊娠・分娩・産褥に要する費用を含まない。
×(3)　令和2年度の人口1人当たりの国民医療費は、34万600円である。
×(4)　令和2年度の人口1人当たりの国民医療費は、65歳未満が18万3,500円、65歳以上が73万3,700円で、65歳以上1人当たりの国民医療費は65歳未満の約4倍である。
×(5)　傷病分類別医科診療医療費が最も高い疾患は、循環器系の疾患である（令和2年度：6兆21億円）。新生物は第2位である（令和2年度：4兆6,880億円）。

▶正　解◀　(1)

36回－13
わが国の医療計画に関する記述である。最も適当なのはどれか。1つ選べ。
(1)　地域保健法に基づいて策定される。
(2)　市町村単位で策定される。
(3)　「がん」、「脳卒中」、「心筋梗塞等の心血管疾患」、「糖尿病」、「精神疾患」の5疾病の治療と予防に係る事業が含まれる。
(4)　災害時における医療の確保は事業計画に含まれない。
(5)　三次医療圏は、感染症病床の整備を図るべき地域的単位として定義されている。

正解へのアプローチ

医療計画は、医療法に基づき、各都道府県が、厚生労働大臣が定める医療提供体制の確保に関する基本方針（基本方針）に即して、かつ地域の実情に応じて策定する。

選択肢考察

×(1)　医療計画は、医療法に基づいて策定される。
×(2)　医療計画は、都道府県が策定する。
◯(3)　医療計画には、5疾病（がん、脳卒中、心筋梗塞等の心血管疾患、糖尿病、精神疾患）の治療または予防に係る事業に関する事項を定める。
×(4)　医療計画には、5事業（救急医療、災害時における医療、へき地の医療、周産期医療、小児医療、その他）に関する事項を定める。
×(5)　三次医療圏は、特殊な医療を提供する単位として、原則都道府県単位で設定されている。

正　解（3）

要　点

医療計画に定める事項

①5疾病（がん、脳卒中、心筋梗塞等の心血管疾患、糖尿病、精神疾患）の治療または予防に係る事業に関する事項
②5事業（救急医療、災害時における医療、へき地の医療、周産期医療、小児医療、その他）に関する事項
③①および②の事業の目標に関する事項
④①および②の事業に係る医療連携体制に関する事項
⑤④の医療連携体制における医療機能に関する情報提供の推進に関する事項
⑥居宅等における医療の確保に関する事項
⑦地域医療構想に関する事項
- 構想区域における病床の機能区分ごとの将来の病床数の必要量
- 構想区域における将来の在宅医療等の必要量

⑧地域医療構想の達成に向けた病床の機能分化及び連携の推進に関する事項
⑨病床の機能に関する情報の提供の推進に関する事項
⑩外来医療に係る医療提供体制の確保に関する事項
⑪医師の確保に関する事項
- 二次医療圏および三次医療圏における医師の確保の方針
- 二次医療圏において確保すべき医師の数の目標
- 三次医療圏において確保すべき医師の数の目標
- 目標の達成に向けた医師の派遣その他の医師の確保に関する施策

⑫医療従事者（医師を除く）の確保に関する事項
⑬医療の安全の確保に関する事項
⑭地域医療支援病院その他医療提供施設の整備目標に関する事項
⑮二次医療圏の設定に関する事項
⑯三次医療圏の設定に関する事項
⑰基準病床数に関する事項
⑱その他医療を提供する体制の確保に関し必要な事項

34回－14
わが国の医療制度に関する記述である。**誤っている**のはどれか。1つ選べ。
(1) 医療計画は、国が策定する。
(2) 基準病床数は、医療計画に含まれる。
(3) 災害時における医療の確保は、医療計画に含まれる。
(4) 三次医療圏とは、最先端または高度な医療を提供する医療圏を指す。
(5) 20床以上の病床を有する医療施設を病院という。

▶正解へのアプローチ◀

都道府県は、厚生労働大臣が定める、良質かつ適切な医療を効率的に提供する体制の確保を図るための「基本方針」に即して、かつ、地域の実情に応じて、当該都道府県における医療提供体制の確保を図るための「医療計画」を定めることが医療法で規定されている。 医療計画は、地域の体系的な医療提供体制の整備を促進するため、医療資源の効率的活用、医療施設間相互の機能連帯の確保を目的としている。

▶選択肢考察◀

×(1) 厚生労働大臣は、医療提供体制の確保を図るための基本方針を定め、都道府県は、基本方針に即して、かつ、地域の実情に応じて、当該都道府県における医療提供体制の確保を図るための計画（医療計画）を定める。
○(2) 医療計画には、医療法に基づいて病床の種別に基準病床数を定める。
○(3) 医療計画には、5事業（救急医療、災害時における医療、へき地の医療、周産期医療、小児医療）の医療提供体制の確保について定める。
○(4) 三次医療圏とは、先進的技術が必要な医療、特殊な医療機器が必要な医療、発生頻度が低い疾病に対する医療、特に専門性が高い救急医療といった、特殊な医療の確保が図られる区域である。原則、都道府県の区域を単位として設定する。
○(5) 医療法において、病院とは、医師又は歯科医師が、公衆又は特定多数人のため医業又は歯科医業を行う場所であって、20人以上の患者を入院させるための施設を有するものと定義している。

▶正　解◀ (1)

33回－12
わが国の医療制度に関する記述である。正しいのはどれか。1つ選べ。
(1) 正常な妊娠や分娩に要する費用は、国民医療費に含まれる。
(2) 特定健康診査の費用は、国民医療費に含まれる。
(3) 病院とは、病床数が20床以上の医療施設である。
(4) 無床診療所とは、医師が一人しかいない医療施設である。
(5) 基準病床数とは、各医療機関が備えるべき病床数である。

▶正解へのアプローチ◀

(1)、(2)が国民医療費に関する問題、(3)～(5)が医療法に関する問題と、複数の分野の知識を問う問題である。国民医療費に含まれる費用と含まれない費用の違いを覚えること（▶要　点◀参照）。

▶選択肢考察◀

×(1) 正常な妊娠や分娩に要する費用は、国民医療費に含まれない。
×(2) 特定健康診査を含めた各種健康診断の費用は、国民医療費に含まれない。

○(3)　病院は、20人以上の患者を入院させるための医療施設である。
×(4)　無床診療所は、患者を入院させるための施設を有しない診療所のことである。一方、有床診療所は、19人以下の患者を入院させるための施設を有する診療所のことである。
×(5)　基準病床数とは、医療計画に示される各医療圏に必要な病床数のことである。病床の地域的偏在を是正し、全国的に一定水準以上の医療を確保することを目的としている。

正　解　(3)

要　点

国民医療費に含まれる費用と含まれない費用

国民医療費に含まれる費用	医科診療や歯科診療にかかる診療費 薬局調剤医療費 入院時食事・生活医療費 訪問看護医療費等
国民医療費に含まれない費用	先進医療（高度医療含む） 室料差額、歯科材料差額 審美医療費（美容整形・美容歯科） 正常な妊娠・分娩・産褥に要する費用 健康の維持・増進を目的とした健康診断・予防接種等に要する費用 （集団健診・検診、個別健診・検診・人間ドック） 固定した身体障害のために必要とする義眼や義肢等 介護保険法における居宅・施設サービス費用

37回－14　*NEW*

わが国のデータヘルス計画に関する記述である。**誤っている**のはどれか。１つ選べ。

(1)　医療法に基づいて策定される。
(2)　保険者がレセプトのデータを分析し、活用する。
(3)　被保険者のQOLの改善に役立てる。
(4)　医療費の適正化を目指している。
(5)　保健事業計画の策定に役立てる。

正解へのアプローチ

2008年（平成20年）から実施されている特定健康診査・特定保健指導は、レセプト（診療報酬明細書）の電子化、健診データの電子的標準化を実現し、全国どこで特定健康診査を受診しても、基本項目はすべて同じで、健診結果も全国で同じ様式で電子的に保険者に蓄積されることになった。保険者は、これらの健康・医療情報を活用してPDCAサイクルに沿った効果的かつ効率的な保健事業を展開するため、保健事業の実施計画（データヘルス計画）を策定し、2014年度（平成26年度）から実施されている。

データヘルス計画は、被保険者の健康増進や疾病予防、重症化予防、医療費適正化などにおいて、重要な役割を果たしている。

選択肢考察

×(1)　データヘルス計画は、健康保険法や国民健康保険法といった、健康保険に関する法律に基づいて策定される。
○(2)　データヘルス計画は、保険者がレセプトのデータを分析・活用し、PDCAサイクルに沿った効果的かつ効率的な保健事業を展開するための、保健事業の実施計画である。
○(3)　データヘルス計画は、被保険者の健康増進や疾病予防、重症化予防、さらにはQOLの改善に役立てることを目指したものである。

○(4) データヘルス計画は、医療費適正化において重要な役割を果たす。
○(5) データヘルス計画は、保健事業の実施計画である。

▶正 解◀ (1)

33回－13

障害者総合支援法に基づく障害福祉サービスに関する記述である。正しいのはどれか。1つ選べ。

(1) サービスの申請は、都道府県に対して行う。
(2) 利用できるサービスは、所得区分で示されている。
(3) サービスの利用は、通所に限られる。
(4) 利用者の費用負担には、上限はない。
(5) 難病患者は、対象となる。

▶正解へのアプローチ◀

平成25年4月1日から、従来の障害者自立支援法は障害者の日常生活及び社会生活を総合的に支援するための法律（障害者総合支援法）となった。

この法律では、障がい者制度改革推進本部等における検討を踏まえて、地域社会における共生の実現に向けて、障害福祉サービスの充実等障害者の日常生活及び社会生活を総合的に支援するため、新たな障害保健福祉施策を講ずるものとしている。

▶選択肢考察◀

×(1) サービスの利用を希望する者は、市町村の窓口に申請する。
×(2) 利用できるサービスは、障害程度区分で示されている。
×(3) この法律において「障害福祉サービス」とは、居宅介護、重度訪問介護、同行援護、行動援護、療養介護、生活介護、短期入所、重度障害者等包括支援、施設入所支援、自立訓練、就労移行支援、就労継続支援及び共同生活援助をいう。
×(4) 障害福祉サービスの自己負担は、所得に応じて4区分の負担上限月額が設定され、ひと月に利用したサービス量にかかわらず、それ以上の負担は生じない。
○(5) 「制度の谷間」を埋めるべく、障害者の範囲に難病等が加えられた。

▶正 解◀ (5)

35回－14

医療と福祉に関する事業等とその根拠法の組合せである。正しいのはどれか。1つ選べ。

(1) がん検診 ―――― 高齢者の医療の確保に関する法律
(2) 特定健康診査 ――― 介護保険法
(3) 地域支援事業 ――― 地域保健法
(4) 難病患者支援 ――― 障害者総合支援法
(5) 生活機能評価 ――― 健康増進法

▶正解へのアプローチ◀

都道府県および市町村が実施する各種事業の根拠法を解答できるようにすること。

難病は、障害者総合支援法に基づく「障害福祉サービス」の対象疾患であり、難病患者支援は、障害者総合支援法に基づき都道府県が行う。

選択肢考察

×(1) がん検診 ——— 健康増進法
×(2) 特定健康診査 ——— 高齢者の医療の確保に関する法律
×(3) 地域支援事業 ——— 介護保険法
○(4) 難病患者支援 ——— 障害者総合支援法
×(5) 生活機能評価 ——— 介護保険法

正　解 (4)

36回－12

地域保健に関する記述である。最も適当なのはどれか。1つ選べ。

(1) 保健所は、医療法に基づいて設置されている。
(2) 都道府県型の保健所は、800か所以上ある。
(3) 市町村保健センターは、広域的、専門的かつ技術的拠点と位置づけられている。
(4) 医師以外の者も、保健所長になることができる。
(5) 環境衛生の監視は、市町村保健センターの業務である。

正解へのアプローチ

保健所は、地域保健法によって役割が明確に定められており、疾病予防、健康増進、環境衛生などの公衆衛生活動の中心機関として、地域住民の健康の危機管理を担う。保健所は、都道府県、政令市、特別区に設置され、令和4年の時点で468か所設置されている。

選択肢考察

×(1) 保健所は、地域保健法に基づいて設置されている。
×(2) 全国の保健所数は、令和4年4月現在で468か所（都道府県設置；352か所、保健所設置市設置：93か所、特別区設置；23か所）である。
×(3) 市町村保健センターの業務は、地域的で一般的である。広域的、専門的かつ技術的拠点と位置づけられているのは、保健所である。
○(4) 保健所の所長は、医師であることが原則である。ただし、地域保健法施行令第4条第2項では「地方公共団体の長が医師をもつて保健所の所長に充てることが著しく困難であると認めるときは、2年以内の期間を限り、次の各号のいずれにも該当する医師でない技術吏員をもつて保健所の所長に充てることができる。」と定められている。
×(5) 環境衛生の監視は、保健所の業務である。

正　解 (4)

要　点

保健所と市町村保健センターの違い

	保健所	市町村保健センター
根拠法令	地域保健法	
設　置	都道府県、政令市（指定都市・中核市など）、特別区	市町村
総　数	468か所（令和4年4月1日現在）※	2,432か所（令和4年4月1日現在）※
役　割	疾病の予防、健康増進、環境衛生等、公衆衛生活動の中心的な機関、健康危機管理の拠点	地域住民に身近な対人保健サービスを総合的に行う拠点
対人サービス	広域的・専門的（精神、難病、感染症対策）	地域的・一般的（乳幼児健診、予防接種、がん検診、健康相談、訪問指導、健康診査、機能訓練教室）
所長・センター長	原則医師	医師である必要はない
配置される専門職員	医師、獣医師、薬剤師、保健師、診療放射線技師、管理栄養士など	保健師、看護師、管理栄養士など
監督的機能	食品衛生、環境衛生、医療機関、薬事等の監視	な　し
その他の業務	関係情報の収集・分析、統計調査の実施、市町村への専門的・技術的支援	「健康日本21」に代表される各種市町村計画への参画、その他施策に結びつく活動

※：「厚生労働省健康局地域保健室調べ」より

37回－15 NEW

地域保健に関する記述である。最も適当なのはどれか。1つ選べ。

(1)　都道府県以外は、保健所を設置できない。
(2)　結核発生時の接触者健康診断は、保健所の業務である。
(3)　医療機関の監視は、市町村保健センターの業務である。
(4)　食品衛生の監視は、市町村保健センターの業務である。
(5)　人口動態統計に関する業務は、市町村保健センターによって行われる。

正解へのアプローチ

保健所は、地域保健法によって役割が明確に定められており、疾病予防、健康増進、環境衛生などの公衆衛生活動の中心機関として、地域住民の健康の危機管理を担う。保健所は、都道府県、政令市（指定都市、中核市）、特別区に設置される。

地域保健法で定められている保健所の業務は、P59：33回－14：要　点 を参照すること。

選択肢考察

×(1)　保健所は、都道府県が都道府県内の二次医療圏を考慮して複数設置する行政機関であるが、都道府県以外にも、指定都市、中核市、特別区が保健所を設置する。
○(2)　結核発生時の接触者健康診断は感染症対策（エイズ、結核、性病、伝染病などの予防に関する事項）に該当し、保健所の業務である。
×(3)　医療機関の監視（医事と薬事に関する監督）は、保健所の業務である。
×(4)　食品衛生の監視（栄養の改善、食品衛生の事項）は、保健所の業務である。
×(5)　人口動態統計に関する業務（人口動態統計の事項）は、保健所によって行われる。

正　解　(2)

33回－14
1市3町を管轄する保健所の業務である。**誤っている**のはどれか。1つ選べ。
(1) 飲食店の営業許可
(2) 精神保健福祉の専門相談
(3) 結核発生時の接触者健康診断
(4) 地域保健医療計画の作成
(5) がん検診の実施

正解へのアプローチ

保健所は、対人保健サービスのうち、広域的に行うべきサービス、専門的技術を要するサービス及び多種の保健医療職種によるチームワークを要するサービス並びに対物保健等を実施する第一線の総合的な保健衛生行政機関である。また、市町村が行う保健サービスに対し、必要な技術的援助を行う機関である。地域保健法により都道府県、指定都市、中核市、特別区が設置する。

なお、本設問は「1市3町を管轄する保健所」とあるため、都道府県が設置する保健所の業務を解答する。

選択肢考察

○(1) 飲食店の営業許可は「栄養の改善及び食品衛生に関する事項」に該当するため、保健所の業務である。
○(2) 精神保健福祉の専門相談は「精神保健に関する事項」に該当するため、保健所の業務である。
○(3) 結核発生時の接触者健康診断は「エイズ、結核、性病、伝染病その他の疾病の予防に関する事項」に該当するため、保健所の業務である。
○(4) 地域保健医療計画は、医療法に基づき都道府県が作成する。
×(5) がん検診は、健康増進法に基づき市町村が実施する（要　点 参照）。

正　解 (5)

要　点

地域保健法で規定されている保健所の業務（地域保健法第6条）
一　地域保健に関する思想の普及及び向上に関する事項
二　人口動態統計その他地域保健に係る統計に関する事項
三　栄養の改善及び食品衛生に関する事項
四　住宅、水道、下水道、廃棄物の処理、清掃その他の環境の衛生に関する事項
五　医事及び薬事に関する事項
六　保健師に関する事項
七　公共医療事業の向上及び増進に関する事項
八　母性及び乳幼児並びに老人の保健に関する事項
九　歯科保健に関する事項
十　精神保健に関する事項
十一　治療方法が確立していない疾病その他の特殊の疾病により長期に療養を必要とする者の保健に関する事項
十二　エイズ、結核、性病、伝染病その他の疾病の予防に関する事項
十三　衛生上の試験及び検査に関する事項
十四　その他地域住民の健康の保持及び増進に関する事項

市町村による健康増進事業（健康増進法第19条の2）

1. 歯周疾患検診
2. 骨粗鬆症検診
3. 肝炎ウイルス検診
4. 特定健康診査非対象者および75歳以上の者に対する健康診査
5. 特定健康診査非対象者に対する保健指導
6. がん検診

35回－13

市町村保健センターに関する記述である。最も適当なのはどれか。1つ選べ。

(1) 設置については、健康増進法に規定されている。
(2) 全国に約500か所設置されている。
(3) 保健センター長は、医師でなければならない。
(4) 飲食店の営業許可を行う。
(5) 対人保健サービスを提供する。

▶正解へのアプローチ◀

市町村保健センターは、健康相談、保健指導、健康診査など、地域保健に関する一般的事業を地域住民に行うための施設であり、地域保健法に基づいて市町村に設置することができる。専門的事業を広域的に行う保健所とは異なり、市町村レベルでの対人保健サービスを提供する「場」である。

▶選択肢考察◀

×(1) 市町村保健センター設置については、地域保健法に規定されている。
×(2) 令和4年現在、市町村保健センターは全国に2,432か所設置されている。一方、保健所は全国に468か所設置されている。
×(3) 地域保健法では、保健所の所長は原則医師と規定しているが、市町村保健センターのセンター長に関する規定はない。つまり、誰でもよい。
×(4) 飲食店の営業許可を行うのは、保健所である。
○(5) ▶正解へのアプローチ◀参照。

▶正　解◀（5）

36回－15

母子保健に関する記述である。最も適当なのはどれか。1つ選べ。

(1) 母子健康手帳は、児の出生届出時に交付される。
(2) 母子健康手帳には、WHOの定めた身体発育曲線が用いられている。
(3) 未熟児に対する養育医療の給付は、市町村が行う。
(4) 先天性代謝異常等検査は、1歳6か月児健康診査で実施される。
(5) 歯・口腔の診査は、3歳児健康診査から開始される。

▶正解へのアプローチ◀

母子保健法に定める母子保健事業は、平成25年の母子保健法改正により、ほとんどの窓口が市町村へ移行している。

▶選択肢考察◀
×(1)　母子健康手帳は、妊娠の届出の際に市町村より交付される。
×(2)　母子健康手帳には、平成22年乳幼児身体発育調査報告（厚生労働省）に基づく身体発育曲線が用いられている。
○(3)　市町村は、養育のため病院又は診療所に入院することを必要とする未熟児に対し、その養育に必要な医療（養育医療）の給付を行い、又はこれに代えて養育医療に要する費用を支給することができる。
×(4)　先天性代謝異常等検査（新生児マススクリーニング）は、生後4～7日に行われる。
×(5)　歯・口腔の診査（歯及び口腔の疾病及び異常の有無）は、1歳6か月児健康診査から開始される。

▶正　解◀（3）

34回－16
母子保健に関する記述である。正しいのはどれか。1つ選べ。
(1)　母子健康手帳の省令様式には、乳児の食事摂取基準が含まれる。
(2)　未熟児に対する養育医療の給付は、都道府県が行う。
(3)　1歳6か月児健康診査の目的には、う歯の予防が含まれる。
(4)　乳幼児突然死症候群の予防対策には、うつぶせ寝の推進が含まれる。
(5)　先天性代謝異常等検査による有所見者発見数が最も多い疾患は、フェニルケトン尿症である。

▶正解へのアプローチ◀
母子保健法は、母性並びに乳児及び幼児の健康の保持及び増進を図るため、母子保健に関する原理を明らかにするとともに、母性並びに乳児及び幼児に対する保健指導、健康診査、医療その他の措置を講じ、もって国民保健の向上に寄与することを目的とする。

母子保健法に基づいて市町村が行う業務として、妊娠の届出、母子健康手帳の交付、妊産婦健康診査、妊産婦訪問、新生児訪問、育児学級、母親学級、乳児健診、1歳6か月児健診、3歳児健診、乳幼児歯科相談、離乳食実習、予防接種、低出生体重児の届出、未熟児訪問、未熟児養育医療などがある。

母子健康手帳の省令様式については、P63：33回－15：▶要　点◀参照。

▶選択肢考察◀
×(1)　母子健康手帳の省令様式には、乳児の食事摂取基準は含まれない。
×(2)　未熟児に対する養育医療の給付は、市町村が行う。
○(3)　1歳6か月児健康診査には歯科健康診査（歯及び口腔の疾病及び異常の有無）が含まれ、その目的はう歯の予防である。
×(4)「健やか親子21（第2次）」で示されている乳幼児突然死症候群の予防対策は、両親の禁煙の推進、あおむけ寝の推進、母乳栄養の推進がある。うつぶせ寝は、乳幼児突然死症候群のリスクを高めるとしている。
×(5)　令和元年度における先天性代謝異常等検査（新生児マススクリーニング検査）による有所見者発見数が最も多い疾患は、クレチン症（先天性甲状腺機能低下症）である。

▶正　解◀（3）

33回－15

母子保健に関する記述である。正しいのはどれか。1つ選べ。

(1) 母子健康手帳は、都道府県が交付する。
(2) 母子健康手帳の省令様式には、乳幼児身体発育曲線が含まれる。
(3) 未熟児に対する養育医療の給付は、都道府県が行う。
(4) 先天性代謝異常等検査は、3歳児健康診査で実施される。
(5) 乳幼児突然死症候群の予防対策には、うつぶせ寝の推進が含まれる。

正解へのアプローチ

母子健康手帳は、母子保健法施行規則第7条により様式が定められている（省令様式）。母子健康手帳は各市町村で作成されるが、省令様式部分は全国共通であり、平成24年度からの新様式では表紙から52ページまでがこれにあたる。主な内容は、妊娠中の経過、乳幼児期の健康診査の記録、予防接種の記録、乳幼児身体発育曲線などである。

一方、母子保健法施行規則第7条において、省令様式のほか、日常生活上の注意や乳幼児の養育に必要な情報などを示した面を別に設けるものとしている（任意様式）。任意様式については厚生労働省から通知によって作成例が示されており、主な内容は、日常生活上の注意、子育て上の注意、妊産婦・乳幼児の栄養の摂取方法、予防接種に関する情報などとなっているが、各市町村の判断で独自の制度など具体的な記載内容を作成することが可能である。

選択肢考察

×(1) 母子健康手帳は、市町村が交付する。
○(2) 母子保健法で規定されている母子健康手帳の省令様式の記載事項には、発育曲線（乳児発育曲線、幼児発育曲線）がある。
×(3) 未熟児に対する養育医療の給付は、市町村が行う。
×(4) 先天性代謝異常等検査は、生後5～7日に実施される。
×(5) 「健やか親子21（第2次）」で提唱されている乳幼児突然死症候群の予防対策には、両親の禁煙、仰向け寝、母乳栄養の推進がある。うつぶせ寝は乳幼児突然死症候群のリスクとなる。

正　解 (2)

要　点

母子保健法施行規則第７条により規定されている母子健康手帳の様式（省令様式）の記載事項

妊　娠	妊婦の健康状態等
	妊婦の職業と環境
	妊婦自身の記録
	妊娠中の経過
	検査の記録
	母親（両親）学級受講記録
	妊娠中と産後の歯の状態
出　産	出産の状態
	出産後の母体の経過
乳　児	早期新生児期（生後１週間以内）、後期新生児期（生後１～４週）の経過
	検査の記録
	保護者の記録（1か月頃、3～4か月頃、6～7か月頃、9～10か月頃）
	乳児健康診査（1か月児、3～4か月児、6～7か月児、9～10か月児）
幼　児	保護者の記録
	幼児健康診査（1歳頃、1歳6か月頃、2歳頃、3歳頃、4歳頃、5歳頃、6歳頃） ※1歳6か月児健康診査および3歳児健康診査は、全ての市区町村で実施されている旨の記載
発育曲線	男女別乳児身体発育曲線、幼児身体発育曲線（身長・体重、頭囲）
	男女別幼児身長体重曲線（身長・体重・肥満度）
予防接種	予防接種の記録

37回－16 NEW

介護保険制度に関する記述である。最も適当なのはどれか。１つ選べ。

(1) 保険者は、国である。
(2) 被保険者は、30歳以上の者である。
(3) 要介護状態は、介護の必要の程度に応じて区分される。
(4) 要介護認定は、主治医により行われる。
(5) 要介護度に応じて利用するサービスについて、利用者自身が選択・決定することはできない。

正解へのアプローチ

介護保険制度は、介護保険法に基づいて、公費（国、都道府県、市町村）と被保険者が納付する保険料で賄われる社会保険である。給付は原則、現物給付であり、保険給付は9割給付1割負担である。

介護保険制度における、予防給付は、支援が必要と認められた者、介護給付は、介護が必要と認められた者に給付される給付形態のことである。

要介護認定は、被保険者が介護を要する状態であることを保険者である市町村および特別区が設置する介護認定審査会が判定するものである。要介護1～5に認定された者には介護給付が、要支援 1・2に認定された者には予防給付が行われる。

▶選択肢考察◀

×(1) 介護保険の保険者は、市町村である。
×(2) 被保険者は、第1号被保険者が65歳以上の者、第2号被保険者が40歳以上65歳未満の医療保険加入者である。
◯(3) 要介護状態は、介護の必要の程度に応じて、要介護認定により区分が決定される。
×(4) 要介護認定は、市区町村の介護認定審査会が行う。
×(5) 介護保険制度は「利用者本位」を重視しており、要介護度に応じて利用するサービスについては、利用者自身が選択・決定することができる。

▶正　解◀　(3)

▶要　点◀

要介護度の区分

要支援1	社会的支援が必要な状態	食事や排泄はほとんど自分でできるが、掃除などの身の回りの世話の一部に介助が必要。
要支援2		要支援1の状態から日常生活動作の能力が低下し、何らかの支援又は部分的な介護が必要となる状態。
要介護1	部分的に介護を要する状態	食事や排泄はほとんど自分でできるが、身の回りの世話に何らかの介助が必要。立ち上がり等に支えが必要。
要介護2	軽度の介護を要する場合	食事や排泄に介助が必要なことがあり、身の回りの世話全般に介助が必要。立ち上がりや歩行に支えが必要。
要介護3	中等度の介護を要する場合	排泄や身の回りの世話、立ち上がり等が自分でできない。歩行が自分でできないことがある。
要介護4	重度の介護を要する場合	排泄や身の回りの世話、立ち上がり等がほとんどできない。歩行が自分でできない。問題行動や全般的な理解の低下がみられることがある。
要介護5	最重度の介護を要する場合	食事や排泄、身の回りの世話、立ち上がりや歩行等がほとんどできない。問題行動や全般的な理解の低下がみられることがある。

36回－14

介護保険制度に関する記述である。最も適当なのはどれか。1つ選べ。

(1) 「要介護2」は、予防給付の対象となる。
(2) 利用者が自らの意思に基づいて、利用するサービスを選択し決定することができる。
(3) 要介護認定は、介護支援専門員が行う。
(4) 施設サービスは、予防給付により行われる。
(5) 通所介護（デイサービス）は、施設サービスに含まれる。

▶選択肢考察◀

×(1) 「要介護2」は、介護給付の対象となる。
◯(2) 介護保険制度は、利用者の選択により、多様な主体から保健医療サービス、福祉サービスを総合的に受けられる、利用者本位の考え方を基本としている。
×(3) 要介護認定は、市区町村の介護認定審査会が行う。
×(4) 施設サービスは、介護保険施設の入所者に対するサービスである。介護保険施設の入所対象は要介護者に限定されるため、介護給付により行われる（P66：35回－15：▶要　点◀参照）。
×(5) 通所介護（デイサービス）は、居宅サービスに含まれる（P66：35回－15：▶要　点◀参照）。

▶正　解◀　(2)

35回－15

介護保険制度に関する記述である。最も適当なのはどれか。1つ選べ。

(1) 保険料は、18歳から徴収される。
(2) 住宅改修は、介護給付の対象とならない。
(3) 施設サービスは、予防給付の対象とならない。
(4) 認知症対応型共同生活介護（グループホーム）は、居宅における生活への復帰を目的とした施設である。
(5) 要介護1と認定された者は、予防給付の対象となる。

選択肢考察

×(1) 介護保険の保険料は、40歳から徴収される。
×(2) 住宅改修は、介護給付、予防給付いずれも対象となる。
○(3) 施設サービスは、介護保険施設に入所して受けるサービスであり、入所できるのは要介護1～5の者である（現在、介護老人福祉施設の新規入所要件は、要介護3以上である）。したがって、介護保険施設に入所できない要支援1・2の者に対する予防給付は、対象外である。
×(4) 認知症対応型共同生活介護（グループホーム）は、認知症高齢者が共同生活する住居で食事、入浴などの介護や支援、機能訓練が利用できるサービスであり、居宅への復帰が目的ではなく、自立した生活を送れるように支援する施設である。
×(5) 要介護1と認定された者は、介護給付の対象となる。

正　解　(3)

▶要　点◀

介護保険サービス等の種類（令和３年４月）

	予防給付におけるサービス	介護給付におけるサービス
都道府県が指定・監督を行うサービス	◎介護予防サービス 【訪問サービス】 ○介護予防訪問入浴介護 ○介護予防訪問看護 ○介護予防訪問リハビリテーション ○介護予防居宅療養管理指導 【通所サービス】 ○介護予防通所リハビリテーション 【短期入所サービス】 ○介護予防短期入所生活介護 ○介護予防短期入所療養介護 ○介護予防特定施設入居者生活介護 ○介護予防福祉用具貸与 ○特定介護予防福祉用具販売	◎居宅サービス 【訪問サービス】 ○訪問介護 ○訪問入浴介護 ○訪問看護 ○訪問リハビリテーション ○居宅療養管理指導 【通所サービス】 ○通所介護 ○通所リハビリテーション 【短期入所サービス】 ○短期入所生活介護 ○短期入所療養介護 ○特定施設入居者生活介護 ○福祉用具貸与 ○特定福祉用具販売 ◎施設サービス ○介護老人福祉施設 ○介護老人保健施設 ○介護療養型医療施設 ○介護医療院
市町村が指定・監督を行うサービス	◎介護予防支援 ◎地域密着型介護予防サービス ○介護予防小規模多機能型居宅介護 ○介護予防認知症対応型通所介護 ○介護予防認知症対応型共同生活介護（グループホーム）	◎地域密着型サービス ○定期巡回・随時対応型訪問介護看護 ○小規模多機能型居宅介護 ○夜間対応型訪問介護 ○認知症対応型通所介護 ○認知症対応型共同生活介護（グループホーム） ○地域密着型特定施設入居者生活介護 ○地域密着型介護老人福祉施設入所者生活介護 ○看護小規模多機能型居宅介護 ○地域密着型通所介護 ◎居宅介護支援
その他	○住宅改修	○住宅改修

市町村が実施する事業	◎地域支援事業 ○介護予防・日常生活支援総合事業 (1) 介護予防・生活支援サービス事業 ・訪問型サービス ・通所型サービス ・その他生活支援サービス ・介護予防ケアマネジメント (2) 一般介護予防事業 ・介護予防把握事業 ・介護予防普及啓発事業 ・地域介護予防活動支援事業 ・一般介護予防事業評価事業 ・地域リハビリテーション活動支援事業 ○包括的支援事業（地域包括支援センターの運営） ・総合相談支援業務 ・権利擁護業務 ・包括的・継続的ケアマネジメント支援業務 ○包括的支援事業（社会保障充実分） ・在宅医療・介護連携推進事業 ・生活支援体制整備事業 ・認知症総合支援事業 ・地域ケア会議推進事業 ○任意事業

35回－16

労働衛生の３管理における作業管理である。最も適当なのはどれか。１つ選べ。

(1) 排気装置の設置
(2) 健康診断の実施
(3) 衛生管理者の選任
(4) 労働時間の制限
(5) 労働衛生教育の実施

正解へのアプローチ

労働衛生の３管理とは、作業環境管理、作業管理および健康管理をいう。

作業環境管理とは、労働者が事業所で働く際、事業所の労働環境を労働災害のないように管理することである。

作業管理とは、環境を汚染させないような作業方法や、有害要因の曝露や作業負荷を軽減するような作業方法を定めて、それが適切に実施されるように管理することである。改善が行われるまでの間の一時的な措置として保護具を使用されることなども含まれる。

健康管理とは、労働者個々の健康状態を健康診断により直接チェックし、健康の異常を早期に発見したり、その進行や増悪を防止したり、さらには、元の健康状態に回復するための医学的および労務管理的な措置をとることである。

なお、作業環境管理、作業管理、健康管理に労働衛生教育、労働衛生管理体制の確立を含めて、労働衛生の５管理と呼ぶことがある。

選択肢考察

×(1) 排気装置の設置は、作業環境管理である。
×(2) 健康診断の実施は、健康管理である。
×(3) 衛生管理者の選任を含めた労働衛生管理体制の確立は、労働衛生の３管理には該当しない。
○(4) 労働時間の制限は、作業管理である。
×(5) 労働衛生教育の実施は、労働衛生の３管理には該当しない。

正　解 (4)

要　点

労働衛生の３管理

	管理目的	管理内容
作業環境管理	発生の抑制	生産工程の変更、代替
	隔離	遠隔操作、自動化、密閉
	除去	全体換気、局所排気、建物の改修
作業管理	侵入の抑制	作業場所、作業方法、作業姿勢、曝露時間、保護具着用、職業病予防のための教育
健康管理	障害の予防	健康診断、生活指導、休養、治療、適正配置

33回－16

労働衛生の3管理に関する記述である。正しいのはどれか。1つ選べ。

(1) 腰痛予防のための作業姿勢の改善は、健康管理である。
(2) 熱中症予防のための作業時間制限は、作業環境管理である。
(3) 過労死防止のための長時間労働者に対する産業医の面談は、作業環境管理である。
(4) 騒音による難聴予防のための耳栓の使用は、作業管理である。
(5) 有害業務における生産工程の変更は、作業管理である。

選択肢考察

×(1) 腰痛予防のための作業姿勢の改善は、作業管理である。
×(2) 熱中症予防のための作業時間制限は、作業管理である。
×(3) 過労死防止のための長時間労働者に対する産業医の面談は、健康管理である。
○(4) 騒音による難聴予防のための耳栓の使用は、作業管理である。
×(5) 有害業務における生産工程の変更は、作業環境管理である。

正　解 (4)

34回－12

労働衛生における作業環境管理である。最も適当なのはどれか。1つ選べ。

(1) 産業医の選任
(2) 耳栓の使用
(3) 給食従事者の検便
(4) 生産設備の自動化
(5) 適正部署への配置転換

選択肢考察

×(1) 産業医の選任は、健康管理である。
×(2) 耳栓の使用は、作業管理である。
×(3) 給食従事者の検便は、健康管理である。
○(4) 生産設備の自動化は、作業環境管理である。
×(5) 適正部署への配置転換は、健康管理である。

正　解 (4)

33回－17

学校保健に関する記述である。正しいのはどれか。1つ選べ。

(1) 学校保健活動の総括責任者は、保健主事である。
(2) 就学時の健康診断の実施主体者は、学校である。
(3) 小学校の健康診断で被患率が最も高いのは、裸眼視力1.0未満である。
(4) 心電図検査は、2年に1度実施される。
(5) 麻しんによる出席停止期間は、解熱後3日を経過するまでである。

正解へのアプローチ

学校保健安全法は、学校における児童生徒等及び職員の健康の保持増進を図るため、学校における保健管理に関し必要な事項を定めるとともに、学校における教育活動が安全な環境において実施され、児童生徒等の安全の確保が図られるよう、学校における安全管理に関し必要な事項を定め、もって学校教育の円滑な実施とその成果の確保に資することを目的とするものである。

学校保健安全法の対象は、学校（幼稚園、小学校、中学校、義務教育学校、高等学校、中等教育学校、特別支援学校、大学及び高等専門学校）に在学する幼児、児童、生徒又は学生と職員である。

学校保健については、出題頻度の高い健康診断、学校感染症と出席停止期間、学校保健従事者（校長、保健主事、養護教諭、学校三師など）などについてまとめておくこと。

選択肢考察

×(1) 学校保健活動の総括責任者は、校長である。
×(2) 就学時健康診断の実施主体者は、市町村の教育委員会である。
×(3) 近年の学校保健統計調査によると、定期健康診断で被患率が最も高いのは、幼稚園と小学校はう歯、中学校と高等学校は裸眼視力1.0未満である。
×(4) 心電図検査は、小学校１年生、中学校１年生、高等学校１年生、高等専門学校１年生で実施される。
◯(5) 学校感染症の第二種感染症に該当する麻しんの出席停止期間は、解熱後３日を経過するまでである。

正　解 (5)

要　点

学校保健安全法施行規則に定められる感染症の種類と出席停止の基準（平成２７年１月改正）

	感染症の種類（第18条）	出席停止の基準（第19条）
第一種	エボラ出血熱/クリミア・コンゴ出血熱/痘そう/南米出血熱/ペスト/マールブルグ病/ラッサ熱/急性灰白髄炎/ジフテリア/重症急性呼吸器症候群（病原体がβコロナウイルス属SARSコロナウイルスであるものに限る）/中東呼吸器症候群（病原体がベータコロナウイルス属MERSコロナウイルスであるものに限る）/特定鳥インフルエンザ/感染症法に規定する新型インフルエンザ等感染症、指定感染症及び新感染症	治癒するまで
第二種	インフルエンザ（特定鳥インフルエンザ及び新型インフルエンザを除く）	発症した後5日を経過し、かつ、解熱した後2日（幼児にあっては3日）を経過するまで
	百日咳	特有の咳が消失するまで又は5日間の適正な抗菌性物質製剤による治療が終了するまで
	麻しん	解熱した後3日を経過するまで
	流行性耳下腺炎	耳下腺、顎下腺又は舌下腺の腫脹が発現した後5日を経過し、かつ、全身状態が良好になるまで
	風しん	発しんが消失するまで
	水　痘	すべての発しんが痂皮化するまで
	咽頭結膜熱	主要症状が消退した後2日を経過するまで
	結　核	病状により学校医、その他の医師において感染のおそれがないと認めるまで
	髄膜炎菌性髄膜炎	病状により学校医等において感染のおそれがないと認めるまで
第三種	コレラ/細菌性赤痢/腸管出血性大腸菌感染症/腸チフス/パラチフス/流行性角結膜炎/急性出血性結膜炎/その他の感染症	病状により学校医、その他の医師において感染のおそれがないと認めるまで

1 人体の構造

33回－18

ヒトの細胞の分裂と分化に関する記述である。正しいのはどれか。1つ選べ。

(1) 受精卵は、多能性を有する細胞である。
(2) 胚性幹（ES）細胞は、分化した細胞である。
(3) 細胞の染色体数は、減数分裂により46本になる。
(4) 体細胞分裂は、細胞周期の間期に起こる。
(5) 体細胞のテロメアは、細胞分裂に伴って伸長する。

▶正解へのアプローチ◀

胚性幹（ES）細胞は、精子と卵子が受精して間もない胚の時期の受精卵であり、未分化細胞である。分裂、分化、増殖して様々な組織を形成する多能性を有する細胞である。

ES細胞とiPS細胞との相違点が問われるため、比較して覚えておくこと（▶要　点◀ 参照）。

▶選択肢考察◀

○(1) ▶正解へのアプローチ◀ 参照。
×(2) 胚性幹（ES）細胞は、受精卵であり、未分化の細胞である。その後、分裂し分化、増殖する。
×(3) 細胞の染色体数は、ヒトでは体細胞が46本であり、生殖細胞を生合成する減数分裂により半分の23本となる。この23本同士の精子と卵子が受精すると受精卵の染色体は46本となる。
×(4) ヒトは有糸分裂を行い、体細胞分裂は細胞周期の分裂期（M期）に起こる。間期は有糸分裂の準備期間をいい、G_1+S+G_2期である。G_1期でDNAの合成準備（複製準備）、S期でDNA合成（複製）、G_2期で細胞分裂準備を行っている。
×(5) ヒトの体細胞のDNAは直鎖状であり、3'末端鋳型領域は完全に複製することができない。そのため、細胞分裂の度にその部分が複製されず、短くなる。この部分にテロメアという単純な繰り返し配列をもつことで安定化する。つまり、テロメアは細胞分裂に伴って短くなる。

▶正　解◀ (1)

▶要　点◀

ES細胞とiPS細胞

ES細胞（胚性幹細胞）	受精して間もない胚の時期の細胞で、分裂、分化して様々な組織を形成する能力を有する細胞。
iPS細胞（人工多能性幹細胞）	ヒトの皮膚などの体細胞にごく少数の因子を導入することで、様々な組織や臓器の細胞に分化でき、さらにほぼ無限に増殖できる細胞。

幹細胞

未分化の細胞であり、多能性がある。ES細胞やiPS細胞も幹細胞であり、ヒトの体内で再生されなかった神経や心筋などにも分化できる。「iPS細胞から視神経を作製」と平成27年に話題になり、平成29年には難病の解明にiPS細胞が用いられ、治療薬の治験が開始された。

テロメラーゼ

テロメアの長さを維持する働きをもつ酵素。テロメラーゼが働くと、細胞分裂を行ってもテロメアの長さが維持されるため、細胞老化が起こらなくなる。

35回－17
ヒトの細胞の構造と機能に関する記述である。最も適当なのはどれか。1つ選べ。
(1) 細胞膜には、コレステロールが含まれる。
(2) 核では、遺伝情報の翻訳が行われる。
(3) プロテアソームでは、たんぱく質の合成が行われる。
(4) リボソームでは、グリコーゲンの合成が行われる。
(5) ゴルジ体では、酸化的リン酸化が行われる。

▶正解へのアプローチ◀

人体の構造では、細胞膜や細胞内小器官に関する設問は頻出である。細胞内小器官の名称と役割についてまとめておくこと。

▶選択肢考察◀

○(1) 細胞膜の基本構造はリン脂質の二重層であり、他にたんぱく質やコレステロール、糖鎖からなるモザイク流動構造を形成している。コレステロールは、細胞膜の脂質二重層の安定化に寄与している。

×(2) 核では、DNAから遺伝情報を読み取り、mRNA前駆体を合成する「転写」が行われている。その後、成熟mRNAの情報から、リボソームでたんぱく質を合成する「翻訳」が行われる（P 80：37回－19：▶要 点◀ 参照）。

×(3) たんぱく質の合成は、リボソームで行われる。プロテアソームは、ユビキチン-プロテアソーム系で働き、たんぱく質の分解が行われる（▶要 点◀ 参照）。また、オートファジー-リソソーム系もたんぱく質分解に働く。

×(4) リボソームでは、たんぱく質の合成が行われる。グリコーゲンの合成は、細胞質ゾルで行われる。

×(5) 酸化的リン酸化が行われるのは、ミトコンドリアの電子伝達系である。ゴルジ体はたんぱく質の糖鎖修飾などを行っている。

▶正 解◀ (1)

▶要 点◀

ユビキチン-プロテアソーム系

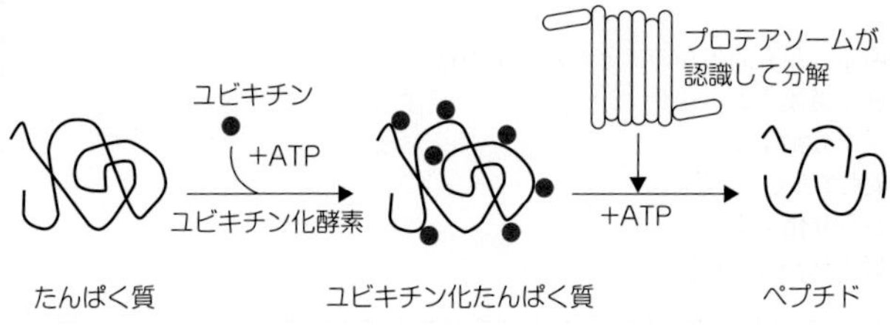

細胞質ゾルと細胞内小器官の構造と機能

細胞質ゾル	細胞膜で区切られた細胞内の水溶性の基質。 解糖系（ATP産生）、糖新生、ペントースリン酸回路、グリコーゲンの合成と分解、脂肪酸の合成などを行っている。
細胞膜 生体膜	リン脂質の疎水部分が向き合い、親水部分が外側に向いた脂質二重層が基本構造で、他にコレステロール、たんぱく質、糖鎖からなる。アクアポリン（水チャネル）が存在する。
ミトコンドリア	内膜と外膜が存在し、内膜の内側をマトリックスといい、内膜のひだをクリステという。 クエン酸回路、電子伝達系（酸化的リン酸化反応）によるATPの産生や脂肪酸のβ酸化、ケトン体合成などを行っている。 ミトコンドリアDNA（環状２本鎖、自己複製可能）は、母親由来である。
小胞体	リボソームが付着したものを粗面小胞体といい、たんぱく質の合成の場所である。 リボソームが付着していないものを滑面小胞体といい、筋肉ではカルシウムイオンの貯蔵、肝臓では脂肪酸やリン脂質、コレステロール、ステロイドホルモンなどの合成を行っている。
リボソーム	たんぱく質とrRNAからなり、生体膜は存在しない。 DNAから転写したmRNAの情報を元にアミノ酸を順次結合してたんぱく質を合成している。
ゴルジ体 （ゴルジ装置）	生体膜で包まれた扁平な袋が折り重なったものである。 リボソームで合成されたたんぱく質に糖鎖を修飾し、分泌顆粒を産生している。 ※ATPは産生されない。
リソソーム	オートファジー（自食作用）により細胞内異物を飲み込み、加水分解酵素などで消化（自己消化）している。異物のたんぱく質は分解される。
核	心筋細胞など多くは細胞内に１個存在するが、骨格筋細胞や破骨細胞は数個存在し、赤血球や血小板は存在しない。 遺伝情報のDNAを貯蔵しており、核膜孔を介して物質交換を行う。複製、転写が核内で行われる。
核小体（仁）	核内に存在し、核外で合成されたたんぱく質と、核内で転写により合成したrRNAからリボソームを組み立てている。

36回－17

ヒトの細胞に関する記述である。最も適当なのはどれか。１つ選べ。

(1) 平滑筋細胞は、随意筋を構成する。
(2) 脂肪細胞は、レプチンを分泌する。
(3) 肥満細胞は、IgEを産生する。
(4) 形質細胞は、T細胞から分化する。
(5) マクロファージは、好中球から分化する。

▶正解へのアプローチ◀

脂肪細胞（アディポサイト）から分泌される生理活性たんぱく質をアディポサイトカインといい、レプチンやアディポネクチンなどがある。栄養・代謝に関する物質でも頻繁に出題されるため、確認しておくこと（P 113：34回－26：▶要　点◀ 参照）。

▶選択肢考察◀

×(1) 平滑筋細胞や心筋細胞は、自律神経支配のため不随意筋を構成する。骨格筋細胞は、運動神経支配のため随意筋を構成する。
○(2) 脂肪細胞は、レプチンを分泌する。脂肪細胞が増加するほど分泌量が増加する。

×(3) 肥満細胞（マストセル）は、IgE抗体関与で脱顆粒を起こし、ヒスタミンやロイコトリエンなどを産生し、分泌するが、抗体は産生しない。IgEなどの抗体は、B細胞が活性化し、分化した形質細胞（プラズマセル）が産生する。

×(4) 形質細胞は、B細胞から分化する。T細胞は、ヘルパーT細胞、遅延反応性T細胞、細胞障害性T細胞（キラーT細胞）などに分化する。

×(5) マクロファージは、単球から分化する。骨髄で活性化されないまま血中へ移行した単球は、血管壁から肝臓、結合組織、肺胞、骨などへ移行し活性化され、その環境に応じた形態や機能を獲得したマクロファージとなる。

正　解　(2)

> **34回－17**
> 器官・組織とその内腔を被う上皮細胞の組合せである。最も適当なのはどれか。1つ選べ。
> (1) 食道 ——— 移行上皮
> (2) 胃 ———— 重層扁平上皮
> (3) 小腸 ——— 線毛上皮
> (4) 血管 ——— 単層扁平上皮
> (5) 肺胞 ——— 円柱上皮

正解へのアプローチ

上皮細胞に関して近年では第30回国家試験に、食道が重層扁平上皮に覆われていることが出題されており、それ以外は、第20回、第21回、第23回国家試験に出題されている。特に、解剖生理の範囲は、古い過去問が流用できる。

移行上皮は伸縮でき、尿管や尿道などの尿路の上皮である。

選択肢考察

×(1) 食道 ——— 重層扁平上皮

×(2) 胃 ———— 非線毛単層円柱上皮

×(3) 小腸 ——— 非線毛単層円柱上皮

◯(4) 血管 ——— 単層扁平上皮

×(5) 肺胞 ——— 単層扁平上皮

正　解　(4)

要　点

上皮組織の分類

扁平上皮	単層	血管、リンパ管、肺胞など
	重層	皮膚の表層、口唇、口腔、食道など
立方上皮	単層	腎の尿細管、分泌腺の導管、甲状腺分泌部など
	重層	成人の汗腺、食道腺の導管など
円柱上皮	非線毛単層	胃腸管、気道など
	線毛単層	上部気道の一部、卵管、子宮など
	重層	肛門粘膜など
	線毛多列	上部気道の表面
	非線毛多列	外分泌腺の導管など
移行上皮		膀胱の内面、尿管や尿道の一部など

37回－17 NEW
線毛を持つ上皮で内腔が覆われる器官である。最も適当なのはどれか。1つ選べ。
(1) 血管
(2) 気管
(3) 食道
(4) 小腸
(5) 膀胱

▶正解へのアプローチ◀

線毛は、物質を移動させる際に利用されるため、卵管や気管、気管支などの上部気道の表面に存在する。小腸は、吸収する面積を確保するため、表面がひだ状である絨毛や微絨毛は存在するが、線毛は持たない。

▶選択肢考察◀

×(1) 血管は、単層扁平上皮細胞で内腔が覆われており、線毛は持たない。
○(2) 気管は、線毛を持つ上皮で内腔が覆われており、小さいほこりやゴミ、細菌やウイルスなどを食道側へ移動させる。
×(3) 食道は、物理的刺激に強い重層扁平上皮細胞で内腔が覆われており、線毛は持たない。口腔内で形成された食塊を胃まで蠕動運動で移動させる。
×(4) 小腸は、単層円柱上皮細胞で内腔が覆われており、線毛は持たないが、絨毛や微絨毛を持つ。
×(5) 膀胱は、移行上皮細胞で内腔が覆われており、線毛は持たない。蓄尿量に応じて伸展する。

▶正　解◀ (2)

2 アミノ酸・たんぱく質・糖質・脂質・核酸の構造と機能

35回－18
アミノ酸とたんぱく質に関する記述である。最も適当なのはどれか。1つ選べ。
(1) ロイシンは、芳香族アミノ酸である。
(2) γ-アミノ酪酸(GABA)は、神経伝達物質として働く。
(3) αヘリックスは、たんぱく質の一次構造である。
(4) たんぱく質の二次構造は、ジスルフィド結合により形成される。
(5) たんぱく質の四次構造は、1本のポリペプチド鎖により形成される。

▶正解へのアプローチ◀

たんぱく質は、アミノ酸がつながっただけでなく立体的な構造をとることによって様々な働きをもつことができる。立体的な構造は二次～四次構造まであり、それぞれの特徴的な結合様式や構造を把握しておくこと。

▶選択肢考察◀

×(1) 分枝アミノ酸はバリン、ロイシン、イソロイシンであり、芳香族アミノ酸はチロシン、フェニルアラニン、トリプトファンである。
○(2) γ-アミノ酪酸(GABA)は、グルタミン酸から脱炭酸反応で生成され、体内で中枢神経の抑制系神経伝達物質として働く。

×(3)　αヘリックスは、たんぱく質の二次構造である。一次構造は、アミノ酸のペプチド結合によるアミノ酸配列である。

×(4)　たんぱく質の二次構造は、αヘリックスやβシートであり、主鎖のペプチド結合間の水素結合によって形成される。ジスルフィド結合は、三次構造の側鎖の結合である。

×(5)　四次構造は、三次構造のポリペプチド鎖のサブユニットが複数合わさった構造である。ヘモグロビンなどでみられ、サブユニットのα_1鎖とα_2鎖とβ_1鎖とβ_2鎖の四量体で形成されている。

正　解　(2)

要　点

たんぱく質の構造

一次構造	アミノ酸配列。アミノ酸がペプチド結合により直鎖状(平面的)。
二次構造	αヘリックス(1本鎖らせん構造)。βシート(β構造)。 一次構造の主鎖のペプチド結合の間で水素結合
三次構造	疎水性アミノ酸を内側に，親水性アミノ酸を外側に向けて、二次構造のペプチドが折りたたまれる。側鎖の疎水結合、イオン結合、水素結合、ジスルフィド結合、ファンデルワールス力などによりサブユニットを形成。
四次構造	三次構造の何本かのポリペプチド鎖で複数のサブユニットから形成。

αヘリックス構造

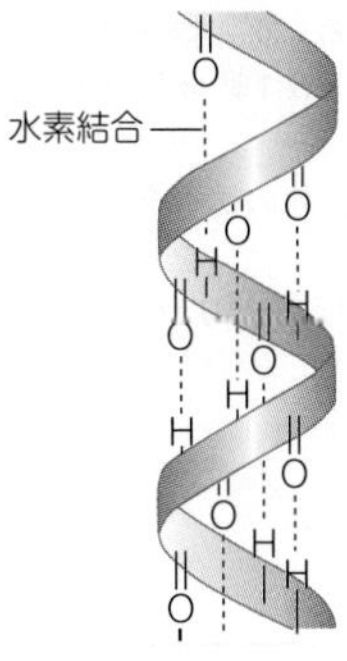

βシート構造

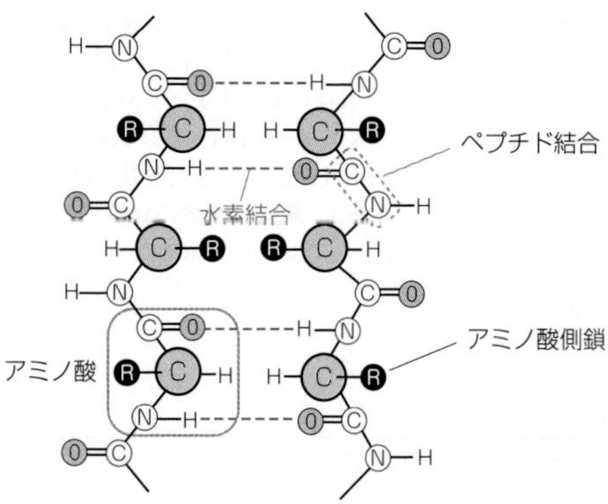

四次構造

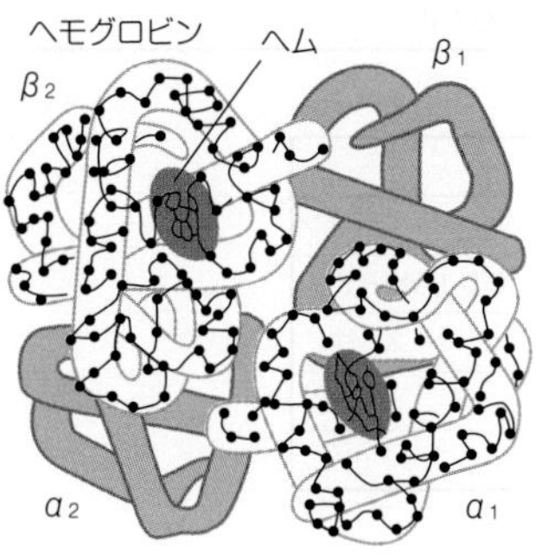

36回－18
糖質に関する記述である。最も適当なのはどれか。1つ選べ。
(1) ガラクトースは、非還元糖である。
(2) フルクトースは、ケトン基をもつ。
(3) スクロースは、グルコース2分子からなる。
(4) アミロースは、分枝状構造をもつ。
(5) グリコーゲンは、ヘテロ多糖である。

▶正解へのアプローチ◀

糖質は、単糖類、少糖類（二糖類、オリゴ糖）、多糖類に分類される。それぞれの糖質の結合や構成糖の種類を覚えておくこと。特に二糖類の構成糖の組合せや、鎖状構造のアミロースと分枝構造のアミロペクチンの違いなどは、「食べ物と健康」などでも出題されているため確認が必要である。

▶選択肢考察◀

×(1) 単糖類はすべて還元糖である。よって、ガラクトースは還元糖である。非還元糖には、二糖類のスクロースやトレハロースなどがある。
○(2) ほとんどの単糖類は、水溶液中では環状構造と鎖状構造をとる。グルコースやガラクトースはその鎖状構造中にアルデヒド基（-CH＝O）をもつため、アルドースに分類される。一方、フルクトースは鎖状構造中にケトン基（>C＝O）をもつためケトースに分類される。
×(3) スクロースは、グルコースとフルクトースがα1-β2結合した二糖類である。グルコース2分子からなる二糖類は、グルコース2分子がα-1,4結合したマルトースやα1-α1結合したトレハロース、β-1,4結合したセロビオースなどである。
×(4) アミロースは、グルコースがα-1.4結合で多数結合した多糖類であり、直鎖状の構造をもつ。アミロペクチンは、一部がα-1,6結合をした分枝状構造をもつ。
×(5) 同じ物質の組合せを「ホモ」、異なる種類の物質の組合せを「ヘテロ」と呼ぶ。グリコ－ゲンは、グルコースのみが多数結合してできた多糖のため、ホモ多糖である。

▶正　解◀ (2)

▶要　点◀

糖質の分類

単糖類	加水分解によって、それ以上分解することのできない糖質の最小単位。
二糖類、オリゴ糖類	約2～10個の単糖がグリコシド結合で結合したもの。少糖類ともいう。
多糖類	約10個以上の単糖がグリコシド結合で重合したもの。

代表的な単糖類

三炭糖（トリオース）	アルドース	グリセルアルデヒド
	ケトース	ジヒドロキシアセトン
五炭糖（ペントース）	リボース、キシロース、アラビノース、デオキシリボース	
六炭糖（ヘキソース）	アルドース	グルコース、ガラクトース、マンノース
	ケトース	フルクトース
七炭糖（ヘプトース）	セドヘプツロース	

37回－18 NEW

脂肪酸に関する記述である。最も適当なのはどれか。1つ選べ。

(1) 脂肪酸は、カルボキシ基を持つ。
(2) 脂肪酸は、二重結合が多くなるほど酸化を受けにくい。
(3) カプリル酸は、長鎖脂肪酸である。
(4) リノール酸は、体内で合成される。
(5) オレイン酸は、飽和脂肪酸である。

正解へのアプローチ

脂肪酸は、脂質の構成成分としての量が最も多く、脂質の形態、性質に影響を及ぼす。通常は、天然の脂肪酸の炭素数は偶数であり、炭素数による分類と二重結合による分類がある。

選択肢考察

○(1) 脂肪酸は、末端にカルボキシ基（－COOH）を持つ。
×(2) 脂肪酸は、二重結合が多くなるほど、空気や光で酸化されやすい。
×(3) カプリル酸は、炭素数8の中鎖脂肪酸でオクタン酸である。
×(4) リノール酸は、体内で合成ができないため必須脂肪酸である。α-リノレン酸も必須脂肪酸である。リノール酸はn-6系脂肪酸、α-リノレン酸はn-3系脂肪酸である。
×(5) オレイン酸は、炭素数18の一価不飽和脂肪酸である。n-9系脂肪酸に分類され、体内で合成できる。

正　解 （1）

要　点

主な脂肪酸の分類と二重結合の数

	炭素数	名　称	二重結合数	系　列
飽和脂肪酸	14	ミリスチン酸	0	-
	16	パルミチン酸	0	-
	18	ステアリン酸	0	-
不飽和脂肪酸	18	オレイン酸	1	*n*-9
	18	リノール酸	2	*n*-6
	18	α-リノレン酸	3	*n*-3
	18	γ-リノレン酸	3	*n*-6
	20	アラキドン酸	4	*n*-6
	20	エイコサペンタエン酸（EPA）	5	*n*-3
	22	ドコサヘキサエン酸(DHA)	6	*n*-3

35回－19

ホスファチジルコリン（レシチン）に関する記述である。最も適当なのはどれか。１つ選べ。

(1) 単純脂質である。
(2) ミトコンドリアで合成される。
(3) 胆汁に含まれる。
(4) 骨基質の主要な有機成分である。
(5) トリプシンで分解される。

正解へのアプローチ

リン脂質の代表的な脂質として、ホスファチジルコリン（レシチン）に関する出題が多い。鶏卵（卵黄）や大豆に多く含まれ、疎水基と親水基を両方もつため両親媒性を示すのが特徴である。そのため、食品では乳化剤として利用されている。

選択肢考察

×(1) ホスファチジルコリンは、構造中にリン酸を含む複合脂質である。
×(2) 細胞内における脂肪酸やリン脂質の合成は、主に滑面小胞体で行われる。ミトコンドリアでは、クエン酸回路や電子伝達系、脂肪酸のβ酸化など、エネルギー産出に関わる反応が起こっている。
◯(3) 胆汁には、胆汁酸、ビリルビン、コレステロールのほか、レシチンなどリン脂質が含まれている。
×(4) 骨基質の主要な有機成分は、コラーゲンやオステオカルシンなどのたんぱく質である。無機成分は、リン酸やカルシウムなどである（要　点 参照）。
×(5) トリプシンは、たんぱく質分解酵素である。ホスファチジルコリンなどのリン脂質は、ホスホリパーゼによって分解される。

正　解 (3)

要　点

骨の主要な構成成分

骨塩（70%）	ハイドロキシアパタイトなど（リン酸、カルシウムなど）
骨基質（30%）	たんぱく質（コラーゲン、オステオカルシンなど）

34回－18

アミノ酸と糖質に関する記述である。最も適当なのはどれか。１つ選べ。

(1) 人のたんぱく質を構成するアミノ酸は、主にＤ型である。
(2) アルギニンは、分枝アミノ酸である。
(3) チロシンは、側鎖に水酸基をもつ。
(4) グルコースの分子量は、ガラクトースの分子量と異なる。
(5) グリコーゲンは、β-1,4グリコシド結合をもつ。

正解へのアプローチ

三大栄養素の分類や構造については、過去に出題された内容を理解しておくこと。

選択肢考察

×(1) 自然界に存在するアミノ酸のほとんどがL型であり、人のたんぱく質を構成するアミノ酸も主にL型である。一方、グルコースなどの糖類は、天然に存在するもののほとんどはD型である。

×(2) 分枝アミノ酸は、バリン、ロイシン、イソロイシンの3つである。アルギニンは塩基性アミノ酸に分類される。
○(3) チロシンは、側鎖にフェノール基(ベンゼン環に水酸基が結合したもの)をもっているため、側鎖に水酸基をもつといえる。
×(4) グルコースとガラクトースの分子量は$C_6H_{12}O_6$で同じであるが、4位の炭素に結合している水酸基の位置が逆になっている。このような関係を立体異性体といい、エピマーと呼ぶ。
×(5) グリコーゲンは、グルコースがα-1,4グリコシド結合による直鎖がα-1,6グリコシド結合で分岐している多糖類である。β-1,4グリコシド結合をもっているのは、ラクトースやセロビオース、セルロースである。

▶正　解◀ (3)

33回－19

たんぱく質、糖質および脂質に関する記述である。正しいのはどれか。1つ選べ。

(1) βシートは、アミノ酸側鎖間の結合により形成される。
(2) たんぱく質の4次構造は、複数のサブユニットで形成される。
(3) フルクトースは、ラクトースの構成要素である。
(4) ヒアルロン酸は、長鎖脂肪酸である。
(5) 人体を構成する不飽和脂肪酸の大部分は、トランス型である。

▶選択肢考察◀

×(1) βシートはたんぱく質の2次構造であり、アミノ酸とアミノ酸の間のペプチド結合(-CO-NH-)同士の間の水素結合により形成される(P75：35回－18：▶要　点◀参照)。
○(2) 4次構造は、3次構造のポリペプチド鎖のサブユニットが複数合わさった構造である。ヘモグロビンなどでみられ、サブユニットのα_1鎖とα_2鎖とβ_1鎖とβ_2鎖の四量体で形成されている(P75：35回－18：▶要　点◀参照)。
×(3) ラクトースは、グルコースとガラクトースがβ-1,4結合した二糖類であり、フルクトースは含まれない。
×(4) ヒアルロン酸は、β-D-*N*-アセチルグルコサミンとβ-D-グルクロン酸が交互に結合してできた直鎖状の高分子多糖である。グリコサミノグリカンの一種で、関節液の主成分である。長鎖脂肪酸は、炭素数が12個以上の脂肪酸をいう。
×(5) 天然の不飽和脂肪酸の二重結合は、大部分がシス型である。ただし、牛肉などの反芻動物の肉や乳には天然のトランス型不飽和脂肪酸が含まれている。

▶正　解◀ (2)

37回－19 *NEW*

核酸の構造と機能に関する記述である。最も適当なのはどれか。1つ選べ。

(1) DNAの構成糖は、リボースである。
(2) ヒストンは、DNAと複合体を形成する。
(3) クロマチンの主成分は、RNAである。
(4) mRNAは、アミノ酸と結合する部位を持つ。
(5) イントロンは、転写されない。

▶正解へのアプローチ◀

核酸（DNA、RNA）の構造は、塩基－五炭糖（ペントース）－リン酸が重合したポリヌクレオチドであり、DNAとRNAでは五炭糖、塩基が異なる。核酸に関する問題は頻出であるため、過去の出題内容を確認すること。

▶選択肢考察◀

×(1) DNAを構成する五炭糖は、デオキシリボースである。リボースはRNAを構成する。
◯(2) ヒストンは、リシンやアルギニンを多く含む塩基性たんぱく質で、核内にDNAとほぼ同等量存在している。ヒストンは、酸性物質のDNAと複合体を形成し、染色質（クロマチン）として細胞の核内に存在している。
×(3) クロマチンの主成分は、DNAである。
×(4) mRNAは、DNAの転写開始部位（プロモーター）から転写停止部位（ターミネーター）までの塩基配列を写し取り、アミノ酸配列の順序を伝達する役割を持つが、アミノ酸とは結合しない。mRNAのコドン（遺伝子暗号）に対応するアンチコドンを有するtRNAが、アミノ酸と結合し、リボソームまで運搬する。
×(5) DNAのアミノ酸配列情報をコードしている領域をエキソン（エクソン）、コードしていない部分をイントロンといい、イントロンも転写される。5'末端にCAP、3'末端にポリAを結合した前駆体mRNAは、イントロン部分を切断し、エキソン（エクソン）部分をつなぎ合わせて成熟mRNAが合成される。この反応を、スプライシングという。

▶正　解◀ **(2)**

▶要　点◀

ヌクレオチドの成分

<table>
<tr><th colspan="4"></th><th>DNA（デオキシリボ核酸）</th><th>RNA（リボ核酸）</th></tr>
<tr><td rowspan="4">ヌクレオチド</td><td rowspan="3">ヌクレオシド</td><td colspan="2">ペントース（五炭糖）</td><td>デオキシリボース</td><td>リボース</td></tr>
<tr><td rowspan="2">塩基</td><td>プリン塩基</td><td>アデニン（A）
グアニン（G）</td><td>アデニン（A）
グアニン（G）</td></tr>
<tr><td>ピリミジン塩基</td><td>シトシン（C）
チミン（T）</td><td>シトシン（C）
ウラシル（U）</td></tr>
<tr><td colspan="3">リン酸</td><td colspan="2">リン酸</td></tr>
</table>

転写と翻訳

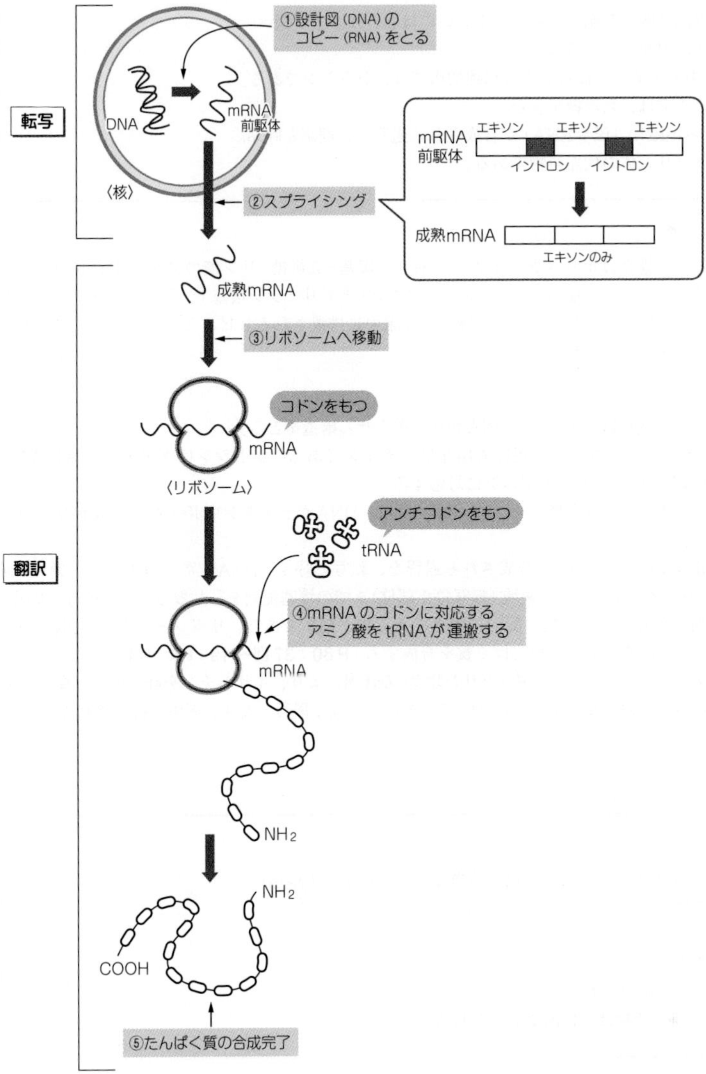
転写
翻訳
①設計図（DNA）の
コピー（RNA）をとる
DNA
mRNA
前駆体
〈核〉
②スプライシング
mRNA
前駆体
エキソン
エキソン
エキソン
イントロン
イントロン
成熟mRNA
エキソンのみ
成熟mRNA
③リボソームへ移動
コドンをもつ
mRNA
〈リボソーム〉
アンチコドンをもつ
tRNA
④mRNA のコドンに対応する
アミノ酸を tRNA が運搬する
mRNA
NH2
NH2
COOH
⑤たんぱく質の合成完了

33回－20

核酸の構造と機能に関する記述である。正しいのはどれか。1つ選べ。

(1) RNA鎖は、2重らせん構造をとる。
(2) DNA鎖中でアデニンに対応する相補的塩基は、シトシンである。
(3) ヌクレオチドは、六炭糖を含む。
(4) DNAからmRNA（伝令RNA）が合成される過程を、翻訳と呼ぶ。
(5) 尿酸は、プリン体の代謝産物である。

▶正解へのアプローチ◀

核酸（DNA、RNA）の構造はポリヌクレオチドであり、塩基-五炭糖-リン酸のヌクレオチドが重合したものである。塩基には、プリン塩基（アデニン、グアニン）とピリミジン塩基（シトシン、ウラシル、チミン）がある。プリン塩基は、代謝されると尿酸となり尿中に排泄される。ピリミジン塩基は、アンモニアを経て尿素となり尿中に排泄される。

▶選択肢考察◀

×(1) RNA鎖は、1本の直鎖構造をとる。DNA鎖が2重らせん構造をとる。
×(2) DNA鎖中でアデニンに対応する相補的塩基は、チミンである。シトシンはグアニンと対になる。ウラシルはRNA鎖に存在し、アデニンに対応する。
×(3) 核酸のヌクレオチドは、五炭糖（ペントース）を含む。DNAがデオキシリボース、RNAがリボースを含んでいる。
×(4) DNAからmRNA（伝令RNA）が合成される過程を、転写と呼ぶ。DNA上のプロモーター領域（転写開始部位）からターミネーター領域（転写停止部位）までの塩基配列を写し取るため、転写という。この塩基配列の暗号をアミノ酸の配列に置き換えるのが翻訳であり、リボソーム上でmRNAのコドンの順にアミノ酸を結合してたんぱく質を合成する（P80：37回－19：▶要　点◀ 参照）。
○(5) アデニンやグアニンなどのプリン体（プリン塩基）の代謝により、キサンチンを経て尿酸となり、尿中に排泄される。なお、ピリミジン塩基はアンモニアを経て尿素となり、尿中に排泄される。

▶正　解◀ (5)

36回－19

ヒトのmRNAに関する記述である。最も適当なのはどれか。1つ選べ。

(1) 核小体で生成される。
(2) チミンを含む。
(3) コドンをもつ。
(4) プロモーター領域をもつ。
(5) mRNAの遺伝情報は、核内で翻訳される。

▶正解へのアプローチ◀

RNAは、rRNA（リボソームRNA）、mRNA（伝令RNA）、tRNA（転移RNA）に分類される。

mRNA上の連続する3つの塩基をコドンと呼び、tRNAにはアンチコドンと呼ばれるコドンと相補的な配列がある。tRNAはmRNA中のコドンを翻訳することで運搬するアミノ酸を決定する。mRNAが指定するアミノ酸配列に従って、たんぱく質が合成される過程を翻訳と呼ぶ。rRNAは主にリボソームを構成している。

選択肢考察

×(1) mRNAは核内で生成される。核小体はmRNAではなく、rRNAの転写やリボソームの合成を行っている。

×(2) RNAを構成する塩基は、アデニン (A)、グアニン (G)、シトシン (C)、ウラシル (U) である。チミン (T) は、DNAの構成塩基である。

○(3) コドンとは塩基の3つの配列のことであり、その組合せによってアミノ酸を指定している。mRNA上に存在するコドンは、その情報をたんぱく質合成の場であるリボソームに伝達し翻訳することで、アミノ酸の配列を指定し、たんぱく質の合成を行っている。

×(4) プロモーター領域はDNA上に存在し、転写を開始する部分を指す。転写を終了する部分をターミネーター領域といい、DNA上のプロモーター領域からターミネーター領域の部分を転写することでmRNA前駆体の生成を行っている。

×(5) mRNAの遺伝情報は、核内でDNAからmRNA前駆体に転写され、スプライシングにより成熟mRNAとなり、核膜孔から核外へ出てリボソームに伝達された後、翻訳されたんぱく質合成が行われる。よってmRNAの遺伝情報は、リボソームで翻訳される。

正　解 (**3**)

要　点

mRNA上のコドン

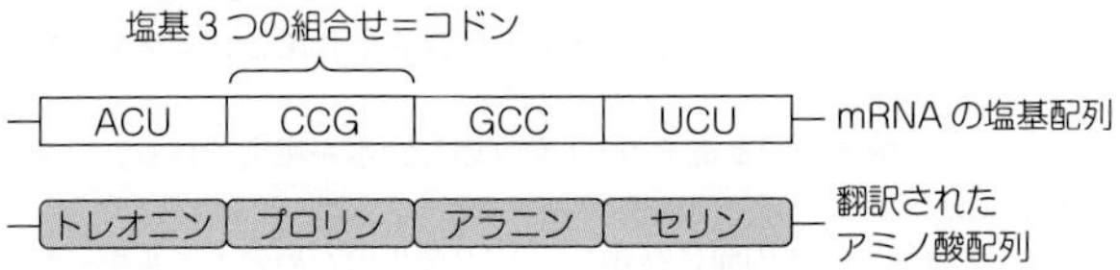
塩基3つの組合せ＝コドン
ACU
CCG
GCC
UCU
mRNAの塩基配列
トレオニン
プロリン
アラニン
セリン
翻訳された
アミノ酸配列

34回－19

核酸とその分解産物に関する記述である。最も適当なのはどれか。1つ選べ。

(1) 核酸は、ペプチドに分解される。
(2) ヌクレオチドは、構成糖として六炭糖を含む。
(3) シトシンは、プリン塩基である。
(4) アデニンの最終代謝産物は、尿酸である。
(5) 尿酸の排泄は、アルコールの摂取により促進される。

選択肢考察

×(1) 核酸はポリヌクレオチド鎖構造をとっており、核酸分解酵素により分解されると、ヌクレオチドを生じる。ペプチドはアミノ酸が結合したものをいい、たんぱく質が分解されると生じる。

×(2) 核酸 (DNA、RNA) のヌクレオチドは、リン酸と五炭糖と塩基からなり、五炭糖を含む。DNAはデオキシリボースであり、RNAはリボースである。ヌクレオシドは、五炭糖と塩基からなる。

×(3) プリン塩基はアデニンとグアニン、ピリミジン塩基にはシトシン、チミン、ウラシルがある。

○(4) アデニンは、プリン塩基であり、最終的に尿酸に代謝される。

×(5) アルコールは代謝過程で尿酸や乳酸を生成し、生成された乳酸が尿中への尿酸排泄を阻害する。アルコール自体が尿酸生成を促進し、尿中排泄を阻害するため、血清尿酸値を増加させる。

正　解 (**4**)

3 生体エネルギーと代謝

36回－20

生体エネルギーと代謝に関する記述である。最も適当なのはどれか。1つ選べ。

(1) 電子伝達系は、コエンザイムA（CoA）を含む。
(2) 電子伝達系では、二酸化炭素が産生される。
(3) 脱共役たんぱく質（UCP）は、熱産生を抑制する。
(4) ATP合成酵素は、基質レベルのリン酸化を触媒する。
(5) クレアチンリン酸は、高エネルギーリン酸化合物である。

正解へのアプローチ

ミトコンドリアでは、クエン酸回路や電子伝達系などによりATPを産生している。生体内のATPやUTP、GTP、クレアチンリン酸は高エネルギーリン酸化合物と呼ばれ、これは加水分解される際に多量のエネルギーを生じる化合物であり、生体のエネルギー源として利用される。

選択肢考察

×(1) 電子伝達系は、NADHや$FADH_2$がユビキノン（コエンザイムQ：CoQ）に水素（H）を伝達した後、電子を伝達することによりATPを産生する経路であり、コエンザイムA（CoA）は関与していない。コエンザイムA（CoA）が関わる経路は、アセチルCoA、スクシニルCoAが代謝されるクエン酸回路などがある。

×(2) 電子伝達系では、最終的に水素イオンと酸素分子と電子（e-）が反応し、水が産生される。二酸化炭素はクエン酸回路などで産生される。

×(3) 脱共役たんぱく質は（UCP）は、ミトコンドリア内膜に存在し、ATP産生のためのエネルギーを熱として放出するため、ATP産生を抑制し熱産生を促進する。

×(4) ATP合成酵素は、ミトコンドリア内膜上に存在し、電子伝達系によるATP産生に関わっている。そのため、酸化的リン酸化反応を触媒する。

○(5) クレアチンリン酸は筋肉中に存在する高エネルギーリン酸化合物であり、クレアチンリン酸が分解され生じたエネルギーは、ATP合成に利用される。クレアチンリン酸は分解された後クレアチニンとして尿中に排泄される。

正　解 (5)

要　点

電子伝達系

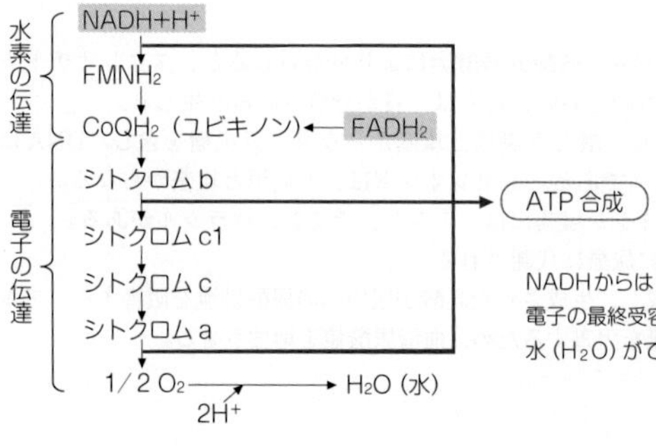

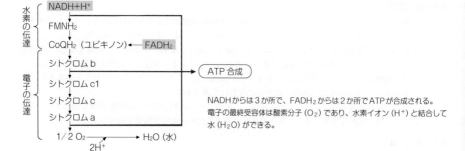

NADHからは3か所で、$FADH_2$からは2か所でATPが合成される。
電子の最終受容体は酸素分子（O_2）であり、水素イオン（H^+）と結合して水（H_2O）ができる。

細胞内でのATP産生機構

産生機構	産生の仕組み
基質レベルのリン酸化	高エネルギーリン酸結合を、そのまま直接ADPに与えATPを合成する反応。解糖系（細胞質ゾル）で2か所、クエン酸回路（ミトコンドリア）で1か所（スクシニルCoAがコハク酸へと変換される反応）で産生される。
酸化的リン酸化	解糖系やクエン酸回路で生成したNADHや$FADH_2$の水素は電子伝達系（ミトコンドリア）で酸素と反応して水を生じる。その時に生成するエネルギーでADPにリン酸をつけてATPを合成する反応。1分子のNADHからは3分子のATPが、1分子の$FADH_2$からは2分子のATPが合成される。

33回－21

生体エネルギーと代謝に関する記述である。正しいのはどれか。1つ選べ。

(1) 褐色脂肪細胞には、脱共役たんぱく質（UCP）が存在する。
(2) 電子伝達系は、ミトコンドリアの外膜にある。
(3) 嫌気的解糖では、1分子のグルコースから3分子のATPを生じる。
(4) AMPは、高エネルギーリン酸化合物である。
(5) 脂肪酸は、コリ回路によりグルコースとなる。

▶正解へのアプローチ◀

脂肪細胞には白色と褐色が存在し、白色脂肪細胞はトリグリセリドなどの中性脂肪の貯蔵を行っており、必要に応じて分解し、脂肪酸とグリセリンを血中へ放出する。褐色脂肪細胞には多数の大型のミトコンドリアが存在し、β_3受容体を刺激すると脱共役たんぱく質のUCP1が生成され、ATP合成を抑制し、熱の産生を促進する。

▶選択肢考察◀

○(1) 褐色脂肪細胞には、多数の大型のミトコンドリアが存在し、脱共役たんぱく質（UCP）が存在する。したがって、このミトコンドリアは酸化的リン酸化反応が起こりにくく、熱を産生しやすい。
×(2) 電子伝達系は、ミトコンドリアの内膜に存在する。
×(3) 1分子のグルコースを嫌気的解糖により代謝すると、まず先に2分子のATPが消費される。その後、4分子のATPが合成されるため、最終的には2分子のATPを生じる。
×(4) リン酸とリン酸の間の結合が高エネルギー結合である。よって、最低でも2分子のリン酸が存在する物質が高エネルギーリン酸化合物となる。AMPは、アデノシン一リン酸であり、リン酸は1分子のため、高エネルギーリン酸化合物ではない。ADPやATP、UTPなどリン酸を2分子以上有する化合物をいう。
×(5) 脂肪酸は、グルコースには変換されない。脂肪酸は、ミトコンドリアでβ酸化によりアセチルCoAとなり、クエン酸回路などで二酸化炭素に、電子伝達系で水に代謝される。ヒトは従属栄養のため、水と二酸化炭素からグルコースを産生できない。コリ回路は、筋肉内で産生した乳酸が血液を介して肝臓に送られ、糖新生によりグルコースに変換して、血糖値を上昇させ、再び筋肉内に取込み、利用する回路をいう（P 298：35回－72：▶要　点◀ 参照）。

▶正　解◀ (1)

34回－20
　生体エネルギーと酵素に関する記述である。最も適当なのはどれか。1つ選べ。
　(1)　クレアチンリン酸は、ATPの加水分解に用いられる。
　(2)　酸化的リン酸化によるATP合成は、細胞質ゾルで行われる。
　(3)　脱共役たんぱく質（UCP）は、ミトコンドリア内膜に存在する。
　(4)　アイソザイムは、同じ一次構造をもつ。
　(5)　酵素は、触媒する化学反応の活性化エネルギーを増大させる。

▶正解へのアプローチ◀

　クレアチンリン酸は筋肉中に存在しており、短時間の運動など瞬間的にエネルギーが必要になった時に利用される。クレアチンリン酸の高エネルギーリン酸結合が外されることでATPが合成され、活動のためのエネルギーを得ることができる。最終的にクレアチンリン酸はクレアチニンへと代謝され、尿中に排泄される。

▶選択肢考察◀

×(1)　クレアチンリン酸は、ATPの合成に用いられる。ATPの加水分解や、クレアチンリン酸を分解することで、高エネルギーリン酸結合を外し、活動のためのエネルギーを得ることができる。
×(2)　酸化的リン酸化とは、電子伝達系で行われるATP合成であり、ミトコンドリア内で行われる。解糖系でのATP合成は、細胞質ゾルで行われる。また、解糖系やクエン酸回路でのATP合成は基質レベルのリン酸化と呼ばれる（P84：36回－20：▶要　点◀参照）。
◯(3)　脱共役たんぱく質（UCP）は、ミトコンドリアの内膜に存在し、ATP合成に使用される水素イオン濃度勾配のエネルギーを熱エネルギーとして放出するため、ATPの生成を阻害する。
×(4)　アイソザイムとは、同じ化学反応を触媒する酵素ではあるが、異なる酵素群をいう（▶要　点◀参照）。異なる酵素のため、一次構造のアミノ酸配列も異なる。
×(5)　酵素は、化学反応の活性化エネルギーを低下させる（▶要　点◀参照）。

▶正　解◀　(3)

▶要　点◀

酵素による活性化エネルギーの変化

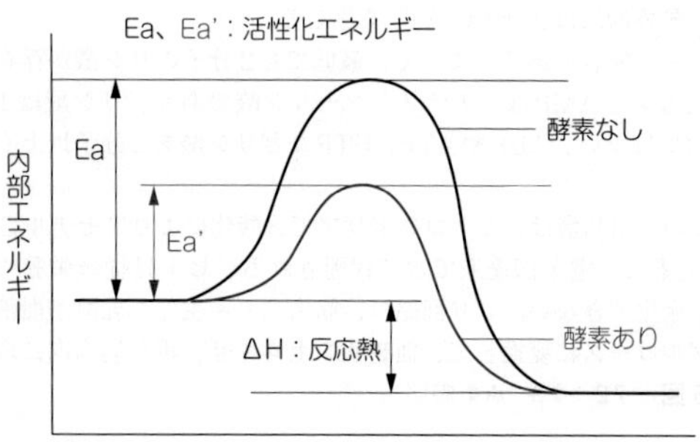

アイソザイム

　同一の反応（$A \rightarrow B$）を触媒する酵素群（X、Y、Z）のこと。

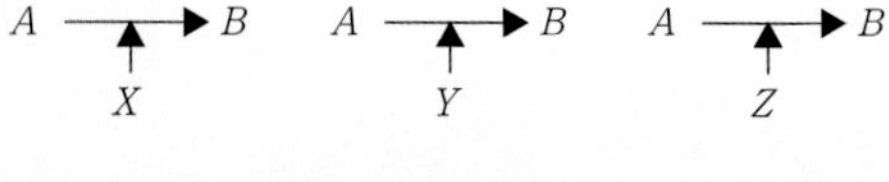

33回－22
代謝と酵素反応に関する記述である。正しいのはどれか。1つ選べ。
(1) グルコースは、代謝されると尿素になる。
(2) 脂肪酸は、代謝されるとアンモニアになる。
(3) 酵素反応の速度は、至適pHで最大となる。
(4) トリプシンの至適pHは、酸性領域にある。
(5) ペプシンの至適pHは、アルカリ性領域にある。

正解へのアプローチ

生体内は、中性で37℃前後と穏やかな条件であるため、化学反応は進みにくい。そのため、酵素により活性化エネルギーを低下させて反応速度を速くする。至適pHは、酵素活性が最も高くなり、反応速度が最大となるpHのことをいう。また、至適温度でも反応速度が最大となる。

尿素は、アンモニアから産生される窒素含有の物質である。したがって、尿素はたんぱく質やピリミジン塩基が代謝されると産生される。

選択肢考察

×(1) グルコースは、嫌気的に代謝されると乳酸に、好気的に代謝されると二酸化炭素と水になるが、構造に窒素が含まれていないため、尿素にはならない。
×(2) 脂肪酸は、β酸化によりアセチルCoAとなり、好気的に代謝されると二酸化炭素と水になるが、構造に窒素が含まれていないため、アンモニアにはならない。
○(3) 酵素反応の速度は、至適pHで最大となる。酵素はほとんどがたんぱく質からなり、pHによって変性が起こり、立体構造が変化する。したがって、至適pHでの構造が最も活性が高くなり、反応速度が最大となる。
×(4) トリプシンは、腸内で作用するたんぱく質分解酵素であり、至適pHは8付近のアルカリ性領域にある。腸内ではアルカリ性の膵液による胃酸の中和が起こり、弱アルカリ性となっている。そのpHで最も活性が高くなるよう、トリプシンの至適pHもアルカリ性領域に存在する。
×(5) ペプシンは、胃内で作用するたんぱく質分解酵素であり、至適pHは2付近の酸性領域にある。胃内では、胃酸（塩酸）によりpHが2付近と強酸性となっている。そのpHで最も活性が高くなるよう、ペプシンの至適pHも酸性領域に存在する。

正　解 (3)

37回－20 NEW
酵素に関する記述である。最も適当なのはどれか。1つ選べ。
(1) 酵素は、化学反応の活性化エネルギーを増大させる。
(2) 競合阻害では、反応の最大速度（*V*max）は低下する。
(3) 競合阻害物質は、活性部位に結合する。
(4) ミカエリス定数（*K*m）は、親和性の高い基質で大きくなる。
(5) トリプシノーゲンは、リン酸化により活性化される。

正解へのアプローチ

酵素反応の速度（酵素活性）を低下させる物質を阻害剤（インヒビター）といい、阻害剤に結合する部位の違いにより、競合（拮抗）阻害、非競合（非拮抗）阻害に分けられる。

ミカエリス定数と親和性、アポ酵素、補酵素、ホロ酵素、活性エネルギー、至適pH・温度などの影響は繰り返し出題されているため、理解を深めること。

▶選択肢考察◀

×(1)　酵素は、化学反応の活性化エネルギーを低下させ、反応速度を速くする（P86：34回－20：▶要　点◀参照）。

×(2)、○(3)　競合阻害は、阻害物質が酵素の基質結合部位（基質活性部位）に可逆的に結合し、酵素反応を阻害する作用を持つ。競合阻害剤は、酵素の数は変えていないため、酵素反応の最大速度（*V*max）には影響しないが、基質結合部位を基質と取り合い、親和性を低下させるため、ミカエリス定数（*K*m）が大きくなる。

×(4)　ミカエリス定数（*K*m）は、最大反応速度（*V*max）の半分を与える基質濃度のことで、酵素の基質に対する親和性を反映する。ミカエリス定数（*K*m）が小さいということは、酵素の基質に対する親和性が高いことを示す。

×(5)　トリプシノーゲンは、エンテロキナーゼやトリプシンによりペプチド鎖が部分的に切断されると、活性型のトリプシンとなる。グリコーゲンホスホリラーゼ（グリコーゲンの加リン酸分解の酵素）などはリン酸化で活性化される。

▶正　解◀　(3)

▶要　点◀

酵素反応速度論

基質（*S*）と酵素（*E*）が反応して、複合体（*ES*）を形成した後、生成物（*P*）ができる反応は、下図のように表現できる。このとき、それぞれの反応速度定数をk_1、k_2、k_3とすると、ミカエリス定数（*K*m）は①の式で表される。

$$E + S \underset{k_2}{\overset{k_1}{\rightleftarrows}} ES \xrightarrow{k_3} E + P \qquad \mathrm{Km} = \frac{k_2 + k_3}{k_1} \quad \cdots\cdots ①$$

酵素と基質の親和性が低いと、*E*と*S*が*ES*になりにくいためk_1は小さくなり、形成された複合体*ES*は、外れやすいためk_2とk_3が大きくなる。よって、①式よりミカエリス定数（*K*m）は大きくなる。

基質濃度と反応速度

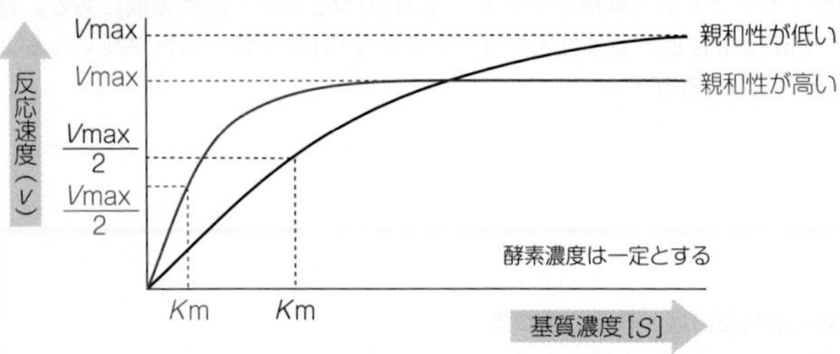

35回－20

酵素に関する記述である。最も適当なのはどれか。１つ選べ。

(1)　アポ酵素は、単独で酵素活性をもつ。
(2)　酵素たんぱく質のリン酸化は、酵素活性を調節する。
(3)　律速酵素は、他の酵素の活性を調節する酵素である。
(4)　リパーゼは、脂肪酸を分解する。
(5)　プロテインホスファターゼは、グリコーゲンを分解する。

正解へのアプローチ

酵素の働きに関しては、名称からおおよその予想ができる。キナーゼはリン酸化酵素、ホスファターゼは脱リン酸化酵素、ホスホリラーゼは加リン酸分解酵素である。また、脂質の分解酵素は、リパーゼはトリグリセリド分解酵素、ホスホリパーゼはリン脂質分解酵素であることを覚えておくこと。

選択肢考察

×(1) アポ酵素は、単独では酵素活性をもたない。アポ酵素は補因子（補酵素）と結合してホロ酵素となることで初めて活性を発揮する。

○(2) 酵素活性を調節する因子には、温度やpHのほかに、リン酸化も酵素活性を調節する。酵素によって至適温度や至適pHが異なるように、リン酸化によって活性が高まる酵素と、逆に活性が低下する酵素が存在する。

×(3) 律速酵素とは、ある代謝経路を触媒する酵素群の中で、最も反応速度の遅い酵素のことである。この代謝経路において、下流の生成物が上流の律速酵素の活性を調節して、生成物の合成量を制御している。これをフィードバック制御といい、負のフィードバックでは、生成物が増加すると律速酵素の活性が低下し、合成量を減少させる。

×(4) リパーゼは、トリグリセリドをモノグリセリドと脂肪酸に分解する酵素である。脂肪酸は、ミトコンドリア内でβ酸化によって分解される。

×(5) プロテインホスファターゼは、リン酸化たんぱく質を加水分解によって脱リン酸化する酵素である。グリコーゲンを分解する酵素はグリコーゲンホスホリラーゼであり、グリコーゲンを加リン酸分解する酵素である。

正　解 (2)

要　点

アポ酵素・ホロ酵素

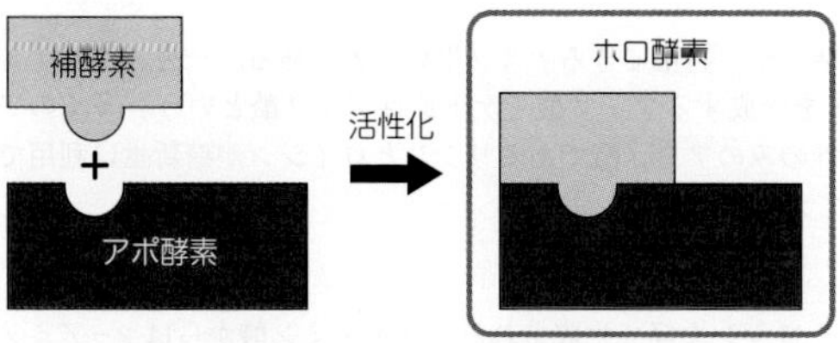

アロステリック酵素（E）と基質（S）の結合

調節部位に調節因子が結合すると酵素が基質と結合しやすい形に変化　→　反応速度が速くなる

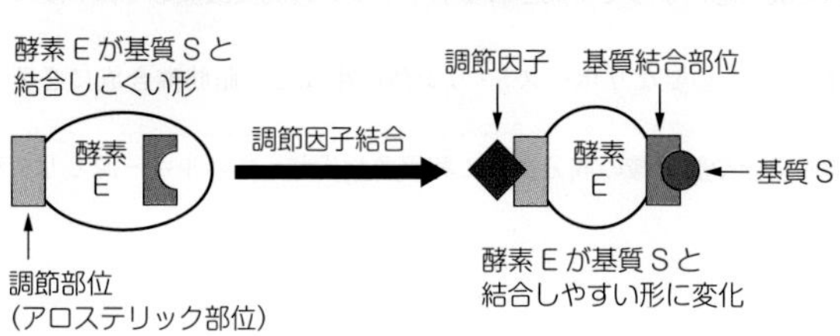

反応速度の変化（シグモイド曲線）

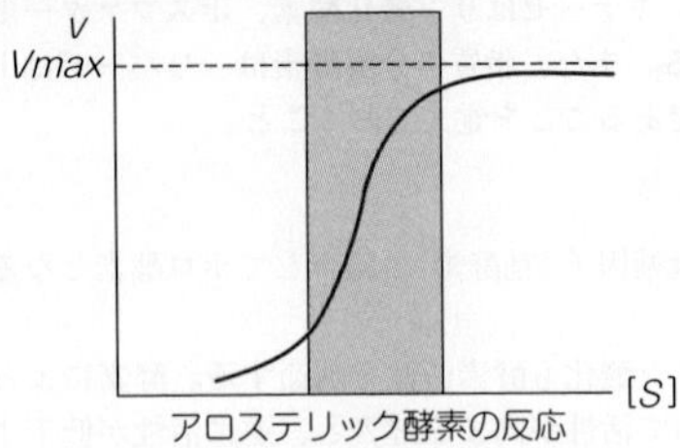

v：反応速度
Vmax：最大反応速度
[S]：基質濃度

4 アミノ酸・たんぱく質・糖質・脂質の代謝

35回－21

アミノ酸・糖質・脂質の代謝に関する記述である。最も適当なのはどれか。1つ選べ。

(1) ドーパミンは、グルタミン酸から生成される。
(2) バリンは、糖原性アミノ酸である。
(3) ヒスタミンは、チロシンの脱炭酸反応によって生成される。
(4) ペントースリン酸回路は、NADHを生成する。
(5) コレステロールは、生体のエネルギー源になる。

▶正解へのアプローチ◀

三大栄養素の代謝は、1つの設問にまとめて出題することがあるため、個々で覚えるのではなく、三大栄養素の代謝とその関わり合いを理解すること。

糖原性アミノ酸とは、構成する炭素骨格が糖新生に利用できるアミノ酸のことである。一方、アセチルCoAやアセトアセチルCoAとなり、ケトン体を合成するアミノ酸をケト原性アミノ酸という。多くのアミノ酸が糖原性アミノ酸であるため、ケト原性のみのアミノ酸であるリシンとロイシンが糖新生に利用できず、グルコースに変換されないことを覚えておくこと。

▶選択肢考察◀

×(1) ドーパミンは、フェニルアラニンからチロシンを経て生成される。グルタミン酸からはγ-アミノ酪酸（GABA）が生成される。
○(2) バリンは、糖原性アミノ酸の一つである（P315：37回－73：▶要　点◀参照）。
×(3) ヒスタミンは、ヒスチジンの脱炭酸反応によって生成される。チロシンの脱炭酸反応ではチラミンが生成される。
×(4) ペントースリン酸回路は、核酸合成に必要なリボース5-リン酸の生成と、脂肪酸合成に必要なNADPHの生成を行っている。
×(5) コレステロールは、細胞膜の構成成分や胆汁酸の成分として利用されるが、エネルギー源として利用することはできない。

▶正　解◀　(2)

▶要　点◀

アミノ酸から生成される生理活性物質

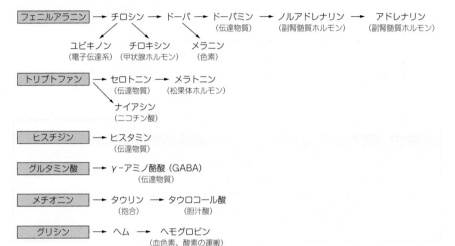

- **フェニルアラニン** → チロシン → ドーパ → ドーパミン（伝達物質） → ノルアドレナリン（副腎髄質ホルモン） → アドレナリン（副腎髄質ホルモン）
  - チロシン → ユビキノン（電子伝達系）
  - チロシン → チロキシン（甲状腺ホルモン）
  - ドーパ → メラニン（色素）
- **トリプトファン** → セロトニン（伝達物質） → メラトニン（松果体ホルモン）
  - トリプトファン → ナイアシン（ニコチン酸）
- **ヒスチジン** → ヒスタミン（伝達物質）
- **グルタミン酸** → γ-アミノ酪酸（GABA）（伝達物質）
- **メチオニン** → タウリン（抱合） → タウロコール酸（胆汁酸）
- **グリシン** → ヘム → ヘモグロビン（血色素、酸素の運搬）

34回－21

アミノ酸・たんぱく質・糖質の代謝に関する記述である。最も適当なのはどれか。1つ選べ。

(1) アスパラギン酸は、アミノ基転移反応によりピルビン酸になる。
(2) ロイシンは、糖原性アミノ酸である。
(3) ペントースリン酸回路は、ミトコンドリアに存在する。
(4) グルコース-6-ホスファターゼは、筋肉に存在する。
(5) グリコーゲンは、加リン酸分解されるとグルコース1-リン酸を生じる。

▶選択肢考察◀

×(1) アミノ基転移反応により、アスパラギン酸はオキサロ酢酸になる。ピルビン酸に変化するのはアラニンである（▶要　点◀参照）。

×(2) 糖原性アミノ酸は、糖新生によりグルコースへと変換されるアミノ酸である。一方、ケト原性アミノ酸は、糖新生によりグルコースに変換できないアミノ酸であり、リシンとロイシンが該当する。

×(3) ペントースリン酸回路は、解糖系の側路であり細胞質ゾルに存在する。ペントースリン酸回路の役割は、核酸の合成に必要な五炭糖の生成と脂肪酸合成に必要なNADPHの生成である。

×(4) グルコース-6-ホスファターゼは、グルコース6-リン酸からグルコースを生成する酵素で、糖新生の過程で働く酵素である。この酵素は肝臓と腎臓に存在するが、筋肉など他の部位では存在しない。よって、糖新生も肝臓と腎臓で行われ、筋肉、脳、脂肪組織では行われない。

○(5) 空腹時には、グリコーゲンホスホリラーゼが活性化し、貯蔵されたグリコーゲンを加リン酸分解し、グルコース1-リン酸を生成する。その後グルコース6-リン酸へと変換したのち、肝臓ではグルコース-6-ホスファターゼによりグルコースに変換、筋肉ではそのまま解糖系でエネルギーとして利用される。

▶正　解◀（5）

▶要　点◀

アミノ基転移反応の例

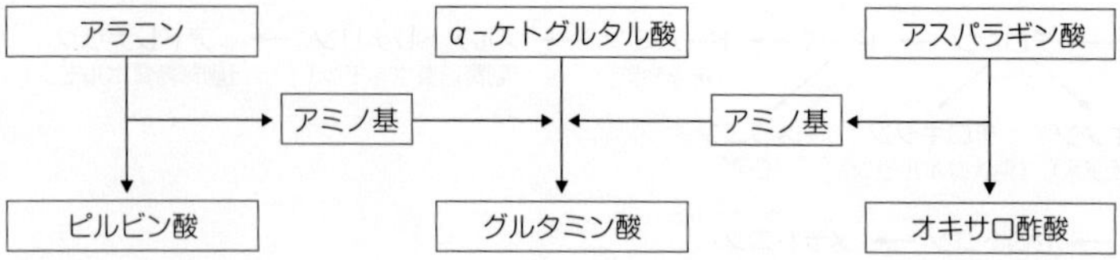

37回－21　NEW

糖質代謝に関する記述である。最も適当なのはどれか。１つ選べ。

(1)　グリセロールは、グリコーゲンの分解により生じる。
(2)　ヘキソキナーゼは、グルコースを基質とする。
(3)　グルコース輸送体４(GLUT４)は、肝細胞に存在する。
(4)　アラニンは、筋肉でグルコースに変換される。
(5)　ロイシンは、糖原性アミノ酸である。

▶正解へのアプローチ◀

グリコーゲンの合成と分解に関わる酵素やホルモンについては、覚えておくこと(▶要　点◀ 参照)。グルコース輸送担体(GLUT)の各特徴、糖新生が行われる臓器(肝臓と腎臓)、糖原性・ケト原性アミノ酸など、糖代謝全般に関する記述は国家試験で頻出であるため、理解しておくこと。

▶選択肢考察◀

×(1)　グリセロールは、トリグリセリド(TG)などの中性脂肪の分解により生じる。

◯(2)　ヘキソキナーゼは、グルコキナーゼの一種で、グルコースをグルコース6-リン酸にし、解糖系を進める律速酵素である。

×(3)　肝細胞に存在するグルコース輸送担体(GLUT)はGLUT２であり、インスリン非依存型である。GLUT４は、筋肉や脂肪細胞などに存在し、インスリン依存型である。

×(4)　筋肉では、グルコース-6-ホスファターゼが存在しないため、アミノ酸などからグルコースに変換(糖新生)できない。糖新生では、アラニンなどのアミノ酸やオキサロ酢酸、乳酸、ピルビン酸、グリセロールをいったんグルコース6-リン酸に変換した後、グルコースを産生する。その際、グルコース-6-ホスファターゼが必要となるが、この酵素は肝臓、腎臓には存在するが、筋肉、脳、脂肪細胞には存在しない。よって、糖新生でグルコースに変換できるのは、肝臓と腎臓である。

×(5)　ロイシンとリシンは、ケト原性アミノ酸である。よって、アミノ酸であるが、グルコースには変換されない。

▶正　解◀　(2)

▶要　点◀

グリコーゲンの合成と分解

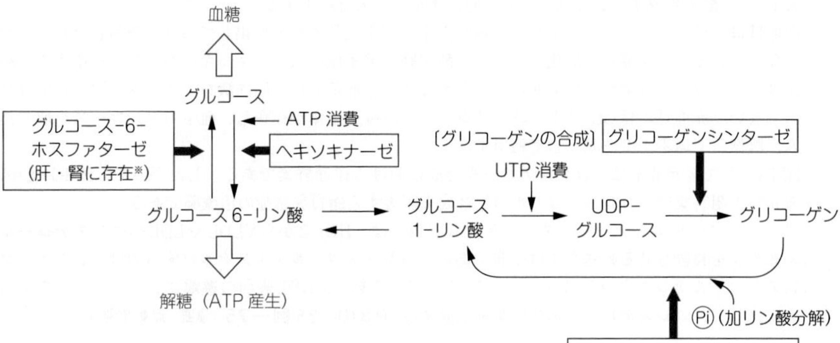

※筋肉、脳、脂肪組織には存在しない。

グルコース輸送担体（GLUT）

GLUT 1	脳、赤血球などに存在する。血糖値が上昇すると細胞内にグルコースを取り込む。
GLUT 2	インスリン非依存性で、消化管上皮細胞の血管側、肝臓、膵臓ランゲルハンス島のβ細胞に存在する。血糖値が上昇すると消化管上皮細胞から血管へグルコースやガラクトース、ペントース（五炭糖）を移動させる。また、肝臓や膵臓の細胞にグルコースを取り込む。
GLUT 4	インスリン依存性で、心筋、骨格筋、脂肪細胞などに存在する。インスリンが受容体に結合すると細胞表面に出現する。また、継続的な有酸素運動によっても出現する。表面に出現していないと細胞内にグルコースを取り込めず、エネルギー源として利用できない。グルコースを細胞内に取り込む際、Mg^{2+}、K^{+}も取り込む。
GLUT 5	消化管上皮細胞の消化管側に存在し、フルクトースやペントース（五炭糖）を消化管上皮細胞内へ取り込む。消化管上皮細胞では、グルコースは輸送しない。

33回－23

糖質・脂質代謝に関する記述である。正しいのはどれか。１つ選べ。

(1)　クエン酸回路では、糖新生が行われる。
(2)　グルカゴンは、肝臓のグリコーゲン分解を促進する。
(3)　赤血球は、脂肪酸をエネルギー源として利用する。
(4)　HMG-CoA還元酵素は、脂肪酸合成における律速酵素である。
(5)　コレステロールエステル転送タンパク質（CETP）は、コレステロールをエステル化する。

▶正解へのアプローチ◀

血糖値を調節するホルモンとその作用を覚えること。インスリンが血糖値を低下させ、それ以外のホルモンは血糖値を上昇させることを理解すること。グリコーゲン分解を促進すると血糖値が上昇することから、グルカゴンは、肝臓のグリコーゲン分解を促進することが導き出せる。

▶選択肢考察◀

×(1)　クエン酸回路はミトコンドリアで行われ、糖新生は細胞質ゾルで行われるため、クエン酸回路では糖新生は行われない。クエン酸回路は、アセチルCoAから二酸化炭素２分子、GTP１分子、NADH３分子、$FADH_2$１分子を生成する回路である。糖新生では、糖質でない物質（糖原性アミノ酸や乳酸、ピルビン酸、オキサロ酢酸、グリセリンなど）から糖質（グルコースなど）を生成する。

○(2) グルカゴンは、肝臓の受容体を刺激し、細胞内のcAMP濃度を上昇させ、グリコーゲンホスホリラーゼを活性化する。グリコーゲンホスホリラーゼは、グリコーゲンを加リン酸分解し、グルコース1-リン酸を生成する。これから最終的にグルコースを産生する。

×(3) 赤血球は、核やミトコンドリアなどの細胞内小器官を成熟過程で放出しており、細胞質ゾルのみが残存している。脂肪酸をβ酸化してクエン酸回路や電子伝達系でエネルギー源として利用するためには、ミトコンドリアが必要である。したがって、赤血球では、脂肪酸をエネルギー源としては利用しない。赤血球にはGLUT 1というグルコースの輸送担体が存在し、血中のグルコースを取り込み、解糖系でエネルギー源として利用する。

×(4) HMG-CoA還元酵素は、コレステロール合成における律速酵素である。したがって、HMG-CoA還元酵素阻害薬は、コレステロールの生合成を阻害する脂質異常症の治療薬である。

×(5) コレステロールエステル転送タンパク質（CETP）は、HDL 2からVLDLやLDLへコレステロールエステルを移動させる転送たんぱく質である。コレステロールをエステル化するのは、レシチンコレステロールアシルトランスフェラーゼ（LCAT）であり、HDL表面の遊離コレステロールをエステル化して、コレステロールエステルを生成する（**P 310：35回－75：▶要　点◀ 参照**）。

▶正　解◀ (2)

36回－21

脂質の代謝に関する記述である。最も適当なのはどれか。1つ選べ。

(1) アラキドン酸は、一価不飽和脂肪酸である。
(2) オレイン酸は、体内で合成できない。
(3) 腸管から吸収された中鎖脂肪酸は、門脈に入る。
(4) キロミクロンは、肝臓から分泌される。
(5) LDLは、HDLから生成される。

▶正解へのアプローチ◀

リポたんぱく質とは、中性脂肪やコレステロールを輸送する際に血液中で存在する形である。体内では、キロミクロン、VLDL、LDL、HDLなどが存在しており、その特徴や体内動態を理解しておくこと（**P 310：35回－75：▶要　点◀ 参照**）。

▶選択肢考察◀

×(1) アラキドン酸は、炭素数20で二重結合を4つ含むn-6系の多価不飽和脂肪酸である（**P 77：37回－18：▶要　点◀ 参照**）。

×(2) オレイン酸は、体内で合成できるn-9系の一価不飽和脂肪酸である。体内で合成できない脂肪酸は、n-6系のリノール酸とn-3系のα-リノレン酸であり、これらは必須脂肪酸と呼ばれる。

○(3) 腸管から吸収された短鎖・中鎖脂肪酸は、長鎖脂肪酸と異なり小腸上皮細胞内でキロミクロンに合成されず、そのまま門脈を通り肝臓に運ばれ代謝を受ける。長鎖脂肪酸はトリグリセリドに再合成された後、キロミクロンに合成されリンパ管を通り、その後鎖骨下静脈から血液中に輸送される。

×(4) キロミクロンは小腸上皮細胞内で合成され、食物から吸収した中性脂肪を輸送している（**P 309：35回－74：▶要　点◀ 参照**）。肝臓からはVLDLが分泌され、肝臓で合成された中性脂肪を輸送している。

×(5) 肝臓から分泌されたVLDLは、中性脂肪を各細胞や組織に輸送しており、リポたんぱく質リパーゼ（LPL）により、VLDL中の中性脂肪が分解され減少してくる。やがて、VLDLはLDLへと異化し、各細胞や組織のLDL受容体に取り込まれてコレステロールを輸送する。

▶正　解◀ (3)

33回－24

生体の情報伝達に関する記述である。正しいのはどれか。1つ選べ。

(1) 脂溶性ホルモンの受容体は、細胞膜にある。
(2) セカンドメッセンジャーは、細胞間の情報伝達に働く。
(3) 副交感神経終末の伝達物質は、アセチルコリンである。
(4) シナプスにおける情報伝達は、双方向である。
(5) 神経活動電位の伝導速度は、無髄繊維が有髄繊維より速い。

▶正解へのアプローチ◀

運動神経の終末、交感神経の節前線維、副交感神経の節前と節後線維からは、アセチルコリンが伝達物質として放出される。したがって、交感神経の節後線維からノルアドレナリンが分泌され、それ以外はアセチルコリンと覚えること。

▶選択肢考察◀

×(1) 脂溶性ホルモンは、単純拡散で細胞膜を通過するため、受容体は細胞膜には存在しない。ステロイドホルモンは、細胞内受容体に結合し、そのまま核内へ移動する。甲状腺ホルモンやビタミンA、活性型ビタミンDは、核内に存在する核内受容体に結合する。

×(2) セカンドメッセンジャーは、細胞内の情報伝達に働く。細胞間の情報伝達は、アセチルコリンやノルアドレナリン、グルカゴンなどであり、細胞膜上の受容体に結合する。この結合により細胞内のセカンドメッセンジャーが増加または減少し、情報を伝える。

○(3) 副交感神経は、2本の神経からなり、神経同士のつなぎ目を「節」という。したがって、1本目を節前線維、2本目を節後線維という。どちらも神経終末から伝達物質としてアセチルコリンが分泌され、細胞間の情報伝達に働く。

×(4) シナプスは、神経同士や神経と効果器のつなぎ目をいい、伝達物質が分泌され、受容体に結合する。したがって、この情報伝達は、神経終末⟶伝達物質⟶受容体の一方向である。

×(5) 神経の軸索に髄鞘のない無髄線維は、逐次伝導で一つずつ伝導するため、活動電位の伝導速度は、有髄線維より遅い（▶要　点◀参照）。

▶正　解◀ (3)

▶要　点◀

自律神経系の伝達物質

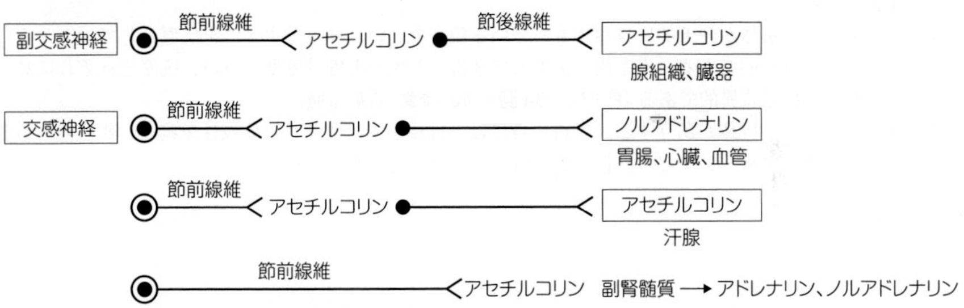

副交感神経 ⟶ アセチルコリン　　交感神経 ⟶ ノルアドレナリン（例外:汗腺のみアセチルコリン）

興奮の伝導

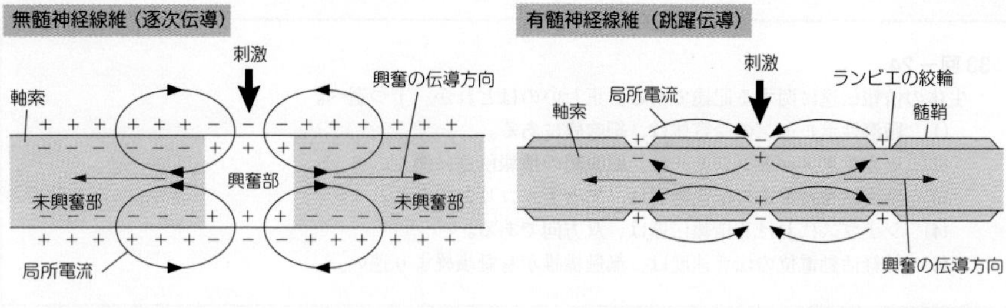

36回－22

個体の恒常性に関する記述である。最も適当なのはどれか。１つ選べ。

(1) 副交感神経の興奮は、消化管運動を抑制する。
(2) 膵液の分泌は、内分泌である。
(3) 血糖値が上昇すると、グルカゴンの分泌が促進される。
(4) 自然免疫は、抗原特異的である。
(5) 体液性免疫は、抗体が関与する。

▶正解へのアプローチ◀

ヒトは神経系、内分泌系、免疫系などで体内環境を一定に保とうとしており、これを恒常性（ホメオスタシス）という。一旦環境が変化すれば、それを元に戻そうとして各種反応が起こり、バランスをとる。

▶選択肢考察◀

×(1) 副交感神経の興奮は、消化管運動を亢進する。副交感神経は、エネルギーを貯蔵させる作用があり、消化管運動を亢進し、消化液の分泌を促進することで栄養素の吸収を促進し、組織に貯蔵する。交感神経の興奮は、エネルギーを消費させる作用があり、消化管での消化・吸収を抑制する。

×(2) 膵液は腺房細胞で産生され、主膵管や副膵管という排出管を通して消化管である十二指腸へ分泌される。これは、体外への排出となるため、外分泌である。内分泌は、排出管を通さず血中へ分泌することをいい、ホルモンなどがある。

×(3) 血糖値が上昇すると、グルカゴンの分泌は抑制される。グルカゴンは、血糖値を上昇させるホルモンであり、膵臓のランゲルハンス島のα（A）細胞で産生される。よって、血糖値が低下すると分泌が促進される。

×(4) 自然免疫は、個体が先天的に自然にもっている免疫をいい、非自己すべてを抗原として対応するため、抗原非特異的である。出生後、後天的に獲得した免疫を獲得免疫といい、抗原それぞれに対応するため、抗原特異的である（P172：34回－40：▶要　点◀ 参照）。

○(5) 体液性免疫は、抗体が関与する。獲得免疫には、抗体が主に関与する体液性免疫と、細胞障害性T細胞やマクロファージなどの細胞が主に関与する細胞性免疫がある。

▶正　解◀ (5)

35回－22
個体の恒常性（ホメオスタシス）に関する記述である。最も適当なのはどれか。1つ選べ。
(1) 体の水分は、全体重の30％になるように保たれる。
(2) 動脈血のpHは、7.0になるように保たれる。
(3) 交感神経と心筋の間の神経伝達物質は、アセチルコリンである。
(4) コルチゾールが副腎皮質刺激ホルモン放出ホルモン（CRH）の分泌を抑制するのは、負のフィードバック機構による。
(5) 体温の日内変動では、早朝が最も高い。

正解へのアプローチ

ホルモンの分泌は、過剰や欠乏を生じないようフィードバックにより制御されている。過去には甲状腺ホルモンと甲状腺刺激ホルモン放出ホルモン（TRH）および甲状腺刺激ホルモン（TSH）の関係で出題されたが、今回はコルチゾールと副腎皮質刺激ホルモン放出ホルモン（CRH）の関係で出題された。

選択肢考察

×(1) 体の水分は、全体重の約60％になるよう保たれる。年齢や性別で多少異なるが、成人男性で約60％、成人女性で約50％、出生直後の新生児で約80％、乳幼児期で約70％、学童期で60％台となり、高齢では約55％程度まで減少する。
×(2) 健常状態のヒトの動脈血のpHは、7.35～7.45になるよう保たれている。pH 7.35未満をアシドーシス、pH 7.45以上をアルカローシスといい、pH 7.0はアシドーシスをきたしている。
×(3) 交感神経は、節前線維と節後線維の2本で構成されており、心筋などを支配している。副交感神経の神経伝達物質はアセチルコリンのみであるが、交感神経の節後線維と心筋の間の神経伝達物質は、ノルアドレナリンである。
○(4) 副腎皮質から分泌されたコルチゾールは、視床下部へ作用し、副腎皮質刺激ホルモン放出ホルモン（CRH）の分泌を抑制する。これを負のフィードバックという。これにより、脳下垂体前葉からの副腎皮質刺激ホルモン（ACTH）の分泌が減少し、副腎皮質からのコルチゾールの分泌が減少する。コルチゾールの分泌が減少すれば、フィードバックが減少し、視床下部からのCRHの分泌が増加して、結果としてコルチゾールの分泌が増加する。このように、コルチゾールの分泌が増加すれば、フィードバックにより分泌の減少を引き起こし、過剰や欠乏を生じないように制御されている（**要　点**参照）。
×(5) 体温の日内変動では、活動期である日中に高く16時頃まで上昇する。休息期である夜20時頃から低下して早朝5時頃に最も低くなる。1日の体温の変動幅は、1℃程度であり、サーカディアンリズム（概日リズム）を示す。

正　解 (4)

要　点

糖質コルチコイド（コルチゾール）の分泌調節

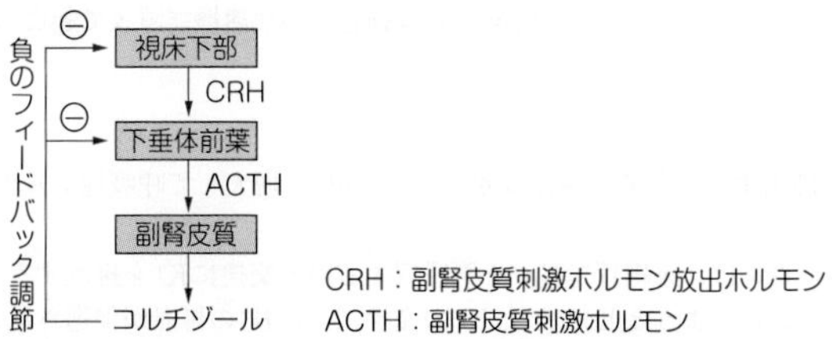

34回－22
恒常性（ホメオスタシス）に関する記述である。最も適当なのはどれか。１つ選べ。
(1) 感覚神経は、自律神経である。
(2) 生体にストレスが加わると、副交感神経が優位に活性化される。
(3) ヒトの概日リズム（サーカディアンリズム）は、約12時間である。
(4) 体温調節の中枢は、視床下部にある。
(5) 代謝性アシドーシスが生じると、呼吸が抑制される。

▶選択肢考察◀
×(1) 感覚神経は、体性神経であり、皮膚の感覚を脳に伝える。自律神経は、交感神経や副交感神経をいい、各中枢で判断して自律して調節する。例えば、心拍数の調節や気管支の拡張・収縮の調節などである。
×(2) 生体にストレスが加わると、交感神経が優位に活性化される。ストレスに抵抗するため、血糖値や血圧を上昇させ、エネルギー代謝を亢進させる。
×(3) 概日とは、おおよそ１日、つまり概日リズム（サーカディアンリズム）は、約24時間である。
○(4) 体温調節中枢、摂食・満腹中枢、飲水中枢は、視床下部に存在する（**P 143：37回－34：▶要　点◀** 参照）。
×(5) 代謝性アシドーシスは、呼吸器以外の異常により血中の水素イオン濃度が上昇し、酸性側に傾いた状態をいう。水素イオン（H^+）は血中の重炭酸イオン（HCO_3^-）と結合して、炭酸（H_2CO_3）を経て、水（H_2O）と二酸化炭素（CO_2）に変換される。よって、血中のCO_2が増加し、呼吸が促進され呼吸数増加、深い呼吸、肺でのガス交換（外呼吸）促進により、CO_2を体外へ排出する（**P 100：37回－22：▶要　点◀** 参照）。

▶正　解◀（4）

33回－25
個体の恒常性に関する記述である。正しいのはどれか。１つ選べ。
(1) 過呼吸では、呼吸性アシドーシスがみられる。
(2) アルドステロンの過剰分泌により、代謝性アルカローシスが起きる。
(3) メラトニンは、夜間に分泌が減少する。
(4) 不感蒸泄では、電解質の喪失がみられる。
(5) 食物摂取後は、生体における熱産生が抑制される。

▶正解へのアプローチ◀
酸塩基平衡障害には、代謝性アシドーシス、代謝性アルカローシス、呼吸性アシドーシス、呼吸性アルカローシスの４つがある。代謝性は呼吸以外が要因となり、腎臓あるいは細胞での代謝機能障害で起こる（**P 100：37回－22：▶要　点◀** 参照）。

▶選択肢考察◀
×(1) 過呼吸では、二酸化炭素を過剰に排出することで血中濃度が低下し、pHが増大して呼吸性アルカローシスになる。
○(2) 副腎皮質から分泌されるアルドステロンは、尿細管でNa^+を再吸収するのと交換にK^+を排泄する。これにより低K血症を生じるため、改善しようとしてK^+とH^+の交換によるH^+の排泄が促進され、アルドステロンの過剰分泌では代謝性アルカローシスを引き起こす。

×(3) 松果体から分泌されるメラトニンは、暗くなる夜間に増加する。このメラトニンの増加により眠気を生じる。

×(4) 不感蒸泄とは、呼吸中や皮膚からの水分蒸発のことであり、体感性が低く、電解質の喪失はみられない。

×(5) ヒトでは、一般的に食物摂取後は体温が上昇する。消化・吸収・輸送などにより、代謝が亢進し、消費されたエネルギーの残りが熱となる。これを食事誘発性熱産生といい、三大栄養素の中ではたんぱく質が最大となる。

正　解 (2)

37回－22 *NEW*

酸塩基平衡に関する記述である。最も適当なのはどれか。１つ選べ。

(1) 血液のpHは、7.0 ± 0.05に維持されている。
(2) 呼吸性アシドーシスでは、腎臓から水素イオン（H^+）の排泄が促進される。
(3) 代謝性アシドーシスでは、呼吸数が減少する。
(4) 腎機能が低下すると、腎臓での重炭酸イオンの再吸収が促進される。
(5) ケトン体が増加すると、代謝性アルカローシスになる。

正解へのアプローチ

酸塩基平衡では、血液のpHを7.4 ± 0.05（7.35～7.45）に維持するため、呼吸器や腎臓などが作用する。呼吸器の障害により呼吸性アシドーシスや呼吸性アルカローシスを生じた場合は、腎臓での水素イオン（H^+）などの電解質の尿中排泄を調節して改善する。呼吸器以外の障害により代謝性アシドーシスや代謝性アルカローシスを生じた場合は、呼吸数を変化させて改善する。

選択肢考察

×(1) ヒトの血液は、健常状態ではpHが7.4 ± 0.05（7.35～7.45）に維持されており、pH 7.35未満をアシドーシス、pH 7.45以上をアルカローシスといい、pH 7.0 ± 0.05（6.95～7.05）はアシドーシスをきたしている。

○(2) 呼吸性アシドーシスは、呼吸器の障害により生じるアシドーシスであり、肺でのガス交換が不十分となる。これにより血中二酸化炭素分圧が上昇し、血液が酸性となる。改善するため、腎臓で血中の水素イオン（H^+）の排泄が促進される。

×(3) 代謝性アシドーシスは、呼吸器は健常であり、呼吸器以外が原因で生じるアシドーシスをいう。血液中の水素イオンを重炭酸イオンと反応させ炭酸を介して水と二酸化炭素へ変換する。この二酸化炭素を肺で吐き出すことにより、低下した血液pHを元に戻そうとするため、呼吸数が増加する。

×(4) 腎臓は、血液pHを調節するため、血中の水素イオン（H^+）を尿中に排泄し、尿中の重炭酸イオン（HCO_3^-）を再吸収している。腎機能が低下すると水素イオンの排泄は抑制され、重炭酸イオンの再吸収も抑制される。これにより代謝性アシドーシスを生じる。

×(5) ケトン体には、アセト酢酸、β-ヒドロキシ酪酸、アセトンがある。アセト酢酸やβ-ヒドロキシ酪酸は酸性物質であるため、これらが増加すると血液は酸性側となり、アシドーシスを生じる。呼吸器は健常であるため、代謝性アシドーシスになる。

正　解 (2)

要　点

酸・塩基平衡の異常

	代謝性アシドーシス	代謝性アルカローシス	呼吸性アシドーシス	呼吸性アルカローシス
血液pH	↓	↑	↓	↑
血漿酸（H^+）	↑	↓	↑	↓
血漿アルカリ（HCO_3^-）	↓	↑	↑	↓
動脈血二酸化炭素分圧	↓	↑	↑	↓
原　因	糖尿病 周期性嘔吐症※ 腎不全 急性下痢 飢餓 ビタミンB_1欠乏	低カリウム血症 嘔吐※※ アルドステロン症	COPD 気道の閉塞 睡眠時無呼吸症候群	過換気症候群 過呼吸

※周期性嘔吐症では、栄養素の十分な吸収ができないため、貯蔵脂肪を分解し、ケトン体が増加する。それにより、代謝性アシドーシスを起こす。

※※嘔吐では、胃酸を吐き出すことにより、新たに胃酸を生成する必要があり、血中のH^+が消費されるため、代謝性アルカローシスを起こす。

6 加齢・疾患に伴う変化

36回－23

炎症と腫瘍に関する記述である。最も適当なのはどれか。1つ選べ。

(1) 肥大は、炎症の徴候に含まれる。
(2) 線維化は、炎症の慢性期より急性期で著しい。
(3) 肉芽腫は、良性腫瘍である。
(4) 肉腫は、上皮性腫瘍である。
(5) 悪性腫瘍は、浸潤性に増殖する。

正解へのアプローチ

炎症は、組織の損傷（創傷、熱傷など）や感染により刺激を受けて生じる。組織の破壊、出血、病原体の感染が起こり、これに対応して免疫系や血液凝固系が作用した後、最終的に組織を修復する。正常な細胞は、身体や周囲の状態に応じて増殖したり、増殖を中止する。何らかの原因で産生された異常な細胞が増殖を中止せず塊となったものが、腫瘍である。

良性腫瘍と悪性腫瘍の違い、急性炎症と慢性炎症の違いを確認しておくこと（要　点　参照）。

選択肢考察

×(1) 肥大は、細胞1個の容積が増大することをいい、炎症により起こるものではない。肥大には、授乳期の乳腺や成長ホルモン分泌過剰による巨人症などがある。炎症では、発赤、腫脹、疼痛、発熱、機能障害の5つの徴候がみられる。

×(2) 繊維化は、慢性炎症に応答した線維芽細胞によるコラーゲンなどのたんぱく質の沈着によって起こるため、急性期より慢性期で著しい。

×(3) 肉芽腫は、マクロファージ系の細胞を中心とした慢性炎症病巣であり、腫瘍ではない。良性腫瘍は、上皮性の腺腫と非上皮性の線維腫である。

×(4) 肉腫は、骨や軟部組織（脂肪、筋肉、神経）などの結合組織にできる悪性腫瘍の総称であり、非上皮性の悪性腫瘍である。上皮性の悪性腫瘍は、がん腫である。

○(5) 悪性腫瘍は、増殖の広がりが局所にとどまらず、浸潤性に増殖する。

▶正 解◀ (5)

▶要 点◀

急性炎症と慢性炎症

	急性炎症	慢性炎症
期間	短期間（日）	長期間（週～月）
発症	急激	潜行性
生体反応	非特異的	特異的（免疫反応誘導）
浸潤細胞	好中球、マクロファージ	リンパ球、形質細胞 マクロファージ、繊維芽細胞
血管の変化	急性血管拡張 透過性亢進	血管新生 肉芽腫形成
浮腫	あり	なし
発赤	あり	なし
線維化	なし	あり

良性腫瘍と悪性腫瘍の主な違い

	良性腫瘍	悪性腫瘍
発育速度	遅い	速い
分化度	高い	低い
発育様式	膨張性	浸潤性
転移	基本的に転移しない	しばしば転移する

35回－23

炎症と腫瘍に関する記述である。最も適当なのはどれか。１つ選べ。

(1) 急性炎症では、血管透過性は低下する。
(2) 慢性炎症でみられる浸潤細胞は、主に好中球である。
(3) 肉芽組織は、組織の修復過程で形成される。
(4) 良性腫瘍は、悪性腫瘍と比べて細胞の分化度が低い。
(5) 肉腫は、上皮性の悪性腫瘍である。

▶選択肢考察◀

×(1) 急性炎症では、血管透過性が亢進し、血管は拡張する。これにより血管外へ水分が漏れ出て（滲出）、腫脹がみられる。急性期では異物の処理に、主に好中球が遊走してくる。

×(2) 慢性炎症でみられる浸潤細胞は、主にリンパ球である。これにより、リンパ節が腫れてくる。

○(3) 組織の欠損部位では、血管が新生され、線維芽細胞の増殖がみられる。これを肉芽組織といい、コラーゲンやエラスチン、プロテオグリカンやヒアルロン酸などを産生して欠損部分を埋め、組織を修復している。

×(4) 良性腫瘍は、悪性腫瘍と比べて細胞の分化度は高い。腫瘍細胞は、元となった細胞の性質や特徴を残していることが多く、残存が多い場合を分化度が高いという。分化度が低いと、元の細胞からの変化が大きく、異形性が高く、悪性腫瘍となり、転移しやすい（P 101：36回－23：▶要 点◀参照）。

×(5) 悪性腫瘍のうち、元の細胞が上皮の場合をがん腫といい、上皮以外の場合を肉腫という。骨、軟骨、筋肉などの非上皮性の悪性腫瘍が肉腫である。

正　解 (3)

37回－23 NEW
疾患に伴う変化に関する記述である。最も適当なのはどれか。1つ選べ。
(1) 壊死は、炎症を引き起こす。
(2) 急性炎症では、血管透過性は低下する。
(3) 腸上皮化生は、小腸で見られる。
(4) 播種は、良性腫瘍の進展様式である。
(5) 植物状態では、脳幹の機能が失われている。

正解へのアプローチ

炎症は、組織損傷や感染症などの外部からの刺激に対し、生体が起こす一連の防御反応であり、急性期では、血管拡張による発赤、血管透過性亢進による腫脹、ブラジキニンやプロスタグランジンE_2産生による疼痛や発熱などの徴候がみられる。

選択肢考察

○(1) 壊死（ネクローシス）は、強い細胞障害によって起こる細胞死をいい、組織の破壊を生じるため、炎症を引き起こす。
×(2) 急性炎症では、血管透過性は亢進する。炎症によりプロスタグランジン類が産生され、血管透過性が亢進し、血中の水分が血管外へ移動し、浮腫や腫脹を生じる。
×(3) 化生とは、一度分化・成熟した組織が、他の性状を持つ組織に変化することをいい、腸上皮化生は、小腸以外の組織が小腸の様な上皮に性状が変化することをいう。よって、小腸以外で見られ、胃の腺上皮が腸上皮化生したものが、胃がんの前がん状態である。
×(4) 播種は、種を播いたように、腫瘍細胞が腹腔などの体腔内や腹膜などに散らばって転移することをいい、悪性腫瘍の進展様式である。良性腫瘍は、ほとんど転移しない。
×(5) 植物状態では、脳幹の機能は維持しているため、対光反射はみられる。しかし、大脳の機能に障害を生じているため、外部との意思疎通はできない。脳幹の機能が失われると対光反射は消失し、脳死状態となる。

正　解 (1)

要　点

心臓死・脳死・植物状態の違い

	心臓死	脳　死	植物状態
心拍動	停止する。	拍動は数日～数週間以内に停止する。	拍動は長期間継続する。
呼　吸	停止する。	自発呼吸はなく、人工呼吸器に依存する。	多くは自発呼吸がある。
脳の機能	機能が停止する。 瞳孔散大（＝対光反射の消失）。	機能が停止する。 瞳孔散大（＝対光反射の消失）。	脳幹機能は残存する （＝対光反射はある）。

アポトーシスとネクローシス

アポトーシスとは、刺激に応じて細胞自身が自ら死を選択し、自らのエネルギーを用いて死ぬことをいう（プログラム化された細胞死）。一方、ネクローシス（壊死）とは、強い細胞障害によって起こる細胞の大量死である。

33回－26

加齢・疾患に伴う変化に関する記述である。正しいのはどれか。1つ選べ。

(1) 褐色脂肪細胞は、加齢とともに増加する。
(2) リポフスチンの細胞内への沈着は、加齢とともに減少する。
(3) 良性腫瘍は、悪性腫瘍と比べて細胞の分化度が低い。
(4) 血管透過性は、炎症の急性期に亢進する。
(5) 肉芽組織は、炎症の急性期に形成される。

▶選択肢考察◀

×(1) 褐色脂肪細胞は、ミトコンドリアを多く含んでおり、ATPの代わりに熱を産生する。新生児に多くみられ、加齢とともに減少し、成人では新生児の半分以下となる。
×(2) リポフスチンは、細胞内の不飽和脂肪酸の過酸化反応により生じる不溶性の黄褐色色素である。心筋細胞や肝細胞など代謝が盛んな細胞や神経細胞で出現し、細胞内への沈着は加齢とともに増加する。
×(3) 良性腫瘍は、悪性腫瘍と比べて細胞の分化度が高い（P 101：36回－23：▶要　点◀ 参照）。
◯(4) 炎症の第一期である急性期では、プロスタグランジン類やヒスタミンが産生され、血管透過性が亢進する。その結果、血漿たんぱく質が血管外へ滲出し、腫張および浮腫を生じる。
×(5) 炎症の急性期を過ぎた後、炎症局所には毛細血管新生や線維芽細胞の増生による肉芽組織が形成される。

▶正　解◀ (4)

7 疾患診断の概要

36回－24

症候に関する記述である。最も適当なのはどれか。1つ選べ。

(1) ショックでは、血圧が上昇している。
(2) JCS (Japan Coma Scale) は、呼吸機能の指標である。
(3) チアノーゼは、血中還元ヘモグロビン濃度が低下した時にみられる。
(4) 吐血は、気道からの出血である。
(5) 黄疸は、血中ビリルビン濃度の上昇による。

▶正解へのアプローチ◀

黄疸は、血中ビリルビン濃度が上昇し、皮膚、粘膜などの組織にビリルビンが沈着し黄染した状態をいう。血中濃度が2.0 mg/dL以上になると肉眼的にも黄疸が認められる（顕在性黄疸）。

▶選択肢考察◀

×(1) 心拍出量が低下したり、全身性の血管拡張により血圧が低下し、主要臓器への血液の供給が減少することで、組織の代謝異常を来して機能が保てなくなった状態をショックという。よって、ショックでは血圧は低下している（▶要　点◀ 参照）。
×(2) JCS (Japan Coma Scale)は、意識レベルの指標である（▶要　点◀ 参照）。呼吸機能は、換気される空気量を測定するスパイロメトリなどを用いる。
×(3) チアノーゼは、酸素と結合していないヘモグロビン（還元型ヘモグロビン）が5g/dL以上に増加することによって起こる。体内のヘモグロビン濃度が高いと、それだけ酸素と結合していないヘモグロビンの量も多くなりやすい。ゆえに、多血症の方が貧血よりもチアノーゼが出現しやすい。
×(4) 吐血は、消化器からの出血である。気道や肺などの呼吸器からの出血は、喀血である。

○(5) 黄疸は、血中ビリルビン濃度の上昇によってみられる症候である（▶正解へのアプローチ◀参照）。

▶正　解◀（5）

▶要　点◀

ショック

急性に血液循環が低下し、脳や腎臓などの重要臓器に血液を送れない状態。生命維持の危険があり、重篤な状態である。ショックの原因には、高度の脱水や、大量出血、急性心筋梗塞などがある。血圧が急激に低下するため脳に血液が送られず、意識障害を伴うことが多い。

JCS（Japan Coma Scale）の意識レベル分類

Ⅰ	刺激しないでも覚醒している	
	1	大体意識清明だが、今一つはっきりしない
	2	見当識障害がある（日時、場所などが判らない）
	3	自分の名前、生年月日が言えない
Ⅱ	刺激すると覚醒する状態。刺激を止めると眠り込む	
	10	普通の呼びかけで容易に開眼する
	20	大きな声または体を揺さぶることにより開眼する
	30	痛み刺激を加えつつ呼びかけを繰り返すと辛うじて開眼する
Ⅲ	刺激しても覚醒しない状態	
	100	痛み刺激に対し、払いのけるような動作をする
	200	痛み刺激で少し手足を動かしたり、顔をしかめる
	300	痛み刺激に反応しない

34回－25

症候に関する記述である。最も適当なのはどれか。1つ選べ。

(1) 浮腫は、血漿膠質浸透圧の上昇により出現する。
(2) 鮮血便は、上部消化管からの出血により出現する。
(3) 腹水は、右心不全により出現する。
(4) 吐血は、呼吸器からの出血である。
(5) JCS（Japan Coma Scale）は、認知機能の指標である。

▶正解へのアプローチ◀

胃や十二指腸といった上部消化管での出血は、胃酸とヘモグロビンが混じり合うことで、消化管内に出た血液が黒色になり、コールタール様の黒色便を生じさせる。これをタール便という。一方、大腸や直腸といった肛門に近いところでの出血は、血便（鮮血便）を生じさせる。

▶選択肢考察◀

×(1) 浮腫は、血漿膠質浸透圧の低下より出現する（▶要　点◀参照）。
×(2) 鮮血便は、下部消化管からの出血により出現する（▶正解へのアプローチ◀参照）。
○(3) 右心不全では、体循環に血液がうっ滞（うっ血）をきたす結果、腹水や胸水を生じる（▶要　点◀参照）。
×(4) 吐血は、消化器からの出血である。呼吸器からの出血は、喀血である。
×(5) JCS（Japan Coma Scale）は、意識レベルの指標である。認知機能テストとして、長谷川式認知機能スケール改訂版やMMSE（mini‑mental state examination）などが用いられる。

▶正　解◀（3）

要　点

血漿膠質浸透圧について

血漿浸透圧を規定するのは、主にナトリウムイオンであり、血糖値も浸透圧に影響する。一方、血漿中のたんぱく質も血液の浸透圧を作り出すことが知られており、これを膠質浸透圧という。膠質浸透圧を作り出すのは、血漿たんぱく質の中で最も多い、アルブミンである。ゆえに、低アルブミン血症では、膠質浸透圧が低下する。膠質浸透圧が低下すると、血管の中に血液が保持できなくなり血管外へ水分子が出ていき、浮腫や腹水、胸水が認められるようになる。なお、低アルブミン血症を起こす疾患には、肝硬変、ネフローゼ症候群、たんぱく漏出性胃腸症、低栄養、そして、クッシング症候群などの代謝亢進状態などがある。

右心不全と左心不全の違い

	右心不全	左心不全
うっ血による症状・所見	浮腫→体重増加 頸静脈怒張 腹水、胸水 肝腫大 蛋白漏出性胃腸症	肺水腫→動脈血酸素飽和度↓ 肺うっ血、チアノーゼ、起坐呼吸、発作性夜間呼吸困難
心拍出量低下による症状・所見		心拍出量↓→血圧低下→易疲労感、頻脈、尿量↓ レニン・アンギオテンシン・アルドステロン系↑ ANP（心房性ナトリウム利尿ペプチド）やBNP（脳性ナトリウム利尿ペプチド）の血中濃度↑

37回－24 NEW

臨床検査に関する記述である。最も適当なのはどれか。１つ選べ。

(1) 溶血性貧血による高ビリルビン血症では、直接ビリルビンが優位になる。
(2) 血中CRP値は、炎症で低下する。
(3) 抗GAD（抗グルタミン酸脱炭酸酵素）抗体は、自己抗体である。
(4) 腹部エコー検査は、妊娠中の女性には禁忌である。
(5) MRI検査は、X線を利用して画像を得る。

正解へのアプローチ

本来、抗体は異物（非自己）に対して産生されるものであるが、自己の物質に対して産生されることがある。これを自己抗体といい、特定の疾患では特定の自己抗体が産生されることがあり、疾患の診断に有用である。１型糖尿病では、自己抗体である抗GAD抗体が高頻度にみられる。

選択肢考察

×(1) 溶血性貧血による高ビリルビン血症では、間接ビリルビンが優位になる。溶血により成熟赤血球が破壊され、ヘモグロビンの代謝が亢進し、ビリルビンの産生が増加すると、肝臓での処理が飽和状態となり、血中のビリルビンが増加する。この際、血中のビリルビンはアルブミンと結合しており、測定が直接行えないため、間接ビリルビンとよばれる。直接ビリルビンは、肝臓でグルクロン酸抱合を受けたビリルビンをいい、直接測定できる。

×(2) 血中CRP（C反応性たんぱく質）値は、炎症で上昇する。炎症により産生された炎症性サイトカインにより、肝臓でのCRPの産生が促進される。

○(3) 膵臓には、グルタミン酸脱炭酸酵素（グルタミンデカルボキシラーゼ）が存在し、これに対する抗体が抗GAD抗体であり、自己抗体である。１型糖尿病では、この自己抗体が出現している患者が多く、膵臓ランゲルハンス島のグルタミン酸脱炭酸酵素を攻撃して炎症が起こり、β細胞が破壊されるとインスリン分泌が欠乏するため発症する。

×(4) エコー検査は、超音波（25MHz以上の高い周波数）を用いた検査であり、放射線による被ばくを受けないため、妊婦に用いることができる。超音波が伝わる途中で、組織の特性が急に変わる境界で一部反射して戻る。この反射の有無や強弱を映像化している。

×(5) MRI（magnetic resonance imaging磁気共鳴画像）検査は、X線は用いない。MRIは、磁場で電磁波を照射することにより発生する磁気共鳴信号を画像化した検査であり、生体内の水素原子のプロトンが反応している。放射線被ばくはないが、強力な磁場を与えるため、体内に金属があると検査できないことがある。

正　解　(3)

35回－24

臨床検査に関する記述である。最も適当なのはどれか。1つ選べ。

(1) C反応性たんぱく質（CRP）の血中濃度は、炎症があると低下する。
(2) 血中尿素窒素は、たんぱく質の異化亢進で減少する。
(3) 胆道が閉塞すると、血中で間接ビリルビンが優位に増加する。
(4) 臓器移植では、ヒト白血球型抗原（HLA）の適合を判定する。
(5) 75g経口ブドウ糖負荷試験は、糖尿病網膜症の有無を判断するために行う。

正解へのアプローチ

臨床検査については、幅広い知識が問われるため、過去に出題された内容を中心に確認しておくこと。

臓器移植は、提供者（ドナー：ゲスト）からの臓器（肝臓、骨髄など）を受領者（レシピエント：ホスト）に移植して、機能を回復させるものである。よって、移植片を非自己と認識して排除する拒絶反応や、移植片が宿主を非自己として排除する移植片対宿主反応が起こりにくいよう、ヒト白血球型抗原（HLA）の適合を判定し、少しでも一致するレシピエントへ提供する。また、免疫抑制剤などを用いて拒絶反応を抑える。

選択肢考察

×(1) 炎症により好中球やリンパ球が産生する炎症性サイトカインの刺激を受け、肝臓でC反応性たんぱく質（CRP）などが産生される。炎症のマーカーとなるCRPの血中濃度は、急性炎症の開始後、数時間で急速に増加する。

×(2) 血中尿素窒素（BUN）は、たんぱく質の異化（分解）亢進で増加する。たんぱく質の異化（分解）により窒素は、アミノ酸のアミノ基を経てアンモニアとなる。肝臓でアンモニアは尿素回路により尿素に変換され、血液を介して腎臓へ送られ、尿中に排泄される。たんぱく質の異化亢進で、肝臓での尿素産生が増加するが、腎臓での排泄が間に合わないとBUNは増加する。

×(3) 胆道が閉塞すると、血中で直接ビリルビンが優位に増加する。脾臓で処理された赤血球内のヘモグロビンが、ビリルビンとなり、血液を介して肝臓へ送られる。この際、脂溶性のビリルビンは、アルブミンと結合しており、これを間接ビリルビンという。肝臓へ入ったビリルビンは、グルクロン酸抱合により水溶性となる。これを直接ビリルビンという。この抱合体（直接ビリルビン）は、胆汁へ排泄される。胆道が閉塞すると排泄できないため、血中へ移行し、直接ビリルビンが優位に増加する（要　点 参照）。

○(4) 細胞には、自己と非自己を識別し、免疫応答を制御する遺伝子群が存在し、ヒトの場合は、ヒト白血球型抗原（HLA）である。多数の対立遺伝子があるため、血縁関係のないヒト同士では、HLAが一致するのは極めて少なく、主要な抗原が一致するのでも1万人に1人といわれている。よって、臓器移植では、HLAの適合の判定を行い、ドナーと少しでも一致するレシピエントへの臓器提供を行う必要があり、適合しなければ拒絶反応（HVG）や移植片対宿主反応（GVH）を引き起こす。

×(5) 75g経口ブドウ糖負荷試験は、糖尿病の診断に用いる。糖尿病網膜症は、網膜の血管壁の変性、基底膜の肥厚による血流障害、血液成分の漏出が原因で、出血・白斑・網膜浮腫などの初期病変が発症する。高度に進行すると黄斑症を起こしたり、網膜および硝子体内に新生血管が生じ、硝子体出血や網膜剝離を起こして視力障害に陥る。糖尿病と診断された際、必ず眼科を受診して眼圧測定や眼底検査を行い、網膜症の有無を確認するよう指導する。

▶正 解◀ (4)

▶要 点◀

黄疸をきたす疾患の分類

分類		疾患
間接ビリルビン	溶血性貧血	自己免疫性溶血性貧血
	重症肝疾患	肝硬変、劇症肝炎
直接ビリルビン	肝細胞傷害	急性肝炎、慢性肝炎、肝硬変、肝がん
	胆汁うっ滞	結石によるうっ滞、閉塞性黄疸

33回－27

臨床検査に関する記述である。正しいのはどれか。1つ選べ。

(1) 基準値は、健常者の測定値の75％が含まれる範囲である。
(2) 心電図のP波は、心室の興奮を反映している。
(3) 便潜血反応は、大腸がんのスクリーニングとして用いられる。
(4) ALTの上昇は、心臓疾患に特異的である。
(5) CT（コンピュータ断層撮影）は、磁気を利用する検査である。

▶正解へのアプローチ◀

AST（アスパラギン酸アミノトランスフェラーゼ）と、ALT（アラニンアミノトランスフェラーゼ）は、細胞障害時に血中濃度が上昇する「逸脱酵素」と呼ばれるものである。

ALTは、肝臓、腎臓などに含まれる酵素で、特に肝臓に多く含まれている。一方、ASTは、ALTよりも全身の細胞に広く分布しており、心臓、肝臓、脳、骨格筋、腎臓などに含まれる。ゆえに、ASTとALTでは、ALTのほうが肝特異性が高い。

▶選択肢考察◀

×(1) 健常者の測定値の95％が含まれる範囲を基準値という。正常、異常を区別するものではなく、特定の病態の有無を判断する値でもない。測定方法や機器により多少ばらつきがある。

×(2) P波は、心房の興奮を反映している（▶要 点◀ 参照）。

○(3) 便潜血検査（免疫法）は、死亡率減少効果を示す十分な証拠があり、大腸がん検診（大腸がんのスクリーニング）として用いられている。

×(4) 心臓疾患では、一般にALTは変化しない。ALTは、肝細胞内に存在する酵素であり、肝細胞が破壊されると血中へ逸脱し、血液検査の値が上昇する（▶正解へのアプローチ◀ 参照）。

×(5) CTは、X線を利用して画像を得る検査である。磁気を利用するのは、MRI（磁気共鳴イメージング）である。

▶正 解◀ (3)

▶要　点◀

心電図波形

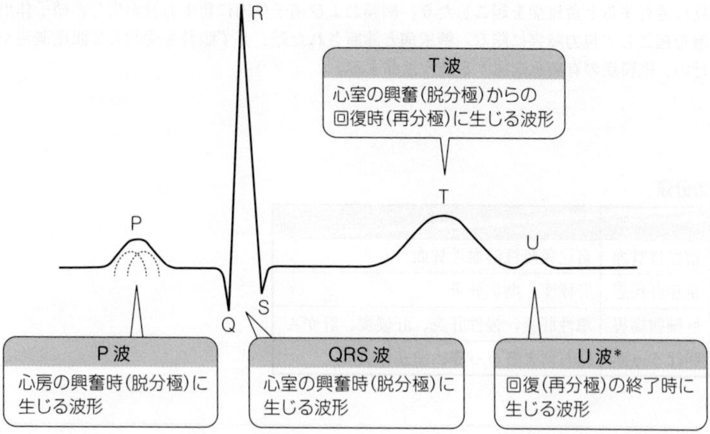

*U 波は誘導によってはみられない。

> **34回－24**
> 臨床検査に関する記述である。最も適当なのはどれか。１つ選べ。
> (1) 心電図検査は、画像検査である。
> (2) Ｘ線検査は、生理機能検査である。
> (3) 超音波検査は、妊娠中には禁忌である。
> (4) スパイロメトリは、拘束性肺障害の診断に用いられる。
> (5) 核磁気共鳴イメージング（MRI）検査では、放射線被曝がある。

▶正解へのアプローチ◀

スパイロメトリは、換気に際して口元から出入りする空気の量を測定するものである。肺活量が80％未満のときは拘束性肺障害、1秒率が70％を下回った状態は閉塞性肺障害があると判定される。

▶選択肢考察◀

×(1)　心電図検査は、患者を直接測定するため、生理機能検査である。
×(2)　Ｘ線検査は、Ｘ線の通りやすさの違いから、内部の状態を画像で表しているため、画像検査である。
×(3)　超音波検査は、妊娠中にも行うことができる負担の少ない検査である。胎児の観察にも利用する。
◯(4)　▶正解へのアプローチ◀ および ▶要　点◀ 参照。
×(5)　放射線被曝があるのは、Ｘ線検査、CT検査などである。MRI検査では被曝しない。

▶正　解◀ (4)

▶要　点◀

1秒率

1秒率とは、呼吸機能検査（スパイロメトリ）を用いて、1秒間にできるだけ速く吐き出した呼気量（1秒量）が、努力性肺活量の何％に相当するかを表すもの。正常は70％以上。閉塞性換気障害では、1秒量と1秒率が低下する。

- 1秒率（FEV_1／FVC）＝1秒量（FEV_1）／努力性肺活量（FVC）

35回－25

治療の種類に関する記述である。**誤っている**のはどれか。1つ選べ。

(1) 胃がんに対する胃全摘は、根治療法である。
(2) がん性疼痛に対するモルヒネ投与は、緩和療法である。
(3) C型肝炎に対する抗ウイルス療法は、原因療法である。
(4) 急性胆嚢炎に対する胆嚢摘出は、保存療法である。
(5) 発熱に対する解熱鎮痛薬の投与は、対症療法である。

▶正解へのアプローチ◀

治療の種類と特徴を理解し、具体例を覚えておく必要がある（▶要 点◀参照）。

疾患の原因を除去することを目的とした治療を原因療法といい、原因を除去するわけではないが、患者の症状を除去するために行う治療を対症療法という。また、病変部位を残しながら、原因療法や対症療法を用いて治癒をめざす治療を保存療法、疾患の原因を完全に取り除く治療（外科手術などによる）を根治療法という。

▶選択肢考察◀

○(1) 疾病の治癒を目的として行う治療を根治療法といい、胃がんに対する胃全摘は、腫瘍部分を切除して治癒を目指すため、根治療法であり原因療法である。

○(2) 緩和療法は、生命を脅かす疾患による問題に直面する患者とその家族に対して、痛みやその他の身体的、心理社会的問題などに対処することで、苦痛を予防、和らげることで、生活の質（QOL）を改善する治療である。モルヒネは治癒目的ではなく、がん性疼痛に用いられる麻薬性鎮痛薬であり、緩和療法かつ対症療法である。

○(3) 疾患を発症した直接の原因を取り除く治療を原因療法という。C型肝炎の原因は、C型肝炎ウイルス感染であり、抗ウイルス薬（インターフェロンなど）を用いる抗ウイルス療法は原因療法である。

×(4) 保存療法は、臓器や組織の形態や機能を保存することを目的とする治療であり、急性胆嚢炎に対する胆嚢摘出は保存していないため、保存療法には当たらない。胆嚢炎は、原則として胆嚢摘出術を行う。

○(5) 疾病によって引き起こされた症状の軽減を図る治療を対症療法といい、発熱に対する解熱鎮痛薬の投与は、対症療法である。

▶正 解◀ **(4)**

▶要 点◀

治療の種類と特徴

治療の種類	特 徴	具体例
原因療法	疾患の原因を除去する。	細菌性肺炎に対する抗生物質投与。
対症療法	症状を除去、軽減する。	発熱に対する解熱鎮痛剤投与。
理学療法	運動機能の維持・改善を目的に物理的手段を用いる。	脳血管疾患患者に対するリハビリテーション実施。
根治療法	原因病変を完全に除去する。	急性胆嚢炎に対して胆嚢摘出手術を行う。
緩和療法	身体的・精神的苦痛を和らげる。	がん疼痛に対する、麻薬性鎮痛剤投与や不安に対する抗不安薬投与。

33回－28

治療の種類とその例の組合せである。**誤っている**のはどれか。1つ選べ。

(1) 対症療法 ——— 発熱の患者に対する解熱鎮痛薬の投与
(2) 原因療法 ——— C型慢性肝炎に対する抗ウイルス療法
(3) 化学療法 ——— 子宮頸がんに対する放射線照射
(4) 理学療法 ——— 脳梗塞後の麻痺に対するリハビリテーション
(5) 緩和療法 ——— がん患者に対する精神的ケア

▶正解へのアプローチ◀

化学療法とは、化学物質の特徴を利用して、がん細胞や微生物を排除する薬物療法のことを指す。主なものに、「がん化学療法」と「病原微生物に対する化学療法」があるが、単に化学療法という場合は、がん化学療法のことを指す場合が多い。

▶選択肢考察◀

○(1) 対症療法は、原因を排除するのではなく、症状を取り除くことを目的とした治療である。
○(2) 原因療法は、疾患の原因を除去することを目的とした治療である。
×(3) ▶正解へのアプローチ◀参照。がん細胞に放射線を照射して増殖を抑制する治療法は、放射線療法である。
○(4) 理学療法は、運動機能の維持・改善を目的に行われる治療で、リハビリテーションなどを含む。
○(5) がん患者に対する精神的ケアは、緩和療法に含まれる。

▶正　解◀　(3)

36回－25

治療に関する記述である。最も適当なのはどれか。1つ選べ。

(1) 自己血輸血は、緊急手術で行われる。
(2) 自己血輸血では、GVHD（移植片対宿主病）がみられる。
(3) 血液透析では、腹膜を用いる。
(4) 白血球除去療法は、過敏性腸症候群の患者に行う。
(5) LDL吸着療法（LDLアフェレーシス）は、家族性高コレステロール血症の患者に行う。

▶正解へのアプローチ◀

アフェレーシスでは、体外循環によって血液中から血漿成分、細胞成分を分離し、更に分離した血漿成分から病気の原因となる液性因子を分離する。腎不全の血液透析から開発された治療法で、薬物中毒、劇症肝炎、自己免疫疾患などに適用されている。薬物療法の効果が十分ではない高度な高LDLコレステロール血症には、LDLアフェレーシスが有効である。また、潰瘍性大腸炎やクローン病の白血球除去にも使用され、効果が認められている。

▶選択肢考察◀

×(1) 自己血輸血は、あらかじめ自分の血液を貯血しておいて、手術時に自分の体内に戻す治療法である。よって、事前の準備が必要であり、緊急手術には行われない。
×(2) GVHD（移植片対宿主病）は、輸血した血液（Gゲスト）のリンパ球が、受血者（Hホスト）の組織を異物と認識して攻撃することにより生じる反応である。自己血輸血は自分の血液を輸血するため、輸血後GVHDはみられない。
×(3) 血液透析では、人工膜の透析膜を用いる。患者の腹膜を利用するのは、腹膜透析である。

×(4) 白血球除去療法は、白血球による炎症がみられる潰瘍性大腸炎や関節リウマチなどで行われ、炎症がみられない過敏性腸症候群には適応とならない。

○(5) 家族性高コレステロール血症では、血中のLDLが過剰になっており、LDL吸着療法（LDLアフェレーシス）が有効である（◗正解へのアプローチ◖参照）。

◗正　解◖ **(5)**

37回－25 NEW

治療に関する記述である。最も適当なのはどれか。1つ選べ。

(1) 発熱の患者に対する解熱鎮痛薬投与は、原因療法である。
(2) 交差適合試験は、輸血の後に行う。
(3) 早期胃がんに対する手術療法は、対症療法である。
(4) 放射線治療では、正常細胞は影響を受けない。
(5) 緩和ケアは、がんの診断初期から行う。

◗正解へのアプローチ◖

緩和ケアは、生命を脅かす疾患を持つ患者やその家族に対して行い、身体的問題だけでなく、心理社会的問題などにも対応し、苦しみを予防し、和らげることでQOL（生活の質）を改善する。

◗選択肢考察◖

×(1) 発熱は症状であり、この患者への解熱鎮痛薬の投与は、対症療法である。

×(2) 輸血は、血液や血液成分を投与する治療法である。交差適合試験は、献血者と患者との間で血液型抗体による抗原抗体反応を生じないかどうかを確認する試験である。血液不適合による副作用を未然に防ぐため、あらかじめ輸血前に行う。

×(3) 早期胃がんに対する手術療法は、原因部分を手術で取り除くため、原因療法である。

×(4) 放射線療法では、正常細胞も影響を受ける。体の外から放射線を当てる外部照射と、体の内側から放射線を当てる内部照射がある。どちらも、照射部位から正常細胞を通過して、がんやその周辺へ照射するため、正常細胞も影響を受ける。

○(5) 緩和ケアは、身体的・心理的苦痛を和らげる医療やケアのことであり、がんと診断された初期から行うことが推進されている。

◗正　解◖ **(5)**

9 栄養障害と代謝疾患

37回－26 NEW

ホルモンの分泌と働きに関する記述である。最も適当なのはどれか。1つ選べ。

(1) ソマトスタチンは、インスリン分泌を促進する。
(2) グルカゴンは、糖新生を抑制する。
(3) アディポネクチンは、インスリン抵抗性を増大させる。
(4) レプチンは、食欲を抑制する。
(5) 血中グレリン値は、空腹時に低下する。

◗正解へのアプローチ◖

血糖値や摂食に関与するホルモンは、基礎栄養学でも出題されるため、あわせて覚えておく必要がある。アディポサイトカインは、脂肪細胞（アディポサイト）から分泌されるサイトカインで、メタボリックシンドロームの発症と関連が深い（P 113：34回－26：◗要　点◖参照）。

▶選択肢考察◀

×(1) ソマトスタチンは、膵臓のランゲルハンス島のδ(D)細胞や、胃・十二指腸のδ細胞、視床下部から分泌され、インスリンやグルカゴンの分泌を抑制し、胃酸、セクレチン、ガストリン、成長ホルモン、甲状腺刺激ホルモンの分泌も抑制する。

×(2) グルカゴンは、糖新生を促進して、血糖値を上昇させる。一方、インスリンは、糖新生を抑制して、血糖値を低下させる。

×(3) アディポネクチンは、脂肪細胞から分泌されるアディポサイトカインの一種であり、インスリン抵抗性を低下させて、感受性を増大させる。内臓脂肪が増加するほどアディポネクチンの分泌量が減少するため、内臓脂肪が多いメタボリックシンドロームでは、インスリン抵抗性が増大する。

○(4) レプチンは、食欲を抑制する。レプチンは摂食に関与するホルモンで、脂肪細胞から分泌されるアディポサイトカインの一種である。脂肪細胞が多くなるほど分泌が亢進し、食欲を抑制する。ただし、肥満者はレプチン抵抗性により、レプチンが増加していてもレプチンの効果が発揮できず、肥満となる。

×(5) グレリンは、主に胃から分泌される消化管ホルモンであり、空腹時に分泌され、摂食を促進する。よって、血中濃度は、空腹時に上昇する。

▶正　解◀ (4)

36回－26

栄養・代謝に関する生理活性物質とその働きの組合せである。最も適当なのはどれか。1つ選べ。

(1) 成長ホルモン ――― 血糖低下
(2) グレリン ――― 摂食抑制
(3) ガストリン ――― 下部食道括約筋弛緩
(4) インスリン ――― グリコーゲン分解
(5) アドレナリン ――― 脂肪分解

▶正解へのアプローチ◀

ホルモンのうち、血糖値を低下させるのはインスリンである。グルカゴン、甲状腺ホルモン、糖質コルチコイド(コルチゾール)、成長ホルモン、副腎髄質ホルモン(アドレナリンなど)は、血糖値を上昇させる。

アドレナリンは、副腎髄質から分泌されるホルモンであり、交感神経興奮と同様の作用を発現し、心拍数増加や血管収縮による血圧上昇、肝臓でのグリコーゲン分解促進による血糖値上昇、脂肪細胞でのトリグリセリドの分解による血中脂肪酸濃度の上昇などを生じる。

消化管ホルモンについては、P290：35回－70：▶要　点◀ を確認すること。

▶選択肢考察◀

×(1) 成長ホルモンは肝臓での糖新生を促進し、血糖を上昇させる。

×(2) グレリンは、主に胃から分泌される消化管ホルモンであり、食欲亢進作用がある。

×(3) ガストリンは、胃のG細胞から分泌される消化管ホルモンであり、下部食道括約筋を収縮させ、胃内容物の食道への逆流を防止する。

×(4) インスリンは、筋肉細胞のGLUT4を血管側へ移動させることにより、血中のグルコースを細胞内に取り込み血糖値を低下させる。筋肉細胞内のグルコース濃度が上昇するため、グリコーゲンの合成は促進され、分解は抑制される。また、インスリンは、肝臓で糖新生を抑制し、グルコースの血中への放出を抑制して、グリコーゲンの合成を促進する。

○(5) アドレナリンは、脂肪細胞のホルモン感受性リパーゼを活性化し、脂肪分解を促進する(P305：36回－74：▶要　点◀ 参照)。

▶正　解◀ (5)

34回－26

栄養・代謝に関わるホルモン・サイトカインに関する記述である。最も適当なのはどれか。1つ選べ。

(1) グレリンは、脂肪細胞から分泌される。
(2) GLP－1（グルカゴン様ペプチド－1）は、空腹時に分泌が増加する。
(3) アディポネクチンの分泌は、メタボリックシンドロームで増加する。
(4) グルカゴンは、グリコーゲン分解を抑制する。
(5) アドレナリンは、脂肪細胞での脂肪分解を促進する。

正解へのアプローチ

栄養・代謝に関わるホルモン・サイトカインの出題は、アディポサイトカインを中心に繰り返し出題されている。

サイトカインとは、免疫応答に用いられる情報伝達物質のことである。アディポサイトカインは、脂肪細胞（アディポサイト）から分泌されるサイトカインで、メタボリックシンドロームの発症と関連が深い。代表的なサイトカインの生理作用を理解しておく必要がある。

アディポネクチンは、脂肪細胞から分泌される、いわゆる善玉のアディポサイトカインであり、インスリン感受性を高める働きがある。内臓脂肪が多くなるほど分泌は低下するため、メタボリックシンドロームでは、アディポネクチンの分泌が低下し、代わりにTNF－αなどの炎症性サイトカインの分泌が増加することで、インスリン抵抗性が引き起こされる（要　点参照）。

選択肢考察

×(1) グレリンは、主に胃から分泌される消化管ホルモンであり、食欲亢進作用がある。脂肪細胞からは分泌されない。
×(2) GLP－1（グルカゴン様ペプチド－1）は、インクレチンと呼ばれる消化管ホルモンで、食事摂取が刺激となり小腸から分泌される（P 200：35回－70：要　点参照）。
×(3) アディポネクチンは、内臓脂肪型肥満（メタボリックシンドローム）で分泌が低下する。
×(4) グルカゴンは、グリコーゲン分解を促進して、血糖値を上昇させる。
○(5) アドレナリンは、脂肪細胞のホルモン感受性リパーゼを活性化し、脂肪分解を促進する（P 305：36回－74：要　点参照）。

正　解 (5)

要　点

アディポサイトカインの種類

名　称	主な作用	肥満者の血中濃度
アディポネクチン	インスリン感受性亢進	減少
レプチン	食欲抑制、エネルギー消費増大	増加
TNF－α	炎症性サイトカイン、インスリン抵抗性増大	
PAI－1	血栓形成	
MCP－1	炎症性サイトカイン、単球遊走	
レジスチン	インスリン抵抗性増大	

33回－29

栄養・代謝に関わるホルモン・サイトカインに関する記述である。正しいのはどれか。1つ選べ。

(1) グレリンは、食前に比べて食後に分泌が増加する。
(2) レプチンは、エネルギー代謝を抑制する。
(3) アディポネクチンは、インスリン抵抗性を増大させる。
(4) TNF－α（腫瘍壊死因子α）は、インスリン抵抗性を軽減する。
(5) インクレチンは、インスリン分泌を亢進させる。

▶選択肢考察◀

×(1) グレリンは、主に胃から分泌される消化管ホルモンで、食欲亢進作用がある。グレリン分泌は食前に上昇して食欲が亢進し、摂食によりグレリン分泌が低下し、食欲が低下する。

×(2) レプチンは、脂肪細胞から分泌されるアディポサイトカインの一つで、食欲抑制作用、エネルギー代謝促進作用がある。一般に肥満者はレプチン抵抗性があると考えられている。

×(3) アディポネクチンは、肥満者で分泌が低下するアディポサイトカインである。インスリン抵抗性を軽減させ、インスリン感受性を高める作用がある。

×(4) TNF－α（腫瘍壊死因子α）は、脂肪細胞から分泌される炎症性サイトカインの代表であり、インスリン抵抗性を高める。肥満者で分泌が上昇する。

○(5) 消化管ホルモンであるインクレチンは、インスリン分泌促進作用がある（**P 290：35回－70：▶要　点◀参照**）。

▶正　解◀ **(5)**

34回－27

肥満症の診断基準に必須な健康障害である。**誤っている**のはどれか。1つ選べ。

(1) 脂質異常症
(2) 高血圧
(3) 閉塞性睡眠時無呼吸症候群（OSAS）
(4) COPD（慢性閉塞性肺疾患）
(5) 変形性関節症

▶正解へのアプローチ◀

肥満症の診断基準に必須な健康障害については、「肥満症診療ガイドライン 2016（日本肥満学会）」に示されている。

▶選択肢考察◀

○(1) 脂質異常症は、肥満症の診断基準に含まれる健康障害である。

○(2) 高血圧は、肥満症の診断基準に含まれる健康障害である。

○(3) 閉塞性睡眠時無呼吸症候群（OSAS）は、肥満症の診断基準に含まれる健康障害である。肥満などによって上気道の閉塞が起こり、鼻・口の気流が停止する。

×(4) COPD（慢性閉塞性肺疾患）は、肥満症の診断基準には含まれない。

○(5) 変形性関節症は、診断基準に含まれる健康障害である。過体重がリスク因子となる。

▶正　解◀ **(4)**

▶要　点◀

肥満症の診断基準に必須な健康障害（「肥満症診療ガイドライン2016」（日本肥満学会）より抜粋）

1）耐糖能障害（2型糖尿病・耐糖能異常など）
2）脂質異常症
3）高血圧
4）高尿酸血症・痛風
5）冠動脈疾患：心筋梗塞・狭心症
6）脳梗塞：脳血栓症・一過性脳虚血発作（TIA）
7）非アルコール性脂肪性肝疾患（NAFLD）
8）月経異常・不妊
9）閉塞性睡眠時無呼吸症候群（OSAS）・肥満低換気症候群
10）運動器疾患：変形性関節症（膝・股関節）・変形性脊椎症、手指の変形性関節症
11）肥満関連腎臓病

35回－26

先天性代謝異常症に関する記述である。最も適当なのはどれか。1つ選べ。

(1)　糖原病Ⅰ型では、高血糖性の昏睡を生じやすい。
(2)　フェニルケトン尿症では、チロシンが体内に蓄積する。
(3)　ホモシスチン尿症では、シスチンが体内に蓄積する。
(4)　メープルシロップ尿症では、分枝アミノ酸の摂取制限が行われる。
(5)　ガラクトース血症では、メチオニン除去ミルクが使用される。

▶正解へのアプローチ◀

先天性代謝異常症は、近年では「応用栄養学」や「臨床栄養学」でも出題されており、食事療法が問われている。遺伝子の異常により先天的に代謝酵素の欠損が生じ、代謝異常が起こる。よって、食事療法では体内に過剰に蓄積する成分を制限・除去し、生成が減少し欠乏する成分を添加・強化する。欠損する酵素名も覚えておくこと（**P573：34回－136：▶要　点◀参照**）。

▶選択肢考察◀

×(1)　糖原病Ⅰ型はフォン・ギルケ病ともいい、グルコース-6-ホスファターゼの欠損により、グリコーゲンの分解過程によるグルコース産生ができない。よって、低血糖性の昏睡を生じやすい。

×(2)　フェニルケトン尿症では、フェニルアラニンをチロシンに変換するフェニルアラニン水酸化酵素（フェニルアラニンデヒドロゲナーゼ）やその補酵素が障害されるため、体内ではフェニルアラニンが蓄積し、チロシンは欠乏する。

×(3)　ホモシスチン尿症では、メチオニンの代謝物であるホモシステインをシステインに変換するシスタチオニンβ合成酵素の障害により、体内ではメチオニン、ホモシステイン、ホモシスチンが蓄積し、システイン、シスチンは欠乏する。

○(4)　メープルシロップ尿症では、分枝アミノ酸の代謝酵素に障害がみられ、分枝アミノ酸が蓄積するため、摂取を制限する。ただし、分枝アミノ酸は不可欠アミノ酸であるため、最低限の必要量は摂取するが、完全除去は行わない。

×(5)　ガラクトース血症では、ガラクトースをグルコースへ変換する酵素の障害により、ガラクトース、ガラクトース1-リン酸が体内に蓄積するため、ガラクトースを構成糖とする乳糖（ラクトース）やガラクトースを除去したミルクや豆乳を使用する。母乳や乳製品は避ける。

▶正　解◀ **(4)**

10 消化器系

37回－27 NEW

消化器系の構造と機能に関する記述である。最も適当なのはどれか。1つ選べ。

(1) 味蕾は、全ての舌乳頭に存在する。
(2) 膵液は、回腸に分泌される。
(3) S状結腸は、回腸と上行結腸の間にある。
(4) 迷走神経の興奮は、胃酸の分泌を促進する。
(5) GLP-1は、胃内容物の排出を促進する。

正解へのアプローチ

消化器系には、消化管の他に肝臓、胆嚢、膵臓なども含まれるため、一緒に出題される。迷走神経は、副交感神経の一種である。副交感神経は、エネルギーを貯蔵させる作用があり、消化管運動を促進し、消化液の分泌を促進して消化吸収を促進する。

選択肢考察

×(1) 舌乳頭は、糸状乳頭、茸状（じじょう）乳頭、葉状乳頭、有郭乳頭がある。糸状乳頭には味蕾がないが、他の3つには味蕾が存在する。また、口蓋や咽頭にも味蕾は存在する。

×(2) 膵臓の腺房細胞で産生された膵液は、主膵管や副膵管を通って、十二指腸へ外分泌される（P120：33回－30：要 点 参照）。

×(3) S状結腸は、下行結腸と直腸の間にある。回腸と上行結腸の間は盲腸である（P117：35回－27：要 点 参照）。

◯(4) 迷走神経は副交感神経の一種であり、興奮により胃酸の分泌を促進する。迷走神経の終末からはアセチルコリンが分泌され、胃の壁細胞の受容体に結合すると胃酸の分泌が促進される。

×(5) GLP-1（グルカゴン様ペプチド-1）はインクレチンの一種で、食後、分泌が促進され、胃内容物の排出を遅延させる。これにより、血糖値の上昇が緩やかになる。また、インスリンの分泌を促進し、食欲を抑制する（P290：35回－70：要 点 参照）。

正　解 (4)

35回－27

消化管に関する記述である。最も適当なのはどれか。1つ選べ。

(1) 食道は、気管の腹側を通る。
(2) 胃底部は、胃体部よりも幽門側にある。
(3) 十二指腸には、腸間膜が付着する。
(4) 回腸は、十二指腸と空腸の間にある。
(5) S状結腸は、下行結腸と直腸の間にある。

正解へのアプローチ

消化管の構造に関する出題では、「どこからどこにつながっているか」を問う場合が多く、部位の名称を口腔から順に覚えておく必要がある。大腸は、右下の腹部に存在する盲腸から始まり、ひらがなの「の」の書き順のように上行結腸→横行結腸→下行結腸→S状結腸と腹部を一周した後、直腸へつながり、肛門へ到達する。

▶選択肢考察◀

×(1)　頸部には、咽頭から分かれてきた食道と気管の２本の管が存在する。気管が腹側、食道が背側に存在する。

×(2)　胃底部は、胃体部よりも噴門側に存在する（▶要　点◀参照）。

×(3)　小腸の空腸と回腸は、腸間膜の根からヒダの多いカーテンのような腸間膜によって後腹壁からぶら下げられているが、十二指腸には腸間膜は付着していない（▶要　点◀参照）。

×(4)　胃の幽門は、小腸の十二指腸につながっており、その後空腸となり、最終的に回腸となって、大腸の盲腸につながる。よって、十二指腸と回腸の間に空腸がある。

○(5)　大腸は、小腸から続く腸の最後の部分で、盲腸、結腸、直腸に分かれる。結腸は、上行結腸→横行結腸→下行結腸→S状結腸となり、直腸につながる。よって、S状結腸は、下行結腸と直腸の間にある（▶要　点◀参照）。

▶正　解◀（5）

▶要　点◀

胃の構造

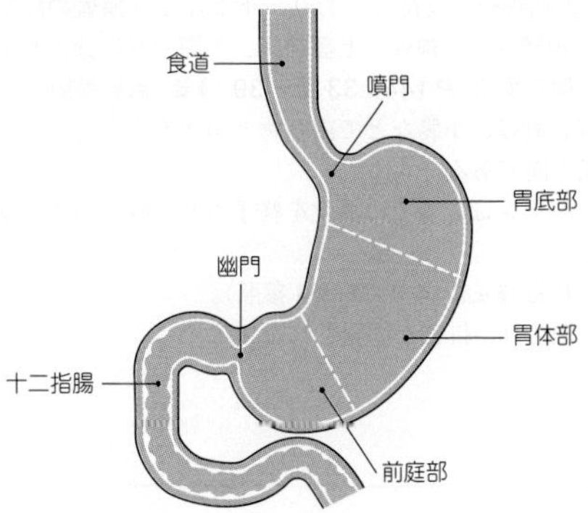

横隔膜と腸間膜（正中断面）

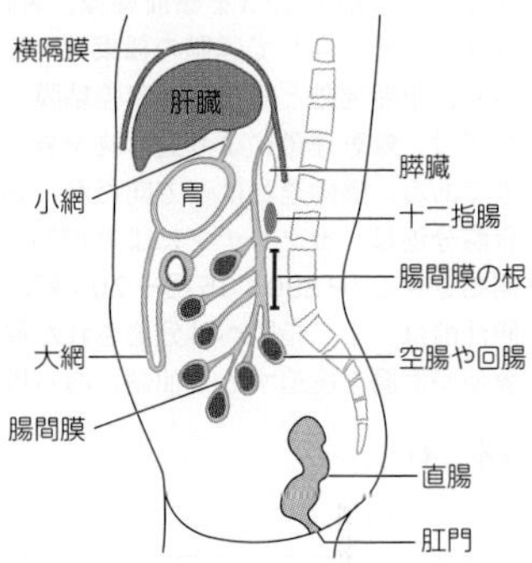

小腸と大腸の関係

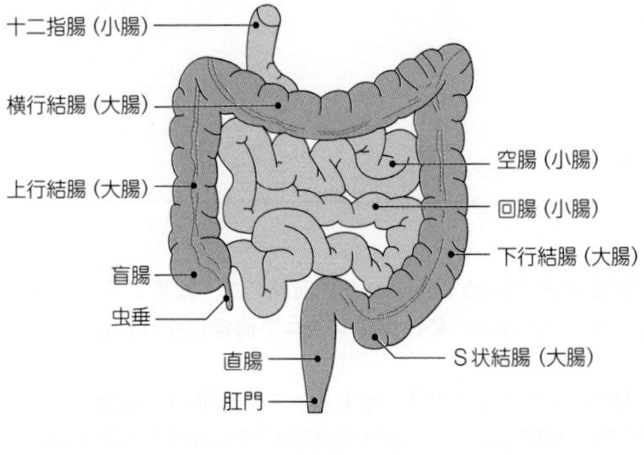

36回－27
消化器系に関する記述である。最も適当なのはどれか。1つ選べ。
(1) 味覚は、三叉神経により伝えられる。
(2) 食道は、分節運動により食べ物を胃に運ぶ。
(3) 胃酸分泌は、セクレチンにより促進される。
(4) 胆汁酸は、主に回腸で吸収される。
(5) 排便の中枢は、腰髄にある。

▶正解へのアプローチ◀

一次胆汁酸は肝臓で合成され、胆汁成分として十二指腸へ外分泌される。腸内細菌により二次胆汁酸となり、小腸下部（回腸）でほとんど（90％以上）再吸収され、門脈を介して肝臓へ入り再利用される。これを腸肝循環という（P 311：33回－78：▶要　点◀ 参照）。

▶選択肢考察◀

×(1) 味覚は、舌前方2/3を顔面神経、舌後方1/3を舌咽神経が支配しており、下咽頭や喉頭蓋の味蕾は迷走神経を介して延髄の孤束核へ伝える。三叉神経は、眼神経、上顎神経、下顎神経に分かれており、咀嚼運動と顔面及び口腔粘膜の知覚などに関与する（P 144：33回－39：▶要　点◀ 参照）。
×(2) 食道は、蠕動運動により食べ物を胃に運ぶ。分節運動は、小腸などで内容物と消化液を混合する動きである。蠕動運動は一方向だが、分節運動は双方向である。
×(3) 胃酸分泌は、セクレチンにより抑制される。セクレチンは、胃での消化を終了させ、腸での消化を開始させる（P 290：35回－70：▶要　点◀ 参照）。
○(4) 胆汁酸は、十二指腸へ外分泌された後、再吸収される（▶正解へのアプローチ◀ 参照）。
×(5) 糞便が直腸を圧迫すると仙髄にある排便中枢が刺激され、排便が誘発される。

▶正　解◀ (4)

34回－28
消化器系の構造と機能に関する記述である。最も適当なのはどれか。1つ選べ。
(1) 食道は、胃の幽門に続く。
(2) ガストリンは、胃酸分泌を抑制する。
(3) 肝臓は、消化酵素を分泌する。
(4) 肝臓は、尿素を産生する。
(5) 肝臓は、カイロミクロンを分泌する。

▶正解へのアプローチ◀

アミノ酸の分解で生じるアンモニアは、肝臓の尿素回路（オルニチン回路）で、尿素に変換される（▶要　点◀ 参照）。肝不全になると、尿素回路が働かなくなるため、高アンモニア血症になり、意識障害や羽ばたき振戦といった症状を認める。

食事から摂取される脂肪の大部分は、中性脂肪（トリグリセリド）である。中性脂肪は、消化管内で脂肪酸とモノグリセリドに分解され、小腸上皮細胞に吸収される。小腸上皮細胞内で再び中性脂肪に再合成された後、カイロミクロンを形成し、リンパ管に入り、その後、鎖骨下静脈へ流入する。

▶選択肢考察◀

×(1)　食道は、胃の噴門に続く（**P 117：35 回－27：▶要　点◀** 参照）。

×(2)　ガストリンは、胃酸分泌を促進する（**P 291：35 回－70：▶要　点◀** 参照）。

×(3)　消化酵素を分泌するのは、肝臓ではなく膵臓である。

◯(4)　肝臓は、アンモニアを尿素に変換する（**▶正解へのアプローチ◀** 参照）。

×(5)　カイロミクロンは、小腸で作られる（**▶正解へのアプローチ◀** 参照）。

▶正　解◀　(4)

▶要　点◀

尿素回路（オルニチンサイクル）

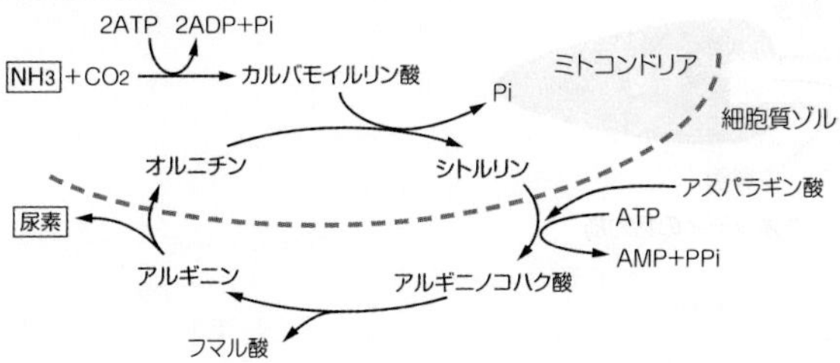

2　人体の構造と機能及び疾病の成り立ち

---

33 回－30

胆汁と膵液に関する記述である。正しいのはどれか。１つ選べ。

(1)　胆汁は、胆嚢で産生される。

(2)　胆汁は、リパーゼを含む。

(3)　胆汁は、脂肪を乳化する。

(4)　膵液は、膵島（ランゲルハンス島）から分泌される。

(5)　膵液は、酸性である。

▶正解へのアプローチ◀

胆汁は、肝臓で産生され胆嚢で貯蔵・濃縮されてから十二指腸へ分泌される。胆汁は、脂肪を乳化することにより、脂肪粒子の表面積を増加させる。この乳化によって、脂質の分解酵素であるリパーゼが働きやすくなる。

なお、リパーゼには、唾液中の舌リパーゼ、胃液中の胃リパーゼ、膵液中の膵リパーゼがあり、中心的に働くのは、膵リパーゼである。

▶選択肢考察◀

×(1)　胆汁は、肝臓で産生される（**▶正解へのアプローチ◀** 参照）。

×(2)　胆汁にはリパーゼは含まれない。膵液にリパーゼが含まれる。

◯(3)　胆汁が脂肪を乳化することにより、リパーゼが働きやすくなる（**▶正解へのアプローチ◀** 参照）。

×(4)　膵液は、膵臓の外分泌部である腺房細胞から分泌される。膵島（ランゲルハンス島）は、内分泌部であり、α (A) 細胞からグルカゴン、β (B) 細胞からインスリン、δ (D) 細胞からソマトスタチンが血中へ分泌される。

×(5)　膵液は、アルカリ性である。十二指腸に分泌され、胃酸を中和するため、HCO_3^-が含まれている。

▶正　解◀　(3)

▶要　点◀

胆汁および膵液の流れ

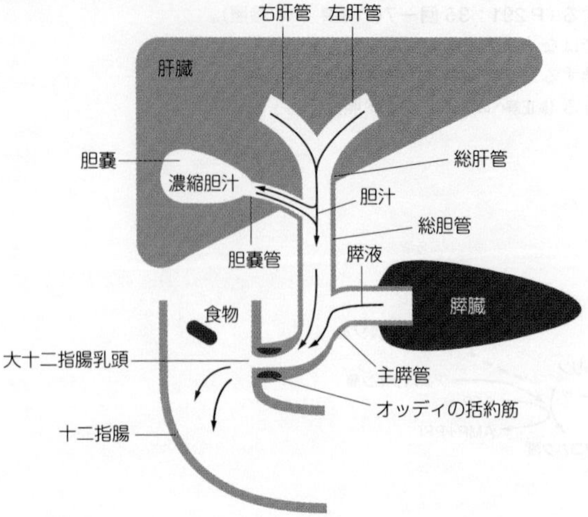

36回－28
消化器疾患と、頻度の高い原因の組合せである。最も適当なのはどれか。1つ選べ。
(1)　食道がん ――― カンジダ
(2)　胃潰瘍 ――― サルモネラ
(3)　慢性肝炎 ――― ヘリコバクター・ピロリ
(4)　胆石症 ――― B型肝炎ウイルス
(5)　急性膵炎 ――― アルコール

▶正解へのアプローチ◀

アルコールの過飲は、脂肪肝や肝炎、肝硬変、肝がんなどの肝疾患、膵炎、循環器疾患（適量では予防的）、脂質異常症、血糖値上昇や尿酸値上昇など様々な障害のリスク因子となる。また、口腔・咽頭・喉頭・食道・肝臓・大腸と女性の乳房のがんの原因ともなる。

▶選択肢考察◀

×(1)　食道がんは、熱い食物や刺激性のある食物の過剰摂取、喫煙、飲酒などが原因となるが、カンジダはほとんど原因とはならない。カンジダは真菌であり、日和見感染により皮膚、口腔、膣などに発症する。
×(2)　胃潰瘍は、ヘリコバクター・ピロリ（細菌）の感染が原因となる。サルモネラは、食中毒や腸チフス、パラチフスの原因細菌である。
×(3)　慢性肝炎は、B型やC型の肝炎ウイルス感染が原因となることが多い。他に、アルコールや薬物、自己免疫疾患でも生じる。
×(4)　胆石症には、コレステロール系とビリルビン系がある。コレステロール系は、肥満や糖尿病、妊婦などで多い。ビリルビン系は、大腸菌感染や高カルシウム血症などが原因となる。
○(5)　急性膵炎の約40%は、アルコールの過飲が原因である。他に約20%が胆石によるものであり、原因不明もあるが、薬剤、高カルシウム血症、脂質異常症なども原因となる。

▶正　解◀　(5)

37回－28 NEW

肝疾患の検査に関する記述である。最も適当なのはどれか。1つ選べ。

(1) アルコール性肝炎では、血清γ-GT値は低下する。
(2) ウイルス性慢性肝炎は、B型肝炎ウイルスによるものが最も多い。
(3) 肝硬変では、血清コリンエステラーゼ値は上昇する。
(4) 非代償期の肝硬変では、血液中のBCAA値が上昇する。
(5) NASHの確定診断には、肝生検が必要である。

正解へのアプローチ

NASHの確定診断は、初めて出題された。肝炎や肝硬変での検査値の変動を覚えておく必要がある。

選択肢考察

×(1) アルコール性肝炎では、血清γ-GT値は上昇する。γ-GTは、胆管で産生される酵素であり、たんぱく質の分解に関与する。アルコールの影響で細胞が破壊されると血中へ逸脱するため、血中濃度が上昇する。

×(2) ウイルス性慢性肝炎は、C型肝炎ウイルスによるものが60～70％と最も多い。次いでB型肝炎ウイルスによる。

×(3) 肝臓で産生されるコリンエステラーゼは、肝硬変により産生が減少し、血中濃度は低下する。

×(4) 非代償期の肝硬変では、血液中のBCAA（分枝アミノ酸）値が低下し、AAA（芳香族アミノ酸）値が上昇する。BCAAは、主に筋肉で分解されるため肝臓の機能が低下しても血中濃度が上昇することはないが、BCAA以外のアミノ酸は、主に肝臓で分解されるため、肝機能が低下すると血中濃度が上昇する。

○(5) NASH（非アルコール性脂肪肝炎）の確定診断には、肝生検が必要である。血液検査でNASH以外のNAFLD（非アルコール性脂肪性肝疾患）か、NASHであるかは見分けることが困難であり、肝生検により鑑別を行う。

正　解 (5)

11 循環器系

37回－29 NEW

循環器系の構造と機能に関する記述である。最も適当なのはどれか。1つ選べ。

(1) 左心室の壁厚は、右心室の壁厚よりも薄い。
(2) 洞房結節は、左心房にある。
(3) 胸管は、右鎖骨下動脈に流入する。
(4) 門脈を流れる血液は、動脈血である。
(5) 血圧上昇により大動脈弓の圧受容体が刺激されると、心拍数は低下する。

正解へのアプローチ

血圧は、血管内を流れる血液が動脈を押す圧力であり、心拍出量が増加したり、末梢血管抵抗が増大すると血圧は上昇する。延髄にある血圧調節中枢（心臓血管運動中枢）で血圧を調節しており、血圧が上昇すると下げて戻そうとするため、心拍数を減少させて心拍出量を減少させたり、血管を拡張して末梢血管抵抗を減少させる。

選択肢考察

×(1) 左心室は、大動脈から全身へ血液を送り出しているため、圧力をかける必要があり、壁厚が分厚くなる。右心室は、肺動脈から肺へ血液を送り出しているが、肺と心臓は近いためそれほど圧力をかける必要はなく、厚壁は左心室よりも薄い。

×(2) 洞房結節は、右心房にある。ペースメーカーの働きを持ち、拍動数を調節する。

×(3) 胸管は、下半身からのリンパ管が集合してきたリンパ管で、途中で左上半身から集合してきた左頸リンパ本管と鎖骨下リンパ本管が合流して、左内頸静脈と左鎖骨下静脈が合流する左静脈角に流入する。右上半身のリンパ管は、右内頸静脈と右鎖骨下静脈が合流する右静脈角に流入する。動脈には流入しない。

×(4) 門脈は、消化管や膵臓など腹部の消化器や脾臓の周囲の血液を集めてきた血管であり、酸素を消化管に供給した後であるため、静脈血が流れ、拍動はない静脈である。

◯(5) 血圧が上昇すると、大動脈弓の圧受容体が刺激され、延髄にある血圧調節中枢（心臓血管運動中枢）が興奮して、血圧を下げて戻そうとする。これにより交感神経を抑制、副交感神経を興奮させて心拍数を低下させたり血管を拡張して血圧を低下させる。

正　解　(5)

36回－29

循環器系の構造と機能に関する記述である。最も適当なのはどれか。1つ選べ。

(1) 心筋は、平滑筋である。
(2) 冠状動脈は、上行大動脈から分岐する。
(3) 肺動脈を流れる血液は、動脈血である。
(4) 動脈の容量は、静脈の容量より大きい。
(5) リンパ（リンパ液）は、鎖骨下動脈に流入する。

正解へのアプローチ

冠状動脈は、心臓自身に酸素や栄養を供給する動脈であり、大動脈の起始部である上行大動脈から左右2本が分岐し、左冠動脈が更に2本に分岐する。

選択肢考察

×(1) 心筋は、横紋筋である。細いアクチン線維と太いミオシン線維が規則正しく並んでいるため、色の濃い部分と薄い部分が交互に存在し、縞模様に見える。平滑筋は、心臓以外の多くの内臓の筋肉に存在し、細胞の配列が不規則なため、縞模様はみられない。

◯(2) 冠状動脈は、上行大動脈から分岐する（正解へのアプローチ参照）。心室が拡張している時、冠状動脈に血液が流れる。

×(3) 肺動脈は、右心室から肺へ血液を送り出す血管であり、組織で酸素を供給した後の酸素の少ない血液が流れるため、静脈血である。肺静脈は、肺でのガス交換後、肺から左心室へ流れ込む血管であるため、酸素の多い動脈血が流れる。

×(4) 血液は、心臓に約8%、肺循環系の動脈と静脈に約12%、体循環系の毛細血管に約5%、体循環系の動脈に約15%、体循環系の静脈に約60%存在する。静脈は血管が伸展しやすいため、多量の血液を保つ。全身の血液量は、動脈血約25%、静脈血約70%、毛細血管約5%と分布している。そのため、静脈の容量は、動脈の容量より大きい。

×(5) リンパ（リンパ液）は、鎖骨下静脈に流入する。下半身と左上半身のリンパ液は胸管に流れ込み、左鎖骨下静脈から上大静脈へ、右上半身のリンパ液は右鎖骨下静脈へ流入し上大静脈へ流れ込む。

正　解　(2)

▶要　点◀

心臓の構造と冠状動脈

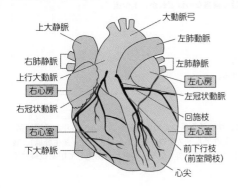

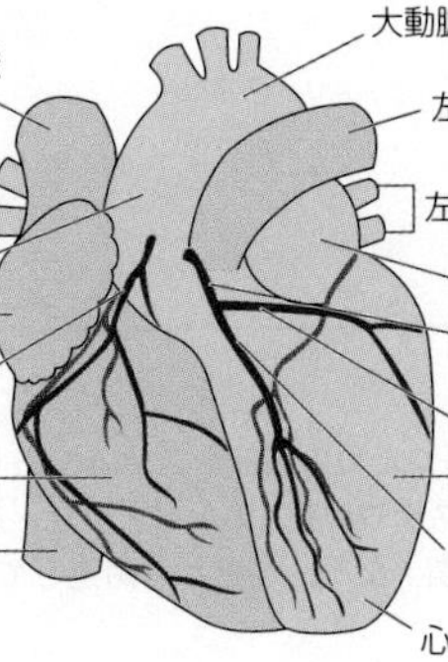

35回－29
　循環器系に関する記述である。最も適当なのはどれか。1つ選べ。
　(1)　心臓血管中枢は、小脳にある。
　(2)　三尖弁は、左心房と左心室の間にある。
　(3)　洞房結節は、左心房にある。
　(4)　静脈の容量は、動脈の容量より大きい。
　(5)　心電図のQRS波は、心房の興奮を示す。

▶正解へのアプローチ◀

静脈は多量の血液を保ち、血液貯蔵器として機能する。運動時、骨格筋の活動が高まると、交感神経の興奮により静脈の収縮が生じ、血液が心臓へ帰還する量が増加し、骨格筋へ多量の血液が送られる。同時に皮膚や粘膜の動脈は収縮して、より多くの血液を骨格筋へ動員する。これにより血圧が上昇する。

▶選択肢考察◀

×(1)　心臓血管中枢は、延髄にある。心臓血管中枢により血圧が調節され、生命の維持に関与する。

×(2)　三尖弁は、右心房と右心室の間にある。左心房と左心室の間には、僧帽弁（二尖弁）がある（P 124：34回－29：▶要　点◀ 参照）。

×(3)　洞房結節は、右心房にある。刺激伝導系により心筋の収縮が調節されており、ペースメーカーである洞房結節は、右心房の上大静脈口のすぐ内側に存在する。この興奮が拍動の起点となる。洞房結節で生じた刺激は、右心房壁の心筋から左心房壁の心筋へと伝えられ、先に心房が収縮する。遅れて右心房の内側壁の房室結節に刺激が伝わり、心室中隔を下降し、ヒス束から左脚・右脚へ伝わり、心室壁に広がるプルキンエ線維に伝わり、心室が収縮する。

◯(4)　血液は、心臓に約8％、肺循環系の動脈と静脈に約12％、体循環系の毛細血管に約5％、体循環系の動脈に約15％、体循環系の静脈に約60％存在する。静脈は血管が伸展しやすいため、多量の血液を保つ。そのため、静脈の容量は、動脈の容量より大きい。

×(5)　心電図のQRS波は、心室の興奮を示す。心房の興奮は、P波である（P 108：33回－27：▶要　点◀ 参照）。

▶正　解◀　**(4)**

34回－29
循環器系の構造と機能に関する記述である。最も適当なのはどれか。1つ選べ。
(1) 僧帽弁を通る血液は、動脈血である。
(2) 肺静脈を流れる血液は、静脈血である。
(3) 左心室の壁厚は、右心室の壁厚より薄い。
(4) 交感神経の興奮は、心拍数を低下させる。
(5) アンジオテンシンⅡは、血圧を低下させる。

正解へのアプローチ

レニン-アンジオテンシン-アルドステロン系は、体液量を保つための調節システムであり、循環器系、腎・尿路系、内分泌系にまたがって重要である。原発性アルドステロン症（アルドステロン産生腫瘍）、腎血管性高血圧（腎動脈の動脈硬化による狭窄で、レニン分泌上昇）など、疾患とも関連して国家試験に出題される。

選択肢考察

○(1) 僧帽弁は左の房室弁であり、動脈血が通る（要　点 参照）。
×(2) 肺静脈は、肺から左心房につながる血管であり、肺でのガス交換後の酸素の多い動脈血が流れる。（要　点 参照）。
×(3) 左心室は、右心室よりも強い圧で全身に血液（動脈血）を送るため、心筋の壁が厚い。
×(4) 交感神経は、心拍数と心収縮力を上昇させる。
×(5) アンジオテンシンⅡは、強い血管収縮作用があり、血圧を上昇させる（P 129：35回－30：要　点 参照）。

正　解 (1)

要　点

心臓における静脈血と動脈血の流れ

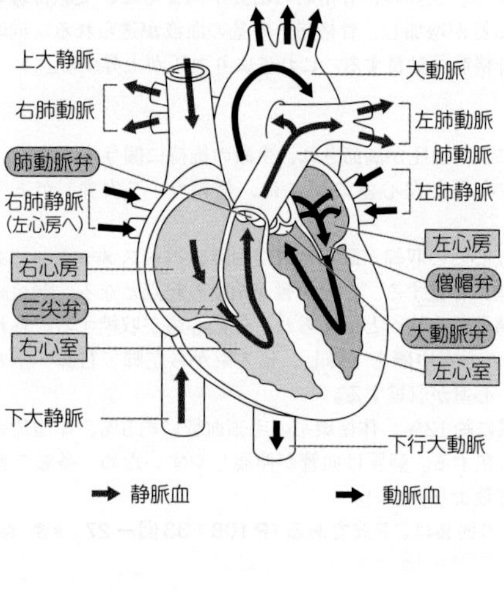

血圧に影響を与える因子

血管抵抗	末梢血管が収縮すると血管抵抗が増大し、血圧が上昇する。動脈硬化による血管の硬化（とくに細動脈硬化）も血圧を上昇させる。
心拍出量	心拍数や心収縮力の上昇は、血圧を上昇させる。副交感神経は心拍数を減少させる。一方、交感神経は心拍数を増加させ、心収縮力も増加させる。
循環血液量	循環血液量が上昇すると、心拍出量が上昇し、動脈を圧迫する力（すなわち血圧）が上昇する。

37回－30 *NEW*

循環器疾患に関する記述である。最も適当なのはどれか。１つ選べ。

(1) 狭心症では、心筋壊死が生じる。
(2) 腎血管性高血圧は、本態性高血圧である。
(3) 心室細動は、致死性不整脈である。
(4) 右心不全では、肺水腫が生じる。
(5) 心不全では、血中BNP（脳性ナトリウム利尿ペプチド）値が低下する。

▶正解へのアプローチ◀

選択肢(3)は、第33回国家試験でも出題されており、過去問を勉強していれば正解できた。狭心症と心筋梗塞、右心不全と左心不全は、内容を入れ替えて出題されやすいため、相違点を確認しておくこと。

▶選択肢考察◀

×(1) 狭心症は、心臓の冠状動脈の狭窄による血流減少が原因であり、閉塞はしていないため、少量ではあるが血液が供給されており心筋壊死は生じない。冠状動脈の閉塞により血液の供給が途絶えたことにより心筋壊死を生じるのは、心筋梗塞である。

×(2) 本態性高血圧は、原因として他の疾患がない高血圧をいい、全体の約95％がこれに当たる。腎血管性高血圧は、動脈硬化による腎動脈の狭窄により、レニン分泌が増加したことが原因であるため、二次性高血圧である。

○(3) 心室細動は、やがて心停止になりうる致死的不整脈である。急性心筋梗塞で、心筋虚血状態となり、心室頻拍や心室細動を生じやすい。心室が細かく振動しているため、血液が心臓から出ていかず、脳など各臓器への血液の供給が行えない（**P 128：33回－31：▶要　点◀ 参照**）。

×(4) 右心不全では、右心室の機能低下により肺へ血液が送り出せず、末梢組織に血液が貯留する。よって、浮腫や肝肥大などがみられる。肺水腫や肺うっ血は、左心不全で生じる。

×(5) BNP（脳性ナトリウム利尿ペプチド）は、最初ブタの脳で発見されたため「脳性」と名付けられたが、ヒトでは心室から分泌される。心室に負荷がかかると血液量が多いと判断して、BNPの分泌量を増加して利尿作用により血液量を減少させ、血管拡張作用により心臓へ戻る血液量を減少させて、負荷を軽減させる。心不全では、心室に負荷がかかるため、BNPの分泌量が増加し血中BNP値が上昇する。

▶正　解◀ (3)

36回－30
循環器疾患に関する記述である。最も適当なのはどれか。1つ選べ。
(1) 仮面高血圧では、家庭血圧は正常である。
(2) 狭心症では、心筋壊死が生じる。
(3) 深部静脈血栓症は、肺塞栓のリスク因子である。
(4) 右心不全では、肺うっ血が生じる。
(5) ラクナ梗塞は、太い血管の閉塞による脳梗塞である。

正解へのアプローチ

体循環の静脈は、組織周辺の毛細血管が集まって徐々に太くなり、下大静脈と上大静脈として右心房へつながっている。よって、深部静脈内で形成された血栓は、右心房へ流れ着く。その後、右心室から肺動脈を介して肺へ流れ込む。肺動脈は、徐々に枝分かれし、細くなり肺胞周囲の血管となるため、流れ着いた血栓が詰まりやすく、肺塞栓のリスク因子となる。長時間の安静状態、炎症などにより起こりやすく、エコノミークラス症候群もこの一種である。

選択肢考察

×(1) 仮面高血圧では、診察室血圧は正常であるが、家庭血圧が高血圧を呈する。医師の前では正常であるため、高血圧が見逃されてしまうことが由来である。
×(2) 狭心症では、冠状動脈の狭窄により一過性に心筋が虚血状態となるが、少量の血液が流れているため心筋の壊死は起こっていない。冠状動脈が完全に閉塞し、心筋の虚血状態が持続し壊死に至った状態を心筋梗塞という。心筋は、体内では再生できないため、一度壊死したものは再生できない。
○(3) 深部静脈血栓症は、肺塞栓のリスク因子である（正解へのアプローチ 参照）。
×(4) 右心不全では、右心室から肺へ血液を送り出す機能が低下するため、右心室や体循環系にうっ血を生じる。肺への血液供給が減少するため、肺うっ血は生じない。肺うっ血が生じるのは、左心不全である（P 105：34回－25：要 点 参照）。
×(5) ラクナ梗塞は、脳実質内を通っている非常に細い動脈（穿通枝）に起こる梗塞である。ほとんどが無症状で、MRI検査で診断される。加齢、高血圧・糖尿病などの動脈硬化性疾患が原因となる（要 点 参照）。

正 解 (3)

▶要　点◀

体循環と肺循環・内呼吸と外呼吸

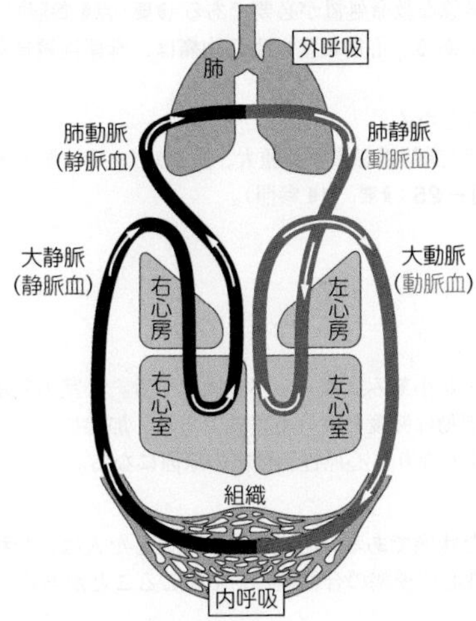

梗塞巣の大きさと血管の詰まり方

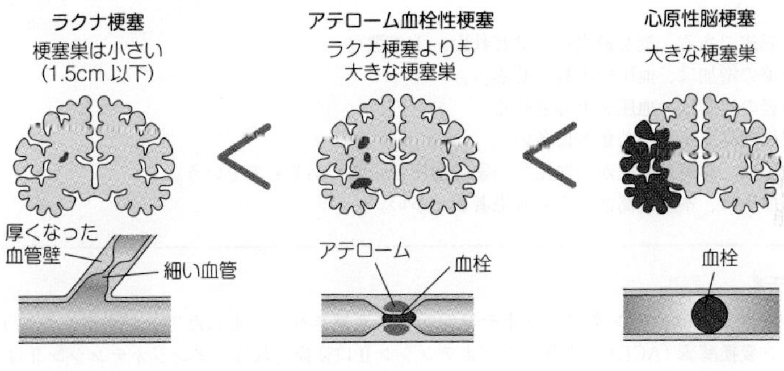

33回－31

循環器疾患に関する記述である。正しいのはどれか。1つ選べ。

(1) 心房細動は、脳出血のリスク因子である。
(2) 心室細動は、致死性不整脈である。
(3) 心筋梗塞による胸痛には、ニトログリセリンが有効である。
(4) 仮面高血圧では、家庭血圧は正常である。
(5) 右心不全では、肺うっ血をきたす。

▶正解へのアプローチ◀

虚血性心疾患には、大きく分けて狭心症と心筋梗塞がある。心筋梗塞とは、心筋へ血液を供給する冠状動脈の閉塞により、心筋が不可逆性に障害（壊死）を起こした状態のことである。心筋梗塞の胸痛は激痛であり、血管拡張剤であるニトログリセリンは、狭心症の胸痛は軽減するが、心筋梗塞の胸痛を軽減させることは難しい。

▶選択肢考察◀

×(1) 心房細動は、脳梗塞（心原性脳梗塞）のリスク因子である（▶要　点◀参照）。
○(2) 心室細動は、死に至る可能性が高い不整脈であり、早急な救命処置が必要である（▶要　点◀参照）。
×(3) ニトログリセリンが胸痛を軽減させるのは、狭心症である。心筋梗塞による胸痛は、麻薬性鎮痛薬を用いる。
×(4) 仮面高血圧では、家庭血圧が高く、診察時血圧が正常となる。
×(5) 右心不全で生じる特徴的な症状は、静脈系の水分貯留（頸静脈怒張、肝腫大、腹水）である。肺うっ血は、左心不全に特徴的な症状である（P105：34回－25：▶要　点◀参照）。

▶正　解◀（2）

▶要　点◀

心房細動

ペースメーカーである洞房結節の働きとは無関係に、心房が小刻みに震える不整脈である。心室の収縮が不規則になるため、触診上、脈拍が不規則になる。心房細動は頻度の高い不整脈であり、加齢に伴って起こりやすくなる。心房細動では、左心房に血栓ができやすくなり、心原性脳梗塞の原因になる。

心室細動

心室が小刻みに震える結果、有効な心拍を行えなくなった状態である。心室細動を起こした人は、数秒で意識を失い、直ちに救命処置を行わないと死に至る。急性心筋梗塞の合併症として起こることがある。

35回－30

高血圧に関する記述である。最も適当なのはどれか。1つ選べ。

(1) レニン分泌の増加は、血圧を上昇させる。
(2) 副交感神経の興奮は、血圧を上昇させる。
(3) 孤立性収縮期高血圧は、若年者に多い。
(4) 仮面高血圧は、診察室血圧が高血圧で、家庭血圧が正常であるものをいう。
(5) 二次性高血圧は、本態性高血圧よりも患者数が多い。

▶正解へのアプローチ◀

レニンは、アンジオテンシノーゲンをアンジオテンシンⅠに変換させる。生じたアンジオテンシンⅠは、アンジオテンシン変換酵素（ACE）によりアンジオテンシンⅡに変換される。アンジオテンシンⅡは、血管を収縮させて血圧を上昇させる。また、副腎皮質からのアルドステロンの分泌を促進させる。アルドステロンは、腎臓でのナトリウムイオンの再吸収を促進し、血中のカリウムイオンの尿中への排泄を促進する。これにより、水の再吸収を生じ、循環血液量が増加するため血圧が上昇する。この一連の流れを、レニン-アンジオテンシン-アルドステロン系（RAA系）という（▶要　点◀参照）。

▶選択肢考察◀

○(1) レニン分泌の増加は、RAA系を促進させるため、血圧を上昇させる（▶正解へのアプローチ◀参照）。
×(2) 副交感神経の興奮は、血圧を下降させる。副交感神経節後線維からの神経伝達物質であるアセチルコリンにより、血管平滑筋は弛緩して、血管拡張を生じる。これにより末梢血管抵抗が減少し、血圧は下降する。また、心臓の洞房結節への刺激が減少し、脈拍数が減少するため、心拍出量（心臓から拍出される血液量）が少なくなるため、血圧は下降する。
×(3) 孤立性収縮期高血圧は、収縮期血圧が高血圧を示すが、拡張期血圧は正常範囲内である高血圧をいう（▶要　点◀参照）。動脈硬化により収縮期のみが高血圧になりやすいため、動脈硬化を起こしやすい高齢者に多い。

×(4)　仮面高血圧は、高血圧が隠されてしまう場合をいう。よって、診察室血圧が正常で、家庭血圧が高血圧であるものをいう。これに対し、家庭血圧は正常であるが、診察室で不安や緊張により交感神経が興奮し、高血圧となるものを白衣高血圧という。

×(5)　高血圧の原因として他の疾患がないものを本態性高血圧といい、わが国では高血圧患者の全体の約95％を占める。これに対し、他の明らかな疾患が高血圧の原因としてあるものを二次性高血圧といい、全体の約5％と患者数は少ない。

正　解　(1)

要　点

レニン・アンジオテンシン・アルドステロン系（RAA系）

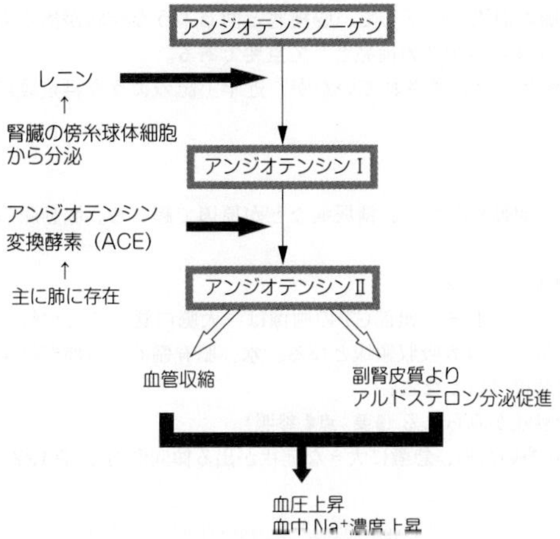

成人における血圧値の分類（「高血圧治療ガイドライン2019」より抜粋）

分　類	診察室血圧（mmHg）			家庭血圧（mmHg）		
	収縮期血圧		拡張期血圧	収縮期血圧		拡張期血圧
正常血圧	＜120	かつ	＜80	＜115	かつ	＜75
正常高値血圧	120－129	かつ	＜80	115－124	かつ	＜75
高値血圧	130－139	かつ／または	80－89	125－134	かつ／または	75－84
Ⅰ度高血圧	140－159	かつ／または	90－99	135－144	かつ／または	85－89
Ⅱ度高血圧	160－179	かつ／または	100－109	145－159	かつ／または	90－99
Ⅲ度高血圧	≧180	かつ／または	≧110	≧160	かつ／または	≧100
（孤立性）収縮期高血圧	≧140	かつ	＜90	≧135	かつ	＜85

33回－32

脳血管障害に関する記述である。正しいのはどれか。1つ選べ。

(1) ラクナ梗塞は、脳動脈瘤がリスク因子である。
(2) 一過性脳虚血発作（TIA）は、脳出血の前駆症状である。
(3) 脳出血は、頭部CTで低吸収領域として示される。
(4) くも膜下出血は、症状に激烈な頭痛がある。
(5) 脳塞栓は、症状発現が緩徐である。

▶正解へのアプローチ◀

一過性脳虚血発作（TIA）は、一時的に脳動脈の血流が低下して、脳梗塞と同じような症状が出るものの、多くは一時間以内に症状が改善するものを指す。脳梗塞の前兆として重要である。

かつて、TIAは「24時間以内に消失する神経症状」と定義されていたが、近年上記のような再定義が国内外で提唱されている。

▶選択肢考察◀

×(1) ラクナ梗塞は、全梗塞の30～50％を占め、加齢や高血圧、糖尿病などが原因で起こる。脳動脈瘤が破壊されると、くも膜下出血を生じる。
×(2) 一過性脳虚血発作（TIA）は、脳梗塞の前駆症状である。
×(3) 脳出血は、X線CT検査で高吸収領域として示される。頭部CTの画像は、大脳白質の色と比較して黒いと低吸収領域、白いと高吸収領域、同じでは等吸収領域となる。水、脳脊髄液、時間が経過した脳梗塞部位は黒くなり、血液、脳出血部位は白くなる。
○(4) くも膜下出血の症状として、激しい頭痛や嘔吐がみられる（▶要 点◀参照）。
×(5) 脳塞栓は、大きな栓子によって起こることが多いため、急激に大きな症状が出る傾向がある（P127：36回－30：▶要 点◀参照）。

▶正 解◀（4）

▶要 点◀

髄膜刺激症状

くも膜下出血で髄膜が刺激されると、髄膜刺激症状が認められる。具体的には、激しい頭痛、嘔吐、項部硬直※などがある。髄膜刺激症状を起こす代表疾患は、くも膜下出血の他に、髄膜炎がある。

※項部硬直：仰臥位（背中を下にして寝た状態）の患者の頭を前屈させようとすると、首の後ろに強い抵抗がみられること。

12 腎・尿路系

37回－31 NEW

腎・尿路系の構造と機能に関する記述である。最も適当なのはどれか。1つ選べ。

(1) 赤血球は、糸球体基底膜を通過する。
(2) 1日当たりの糸球体濾過量は、約1.5Lである。
(3) eGFRの算出には、24時間蓄尿が必要である。
(4) 尿のpHの変動は、血液のpHの変動より大きい。
(5) レニンの分泌は、循環血漿量が減少すると抑制される。

▶正解へのアプローチ◀

血液のpHは7.4±0.05（7.35～7.45）で制御されており、酸性側になるとアシドーシス、アルカリ性側になるとアルカローシスを生じるため、呼吸でのCO_2排泄や腎臓での水素イオン（H^+）の排泄・再吸収などで調節している。体外への排出であるため、尿のpHは変動が大きい。

▶選択肢考察◀

×(1)　赤血球は大きいため、糸球体基底膜を通過せず、尿中に排泄されない。

×(2)　1日当たりの糸球体濾過量は、100mL／分×60分／時×24時／日＝144L／日となり、約150Lである。このうち約99％が再吸収により血管へ戻るため、約1％が尿となり、尿量は約1.5L／日となる。

×(3)　eGFR（推算糸球体濾過量）は、男女で計算式が異なり、年齢と血清クレアチニン値から算出される。よって、24時間蓄尿は必要ない。

○(4)　血液は、pHが真水のpH 7.0よりも少しアルカリ性側の7.4±0.05（7.35～7.45）に調節されている。血中の水素イオン（H^+）の尿中排泄や、尿中の重炭酸イオン（HCO_3^-）の血中への再吸収で調節でき、尿のpHは4.5～7.5と血液よりも変動が大きい。

×(5)　循環血液量が減少すると、腎臓への血液の流入量も減少する。腎血流量の減少を傍糸球体装置で感知するとレニンの分泌量を増加させ、RAA系（レニン-アンジオテンシン-アルドステロン系）の亢進による水の再吸収促進が生じ、循環血液量を増加させて戻そうとする（**P129：35回－30：▶要　点◀**参照）。

▶正　解◀　(4)

35回－31

腎・尿路系の構造と機能に関する記述である。最も適当なのはどれか。1つ選べ。

(1)　糸球体を流れる血液は、静脈血である。

(2)　ボーマン嚢は、糸球体の中にある。

(3)　尿細管は、腎盂から膀胱までの尿路である。

(4)　原尿は、膀胱に溜まる尿である。

(5)　尿の浸透圧の変動は、血漿の浸透圧の変動より大きい。

▶正解へのアプローチ◀

腎・尿路系は、構造（解剖）と機能（体液量、電解質、酸・塩基平衡、窒素量の調節）について正確な知識を身につける必要がある。特にホルモンと自律神経による調節メカニズムが重要である。

血漿浸透圧は、低すぎると血管外へ水分が移動し浮腫・腹水を生じ、高すぎると血管内へ水分が移動し脱水（高張性脱水）を生じる。よって、血液の浸透圧は約300mOsm／Lに調節される。血漿浸透圧の調節は、血液中の水分の尿中排泄量の増減で行うため、飲水量が多いと尿中への水分の排泄量が増加し、尿の浸透圧が低下する。飲水量が少ないと尿中への水分の排泄量が減少し、尿の浸透圧が上昇する。

▶選択肢考察◀

×(1)　糸球体を流れる血液は、動脈血である。糸球体へ流れ込む血管は輸入細動脈であり、心臓からの酸素が多い動脈血である。

×(2)　糸球体から濾過された原尿を受け取るのがボーマン嚢であり、糸球体の外側を包んでいる。

×(3)　尿細管は、ボーマン嚢から集合管までの尿路である。ボーマン嚢につながっているのが近位尿細管で、ヘンレ係蹄（ヘンレループ）に続き、遠位尿細管となる。腎盂から膀胱までの尿路は、尿管という。

×(4)　原尿は、糸球体で濾過され、ボーマン嚢で受け止められた液体成分をいう。原尿は、その後、尿細管で分泌や再吸収が行われ、集合管で再吸収され、腎盂へ流入する。その後、尿管を通って膀胱に溜まるのが尿である。

○(5)　血漿浸透圧は、275～295 mOsm／L と狭い範囲で調節されている。尿の浸透圧は飲水量により大きく変動し、100～1,300 mOsm／L の範囲となる（▶正解へのアプローチ◀参照）。

▶正　解◀　(5)

▶要　点◀

腎臓の主な機能

1．尿の生成
2．循環血流量の調節（血圧調節）
3．体液浸透圧の調節
4．血漿電解質濃度調節
5．血漿pH 調節
6．生理活性物質の生成（レニン・エリスロポエチン）
7．ビタミンD 活性化

ネフロンの構成

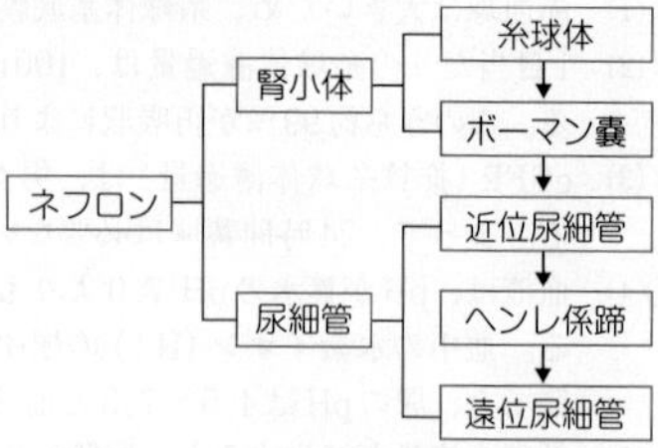

＊ネフロン（腎単位：腎臓の機能の最小単位）は、腎小体と尿細管で構成される。

腎小体（糸球体とボーマン嚢）の構造

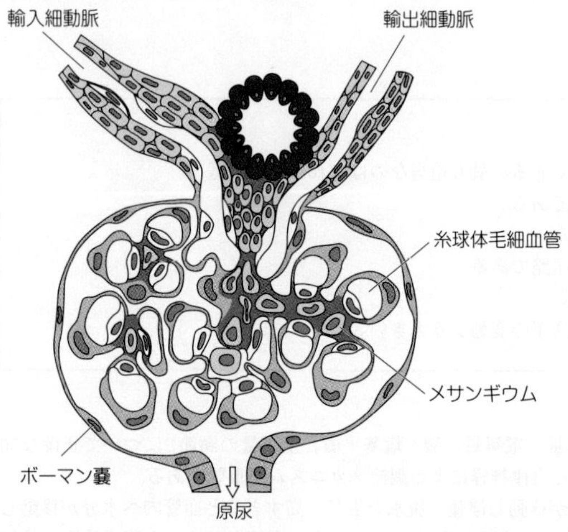

36回－31

腎・尿路系の構造と機能に関する記述である。最も適当なのはどれか。1つ選べ。

(1)　クレアチニンは、糸球体で濾過される。
(2)　イヌリンは、尿細管で再吸収される。
(3)　ヘンレ係蹄は、遠位尿細管と集合管との間に存在する。
(4)　レニンは、尿管から分泌される。
(5)　エリスロポエチンは、膀胱から分泌される。

正解へのアプローチ

クレアチニンは、骨格筋でクレアチンリン酸から産生され、血液を介して腎臓へ運ばれた後、尿中へ排泄される。ほとんどが糸球体濾過で尿中へ排泄され、尿細管での分泌や再吸収はほぼ行われない。よって、腎機能の指標として血中濃度とクリアランス（処理能力）が用いられる。

イヌリンは、ごぼう、きくいもなどに含まれる多糖であり、もともと人体には存在しない。静脈投与したイヌリンは、腎臓で糸球体濾過のみで尿中に排泄され、尿細管での分泌や再吸収は起こらないため、クレアチニンよりも正確に糸球体濾過能を反映する。

選択肢考察

○(1) クレアチニンは、糸球体で濾過され、尿中に排泄される。臨床現場では、腎機能の指標として血中濃度やクリアランスが利用されている（正解へのアプローチ参照）。

×(2) イヌリンは、尿細管では再吸収されない（正解へのアプローチ参照）。

×(3) ヘンレ係蹄は、近位尿細管と遠位尿細管との間に存在する（P 132：35回－31：要　点 参照）。尿細管は、腎臓の皮質内を迂曲して髄質に下がってループ（ヘンレ係蹄）を作り、再び皮質に戻って迂曲し、その後、何本かが集合管へ結合して、腎乳頭から腎盂へ流れ込む。

×(4) レニンは血圧を上昇させるホルモンであり、毛細血管である糸球体の傍に存在する傍糸球体装置から分泌される。

×(5) エリスロポエチンは、主に腎臓の尿細管間質細胞で産生され分泌される。

正　解（1）

33回－33

腎臓の構造と機能に関する記述である。正しいのはどれか。1つ選べ。

(1) 原尿は、尿細管で生成される。
(2) 糸球体に流入する血液は、静脈血である。
(3) アルドステロンは、カリウムの再吸収を促進する。
(4) バソプレシンは、水の再吸収を促進する。
(5) 糸球体濾過量は、腎血流量の約90％である。

正解へのアプローチ

糸球体に入り込む動脈血が濾過されて、原尿となる。原尿はボーマン嚢に受け取られて、近位尿細管へと進む。

選択肢考察

×(1) 原尿は、糸球体で濾過により生成される（正解へのアプローチ参照）。

×(2) 糸球体に流入する血液は、動脈血である。糸球体へ流れ込む血管は輸入細動脈であり、糸球体から流れ出る血管は輸出細動脈である（P 132：35回－31：要　点 参照）。

×(3) アルドステロンは、ナトリウムの再吸収を促進し、カリウムの排泄を促進する。

○(4) バソプレシンは、主に集合管における水の再吸収を促進する。また、血管を収縮して血圧を上昇させる。

×(5) 糸球体濾過量は、腎血流量の約10％である（要　点参照）。

正　解（4）

▶要　点◀

腎臓に作用するホルモン

ホルモン名	バソプレシン	アルドステロン	心房性ナトリウム利尿ペプチド（ANP）	副甲状腺ホルモン（PTH）
分泌部位	下垂体後葉	副腎皮質	主に心房	副甲状腺
作　用	・集合管での水の再吸収促進 ・血管収縮	・集合管、遠位尿細管でのナトリウム再吸収促進 ・尿へのカリウム、水素イオン排泄促進	・尿へのナトリウム排泄促進 ・血管拡張	・骨吸収促進 ・ビタミンD活性化促進 ・腎臓でのカルシウム再吸収促進 ・尿へのリン排泄促進
作用の結果	・尿量減少 ・血圧上昇 ・尿浸透圧上昇 ・血漿浸透圧低下	・循環血漿量増加 ・血圧上昇 ・血清カリウム値低下 ・血液pH上昇	・循環血漿量減少 ・血圧低下	・血清カルシウム濃度上昇 ・血清リン濃度低下
分泌刺激	・血漿浸透圧上昇	・アンギオテンシンⅡ ・血清カリウム値上昇	・心房圧の上昇	・血清カルシウム値低下 ・血清リン値上昇

腎血流量（RBF）、腎血漿流量（RPF）、糸球体濾過量（GFR）

・腎血流量（RBF）：腎臓に流れ込む血液量のこと。約1.2～1.3L／分。
・腎血漿流量（RPF）：約0.5～0.6L／分。
・糸球体濾過量（GFR）：約0.1～0.12L／分（RPFの約1／5）。

34回－30

腎・尿路系の構造と機能に関する記述である。最も適当なのはどれか。1つ選べ。

(1) 集合管は、ネフロンに含まれる。
(2) アンジオテンシンⅡは、アルドステロンの分泌を抑制する。
(3) アルドステロンは、腎実質から分泌される。
(4) バソプレシンの分泌は、血漿浸透圧の上昇により減少する。
(5) 心房性ナトリウム利尿ペプチド（ANP）は、ナトリウム排泄を促進する。

▶正解へのアプローチ◀

血清ナトリウム濃度上昇は、浸透圧を高める。ナトリウムが体内に蓄積すれば、水もまた、体内に蓄積されて循環血液量が上昇する（アルドステロンの作用）。一方、ナトリウムが体外へ排出されると、水も体外へ排出される。ANPはナトリウムの再吸収を抑制して排泄を促進し、利尿を促すことで循環血液量を減少させる。「ナトリウムの移動は、水も一緒に連れて行く」と理解すればよい。

▶選択肢考察◀

×(1) 集合管は、ネフロンで作られた濾液が集まる管であり、ネフロンには含まれない（P132：35回－31：▶要　点◀参照）。
×(2) アンジオテンシンⅡは、アルドステロンの分泌を促進する（P129：35回－30：▶要　点◀参照）。
×(3) アルドステロンは、副腎皮質から分泌される。
×(4) バソプレシンは、血漿浸透圧が上昇すると、分泌が促進される。
○(5) 心房性ナトリウム利尿ペプチド（ANP）は、ナトリウム排泄を促進して、循環血液量を減らす働きがある。

▶正　解◀ (5)

36回－32
腎臓に作用するホルモンに関する記述である。最も適当なのはどれか。1つ選べ。
(1) バソプレシンは、水の再吸収を抑制する。
(2) カルシトニンは、カルシウムの再吸収を促進する。
(3) 副甲状腺ホルモン（PTH）は、カルシウムの再吸収を促進する。
(4) 心房性ナトリウム利尿ペプチド（ANP）は、ナトリウムの再吸収を促進する。
(5) アルドステロンは、カリウムの再吸収を促進する。

正解へのアプローチ

腎臓に作用するホルモンについては、P134：33回－33：要 点を確認すること。

選択肢考察

×(1) バソプレシンは、水の再吸収を促進する。これにより尿中の水分が血中へ戻され、尿量が減少するため抗利尿ホルモンともいう。
×(2) 甲状腺などから分泌されるカルシトニンは、腎臓でのカルシウムの再吸収を抑制し、カルシウムの尿中排泄を促進して、血中カルシウム濃度を低下させる。これらホルモンにより血中のカルシウム濃度が調節され、正常範囲内に保たれる。
◯(3) 副甲状腺ホルモン（PTH）は、腎臓でのカルシウム再吸収促進作用により、血中カルシウム濃度を上昇させる。
×(4) 心房性ナトリウム利尿ペプチド（ANP）は、ナトリウム再吸収を抑制して、尿中への排泄を促進する。ナトリウムと一緒に水分が排泄されるため、尿量が増加し循環血液量が減少するため血圧が低下する。
×(5) アルドステロンは、ナトリウムの再吸収を促進し、カリウムの排泄を促進する。ナトリウムと一緒に水分の再吸収も促進され、尿量が減少し循環血液量が増加するため、血圧が上昇する。

正 解 (3)

37回－32 NEW
腎疾患に関する記述である。最も適当なのはどれか。1つ選べ。
(1) 高血圧は、ネフローゼ症候群の診断基準に含まれる。
(2) ネフローゼ症候群では、血清LDLコレステロール値は低下する。
(3) 糖尿病性腎症病期分類での早期腎症期は、顕性アルブミン尿陽性である。
(4) 慢性腎不全では、低リン血症がみられる。
(5) 腹膜透析液のグルコース濃度は、血中のグルコース濃度より高い。

正解へのアプローチ

腹膜透析液は、腹膜内へ注入し、体内の水分や老廃物を血液から透析液へ移動させるため、浸透圧を上昇させており、浸透圧の調節にグルコースを利用している。血液よりもグルコース濃度を高くして浸透圧を上昇させている。

選択肢考察

×(1) ネフローゼ症候群の診断基準は、たんぱく尿と低アルブミン血症であり、高血圧は含まれない。
×(2) ネフローゼ症候群では、尿中にたんぱく質（アルブミンなど）は排泄され、血中濃度が低下しているため、肝臓でのたんぱく質合成が促進される。これに伴い肝臓でのリポたんぱく質（VLDL）の合成も促進され、血中へ放出される。血中でリポたんぱく質リパーゼによりVLDLはLDLに変換されるため、血清LDLコレステロール値は上昇する。

×(3) 糖尿病性腎症病期分類での早期腎症期（第2期）は、微量アルブミン尿陽性である。顕性アルブミン尿陽性は、顕性腎症期（第3期）である。

×(4) 腎臓では近位尿細管などでリン酸を尿中に排泄している。慢性腎不全では、この機能が低下するため、尿中へのリン酸の排泄が減少し血中に溜まる。よって、高リン血症がみられる。

○(5) 腹膜透析液のグルコース濃度は、1.5％や2.5％などを用いる。血中のグルコース濃度（血糖値）は、空腹時で約100 mg/dL = 0.1 g/100 mL = 0.1％であり、透析液の方が濃度が高い。

正 解 (5)

要 点

成人ネフローゼ症候群の診断基準（平成22年度厚生労働省難治性疾患対策進行性腎障害に関する調査研究班）

①たんぱく尿：3.5g/日以上が持続する。
（随時尿において尿たんぱく/尿クレアチニン比が3.5g/gCr以上の場合もこれに準ずる）。
②低アルブミン血症：血清アルブミン値3.0g/dL以下。
血清総たんぱく量6.0g/dL以下も参考になる。
③浮腫
④脂質異常症（高LDLコレステロール血症）：血清LDL-コレステロール値140mg/dL以上

注 1）上記の尿たんぱく量、低アルブミン血症（低たんぱく血症）の両所見を認めることが本症候群の診断の必須条件である。
2）浮腫は本症候群の必須条件ではないが、重要な所見である。
3）脂質異常症は本症候群の必須条件ではない。
4）卵円形脂肪体は本症候群の診断の参考となる。

糖尿病腎症の病期分類（「糖尿病治療ガイド2022-2023」より抜粋）

病　期	尿アルブミン（mg/gCr）あるいは尿たんぱく値（g/gCr）	GFR（eGFR）（mL/分/$1.73m^2$）
第1期（腎症前期）	正常アルブミン尿（30未満）	30以上
第2期（早期腎症期）	微量アルブミン尿（30～299）	30以上
第3期（顕性腎症期）	顕性アルブミン尿（300以上）あるいは持続性たんぱく尿（0.5以上）	30以上
第4期（腎不全期）	問わない	30未満
第5期（透析療法期）	透析療法中	

33回－34

腎・尿路系疾患に関する記述である。正しいのはどれか。1つ選べ。

(1) 急激な腎血流量減少は、腎前性急性腎不全の原因になる。
(2) 糖尿病腎症の第4期は、たんぱく尿の出現で判定される。
(3) 慢性腎不全では、低リン血症がみられる。
(4) 腎代替療法のうち最も多いのは、腎移植である。
(5) 無尿は、透析導入の必須項目である。

選択肢考察

○(1) 心不全、脱水、急性循環不全などが、腎前性急性腎不全の原因となる。
×(2) 糖尿病腎症の病期分類では、GFR：30 mL/min/1.73 m^2 未満で第4期と判定される。
×(3) 慢性腎不全では、糸球体濾過量が低下することによりリン排泄が低下して、高リン血症になる。
×(4) 腎代替療法のうち最も多いのは、血液透析である。
×(5) 慢性腎不全透析導入基準（厚生科学研究班、1991年）では、体液貯留などの臨床症状が透析導入の根拠の一つになっている。しかし、無尿は項目には含まれていない。

正　解　(1)

13 内分泌系

35回－32

ホルモンと分泌部位の組合せである。最も適当なのはどれか。１つ選べ。

(1) 成長ホルモン ―――― 視床下部
(2) オキシトシン ―――― 下垂体後葉
(3) プロラクチン ―――― 甲状腺
(4) ノルアドレナリン ―― 副腎皮質
(5) アルドステロン ――― 副腎髄質

正解へのアプローチ

ホルモンとは内分泌腺により産生される情報伝達物質で、通常血中やリンパに放出される。循環系によって標的器官に至り、標的細胞にある受容体に結合し、固有の生理作用を促進または抑制する。各ホルモンの産生臓器、標的器官、そしてその作用について整理しておくこと。

選択肢考察

×(1) 成長ホルモンは、脳の下垂体前葉から分泌される。
○(2) オキシトシンとバソプレシンは、脳の下垂体後葉から分泌される。
×(3) プロラクチンは、脳の下垂体前葉から分泌される。
×(4) ノルアドレナリンは、副腎髄質から分泌される。なお、交感神経節後線維からも神経伝達物質として分泌される。
×(5) アルドステロンは、副腎皮質から分泌される。

正　解　(2)

▶要　点◀

ホルモンの分泌器官と主な作用

分泌器官		分泌されるホルモンと主な作用
視床下部		副腎皮質刺激ホルモン放出ホルモン（CRH）：副腎皮質刺激ホルモン（ACTH）の分泌促進 甲状腺刺激ホルモン放出ホルモン（TRH）：甲状腺刺激ホルモン（TSH）の分泌促進 成長ホルモン放出ホルモン（GHRH）：成長ホルモン（GH）の分泌促進 性腺刺激ホルモン放出ホルモン（GnRH）：黄体形成ホルモン（LH）と卵胞刺激ホルモン（FSH）の分泌促進 プロラクチン抑制ホルモン（PIH）：プロラクチン（PL）の分泌抑制
下垂体	前　葉	成長ホルモン（GH）：成長促進作用、たんぱく質の同化促進 甲状腺刺激ホルモン（TSH）：甲状腺ホルモンの分泌促進 副腎皮質刺激ホルモン（ACTH）：副腎皮質ホルモンの分泌促進 黄体形成ホルモン（LH）：卵胞成熟、排卵の促進、黄体の発育、テストステロンの分泌促進 卵胞刺激ホルモン（FSH）：卵胞の発育、エストロゲンの分泌促進、精子形成の促進 プロラクチン（PL）：乳腺の成長促進、乳汁産生促進
	中　葉	メラニン細胞刺激ホルモン（MSH）：メラニンの合成を刺激
	後　葉	オキシトシン：子宮筋の収縮、射乳促進 バソプレシン：腎臓での水の再吸収促進、血圧上昇
甲状腺		甲状腺ホルモン（T_4、T_3）：代謝の促進 カルシトニン：骨からのCa溶解抑制（骨吸収抑制）
副甲状腺		副甲状腺ホルモン（PTH）：骨からのCa溶解促進、腎臓からのCa再吸収促進、腎臓でのビタミンD活性化促進
副　腎	皮　質	コルチゾール（糖質コルチコイド）：糖新生の亢進、抗炎症作用、血圧上昇 アルドステロン（鉱質コルチコイド）：腎臓からのNa再吸収促進、K排泄促進、血圧上昇
	髄　質	アドレナリン：血圧の上昇作用、血糖値の上昇作用
膵　臓		インスリン：グリコーゲンの合成促進、糖新生の抑制 グルカゴン：グリコーゲンの分解促進、糖新生の促進
性　腺	精　巣	テストステロン：精子の形成促進、第二次性徴の促進
	卵　巣	エストロゲン：月経周期の維持、妊娠の維持、第二次性徴の促進 プロゲステロン：受精卵の着床の促進、体温上昇

34回－31

内分泌器官と分泌されるホルモンの組合せである。最も適当なのはどれか。1つ選べ。

(1) 下垂体前葉 ――― メラトニン
(2) 下垂体後葉 ――― 黄体形成ホルモン
(3) 甲状腺 ――――― カルシトニン
(4) 副腎皮質 ―――― ノルアドレナリン
(5) 副腎髄質 ―――― レプチン

▶選択肢考察◀

×(1) メラトニンは、松果体から分泌される。メラトニンの分泌が高まると、眠気が起こる（催眠作用）。
×(2) 黄体形成ホルモンは、下垂体前葉から分泌される。排卵を誘発する。
◯(3) カルシトニンは、甲状腺の傍濾胞細胞から分泌される。血中カルシウム濃度を低下させる。
×(4) ノルアドレナリンは、副腎髄質から分泌される。血圧や血糖上昇作用などがある。
×(5) レプチンは、脂肪細胞から分泌される。食欲抑制作用、脂肪燃焼作用などがある。

▶正　解◀（3）

37回－33 NEW

内分泌疾患とホルモンに関する記述である。最も適当なのはどれか。1つ選べ。

(1) 尿崩症では、バソプレシンの分泌が増加する。
(2) 原発性副甲状腺機能亢進症では、血清リン値が低下する。
(3) 原発性アルドステロン症では、血漿レニン活性が上昇する。
(4) アジソン病では、コルチゾールの分泌が増加する。
(5) 褐色細胞腫では、カテコールアミンの分泌が減少する。

▶正解へのアプローチ◀

機能亢進症ではホルモン分泌が増加するため、作用が増強する。各ホルモンの作用を覚えておくと、その作用が増強すると生じる症状を理解でき、機能亢進症や機能低下症の症状も覚えられる。

▶選択肢考察◀

×(1) 尿崩症は、中枢性と腎性（末梢性）があり、中枢性尿崩症ではバソプレシンの分泌が低下しているが、腎性尿崩症では、血中バソプレシンの軽度の上昇がみられる。本設問は、「腎性」と限定していないため、誤りとなる。

○(2) 原発性副甲状腺機能亢進症では、副甲状腺ホルモン（パラトルモン：PTH）の分泌が過剰となり、腎臓でのリン酸の尿中排泄が促進されるため、血清リン値が低下する。

×(3) 原発性アルドステロン症では、アルドステロンの分泌が過剰となり、高血圧を生じる。血圧が上昇すると傍糸球体装置で感知し、レニンの分泌を減少させるため、血漿レニン活性は低下する。

×(4) アジソン病は、副腎の慢性病変により副腎皮質からのホルモン分泌が減少する。よって、コルチゾール、アルドステロン、アンドロゲンの分泌が減少する。

×(5) 褐色細胞腫は、副腎髄質の腫瘍が原因でカテコールアミンの分泌が増加する。アドレナリンの分泌増加により、高血圧、高血糖を生じる。

▶正　解◀ (2)

36回－33

内分泌疾患と血液検査所見の組合せである。最も適当なのはどれか。1つ選べ。

(1) バセドウ病 ―――――――――― 甲状腺刺激ホルモン（TSH）受容体抗体の陽性
(2) 橋本病 ――――――――――― LDLコレステロール値の低下
(3) 原発性アルドステロン症 ――― レニン値の上昇
(4) クッシング症候群 ――――――― カリウム値の上昇
(5) 褐色細胞腫 ―――――――――― カテコールアミン値の低下

▶正解へのアプローチ◀

各内分泌疾患のホルモン分泌について、▶要　点◀を確認しておくこと。

▶選択肢考察◀

○(1) バセドウ病は、甲状腺刺激ホルモン（TSH）受容体に対する自己抗体（抗TSH受容体抗体）が産生されるため、血液検査で抗体陽性となる。

×(2) 橋本病は、甲状腺ホルモンの分泌が減少する甲状腺機能低下症の一種である。基礎代謝が低下するため、コレステロールの代謝も減少し、血中のLDLコレステロール値は上昇する。

×(3) 原発性アルドステロン症は、副腎皮質のアルドステロン産生細胞が腫瘍化したり副腎皮質の過形成により、アルドステロンの分泌が過剰となる。アルドステロンにより血圧が上昇するため、改善しようとレニンの分泌は減少する。

×(4) クッシング症候群は、副腎皮質からの糖質コルチコイド（コルチゾール）の分泌が過剰となり、種々の症状をきたす疾患である。コルチゾールは、弱いながらもアルドステロンの作用を有するため、ナトリウムの再吸収促進、カリウム排泄促進が起こり、血中のカリウム値が低下する。

×(5) 褐色細胞腫は、副腎髄質の腫瘍が原因で副腎髄質からのアドレナリンなどのカテコールアミンの分泌が過剰となる。よって、カテコールアミン値は上昇する。

正 解 (1)

要 点

甲状腺機能亢進症と甲状腺機能低下症の特徴

	甲状腺機能亢進症	甲状腺機能低下症
検査所見	甲状腺ホルモン（T_3、T_4）の上昇 甲状腺刺激ホルモン（TSH）の低下 抗TSH受容体抗体陽性 血清コレステロール低値	甲状腺ホルモン（T_3、T_4）の低下 甲状腺刺激ホルモン（TSH）の上昇 抗サイログロブリン抗体陽性 血清コレステロール高値 血清クレアチンキナーゼ高値
主要疾患	バセドウ病	成人：橋本病 小児：クレチン症
発　症	若い女性に多い	中年以降の女性に多い
症　状	動悸、頻脈、微熱、下痢、発汗、体重減少、眼球突出、食欲亢進、活動性亢進、手指のふるえなど	徐脈、粘液水腫、低体温、皮膚乾燥、体重増加、嗄声、易疲労感、食欲低下、便秘など
栄養管理（食事療法）	高エネルギー・高たんぱく質食 水分の補給（発汗のため） ヨウ素の過剰摂取は控える	エネルギーは標準体重を維持するように設定 食塩制限（浮腫の予防） コレステロール制限 ヨウ素の過剰摂取は控える

内分泌疾患

内分泌疾患	ホルモン分泌の変化	身体の変化
甲状腺機能亢進症	血中T_3、T_4値↑ 血中甲状腺刺激ホルモン（TSH）値↓	甲状腺腫、頻脈、眼球突出、低コレステロール血症、体温上昇、発汗、下痢
甲状腺機能低下症	血中T_3、T_4値↓ 血中甲状腺刺激ホルモン（TSH）値↑	甲状腺腫、徐脈、全身倦怠感、嗄声、高コレステロール血症、低体温、皮膚乾燥、便秘
原発性副甲状腺機能亢進症	副甲状腺ホルモン↑	高カルシウム血症、尿路結石
副甲状腺機能低下症	副甲状腺ホルモン↓	低カルシウム血症、テタニー症状
クッシング症候群	血中コルチゾール値↑	中心性肥満、高血圧、高血糖、脂質異常症、満月様顔貌、骨粗鬆症
原発性アルドステロン症	血中アルドステロン値↑	低カリウム血症、高ナトリウム血症、高血圧、代謝性アルカローシス
アジソン病	血中副腎皮質ホルモン値↓	高カリウム血症、低ナトリウム血症、低血圧、色素沈着
褐色細胞腫	血中カテコールアミン値↑	代謝亢進、高血圧、高血糖
中枢性尿崩症	血中バソプレシン値↓	血漿浸透圧の上昇、口渇、多飲、多尿（低張尿）

35回－33
内分泌疾患の主な症候に関する記述である。最も適当なのはどれか。1つ選べ。
(1) クッシング症候群では、テタニーがみられる。
(2) 甲状腺機能亢進症では、低体温がみられる。
(3) 褐色細胞腫では、低血糖がみられる。
(4) アジソン病では、血中コルチゾールの低下がみられる。
(5) 尿崩症では、高張尿がみられる。

正解へのアプローチ

アジソン病は、副腎皮質に病変がある原発性副腎皮質機能低下症に分類され、副腎皮質ホルモン（コルチゾール、アルドステロン、アンドロゲンなど）の分泌が減少する。

選択肢考察

×(1) テタニーとは、全身の筋肉の痙攣、拘縮のことで、低カルシウム血症によって起こる。テタニーを引き起こす疾患の代表に、副甲状腺機能低下症、くる病などがある。クッシング症候群では、テタニーはみられない。
×(2) 甲状腺機能亢進症では、甲状腺ホルモンの分泌が増加し、トリヨードサイロニン、サイロキシンの作用により基礎代謝が上昇する。これにより各種代謝が亢進し、代謝熱により体温が上昇し、微熱を生じる（P 140：36回－33：要　点 参照）。
×(3) 褐色細胞腫では、副腎髄質からのカテコールアミン（ドーパミン、ノルアドレナリン、アドレナリン）の分泌が過剰となる。ノルアドレナリンやアドレナリンは、肝臓でのグリコーゲンの分解を促進し、膵臓からのインスリンの分泌を抑制するため高血糖がみられる。
○(4) アジソン病では、副腎皮質からのホルモン分泌が減少するため、血中コルチゾールの低下がみられる。
×(5) 尿崩症では、バソプレシンの分泌低下により腎臓での水の再吸収が減少するため、尿中に排泄される水分が増加し低張尿が多量に生じる（多尿）。

正　解 (4)

34回－32
内分泌疾患に関する記述である。最も適当なのはどれか。1つ選べ。
(1) 抗利尿ホルモン不適合分泌症候群（SIADH）では、高ナトリウム血症がみられる。
(2) バセドウ病では、血清甲状腺刺激ホルモン（TSH）値の上昇がみられる。
(3) 原発性甲状腺機能低下症では、血清クレアチンキナーゼ（CK）値の上昇がみられる。
(4) クッシング症候群では、低血糖がみられる。
(5) 原発性アルドステロン症では、高カリウム血症がみられる。

選択肢考察

×(1) 抗利尿ホルモン不適合分泌症候群（SIADH）では、低ナトリウム血症がみられる（要　点 参照）。
×(2) バセドウ病では甲状腺ホルモンの分泌が増加しているため、ネガティブフィードバックにより血清甲状腺刺激ホルモン（TSH）値が低下する。
○(3) クレアチンキナーゼ（CK）は、筋肉に含まれる酵素である。原発性甲状腺機能低下症で、高値となることが多い（P 140：36回－33：要　点 参照）。
×(4) クッシング症候群では主にコルチゾールの分泌が過剰となるため、高血糖がみられる。

×(5) 原発性アルドステロン症とは、副腎皮質にアルドステロン産生腫瘍ができることによってアルドステロン過剰状態となる疾患である。アルドステロンの作用により、高ナトリウム、低カリウム血症をきたす。

正　解 (3)

要　点

抗利尿ホルモン（ADH）不適合分泌症候群（SIADH）

病態	抗利尿ホルモン（ADH）とは、バソプレシンのことである。正常状態では、血漿浸透圧が低下すると、ADH分泌量は減少する（その結果、排尿が増える）。しかし、ADH産生腫瘍や薬物の副作用などにより、本来ADHの分泌が低下するべきときに、不必要なADHが分泌されてしまうことがある。そのような状態で起こる一連の症状をADH不適合分泌症候群（SIADH）という。SIADHでは、体外へ排出されるはずの水分が身体に貯留するため、低ナトリウム血症をきたす。
原因	髄膜炎、くも膜下出血、ADH産生腫瘍（肺がんなど）、薬物（抗がん剤のビンクリスチンなど）
症状	倦怠感、食欲低下、意識障害など低ナトリウム血症の症状

33回－35
内分泌疾患に関する記述である。正しいのはどれか。1つ選べ。
(1) 原発性アルドステロン症では、高カリウム血症がみられる。
(2) 甲状腺機能亢進症では、徐脈がみられる。
(3) ADH不適切分泌症候群（SIADH）では、高ナトリウム血症がみられる。
(4) 褐色細胞腫では、低血糖がみられる。
(5) クッシング症候群では、中心性肥満がみられる。

選択肢考察

×(1) 原発性アルドステロン症では、アルドステロンの過剰分泌により、カリウム排泄が促進され、低カリウム血症がみられる。
×(2) 甲状腺機能亢進症では、甲状腺ホルモンの過剰分泌により心機能が亢進し、心拍数が増加するため、頻脈がみられる。徐脈は、甲状腺機能低下症でみられる。
×(3) ADH不適切分泌症候群（SIADH）では、低ナトリウム血症がみられる。
×(4) 褐色細胞腫では、カテコールアミンの分泌が過剰となり、高血圧や高血糖などがみられる。
◯(5) 糖質コルチコイドの過剰状態であるクッシング症候群では、体内の脂肪の分布に偏りが現れる。その具体的症状に、中心性肥満、満月様顔貌（ムーンフェース）、後頸部の脂肪沈着（バッファローハンプ）がある。

正　解 (5)

37回－34 *NEW*

神経系の構造と機能に関する記述である。最も適当なのはどれか。1つ選べ。

(1) くも膜は、脳の表面に密着している。
(2) 体温調節中枢は、視床にある。
(3) 呼吸中枢は、中脳にある。
(4) 排便反射の中枢は、仙髄にある。
(5) 錐体路は、体性感覚の伝達を行う。

▶正解へのアプローチ◀

選択肢(4)は、第36回国家試験で出題されており、消化器系の出題であった。神経系の中枢機能は、過去問で出題されているものは確認しておくこと。

▶選択肢考察◀

×(1) くも膜は硬膜に密着しており、脳の表面には軟膜が密着している。軟膜とくも膜の間をくも膜下腔といい、ここへの出血がくも膜下出血である。
×(2) 体温調節中枢は、視床下部にある。視床の下にあるのが視床下部であり、間脳に存在する。
×(3) 呼吸は生命維持に必要であり、呼吸中枢は延髄にある。
○(4) 排便反射の中枢は、仙髄にある。直腸内に便が蓄積され、内側から仙髄を刺激すると排便反射が促進される。
×(5) 錐体路は運動神経伝達路であり、随意運動の伝達を行う。体性感覚は、触覚、温度感覚、痛覚などの表在感覚（皮膚感覚）と、関節、筋、腱などに起こる深部感覚から成り、体性感覚伝導路で伝達される。

▶正　解◀（4）

▶要　点◀

脳の構造

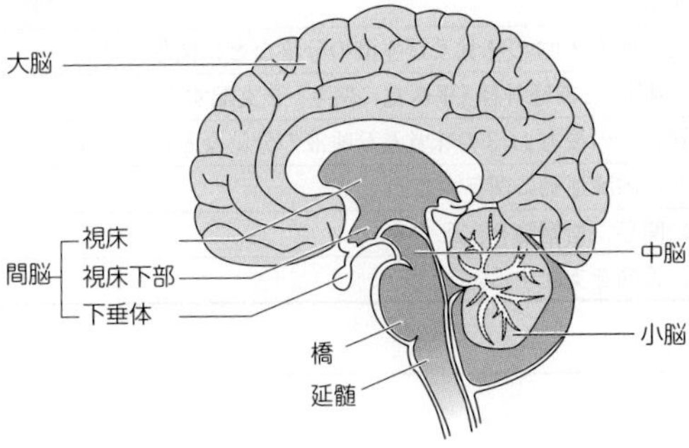

神経系の中枢機能

	主な中枢機能
視床下部	• 下垂体ホルモンの分泌調節 • 摂食中枢、満腹中枢 • 浸透圧調節中枢 • 体温調節中枢
延髄	• 呼吸中枢 • 循環中枢（血圧や脈拍数の調節） • 嘔吐中枢 • 嚥下中枢
中脳	• 対光反射中枢

33回－39

神経系の構造と機能に関する記述である。正しいのはどれか。1つ選べ。

(1) 交感神経が興奮すると、消化管の運動は亢進する。
(2) 副交感神経が興奮すると、唾液の分泌は減少する。
(3) 摂食中枢は、延髄にある。
(4) 三叉神経は、味覚の伝達に関与する。
(5) 味蕾は、味覚の受容器である。

選択肢考察

×(1) 交感神経が興奮すると、消化管の運動は抑制される。
×(2) 副交感神経が興奮すると、漿液性の唾液が多量に分泌される。
×(3) 摂食中枢は、視床下部にある。
×(4) 三叉神経は、顔面および舌の知覚と咀嚼筋の運動を支配している。味覚の伝達に関与するのは、主に顔面神経と舌咽神経である。
○(5) 味覚は主に、舌の表面に存在する舌乳頭にある味蕾で受容される。舌の味覚は、前方2/3が顔面神経によって伝達され、後方1/3が舌咽神経で伝達される。味蕾は、軟口蓋や咽頭にも存在しており、口蓋・咽頭の味覚は迷走神経が伝達する。

正 解 (5)

要 点

脳神経とその作用

第Ⅰ脳神経	嗅神経	嗅覚に関与する。
第Ⅱ脳神経	視神経	視覚に関与する。
第Ⅲ脳神経	動眼神経	眼球運動に関与する。
第Ⅳ脳神経	滑車神経	眼球運動に関与する。
第Ⅴ脳神経	三叉神経	咀嚼運動と顔面及び口腔粘膜の知覚などに関与する。
第Ⅵ脳神経	外転神経	眼球運動に関与する。
第Ⅶ脳神経	顔面神経	表情筋の運動、舌の前方2/3の味覚及び唾液の分泌などに関与する。
第Ⅷ脳神経	内耳神経	蝸牛神経（聴覚に関与）と前庭神経（平衡覚に関与）を支配する。
第Ⅸ脳神経	舌咽神経	咽頭の運動と知覚、舌の後方1/3の味覚及び唾液の分泌などに関与する。
第Ⅹ脳神経	迷走神経	心臓・消化管などの内臓運動に関与する。
第Ⅺ脳神経	副神経	頸部・肩の運動に関与、僧帽筋を支配する。
第Ⅻ脳神経	舌下神経	舌の運動に関与、舌筋を支配する。

36回－34

交感神経の興奮で起こる反応である。最も適当なのはどれか。1つ選べ。

(1) 瞳孔は、縮小する。
(2) 気管支は、収縮する。
(3) 肝臓のグリコーゲン分解は、抑制される。
(4) 皮膚の血管は、拡張する。
(5) 発汗する。

▶正解へのアプローチ◀

交感神経の興奮は、生体を外敵と闘争できるように作用するため、緊張時や攻撃時の反応となる。エネルギーを消費して筋肉を動かすため、筋肉へ酸素や栄養素を血液で供給させる。必要な部位への血液供給のため、皮膚や粘膜の血管は収縮して血流量を減少させる（▶要　点◀ 参照）。

▶選択肢考察◀

×(1)　交感神経興奮により瞳孔は拡大（散瞳）し、光を多く取り入れる。

×(2)　交感神経興奮により気管支は拡張する。太くなることにより、空気を吸いやすくし、酸素を多く取り込む。

×(3)　交感神経興奮により肝臓でのグリコーゲン分解は促進される。貯蔵していたグリコーゲンを分解して血糖値を上昇させ、細胞に取り込まれてエネルギー源として消費される。

×(4)　交感神経興奮により、皮膚の血管は収縮する。末梢血管抵抗が上昇するため、血圧は上昇する。

○(5)　交感神経興奮により手のひらなどの局所的な発汗が促進される。緊張した時に手に汗をかくのも、交感神経興奮による。

▶正　解◀　(5)

▶要　点◀

自律神経の主な作用

<table>
<tr><th>交感神経・興奮作用</th><th colspan="2">臓器・組織・器官</th><th>副交感神経・興奮作用</th></tr>
<tr><td>散瞳</td><td colspan="2">瞳孔</td><td>縮瞳</td></tr>
<tr><td>心拍数増加、心拍出量増加</td><td colspan="2">心臓</td><td>心拍数減少、心拍出量減少</td></tr>
<tr><td rowspan="3">血管拡張（血圧への影響なし）
骨格筋へ酸素、栄養を補給</td><td rowspan="5">血管</td><td>心臓（冠動脈）</td><td rowspan="5">血管拡張（血圧低下）</td></tr>
<tr><td>骨格筋周囲</td></tr>
<tr><td>肺周囲</td></tr>
<tr><td rowspan="2">血管収縮（血圧上昇）
骨格筋などに血液をまわす</td><td>皮膚・粘膜周囲</td></tr>
<tr><td>内臓周囲</td></tr>
<tr><td>気管支拡張（外呼吸促進）</td><td colspan="2">肺（気管支）</td><td>気管支収縮</td></tr>
<tr><td>分泌促進（粘液性・少量）</td><td rowspan="4">消化</td><td>唾液腺</td><td>分泌促進（漿液性・多量）</td></tr>
<tr><td>運動抑制</td><td>消化管運動</td><td>運動促進</td></tr>
<tr><td>括約筋収縮</td><td>消化管括約筋</td><td>括約筋弛緩</td></tr>
<tr><td>分泌抑制</td><td>消化液の分泌</td><td>分泌促進</td></tr>
<tr><td>排尿抑制（尿を蓄積）</td><td colspan="2">排尿（膀胱）</td><td>排尿促進</td></tr>
<tr><td>排便抑制（括約筋収縮）</td><td colspan="2">排便（肛門括約筋）</td><td>排便促進（括約筋弛緩）</td></tr>
<tr><td>カテコールアミン分泌促進</td><td colspan="2">副腎髄質</td><td>－</td></tr>
<tr><td>膵液分泌抑制</td><td rowspan="2">膵臓</td><td>膵液（消化液）</td><td>膵液分泌促進</td></tr>
<tr><td>インスリン分泌抑制</td><td>インスリン分泌</td><td>－</td></tr>
<tr><td>脂肪分解促進</td><td colspan="2">脂肪組織</td><td>－</td></tr>
<tr><td>局所的分泌促進</td><td colspan="2">汗腺（発汗）</td><td>全身的分泌促進</td></tr>
<tr><td>立毛筋収縮</td><td colspan="2">立毛筋</td><td>－</td></tr>
</table>

35回－34
迷走神経に関する記述である。最も適当なのはどれか。1つ選べ。
(1) 脊髄神経である。
(2) 副交感神経線維を含む。
(3) 興奮により、胃酸分泌が抑制される。
(4) 興奮により、心拍数が増加する。
(5) 興奮により、胆嚢が弛緩する。

▶正解へのアプローチ◀
副交感神経は、脳神経のうち第Ⅲ脳神経の動眼神経、第Ⅶ脳神経の顔面神経、第Ⅸ脳神経の舌咽神経、第Ⅹ脳神経の迷走神経と、脊髄神経のうち骨盤内臓神経からなり、末梢神経の自律神経である。迷走神経の興奮により、心拍数は減少、胃酸分泌は促進、胆嚢は収縮して胆汁の分泌を促進する。

▶選択肢考察◀
×(1) 迷走神経は、脳神経である（P 144：33回－39：▶要 点◀ 参照）。
◯(2) 迷走神経は、副交感神経線維を含む。
×(3) 迷走神経の興奮により、胃酸分泌は促進する。
×(4) 迷走神経の興奮により、心拍数は減少する。
×(5) 迷走神経の興奮により、胆嚢が収縮し胆汁の分泌が促進される。

▶正 解◀ (2)

34回－33
神経疾患に関する記述である。最も適当なのはどれか。1つ選べ。
(1) パーキンソン病では、筋緊張低下がみられる。
(2) レビー小体型認知症は、ウイルス感染により起こる。
(3) 脳血管性認知症では、感情失禁がみられる。
(4) アルツハイマー病では、症状が階段状に進行する。
(5) アルツハイマー病では、まだら認知症がみられる。

▶正解へのアプローチ◀
認知症とは、「生後いったん正常に発達した種々の精神機能が慢性的に減退・消失することで、日常生活・社会生活を営めない状態」をいう。
全患者のうち、アルツハイマー型認知症が約5割と最も多く、次いで2割前後が脳血管性認知症とレビー小体型認知症である。

▶選択肢考察◀
×(1) パーキンソン病では、筋緊張が高まり、固縮（手足の筋肉がこわばる）がみられる。
×(2) レビー小体型認知症は、レビー小体というたんぱく質が大脳皮質に沈着することによって起こる。認知機能障害、幻視、パーキンソニズム（パーキンソン病様の症状）が特徴である。
◯(3) 感情失禁は、脳血管性認知症の特徴である。感情のコントロールができず、ちょっとしたことで、怒ったり泣いたりする状態をいう。
×(4) 脳血管性認知症は、脳血管が一度閉塞したり、破れて出血し、脳実質にダメージが生じる。その後、再度障害を受けると、前よりも一段階悪化する。このように症状が階段状に進行する。アルツハイマー病は、緩徐に継続的に進行する。

×(5) まだら認知症は、脳血管性認知症の特徴である。まだら認知症では、まだらに症状が現れ、同じことができる時とできない時があったり、できることとできないことがある。

▶正 解◀（3）

▶要 点◀

三大認知症の鑑別

	アルツハイマー型	レビー小体型	脳血管性
初期症状	物忘れ、物取られ妄想、自発性低下、うつ	変動する意識障害、幻視、パーキンソニズム	脳卒中、感情失禁、歩行障害、尿失禁
認知症の性質	全般性 取り繕う	記憶障害は比較的軽い	まだら状
進行	緩徐進行性	緩徐進行性	急激な発症 段階状悪化
神経症状	健忘性失語、構成失行・着衣失行、地誌的失見当識	パーキンソニズム 自律神経障害	麻痺、腱反射亢進、知覚障害など
画像	海馬の萎縮 後部連合野の血流低下	後頭葉の血流低下 MIBG心筋シンチの取り込み低下	脳梗塞、脳出血

33回－36

神経疾患に関する記述である。正しいのはどれか。1つ選べ。

(1) 脚気では、末梢神経の障害がみられる。
(2) 葉酸欠乏症では、脊髄の変性がみられる。
(3) レビー小体型認知症の原因は、脳血管障害である。
(4) アルツハイマー型認知症では、パーキンソン病様症状がみられる。
(5) パーキンソン病では、錐体路の機能障害がみられる。

▶正解へのアプローチ◀

脚気は、ビタミンB_1欠乏によって、神経の髄鞘の変性、心筋の変性を生じるものである。末梢神経障害により、下肢に優位な感覚障害、腱反射低下などの異常が認められる。

▶選択肢考察◀

○(1) ▶正解へのアプローチ◀参照。

×(2) 脊髄の変性がみられるのは、ビタミンB_{12}欠乏症である。ビタミンB_{12}欠乏では、四肢の知覚障害、歩行障害、運動失調を呈する亜急性連合性脊髄変性症をきたすことが有名である。

×(3) レビー小体型認知症の原因は、レビー小体（たんぱく質）の大脳皮質への沈着である。

×(4) パーキンソン病様症状（パーキンソニズム）は、アルツハイマー型認知症ではみられず、レビー小体型認知症でみられる。

×(5) パーキンソン病で認めるのは、錐体外路の機能障害である。

▶正 解◀（1）

▶要 点◀

錐体路と錐体外路

大脳皮質から始まる随意運動の経路を錐体路という。この錐体路以外の運動経路のことを、錐体外路と呼ぶ。錐体外路は、姿勢の保持、運動の協調などに関わっている。

錐体外路障害

錐体外路障害では、姿勢保持（安静）や運動の協調に問題を生じる。パーキンソン病で認められることが有名である。具体的には、固縮、無動、安静時振戦（安静にしている状態で、規則的に身体が震える）などがある。

15 呼吸器系

37回－35 NEW

呼吸器系の構造と機能に関する記述である。最も適当なのはどれか。1つ選べ。

(1) 右肺は、2葉からなる。
(2) 気管支平滑筋は、副交感神経の興奮で弛緩する。
(3) 横隔膜は、呼気時に収縮する。
(4) 肺活量は、1回換気量と予備吸気量と予備呼気量の和である。
(5) 外呼吸は、末梢組織における酸素と二酸化炭素のガス交換である。

正解へのアプローチ

肺活量は、肺を活用している量であり、最大吸気位と最大呼気位の間、全肺気量から残気量を差し引いた値、1回換気量と予備吸気量と予備呼気量の和で表される。

選択肢考察

×(1) 右肺は、上葉、中葉、下葉の3葉からなる。左肺は、心臓があるため上葉と下葉の2葉からなる。
×(2) 気管支平滑筋は、副交感神経の興奮で収縮する。攻撃時に興奮する交感神経の作用で気管支は弛緩し、太くなることにより空気を吸いやすくし、酸素を多く取り込む。
×(3) 横隔膜は、呼気中に弛緩する。横隔膜が弛緩すると、胸腔の容積が狭くなり、肺胞内の気体を吐き出す。
○(4) 肺活量は、最大吸気位から最大呼気位の間をいい、1回換気量と予備吸気量と予備呼気量の和である。
×(5) 外呼吸は、外気と血液との間で行う酸素と二酸化炭素のガス交換をいい、肺での呼吸をいう。末梢組織と血液における酸素と二酸化炭素のガス交換は、内呼吸である。

正　解 (4)

要　点

吸気・呼気時の横隔膜

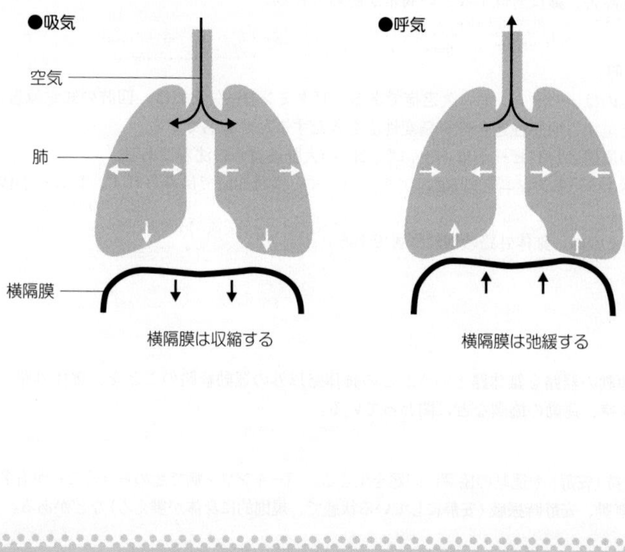

肺気量分画

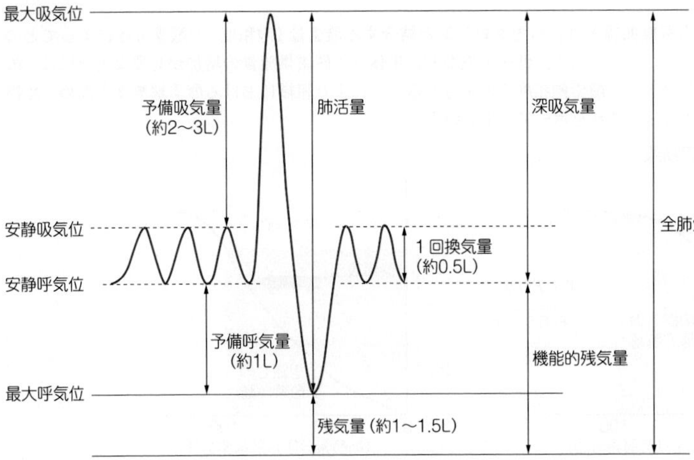

> **35回－35**
> 肺の構造、呼吸機能および酸素の運搬に関する記述である。最も適当なのはどれか。1つ選べ。
> (1) 右肺は、2葉からなる。
> (2) 肺静脈には、静脈血が流れている。
> (3) 肺胞で行われるガス交換を、内呼吸という。
> (4) 動脈血の酸素飽和度は、約40％である。
> (5) ヘモグロビンの酸素解離曲線は、血液pHが低下すると右方向に移動する。

▶正解へのアプローチ◀

ヘモグロビンは酸素や二酸化炭素と結合しているが、その親和性は血液の影響を受ける。血中の二酸化炭素分圧上昇、血液pH低下（酸性側）、体温上昇などによりヘモグロビンの酸素結合能力が低下するため、ヘモグロビン酸素解離曲線は右方向へ移動する（ボーア効果）。

▶選択肢考察◀

×(1) 右肺は、上葉、中葉、下葉の3葉からなる。左肺は、心臓があるため上葉と下葉の2葉からなる。
×(2) 肺静脈には、酸素分圧の高い動脈血が流れている。
×(3) 肺胞で行われるガス交換を、外呼吸という。外呼吸では血液中の二酸化炭素と空気中の酸素のガス交換を行うため、肺から出てきた血液は、酸素分圧の高い動脈血となる。内呼吸は、肺以外の組織・細胞と血液で行うガス交換をいう。
×(4) 動脈血は、酸素分圧の高い血液であり、酸素飽和度は95％以上である。静脈血でも酸素飽和度は約75％あるため、約40％は呼吸不全でガス交換できていない。
○(5) 血液pHが低下（酸性側）すると酸素分子が結合しにくくなり、酸素が外れやすくなる。よって、ヘモグロビンの酸素解離曲線は、右方向に移動する（▶要　点◀参照）。

▶正　解◀ (5)

▶要　点◀

ボーア効果

ヘモグロビンの酸素解離曲線とは、ヘモグロビンと結合する酸素量（飽和度）が酸素分圧によってどのように変化するかを示した曲線である。低圧環境など、生体への酸素供給量の増加が必要な場合には、酸素解離曲線が右方にシフトし、酸素飽和度を低下させることにより組織における酸素解離度を高め、組織への酸素供給を増加させる。これをボーア効果という。

酸素解離曲線とボーア効果

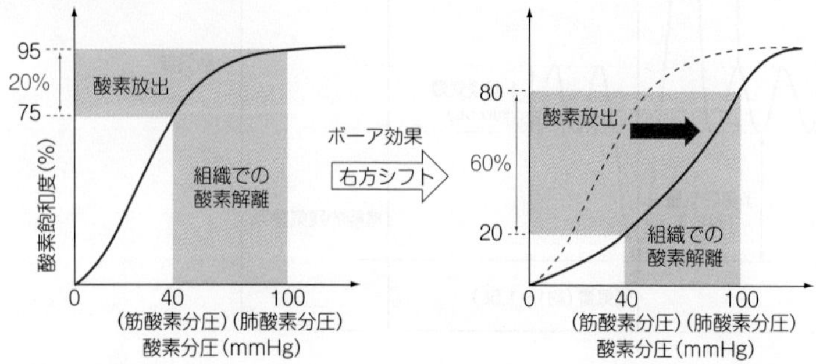

- 血中二酸化炭素分圧上昇、体温上昇、血液pH低下：ヘモグロビンの酸素結合能力が低下する（ヘモグロビン酸素解離曲線が右方移動する）
- 血中二酸化炭素分圧低下、体温低下、血液pH上昇：ヘモグロビンの酸素結合能力が上昇する（ヘモグロビン酸素解離曲線が左方移動する）

34回－34

呼吸器系の構造と機能に関する記述である。最も適当なのはどれか。1つ選べ。

(1)　左気管支は、右気管支より垂直に近い。
(2)　外肋間筋は、呼気時に収縮する。
(3)　肺胞膜を介してのガス拡散能は、二酸化炭素より酸素が高い。
(4)　二酸化炭素は、血液中で重炭酸イオンになる。
(5)　静脈血の酸素飽和度は、約97％である。

▶選択肢考察◀

×(1)　左気管支より右気管支の方が、垂直に近い。心臓があるため、左気管支は、気管分岐部での曲がりが大きい。
×(2)　外肋間筋は、横隔膜と同様に吸気時に収縮し呼息時に弛緩する。呼気時に収縮するのは、内肋間筋である。
×(3)　二酸化炭素の方が、酸素よりも肺胞でのガス拡散能が高い（▶要　点◀参照）。
○(4)　二酸化炭素は血液に溶解し、水と反応して重炭酸イオンの形で存在する。
×(5)　ヘモグロビンは、酸素分圧の高い動脈血において、約97％という高い酸素飽和度を示す。静脈血における酸素飽和度は、約75％である。

▶正　解◀　**(4)**

▶要　点◀

ガス拡散能について

酸素と二酸化炭素は、拡散によって移動する。

拡散とは、ガス分圧の高い方から低い方へ移動することである。肺胞内の酸素は、拡散によって毛細血管へ移動する。二酸化炭素は逆方向に、拡散によって、毛細血管内から肺胞へ移動する。拡散能は、酸素よりも二酸化炭素の方が高い（すなわち、二酸化炭素が毛細血管から肺胞へ移動する能力は、酸素が肺胞から毛細血管へ移動する能力よりも高い）。

36回－35

呼吸器疾患に関する記述である。最も適当なのはどれか。１つ選べ。

(1) 肺がんは、女性に多い。
(2) 気管支喘息は、閉塞性肺障害を呈する。
(3) COPDの病期は、X線所見で分類する。
(4) アスペルギルス肺炎は、ウイルスが原因である。
(5) ツベルクリン反応は、肺がんの検査である。

▶正解へのアプローチ◀

気管支喘息は、アレルギーなどの気道過敏性をもとにして起こる可逆的な気道の狭窄である。気管支壁の慢性炎症が特徴である。運動、喫煙、寒冷刺激などをきっかけとして気道粘膜の浮腫が生じ、喘鳴（息を吐く時にヒューヒューと音が鳴る）、咳、呼吸困難などの症状が出る。炎症によって気道が細くなり、息を吐き出しづらくなる疾患である。喘息発作時にはCOPDと同様に、１秒量、１秒率が低下する。

▶選択肢考察◀

×(1) 肺がんは、喫煙が主要な要因であり、喫煙者の多い男性の方が女性より多い。
◯(2) 気管支喘息により気道が狭窄しているため、閉塞性肺障害を呈する。１秒率が減少するが、肺活量は基準範囲内である。
×(3) COPD（慢性閉塞性肺疾患）の病期は、スパイロメーターなどで測定した１秒率や１秒量で分類される。X線所見は、肺炎や肺がんなどで用いられる。
×(4) アスペルギルス肺炎は、真菌の感染症である。
×(5) ツベルクリン反応は、結核の診断に用いる検査である。BCGワクチン接種は、結核の予防接種である。肺がんの検査に、X線検査やCT検査、MRI検査、気管支鏡検査、肺シンチグラフィーなどを用いる。

▶正　解◀　(2)

▶要　点◀

閉塞性肺障害と拘束性肺障害

	閉塞性肺障害	拘束性肺障害
診断	１秒量、１秒率の低下 （１秒率70％以下）	％肺活量の低下 （％肺活量80％以下）
疾患	COPD（肺気腫、慢性気管支炎） 気管支喘息　など	間質性肺炎（肺線維症） 気胸、胸水、じん肺　など

34回－35

COPD（慢性閉塞性肺疾患）に関する記述である。最も適当なのはどれか。1つ選べ。

(1) わが国では、女性に多い。
(2) 吸気時に、口すぼめ呼吸がみられる。
(3) 樽状胸郭がみられる。
(4) 動脈血中の酸素分圧は、上昇する。
(5) 病期分類には、肺活量が用いられる。

▶正解へのアプローチ◀

COPD（慢性閉塞性肺疾患）は、主に喫煙など、有害物質の吸入を長期に行うことによって生じる、肺の慢性炎症性疾患である。喫煙によって肺胞が壊れて気腫状に膨らみ、呼気をスムーズに吐き出すことができなくなる。

▶選択肢考察◀

×(1) わが国では、COPDは喫煙者の多い男性に多い。また、喫煙歴の長い高齢者に多い。
×(2) COPDでは、呼気時に口すぼめ呼吸がみられる。
◯(3) COPDでは、樽状胸郭がみられる。
×(4) COPDでは、肺胞低換気となり、動脈血中の酸素分圧は、低下する。
×(5) COPDの病期分類には、1秒量（%FEV 1）が用いられる（▶要　点◀参照）。

▶正　解◀ (3)

▶要　点◀

COPDの症状

- やせ（体重減少、低栄養状態）
- 樽状胸郭（ビール樽状胸郭ともいう。肺が膨らむことで、胸が前後に厚みをもつようになり、ビールを運搬する樽のような形になる）
- 呼気時の口すぼめ呼吸

など

COPDの検査所見

胸部X線写真で、肺の過膨張を認める。スパイロメトリで、1秒量、1秒率の低下を示す。病期分類には、%FEV 1（年齢、性別、身長などから計算される予測1秒量に対する%）が用いられる。

33回－37

肺炎に関する記述である。正しいのはどれか。1つ選べ。

(1) クリプトコッカスは、細菌性肺炎の原因となる。
(2) 肺炎球菌は、非定型肺炎の原因となる。
(3) 市中肺炎は、入院後48時間以降に発症した肺炎である。
(4) 院内肺炎は、日和見感染であることが多い。
(5) 誤嚥性肺炎は、肺の上葉に好発する。

▶正解へのアプローチ◀

肺炎は、わが国の死亡原因の上位である。

β-ラクタム系という最も一般的な抗生物質が効果を示さないタイプの病原微生物による肺炎を、非定型肺炎という。非定型肺炎の代表はマイコプラズマ肺炎である。他に、クラミジア、レジオネラ、百日咳などがある。ただし、肺結核は、β-ラクタム系抗生物質で効果を示さないが、非定型肺炎には含まれない。肺炎球菌は、β-ラクタム系抗生物質によって治療される細菌であり、肺炎球菌による肺炎は、非定型肺炎には含まれない。なお、マイコプラズマ肺炎には、マクロライド系抗生物質が使用される。

▶選択肢考察◀

×(1) クリプトコッカスは、真菌である。

×(2) 肺炎球菌は、細菌性肺炎の原因となる。

×(3) 市中肺炎は、病院外の日常生活の中で発症した肺炎である。入院後48時間以降に発症した肺炎は、院内感染による肺炎である(▶要 点◀参照)。

◯(4) 院内感染は、宿主の免疫力が低下していることから日和見感染であることが多い(▶要 点◀参照)。

×(5) 誤嚥性肺炎は、下葉の背側が好発部位である。

▶正 解◀ (4)

▶要 点◀

院内感染症と市中感染症

入院後48~72時間以上経過してから発症した感染症を、院内感染症という。日常生活の中で(すなわち、病院とは無関係に)発症した感染症を、市中感染症という。

日和見感染

種々の要因で免疫力が低下した個体が、通常の免疫能を保持した個体では問題にならないような病原性の弱い細菌やウイルスによって感染症を発症すること。副腎皮質ステロイドの長期内服や、抗がん剤投与などが、原因となる。

16 運動器(筋・骨格)系

35回－36

運動器に関する記述である。最も適当なのはどれか。1つ選べ。

(1) 腰椎は、6個である。
(2) 舌運動は、舌咽神経支配である。
(3) 咬筋は、顔面神経支配である。
(4) 筋が収縮する際は、筋小胞体からカリウムイオンが放出される。
(5) 筋収縮のエネルギーは、ATPの分解による。

▶正解へのアプローチ◀

筋収縮は、アクチンとミオシンのスライディング(滑り込み)により生じる。この際、ATPを分解して得られたエネルギーを利用する。ただし、産生されたエネルギーすべてをスライディングに用いるのではなく、余ったエネルギーは熱に変えて体温上昇に利用される。よって、寒冷地で体温維持に筋肉のふるえを生じて熱を産生している。

▶選択肢考察◀

×(1) 腰椎は、5個である(▶要 点◀参照)。

×(2) 舌運動は、第Ⅻ脳神経の舌下神経支配である。第Ⅸ脳神経の舌咽神経は咽頭の運動と知覚、舌の後方1/3の味覚及び唾液の分泌などに関与する(**P144:33回－39**:▶要 点◀参照)。

×(3) 咬筋は、頬骨と下顎骨をつなぐ咀嚼筋である。よって、第Ⅴ脳神経である三叉神経の第3枝である下顎神経支配である。第Ⅶ脳神経である顔面神経は、表情筋や舌の前方2/3の味覚および唾液の分泌などに関与する（P 144：33回－39：▶要 点◀参照）。

×(4) 筋が収縮する際は、神経終板から活動電位が筋細胞に伝えられ、筋小胞体から細胞質へカルシウムイオンが放出される。

○(5) 筋収縮でのアクチンとミオシンのスライディング（滑り込み）は、カルシウムイオンが作用し、ATPを分解して得られたエネルギーを利用する（▶要 点◀参照）。

▶正 解◀ (5)

▶要 点◀

脊椎を構成する椎骨

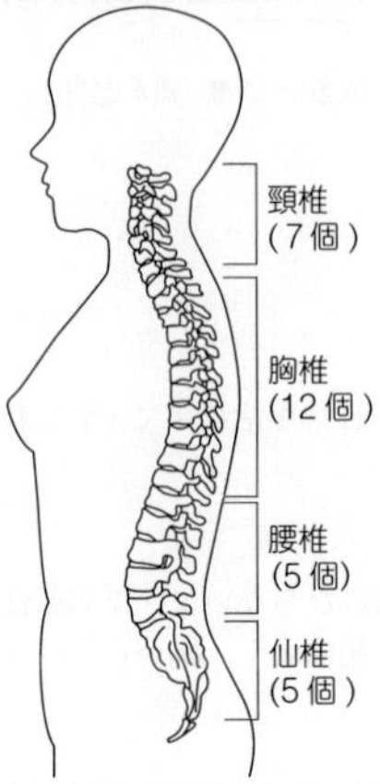

横紋筋の収縮

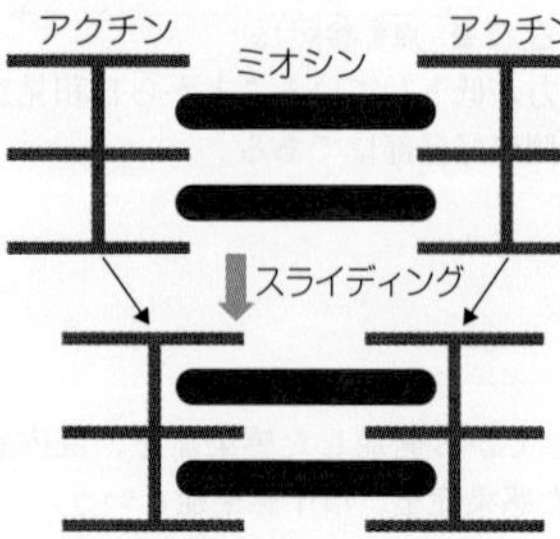

収縮で、アクチンやミオシン自身の長さは変わらない。

スライディングでは、Ca^{2+}が作用し、ATPを分解する。このエネルギーの約20％がスライディングに利用され、残りは熱として放出される。

34回－36

運動器系に関する記述である。最も適当なのはどれか。1つ選べ。

(1) 骨の主な有機質成分は、コラーゲンである。
(2) 頸椎は、12個で構成される。
(3) 橈骨は、下腿の骨である。
(4) 骨格筋は、平滑筋である。
(5) 白筋は、持続的な収縮に適している。

▶正解へのアプローチ◀

骨の約80％は無機質成分（リン酸カルシウム）が占めている。残りの有機質成分のうちの約90％がコラーゲンである。すなわち、骨の主な有機成分はコラーゲンである。骨の有機質成分には、コラーゲンのほかにオステオカルシンがある。オステオカルシンは、骨芽細胞から分泌されるため、骨形成マーカーとして検査に利用される。

▶選択肢考察◀

○(1) ▶正解へのアプローチ◀参照。

×(2) 頸椎は、7個である（P 154：35回－36：▶要 点◀参照）。

×(3)　橈骨と尺骨は、前腕の骨である（▶要　点◀参照）。
×(4)　骨格筋は、横紋筋である。
×(5)　持続的な収縮に適しているのは、ミオグロビンを多く含む赤筋である。一方、白筋は、ミオグロビンが少なく、瞬発的な短時間の収縮に適している（▶要　点◀参照）。

▶正　解◀（**1**）

▶要　点◀

白筋と赤筋の違い

	白筋（速筋）	赤筋（遅筋）
特徴	収縮速度は速いが、疲労しやすい。	収縮速度は遅いが、疲れにくい。
ミオグロビン*	少ない	多い

*筋肉内に存在し、酸素分子を貯蔵するたんぱく質。

上肢と下肢の代表的な骨

上肢の骨は、上腕に１本（上腕骨）、前腕に２本（尺骨（しゃっこつ）と橈骨（とうこつ））がある。尺骨と橈骨は２本平行して存在しており、尺骨は小指側の骨であり、橈骨は親指側の骨である。

下肢の骨は、大腿に１本（大腿骨）、下腿に２本（脛骨（けいこつ）と腓骨（ひこつ））がある。脛骨は、下腿内側の太い骨で、腓骨は、脛骨の外側に平行して存在する細い骨である。

33回－38

骨に関する記述である。正しいのはどれか。１つ選べ。
(1)　骨の主な無機質成分は、炭酸カルシウムである。
(2)　骨端軟骨は、骨端の関節面を覆う。
(3)　骨への力学的負荷は、骨量を増加させる。
(4)　骨芽細胞は、骨吸収を行う。
(5)　ビスホスホネート薬は、骨吸収を促進する。

▶正解へのアプローチ◀

骨端軟骨は、骨端部の内側にあり、ここで軟骨内骨化が起こることで長管骨が伸長する。

▶選択肢考察◀

×(1)　骨の主な無機質成分は、リン酸カルシウムである（**P 154：34回－36**：▶正解へのアプローチ◀参照）。
×(2)　関節面を覆うのは、関節軟骨である。骨端軟骨は、骨幹と骨端の間に存在する。
○(3)　骨形成が起こるためには、重力や運動による恒常的な刺激が必要である 。
×(4)　骨芽細胞は骨形成を行い、破骨細胞が骨吸収を行う。
×(5)　ビスホスホネート薬は、破骨細胞の働きを抑えて、骨吸収を抑制する。

▶正　解◀（**3**）

▶要　点◀

骨の再構築（リモデリング）

成長期のみならず、成人においても骨は絶えず骨吸収と骨形成を繰り返している。このサイクルを再構築（リモデリング）という。骨粗鬆症では、骨吸収が骨形成を上回る状態になっており、ビスホスホネート製剤は、骨吸収を抑制する目的で投与される。

37回－36 NEW

運動器系に関する記述である。**誤っている**のはどれか。1つ選べ。

(1) 日光曝露の不足は、くる病の原因である。
(2) 高リン血症は、骨軟化症の原因である。
(3) 糖尿病は、骨折のリスク因子である。
(4) 脊椎椎体は、骨粗鬆症における骨折の好発部位である。
(5) DXA (DEXA) 法は、骨密度の評価に用いられる。

正解へのアプローチ

骨の成分は、たんぱく質（コラーゲン、オステオカルシンなど）とミネラル（リン酸カルシウムなど）からなる。骨軟化症（小児ではくる病）では、たんぱく質は充足しているが、ミネラル（カルシウム、リンなど）が欠乏し、石灰化障害を生じている。

日光中の紫外線により皮膚でビタミンDを産生している。ビタミンDは、肝臓と腎臓で活性化されると、カルシウム結合たんぱく質（消化管でのCa^{2+}の担体）の合成を促進し、カルシウムの吸収を促進して、血中カルシウム濃度を上昇させる。

選択肢考察

○(1) 日光曝露が不足すると皮膚でのビタミンDの産生が減少し、消化管でのカルシウム吸収が低下して血中濃度が低下するため、カルシウム欠乏症のくる病を起こす。

×(2) 低リン血症は、骨軟化症の原因である。血中のリンが不足すると、骨のミネラル成分であるリン酸カルシウムの沈着障害が起こり、石灰化が障害される。これを骨軟化症（小児ではくる病）という。

○(3) インスリンには骨芽細胞の増殖や腎臓でのビタミンDの活性化促進作用があるといわれ、糖尿病では、そのインスリン作用が減弱する。これにより続発性（二次性）骨粗鬆症を生じやすくなるため、骨折のリスク因子であるといえる。

○(4) 骨粗鬆症では骨密度が低下するため、脊椎の椎体が体重などの負荷に耐えられず、圧迫骨折が起こりやすい。

○(5) DXA (DEXA) 法は、二重エネルギーX線吸収測定法ともいい、骨組織と軟部組織での減衰率が異なることを利用して、骨塩量や骨密度が測定でき、評価に用いる。

正　解 (2)

36回－36

運動器系に関する記述である。最も適当なのはどれか。1つ選べ。

(1) 骨軟化症は、ビタミンAの欠乏で生じる。
(2) 骨基質は、破骨細胞によって産生される。
(3) 骨型アルカリフォスファターゼ (BAP) は、骨吸収マーカーである。
(4) 尿中デオキシピリジノリンは、骨形成マーカーである。
(5) YAM（若年成人平均値）は、骨粗鬆症の診断に用いられる。

正解へのアプローチ

骨芽細胞は、骨細胞の未熟なものであり、カルシウムが沈着（石灰化）して骨が形成される。破骨細胞は、単球・マクロファージ系の前駆細胞が分化し、融合したものであり、多核性の細胞で、骨の吸収を行う。骨吸収と骨形成のマーカーを覚えておくこと（P554：33回－138：要 点 参照）。

▶選択肢考察◀

×(1) 骨軟化症は、ビタミンDの欠乏で生じる。骨基質へのカルシウム沈着がビタミンD欠乏によって障害され、石灰化していない骨（類骨）が増える。骨端線閉鎖前の小児では、くる病を発症する。骨端線閉鎖後は、骨軟化症となる。

×(2) 骨基質は、骨塩（ヒドロキシアパタイトなどのミネラル成分）と類骨（コラーゲンやオステオカルシンなどのたんぱく質成分）からなり、破骨細胞により分解される。骨芽細胞により骨基質は産生される。

×(3) 骨型アルカリフォスファターゼ（BAP）は、骨形成マーカーである。

×(4) 尿中デオキシピリジノリンは、骨吸収マーカーである。デオキシピリジノリンおよびピリジノリンは、コラーゲンと骨基質を結びつけている物質である。骨吸収によって、コラーゲンが分解されると、デオキシピリジノリンやピリジノリンが放出され、尿中へ排泄される。

◯(5) 日本骨代謝学会による原発性骨粗鬆症の診断基準では、被験者の骨密度がYAM（若年成人平均値：20～44歳の骨密度の平均値）の70％未満となると、骨粗鬆症と診断される。

▶正　解◀　**(5)**

34回－37

骨粗鬆症に関する記述である。最も適当なのはどれか。１つ選べ。

(1) 骨芽細胞は、骨吸収に働く。
(2) カルシトニンは、骨吸収を促進する。
(3) エストロゲンは、骨形成を抑制する。
(4) 尿中デオキシピリジノリンは、骨形成マーカーである。
(5) YAM（若年成人平均値）は、骨密度の評価に用いられる。

▶正解へのアプローチ◀

骨粗鬆症とは、骨密度（骨塩量とほぼ同義）が低下して骨折しやすくなる疾患である。骨塩量とは、骨中のミネラル成分（主に、カルシウムとリン）の量であり、DEXA（dual-energy X-ray absorptiometry）法によって測定する。

▶選択肢考察◀

×(1) 骨芽細胞は、骨形成に働く。骨吸収に働くのは、破骨細胞である。

×(2) カルシトニンは、血中カルシウム濃度を下げるホルモンであり、骨形成を促進する。

×(3) エストロゲンは、破骨細胞の働きを抑制することで、骨吸収の抑制に働く。

×(4) 尿中デオキシピリジノリンは、骨吸収マーカーである（**P554：33回－138：▶要　点◀参照**）。

◯(5) 日本骨代謝学会による原発性骨粗鬆症の診断基準では、被験者の骨密度が、YAM（若年成人平均値：20～44歳の骨密度の平均値）の70％未満となると、骨粗鬆症と診断される。

▶正　解◀　**(5)**

34回－23
サルコペニアに関する記述である。最も適当なのはどれか。1つ選べ。
(1) 加齢による場合は、二次性サルコペニアという。
(2) サルコペニアは、内臓脂肪量で評価する。
(3) 筋肉量は、増加する。
(4) 握力は、増大する。
(5) 歩行速度は、遅くなる。

正解へのアプローチ

「サルコペニア診療ガイドライン2017年版」において、サルコペニアは「高齢期にみられる骨格筋量の低下と筋力もしくは身体機能（歩行速度など）の低下により定義される」とある。加齢以外に明らかな原因がないものを、一次性サルコペニアという。また、原因が明らかなものを、二次性サルコペニアという。その例には、「寝たきり」、「重症臓器不全（心臓や肺の機能低下）」、「栄養状態の低下」などがある。

選択肢考察

×(1) 加齢によるサルコペニアは、一次性サルコペニアである。
×(2) サルコペニアは、歩行速度、筋力（握力）、二重エネルギーX線吸収測定法（DXA）、磁気共鳴イメージング（MRI）などで評価する。
×(3) サルコペニアでは、筋肉量が低下する。
×(4) サルコペニアでは、一般に骨格筋量の低下に伴って握力が低下する。サルコペニア判定のためのよい指標となる。
◯(5) 歩行速度は、サルコペニア判定の評価に用いられ、0.8m/秒が基準とされている。サルコペニアでは、歩行速度が遅くなる。

正　解 (5)

要　点

サルコペニアの分類（サルコペニア診療ガイドライン2017年版より）

一次性サルコペニア	
加齢性サルコペニア	加齢以外に明らかな原因がないもの
二次性サルコペニア	
活動に関連するサルコペニア	寝たきり、不活発なスタイル、（生活）失調や無重力状態が原因となり得るもの
疾患に関連するサルコペニア	重症臓器不全（心臓、肺、肝臓、腎臓、脳）、炎症性疾患、悪性腫瘍や内分泌疾患に付随するもの
栄養に関連するサルコペニア	吸収不良、消化管疾患および食欲不振を起こす薬剤使用などに伴う摂取エネルギーおよび/またはたんぱく質の摂取量不足に起因するもの

37回－37 NEW

前立腺に関する記述である。最も適当なのはどれか。1つ選べ。

(1) 前立腺は、腹膜腔内に位置する。
(2) 前立腺から、テストステロンが分泌される。
(3) 前立腺肥大により、排尿障害が生じる。
(4) 前立腺がんでは、血清PSA値が低下する。
(5) 前立腺がんの進行は、アンドロゲンによって抑制される。

▶正解へのアプローチ◀

精巣、前立腺について構造と機能を確認しておくこと。前立腺肥大と前立腺がんでは排尿困難がみられ、PSA検査で高値となる。前立腺肥大と見分けるため、前立腺がんでは前立腺生検で鑑別診断を行う。

▶選択肢考察◀

×(1) 前立腺は、腹膜の後方（後腹膜腔）に位置し、腹膜腔外に存在する。膀胱の直下に存在し、尿道と射精管が合流する部分の周囲を取り囲んでいる。

×(2) 精巣のライディッヒ細胞から、テストステロンが分泌される。

○(3) 前立腺は尿道を取り囲んでいるため、前立腺肥大や前立腺がんにより尿道が圧迫され、排尿困難が生じる。

×(4) 前立腺がんでは、血清PSA（前立腺特異抗原）値が上昇する。PSAは、前立腺から分泌される特異的たんぱく質であり、前立腺がんでは血中へ逸脱して基準値以上（検査陽性）となり早期発見に役立つ。

×(5) 前立腺がんの進行は、アンドロゲンによって促進されるといわれている。発生のメカニズムは明らかになっておらず、食生活の欧米化や加齢、アンドロゲンの影響があるといわれ、進行が遅く、排尿困難で気がつくことが多い。

▶正　解◀ (3)

33回－40

生殖器の構造と機能に関する記述である。正しいのはどれか。1つ選べ。

(1) 卵巣は、卵胞刺激ホルモンを分泌する。
(2) 子宮は、底部で膣と連続している。
(3) 子宮内膜の増殖は、エストロゲンで促進される。
(4) 前立腺は、内分泌腺である。
(5) 精子は、精嚢で作られる。

▶正解へのアプローチ◀

子宮は、前屈（前方向へ屈曲する）構造をしており、一番奥の部分を子宮底部という。子宮頸部が、膣と連続している（▶要　点◀ 参照）。

▶選択肢考察◀

×(1) 卵胞刺激ホルモン（FSH）は、下垂体前葉から分泌される。

×(2) 子宮は、子宮頸部が膣と連続している（▶正解へのアプローチ◀ 参照）。

○(3)　エストロゲン（卵胞ホルモン）によって、子宮内膜が増殖する。
×(4)　前立腺は外分泌腺であり、精液の一部となる前立腺液を分泌する。
×(5)　精子は、精巣で作られる。その後、精子は精巣上体内で成熟し、精管を通って精嚢に移動する。精嚢で分泌液と混ざり貯蓄される。

正　解　(3)

要　点

子宮の構造

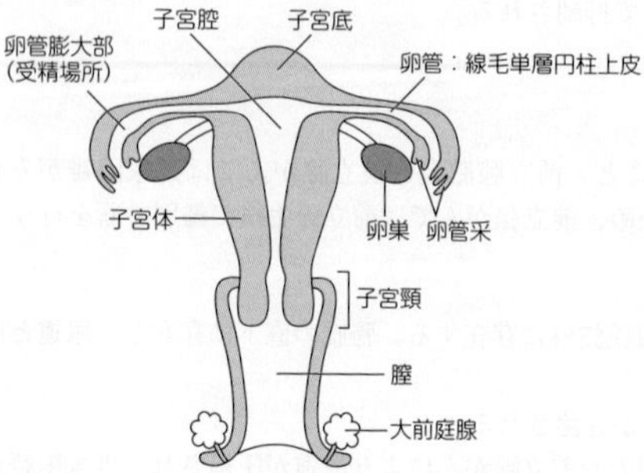

月経周期と性ホルモン・基礎代謝の変化

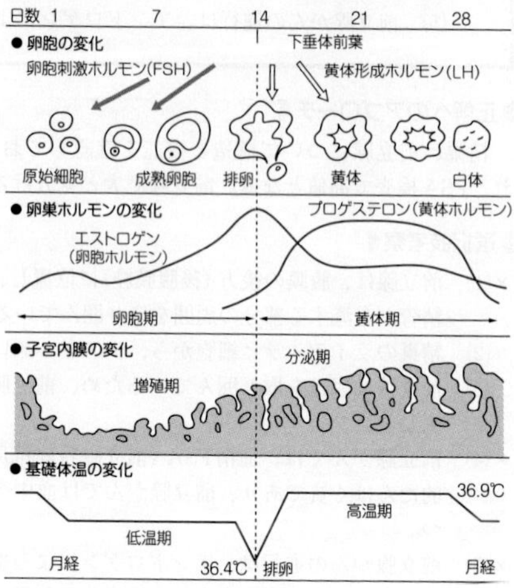

35回－37

妊娠、分娩および乳汁分泌に関する記述である。最も適当なのはどれか。１つ選べ。

(1)　妊娠０週０日は、受精卵が着床した日である。
(2)　ヒト絨毛性ゴナドトロピン（hCG）は、黄体を退縮させる。
(3)　インスリンは、母体から胎児へ移行する。
(4)　オキシトシンは、子宮筋を収縮させる。
(5)　プロラクチンは、射乳を起こす。

正解へのアプローチ

妊娠、分娩に関わるホルモンについての出題は、「応用栄養学」でも頻出である。分泌臓器とともに理解できるようになる必要がある。

出生後、新生児が母乳を吸うと吸啜刺激により、オキシトシンが脳の下垂体後葉から分泌される。オキシトシンには、射乳作用の他に子宮収縮作用があるため、子宮復古（回復）が早く、妊娠前の状態に戻るまでの期間（産褥期）が短くなる。

選択肢考察

×(1)　妊娠０週０日は、最終月経の開始日であり、妊娠２週０日に排卵が行われる。受精は排卵日から１日以内で起こるため、受精した日が妊娠２週１日となり、受精場所である卵管膨大部から卵管を通って子宮内腔へ移動するのに約６日かかるため、受精卵が着床した日は多くが妊娠３週０日となる。

×(2)　ヒト絨毛性ゴナドトロピン（hCG）は、黄体の退縮を防ぎ、プロゲステロンの分泌を維持させ、妊娠黄体として継続させる。
×(3)　インスリンは、A鎖とB鎖の2本からなるポリペプチドであり、高分子のため胎盤は通過できない。よって、母体から胎児へは移行しない。インスリンは胎児へ移行しないため妊婦に使用できる。
○(4)　オキシトシンは、子宮筋を収縮させ、子宮復古を促進する。
×(5)　プロラクチンは、乳腺の発達、乳汁の産生を促進するが、射乳作用はない。射乳作用はオキシトシンにある（▶要　点◀参照）。

▶正　解◀（4）

▶要　点◀

妊娠・分娩に関するホルモン

分泌臓器	ホルモン名	妊娠・分娩に関する主な作用
下垂体前葉	黄体形成ホルモン（LH）	排卵を誘発する
	卵胞刺激ホルモン（FSH）	卵胞を成熟させる
	プロラクチン	乳腺の発育、乳汁産生、乳量増加
下垂体後葉	オキシトシン	射乳作用、子宮筋収縮
卵巣	エストロゲン	卵胞発育、子宮内膜増殖
卵巣	プロゲステロン	体温上昇、子宮内膜分泌・維持

34回－38

女性生殖器疾患と妊娠合併症に関する記述である。最も適当なのはどれか。1つ選べ。

(1)　子宮頸がんは、腺がんが多い。
(2)　ヒトパピローマウイルス（HPV）ワクチンは、子宮体がんの予防に用いる。
(3)　閉経後の肥満は、乳がんのリスク因子である。
(4)　妊娠高血圧症候群の重症度は、浮腫の有無で分類する。
(5)　妊娠中に発症した明らかな糖尿病を、妊娠糖尿病という。

▶正解へのアプローチ◀

女性における生殖器疾患は、子宮筋腫、子宮内膜症、子宮がん（頸がん、体がん）、乳がんについて、妊娠合併症は妊娠糖尿病、妊娠高血圧症候群についてまとめておくとよい。

▶選択肢考察◀

×(1)　子宮頸がんは、扁平上皮がんが多い。一方、子宮体がんは腺がんが多い。
×(2)　ヒトパピローマウイルス（HPV）感染は、子宮頸がんの原因である。HPVワクチンは、子宮頸がんの予防に用いる。
○(3)　閉経後の肥満（BMIの上昇）が、乳がんのリスク因子であることが、日本でも欧米でも研究結果として示されている。
×(4)　妊娠高血圧症候群の重症度は、高血圧とたんぱく尿の程度で分類する。
×(5)　妊娠糖尿病とは、「妊娠中に初めて発見または発症した糖尿病に至っていない糖代謝異常」と定義されている。明らかな糖尿病は、妊娠糖尿病には含まれない（P 162：36回－37：▶要　点◀参照）。

▶正　解◀（3）

36回－37

妊娠糖尿病に関する記述である。最も適当なのはどれか。1つ選べ。

(1) 「空腹時血糖126mg/dL以上」が、診断基準に含まれる。
(2) 「HbA1c 6.5％以上」が、診断基準に含まれる。
(3) 「妊娠糖尿病の家族歴」が、診断基準に含まれる。
(4) 経口血糖降下薬によって治療する。
(5) 分娩後の2型糖尿病のリスクになる。

正解へのアプローチ

通常の妊娠で、母胎はインスリン感受性低下、抵抗性亢進を示し、非妊娠時よりも血糖値を上昇させて、胎盤経由で胎児へグルコースを供与している。妊娠によるインスリン抵抗性が更に亢進し、糖代謝異常となったもののうち、妊娠中に初めて発見または発症したもので、糖尿病までは至っていないものを、妊娠糖尿病という。

妊娠合併症である妊娠糖尿病については、他の科目でも出題されるため、診断基準を覚えておくこと。「糖尿病合併妊娠」や「妊娠中の明らかな糖尿病」との相違点も確認しておくこと。

選択肢考察

×(1) 空腹時の血糖値の診断基準は92mg/dL以上であり、126mg/dL以上は糖尿病の診断基準である。
×(2) HbA1cは診断基準に含まれない。HbA1c 6.5％以上は糖尿病の診断基準である。
×(3) 妊娠糖尿病の家族歴は、診断基準に含まれない。
×(4) 経口糖尿病薬は胎盤を介して胎児へ影響を及ぼすため、投与禁忌となっている薬物が多い。第一選択薬には、胎盤を通過しないインスリンを用いる。
○(5) 分娩後には正常化するが、2型糖尿病のリスクが高くなり、2型糖尿病に進展しやすい。

正　解 (5)

要　点

妊娠糖尿病の診断

妊娠前	妊娠後	診断基準
正常	妊娠糖尿病	75gOGTTにおいて次の基準の1点以上を満たした場合 ①空腹時血糖値≧92mg/dL ②1時間値≧180mg/dL ③2時間値≧153mg/dL
正常	妊娠中の明らかな糖尿病	以下のいずれかを満たした場合 ①空腹時血糖値≧126mg/dL ②HbA1c≧6.5％
糖尿病	糖尿病合併妊娠	

37回－38 NEW

血液系に関する記述である。最も適当なのはどれか。1つ選べ。

(1) 末梢血中の赤血球は、核を持つ。
(2) 好中球は、抗体を産生する。
(3) 単球が血管外へ遊走すると、形質細胞となる。
(4) フィブリンは、トロンビンによりフィブリノーゲンに変換される。
(5) PAI－1は、脂肪細胞で産生される。

正解へのアプローチ

血液系に関する問題は、血球（赤血球、血小板、白血球）、血漿成分（血液凝固因子など）のほか、血液凝固・線溶系や免疫（抗体など）も出題される。

選択肢考察

×(1) 末梢血中の赤血球は、核を持たない。赤芽球では核を有するが、成熟過程で脱核するため、赤血球では核を持たない（P71：35回－17：要 点参照）。
×(2) 好中球は、抗体を産生しない。抗体は、B細胞（Bリンパ球）の活性化された、形質細胞（プラズマセル）が産生する。
×(3) 単球が血管外へ遊走すると、マクロファージとなる。
×(4) フィブリノーゲンは、トロンビンによりフィブリンに変換される。内因系や外因系により活性化された血液凝固因子の第X因子により、プロトロンビンがトロンビンとなる。このトロンビンにより、フィブリノーゲンがフィブリンとなり、血栓が形成され二次止血される。
○(5) PAI-1（プラスミノーゲン活性化抑制因子-1）は、アディポサイトカインの一種であり、脂肪細胞で産生される。プラスミノーゲンからプラスミンへの変換を抑制するため、形成された血栓を溶解しにくくし、動脈硬化を高める。

正　解 (5)

要　点

組織の違いによるマクロファージの種類

血管中	単球	神経系	ミクログリア細胞
結合組織	組織球	肺	肺胞マクロファージ
肝臓	クッパー細胞	漿膜腔	胸腔、腹腔マクロファージ
骨	破骨細胞		

36回－38

血球に関する記述である。最も適当なのはどれか。１つ選べ。

(1) 赤血球には、ミトコンドリアが存在する。
(2) 好中球は、抗体を産生する。
(3) Ｂ細胞は、胸腺で成熟する。
(4) 好酸球は、アレルギー反応に関与する。
(5) 血小板には、核が存在する。

▶正解へのアプローチ◀

白血球の一種である好酸球は、寄生虫への防御機構として免疫反応する。また、ヒスタミンを不活性化し、抗原抗体複合体を貪食して破壊する。そのため、Ｉ型アレルギー反応で増殖し、アレルギー反応に関与する。

▶選択肢考察◀

×(1) 赤血球は、未分化の幹細胞から成熟過程で脱核（核を放出）し、細胞内小器官（ミトコンドリアなど）も放出するため、成熟赤血球は細胞質ゾルのみが存在し、解糖系による嫌気的代謝でエネルギー産生を行う。
×(2) 抗体は、Ｂ細胞が活性化されて形質細胞（プラズマセル）となり産生される。好中球は、組織の炎症部位へ遊走し、異物を貪食して分解・消化したり、産生した顆粒を放出して細胞外の異物を殺傷する。
×(3) Ｂ細胞は、骨髄で成熟する。Ｔ細胞は、胸腺で成熟する。
○(4) 好酸球は、アレルギー反応に関与し、増殖する。
×(5) 血小板は、巨核球の細胞質が分離して血中へ放出されたものであり、核は存在しない。ただし、細胞内小器官を一緒に分離するため、ミトコンドリアは存在する。

▶正　解◀　(4)

▶要　点◀

白血球の分類

白血球の種類		割合(％)
顆粒球	好中球	50～70
	好酸球	1～4
	好塩基球	0.5
非顆粒球	リンパ球	20～40
	単球	2～8

35回－38

赤血球に関する記述である。最も適当なのはどれか。１つ選べ。

(1) 赤血球は、中央が膨らんだ円盤状の構造をもつ。
(2) ABO血液型がO型の場合、赤血球の表面にはＡ抗原とＢ抗原が発現している。
(3) 赤血球の寿命は、約１か月である。
(4) 網赤血球は、寿命を終えた赤血球である。
(5) 低酸素環境下で、赤血球数は増加する。

▶正解へのアプローチ◀

標高3,000mの山頂では、気圧が低下し、気温が低く、酸素が薄くなる。高地トレーニングで高所順化がみられると、高所に滞在して約3日でエリスロポエチンの分泌が増加し、3週間以上経過すると赤血球数、ヘモグロビン濃度、ヘマトクリット値、循環血液量などが増加する。

▶選択肢考察◀

×(1) 赤血球は、中央がへこんだ円盤状の構造をもつ。赤芽球では、核を有するが、成熟過程で脱核し、核がなくなった部分がへこむ。

×(2) ABO血液型がO型の場合、赤血球の表面にはA抗原もB抗原も発現していない。両方が発現したものは、AB型の赤血球である。

×(3) 赤血球の寿命は、約120日（約4か月）である（▶要　点◀参照）。

×(4) 網赤血球は、骨髄中の赤芽球が脱核して、末梢血に出現して間もない若い赤血球をいう。寿命を終えた赤血球は、脾臓で破壊される。

○(5) 低酸素環境下では、酸素を少しでも組織に運搬しようとして赤血球数は増加する。また、呼吸数が増加し、心拍数が増加する。

▶正　解◀ (5)

▶要　点◀

主な血球の寿命

赤血球	約120日
血小板	約10日
好中球	約10時間～1日
リンパ球	数日～数十年

36回－39

血液疾患に関する記述である。最も適当なのはどれか。1つ選べ。

(1) 再生不良性貧血では、造血幹細胞が増加している。
(2) 多発性骨髄腫では、低カルシウム血症が起こる。
(3) 悪性貧血は、エリスロポエチン産生低下によって起こる。
(4) 急性白血病では、出血傾向がみられる。
(5) 成人T細胞白血病は、ヒト免疫不全ウイルス（HIV）によって起こる。

▶正解へのアプローチ◀

急性白血病は造血臓器の腫瘍性疾患であり、正常成熟細胞が減少し異常な細胞が増加する。正常血球細胞が減少するため汎血球減少となり、赤血球が減少して貧血、血小板が減少して出血傾向、白血球が減少して免疫力低下による感染症などを併発し、適切な治療を行わないと死に至る重篤な疾患である。

▶選択肢考察◀

×(1) 再生不良性貧血では、未分化の造血幹細胞の減少が起こる。よって、赤血球、白血球、血小板が減少し、汎血球減少に伴う貧血、出血傾向、感染症などを併発する。急性白血病と同様の症状がみられるが、異常な白血球の増殖はみられない。

×(2) 多発性骨髄腫は、B細胞が分化した形質細胞（プラズマセル）が腫瘍化し、骨髄で増殖する全身性腫瘍性疾患である。破骨細胞を活性化し、骨吸収を促進するため高カルシウム血症が起こる。

×(3) 悪性貧血は、内因子（キャッスル因子）の欠乏によるビタミンB_{12}の欠乏によって起こる（P 167：34回－39：▶要　点◀参照）。エリスロポエチン産生低下によって起こるのは、腎性貧血である。

◯(4) 急性白血病では、汎血球減少により血小板数が減少する。これにより血栓の形成が減少し、一次止血が起こりにくくなり、出血傾向がみられる。
×(5) 成人T細胞白血病は、ヒトT細胞白血病ウイルス（HTLV-1）によって起こる。ヘルパーT細胞に感染し、異常増殖する白血病である。後天性免疫不全症候群（AIDS）は、ヒト免疫不全ウイルス（HIV）によって起こり、ヘルパーT細胞に感染後に破壊されるため、体液性免疫も細胞性免疫も不全となる。

▶正　解◀（4）

34回－39

血液疾患に関する記述である。最も適当なのはどれか。１つ選べ。

(1) 鉄欠乏性貧血では、総鉄結合能（TIBC）が低下する。
(2) 悪性貧血は、内因子の欠如で起こる。
(3) 腎性貧血では、エリスロポエチン産生が亢進する。
(4) 特発性血小板減少性紫斑病（ITP）では、ビタミンK欠乏がみられる。
(5) 血友病では、ハプトグロビンが低下する。

▶正解へのアプローチ◀

慢性萎縮性胃炎によって胃粘膜の萎縮が起こり、胃の壁細胞からの内因子産生が低下する。内因子が欠乏するとビタミンB_{12}の吸収障害が起こり、巨赤芽球性貧血となるのが悪性貧血である。悪性腫瘍とは関係が無く、ビタミンB_{12}欠乏が原因であることが発見されるまで致死的な疾患だったため、この名前が歴史的経緯から残っている。

▶選択肢考察◀

×(1) 総鉄結合能（TIBC）は、鉄欠乏性貧血で上昇する（**P 168：33回－41：▶要　点◀参照**）。
◯(2) 悪性貧血とは、慢性萎縮性胃炎によって胃の内因子欠乏が生じ、それによって起こるビタミンB_{12}欠乏による巨赤芽球性貧血のことである。
×(3) 慢性腎不全により、エリスロポエチン産生・分泌が低下することによって起こる貧血を腎性貧血という。
×(4) 特発性血小板減少性紫斑病（ITP）とは、血小板に対する自己抗体ができてしまい、血小板が破壊されてしまうことで血小板減少症をきたす疾病である。皮膚の点状出血や、歯茎からの出血が特徴。血小板の破壊が進んでいるため、それに対する反応として、骨髄での血小板産生は亢進する。
×(5) ハプトグロビンは、血液中に遊離したヘモグロビンを輸送するたんぱく質であり、溶血性貧血のときに、消費され低下する。血友病は、遺伝により先天的に血液凝固因子が欠損しており、血友病Aでは第Ⅷ因子が、血友病Bでは第Ⅸ因子が不足している。

▶正　解◀（2）

◗要　点◖

巨赤芽球性貧血の主な原因

ビタミンB_{12}欠乏	摂取不足	菜食主義
	吸収障害	①内因子欠乏（悪性貧血、胃切除後） ②小腸病変（回腸切除、盲係蹄症候群、広節裂頭条虫症）
葉酸欠乏	摂取不足	アルコール中毒、非経口栄養
	吸収障害	①小腸病変 ②薬剤（抗痙攣薬、経口避妊薬）
	需要拡大	①妊娠 ②悪性腫瘍

悪性貧血の病態

動物性食品の摂取により得られるビタミンB_{12}は胃の壁細胞から分泌される内因子（キャッスル因子）と結合する。内因子と結合したビタミンB_{12}が小腸下部（回腸）から吸収される。慢性萎縮性胃炎によって、胃粘膜が障害を受けると、内因子の分泌が行われなくなり、ビタミンB_{12}の吸収に問題が生じて、その結果、巨赤芽球性貧血をきたす。抗内因子抗体が陽性となることが多い。また、舌乳頭の萎縮、ハンター舌炎、神経障害、汎血球減少がみられる。

35回－39

血液疾患に関する記述である。最も適当なのはどれか。1つ選べ。

(1)　血友病では、プロトロンビン時間（PT）が短縮する。
(2)　再生不良性貧血では、骨髄が過形成を示す。
(3)　悪性貧血では、内因子の作用が増強する。
(4)　鉄欠乏性貧血では、総鉄結合能（TIBC）が低下する。
(5)　播種性血管内凝固症候群（DIC）では、フィブリン分解産物（FDP）が増加する。

◗正解へのアプローチ◖

播種性血管内凝固症候群（DIC）では、血管内のあらゆる部分で血栓が形成され、血小板と血液凝固因子が消費されるため、血小板数が減少し凝固因子が不足する。よって、血管が新たに破れてもその部分では凝固して止血できず、出血傾向となる。プロトロンビン時間（PT）が延長し、活性化部分トロンボプラスチン時間（APTT）も延長する。また、血栓を溶解するため、フィブリン分解産物（FDP）が増加する。

◗選択肢考察◖

×(1)　血友病は、血液凝固因子の第Ⅷ因子や第Ⅸ因子の欠損に伴う出血性疾患であり、凝固しにくい。よって、凝固検査では、内因系と共通系の異常を検出する活性化部分トロンボプラスチン時間を測定し、血友病の場合は、血液が固まるまでに時間がかかる（時間延長）。プロトロンビン時間は、凝固検査の外因系と共通系の異常を検出する検査で、肝硬変などの出血傾向で延長する。

×(2)　再生不良性貧血では、骨髄が低形成（細胞密度の低下）を示す。全能性の幹細胞の障害により、末梢血での赤血球、血小板、白血球のすべての血球が減少する。

×(3)　悪性貧血では、内因子の作用が減弱する（**P 167：34回－39：◗要　点◖参照**）。

×(4)　鉄欠乏性貧血では、総鉄結合能（TIBC）は上昇する（**P 168：33回－41：◗要　点◖参照**）。

○(5)　播種性血管内凝固症候群（DIC）では、血管内のいたる所で血液凝固が亢進するためフィブリンが産生され、その分解産物（FDP）が増加する。なお、DICでは血液凝固因子の消費が過剰になるため、プロトロンビン時間（PT）が延長する。

◗正　解◖　(5)

33回－41
貧血に関する記述である。正しいのはどれか。1つ選べ。
(1) ビタミンB_6欠乏は、巨赤芽球性貧血をきたす。
(2) 銅の欠乏は、再生不良性貧血をきたす。
(3) 溶血性貧血では、ハプトグロビン高値となる。
(4) 腎性貧血では、エリスロポエチン高値となる。
(5) 鉄欠乏性貧血では、不飽和鉄結合能（UIBC）高値となる。

▶正解へのアプローチ◀

鉄欠乏性貧血では、血清トランスフェリン値が増加し、それに伴い総鉄結合能（TIBC）と不飽和鉄結合能（UIBC）が上昇する。

▶選択肢考察◀

×(1) 巨赤芽球性貧血をきたすのは、ビタミンB_{12}や葉酸の欠乏である（P 167：34回－39：▶要 点◀ 参照）。

×(2) 再生不良性貧血は、免疫的機序や薬物の副作用で起こる疾患であり、銅欠乏は無関係である。銅は、Fe^{2+}をFe^{3+}に変換する際に必要なミネラルであり、欠乏するとヘモグロビンの合成が阻害され貧血を起こす。

×(3) 溶血性貧血では、ハプトグロビンが低値となる。ハプトグロビンは、血中に遊離したヘモグロビンに結合するたんぱく質である。溶血（赤血球の破壊）が起こると、ハプトグロビンは、血中に遊離したヘモグロビンと結合して消費されるため、低値となる。

×(4) 腎性貧血では、エリスロポエチンが低値となる。

◯(5) ▶正解へのアプローチ◀ 参照。

▶正 解◀ (5)

▶要 点◀

不飽和鉄結合能（UIBC）と総鉄結合能（TIBC）

血清鉄は、血清たんぱく質のトランスフェリンと結合している。鉄と結合していないトランスフェリンの量を表しているのが、UIBCである。体内の鉄量が少ない状態では、UIBCは上昇する。

また、トランスフェリンが結合することのできるすべての鉄量のことをTIBCという。UIBCとTIBCの関係は、TIBC＝血清鉄＋UIBCとなっている。鉄欠乏性貧血では、トランスフェリンの全体量が増加するため、UIBCもTIBCも上昇する。

血清鉄と総鉄結合能

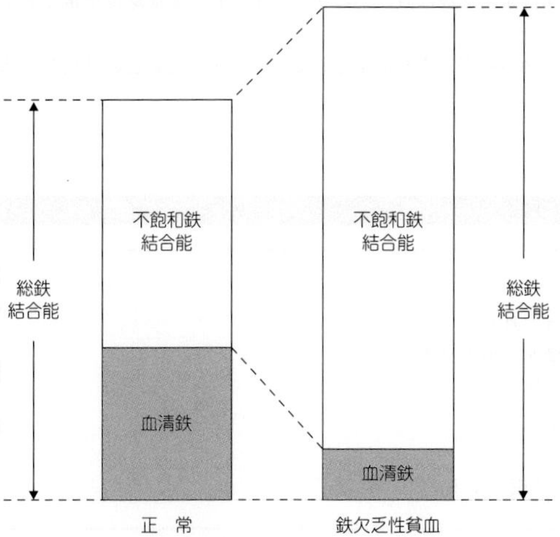

37回－39 NEW

25歳、女性。易疲労感があり来院した。血液検査結果でWBC 1,060／μL、RBC 186万／μL、Hb 5.8g／dL、血小板8万／μL、網赤血球1‰（基準値2～27‰）、MCV 91.3fL（基準値80～98fL）、MCH 31.1pg（基準値28～32pg）、MCHC 34.1％（基準値30～36％）、Cr 0.6mg／dL、総ビリルビン0.3mg／dLであった。考えられる疾患として、**最も適切な**のはどれか。１つ選べ。

(1)　鉄欠乏性貧血
(2)　ビタミンB_{12}欠乏性貧血
(3)　再生不良性貧血
(4)　溶血性貧血

正解へのアプローチ

患者の血液検査の基準値は、WBC（白血球数）が3,500～9,100／μL、RBC（赤血球数）が380～480万／μL前後、Hb（ヘモグロビン）が12～16g／dL前後、血小板が13～37万／μLである。

本症例では全血球（赤血球、白血球、血小板）が少ないため、汎血球減少がみられる。RBC（赤血球数）、Hb、網赤血球（成熟途中の赤血球）が基準値より少ないため、貧血である。MCV（平均赤血球容積：赤血球1個の大きさ）、MCH（平均赤血球血色素量：赤血球中のヘモグロビンの量）、MCHC（平均赤血球血色素濃度）は、基準値内であるため、正球性正色素性貧血である。Cr（クレアチニン）は基準値内であり、総ビリルビン値も基準値内であるため、腎機能や肝機能に問題はないと思われる。

よって、汎血球減少がみられ、正球性正色素性貧血であることから、再生不良性貧血と考えられる。

選択肢考察

×(1)　鉄欠乏性貧血は、鉄の欠乏によりヘムが減少し、小球性低色素性貧血となるため、MCV、MCH、MCHCが低値となる。血小板や白血球数は減少しない。

×(2)　ビタミンB_{12}欠乏性貧血は、ビタミンB_{12}の欠乏によりDNAの合成が障害され、細胞分裂の回数が減少し、細胞質ゾルが増大した巨赤芽球を生じるとともに血小板や白血球数も減少する汎血球減少がみられる。ただし、MCVが基準値以上となる大球性正色素性貧血である。

○(3) 再生不良性貧血は、骨髄の全能性幹細胞が何らかの障害により減少するため、全血球が減少する汎血球減少がみられる。よって、産生される赤血球数は減少するが、産生された赤血球は正常であるため、正球性正色素性貧血である。
×(4) 溶血性貧血は、産生された赤血球が何らかの障害により破壊されるため、正球性正色素性貧血であるが、血小板や白血球への影響はない。

▶正　解◀（3）

19 免疫、アレルギー

36回－40

免疫に関する記述である。最も適当なのはどれか。１つ選べ。

(1) 消化管粘膜には、非特異的防御機構が認められる。
(2) IgGによる免疫は、非特異的防御機構である。
(3) IgAは、Ⅰ型アレルギーに関与する。
(4) IgMは、胎盤を通過する。
(5) 血漿中に最も多く存在する抗体は、IgEである。

▶正解へのアプローチ◀

消化管粘膜では、消化管内（体外）の細菌やウイルスが体内に侵入しないよう、免疫機構が存在する。好中球やマクロファージなど非自己を貪食したり、胃酸やリゾチームなどで攻撃する場合を非特異的防御機構という。

抗原提示を受けたヘルパーＴ細胞が、認識した抗原に対して細胞性免疫や体液性免疫を誘導、活性化する場合を特異的防御機構という。

免疫グロブリン（Ig）の種類と特徴を覚えておくこと（P 173：33回－42：▶要　点◀参照）。

▶選択肢考察◀

○(1) 消化管粘膜では、特異的防御機構も非特異的防御機構も認められる。好中球やマクロファージなどが作用するのが非特異的防御機構であり、分泌型IgAは特異的防御機構である。
×(2) IgGによる免疫は、特異的防御機構である。抗体である免疫グロブリン（Ig）は、ある特定の抗原に対して反応するたんぱく質であり、特異的である。非特異的は、非自己すべてに反応する場合をいう。
×(3) IgAは、Ⅰ型アレルギーに関与しない。Ⅰ型アレルギーに関与するのはIgEである。
×(4) IgMは５量体の分子量が大きい抗体であり、胎盤は通過しない。感染により最初に産生される。IgGは単量体で分子量が小さい抗体であり、胎盤を通過して胎児に移行し、新生児の免疫を担う。
×(5) 血漿中最も多く存在する抗体は、IgGである。IgEは、ごく微量しか血漿中に存在しない。

▶正　解◀（1）

35回－40

免疫・生体防御に関する記述である。最も適当なのはどれか。１つ選べ。

(1) 唾液は、分泌型IgAを含む。
(2) Ｂ細胞は、胸腺で成熟する。
(3) Ｔ細胞は、免疫グロブリンを産生する。
(4) アナフィラキシーショックは、IgGが関与する。
(5) ワクチン接種による免疫は、受動免疫である。

▶正解へのアプローチ◀

免疫グロブリン（抗体）は、血清中のたんぱく質であり、抗原と特異的に結合して排除するため、体液性免疫の主役である。γ-グロブリン分画に存在し、IgG、IgA、IgM、IgD、IgMの5種類ある。それぞれの作用と特徴を覚えておくこと（**P 173：33回－42：▶要 点◀**参照）。

▶選択肢考察◀

○(1) 唾液は、分泌型のIgAを含む。IgA抗体は、消化管や呼吸器の粘膜免疫の主役であり、初乳中にも存在する。

×(2) B細胞は、骨髄で成熟する。胸腺で成熟するのは、T細胞である。

×(3) 抗体である免疫グロブリンを産生するのは、B細胞（Bリンパ球）の成熟した形質細胞（プラズマセル）であり、これ以外の細胞では産生されない。

×(4) アナフィラキシーショックは、IgEが関与する。アレルゲンに対してIgE抗体を産生すると、肥満細胞や好塩基球の表面にIgEが結合する。このIgEにアレルゲンが結合すると、肥満細胞や好塩基球からヒスタミンなどが脱顆粒される。このヒスタミンにより全身の血管が拡張し、一気に血圧が低下すると生命の危機を生じ、アナフィラキシーショックを起こす。I型アレルギー反応に分類される。

×(5) ワクチンは抗原を入れて抗体を作らせるため、能動免疫である。受動免疫は、できている抗体を入れる免疫で、胎盤由来のIgGや初乳中のIgA、抗体を含んだ血清を輸血する血清療法などをいう。

▶正 解◀ (1)

34回－40

免疫と生体防御に関する記述である。最も適当なのはどれか。1つ選べ。

(1) 溶血性貧血は、Ⅲ型アレルギーの機序で起こる。
(2) ツベルクリン反応は、Ⅱ型アレルギーの機序で起こる。
(3) 形質細胞は、液性免疫を担う。
(4) IgAは、免疫グロブリンの中で最も血中濃度が高い。
(5) IgGは、5量体である。

▶正解へのアプローチ◀

アレルギーの分類は重要事項であるため、整理して理解、記憶しておく必要がある。免疫グロブリン（抗体）が関与する免疫システムが、液性免疫である。形質細胞は、Bリンパ球が分化してできる細胞で、抗体を産生する。

▶選択肢考察◀

×(1) 溶血性貧血は、Ⅱ型アレルギーの機序で起こる。赤血球に対する抗体が、赤血球を破壊して溶血を生じる。

×(2) ツベルクリン反応は、Ⅳ型アレルギーの機序で起こる。ツベルクリン反応は、結核菌感染の診断のために行う検査である。ツベルクリン反応液を皮内に注射して、48時間後に判定する。結核菌に感染している人、BCG接種後の人では、注射した部位に、発赤や硬結といった反応が起こる。

○(3) 形質細胞は、Bリンパ球から分化して免疫グロブリン（抗体）を産生する細胞である。免疫グロブリンが働く獲得免疫の機序を、体液性免疫という。

×(4) 免疫グロブリンの中で最も血中濃度が高いのは、IgGである（**P 173：33回－42：▶要 点◀**参照）。

×(5) IgGは、単量体（1量体）であり、5量体の構造を持つのはIgMである（**P 173：33回－42：▶要 点◀**参照）。

▶正 解◀ (3)

▶要　点◀

免疫系

自然免疫	主な担当細胞：好中球、NK細胞、マクロファージ	
獲得免疫	液性免疫	主な担当細胞：Bリンパ球と、Bリンパ球から分化した形質細胞（抗体産生）
	細胞性免疫	主な担当細胞：Tリンパ球

自然免疫：非特異的だが、非常に迅速な反応。身体の門番役のような働き。

獲得免疫：特異的で、少し時間がかかる反応。しかし、2回目からは迅速に反応が進む。アレルギーは過剰に獲得免疫が作用している状態。

抗原提示細胞：自然免疫と獲得免疫を橋渡しする役割をもつ。「マクロファージ」、「樹状細胞」、「Bリンパ球」の3つを覚えておくこと。

33回－42

免疫グロブリンに関する記述である。正しいのはどれか。1つ選べ。

(1)　1本のH鎖と1本のL鎖から構成される。
(2)　液性免疫を担当する。
(3)　血中に最も多く存在するのは、IgEである。
(4)　母乳中に最も多く存在するのは、IgMである。
(5)　IgAは、胎盤を通過する。

▶正解へのアプローチ◀

免疫グロブリンは、抗体ともいわれ、Bリンパ球から分化した形質細胞によって産生される。後天性免疫（獲得免疫）には、液性免疫と細胞性免疫があり、免疫グロブリンが担うのは液性免疫である。「免疫グロブリンは、血液（液体）に溶けているたんぱく質」と覚えるとよい。

▶選択肢考察◀

×(1)　2本のH鎖と2本のL鎖から構成される。
◯(2)　▶正解へのアプローチ◀ 参照。
×(3)　血中に最も多く存在するのは、IgGである。
×(4)　母乳中に最も多く存在するのは、IgAである。
×(5)　胎盤を通過できるのは、IgGである。

▶正　解◀　**(2)**

▶要　点◀

免疫グロブリンの構造

免疫グロブリンは、H鎖（重い鎖）とL鎖（軽い鎖）から構成されている。V領域（可変領域）で、抗原を特異的に認識する。

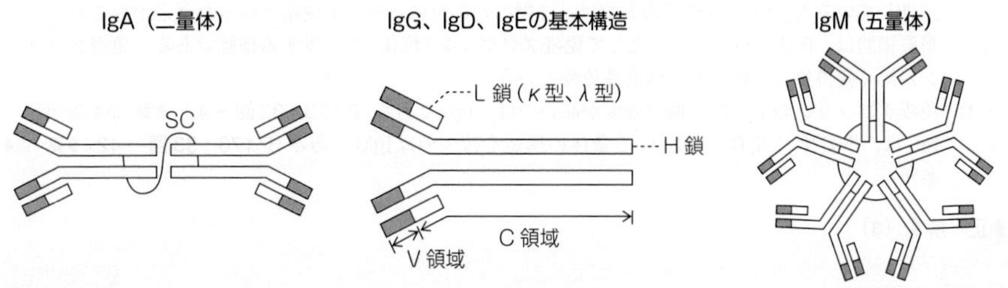

免疫グロブリンの種類と特徴

種　類	血清中の割合（%）	特　徴
IgG	80	•免疫グロブリンの中で最も多く存在する。 •唯一胎盤を通過することができる。 •感染の治癒期に上昇する。
IgA	13	•分泌型は2量体として存在する。 •局所免疫（粘膜免疫）として働く。 •母乳（特に初乳）に多く含まれる。
IgM	6	•5量体として存在する。 •免疫グロブリンの中で最も分子量が大きい。 •異物が進入したとき、最初に生産される。
IgD	1	•機能はよくわかっていないが、形質細胞の抗体産生を調節していると考えられている。
IgE	0.002	•免疫グロブリンの中で血中に最も少ない。 •Ⅰ型アレルギーを引き起こすレアギン抗体で、肥満細胞や好塩基球と結合しやすい。

36回－41

自己免疫疾患に関する記述である。最も適当なのはどれか。1つ選べ。

(1) 全身性エリテマトーデスは、男性に多い。
(2) 全身性エリテマトーデスは、日光浴で寛解する。
(3) 1型糖尿病では、インスリン分泌が亢進する。
(4) 強皮症では、レイノー現象がみられる。
(5) シェーグレン症候群では、唾液分泌が増加する。

▶正解へのアプローチ◀

自己免疫疾患の原因と症状は、まとめて覚えておくこと（▶要　点◀参照）。

強皮症は、膠原病の一つであり、30～50歳代の女性に多く、結合組織のコラーゲン合成が高まるために皮膚が硬化する疾患である。食道の蠕動運動の低下、嚥下障害、胃食道逆流症などについて以前から出題されていたが、今回、初めてレイノー現象に関して出題された。

強皮症でみられるレイノー現象は、一過性の自律神経障害により局所的に血管障害が生じ、手指の血管が収縮し、蒼白状態を経てチアノーゼによる紫色や暗赤色がみられ、改善しようと毛細血管が拡張して紅潮となる。

▶選択肢考察◀

×(1) 全身性エリテマトーデスなどの自己免疫疾患は、一般的に女性に多い。特に全身性エリテマトーデスは、妊娠可能な女性に多い。

×(2) 全身性エリテマトーデスは、日光などの紫外線曝露が誘因となるため、日光浴で増悪する。

×(3) 1型糖尿病は、インスリン分泌が減少する。ウイルス感染などをきっかけに免疫異常を生じ、膵臓のランゲルハンス島のβ細胞に対する自己抗体が産生される。この自己抗体によりβ細胞が破壊されるため、インスリンの産生・分泌が減少し、血糖値が上昇する。

◯(4) ▶正解へのアプローチ◀参照。

×(5) シェーグレン症候群では、唾液や涙液の分泌が減少する。自己免疫疾患の1つであり、涙腺や唾液腺などの外分泌腺が炎症を起こし、目や口腔内の乾燥を引き起こす。ドライアイがみられ、ドライマウスにより乾燥した食物が飲み込みにくく、齲蝕（虫歯）にもなりやすい。

▶正　解◀（4）

▶要　点◀

主な自己免疫疾患の原因と症状

強皮症	全身の結合組織が増生する。 レイノー症状（冷たいものに触れると手指が蒼白になる）、食道蠕動運動の低下、嚥下障害、逆流性食道炎
関節リウマチ	主に関節を包む滑膜が障害され、滑膜炎を生じる。 関節の痛みや腫れ、関節の変形、朝のこわばり
シェーグレン症候群	涙腺や唾液腺などの外分泌腺が炎症を生じる。 涙液分泌減少によるドライアイ、唾液分泌減少によるドライマウス、う蝕になりやすい。
全身性エリテマトーデス（SLE）	抗核抗体や抗DNA抗体が出現し、各臓器に抗原抗体複合体が沈着して炎症を生じる。日光などの紫外線曝露が誘因となる。女性に多い。 皮疹、関節炎、糸球体腎炎（ループス腎炎）、溶血性貧血、口腔内に潰瘍形成、顔に蝶形紅斑

35回－41

自己免疫疾患とその特徴的な症候の組合せである。最も適当なのはどれか。1つ選べ。

(1)　強皮症 ―――――――――― 食道蠕動の亢進
(2)　シェーグレン症候群 ――――― 涙液分泌の増加
(3)　バセドウ病 ――――――――― 徐脈
(4)　橋本病 ―――――――――― 皮膚の湿潤
(5)　全身性エリテマトーデス ――― 蝶形紅斑

▶選択肢考察◀

×(1)　強皮症は、食道周囲の結合組織増生に伴い、食道壁が硬いパイプ状になることから、蠕動運動が低下し、嚥下が障害され、胃食道逆流症を生じることもある。

×(2)　シェーグレン症候群では、涙腺や唾液腺などの外分泌腺の自己免疫的な炎症を生じるため、涙液や唾液の分泌は減少する。これによりドライアイやドライマウスを生じる。

×(3)　バセドウ病は、甲状腺機能亢進症であり、基礎代謝亢進により心拍数が増加するため、頻脈を生じる。橋本病などの甲状腺機能低下症で、徐脈を生じる（**P140：36回－33：▶要　点◀参照**）。

×(4)　橋本病は、甲状腺機能低下症であり、基礎代謝が低下するため、低体温となり発汗されにくいため、皮膚は乾燥する。

○(5)　蝶形紅斑は、全身性エリテマトーデス（SLE）の代表的な症状の一つである。SLEは、抗核抗体、抗DNA抗体などの自己抗体が出現するため、各臓器に抗原抗体複合体が沈着して炎症を生じる自己免疫疾患であり、日光などの紫外線曝露が誘因となる。女性に多くみられ、顔の中央が蝶の羽のように赤くなる。これを蝶形紅斑という。

▶正　解◀　(5)

37回－40 NEW

免疫及びアレルギーに関する記述である。最も適当なのはどれか。1つ選べ。

(1) 抗体は、マクロファージにより産生される。
(2) 分泌型IgAは、消化管の免疫を担う。
(3) 自己免疫性溶血性貧血は、Ⅰ型アレルギーの機序で起こる。
(4) ツベルクリン反応は、Ⅲ型アレルギーの機序で起こる。
(5) アナフィラキシーショックは、Ⅳ型アレルギーにより発症する。

▶正解へのアプローチ◀

抗体は、B細胞（Bリンパ球）が活性化された形質細胞（プラズマセル）から産生され、他の血球からは産生されない。

免疫グロブリン（Ig）は抗体であり、種類と特徴を覚えておくこと（P 173：33回－42：▶要 点◀参照）。アレルギー分類も覚えておく必要がある（P 176：34回－41：▶要 点◀参照）。

▶選択肢考察◀

×(1) マクロファージは、抗体を産生しない。
◯(2) 分泌型IgAは粘液中に分泌され、消化管の局所免疫を担う。また、初乳中にも分泌されるため、新生児の受動免疫にも関与する。
×(3) 自己免疫性溶血性貧血は、赤血球を抗原と認識して抗体が破壊されるため、Ⅱ型アレルギーの機序で起こる。
×(4) ツベルクリン反応は、Ⅳ型アレルギーの機序で起こる。ヒト型結核菌の培養液から分離精製した物質（数種類のたんぱく質）を接種し、Tリンパ球などの細胞性免疫により接種部分の皮膚に生じる発赤の有無、発赤の大きさなどで判断する。
×(5) アナフィラキシーショックは、Ⅰ型アレルギーの機序で発症する。IgE抗体産生後、肥満細胞や好塩基球からのヒスタミンなどの脱顆粒を生じ、全身の血管拡張による血圧低下や意識障害などが起こる。

▶正　解◀ (2)

34回－41

免疫・アレルギー疾患に関する記述である。最も適当なのはどれか。1つ選べ。

(1) 強皮症では、胃食道逆流症がみられる。
(2) 全身性エリテマトーデス（SLE）は、男性に多い。
(3) 関節リウマチでは、蝶形紅斑がみられる。
(4) シェーグレン症候群では、涙液分泌の増加がみられる。
(5) 食物依存性運動誘発アナフィラキシーは、IgA依存性である。

▶選択肢考察◀

◯(1) 強皮症は、食道周囲の結合組織増生に伴い、食道壁が硬いパイプ状になることから、蠕動運動が低下し、嚥下が障害され、胃食道逆流症を生じることもある。
×(2) 全身性エリテマトーデス（SLE）を含めて、自己免疫疾患は一般的に女性に多い。
×(3) 蝶形紅斑は、SLEに特徴的にみられる症状である。
×(4) シェーグレン症候群では、涙液や唾液の分泌の低下がみられる。
×(5) 食物依存性運動誘発アナフィラキシーは、IgE依存性である（▶要 点◀参照）。

▶正　解◀ (1)

▶要　点◀

アレルギーの分類（V型は省略）

	液性免疫			細胞性免疫（遅延型過敏症）
	Ⅰ型（IgE依存型）	Ⅱ型（細胞傷害型）	Ⅲ型（免疫複合体型）	Ⅳ型（T細胞依存型）
主な関与因子	レアギン抗体（IgE）、肥満細胞、好塩基球、アレルゲン	抗体（IgG、IgM）、補体、貪食細胞	免疫複合体、補体	T細胞、キラー細胞
主な疾患・症状	気管支喘息、食物アレルギー、じんま疹、アナフィラキシー、アレルギー性鼻炎、花粉症、アトピー性皮膚炎	自己免疫性溶血性貧血、血液型不適合輸血による溶血	糸球体腎炎、全身性エリテマトーデス、関節リウマチ	ツベルクリン反応、移植による拒絶反応、接触性皮膚炎、金属アレルギー

33回－43

免疫・アレルギー疾患とその特徴的な症候の組合せである。正しいのはどれか。1つ選べ。

(1)　急性糸球体腎炎 ―――― 低血圧
(2)　強皮症 ―――――――― 蝶形紅斑
(3)　シェーグレン症候群 ――― 唾液分泌低下
(4)　バセドウ病 ――――――― 体重増加
(5)　橋本病 ――――――――― 眼球突出

▶選択肢考察◀

×(1)　急性糸球体腎炎は、A群β溶血性連鎖球菌感染後のアレルギー反応として起こることが繰り返し出題されている。上気道感染後約2週間後に、乏尿、血尿、浮腫、高血圧などの症状が出現する。

×(2)　強皮症は、全身性硬化症であり、嚥下障害や食道の蠕動運動が低下する。蝶形紅斑は、全身性エリテマトーデス（SLE）でみられる。

○(3)　シェーグレン症候群とは、眼と口腔の乾燥症状（涙液と唾液の分泌低下）および、多発関節痛を認める自己免疫疾患である。

×(4)　バセドウ病は、代謝亢進により体重が減少する（P 140：36回－33：▶要　点◀参照）。

×(5)　橋本病の特徴的な症候は、嗄声など甲状腺機能低下症の症状である。眼球突出は、バセドウ病でみられる症候である。

▶正　解◀（3）

37回－41　NEW

食物アレルギーに関する記述である。最も適当なのはどれか。1つ選べ。

(1)　Ⅱ型アレルギーによって発症する。
(2)　乳糖不耐症は、食物アレルギーである。
(3)　口腔アレルギー症候群は、食物アレルギーの特殊型である。
(4)　食物経口負荷試験は、自宅で行う。
(5)　アナフィラキシーショックでは、抗ヒスタミン薬の投与が第一選択である。

▶正解へのアプローチ◀

食物アレルギーは、食物の成分（多くがたんぱく質）に対する抗原特異的な免疫反応によって有害な症状が出現することをいい、多くがIgE抗体を産生するⅠ型アレルギー反応である。即時型反応であり、アナフィラキシーショックでは生命に危機を与えることがある。

特殊型食物アレルギーには、口腔アレルギー症候群や食物依存性運動誘発アナフィラキシーなどがある。

▶選択肢考察◀

×(1) 食物アレルギーの多くが、Ⅰ型アレルギーによって発症する。肥満細胞から脱顆粒されたヒスタミンなどが、掻痒感、じん麻疹、喉頭浮腫、血圧低下などを生じ、アナフィラキシーショックで生命に危機を与えることもある。

×(2) 乳糖不耐症では抗体の産生は起こらないため、食物アレルギーではない。乳糖不耐症は、乳糖（ラクトース）の消化酵素であるラクターゼの欠損や活性低下で生じ、ラクトースが分解されず、吸収されないため、腸内の浸透圧が上昇し、下痢や腹鳴、腹痛を生じる。

○(3) 口腔アレルギー症候群は、果物、生野菜、豆類などを摂取したとき、口腔内に限局した不快感などが生じる即時型アレルギー症状である。抗原が口腔粘膜に接触して起こる食物アレルギーの特殊型である。

×(4) 食物経口負荷試験は、自宅では行わない。アレルギーが確定している食品や疑わしい食品を経口摂取させ、症状の有無を確認する検査であり、アナフィラキシーショックを起こす可能性があるため、医療施設で行われる。

×(5) アナフィラキシーショックでは、アドレナリン（エピネフリン）注射が第一選択である。アドレナリンは短時間で作用して、気管支を拡張させるとともに、血圧を上昇させるため、ショック症状を短時間で改善する。抗ヒスタミン薬は、Ⅰ型アレルギーで脱顆粒されたヒスタミンの受容体（H_1受容体）の拮抗薬であり、緊急時の第一選択薬ではない。

▶正　解◀（3）

20 感染症

37回－42 NEW

感染症に関する記述である。最も適当なのはどれか。1つ選べ。

(1) 宿主は、感染症の原因となる微生物である。
(2) 潜伏期は、症状が改善した後でも病原体が残存している期間である。
(3) 不顕性感染とは、感染しても症状が現れない感染をいう。
(4) 結核は、新興感染症である。
(5) 再興感染症とは、同一患者に繰り返し発症する感染症をいう。

▶正解へのアプローチ◀

感染と感染症、不顕性感染、日和見感染、院内感染、潜伏期、新興・再興感染症などを確認しておくこと。

▶選択肢考察◀

×(1) 宿主（ホスト）は、感染を受ける生物（ヒト）のことをいう。感染症の原因となる微生物は病原体（ゲスト）である。

×(2) 潜伏期は、病原体の感染後、最初の症状が出現するまでの期間をいう。

○(3) 不顕性感染とは、感染しても症状が現れない感染をいい、自然治癒することがある。病原体の感染を受けたとしても、必ずしも発症するとは限らない。

×(4) 結核は、既に認知され、過去に流行した感染症であるため、再興感染症である。新興感染症は、最近新しく認知され、局地的あるいは国際的に公衆衛生上の問題となる感染症をいう。

×(5) 再興感染症は、かつて流行したが、制圧されて一度患者数が減少したものの、近年再び患者数が増えている感染症をいう。1970年以降新たに発見された感染症を新興感染症と呼び、1969年以前から存在していた感染症が再び出現してきたものを再興感染症と呼ぶと考えるとよい（P 180：34回－42：▶要 点◀参照）。

▶正　解◀ (3)

36回－42

感染症に関する記述である。最も適当なのはどれか。1つ選べ。

(1) 日和見感染とは、感染しても発症しないことである。
(2) 潜伏期とは、発症してから治癒するまでの期間である。
(3) ポリメラーゼ連鎖反応（PCR）法は、病原体由来のDNAを検出する。
(4) 垂直感染とは、病原体が輸血によって伝播する感染様式である。
(5) 耐性菌とは、薬物に対して感受性をもつ細菌である。

▶正解へのアプローチ◀

病原体には、その病原性を発揮するためにそれぞれ独自の特異的な遺伝子をもつ。この病原体由来のDNAを増幅することで病原体の存在を証明することができる。このDNAの増幅にポリメラーゼ連鎖反応（PCR）法が利用される。近年の新型コロナウイルスの感染確認に利用されていることで知られている。また、犯罪現場などで血液などの献体からDNA鑑定を行う際にも利用される。

▶選択肢考察◀

×(1) 日和見感染は、病原性の低い病原体で健常者では発症することが少ないが、免疫力の低下した患者で感染することをいい、発症しやすい。感染しても発症せずに自然治癒する場合は、不顕性感染という。

×(2) 潜伏期とは、感染してから発症するまでの期間である。数日～数年、さらには10年以上のものもある。

○(3) ポリメラーゼ連鎖反応（PCR）法は、病原体由来のDNAを増幅して検出する。これにより病原体の感染が確認できる。

×(4) 垂直感染は、母子感染ともいわれ、胎盤や産道、母乳を介して起こる感染様式である。病原体が輸血によって伝搬するのは、医原性感染（血液感染）であり、水平感染といわれる。

×(5) 耐性菌とは、薬剤に対して抵抗性を獲得した細菌であり、薬剤が無効または効果不十分となる。多剤耐性菌は、院内感染の原因となりやすい。

▶正　解◀ (3)

35回－42

感染症に関する記述である。最も適当なのはどれか。1つ選べ。

(1) ニューモシスチス肺炎は、ウイルス感染症である。
(2) ツツガムシ病は、日和見感染症である。
(3) 再興感染症は、同一患者に繰り返し発症する感染症である。
(4) 不顕性感染は、原因となる病原体が不明の感染症である。
(5) 垂直感染は、母体から児へ伝播する感染様式である。

▶正解へのアプローチ◀

垂直感染は母子感染ともいい、母親から病原体が胎盤、産道、母乳を通じて胎児または新生児に直接伝播する感染様式をいう。胎盤感染（風しんウイルス、サイトメガロウイルス、梅毒トレポネーマ、トキソプラズマ原虫など）は、しばしば流産や死産を招き奇形や先天異常の原因となり、特に妊娠初期の風しん感染で高率に発生する。産道感染は出産時の感染でＢ型肝炎ウイルス（HBV）、ヒト免疫不全ウイルス（HIV）、単純ヘルペスウイルス、Ｂ群溶血性レンサ球菌などによる。母乳感染は成人Ｔ細胞白血病ウイルス（HTLV－I）、HIVなどで起こる。母子感染の防止対策として、Ｂ型肝炎母子感染防止事業やHTLV－I抗体陽性の母親による母乳哺育の禁止などがあり、産道感染防止には帝王切開が行われる。

▶選択肢考察◀

×(1)　ニューモシスチスは、かつては原虫といわれていたが、現在は真菌に分類されている。日和見感染症の代表疾患の一つである。

×(2)　日和見感染症は、本来は病原性の弱い微生物でも、がんや糖尿病、後天性免疫不全症候群（AIDS）などで免疫力が低下すると発症する感染症をいい、真菌によるニューモシスチス肺炎やカンジダ症、原虫によるトキソプラズマ感染症、ウイルスによるカポジ肉腫などがある。リケッチアの感染で発症するツツガムシ病は、含まれない。

×(3)　再興感染症は、かつて流行したが、制圧されて一度患者数が減少したものの、近年再び患者数が増えている感染症をいう。1970年以降新たに発見された感染症を新興感染症と呼び、1969年以前から存在していた感染症が再び出現してきたものを再興感染症と呼ぶと考えるとよい（**P 180：34回－42：▶要　点◀**参照）。

×(4)　不顕性感染は、感染しても発症せずに自然治癒し、症状がでない感染をいう。

○(5)　**▶正解へのアプローチ◀**参照。

▶正　解◀　**(5)**

▶要　点◀

病原体とその感染症

細菌	結核、赤痢、ペスト、百日咳、コレラ、ジフテリア、敗血症
真菌	ニューモシスチス肺炎、カンジダ症、水虫、クリプトコッカス症、アスペルギルス症
ウイルス	インフルエンザ、流行性耳下腺炎（おたふく風邪）、麻疹、風疹、手足口病、ノロウイルス、エボラ出血熱、日本脳炎、水痘、帯状疱疹、後天性免疫不全症候群（AIDS）、急性灰白髄炎（ポリオ）、成人Ｔ細胞白血病、子宮頸がん、重症急性呼吸器症候群（SARS）
クラミジア	オウム病、クラミジア肺炎、気管支炎、トラコーマ
リケッチア	ツツガムシ病、発疹チフス
マイコプラズマ	マイコプラズマ肺炎
寄生虫	マラリア、トキソプラズマ脳症、アニサキス症、アメーバ赤痢
プリオン	牛海綿状脳症（BSE）

34回－42

感染症に関する記述である。最も適当なのはどれか。1つ選べ。

(1) わが国の肝細胞がんの原因として、B型肝炎ウイルスが最も多い。
(2) 黄色ブドウ球菌は、グラム陰性球菌である。
(3) 結核は、新興感染症である。
(4) レジオネラ感染症の原因は、生の鶏肉の摂取である。
(5) カンジダ症は、消化管に起こる。

▶正解へのアプローチ◀

カンジダは真菌であり、正常な場合でも、皮膚、腸管、女性の陰部などに存在している。カンジダによる感染症は、一般の人にも起こることがあるが、特に糖尿病や、がん、エイズなどの免疫力が低下した人によくみられる。消化管のカンジダ症として最も代表的なのは、食道カンジダ症であり、エイズ患者でよくみられる症状である。代表的な真菌に、*Candida albicans*がある。

▶選択肢考察◀

×(1) わが国の肝細胞がんの原因として、C型肝炎ウイルス感染が約70％で最も多い。B型肝炎ウイルスによるのは約20％である。
×(2) 黄色ブドウ球菌は、グラム陽性球菌である。
×(3) 結核は、再興感染症である（▶要　点◀参照）。
×(4) レジオネラは、細菌であり肺炎の原因となる（レジオネラ肺炎）。レジオネラ属菌に汚染されたエアロゾル（細かい霧やしぶき）の吸入などによって感染する。代表的なエアロゾル感染源に、加湿器などがある。また、温泉浴槽の水を吸引、誤嚥することも原因になることがある。生の鶏肉の摂取は、カンピロバクター食中毒やサルモネラ食中毒などの原因となる。
○(5) カンジダは、食道カンジダ症などの消化管病変を起こすことがある（▶正解へのアプローチ◀参照）。

▶正　解◀　(5)

▶要　点◀

主な新興感染症と再興感染症

主な新興感染症	主な再興感染症
SARS（重症急性呼吸器症候群）、鳥インフルエンザ、ウエストナイル熱、エボラ出血熱、クリプトスポリジウム症、クリミア・コンゴ出血熱、後天性免疫不全症候群（AIDS）、重症熱性血小板減少症候群（SFTS）、腸管出血性大腸菌感染症、ニパウイルス感染症、日本紅斑熱、バンコマイシン耐性黄色ブドウ球菌（VRSA）感染症、マールブルグ病、ラッサ熱	マラリア、ペスト、ジフテリア、結核、サルモネラ感染症、コレラ、狂犬病、デング熱、黄熱、ウエストナイル熱、住血吸虫症、リーシュマニア症、エキノコックス症

33回－44

感染症の感染経路に関する記述である。**誤っている**のはどれか。１つ選べ。

(1) 結核は、空気感染である。
(2) コレラは、水系感染である。
(3) アニサキスは、いかの生食で感染する。
(4) 風疹は、胎児に垂直感染する。
(5) C型肝炎は、経口感染である。

選択肢考察

○(1) 結核の感染経路は、空気感染である。
○(2) コレラの感染経路は、経口感染である（要　点 参照）。
○(3) アニサキスは、いか、さば、さんまなどの海産魚介類の生食で感染する。
○(4) 風疹は、妊婦が罹患すると胎盤経由で胎児が罹患（垂直感染）し、出生時に先天性風疹症候群を引き起こすことがある。
×(5) C型肝炎は、血液感染である。経口感染が原因となる肝炎は、A型肝炎とE型肝炎である。

正　解　(5)

要　点

感染症の感染経路

感染経路	主な病原体
接触感染	メチシリン耐性黄色ブドウ球菌（MRSA）、O157、疥癬、単純ヘルペスウイルス、ロタウイルス
飛沫感染	インフルエンザウイルス、ジフテリア菌、百日咳菌、A型β溶血性レンサ球菌、風疹ウイルス
空気感染	結核菌、水痘・帯状疱疹ウイルス、麻疹ウイルス
経口感染	A型肝炎ウイルス、E型肝炎ウイルス、ロタウイルス、ノロウイルス、コレラ菌

コレラ

細菌感染症であり、コレラ菌に汚染された水や食物を経口摂取することで感染する。下痢が主症状で、「米のとぎ汁様下痢」がみられるのが特徴である。なお、豚コレラは、豚コレラウイルスが豚に感染することで起こる。現在まで、豚コレラがヒトに感染した報告はない。

1 人と食べ物

37回－43 NEW

人間と食品に関する記述である。最も適当なのはどれか。1つ選べ。

(1) 人間は、食物連鎖の二次消費者に位置している。
(2) 個人の食嗜好は、幼児期から高齢期に至るまで変化しない。
(3) わが国の生産額ベースの総合食料自給率は、2000年以降約60～70％で推移している。
(4) フードマイレージは、地産地消が進むと大きくなる。
(5) 食品ロスは、生産された食料のうち不可食部の廃棄を示している。

▶正解へのアプローチ◀

わが国の生産額ベース総合食料自給率は、2000年以降約60～70％で推移している（2021年：63％）。一方、わが国のカロリー（供給熱量）ベース総合食料自給率は、2000年以降40％前後で推移している（2021年：38％）。

なお、食料自給率に関する知識は、公衆栄養学でも問われるため、出題内容を確認すること。

▶選択肢考察◀

×(1) 食物連鎖ピラミッドの底辺に位置するのは生産者であり、その上部に一次消費者（草食動物・稚魚など）、二次消費者（小型肉食動物・小型魚など）、三次消費者（大型肉食動物・大型魚など）、高次消費者（人間）が位置する。

×(2) 個人の食嗜好には、人種、民族、性別、遺伝的体質、個人的体質が影響する先天的な嗜好と、幼児期以降に成長とともに学習によって獲得する後天的な嗜好がある。

◯(3) ▶正解へのアプローチ◀参照。

×(4) フードマイレージは、食料輸送量（t）÷輸送距離（km）で算出され、地産地消が進むと輸送距離が短くなるため、フードマイレージは小さくなる。

×(5) 食品ロスの削減の推進に関する法律では、食品ロスの削減を「まだ食べることができる食品が廃棄されないようにするための社会的な取組」と定義している。つまり、食品ロスとは、「まだ食べることができる食品が廃棄されること」を意味する。

▶正　解◀（3）

36回－43

食料と環境に関する記述である。最も適当なのはどれか。1つ選べ。

(1) フードマイレージには、海外から自国までの移動距離は含まれない。
(2) 地産地消により、フードマイレージは増加する。
(3) わが国のフードマイレージは、米国に比べて低い。
(4) 食品ロスとは、本来食べられるにもかかわらず捨てられる食品のことをいう。
(5) わが国の家庭における食品ロス率は、15％を超える。

▶正解へのアプローチ◀

平成元年に施行された食品ロスの削減の推進に関する法律では、「食品ロスの削減」を「まだ食べることができる食品が廃棄されないようにするための社会的な取組」と定義している。

選択肢考察

×(1)　フードマイレージは、食料輸送量（t）×輸送距離（km）で求める。海外からの輸入の場合、自国までの移動距離も含めるため輸送距離が長くなり、フードマイレージは大きくなる。

×(2)　地産地消により輸送距離が短くなるため、フードマイレージは減少する。

×(3)　わが国は食料自給率が低く、食料の輸入が多い。一方、米国は農業国で食料自給率が高い。したがって、わが国のフードマイレージは米国に比べて高い。

○(4)　食品ロスの削減の推進に関する法律に基づく「食品ロスの削減」の定義より、食品ロスとは、まだ食べることができる食品が廃棄されることであるといえる。

×(5)　平成26年度食品ロス統計調査（世帯調査）によると、世帯（家庭）での食品ロス率は3.7％であった。なお、食品ロス統計調査は平成27年度の外食調査をもって終了し、現在は農林水産省と環境省が「食品ロス量」を公表している。令和元年度の食品ロス量（推計値）は、事業系食品ロス量：309万トン、家庭系食品ロス量：261万トンであった。

正　解　(4)

34回－43

食料と環境に関する記述である。最も適当なのはどれか。１つ選べ。

(1)　食物連鎖の過程で、生物濃縮される栄養素がある。

(2)　食品ロスの増加は、環境負荷を軽減させる。

(3)　地産地消の推進によって、フードマイレージが増加する。

(4)　食料の輸入拡大によって、トレーサビリティが向上する。

(5)　フードバンク活動とは、自然災害に備えて食品を備蓄することである。

選択肢考察

○(1)　食物連鎖によって特定の物質が生態系で高位の動物に濃縮される現象を、生物濃縮という。栄養素の生物濃縮の例として、海藻で臭素、ヨウ素、クロムなどの濃縮がある。

×(2)　食品ロスの増加は、廃棄物の処理段階での環境負荷の増大につながる。

×(3)　フードマイレージは、食料輸送量（t）×輸送距離（km）で算出する。地産地消により輸送距離が著しく短縮されるため、フードマイレージは減少する。

×(4)　トレーサビリティとは、食品の生産過程および移動の把握を意味する。食料の輸入拡大により、食品の生産過程や流通経路の把握が難しくなり、トレーサビリティは低下する。

×(5)　フードバンク活動とは、食品企業の製造工程で発生する規格外品などを引き取り、福祉施設等へ無料で提供する活動であり、食品ロス削減にもつながる活動として注目されている。

正　解　(1)

2 食品の分類、成分及び物性

36回－44
穀類の加工品に関する記述である。最も適当なのはどれか。1つ選べ。
(1) ビーフンは、うるち米を主原料として製造される。
(2) 生麩は、とうもろこしでんぷんを主原料として製造される。
(3) ポップコーンは、とうもろこしの甘味種を主原料として製造される。
(4) オートミールは、大麦をローラーで押しつぶして製造される。
(5) ライ麦パンは、グルテンを利用して製造される。

▶正解へのアプローチ◀
本設問は、様々な穀類の細かい知識を問う問題である。ただし、(1)の米、(2)の小麦については頻出事項であり、確実に正誤を判断できるようにするべきである。

▶選択肢考察◀
○(1) ビーフンは、うるち米を原料とするめん類の一種で、中国語で米粉という。
×(2) 生麩は、小麦粉から分離したグルテンを主成分に小麦粉やもち粉を加えて蒸したり茹でたりしたものである。
×(3) ポップコーンは、とうもろこしのポップ種（爆裂種）を用いてパフィング（膨化）させたものである。スイート種（甘味種）を用いるのはスイートコーンであり、茹でや焼きなど調理して食する。
×(4) オートミールは、オーツ麦（燕麦）を脱穀して調理しやすく加工したものである。大麦をローラーで押しつぶしたものは、押麦という。
×(5) ライ麦にはグルテンの形成に必要なグルテニンが含まれていないため、ライ麦パンは小麦のパンに比べ膨らみが悪い。

▶正　解◀ (1)

34回－44
粉類とその原料の組合せである。正しいのはどれか。1つ選べ。
(1) 上新粉 ――――― もち米
(2) 白玉粉 ――――― うるち米
(3) 道明寺粉 ―――― 大豆
(4) はったい粉 ――― 大麦
(5) きな粉 ――――― 小麦

▶正解へのアプローチ◀
本設問は、はったい粉を知らなくても消去法で解答が可能である。
上新粉は、うるち米を浸水後、乾燥して粉砕した米粉である。
白玉粉は、もち米を浸水後、水挽きした米粉である。
道明寺粉は、蒸したもち米を乾燥して粗砕した米粉である。
きな粉は、大豆を焙煎後粉砕したものである。
はったい粉は、大麦や裸麦を炒った後に挽いたものである。落雁などの和菓子の原料として用いられる。

選択肢考察

×(1) 上新粉 ———— うるち米
×(2) 白玉粉 ———— もち米
×(3) 道明寺粉 ——— もち米
○(4) はったい粉 —— 大麦
×(5) きな粉 ———— 大豆

正　解　(4)

33回－45
いも類に関する記述である。正しいのはどれか。１つ選べ。
(1) じゃがいもの食用部は、塊根である。
(2) さつまいもの主な炭水化物は、グルコマンナンである。
(3) きくいもの主な炭水化物は、イヌリンである。
(4) こんにゃくいもの主な炭水化物は、タピオカの原料となる。
(5) さといもの粘性物質は、ポリグルタミン酸である。

正解へのアプローチ

いも類は、種類によって主要炭水化物が異なるため、確認すること。

選択肢考察

×(1) じゃがいもの食用部は、塊茎である。
×(2) さつまいもの主な炭水化物は、でんぷんである。
○(3) きくいもの主な炭水化物は、イヌリンである。イヌリンは、フルクトースの重合体である。
×(4) こんにゃくいもの主な炭水化物はグルコマンナンであり、こんにゃくの原料となる。タピオカの原料は、キャッサバのでんぷんである。
×(5) さといもの粘性物質は、主にガラクタンである。ポリグルタミン酸は、納豆の粘質物の成分である。

正　解　(3)

要　点

いも類の主要成分

<table>
<tr><th>成　分</th><th colspan="3">ポイント</th></tr>
<tr><td rowspan="6">炭水化物</td><td>じゃがいも</td><td rowspan="4">でんぷんが主成分</td><td>他のでんぷんより糊化温度が低い。
糊の最高粘度、透明度が高い。</td></tr>
<tr><td>さつまいも</td><td>β-アミラーゼ活性が高い。</td></tr>
<tr><td>やまのいも</td><td>アミラーゼを豊富に含むため生食できる。</td></tr>
<tr><td>キャッサバ</td><td>タピオカ（キャッサバから精製したでんぷん）</td></tr>
<tr><td>こんにゃくいも</td><td colspan="2">グルコマンナンが主成分</td></tr>
<tr><td>きくいも</td><td colspan="2">イヌリンが主成分</td></tr>
<tr><td rowspan="2">たんぱく質・アミノ酸</td><td>さといも
やまのいも</td><td colspan="2">粘性（ぬめり）物質：ムチン様物質、ガラクタン</td></tr>
<tr><td>じゃがいも</td><td colspan="2">褐変の原因物質：チロシン</td></tr>
<tr><td>ビタミン</td><td colspan="3">いも類のビタミンCは、でんぷんに包まれているため熱に安定</td></tr>
<tr><td>えぐ味成分</td><td>さといも</td><td colspan="2">ホモゲンチジン酸、シュウ酸カルシウム（かゆみの原因物質）</td></tr>
<tr><td>色素成分</td><td>さつまいも</td><td colspan="2">β-カロテン</td></tr>
<tr><td rowspan="2">有毒物質</td><td>じゃがいも（ばれいしょ）</td><td colspan="2">ソラニン（発芽部分：アルカロイド配糖体）</td></tr>
<tr><td>キャッサバ</td><td colspan="2">リナマリン（青酸配糖体）</td></tr>
</table>

36回－45

砂糖および甘味類に関する記述である。最も適当なのはどれか。1つ選べ。

(1) 黒砂糖は、分蜜糖である。
(2) 車糖は、ざらめ糖より結晶粒子が大きい。
(3) 異性化糖は、セルラーゼによって得られる。
(4) キシリトールは、キシロースを還元して得られる。
(5) サッカリンは、甘草に含まれる。

正解へのアプローチ

甘味を付加する目的で食品に使用されるものを、甘味料と呼ぶ。糖類が主要な甘味料であり、その種類、特徴、製法について確認が必要である。

選択肢考察

×(1) 分蜜糖は、原料糖から不純物を取り除いた後、スクロースを結晶化させ、糖蜜を分離したものであり、多くの砂糖が該当する。一方、含蜜糖は、原料糖から不純物を取り除いた後、スクロースと糖蜜を分離せず、結晶化したものであり、黒砂糖が該当する。
×(2) 車糖の結晶は0.07～0.26mmであり、結晶が0.2～3mmのざらめ糖より微細である。
×(3) 異性化糖は、グルコースをグルコースイソメラーゼで異性化させたグルコースとフルクトースの混合物である。セルラーゼは、セルロースを分解する酵素である。
○(4) キシリトールは、D-キシロースを還元して得られる糖アルコールである。
×(5) サッカリンは人工甘味料であり、甘草には含まれない。甘草に含まれる甘味成分は、グリチルリチン酸である。

正 解 (4)

要 点

主な甘味料

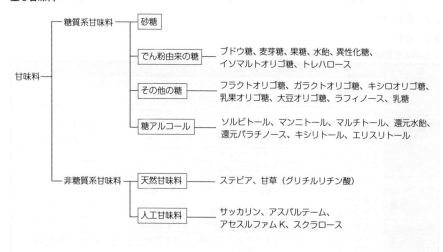

- 甘味料
  - 糖質系甘味料
    - 砂糖
    - でん粉由来の糖 ― ブドウ糖、麦芽糖、果糖、水飴、異性化糖、イソマルトオリゴ糖、トレハロース
    - その他の糖 ― フラクトオリゴ糖、ガラクトオリゴ糖、キシロオリゴ糖、乳果オリゴ糖、大豆オリゴ糖、ラフィノース、乳糖
    - 糖アルコール ― ソルビトール、マンニトール、マルチトール、還元水飴、還元パラチノース、キシリトール、エリスリトール
  - 非糖質系甘味料
    - 天然甘味料 ― ステビア、甘草（グリチルリチン酸）
    - 人工甘味料 ― サッカリン、アスパルテーム、アセスルファムK、スクラロース

36回－46
豆類とその加工品に関する記述である。最も適当なのはどれか。1つ選べ。
(1) 大豆は、小豆よりでんぷん含量が多い。
(2) グリーンピースは、緑豆の未熟種子である。
(3) つぶしあんは、煮た小豆をつぶして皮を除いたものである。
(4) 豆腐は、にがりから生成する酸で凝固させたものである。
(5) 凍り豆腐は、豆腐を凍結後に低温で乾燥させたものである。

正解へのアプローチ

大豆と小豆の成分組成の違いと、大豆の主要成分について理解すること。さらに、大豆加工品の製造の特徴についても理解すること。

選択肢考察

×(1) 日本食品標準成分表2020年版（八訂）によると、可食部100g当たりの炭水化物は、大豆（全粒・青大豆・国産・乾）：30.1g、小豆（全粒・乾）：59.6gである。さらに、それぞれの主要炭水化物は、大豆がスクロース、ラフィノース、スタキオース、小豆がでんぷんである。したがって、大豆のでんぷん含量は小豆より少ないといえる。

×(2) グリーンピースは、えんどうの未熟の種子を食用にしたものである。

×(3) 小豆を主原料とするあんには、つぶあん、つぶしあん、こしあんがある。つぶあんは、小豆を潰さないように炊いたものである。つぶしあんは、つぶあんの粒をあえて潰して炊き上げたものである。こしあんは、炊いた小豆を裏ごしして外皮を取り除いたものである。

×(4) 豆腐の凝固に利用されるたんぱく質変性は、にがり（塩化マグネシウム）やすまし粉（硫酸カルシウム）による凝固は塩類変性、グルコノ-δ-ラクトンによる凝固は酸変性である。

◯(5) 凍り豆腐（高野豆腐）は、豆腐を緩慢凍結させた後、低温状態で乾燥させたものである。緩慢凍結により大きな氷結晶が作られるため、乾燥後はスポンジ状になる。

正　解（5）

要　点

大豆と小豆の一般成分の比較（「日本食品標準成分表2020年版（八訂）に基づく」）

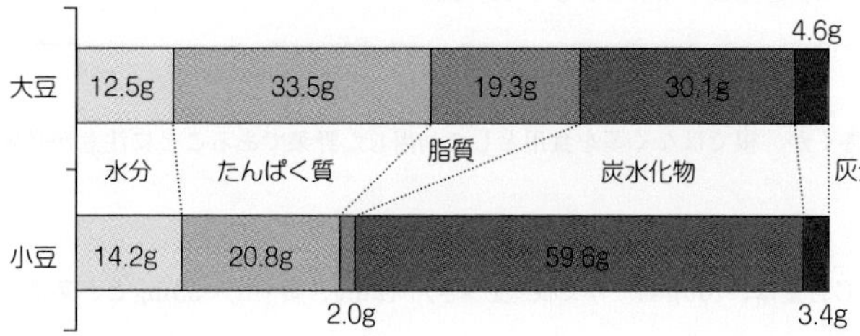

37回－44 NEW

野菜類の成分に関する記述である。最も適当なのはどれか。1つ選べ。

(1) ほうれんそうのシュウ酸は、腸管でのカルシウムの吸収を促進する。
(2) にんじんのβ-カロテンは、光照射によって色調が変化する。
(3) なすのナスニンは、金属イオンに対するキレート作用で退色する。
(4) だいこんのイソチオシアネート類は、リポキシゲナーゼの作用で生成する。
(5) きゅうりのノナジエナールは、ミロシナーゼの作用で生成する。

▶選択肢考察◀

×(1) ほうれんそうには、シュウ酸が多く含まれるため、カルシウムと結合して不溶性のシュウ酸カルシウムとなり、腸管でのカルシウム吸収を阻害する。
○(2) カロテノイド系色素であるβ-カロテンは、光には比較的不安定で、分子内の共役トランス二重結合の一部がシス異性化を受けて退色する。
×(3) アントシアニン系色素であるナスニンは、金属イオンに対するキレート作用で錯体を形成し、安定な青色を呈する。
×(4) だいこんは、組織の破壊に伴ってミロシナーゼが作用し、イソチオシアネートを生成するため、すりおろしなどにより辛味が生じる。
×(5) きゅうりの青臭い香りは、α-リノレン酸にリポキシゲナーゼが作用して生成されるノナジエナールによる。

▶正　解◀ (2)

34回－45

野菜類に関する記述である。最も適当なのはどれか。1つ選べ。

(1) だいこんの根部は、葉部よりも100g当たりのビタミンC量が多い。
(2) 根深ねぎは、葉ねぎよりも100g当たりのβ-カロテン量が多い。
(3) れんこんは、はすの肥大した塊根を食用としたものである。
(4) たけのこ水煮における白濁沈殿は、リシンの析出による。
(5) ホワイトアスパラガスは、遮光して栽培したものである。

▶正解へのアプローチ◀

れんこんは漢字で「蓮根」と書くが、根ではなく茎を食用として利用した野菜であることに注意が必要である。

▶選択肢考察◀

×(1) だいこん（生）のビタミンC含量は、100g当たりで根（皮つき）：12mg、葉（生）：53mgと、葉部の方が多い。
×(2) ねぎのβ-カロテン含量は、100g当たりで根深ねぎ（生）：82μg、葉ねぎ（生）：1,500μgと、葉ねぎの方が多い。
×(3) れんこんは、はすの地下茎が肥大した部分を食用として利用したものである。
×(4) たけのこの水煮における白濁沈殿は、チロシンの析出（結晶化）による。
○(5) アスパラガスのうち、土寄せして遮光した白いものをホワイトアスパラガスといい、土寄せせずに普通に育てた緑色のものをグリーンアスパラガスという。

▶正　解◀ (5)

35回－43
果実類に関する記述である。最も適当なのはどれか。1つ選べ。
(1) りんごの切断面は、リポキシゲナーゼによって褐変する。
(2) バナナは、ジベレリン処理によって追熟が促進する。
(3) 西洋なしは、非クライマクテリック型の果実である。
(4) 日本なしは、果肉に石細胞を含む。
(5) いちじくは、アクチニジンを含む。

正解へのアプローチ

果実類に含まれる嗜好成分について幅広い知識を問う問題である。各種成分については、過去に出題された内容をまとめておくこと。

果実類には、収穫後の急激な呼吸量の増加（クライマクテリック）により追熟しやすいクライマクテリック型果実と、急激な変化を示さない非クライマクテリック型果実があり、この急激な呼吸量の増加（クライマクテリック）はエチレンによって促進されることを理解すること。

選択肢考察

×(1) りんごの切断面は、クロロゲン酸（ポリフェノール）がポリフェノールオキシダーゼによって酸化され、褐変する。リポキシゲナーゼは、α-リノレン酸やリノール酸の代謝酵素である。
×(2) バナナは、エチレンガス処理によって追熟が促進する。ジベレリン処理は、種なしブドウを生産する際の処理である。
×(3) 収穫後の果実の保存中に認められる急激な呼吸量の増加をクライマクテリックといい、この過程を経る際に果実は急激に追熟する。このような急激な熟成を示す果実はクライマクテリック型果実といわれ、バナナ、りんご、もも、メロン、なし、パパイヤ、マンゴー、キウイフルーツなどがあげられる。一方、非クライマクテリック型果実には、みかん、ぶどう、いちじく、いちご、さくらんぼ、すいかなどがあげられる。
○(4) 日本なしは、果肉に石細胞が含まれているのが特徴で、シャリシャリした食感に影響している。
×(5) いちじくに含まれるたんぱく質分解酵素は、フィシンである。アクチニジンは、キウイフルーツに含まれるたんぱく質分解酵素である。

正　解 (4)

33回－46
果実類に関する記述である。正しいのはどれか。1つ選べ。
(1) パパイアに含まれるたんぱく質分解酵素は、ブロメラインである。
(2) うんしゅうみかんの果肉に含まれる主なカロテノイドは、β-クリプトキサンチンである。
(3) レモンの酸味は、酒石酸による。
(4) グレープフルーツの苦味は、ヌートカトンによる。
(5) りんごの特有な食感は、石細胞による。

選択肢考察

×(1) パパイアに含まれるたんぱく質分解酵素（プロテアーゼ）は、パパインである。ブロメラインは、パイナップルに含まれるたんぱく質分解酵素である。
○(2) うんしゅうみかんの果肉に含まれる主なカロテノイドは、β-クリプトキサンチンやβ-カロテンである。

×(3)　レモンの酸味は、クエン酸による。酒石酸は、ブドウに多く含まれる有機酸である。
×(4)　グレープフルーツの苦味は、ナリンギンによる。ヌートカトンは、グレープフルーツの香気成分である。
×(5)　石細胞は、日本なしの特有な食感に関与する。

▶正　解◀　(2)

35回－44
藻類に関する記述である。最も適当なのはどれか。１つ選べ。
(1)　わかめは、緑藻類である。
(2)　あまのりの青色色素は、フィコシアニンである。
(3)　てんぐさを熱水で抽出すると、ゼラチンが得られる。
(4)　こんぶの主なうま味成分は、グアニル酸である。
(5)　干しこんぶ表面の白い粉の主成分は、フルクトースである。

▶正解へのアプローチ◀

藻類は水中で生育する植物で、葉緑素を有し光合成を行う。含有色素などから、紅藻類（てんぐさ、あまのりなど）、褐藻類（こんぶ、ひじき、わかめ、もずくなど）、緑藻類（あおさ、あおのり）、藍藻類（すいぜんじのり）に分類される。食用では、昆布、わかめなどが多く利用されている。成分の特徴として、ヨウ素を非常に多く含む食品が多い。また乾燥重量の40～60％は炭水化物で、アルギン酸、カラギーナン、フコダインなどの粘質性の多糖類（食物繊維）である。

▶選択肢考察◀

×(1)　わかめは、褐藻類である。
○(2)　あまのりには、青色色素のフィコシアニンと赤色色素のフィコエリスリンが含まれている。
×(3)　てんぐさを熱水で抽出すると、寒天（主成分：アガロース、アガロペクチン）が得られる。ゼラチンは、コラーゲンの加水分解物である。
×(4)　こんぶの主なうま味成分は、グルタミン酸である。グアニル酸は、シイタケの主なうま味成分である。
×(5)　干しこんぶ表面の白い粉の主成分は、マンニトールである。

▶正　解◀　(2)

▶要　点◀

藻類の分類

分類	種類	特徴
緑藻類	アオサ、アオノリ、クロレラ	色素：クロロフィルa,b、β-カロテン、ゼアキサンチン
褐藻類	コンブ、ワカメ、ヒジキ、モズク	色素：クロロフィルa,c、β-カロテン、フコキサンチン 粘質多糖類のアルギン酸、フコイダン、β-グルカンのラミナランを含む。
紅藻類	アマノリ、テングサ ツノマタ、キリンサイ	色素：クロロフィルa、β-カロテン、ルテイン、フィコエリスリン（紅色）、フィコシアニン（青） 寒天（テングサ）は、アガロース（70%）とアガロペクチン（30%）からなる。 多糖類：カラギーナン
藍藻類	スイゼンジノリ	色素：クロロフィルa、β-カロテン、フィコシアニン（青） 淡水産。Ca、Fe、Mn、ビタミンKを豊富に含む。

34回－46
畜肉に関する記述である。最も適当なのはどれか。1つ選べ。
(1) 主要な赤色色素は、アスタキサンチンである。
(2) 脂肪は、常温（20～25℃）で固体である。
(3) 死後硬直が始まると、筋肉のpHは上昇する。
(4) 筋たんぱく質の構成割合は、筋形質（筋漿）たんぱく質が最も多い。
(5) 筋基質（肉基質）たんぱく質の割合は、魚肉に比べ低い。

正解へのアプローチ

たんぱく質は、筋原線維たんぱく質（アクチン、ミオシン）、肉基質たんぱく質（コラーゲン、エラスチン）、筋形質たんぱく質（ヘモグロビン、ミオグロビン、ミオゲン）に分けられる。各たんぱく質の特性や畜肉と魚肉の成分比較についてまとめておくこと。

畜肉の脂肪の融点は、脂肪酸組成に依存する。牛脂は融点の高いステアリン酸（69.6℃）の割合が高く、豚脂は融点の低いオレイン酸（16.2℃）やリノール酸（－6℃）の割合が高いため、牛脂の方が豚脂より融点が高い。

選択肢考察

×(1) 畜肉の主要な赤色色素は、筋形質（筋漿）たんぱく質のミオグロビンである。アスタキサンチンは、エビやサケなどの赤色色素である

◯(2) 畜肉の脂肪の融点は、牛：40～50℃、豚：33～46℃、鶏：30～32℃であり、室温（20～25℃）では固体になる。

×(3) 死後硬直が始まると、筋肉中に蓄積されたグリコーゲンが嫌気的に分解され、代謝産物である乳酸が生成し蓄積するため、pHは5.0～5.5程度まで低下する。

×(4) 畜肉の筋たんぱく質の構成割合は、筋原線維たんぱく質：約60％、筋形質たんぱく質：約30％、筋基質（肉基質）たんぱく質：約10％で、筋原線維たんぱく質の割合が高い。

×(5) 筋基質（肉基質）たんぱく質の割合は、畜肉のほうが魚肉に比べて高い。

正　解　(2)

34回－64
食肉（生）の部位に関する記述である。最も適当なのはどれか。1つ選べ。
(1) 鶏肉において、「むね」は「ささ身」より脂質の割合が低い。
(2) 鶏肉において、「もも」は「むね」より脂質の割合が高い。
(3) 豚肉において、「ばら」は「ヒレ」より脂質の割合が低い。
(4) 牛肉において、「ヒレ」は「肩ロース」より脂質の割合が高い。
(5) 牛肉において、「サーロイン」は「ヒレ」より脂質の割合が低い。

正解へのアプローチ

食肉の部位別に栄養成分値を覚えることは困難であるが、日常的に食していれば脂質割合の判断は可能である。

選択肢考察

×(1) 鶏肉の脂質含量（100g当たり）は、むね（皮つき）：17.2g、ささ身：1.1gである。

◯(2) 鶏肉の脂質含量（100g当たり）は、もも（皮つき）：19.1g、むね（皮つき）：17.2gである。

×(3)　豚肉（大型種肉）の脂質含量（100g当たり）は、ばら（脂身つき）：35.4g、ヒレ（赤肉）：3.7gである。
×(4)　牛肉（和牛肉）の脂質含量（100g当たり）は、ヒレ（赤肉）：15.0g、肩ロース（脂身つき）：37.4gである。
×(5)　牛肉（和牛肉）の脂質含量（100g当たり）は、サーロイン（脂身つき）：47.5g、ヒレ（赤肉）：15.0gである。

正　解　(2)

37回－45　NEW

魚介類に関する記述である。最も適当なのはどれか。1つ選べ。
(1)　はまちの若年魚は、ぶりである。
(2)　春獲りのかつおは、戻りがつおと呼ばれる。
(3)　辛子めんたいこは、まだらの卵巣の塩蔵品である。
(4)　キャビアは、にしんの卵巣の塩蔵品である。
(5)　からすみは、ぼらの卵巣の塩蔵品である。

正解へのアプローチ

春獲りのかつお（初がつお）と秋獲りのかつお（戻りがつお）の違いに関する出題は、2年連続である。

ぶりは出世魚ともいわれ、稚魚から成魚になるにつれて呼び名が変わる。一般的に体長40cm程度のものを「いなだ」や「わかし」、60cm程度のものを「はまち」、90cm以上のものを「ぶり」と呼ぶ。

塩蔵魚卵類の原料については、要　点を参照すること。

選択肢考察

×(1)　ぶりは、はまちの出世魚である。
×(2)　春獲りのかつおは「初がつお」と呼ばれ、秋獲りのかつおは「戻りがつお」と呼ばれる。
×(3)　辛子めんたいこは、たらこを唐辛子に漬け込んだものであり、したがって、たらこの原料であるすけとうだらの卵巣の塩蔵品であるといえる。
×(4)　キャビアは、ちょうざめの卵の塩蔵品であるといえる。
○(5)　からすみは、ぼらの卵巣の塩蔵品である。ぼらの卵巣を塩漬し、塩抜き後に天日干しで乾燥させたものである。

正　解　(5)

要　点

主な塩蔵魚卵類

	原料
たらこ	すけとうだらの卵巣
すじこ	さけ、ますの卵巣
いくら	しろざけ、紅ざけの新鮮卵
とびこ	とびうおの卵
かずのこ	にしんの卵巣
キャビア	ちょうざめの卵
からすみ	ぼらの卵巣

36回－47
魚介類に関する記述である。最も適当なのはどれか。1つ選べ。
(1) まぐろの普通肉は、その血合肉よりミオグロビン含量が多い。
(2) 春獲りのかつおは、秋獲りのかつおより脂質含量が多い。
(3) かきは、ひらめよりグリコーゲン含量が多い。
(4) とびうおのうま味成分は、主にグアニル酸である。
(5) 海水魚のトリメチルアミン量は、鮮度低下に伴って減少する。

正解へのアプローチ

魚介類に含まれる成分について、栄養成分以外にもうま味成分、色素成分、臭気成分と幅広い知識を問う問題である。

選択肢考察

×(1) 血合肉とは、魚の体側にある筋肉のうち暗赤色を呈する部分のことであり、ミオグロビンが多く含まれる。したがって、普通肉は血合肉よりミオグロビン含量が少ない。
×(2) 春獲りのかつお（初がつお）は、秋獲りのかつお（戻りがつお）より脂質含量が少ない。戻りがつおは、産卵前のため、脂質が多い。
◯(3) 可食部100g当たりの炭水化物含量は、かき（養殖・生）：4.9g、ひらめ（養殖・皮なし・生）：0.1gである。さらに、魚類の炭水化物はほぼグリコーゲンであることから、かきのグリコーゲン含量は、ヒラメより多いといえる。
×(4) とびうおのうま味成分は、イノシン酸である。なお、とびうおを乾燥させたものを「あごだし」と呼ぶ。グアニル酸は、干ししいたけなどのうま味成分である。
×(5) トリメチルアミンは海水魚の臭い成分であり、海水魚のトリメチルアミン量は、鮮度低下に伴い増加する。

正　解（3）

37回－46 NEW
牛乳の成分に関する記述である。最も適当なのはどれか。1つ選べ。
(1) 乳糖は、全糖質の約5％を占める。
(2) 脂肪酸組成では、不飽和脂肪酸より飽和脂肪酸が多い。
(3) カゼインホスホペプチドは、カルシウムの吸収を阻害する。
(4) 乳清たんぱく質は、全たんぱく質の約80％を占める。
(5) β-ラクトグロブリンは、人乳にも含まれる。

正解へのアプローチ

牛乳の成分については、たんぱく質に関する出題が多い。

牛乳たんぱく質は、約80％がカゼイン、約20％が乳清たんぱく質である。乳清たんぱく質は、β-ラクトグロブリン、α-ラクトアルブミン、血清アルブミン、免疫グロブリン、ラクトフェリンなどからなり、約50％がβ-ラクトグロブリンである。

選択肢考察

×(1) 乳糖（ラクトース）は、全糖質の約90％を占める。
◯(2) 脂肪酸組成では、不飽和脂肪酸が約40％に対し、飽和脂肪酸が約60％である。

×(3)　カゼインホスホペプチド（CPP）は、カルシウムの吸収を促進する作用がある。
×(4)　乳清たんぱく質は、全たんぱく質の約20％を占める。一方、カゼインは、全たんぱく質の約80％を占める。
×(5)　乳清たんぱく質であるβ-ラクトグロブリンは、人乳には含まれない。

正　解　(2)

35回－45
牛乳に関する記述である。最も適当なのはどれか。１つ選べ。
(1)　炭水化物の大部分は、マルトースである。
(2)　β-ラクトグロブリンは、乳清に含まれている。
(3)　カゼインは、pH6.6に調整すると凝集沈殿する。
(4)　脂質中のトリグリセリドの割合は、約15％である。
(5)　市販の牛乳は、生乳に水を添加して製造する。

正解へのアプローチ

牛乳中の成分については、たんぱく質に関する出題が多く、等電点沈殿やたんぱく質変性について確認しておくこと。

選択肢考察

×(1)　牛乳の炭水化物の大部分は、ラクトース（乳糖）である。
○(2)　乳清たんぱく質の約50％は、β-ラクトグロブリンである。
×(3)　カゼインは、pH4.6付近で等電点沈殿する。この性質を利用した加工食品がヨーグルトである。
×(4)　牛乳中の脂質の約98％がトリグリセリドである。
×(5)　市販の牛乳は、生乳を殺菌しただけのもので、無脂乳固形分8.0％以上、乳脂肪分3.0％以上含有するものであり、成分調整は認められない。生乳や牛乳に水を添加して成分調整したものは、加工乳という（P250：33回－61：要　点 参照）。

正　解　(2)

33回－47
牛乳に関する記述である。正しいのはどれか。１つ選べ。
(1)　主な糖質は、マンノースである。
(2)　主な脂質は、リン脂質である。
(3)　中鎖脂肪酸が含まれているのが特徴である。
(4)　加熱で変性するたんぱく質は、カゼインである。
(5)　LL牛乳は、低温長時間殺菌法で殺菌される。

選択肢考察

×(1)　牛乳の主な糖質は、ラクトース（乳糖）である。
×(2)　牛乳の主な脂質は、トリグリセリドである。
○(3)　牛乳中の脂質を構成する脂肪酸は、飽和脂肪酸が約60％、不飽和脂肪酸が約40％であり、飽和脂肪酸には炭素数の少ない短鎖脂肪酸や中鎖脂肪酸が含まれる。

×(4) 牛乳中のたんぱく質のカゼインは、加熱では変性せず凝固しないが、等電点（pH 4.6）付近で沈殿する。一方、乳清たんぱく質は、加熱で変性して凝固する。

×(5) LL牛乳（ロングライフミルク）は、130〜150℃、1〜3秒間の超高温短時間殺菌法（UHT法）で殺菌される。低温長時間殺菌法（LTLT法）は、62〜65℃で30分間の加熱処理の牛乳である。

正　解　(3)

37回－47 NEW

鶏卵に関する記述である。最も適当なのはどれか。1つ選べ。

(1) オボトランスフェリンは、起泡性に優れる。
(2) アビジンは、ナイアシンと強く結合する。
(3) ホスビチンは、たんぱく質分解酵素である。
(4) 脂溶性ビタミンは、卵黄より卵白に多く含まれる。
(5) 卵白は古くなると、pH が低下する。

正解へのアプローチ

卵白の成分は約9割が水分で、残りの約1割がたんぱく質である。実際、100g当たりのたんぱく質含量は、卵黄（16.5g）の方が卵白（10.5g）より多い。

鶏卵に含まれるたんぱく質は、卵白に含まれるたんぱく質と卵黄に含まれるたんぱく質に分類して理解すること。

選択肢考察

○(1) 卵白の起泡性には、オボアルブミン、オボトランスフェリン、オボグロブリンが関与する。
×(2) アビジンは卵白中に含まれるたんぱく質で、ビタミンB群のビオチンと強く結合する。
×(3) ホスビチンは卵黄中に含まれるたんぱく質で、金属イオンとの結合能が強いのが特徴である。
×(4) 脂溶性ビタミンは、卵黄に多く含まれる。卵白にはほとんど含まれない。
×(5) 卵白は、時間経過によって卵白中の二酸化炭素が気孔より抜けていくため、古くなるとpHは上昇する。

正　解　(1)

要　点

卵白と卵黄のたんぱく質

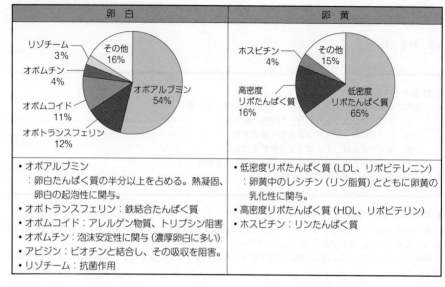

卵　白	卵　黄
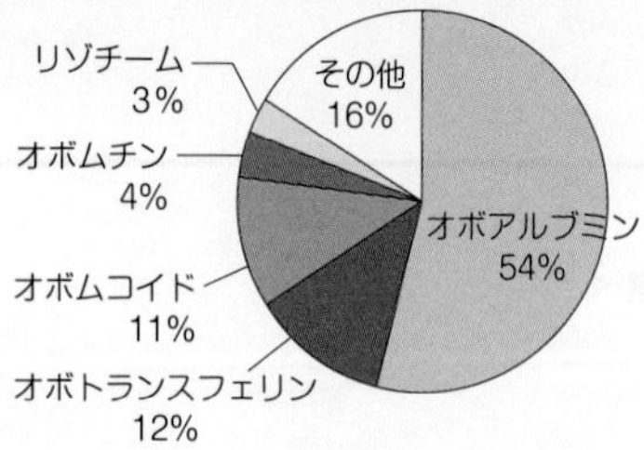	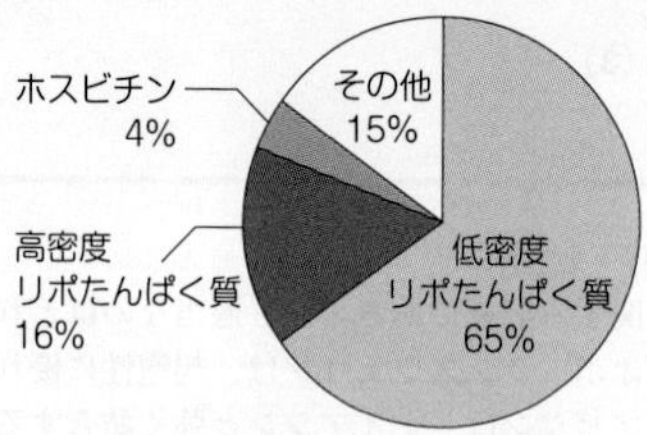
• オボアルブミン ：卵白たんぱく質の半分以上を占める。熱凝固、卵白の起泡性に関与。 • オボトランスフェリン：鉄結合たんぱく質 • オボムコイド：アレルゲン物質、トリプシン阻害 • オボムチン：泡沫安定性に関与（濃厚卵白に多い） • アビジン：ビオチンと結合し、その吸収を阻害。 • リゾチーム：抗菌作用	• 低密度リポたんぱく質（LDL、リポビテレニン） ：卵黄中のレシチン（リン脂質）とともに卵黄の乳化性に関与。 • 高密度リポたんぱく質（HDL、リポビテリン） • ホスビチン：リンたんぱく質

34回－47
鶏卵に関する記述である。最も適当なのはどれか。１つ選べ。
(1)　卵殻の主成分は、たんぱく質である。
(2)　卵白は、脂質を約30％含む。
(3)　卵白のたんぱく質では、リゾチームの割合が最も高い。
(4)　卵黄のリン脂質では、レシチンの割合が最も高い。
(5)　卵黄の水分含量は、卵白に比べて多い。

選択肢考察

×(1)　卵殻の主成分は、炭酸カルシウムである。
×(2)　卵白100g当たりの脂質含量は、微量（「tr」）である。卵白の主要成分は、水分：88.4g、たんぱく質：10.5gである。
×(3)　卵白のたんぱく質で割合が最も高いのはオボアルブミン（約54％）で、リゾチームは約3％である（P 196：37回－47：要　点 参照）。
○(4)　卵黄の脂質のうち約30％はリン脂質で、主要なリン脂質はレシチン（ホスファチジルコリン）である。
×(5)　卵の水分含量は、100g当たりで卵黄：48.0g、卵白：88.4gと、卵白の方が多い。

正　解　(4)

36回－48
油脂類に関する記述である。最も適当なのはどれか。1つ選べ。
(1) 豚脂の融点は、牛脂より高い。
(2) やし油の飽和脂肪酸の割合は、なたね油より高い。
(3) ファットスプレッドの油脂含量は、マーガリンより多い。
(4) サラダ油の製造では、キュアリング処理を行う。
(5) 硬化油の製造では、不飽和脂肪酸の割合を高める処理を行う。

正解へのアプローチ

食用油脂や脂質に関する設問では、油の構成成分である脂肪酸の構造を理解し、各食品に含まれる特徴的な脂肪酸を覚える必要がある。脂肪酸については「食べ物と健康」だけでなく、「人体の構造と機能及び疾病の成り立ち」や「基礎栄養学」でも出題されることから、多くの分野に必要な知識となる。

選択肢考察

×(1) 脂肪酸の融点は、飽和脂肪酸では炭素数が増えるに従い高くなり、不飽和脂肪酸では二重結合が増えるに従い低くなる。牛脂は豚脂に比べ、飽和脂肪酸のパルミチン酸やステアリン酸が多く、豚脂は牛脂に比べ、不飽和脂肪酸のリノール酸が多い。したがって、融点は豚脂（33～46℃）が牛脂（40～50℃）より低い。

◯(2) やし油の脂肪酸組成は、飽和脂肪酸が多いのが特徴である（84％）。一方、なたね油の脂肪酸組成は、飽和脂肪酸が少なく（7％）、オレイン酸が多いのが特徴である（60％）。したがって、やし油は、なたね油より飽和脂肪酸の割合が高い。

×(3) JAS規格では、マーガリン類を油脂含量および水分含量により、マーガリン（油脂80％以上、水分17％以下）、ファットスプレット（油脂80％未満、油脂と水分の合計80％以上）に区分している。したがって、ファットスプレットの油脂含量は、マーガリンより少ない。

×(4) キュアリング処理は、収穫時に傷ついたさつまいもや球根を、高温多湿条件で傷口にコルク層を形成させ、腐敗を防ぐ方法である。サラダ油の製造の際に用いる操作は、ウインタリング（脱ろう）処理である。

×(5) 硬化油の製造では、水素添加により不飽和脂肪酸の二重結合部分の一部または全部を飽和させる。したがって、不飽和脂肪酸の割合は低下する。

正　解 (2)

33回－48
調味料に関する記述である。正しいのはどれか。1つ選べ。
(1) みその褐色は、酵素反応による。
(2) しょうゆのうま味は、全窒素分を指標とする。
(3) みりん風調味料は、混成酒である。
(4) バルサミコ酢の原料は、りんごである。
(5) マヨネーズは、油中水滴型（W/O型）エマルションである。

正解へのアプローチ

みそとしょうゆは、大豆が原料の発酵食品であり、発酵に利用する微生物（こうじかび、酵母、乳酸菌）、アミノカルボニル反応による褐変など、共通点が多い。

▶選択肢考察◀

×(1) みその色は、非酵素的褐変反応であるアミノカルボニル反応による。

○(2) しょうゆのうま味成分は、大豆や小麦のたんぱく質がこうじかびにより発酵分解して生じたグルタミン酸などのアミノ酸であり、全窒素分を指標とし、値に応じてJAS規格の等級が決まる。

×(3) みりん風調味料は、糖質、アミノ酸、有機酸などをブレンドしたもので、アルコールは含まれていない。本みりんは、もち米と米こうじに焼酎またはアルコールを加えて作られ、アルコールを13～15℃含有するため、混成酒に分類される。

×(4) バルサミコ酢の原料は、ブドウの濃縮果汁である。

×(5) マヨネーズは、サラダ油に卵黄または全卵、食塩、食酢、香辛料などを加えて乳化させた、水中油滴型（O/W型）エマルションである。

▶正　解◀ (2)

35回－46

嗜好飲料に関する記述である。最も適当なのはどれか。1つ選べ。

(1) 紅茶は、不発酵茶である。
(2) 煎茶の製造における加熱処理は、主に釜炒りである。
(3) 茶のうま味成分は、カフェインによる。
(4) コーヒーの褐色は、主にアミノカルボニル反応による。
(5) ココアの製造では、カカオ豆に水を加えて磨砕する。

▶正解へのアプローチ◀

嗜好飲料には、茶、コーヒー、ココア、清涼飲料、ジュースや果汁入り飲料などが含まれる。特に茶、コーヒー、ココアなどには苦味に関わるカフェインが含まれるといった特徴がある。

▶選択肢考察◀

×(1) 紅茶は、発酵茶である。不発酵茶は、緑茶である。

×(2) 煎茶の製造における加熱処理は、主に蒸熱（蒸気で蒸す）である。蒸熱により茶葉のポリフェノールオキシダーゼが失活し、酸化発酵が止まる。釜炒りは、主にウーロン茶の製造における加熱処理に利用される。

×(3) 茶のうま味成分は、テアニンによる。カフェインは、苦味成分である。

○(4) コーヒーの生豆は緑色であるが、焙煎時の加熱処理によりアミノカルボニル反応が起こり、褐色になる。

×(5) ココアの製造では、カカオ豆を発酵・焙煎させた後、外皮・胚芽を取り除いて磨砕する。これがカカオマスである。なお、磨砕の際は水は加えない。

▶正　解◀ (4)

33回－52

食品の物性に関する記述である。正しいのはどれか。1つ選べ。

(1) 牛乳のカゼインミセルは、半透膜を通過できる。
(2) 寒天ゲルは、熱不可逆性のゲルである。
(3) ゼリーは、分散媒が液体で分散相が固体である。
(4) クッキーは、分散媒が固体で分散相が液体である。
(5) ケチャップは、ダイラタンシー流動を示す。

▶正解へのアプローチ◀

コロイドとは、0.001～0.1μm程度の大きさの粒子がほかの物質中に均一に分散している状態、あるいは物質を意味する。

コロイド分散系は、分散させる相（分散媒）と分散する相（分散相）によって分類される（▶要 点◀参照）。

なお、食品のレオロジーについては、P201：35回－48：▶要 点◀を参照すること。

▶選択肢考察◀

×(1) カゼインミセルはコロイド粒子であり、半透膜を通過できない。
×(2) 寒天ゲルは、加熱によりゾルになるため、熱可逆性ゲルである。
◯(3) ゼリーは、分散媒が液体（水）で分散相が固体（ゼラチン）である。
×(4) クッキーは、分散媒が固体で分散相が気体である。
×(5) ケチャップは、チキソトロピー流動を示す。ダイラタンシー流動は、でんぷん懸濁液でみられる。

▶正 解◀ (3)

▶要 点◀

コロイド分散系の分類

		分散相		
		気体	液体	固体
分散媒	気体	－	エアロゾル 霧 雲	粉体 粉ミルク 小麦粉
	液体	気泡 ビールの泡 泡沫 メレンゲ	エマルション クリーム 牛乳（脂肪球） マヨネーズ	サスペンション スープ みそ汁 牛乳（カゼインミセル） ゼリー（ゼラチン）
	固体	マシュマロ クッキー	青果物の組織	冷凍食品 板チョコレート

主なゲル化剤の特徴

<table>
<tr><th colspan="2" rowspan="3">ゲル化剤名</th><th>動物性</th><th colspan="4">植物性</th></tr>
<tr><th rowspan="2">ゼラチン</th><th rowspan="2">寒天</th><th rowspan="2">κ-カラギーナン</th><th colspan="2">ペクチン</th></tr>
<tr><th>高メトキシルペクチン</th><th>低メトキシルペクチン</th></tr>
<tr><td colspan="2">成分</td><td>たんぱく質</td><td colspan="4">多糖類</td></tr>
<tr><td colspan="2">原料</td><td>主に牛、豚の骨、皮</td><td>紅藻類（テングサ）</td><td>紅藻類（スギノリ）</td><td colspan="2">果実（柑橘類、リンゴ）、野菜</td></tr>
<tr><td colspan="2">溶解温度</td><td>40～50℃</td><td>90～100℃</td><td>70℃</td><td colspan="2">90～100℃</td></tr>
<tr><td rowspan="4">ゲル化の条件</td><td>濃度</td><td>2～4％</td><td>0.5～1.5％</td><td>0.5～1.5％</td><td colspan="2">0.5～1.5％</td></tr>
<tr><td>温度</td><td>5～10℃
（要冷蔵）</td><td>28～35℃
（室温）</td><td>37～45℃
（室温）</td><td>加熱でゲル化</td><td>室温でゲル化</td></tr>
<tr><td>酸の影響</td><td>酸にやや弱い
（pH4～）</td><td>酸にかなり弱い
（pH4～）</td><td>酸にやや強い
（pH3.2～）</td><td>酸がなければゲル化しない
（pH2.7～3.4）</td><td>酸にやや強い
（pH3.2～6.8）</td></tr>
<tr><td>その他</td><td>たんぱく質分解酵素を含まないこと</td><td></td><td>種類によってカリウムやたんぱく質によりゲル化</td><td>多量の砂糖
（55～70％）</td><td>カルシウムなど
（ペクチンの1.5～3.0％）</td></tr>
</table>

35回－48

食品の物性に関する記述である。最も適当なのはどれか。1つ選べ。
(1) 大豆油は、非ニュートン流体である。
(2) コンデンスミルクは、擬塑性流動を示す。
(3) メレンゲは、チキソトロピーを示す。
(4) 水ようかんは、キセロゲルである。
(5) マヨネーズは、油中水滴（W/O）型エマルションである。

▶正解へのアプローチ◀

ニュートン流体と非ニュートン流体の違い、チキソトロピー、ダイラタンシー、レオペクシーの定義について確認しておくこと。

▶選択肢考察◀

×(1) 大豆油は、ニュートン流体である。
○(2) コンデンスミルクやでんぷんのりは、擬塑性流動を示す。
×(3) メレンゲは、レオペクシーを示す。
×(4) 水ようかんは、ゲルである。キセロゲルとは、乾燥などにより、分散媒を取り除いたゲルのことであり、棒寒天や凍り豆腐がある。
×(5) マヨネーズは、水中油滴（O/W）型エマルションである。

▶正　解◀ (2)

要　点

食品の物性

ニュートン流体	ずり速度（流体の速度）の大きさに関係なく一定の粘度を示す流体。 例：水、アルコール、スクロース（ショ糖）液、サラダ油、水あめ	
非ニュートン流体	ずり応力とずり速度の比例関係が成り立たない流体。	
	塑性流体	外力を加えると変形するが、外力を取り除いても元に戻らない流体。 例：バター、チョコレート、マーガリン
	擬塑性流体	外力により粘度が低下する流体。 例）でんぷんのり、コンデンスミルク
	ダイラタンシー流体	外力により粘度が増加する流体。 例）高濃度のでんぷん液
チキソトロピー	振とうや攪拌によって流動性が増加し、逆に静かに放置すると流動性が減少する現象。 例：マヨネーズ、ケチャップ	
レオペクシー	振とうや攪拌によってゲル化が促進される現象。チキソトロピーと反対に振とうや攪拌によって粘度が増大する。 例：ホイップクリーム、卵白の泡立て	

3 食品の機能

37回－49 NEW

可食部100g当たりの標準的な栄養成分含有量に関する記述である。最も適当なのはどれか。1つ選べ。

(1) 薄力粉のたんぱく質含有量は、強力粉より多い。
(2) 乾燥小豆の脂質含有量は、乾燥大豆より多い。
(3) ラードの飽和脂肪酸含有量は、なたね油より多い。
(4) 生しいたけのビタミンD含有量は、乾しいたけより多い。
(5) 柿のビタミンB_{12}含有量は、牡蠣より多い。

正解へのアプローチ

可食部100g当たりの標準的な栄養成分含有量は、日本食品標準成分表2020年版（八訂）の成分値を参照する（飽和脂肪酸含有量については日本食品標準成分表2020年版（八訂）脂肪酸成分表編の成分値を参照）。

小麦粉は、たんぱく質含有量の違いにより、薄力粉、中力粉、準強力粉、強力粉と分類され、薄力粉はたんぱく質含有量が少なく、強力粉はたんぱく質含有量が多い。

大豆は、小豆に比べて脂質含有量が多く、乾燥しても同様である。

動物性脂質は、植物性脂質に比べて飽和脂肪酸含有量が多い。ただし、魚油はEPA、DHAといった多価不飽和脂肪酸の含有量が多い。

生しいたけは、可食部100g当たり水分が約90％を占め、乾燥すると水分以外の成分の含有率が高くなる。

ビタミンB_{12}は、動物性食品には含まれるが、野菜・果物にはほとんど含まれない。したがって、菜食主義者はビタミンB_{12}欠乏症になりやすい。

選択肢考察

×(1) 可食部100g当たりのたんぱく質含有量は、薄力粉（1等）：8.3g、強力粉（1等）：11.8gと、強力粉の方が多い。

×(2) 可食部100g当たりの脂質含有量は、小豆（全粒・乾）：2.0g、大豆（全粒・黄大豆・国産・乾）：19.7gと、乾燥大豆の方が多い。

◯(3) 可食部100g当たりの飽和脂肪酸含有量は、ラード：32.29 g、なたね油：7.06と、ラードの方が多い。

×(4) 可食部100g当たりのビタミンD含有量は、生しいたけ（菌床栽培・生）：0.3μg、乾しいたけ（乾）：17.0μgと、乾しいたけの方が多い。

×(5) 可食部100g当たりのビタミンB_{12}含有量は、柿（甘がき・生）：0mg、牡蠣（養殖・生）：23.0mgと、牡蠣の方が多い。

正　解（3）

36回－49

食品に含まれるたんぱく質に関する記述である。最も適当なのはどれか。1つ選べ。

(1) 大豆に含まれる主なたんぱく質は、カゼインである。
(2) 米に含まれる主なたんぱく質は、グルテニンである。
(3) コラーゲンは、冷水によく溶ける。
(4) グリシニンは、等電点において溶解度が最大となる。
(5) オボアルブミンは、変性すると消化されやすくなる。

正解へのアプローチ

たんぱく質変性とは、たんぱく質が熱、圧力、撹拌、紫外線などの物理的作用や酸、アルカリなどの化学的作用により、高次構造を保持している水素結合、イオン結合、疎水結合などの結合が切れて、その形や性質が変化する現象である。たんぱく質変性では、一次構造は変化しない。さらに、食品たんぱく質では、不可逆的変性を起こすことが多い。

選択肢考察

×(1) 大豆の主要たんぱく質は、グリシニンである。カゼインは、牛乳の主要たんぱく質である。

×(2) 米の主要たんぱく質は、オリゼニンである。グルテニンは、小麦の主要たんぱく質である。

×(3) コラーゲンは、水に不溶である。ただし、コラーゲンを多く含む肉や魚を煮込むと、煮汁中にゼラチンとして溶出する。

×(4) たんぱく質は、等電点で溶解度が最低となる。そのため、たんぱく質は等電点で凝集・沈殿しやすくなる。

◯(5) 変性したたんぱく質は、たんぱく質の内部に存在していたアミノ酸が表面に露出したり、分子内に空間ができたりするため、たんぱく質分解酵素（プロテアーゼ）などのヒトの消化酵素により消化されやすくなる。

正　解（5）

要　点

たんぱく質変性

要因		具体的食品例
物理的作用	加熱変性	ゆで卵、卵焼き、湯葉、かまぼこ、焼肉
	表面変性	メレンゲ、スポンジケーキ、アイスクリーム
	凍結変性	凍り豆腐
化学的作用	酸変性	ヨーグルト、しめさば、豆腐（凝固剤：グルコノ-δ-ラクトン）
	アルカリ変性	ピータン
	塩類変性	豆腐（凝固剤：塩化マグネシウム、硫酸カルシウム）

34回－48

糖・甘味類と構成糖の組合せである。正しいのはどれか。１つ選べ。

(1)　マルトース ―――― グルコースとフルクトース
(2)　ラクトース ―――― グルコースとガラクトース
(3)　スクロース ―――― グルコースとグルコース
(4)　トレハロース ――― フルクトースとフルクトース
(5)　ソルビトール ――― ガラクトースとガラクトース

正解へのアプローチ

マルトース、ラクトース、スクロースといった二糖類の構成糖は、基本的な知識であり、本設問は管理栄養士を目指す上で絶対に間違えてはいけない。

選択肢考察

×(1)　マルトース ―――― グルコース２分子（α-1,4結合）
○(2)　ラクトース ―――― グルコースとガラクトース
×(3)　スクロース ―――― グルコースとフルクトース
×(4)　トレハロース ――― グルコース２分子（α1-α1結合）
×(5)　ソルビトール ――― グルコースの還元による糖アルコール

正　解　(2)

要　点

主な二糖類の構成糖

	構成糖	結合	還元性
マルトース	グルコース＋グルコース	α-1,4結合	あり
イソマルトース	グルコース＋グルコース	α-1,6結合	あり
トレハロース	グルコース＋グルコース	α1-α1結合	なし
ラクトース	ガラクトース＋グルコース	β-1,4結合	あり
スクロース	グルコース＋フルクトース	α1-β2結合	なし

34回－49
食品の脂質に関する記述である。最も適当なのはどれか。1つ選べ。
(1) 大豆油のけん化価は、やし油より高い。
(2) パーム油のヨウ素価は、いわし油より高い。
(3) オレイン酸に含まれる炭素原子の数は、16である。
(4) 必須脂肪酸の炭化水素鎖の二重結合は、シス型である。
(5) ドコサヘキサエン酸は、炭化水素鎖に二重結合を8つ含む。

正解へのアプローチ
油脂の評価指標は、定義を覚えると値の増減の理由が理解できる（P 222：37回－51：要 点 参照）。

選択肢考察
×(1) けん化価は、油脂の構成脂肪酸の分子量を反映し、短鎖脂肪酸の多い油脂ではけん化価は高くなる。したがって、長鎖脂肪酸のみの大豆油のけん化価は、中鎖脂肪酸を含むやし油より低い。
×(2) ヨウ素は油脂中の不飽和二重結合に付加するため、ヨウ素価は油脂の構成脂肪酸の不飽和度を示す指標となり、多価不飽和脂肪酸の多い油脂ではヨウ素価は高くなる。したがって、パルミチン酸やオレイン酸が多いパーム油のヨウ素価は、EPAやDHAを含有するいわし油より低い。
×(3) オレイン酸は、炭素数：18個、二重結合：1個の一価不飽和脂肪酸である。
○(4) 天然の不飽和脂肪酸の二重結合は、一般にシス型の立体配座であり、必須脂肪酸であるリノール酸、α-リノレン酸についても二重結合はシス型である。
×(5) ドコサヘキサエン酸（DHA）は、炭素数：22個、二重結合：6個の多価不飽和脂肪酸である。

正 解 (4)

37回－48 NEW

主にまぐろや青魚から摂取されるn-3系脂肪酸である。この脂肪酸の構造式として、最も適当なのはどれか。1つ選べ。

(1)

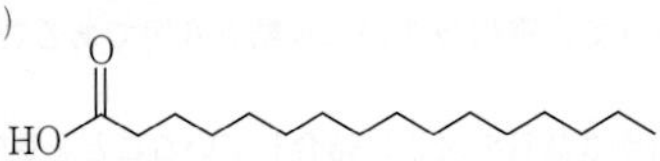

(2)

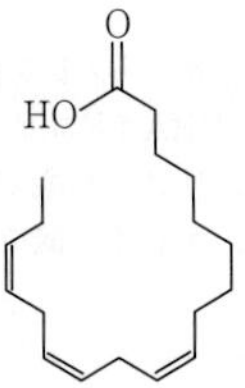

(3)

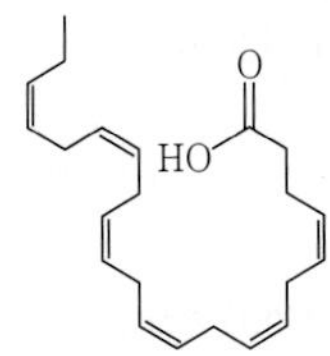

(4)

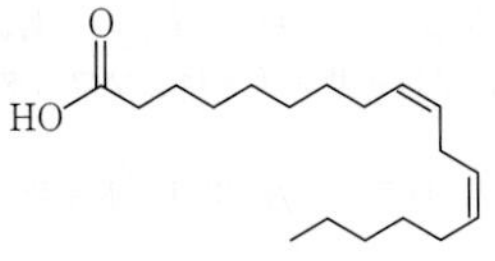

(5)

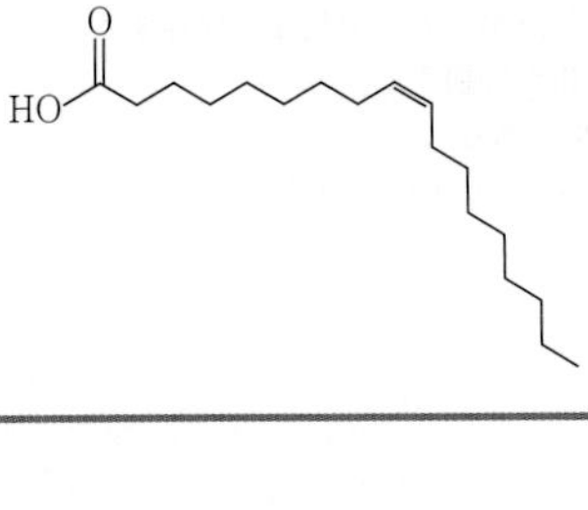

▶正解へのアプローチ◀

まぐろや青魚に含まれる脂肪酸は多価不飽和脂肪酸が多く、なかでもn-3系多価不飽和脂肪酸であるEPA（エイコサペンタエン酸）とDHA（ドコサヘキサエン酸）が多く含まれるのが特徴である。

選択肢は、いずれも脂肪酸の構造式であるが、EPAとDHAを多く含むことから、正解はEPAなら二重結合が5個、DHAなら二重結合が6個となる。したがって、選択肢(3)が二重結合6個であることから、DHAであるといえる。

なお、n-3系脂肪酸は、メチル基側から最初の二重結合が3個目の炭素に結合していることを意味する。

▶選択肢考察◀

×(1)　炭素数16個の飽和脂肪酸であり、パルミチン酸である。
×(2)　炭素数18個、二重結合3個のn-3系多価不飽和脂肪酸であり、α-リノレン酸である。
○(3)　炭素数22個、二重結合6個のn-3系多価不飽和脂肪酸であり、DHA（ドコサヘキサエン酸）である。
×(4)　炭素数18個、二重結合2個のn-6系多価不飽和脂肪酸であり、リノール酸である。
×(5)　炭素数18個、二重結合1個のn-9系一価不飽和脂肪酸であり、オレイン酸である。

▶正　解◀（3）

35回－50

食品中のビタミンに関する記述である。最も適当なのはどれか。1つ選べ。

(1)　β-クリプトキサンチンは、プロビタミンAである。
(2)　ビタミンB_2は、光に対して安定である。
(3)　アスコルビン酸は、他の食品成分の酸化を促進する。
(4)　γ-トコフェロールは、最もビタミンE活性が高い。
(5)　エルゴステロールに紫外線が当たることで、ビタミンKが生成される。

▶正解へのアプローチ◀

植物などの色素であるカロテノイドのうち、カロテノイド構造の末端にβ-イオノン環を有し、体内でビタミンAに変換されるものをプロビタミンAという。したがって、カロテノイドのうち、構造にβ-イオノン環をもたないリコペン、ルテイン、アスタキサンチン、フコキサンチンは、プロビタミンA活性を示さない（P 213：36回－50：▶要　点◀ 参照）。

主なプロビタミンAには、α-カロテン、β-カロテン、γ-カロテン、β-クリプトキサンチンがある。

▶選択肢考察◀

○(1)　β-クリプトキサンチンはβ-イオノン環を有するため、プロビタミンA活性を示す。
×(2)　ビタミンB_2は、光に対しては不安定で、酸性・中性溶液中では光分解されてルミクロム、アルカリ性溶液中では光分解されてルミフラビンとなる。したがって、褐色瓶に保存する。
×(3)　アスコルビン酸は抗酸化作用を有し、他の食品の酸化を抑制する。
×(4)　ビタミンE活性が最も高いのは、α-トコフェロールである。
×(5)　エルゴステロールに紫外線が当たることで、ビタミンD_2が生成される。

▶正　解◀（1）

34回－50

食品100g当たりのビタミン含有量に関する記述である。最も適当なのはどれか。1つ選べ。

(1) 精白米のビタミンB_1含有量は、玄米より多い。
(2) 糸引き納豆のビタミンK含有量は、ゆで大豆より多い。
(3) 鶏卵白のビオチン含有量は、鶏卵黄より多い。
(4) 乾燥大豆のビタミンE含有量は、大豆油より多い。
(5) 鶏むね肉のビタミンA含有量は、鶏肝臓より多い。

▶正解へのアプローチ◀

各ビタミンの供給源を知っていれば、容易に解答できる問題である。ただし、卵黄と卵白のビオチン含有量の違いについては、非常に細かい知識である。

▶選択肢考察◀

×(1) 米のビタミンB_1は、ぬか層と胚芽部分に多く含まれるため、ビタミンB_1含有量は、玄米の方が精白米より多い。100g当たりのビタミンB_1含有量は、玄米(水稲穀粒):0.41mg、精白米(水稲穀粒、うるち米):0.08mgである。

○(2) 糸引き納豆のビタミンKは、納豆菌が産生するビタミンK_2(メナキノン)である。したがって、ビタミンK含有量は糸引き納豆の方がゆで大豆より多い。100g当たりのビタミンK含有量は、糸引き納豆:600μg、ゆで大豆(全粒、国産):7μgである。

×(3) ビオチンは、卵白たんぱく質のアビジンと結合しやすい性質があるが、ビオチン含有量は卵黄の方が卵白より多い。100g当たりのビオチン含有量は、卵黄(生):65.0μg、卵白(生):7.8μgである。

×(4) ビタミンEは脂溶性ビタミンであるため、ビタミンE含有量は大豆油の方が乾燥大豆より多い。100g当たりのビタミンE含有量(α、β、γ、δ-トコフェロールの合計)は、乾燥大豆(全粒、国産):24.8mg、大豆油:114.1mgである。

×(5) ビタミンAは肝臓に貯蔵されるため、ビタミンA含有量は鶏肝臓の方が鶏むね肉より多い。100g当たりのビタミンA(レチノール)含有量は、鶏肝臓(生):14,000μg、鶏むね肉(皮なし、生):50μgである。

▶正 解◀ (2)

35回－47

食品中の水に関する記述である。最も適当なのはどれか。1つ選べ。

(1) 純水の水分活性は、100である。
(2) 結合水は、食品成分と共有結合を形成している。
(3) 塩蔵では、結合水の量を減らすことで保存性を高める。
(4) 中間水分食品は、生鮮食品と比較して非酵素的褐変が抑制される。
(5) 水分活性が極めて低い場合には、脂質の酸化が促進される。

▶正解へのアプローチ◀

水分活性(Aw)とは、食品中の自由水の割合を表す指標であり、0～1の範囲で示される。

水分活性が0.65～0.85の食品のことを中間水分食品と呼ぶ。中間水分食品の水分活性帯では細菌の繁殖が抑制される。一方、脂質酸化、非酵素的褐変、酵素活性などの化学反応は、中間水分食品の水分活性帯で起こりやすい。

▶選択肢考察◀

×(1) 水分活性は0～1で示されるものであり、純水の水分活性は1である。
×(2) 結合水は、食品成分と水素結合を形成しており、自由に運動ができない。
×(3) 塩蔵や糖蔵では、自由水の量を減らし結合水の量を増やして水分活性を低下させることで保存性を高める。
×(4) 中間水分食品の水分活性領域（Aw：0.65～0.85）では、非酵素的褐変反応が最も促進される。
○(5) 脂質酸化は、水分活性0.3付近で最も抑制されるが、それ以上でもそれ以下でも反応は促進する。

▶正　解◀ (5)

▶要　点◀

水分活性と各種反応速度・増殖速度の関係

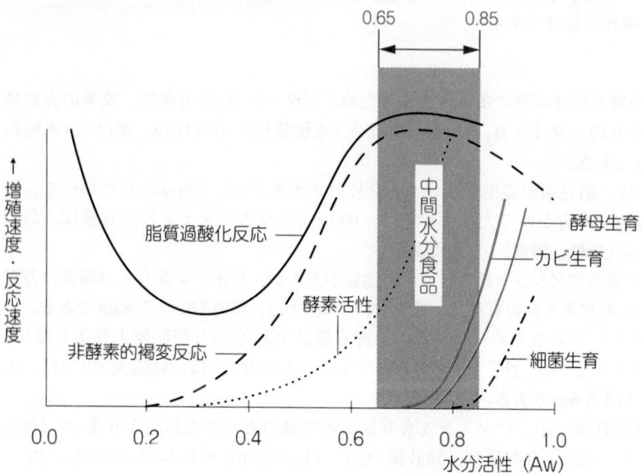

> **33回－49**
>
> 食品の水分に関する記述である。正しいのはどれか。1つ選べ。
>
> (1) 水分活性は、食品の結合水が多くなると低下する。
> (2) 微生物は、水分活性が低くなるほど増殖しやすい。
> (3) 脂質は、水分活性が低くなるほど酸化反応を受けにくい。
> (4) 水素結合は、水から氷になると消失する。
> (5) 解凍時のドリップ量は、食品の緩慢凍結によって少なくなる。

▶選択肢考察◀

○(1) 食品の結合水が多くなると、自由水が少なくなるため、水分活性は低下する。
×(2) 細菌などの微生物は、水分活性が高くなるほど増殖しやすい。
×(3) 脂質は、水分活性0.3付近で最も酸化されにくく、それ以上でもそれ以下でも酸化されやすくなる。
×(4) 水を冷却すると氷になる。液体から固体になると水1分子は4分子の水と水素結合を形成し、三次元の格子状の結晶となる。したがって、水素結合は、水から氷になっても消失しない。
×(5) 緩慢凍結では、最大氷結晶生成帯（－1～－5℃）の通過時間が長くなるため、細胞内での氷の結晶が大きくなり、細胞を破壊する。よって、ドリップ量が多くなる。

▶正　解◀ (1)

34回－51
食品に含まれる色素に関する記述である。最も適当なのはどれか。1つ選べ。
(1) β-クリプトキサンチンは、アルカリ性で青色を呈する。
(2) フコキサンチンは、プロビタミンAである。
(3) クロロフィルは、酸性条件下で加熱するとクロロフィリンになる。
(4) テアフラビンは、酵素による酸化反応で生成される。
(5) ニトロソミオグロビンは、加熱するとメトミオクロモーゲンになる。

▶正解へのアプローチ◀

α-、β-、γ-カロテンおよびクリプトキサンチンなどのカロテノイド系色素はプロビタミンAと呼ばれ、β-イオノン環をもつため体内でビタミンA活性を有する。一方、リコペンやアスタキサンチンはカロテノイド系色素ではあるが、β-イオノン環をもたないため、ビタミンA活性はない（P 213：36回－50：▶要　点◀ 参照）。

▶選択肢考察◀

×(1) β-クリプトキサンチンは、黄橙色を呈するカロテノイド系色素である。アルカリ性で青色を呈するのは、アントシアニン系色素である。
×(2) プロビタミンA活性を示すカロテノイド系色素には、α-カロテン、β-カロテン、β-クリプトキサンチンがある。フコキサンチンは褐藻類などに含まれるカロテノイド系色素であるが、プロビタミンA活性は示さない。
×(3) クロロフィルは、酸性条件下で加熱すると、マグネシウムイオンが水素に置き換わり、黄褐色のフェオフィチンになる。クロロフィルのアルカリ処理により緑色のクロロフィリンとなる（▶要　点◀ 参照）。
○(4) テアフラビンは紅茶の色素であり、茶葉に含まれるエピガロカテキンやエピカテキンがポリフェノールオキシダーゼにより酸化されて生成される。
×(5) ミオグロビンは、亜硝酸塩を添加すると鮮赤色のニトロソミオグロビンに変化し、さらに加熱により、桃赤色のニトロソミオクロモーゲンに変化する（▶要　点◀ 参照）。

▶正　解◀ (4)

▶要　点◀

クロロフィルの変化

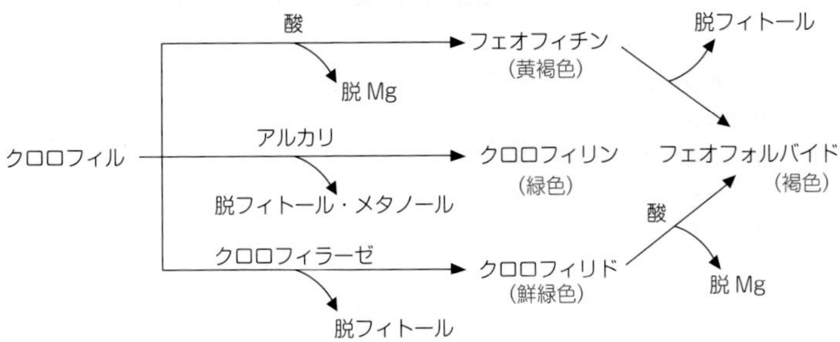

肉色の変化

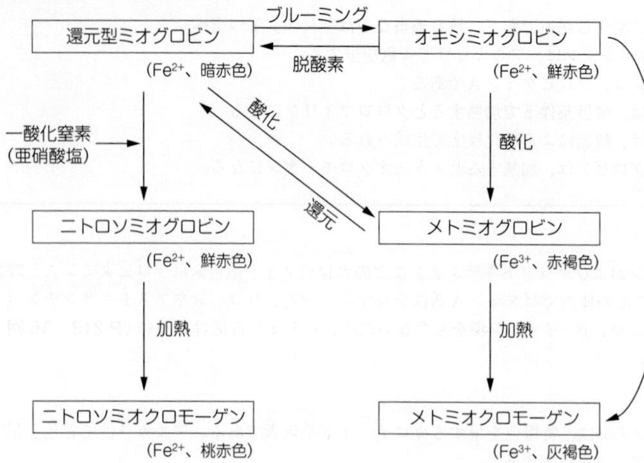

> **33回－50**
> 食品とその色素成分の組合せである。正しいのはどれか。1つ選べ。
> (1) とうがらし ——— カプサイシン
> (2) すいか ———— リコペン
> (3) いちご ———— ベタニン
> (4) 赤ビート ——— フィコエリスリン
> (5) 卵黄 ————— レンチオニン

▶正解へのアプローチ◀

一般に食品の色素は、ポルフィリン系色素（クロロフィル類、ヘム色素）、カロテノイド系色素（カロテン類、キサントフィル類）、フラボノイド系色素（狭義のフラボノイド類、アントシアニン類、カテキン類）に大別され、各食品ごとに特有の色素を有する。代表的な色素成分を▶要 点◀に示す。

▶選択肢考察◀

×(1) とうがらし ——— カプサンチン
◯(2) すいか ———— リコペン
×(3) いちご ———— カリステフィン
×(4) 赤ビート ——— ベタニン
×(5) 卵黄 ————— ルテイン

▶正 解◀ (2)

▶要　点◀

食品の色素成分

種　類		色素名	主な所在
ポルフィリン系	クロロフィル類	クロロフィルa	葉菜類
		クロロフィルb	
	ヘム色素	ミオグロビン	畜肉、魚肉
カロテノイド系	カロテン類	α-、β-カロテン	緑黄色野菜
		リコペン	トマト、すいか
	キサントフィル類	β-クリプトキサンチン	卵黄、みかん、とうもろこし
		ルテイン	卵黄、とうもろこし
		アスタキサンチン	えび・かにの殻、さけ、ます
		カプサンチン	とうがらし
		フコキサンチン	褐藻類
フラボノイド系	フラボノイド類	ナリンギン	柑橘類の果皮
		ヘスペリジン	
		ケルセチン	たまねぎ
		トリシン	小麦
		アピゲニン	セロリ、パセリ
	アントシアニン類	カリステフィン	いちご
		ナスニン	なす
		シソニン	赤しそ
		クリサンテミン	黒豆、小豆、ブルーベリー

36回－50

食品と主な色素成分の組合せである。最も適当なのはどれか。1つ選べ。

(1) 紅鮭 ――――

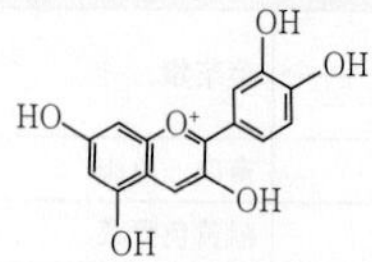

(2) トマト ――――

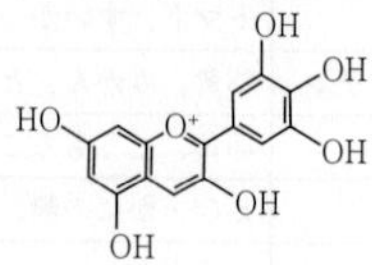

(3) なす ――――

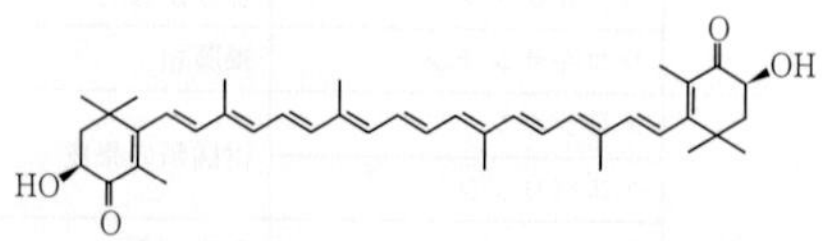

(4) にんじん ――――

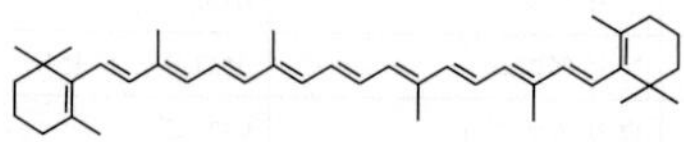

(5) ブルーベリー ――――

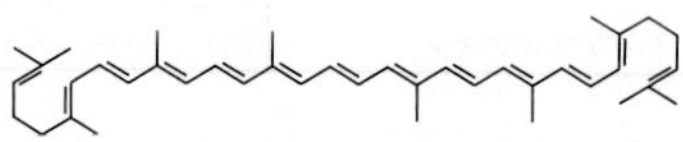

正解へのアプローチ

食品成分の化学構造式の出題は、第24回国家試験以来12年ぶりである。

本設問の特徴は、各選択肢の構造式の特徴より、大きく2種類に分けられる。さらに、各選択肢の食品の主要な色素成分を分類すると、以下の通りとなる。

- 紅鮭（アスタキサンチン）、トマト（リコペン）、にんじん（β-カロテン）：カロテノイド系色素
- なす（ナスニン）、ブルーベリー（クリサンテミン）：アントシアニン系色素

したがって、カロテノイド系色素が3つ、アントシアニン系色素が2つとなり、各選択肢の構造式より、(1)、(2)がアントシアニン系色素、(3)、(4)、(5)がカロテノイド系色素と考えられる。結果、食品と色素の種類の組合せが一致するのは(4)となり、色素はβ-カロテンとなる。

β-カロテンは、構造の両末端にβ-イヨノン環をもつプロビタミンAであり、生体内でビタミンA効力を示す。

選択肢考察

×(1) アントシアニン系色素のシアニジンの構造式であり、シアニジンからクリサンテミン、シソニンなどが合成される。クリサンテミンは、ブルーベリー、黒豆、小豆、すももなどに含まれる色素成分である。

×(2) アントシアニン系色素のデルフィニジンの構造式であり、デルフィニジンからナスニンが合成される。ナスニンは、なすに含まれる色素成分である。

×(3) カロテノイド系色素のアスタキサンチンの構造式であり、えび、かにの殻、さけ、ますの筋肉などに含まれる色素成分である。構造の両末端に水酸基（-OH）とケト基（=O）があるのが特徴である。

○(4)　カロテノイド系色素のβ-カロテンの構造式であり、にんじん、さつまいも、かぼちゃ、オレンジ、緑黄色野菜などに含まれる色素成分である。

×(5)　カロテノイド系色素のリコペンの構造式であり、トマト、すいか、柿などに含まれる色素成分である。構造の両末端にβ-イヨノン環をもたないことが特徴である。

正　解　(4)

要　点

カロテノイド系色素の構造式

名称		色	分子式	構造式
カロテン	α-カロテン	黄橙色	$C_{40}H_{56}$	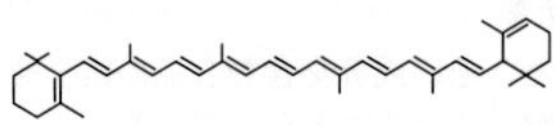
	β-カロテン	黄橙色	$C_{40}H_{56}$	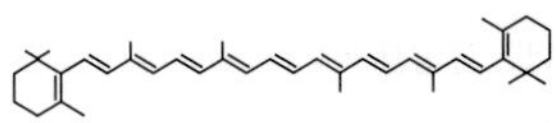
	γ-カロテン	黄橙色	$C_{40}H_{56}$	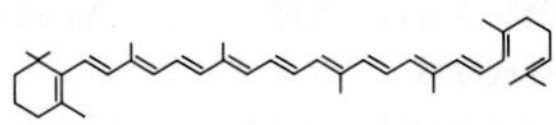
	リコペン	赤色	$C_{40}H_{56}$	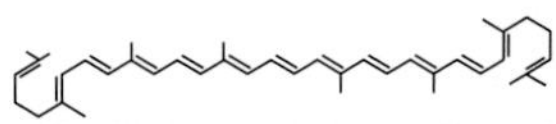
キサントフィル	β-クリプトキサンチン	黄橙色	$C_{40}H_{56}O$	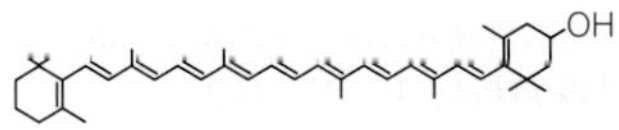
	ルテイン	黄橙色	$C_{40}H_{56}O_2$	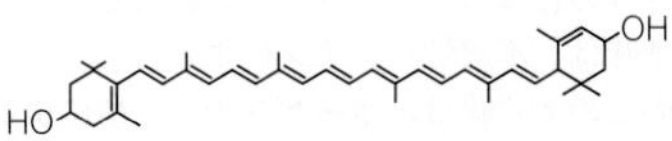
	カプサンチン	赤色	$C_{40}H_{56}O_3$	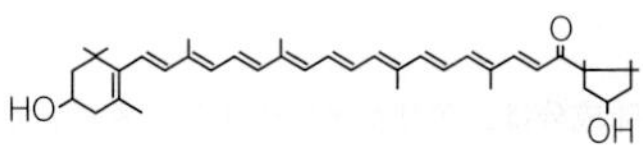
	アスタキサンチン	赤色	$C_{40}H_{52}O_4$	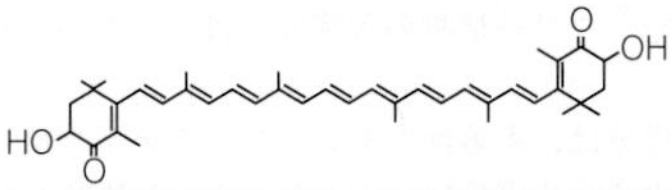
	ゼアキサンチン	黄色	$C_{40}H_{56}O_2$	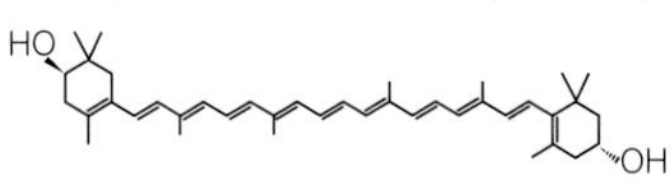
	フコキサンチン	橙色	$C_{42}H_{58}O_6$	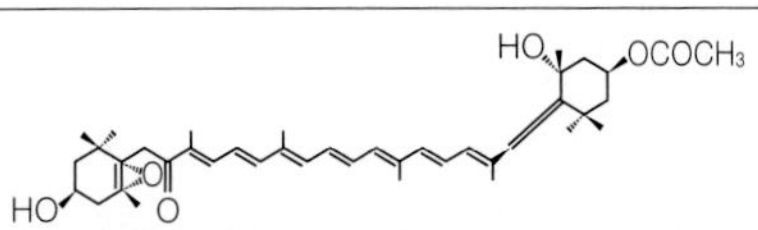

35回－49
食品とその呈味成分に関する記述である。最も適当なのはどれか。1つ選べ。
(1) 柿の渋味成分は、オイゲノールである。
(2) たこのうま味成分は、ベタインである。
(3) ヨーグルトの酸味成分は、酒石酸である。
(4) コーヒーの苦味成分は、ナリンギンである。
(5) とうがらしの辛味成分は、チャビシンである。

▶正解へのアプローチ◀

代表的な嗜好成分と、その成分を含む食品の組合せを問う問題である。成分名だけでなく、その成分を含む食品と併せて理解しておくことが必要である。

▶選択肢考察◀

×(1) 柿の渋味成分は、可溶性タンニンのプロアントシアニジンである。オイゲノールは、クローブの香気成分である。
○(2) ベタインは、たこやいかのうま味や甘味に関与する。
×(3) ヨーグルトの酸味成分は、乳酸である。酒石酸は、ぶどうの酸味成分である。
×(4) コーヒーの苦味成分は、カフェインである。ナリンギンは、柑橘類の苦味成分である。
×(5) とうがらしの辛味成分は、カプサイシンである。チャビシンは、こしょうの辛味成分である。

▶正　解◀ (2)

33回－51
食品の呈味とその主成分に関する記述である。正しいのはどれか。1つ選べ。
(1) わさびの辛味は、ピペリンによる。
(2) 干ししいたけのうま味は、グルタミン酸による。
(3) にがうりの苦味は、テオフィリンによる。
(4) 柿の渋味は、不溶性ペクチンによる。
(5) たけのこのえぐ味は、ホモゲンチジン酸による。

▶選択肢考察◀

×(1) わさびの辛味成分は、アリルイソチオシアネートである。ピペリンは、こしょうの辛味成分である。
×(2) 干ししいたけのうま味成分は、グアニル酸である。グルタミン酸は、こんぶのうま味成分である。
×(3) にがうりなどウリ科植物の苦味成分は、ククルビタシンである。テオフィリンは、茶葉の苦味成分である。
×(4) 柿の渋味成分は、水溶性のタンニンやカテキン類である。
○(5) たけのこのえぐ味成分は、ホモゲンチジン酸である。

▶正　解◀ (5)

35回－51

食品と主な香気・におい成分の組合せである。最も適当なのはどれか。1つ選べ。

(1) もも ―――― ヌートカトン
(2) 淡水魚 ―――― 桂皮酸メチル
(3) 発酵バター ―――― レンチオニン
(4) 干ししいたけ ―― γ-ウンデカラクトン
(5) にんにく ―――― ジアリルジスルフィド

正解へのアプローチ

食品の香気成分やにおい成分は、食品そのものがもつ香気のほかに、食品中の酵素反応、調理工程、鮮度などと関係しており多岐にわたる。食品の種類、生成過程、成分名をまとめて覚えること。

選択肢考察

×(1) もも ―――― γ-ウンデカラクトン
×(2) 淡水魚 ―――― ピペリジン
×(3) 発酵バター ―――― ジアセチル
×(4) 干ししいたけ ―― レンチオニン
○(5) にんにく ―――― ジアリルジスルフィド

正　解 (5)

要　点

食品中の主な香気成分

アルコール類	青葉アルコール（野菜）、1-オクテン-3-オール（まつたけ）、2,6-ノナジエン1-オール（きゅうり）
カルボニル類	青葉アルデヒド（野菜）
ラクトン類	γ-ウンデカラクトン（もも）
エステル類	酢酸イソアミル（バナナ）、桂皮酸メチル（まつたけ）
テルペン類	リモネン（柑橘類）、シトラール（レモン）、ヌートカトン（グレープフルーツ）
硫黄化合物	アリシン、ジアリルジスルフィド（にんにく）、アリルイソチオシアネート（わさび、黒からし、辛味大根）、レンチオニン（干ししいたけ）
窒素化合物	トリメチルアミン（海水魚）、ピペリジン（淡水魚）

34回－52
食品の三次機能により期待される作用に関する記述である。最も適当なのはどれか。1つ選べ。
(1) 食品の胃内滞留時間の短縮により、食後血糖値の上昇を緩やかにする。
(2) α-グルコシダーゼの阻害により、インスリンの分泌を促進する。
(3) アンジオテンシン変換酵素の阻害により、アレルギー症状を緩和する。
(4) カルシウムの可溶化により、カルシウムの体内への吸収を促進する。
(5) エストロゲン様作用により、う歯の発生を抑制する。

正解へのアプローチ

食品の三次機能とは、食品のもつ機能のうち、疾病予防や健康維持・増進といった生体調節機能をいい、三次機能を有する食品を機能性食品と呼ぶ。

機能性食品のなかには、特定保健用食品、栄養機能食品、機能性表示食品といった保健機能食品がある。

選択肢考察

×(1) 食品の胃内滞留時間の延長により、糖質の消化吸収が遅延し、食後血糖値の上昇を緩やかにする。この作用が期待される食品成分には、難消化性デキストリンなどの食物繊維がある。

×(2) インスリンの分泌は、インクレチンを分解する酵素のDPP-4を阻害することで促進する。この作用を利用した糖尿病治療薬が、DPP-4阻害薬である。α-グルコシダーゼ（二糖分解酵素）を阻害すると、腸管での二糖分解および吸収を阻害する。

×(3) アンジオテンシンⅠをアンジオテンシンⅡに変換するアンジオテンシン変換酵素（ACE）の阻害により、血圧の上昇が抑制される。この作用が期待される食品成分には、ラクトトリペプチドなどのペプチド成分がある。

○(4) カルシウムの可溶化により、カルシウムの体内への吸収を促進する。この作用が期待される食品成分は、カゼインホスホペプチド（CPP）である。一方、カルシウムの不溶化（リン酸やフィチン酸との結合）により、体内への吸収は抑制される。

×(5) エストロゲン様作用により、骨吸収を抑制する。この作用が期待される食品成分は、イソフラボンである。むし歯（う歯）の原因菌を増殖させるスクロース（ショ糖）の代わりとして、う歯の発生抑制が期待される食品成分は、パラチノースである。

正　解（4）

36回－59
特定保健用食品の関与成分と保健の用途に関する表示の組合せである。**誤っている**のはどれか。1つ選べ。
(1) サーデンペプチド ―――――― ミネラルの吸収を助ける食品
(2) γ-アミノ酪酸（GABA）――――― 血圧が高めの方に適した食品
(3) 難消化性デキストリン ――――― 血糖値が気になる方に適した食品
(4) 低分子化アルギン酸ナトリウム ――― おなかの調子を整える食品
(5) キトサン ―――――――――― コレステロールが高めの方に適した食品

正解へのアプローチ

国家試験で出題実績のある特定保健用食品の関与成分については、生理機能と併せて覚えておくこと。

選択肢考察

×(1) サーデンペプチド ―――――― 血圧が高めの方に適した食品
○(2) γ-アミノ酪酸(GABA) ―――― 血圧が高めの方に適した食品
○(3) 難消化性デキストリン ―――― 血糖値が気になる方に適した食品
○(4) 低分子化アルギン酸ナトリウム ―― おなかの調子を整える食品
○(5) キトサン ―――――――― コレステロールが高めの方に適した食品

正　解 (1)

要　点

特定保健用食品の表示内容と関与成分

表示内容	代表的な関与成分
お腹の調子を整える食品	各種オリゴ糖、ラクチュロース、乳酸菌類、食物繊維(難消化性デキストリン、ポリデキストロース、グアーガム、サイリウム種皮等)等
コレステロールが高めの方に適した食品	大豆たんぱく質、キトサン、低分子化アルギン酸ナトリウム、植物ステロール、茶カテキン
コレステロールが高め、お腹の調子を整える	低分子化アルギン酸ナトリウム、サイリウム種皮由来食物繊維
血圧が高めの方に適した食品	ラクトトリペプチド、カゼインドデカペプチド、サーデンペプチド、杜仲葉配糖体(ゲニポシド酸)、γ-アミノ酪酸、酢酸等
ミネラルの吸収を助ける食品	CPP(カゼインホスホペプチド)、クエン酸リンゴ酸カルシウム
骨の健康が気になる方に適した食品	フラクトオリゴ糖、大豆イソフラボン、ビタミンK_2、MBP(乳塩基性タンパク質)等
むし歯の原因になりにくい、歯、歯ぐきを健康に保つ食品	パラチノース、マルチトール、エリスリトール、CPP-ACP(乳たんぱく分解物)、リン酸化オリゴ糖カルシウム(Pos-Ca)等
血糖値が気になる方に適する食品	難消化性デキストリン、小麦アルブミン、グァバ葉ポリフェノール、L-アラビノース等
血中中性脂肪が気になる方に適した食品	EPA、DHA、グロビン蛋白分解物、ウーロン茶重合ポリフェノール等
体脂肪が気なる方に適した食品	中鎖脂肪酸、茶カテキン、クロロゲン酸、ケルセチン配糖体、コーヒー豆マンノオリゴ糖等
血中中性脂肪と体脂肪	ウーロン茶重合ポリフェノール
血糖値と血中中性脂肪	難消化性デキストリン

35回－60

特定保健用食品の関与成分と保健の用途の組合せである。**誤っている**のはどれか。1つ選べ。

(1) サーデンペプチド ―――― 血圧が高めの方に適した食品
(2) キトサン ―――― カルシウムの吸収を促進する食品
(3) ガラクトオリゴ糖 ―――― お腹の調子を整える食品
(4) 茶カテキン ―――― 体脂肪が気になる方に適した食品
(5) リン酸化オリゴ糖カルシウム ―――― 歯の健康維持に役立つ食品

▶選択肢考察◀

○(1) サーデンペプチド ―――― 血圧が高めの方に適した食品
×(2) キトサン ―――― コレステロールが高めの方に適した食品
○(3) ガラクトオリゴ糖 ―――― お腹の調子を整える食品
○(4) 茶カテキン ―――― 体脂肪が気になる方に適した食品
○(5) リン酸化オリゴ糖カルシウム ―――― 歯の健康維持に役立つ食品

▶正　解◀ (2)

33回－59

特定保健用食品の関与成分とその表示の組合せである。正しいのはどれか。1つ選べ。

(1) キトサン ―――― 「血圧の高めの方に適する食品」
(2) カゼイン由来ペプチド ―――― 「コレステロールが高めの方に適する食品」
(3) フラクトオリゴ糖 ―――― 「血糖値の気になり始めた方の食品」
(4) パラチノース ―――― 「虫歯の原因になりにくい食品」
(5) L－アラビノース ―――― 「ミネラルの吸収を助ける食品」

▶選択肢考察◀

×(1) キトサン ―――― 「コレステロールが高めの方の食品」
×(2) カゼイン由来ペプチド ―――― 「血圧が高めの方の食品」「カルシウムの吸収を助ける食品」
×(3) フラクトオリゴ糖 ―――― 「おなかの調子を整える食品」「ミネラルの吸収を助ける食品」
○(4) パラチノース ―――― 「虫歯の原因になりにくい食品」
×(5) L－アラビノース ―――― 「血糖値の気になり始めた方の食品」

▶正　解◀ (4)

34回－53

食品衛生法に関する記述である。正しいのはどれか。1つ選べ。

(1) 食品衛生とは、食品、医薬部外品、器具および容器包装を対象とする飲食に関する衛生をいう。
(2) 天然香料とは、動植物から得られた物又はその混合物で、食品の着香の目的で使用される添加物をいう。
(3) 農林水産大臣は、販売の用に供する食品の製造や保存の方法につき基準を定めることができる。
(4) 乳製品の製造又は加工を行う営業者は、その施設ごとに食品衛生監視員を置かなければならない。
(5) 食中毒患者を診断した医師は、直ちに最寄りの検疫所長にその旨を届け出なければならない。

▶正解へのアプローチ◀

食品衛生法第4条では、食品、添加物、天然香料、器具、包装容器、食品衛生、営業、営業者、登録検査機関といった用語の定義を示している。

▶選択肢考察◀

×(1) 食品衛生とは、食品、添加物、器具及び容器包装を対象とする飲食に関する衛生をいうと定義している。なお、食品とは、医薬品、医薬部外品及び再生医療等製品を除く全ての飲食物をいう。

○(2) 天然香料とは、動植物から得られた物又はその混合物で、食品の着香の目的で使用される添加物をいうと定義している（P 240：35回－57：▶要　点◀ 参照）。

×(3) 厚生労働大臣は、公衆衛生の見地から、薬事・食品衛生審議会の意見を聴いて、販売の用に供する食品若しくは添加物の製造、加工、使用、調理若しくは保存の方法につき基準を定め、又は販売の用に供する食品若しくは添加物の成分につき規格を定めることができる。

×(4) 乳製品、厚生労働大臣が定めた添加物その他製造又は加工の過程において特に衛生上の考慮を必要とする食品又は添加物であって政令で定めるものの製造又は加工を行う営業者は、その製造又は加工を衛生的に管理させるため、その施設ごとに、専任の食品衛生管理者を置かなければならない。

×(5) 食中毒患者等を診断し、又はその死体を検案した医師は、直ちに最寄りの保健所長にその旨を届け出なければならない。

▶正　解◀ (2)

35回－52

食品安全委員会に関する記述である。最も適当なのはどれか。1つ選べ。

(1) 農林水産省に設置されている。
(2) 食品衛生法により設置されている。
(3) 食品に含まれる有害物質のリスク管理を行う。
(4) 食品添加物の一日摂取許容量（ADI）を設定する。
(5) リスクコミュニケーションには参加しない。

▶正解へのアプローチ◀

食品安全委員会は、食品安全基本法に基づいて内閣府に設置される審議会で、食品安全行政を行う機関である。その主な任務は、食品の安全に関するリスク評価（科学的知見に基づく食品健康影響評価）を、規制や指導などのリスク管理を行う関係行政機関から分離して行うことである。本委員会が評価を一元的に実施し、管理については厚生労働省と農林水産省、消費者庁が担当する。

▶選択肢考察◀

×(1)　食品安全委員会は、内閣府に設置されている。

×(2)　食品安全委員会設置の根拠法は、食品安全基本法である。

×(3)　食品安全委員会は、食品健康影響評価を行うリスク評価機関である。

○(4)　食品添加物の一日摂取許容量（ADI）を設定するのは、食品安全委員会である。なお、食品添加物の使用基準を定めるのは、厚生労働大臣である。

×(5)　リスクコミュニケーションは、産業界、地域住民などの利害関係者が、対象となるリスクに関する情報や意見を交換する相互プロセスのことであり、リスク評価機関の食品安全委員会、リスク管理機関の厚生労働省および農林水産省、消費者庁も参加する。

▶正　解◀　(4)

▶要　点◀

食品の安全性確保の仕組み

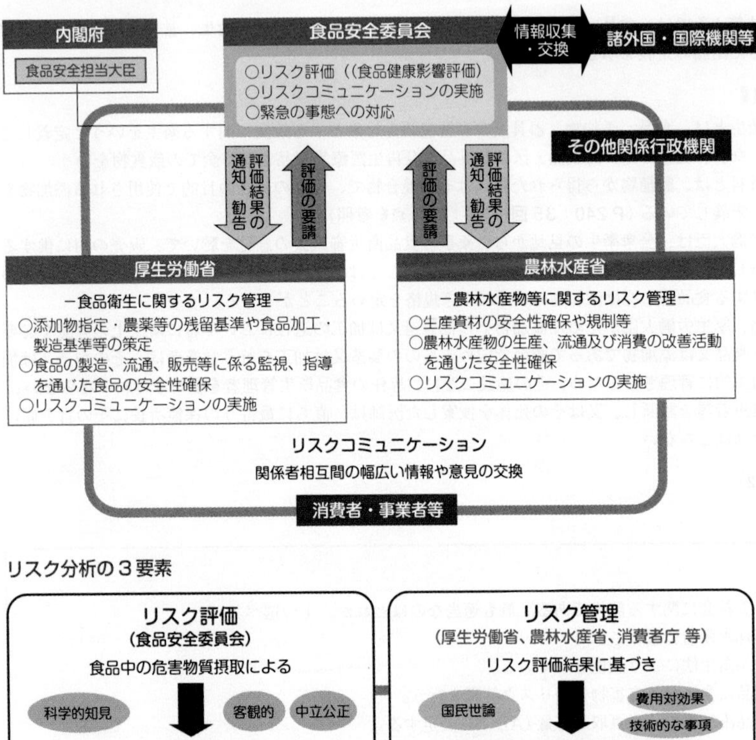

リスク分析の３要素

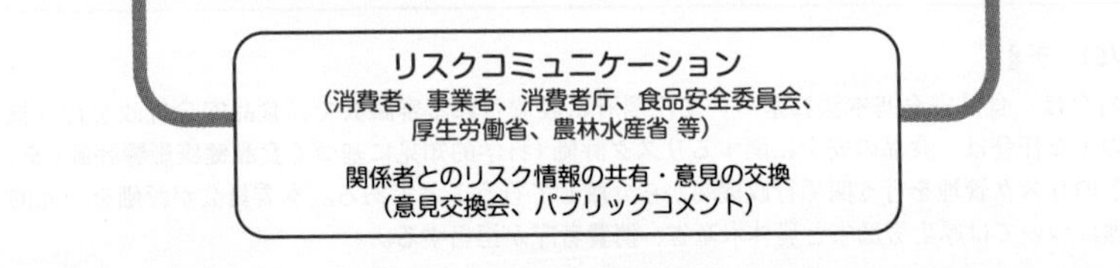

33回－53

食品衛生行政に関する記述である。正しいのはどれか。１つ選べ。

(1) 保健所に配置される食品衛生監視員は、厚生労働大臣が任命する。
(2) 検疫所は、食中毒が発生した場合に原因究明の調査を行う。
(3) 検疫所は、輸入食品の衛生監視を担当している。
(4) 消費者庁長官は、食品中の農薬の残留基準を定める。
(5) 食品安全委員会は、厚生労働省に設置されている。

正解へのアプローチ

検疫所は、全国の主要港湾・空港に設置されている厚生労働省の所管機関であり、検疫法・感染症法・食品衛生法などに基づき、渡航者や輸入食品に対する検疫業務を行う。

選択肢考察

×(1) 保健所に配置される食品衛生監視員は、都道府県知事が任命する。厚生労働大臣が任命するのは、検疫所に配置される食品衛生監視員である。
×(2) 食中毒が発生した場合に原因究明の調査を行うのは、保健所である。
○(3) 正解へのアプローチ 参照。
×(4) 食品中の農薬の残留基準を定めるのは、厚生労働大臣である。
×(5) 食品安全委員会は、食品安全基本法に基づき、内閣府に設置されている。

正　解 (3)

37回－51 NEW

食品の変質に関する記述である。最も適当なのはどれか。１つ選べ。

(1) 細菌による食品の腐敗は、水分活性の低下により促進される。
(2) 揮発性塩基窒素は、たんぱく質の変質が進行すると減少する。
(3) K値は、ATP関連物質中におけるイノシンの割合が増加すると低下する。
(4) 酸価は、油脂中の遊離脂肪酸量が増加すると低下する。
(5) 過酸化物価は、油脂の自動酸化の初期に上昇する。

正解へのアプローチ

油脂の評価指標には、けん化価、ヨウ素価、酸価、過酸化物価、カルボニル価があり、それぞれの定義と値の変動について問われる（要　点 参照）。

選択肢考察

×(1) 細菌は、水分活性0.85未満では増殖できないため、細菌による食品の腐敗は、水分活性の低下により抑制される。
×(2) 揮発性塩基窒素は、魚肉および畜肉たんぱく質の分解により生じたアンモニアと揮発性アミンのことであり、たんぱく質の変質が進行すると揮発性塩基窒素は増加する。
×(3) K値は、ATPの分解物を定量して求める魚の鮮度を示す指標であり、ATP関連物質中におけるイノシンの割合が増加すると増加し、鮮度低下を意味する（要　点 参照）。
×(4) 酸価は、油脂の酸化劣化の指標であり、油脂中の遊離脂肪酸量が増加すると上昇する。

○(5) 過酸化物価は、油脂の自動酸化の過程で生成される過酸化物（ヒドロペルオキシド）の量を示す指標である。自動酸化の初期には過酸化物価は上昇するが、過酸化物が一定量になるとカルボニル化合物に分解され、過酸化物価は低下する。したがって、過酸化物価は、油脂の自動酸化の初期の指標となる。

▶正　解◀（5）

▶要　点◀

油脂の評価指標

評価指標	定義	
けん化価	油脂1gをけん化するのに要する水酸化カリウム（KOH）のmg数	油脂の構成脂肪酸の分子量の指標
ヨウ素価	油脂100gに付加されるヨウ素（I_2）のg数	油脂の不飽和度（二重結合数）の指標
過酸化物価	油脂1kg中に含まれる過酸化物のミリ当量（mgEq）	油脂の自動酸化による過酸化物の指標
酸価	油脂1g中に含まれる遊離脂肪酸を中和するのに要する水酸化カリウム（KOH）のmg数	油脂の遊離脂肪酸の指標
カルボニル価	油脂1kg中に含まれるカルボニル化合物のミリ当量（mgEq）	過酸化物の分解による二次酸化生成物の指標

K値

$$K値(\%) = \frac{HxR + Hx}{ATP + ADP + AMP + IMP + HxR + Hx}$$

（HxR：イノシン、Hx：ヒポキサンチン）

判定：20％：刺身に適する
40〜60％：加熱調理が必要
60％以上：腐敗

36回－51

食品成分の変質に関する記述である。最も適当なのはどれか。1つ選べ。

(1) ヒスタミンは、ヒスチジンの重合反応によって生成される。
(2) 飽和脂肪酸は、多価不飽和脂肪酸よりも自動酸化が進行しやすい。
(3) 硫化水素は、でんぷんの変質で発生する。
(4) 過酸化物価は、油脂の酸化における初期の指標となる。
(5) K値は、生鮮食品中におけるアミノ酸の分解の指標となる。

▶正解へのアプローチ◀

食品の調理中や保存中に、成分の変化や有害な化学物質が生成する場合がある。生成する条件や指標となる項目について理解しておくこと。

▶選択肢考察◀

×(1) ヒスタミンは、ヒスチジンの脱炭酸反応によって生成される。
×(2) 自動酸化は、空気中酸素による油脂の非酵素的酸化反応であり、不飽和脂肪酸含量が高い油脂ほど酸化は速く進行する。したがって、多価不飽和脂肪酸は自動酸化が進行しやすい。
×(3) 硫化水素は、食品中の含硫アミノ酸が微生物によって分解されることで生成される。

○(4)　過酸化物価は、油脂の自動酸化の過程で生成される過酸化物（ヒドロペルオキシド）の量を示す指標である。自動酸化の初期には過酸化物価は上昇するが、過酸化物が一定量になるとカルボニル化合物に分解され、過酸化物価は低下する。したがって、過酸化物価は、油脂の自動酸化の初期の指標となる。

×(5)　K値は、魚介類の鮮度判定に用いられ、ATP分解物の指標となる（◗要　点◖参照）。

◗正　解◖（4）

◗要　点◖

過酸化物価とカルボニル価の関係

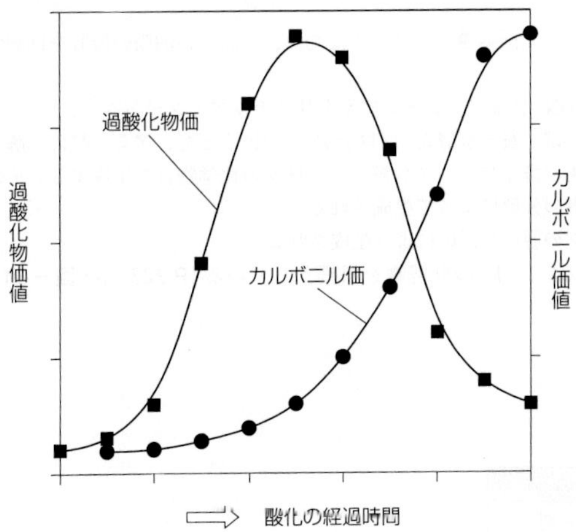

34回－54

食品の変質に関する記述である。最も適当なのはどれか。１つ選べ。

(1)　ヒスタミンは、ヒアルロン酸の分解によって生成する。
(2)　水分活性の低下は、微生物による腐敗を促進する。
(3)　過酸化物価は、油脂から発生する二酸化炭素量を評価する。
(4)　ビタミンEの添加は、油脂の自動酸化を抑制する。
(5)　油脂中の遊離脂肪酸は、プロテアーゼによって生成する。

◗選択肢考察◖

×(1)　ヒスタミンは、細菌によるヒスチジンの脱炭酸反応により生成される。

×(2)　水分活性の低下は、微生物の生育を抑制するため、微生物による食品腐敗を抑制する。

×(3)　過酸化物価は、油脂の自動酸化の過程で生成される過酸化物（ヒドロペルオキシド）の量を示す指標である。

○(4)　ビタミンEは、抗酸化作用をもつ脂溶性ビタミンであり、ビタミンEの添加は油脂の自動酸化を抑制する。

×(5)　油脂中の遊離脂肪酸は、リパーゼによるトリグリセリドの分解によって生成する。プロテアーゼは、たんぱく質分解酵素である。

◗正　解◖（4）

33回－54

食品の変質に関する記述である。**誤っている**のはどれか。1つ選べ。

(1) 油脂の酸敗は、窒素ガスの充填によって抑制される。
(2) アンモニアは、魚肉から発生する揮発性塩基窒素の成分である。
(3) 硫化水素は、食肉の含硫アミノ酸が微生物によって分解されて発生する。
(4) ヒスタミンは、ヒスチジンが脱アミノ化されることで生成する。
(5) K値は、ATP関連化合物が酵素的に代謝されると上昇する。

▶選択肢考察◀

○(1) 容器包装内に窒素ガスを充填させることで酸素濃度が低下するため、食品中の油脂の酸敗を抑制できる。
○(2) 魚肉から発生する揮発性塩基窒素（VBN）には、アンモニアやトリメチルアミンがある。
○(3) 食品中のたんぱく質は、微生物のたんぱく質分解酵素（プロテアーゼ）によって、アミノ酸に分解される。さらに、アミノ酸は微生物がもつ酵素によって分解され、種々の化学物質を生成する。その一つが硫化水素であり、含硫アミノ酸の分解によって生成される。
×(4) ヒスタミンは、細菌によるヒスチジンの脱炭酸反応により生成される。
○(5) K値は、魚介類の鮮度判定に用いられ、ATPの分解物を指標としている（**P 223：36回－51：▶要　点◀ 参照**）。

▶正　解◀ (4)

▶要　点◀

油脂の酸化促進因子と酸化防止法

促進因子	酸化防止法
酸　素	真空包装、ガス置換、脱酸素剤
光	暗所保存、着色容器
熱	低温保存（冷蔵、冷凍）
酵　素	ブランチング
水　分	水分活性の低下（乾燥、塩蔵など）
金　属	キレート剤の利用
放射線	アルミ箔包装

37回－52 *NEW*

細菌性食中毒に関する記述である。最も適当なのはどれか。1つ選べ。

(1) カンピロバクター食中毒の潜伏期間は、1～5時間程度である。
(2) サルモネラ食中毒の原因食品は、主に発酵食品である。
(3) ウェルシュ菌は、好気的条件で増殖しやすい。
(4) セレウス菌の嘔吐毒であるセレウリドは、耐熱性である。
(5) 乳児ボツリヌス症の原因食品は、主に粉乳である。

▶正解へのアプローチ◀

食中毒菌の問題は頻出である。食中毒の原因となる食品、菌の発育条件、潜伏期間、発症機序、症状および防止法を理解する必要がある。特に大量調理で食中毒が発生すると重大な結果を招くことから、食事を提供する立場にある管理栄養士にとって十分な知識が必要である。

▶選択肢考察◀

×(1) カンピロバクター食中毒の潜伏期間は、2～5日程度である。
×(2) サルモネラ食中毒の原因食品は、主に鶏卵である。
×(3) ウェルシュ菌は偏性嫌気性菌であり、嫌気的条件で増殖しやすい。
◯(4) 嘔吐型セレウス菌が産生する毒素（セレウリド）は耐熱性であり、121℃、30分の加熱に耐性がある。
×(5) 乳児ボツリヌス症の原因食品は、主にはちみつである。したがって、1歳未満の乳児にははちみつを与えない。

▶正　解◀ **(4)**

▶要　点◀

主な細菌性食中毒の原因菌

菌の種類		潜伏期間	原因食品	特　徴
感染型	カンピロバクター	約2～5日	食肉	微好気性菌。熱、乾燥に弱い。
	サルモネラ菌	約6～72時間	食肉、卵	熱に弱い。
	リステリア菌	数時間～3週間	乳製品、食肉製品	低温発育性がある。
	エルシニア菌	約3～7日	乳製品、食肉製品	低温発育性がある。
生体内毒素型	ウェルシュ菌	約6～18時間	加熱調理済み食品	偏性嫌気性菌。芽胞を形成。高温でも増殖できる。エンテロトキシンを産生。
	セレウス菌（下痢型）	約8～16時間	スープ、ソース	芽胞を形成。エンテロトキシンを産生。
	腸炎ビブリオ	約7～20時間	海産魚介類	熱に非常に弱い。増殖に塩分が必要。増殖能力が高い。耐熱性溶血毒を産生。
	腸管出血性大腸菌	約2～10日	食肉	熱に弱い（75℃、1分以上の加熱で死滅）。増殖後、ベロ毒素を産生。
生体外（食品内）毒素型	セレウス菌（嘔吐型）	約30分～6時間	米飯類	芽胞を形成。セレウリド（嘔吐毒）を産生。
	ボツリヌス菌	約8～36時間	いずし、缶詰、真空パック食品	偏性嫌気性菌。芽胞を形成。ボツリヌス毒素（神経毒）を産生。
	黄色ブドウ球菌	約1～6時間	にぎりめし、すし	耐塩性菌。エンテロトキシン（耐熱性）を産生。

35回－53

細菌性食中毒に関する記述である。最も適当なのはどれか。1つ選べ。

(1) サルモネラ菌は、神経性の毒素を産生する。
(2) 黄色ぶどう球菌による食中毒の潜伏期間は、2～7日間である。
(3) ウェルシュ菌による食中毒の主症状は、血便である。
(4) カンピロバクター感染症は、ギラン・バレー症候群の原因となる。
(5) 腸管出血性大腸菌は、100℃ 3分間の煮沸では殺菌できない。

▶選択肢考察◀

×(1) サルモネラ菌は感染侵入型食中毒菌であり、毒素を産生しない。
×(2) 黄色ブドウ球菌による食中毒の潜伏期間は、1～6時間（平均2～3時間）である。
×(3) ウェルシュ菌による食中毒の主症状は、下痢、腹痛である。
◯(4) カンピロバクター感染症の重症症状にギラン・バレー症候群があり、日本国内でも発症例がある。
×(5) 腸管出血性大腸菌は、中心温度75℃、1分間以上の加熱で死滅する。

▶正　解◀ **(4)**

36回－53

細菌性およびウイルス性食中毒に関する記述である。最も適当なのはどれか。１つ選べ。

(1) カンピロバクターは、鶏の消化管内には生息していない。
(2) エルシニア・エンテロコリチカは、5℃で増殖できない。
(3) 黄色ブドウ球菌の毒素は、煮沸で容易に不活化される。
(4) ノロウイルスは、60℃ 30分間の加熱で容易に不活化される。
(5) Ｅ型肝炎ウイルスは、野生のシカの肉を生食することで感染する。

▶正解へのアプローチ◀

肝炎ウイルスのうち、Ａ型肝炎ウイルスとＥ型肝炎ウイルスの感染経路は経口感染である。つまり、食品などが感染源となる。

Ａ型肝炎ウイルスは、かきなどの二枚貝が感染源として推定されている事例がある。

Ｅ型肝炎ウイルスは、豚、シカおよびイノシシなどの野生動物の肉を生食することで感染することが知られている。

▶選択肢考察◀

×(1) カンピロバクターは、鶏の消化管内に生息しているため、カンピロバクター食中毒は鶏肉の加熱不足が原因となる。
×(2) エルシニア・エンテロコリチカは、0～4℃でも発育できる低温細菌であり、冷蔵庫内の食品中でも増殖し、食中毒を引き起こす。
×(3) 黄色ブドウ球菌が産生する毒素（エンテロトキシン）は耐熱性毒素であり、100℃、20分の加熱でも不活化されない。
×(4) 大量調理施設衛生管理マニュアルでは、二枚貝等ノロウイルス汚染のおそれがある食品の加熱は、中心温度85～90℃、90秒間以上としている。60℃ 30分間の加熱では不活化されない。
○(5) Ｅ型肝炎ウイルスは、豚レバーを含む豚肉並びにシカおよびイノシシなどの野生動物の肉を生食することで感染する。

▶正　解◀ (5)

34回－55

食中毒の原因となる細菌およびウイルスに関する記述である。最も適当なのはどれか。１つ選べ。

(1) リステリア菌は、プロセスチーズから感染しやすい。
(2) サルモネラ菌は、偏性嫌気性の細菌である。
(3) 黄色ブドウ球菌は、7.5％食塩水中で増殖できる。
(4) ボツリヌス菌の毒素は、100℃、30分の加熱で失活しない。
(5) ノロウイルスは、カキの中腸腺で増殖する。

▶選択肢考察◀

×(1) 加熱により死滅するリステリア菌は、加熱せず製造されるナチュラルチーズや生ハム、スモークサーモンなどから感染しやすい。プロセスチーズは、やや硬質なナチュラルチーズを砕いて加熱して作るため、リステリア菌の感染リスクは低い。
×(2) サルモネラ菌は、通性嫌気性菌である。偏性嫌気性菌には、ウェルシュ菌、ボツリヌス菌がある。
○(3) 黄色ブドウ球菌は耐塩性菌で、食塩濃度15％の環境でも増殖可能である。
×(4) ボツリヌス菌が産生する毒素は易熱性であり、100℃、30分の加熱で失活する。

×(5)　ノロウイルスは、カキの体内では増殖せず、摂取したヒトの腸管内で増殖する。

正　解 (3)

33回－55

細菌性およびウイルス性食中毒に関する記述である。正しいのはどれか。1つ選べ。

(1)　ウェルシュ菌は、通性嫌気性芽胞菌である。
(2)　黄色ブドウ球菌の毒素は、煮沸処理では失活しない。
(3)　サルモネラ菌による食中毒の潜伏期間は、5～10日程度である。
(4)　ノロウイルスは、乾物からは感染しない。
(5)　カンピロバクターは、海産魚介類の生食から感染する場合が多い。

選択肢考察

×(1)　ウェルシュ菌やボツリヌス菌は、酸素があると増殖できないため、偏性嫌気性芽胞菌である。
○(2)　黄色ブドウ球菌が産生する毒素（エンテロトキシン）は耐熱性毒素であり、100℃、30分間の加熱でも不活性化しない。
×(3)　サルモネラ菌の潜伏期間は、約6～72時間である。
×(4)　平成29年に和歌山県、福岡県、東京都、大阪府で発生したノロウイルスによる集団食中毒事件の原因物質が「刻み海苔」であったことから、加熱をせずに使用する乾物についても注意喚起が行われている。
×(5)　カンピロバクターの感染源は、主に鶏肉である。海産魚介類の生食が原因となるのは、腸炎ビブリオ食中毒である。

正　解 (2)

33回－56

腸管出血性大腸菌による食中毒に関する記述である。**誤っている**のはどれか。1つ選べ。

(1)　少量の菌数でも感染する。
(2)　毒素は、テトロドトキシンである。
(3)　潜伏期間は、2～10日間程度である。
(4)　主な症状は、腹痛と血便である。
(5)　溶血性尿毒症症候群（HUS）に移行する場合がある。

正解へのアプローチ

病原大腸菌の中でも腸管出血性大腸菌（EHEC）は感染力が非常に強く、菌量は100個程度で感染する。感受性の高い幼児や高齢者では、腸管出血性大腸菌が腸管内で産生するベロ毒素により溶血性尿毒症症候群（HUS）を発症することが多い。

選択肢考察

○(1)　腸管出血性大腸菌食中毒は、少量の菌数の感染でも発症することがある。
×(2)　腸管出血性大腸菌が産生する毒素は、ベロ毒素である。テトロドトキシンは、ふぐ毒である。
○(3)　腸管出血性大腸菌の潜伏期間は、約2～10日である。
○(4)、(5)　腸管出血性大腸菌食中毒の症状は、激しい腹痛と大量の血便であり、重症化すると溶血性尿毒症症候群（HUS）を併発する場合がある。

正　解 (2)

36回－52

ボツリヌス菌とそれによる食中毒に関する記述である。最も適当なのはどれか。1つ選べ。

(1) 通性嫌気性の細菌である。
(2) 高圧蒸気による120℃ 20分間の加熱で死滅しない。
(3) 主な感染源は、生鮮魚介類である。
(4) 潜伏期間は、一般に10日程度である。
(5) 毒素は、末梢神経を麻痺させる。

正解へのアプローチ

ボツリヌス菌は偏性嫌気性で、通常芽胞の状態で自然環境および哺乳類や鳥類の腸管内に分布する。芽胞は耐熱性であり、通常加熱では死滅しない。ボツリヌス菌が産生する毒素（ボツリヌス毒素）は、100℃で数分間の加熱処理によって不活化される易熱性毒素である。

ボツリヌス食中毒は、ボツリヌス毒素が産生された食品を摂取後、8～36時間で吐き気、嘔吐や視力障害、言語障害、嚥下困難（物を飲み込みづらくなる）などの神経症状が現れるのが特徴で、致死率が高い。原因食品は、缶詰、ビン詰、容器包装詰め食品といった、嫌気条件で保存される食品である。

また、1歳未満の乳児にみられる乳児ボツリヌス症は、はちみつを使用した離乳食で起こるため、1歳まではちみつは与えない。実際に、国内でもはちみつ入り離乳食を食べたことによる乳児ボツリヌス症による死亡例もある。

選択肢考察

×(1) ボツリヌス菌は、偏性嫌気性の細菌である。
×(2) ボツリヌス菌は芽胞形成菌であり、通常加熱では死滅しないが、高圧蒸気による120℃ 20分間の加熱では死滅する。
×(3) ボツリヌス菌の主な感染は、缶詰、ビン詰、容器包装詰め食品といった、嫌気条件で保存される食品の摂取が原因となる。
×(4) ボツリヌス菌の潜伏期間は、8～36時間である。
◯(5) ボツリヌス菌が産生する毒素は神経毒で、アセチルコリンの放出を阻害して末梢神経を麻痺させる。

正　解 (5)

35回－54

ノロウイルスとそれによる食中毒に関する記述である。最も適当なのはどれか。1つ選べ。

(1) 数十から数百個のウイルス量で感染する。
(2) 食中毒が多く発生する時期は、夏季である。
(3) ヒトからヒトへ感染しない。
(4) 食中毒の予防には、75℃ 1分間の加熱が推奨されている。
(5) 主に二枚貝の貝柱に濃縮される。

正解へのアプローチ

ノロウイルスは、非細菌性胃腸炎の原因ウイルスであり、ヒトの腸管内で増殖し、病原性を発現する。食中毒症状は、わずか10～100個のウイルス感染で発症する。なお、ウイルスに汚染された食品中では増殖しない。

潜伏期間は通常24～48時間で、悪心嘔吐から始まり、その後腹痛、下痢を発症する。発熱は38℃台である。好発時期は冬季（12～3月）である。

カキなどの二枚貝が原因食品として知られているが、感染者の吐しゃ物や便を介した二次感染も多い。

選択肢考察

○(1) ノロウイルスは感染力が非常に強く、10～100個程度の少量のウイルスで感染する。
×(2) ノロウイルス食中毒が多く発生する時期は、冬季である。
×(3) ノロウイルス食中毒は、ウイルスに汚染された食品を摂取したことによる感染だけでなく、嘔吐物や排泄便を介した二次感染（ヒトからヒト）もある。
×(4) 「大量調理施設衛生管理マニュアル」では、二枚貝等ノロウイルス汚染のおそれのある食品の場合は、中心温度85～90℃、90秒間以上加熱されていること確認するとしている。
×(5) ノロウイルスは、主に二枚貝の中腸腺に濃縮されている。

正　解 (1)

37回－53 NEW

自然毒食中毒と、その原因となる毒素の組合せである。最も適当なのはどれか。1つ選べ。

(1) フグによる食中毒 ―――― パリトキシン
(2) ムール貝による食中毒 ―――― サキシトキシン
(3) トリカブトによる食中毒 ―――― リナマリン
(4) スイセンによる食中毒 ―――― ソラニン
(5) ツキヨタケによる食中毒 ―――― アコニチン

正解へのアプローチ

自然毒食中毒に関する問題は、近年、植物の誤食による食中毒が出題されている。

ジギタリスは以前食用だったコンフリーとの誤食、スイセンの葉はニラやノビルとの誤食、スイセンのりん茎はたまねぎとの誤食、イヌサフランはギョウジャニンニクとの誤食、チョウセンアサガオの根はごぼうとの誤食について、食中毒事例が報告されている。

選択肢考察

×(1) フグによる食中毒 ―――― テトロドトキシン
○(2) ムール貝による食中毒 ―――― サキシトキシン
×(3) トリカブトによる食中毒 ―――― アコニチン
×(4) スイセンによる食中毒 ―――― リコリン、タゼチン
×(5) ツキヨタケによる食中毒 ―――― セスキテルペン（イルジンS）

正　解 (2)

34回－56

自然毒食中毒と、その原因となる毒素の組合せである。正しいのはどれか。1つ選べ。

(1) 下痢性貝毒による食中毒 ――― テトロドトキシン
(2) シガテラ毒による食中毒 ――― リナマリン
(3) スイセンによる食中毒 ――― イボテン酸
(4) イヌサフランによる食中毒 ――― ソラニン
(5) ツキヨタケによる食中毒 ――― イルジンS

選択肢考察

×(1) 下痢性貝毒による食中毒 ――― ディノフィシストキシン、オカダ酸
×(2) シガテラ毒による食中毒 ――― シガトキシン、マイトトキシン
×(3) スイセンによる食中毒 ――― リコリン、タゼチン
×(4) イヌサフランによる食中毒 ――― コルヒチン
○(5) ツキヨタケによる食中毒 ――― セスキテルペン（イルジンS）

正　解　(5)

▶要　点◀

主な自然毒とその有害成分

<table>
<tr><th colspan="2">原因食品</th><th colspan="2">主な有毒成分</th><th>備考</th></tr>
<tr><td rowspan="9">動物性自然毒</td><td>フグ</td><td colspan="2">テトロドトキシン</td><td>フグの肝臓、卵巣に蓄積されている
通常の加熱では分解されない
神経麻痺症状を起こす</td></tr>
<tr><td>シガテラ毒魚</td><td colspan="2">シガトキシン
マイトトキシン</td><td>ドクカマス、バラフエダイなどの筋肉に蓄積している
ドライアイスセンセーション（温度感覚の異常）、吐き気、下痢などを起こす</td></tr>
<tr><td>バラムツ
アブラソコムツ</td><td colspan="2">ワックス
（トリグリセリドワックスエステル）</td><td>下痢、嘔吐、腹痛などの症状を起こす</td></tr>
<tr><td rowspan="4">貝類</td><td>下痢性貝毒</td><td>ディノフィシストキシン
オカダ酸</td><td rowspan="4">貝類は毒素を中腸腺に蓄積している</td></tr>
<tr><td>麻痺性貝毒</td><td>サキシトキシン</td></tr>
<tr><td>あさり毒</td><td>ベネルピン</td></tr>
<tr><td>バイ貝毒</td><td>ネオスルガトキシン
プロスルガトキシン</td></tr>
<tr><td>イシナギ</td><td colspan="2">ビタミンA</td><td>肝臓に蓄積されている
肝障害、脳圧上昇を起こす</td></tr>
<tr><td rowspan="15">植物性自然毒</td><td>じゃがいも</td><td colspan="2">ソラニン</td><td>アルカロイド配糖体
コリンエステラーゼ阻害、頭痛、下痢などを起こす</td></tr>
<tr><td>トリカブト</td><td colspan="2">アコニチン</td><td>嘔吐、麻痺などを起こす</td></tr>
<tr><td>青梅、あんず種子</td><td colspan="2">アミグダリン</td><td>青酸中毒による神経麻痺</td></tr>
<tr><td>キャッサバ</td><td colspan="2">リナマリン</td><td>青酸中毒による神経麻痺</td></tr>
<tr><td>ぎんなん</td><td colspan="2">ギンコトキシン
（4`-メチルピリドキシン）</td><td>嘔吐、てんかん様けいれんを起こす</td></tr>
<tr><td>オゴノリ</td><td colspan="2">プロスタグランジン類</td><td>血圧上昇および下降、頭痛、嘔吐、下痢などを起こす</td></tr>
<tr><td>ジギタリス</td><td colspan="2">ジゴキシン、ジギトキシン</td><td>嘔吐、下痢、胃腸障害、不整脈などを起こす</td></tr>
<tr><td>スイセン</td><td colspan="2">リコリン、タゼチン</td><td>ニラとの誤食（葉）
タマネギとの誤食（りん茎）</td></tr>
<tr><td>イヌサフラン</td><td colspan="2">コルヒチン</td><td>ギョウジャニンニクとの誤食</td></tr>
<tr><td>チョウセンアサガオ</td><td colspan="2">アトロピン、スコポラミン、
ℓ-ヒヨスチアミン</td><td>ごぼうとの誤食（根）
オクラとの誤食（つぼみ）
モロヘイヤやアシタバとの誤食（葉）
ゴマとの誤食（種子）</td></tr>
<tr><td>ツキヨタケ</td><td colspan="2">セスキテルペン（イルジンS）</td><td>嘔吐、下痢、腹痛などを起こす</td></tr>
<tr><td>ベニテングダケ
クサウラベニタケ</td><td colspan="2">ムスカリン</td><td>副交感神経刺激、血圧低下、下痢などを起こす</td></tr>
<tr><td>ドクツルタケ</td><td colspan="2">アマニチン</td><td>嘔吐、下痢、腹痛、黄疸、肝肥大を起こす</td></tr>
<tr><td>わらび</td><td colspan="2">プタキロシド</td><td>発がん性</td></tr>
</table>

35回－55

寄生虫とその感染源の組合せである。最も適当なのはどれか。1つ選べ。

(1) アニサキス ―――― コイ
(2) クドア ―――― ヒラメ
(3) サルコシスティス ―― マス
(4) トキソプラズマ ―――― ホタルイカ
(5) 有鉤条虫 ―――― アユ

▶正解へのアプローチ◀

ヒラメの筋肉中に寄生するクドア・セプテンプンクタータを原因とする食中毒事例が、近年多く報告されている。

2000年当初は、食後数時間で一過性の嘔吐や下痢を発症し、軽症で終わる原因不明の食中毒とされていたが、厚生労働省などが調査をしたところ、事例の多くでヒラメの刺身が提供されていたこと、ヒラメに寄生したクドア・セプテンプンクタータがヒトに下痢症状等を引き起こすことがわかった。

▶選択肢考察◀

×(1) アニサキス ―――― 海産魚介類（イカ、タラ、アジ、サバ、サケ）
○(2) クドア ―――― ヒラメ
×(3) サルコシスティス ―― 馬肉
×(4) トキソプラズマ ―――― 豚肉、羊肉、山羊肉
×(5) 有鉤条虫 ―――― 豚肉

▶正　解◀ (2)

36回－54

アニサキスとそれによる食中毒に関する記述である。最も適当なのはどれか。1つ選べ。

(1) 主な感染源は、生のかきである。
(2) 食材を食酢で処理することで、容易に死滅する。
(3) 食材を5℃で冷蔵することで、容易に死滅する。
(4) 幼虫移行症である。
(5) 最終宿主は、ヒトである。

▶正解へのアプローチ◀

食中毒統計調査によると、アニサキス食中毒は、病因物質別月別食中毒発生状況で令和3年まで事件数第1位であり、各都道府県で注意喚起されている。

発生件数や患者数の多い食中毒の原因物質は国家試験で出題されやすいため、食中毒の特徴などを確認すること。

▶選択肢考察◀

×(1) アニサキスの主な感染源は、サバ、サケ、ニシン、スルメイカといった海産魚介類である。
×(2) アニサキスは耐酸性であり、食材を食酢で処理しても死滅しない。
×(3) アニサキス食中毒の予防には、食材を加熱調理するか、－20℃で24時間以上の凍結が有効である。冷蔵（約2～5℃）では、容易に死滅しない。

○(4)　アニサキスは幼虫移行型の寄生虫であり、海産魚介類に寄生した幼虫がヒトの胃や腸壁に侵入し、激しい腹痛を生じる。

×(5)　アニサキスの最終宿主は、イルカ、クジラ、アザラシなどの海産哺乳類である。

正　解　(4)

要　点

主な寄生虫と宿主・原因食品

寄生虫		宿主・原因食品
魚介類に関係する寄生虫	肺吸虫	第一中間宿主：カワニナ 第二中間宿主：サワガニ、モクズガニ、ザリガニ
	肝吸虫	第一中間宿主：マメタニシ 第二中間宿主：淡水魚（コイ、フナ）
	横川吸虫	第一中間宿主：カワニナ 第二中間宿主：淡水魚（アユ、フナ、シラウオ、ウグイ）
	日本海裂頭条虫	第一中間宿主：ケンミジンコ 第二中間宿主：サケ、マス
	アニサキス	第一中間宿主：オキアミ 第二中間宿主：海産魚介類（イカ、タラ、アジ、サバ、サケ）
	有棘顎口虫	第一中間宿主：ケンミジンコ 第二中間宿主：淡水魚（ライギョ、ドジョウ）
	旋尾線虫	第二中間宿主：ホタルイカ
	クドア・セプテンプンクタータ	第二中間宿主：ヒラメ
肉類に関係する寄生虫	無鉤条虫	牛肉、羊肉
	有鉤条虫	豚肉
	トキソプラズマ	豚肉、羊肉、山羊肉
	サルコシスティス・フェアリー	馬肉
野菜類などに関係する寄生虫	回虫	野菜
	鉤虫	野菜
	クリプトスポリジウム	野菜、水
	サイクロスポーラ	野菜、果物、飲料水

37回－54　NEW

経口感染症、人畜共通感染症および寄生虫症に関する記述である。**誤っている**のはどれか。１つ選べ。

(1)　コレラの主症状は、激しい下痢である。
(2)　リステリア症は、人畜共通感染症である。
(3)　トキソプラズマは、猫の糞便から感染する。
(4)　有鉤条虫は、主にサケ・マスの生食から感染する。
(5)　サルコシスティスは、－20℃ 48時間以上の凍結で死滅する。

正解へのアプローチ

寄生虫に関する出題は３年連続であり、出題実績のある寄生虫の感染源・原因食品については確認しておくこと（P 233：36回－54：要　点参照）。

▶選択肢考察◀

○(1) コレラの主症状は、白色水様便であるが、重症例では多量の水様性下痢（米のとぎ汁様下痢）と嘔吐が起こる。

○(2) リステリア菌は、健康な動物の腸管内や土壌、下水、河川水などからも検出される。したがって、リステリア菌感染が原因となるリステリア症は、人畜共通感染症であるといえる。

○(3) トキソプラズマは、加熱不足の食肉や猫の糞便から感染する。

×(4) 有鉤条虫は、主に豚の生食から感染する。

○(5) 寄生虫の多くは、冷凍により死滅する。したがって、サルコシスティスは、－20℃ 48時間以上の凍結で死滅する。

▶正　解◀ **(4)**

35回－56

食品中の有害物質に関する記述である。最も適当なのはどれか。１つ選べ。

(1) アフラトキシンを生産するカビ類は、主に亜寒帯に生息している。
(2) デオキシニバレノールは、主に貝類に蓄積される。
(3) 放射性物質であるヨウ素131は、主に骨に沈着する。
(4) キンメダイは、メチル水銀を蓄積するため、妊婦に対する注意が示されている。
(5) ベンゾ [a] ピレンは、生野菜に多く含まれている。

▶正解へのアプローチ◀

食品中の汚染物質には、かび毒、化学物質、有害元素・放射性物質、食品成分の変化により生じる有害物質がある。それらの生成過程、生成物についてまとめておく必要がある。また、発がん性などのヒトへの健康被害についても関連付けておくこと。

▶選択肢考察◀

×(1) アフラトキシンはアスペルギルス属が産生するカビ毒であり、強い肝臓毒性を有し、肝がんのリスク因子である。熱帯や亜熱帯地方に多く存在することが確認されており、2004年にアフリカのケニアで大規模な中毒が発生し、死者も出た。

×(2) デオキシニバレノールはフザリウム属が産生するカビ毒であり、小麦に蓄積されることで知られている。そこで、わが国では、小麦に対して規格基準を1.0 mg/kg以下と設定している。

×(3) 放射性物質であるヨウ素131は、主に甲状腺に沈着する。骨に沈着する放射性物質は、ストロンチウム90である。

○(4) 厚生労働省では、「妊婦への魚介類の摂食と水銀に関する注意事項」を作成し、妊婦が注意すべき魚介類の種類とその摂食量（筋肉）の目安を示している。キンメダイは、1回約80gとして妊婦は週に1回まで（1週間当たり80g程度）の摂取を推奨している（▶要　点◀参照）。

×(5) ベンゾ [a] ピレンは、自動車の排ガスやたばこの煙にも含まれる多環芳香族炭化水素（PAH）の一種で、焼肉、焼魚、くん製品などの加熱食品にも含まれる。

▶正　解◀ **(4)**

要　点

妊婦が注意すべき魚介類の種類と摂食量（厚生労働省）

摂食量（筋肉）の目安	魚介類
1回約80gとして妊婦は2ヶ月に1回まで（1週間当たり10g程度）	バンドウイルカ
1回約80gとして妊婦は2週間に1回まで（1週間当たり40g程度）	コビレゴンドウ
1回約80gとして妊婦は週に1回まで（1週間当たり80g程度）	キンメダイ メカジキ クロマグロ メバチ（メバチマグロ） エッチュウバイガイ ツチクジラ マッコウクジラ
1回約80gとして妊婦は週に2回まで（1週間当たり160g程度）	キダイ マカジキ ユメカサゴ ミナミマグロ ヨシキリザメ イシイルカ

（参考1）
マグロの中でも、キハダ、ビンナガ、メジマグロ（クロマグロの幼魚）、ツナ缶は通常の摂食で差し支えありませんので、バランス良く摂食して下さい。

（参考2）
魚介類の消費形態ごとの一般的な重量は次のとおりです。

寿司、刺身	一貫又は一切れ当たり	15g程度
刺身	一人前当たり	80g程度
切り身	一切れ当たり	80g程度

34回－57

食品に含まれる物質に関する記述である。**誤っている**のはどれか。1つ選べ。

(1) アフラトキシンM群は、牛乳から検出されるカビ毒である。
(2) フモニシンは、トウモロコシから検出されるカビ毒である。
(3) アクリルアミドは、アミノカルボニル反応によって生じる。
(4) ヘテロサイクリックアミンは、アミロペクチンの加熱によって生じる。
(5) 牛肉は、トランス脂肪酸を含有する。

選択肢考察

○(1) アフラトキシンM群は、アフラトキシンB群に汚染された飼料（トウモロコシなど）を摂取した家畜の体内において、アフラトキシンB群の代謝産物として生成されるため、牛乳から検出される。発がん性があるが毒性はアフラトキシンB_1の10分の1である。

○(2) フモニシンは、トウモロコシおよびトウモロコシ加工品から高頻度で検出されるカビ毒である。妊婦が大量摂取すると胎児の神経管への催奇形性を示すとの報告がある。

○(3) アクリルアミドは、アスパラギンと還元糖の反応、つまりアミノカルボニル反応により生成される物質であり、高でんぷん食品の高温加熱により生成されやすい。ヒトに対して神経毒性を示すことが示唆されているほか、発がん性があるともいわれている。

×(4) ヘテロサイクリックアミンは、食品中のアミノ酸、たんぱく質の加熱により、特にこげや煙の中に生成される強力な変異原性物質である。発がん性があることが知られている。

○(5) トランス脂肪酸は、元来、硬化油製造時の水素添加によって工業的に生成されることで知られているが、牛や羊などの反芻動物の胃内の微生物の働きによっても生成される。したがって、牛肉は、微量ながらトランス脂肪酸を含有する。トランス脂肪酸は、LDL-コレステロールを増加させ、HDL-コレステロールを減少させる作用があるといわれており、大量摂取により虚血性心疾患のリスクが高まるといわれている。

正 解 (4)

要 点

カビ毒

カビ毒	主な産生微生物	主な汚染食品	健康障害	国内規制値
アフラトキシン (B_1、B_2、G_1、G_2)	アスペルギルス属	ナッツ類、 とうもろこし、 米、麦、香辛料	肝臓がん 肝機能障害	全ての食品で総アフラトキシン $10\mu g/kg$
パツリン	ペニシリウム属	りんご、 りんご加工品	消化器障害	りんごジュースで $50\mu g/kg$
シトリニン ルテオスカイリン (黄変米毒)	ペニシリウム属	米	発がん性、 肝・腎機能障害	
デオキシニバレノール ニバレノール	フザリウム属	小麦、米、 とうもろこし	嘔吐、下痢などの胃腸障害	小麦でデオキシニバレノール 1.1mg/kg
ゼアラレノン	フザリウム属	麦、ハトムギ、 とうもろこし	エストロゲン様作用	家畜に給与される飼料で 1mg/kg
フモニシン	フザリウム属	とうもろこし	催奇形性	

33回－57

食品中の汚染物質に関する記述である。正しいのはどれか。1つ選べ。

(1) ポリ塩化ビフェニル(PCB)は、水に溶けやすい。
(2) デオキシニバレノールは、りんごを汚染するカビ毒である。
(3) ストロンチウム90は、甲状腺に沈着しやすい。
(4) メチル水銀の毒性は、中枢神経系に現れる。
(5) アフラトキシンは、調理加熱で分解されやすい。

選択肢考察

×(1) ポリ塩化ビフェニル(PCB)は、人工的に作られた主に油状の化学物質で、水に溶けにくい、沸点が高い、熱で分解しにくいといった特徴がある。カネミ油症事件の原因物質として知られている。

×(2) デオキシニバレノールは、小麦を汚染するカビ毒である。りんごを汚染するカビ毒は、パツリンである。

×(3) ストロンチウム90は、カルシウムと電子配置や半径が類似しているため、体内に入ると骨中のカルシウムと入れ替わり、骨に蓄積する。甲状腺に沈着しやすいのは、ヨウ素である。

○(4) メチル水銀(有機水銀)の過剰摂取により、中枢神経障害が発生することがある。メチル水銀が原因物質となった公害病には、水俣病や第二水俣病がある。

×(5) アフラトキシンは、アスペルギルス属のカビが産生するカビ毒で、肝がんの原因物質として知られている。調理などの加熱では分解されにくく、耐熱性があるのが特徴である。

正 解 (4)

37回－55 NEW

放射性物質に関する記述である。最も適当なのはどれか。1つ選べ。

(1) 食品摂取を介しての被曝は、外部被曝といわれる。
(2) わが国における食品中の放射性物質の基準値は、プルトニウムが対象である。
(3) ヨウ素131の物理学的半減期は、約8日である。
(4) ストロンチウム90は、筋肉に集積しやすい。
(5) わが国ではじゃがいもの発芽防止に、ベータ線の照射が用いられている。

▶正解へのアプローチ◀

食品に蓄積する主な放射性核種として、ストロンチウム90、ヨウ素131、セシウム134と137がある。放射性物質は、いずれも生物濃縮によって食品中の濃度が高められる。汚染された食品を摂取すると放射性物質が標的組織に蓄積され、そこで内部被曝を起こす危険性がある。なお、食品中の放射性セシウムに関しては、平成24年4月から新基準が適用されている。

放射性物質の半減期には、物理学的半減期と生物学的半減期があり、違いについて理解すること(▶要 点◀参照)。放射性物質を含む食品を摂取による内部被曝に影響するのは、生物学的半減期である。

▶選択肢考察◀

×(1) 食品摂取を介しての被曝を内部被曝と呼び、食品中の放射性セシウムから人が1年間に受ける放射線量の上限は、1ミリシーベルトと設定されている。
×(2) わが国における食品中の放射性物質の基準値は、放射性セシウムが対象である。
○(3) ヨウ素131の物理学的半減期は約8日、生物学的半減期は約120日である。
×(4) ストロンチウム90は、骨に集積しやすい。筋肉に蓄積しやすいのは、セシウム137である。
×(5) わが国では、食品への放射線照射は食品衛生法により禁止されている。ただし、じゃがいもの発芽防止目的の放射線照射は認められている。その際に使用する放射線は、コバルト60のガンマ線と決まっている。

▶正 解◀ (3)

▶要 点◀

食品中に検出される代表的な放射性核種

核 種	主な蓄積部位	物理学的半減期*1	生物学的半減期*2	障 害
ヨウ素131	甲状腺	8.0日	120日	甲状腺機能障害
セシウム137	筋 肉	30年	70日	生殖機能障害
ストロンチウム90	骨	28.6年	49.3年	骨髄の造血機能障害

*1 物理学的半減期：放射性核種が崩壊して他の核種になるとき、元の核種が半分になる期間

*2 生物学的半減期：体内に存在している元素が体外への排泄により半分の量になる期間

37回－56 NEW

食品添加物に関する記述である。最も適当なのはどれか。１つ選べ。

(1) 一日摂取許容量（ADI）は、厚生労働省が設定する。
(2) 無毒性量（NOAEL）は、ヒトに対する毒性試験の結果に基づいて設定される。
(3) 輸入した柑橘類をばら売りする場合、添加された防かび剤の表示は省略できる。
(4) 調味を目的に添加されたアミノ酸類は、一括名での表示が可能である。
(5) 着色料である赤色２号は、既存添加物に分類される。

▶正解へのアプローチ◀

食品添加物の安全性評価には、ラットやマウスなどの実験動物で毒性試験を行い、その結果をヒトに外挿し、ヒトに対する毒性を推定する方法が用いられている。なお、この安全性評価は食品安全委員会がリスク評価（食品健康影響評価）として実施している。

さらに、厚生労働省は、食品安全委員会が設定した一日摂取許容量（ADI）を超えない量を使用基準として設定している。

食品添加物の表示は、使用したら原則物質名の表示が義務となるが、例外もあるため（用途名併記、一括名表示、表示免除）、確認すること。

▶選択肢考察◀

×(1) 食品添加物の一日摂取許容量（ADI）は、内閣府の食品安全委員会が設定する。

×(2) 無毒性量（NOAEL）は、実験動物に対する毒性試験の結果に基づいて設定される。

×(3) ばら売り食品は、表示する場所がないため、食品添加物の表示は原則免除されるが、防かび剤を使用した場合と甘味料であるサッカリン、サッカリンナトリウムを使用した場合は、表示が義務となる。

○(4) 食品添加物を使用した場合、原則物質名の表示が義務付けられている。ただし、定められた用途の添加物については、一括名での表示が認められている（▶要　点◀参照）。調味を目的に添加されたアミノ酸類についても、一括名表示の対象である。

×(5) 1995年（平成７年）の食品衛生法改正当時、すでにわが国で広く利用されており、長い食経験のある天然物を既存添加物に分類した。つまり、既存添加物は天然物に限定される。着色料である赤色２号は合成添加物であり、指定添加物に分類される。

▶正　解◀ (4)

▶要　点◀

一括名で表示できる添加物

次の14種類の用途で使用する場合には、使用の目的を表す「一括名」で表示することが認められている。

	一括名	物質名
1	イーストフード	塩化アンモニウム、塩化マグネシウム、グルコン酸カリウムほか
2	ガムベース	エステルガム、グリセリン脂肪酸エステル、酢酸ビニル樹脂ほか
3	かんすい	炭酸カリウム（無水）、炭酸ナトリウム、炭酸水素ナトリウムほか
4	苦味料	イソアルファー苦味酸、カフェイン（抽出物）、ホップ抽出物ほか
5	酵素	アガラーゼ、アクチニジン、アクロモペプチダーゼほか
6	光沢剤	オウリキュウリロウ、カルナウバロウ、カンデリラロウほか
7	香料又は合成香料	アセト酢酸エチル、アセトフェノンほか（及び天然香料）
8	酸味料	アジピン酸、クエン酸、クエン酸三ナトリウムほか
9	軟化剤（チューインガム軟化剤）	グリセリン、プロピレングリコール、ソルビトール
10	調味料（その構成成分に応じて種類別を表示） 調味料（アミノ酸、アミノ酸等） 調味料（核酸、核酸等） 調味料（有機酸、有機酸等） 調味料（無機塩、無機塩等）	アミノ酸：L-アスパラギン酸ナトリウム、DL-アラニンほか 核酸：5'-イノシン酸二ナトリウム、5'-ウリジル酸二ナトリウムほか 有機酸：クエン酸カルシウム、クエン酸三ナトリウムほか 無機塩：塩化カリウム、リン酸三カリウムほか
11	豆腐用凝固剤又は凝固剤	塩化カルシウム、塩化マグネシウム、グルコノデルタラクトンほか
12	乳化剤	グリセリン脂肪酸エステル、ショ糖脂肪酸エステルほか
13	pH調整剤	アジピン酸、クエン酸、クエン酸三ナトリウムほか
14	膨脹剤（膨張剤、ベーキングパウダー、ふくらし粉）	アジピン酸、L-アスコルビン酸、塩化アンモニウムほか

35回－57

食品添加物に関する記述である。最も適当なのはどれか。1つ選べ。

(1) 生涯を通じて週に1日摂取しても健康に影響が出ない量を、一日摂取許容量（ADI）という。
(2) 無毒性量は、ヒトに対する毒性試験の結果をもとに設定される。
(3) 指定添加物は、天然由来の添加物を含まない。
(4) サッカリンナトリウムは、甘味づけの目的で添加される。
(5) エリソルビン酸は、細菌の増殖抑制の目的で添加される。

▶選択肢考察◀

×(1) 一日摂取許容量（ADI）は、ヒトが生涯その物質を毎日摂取し続けても、健康への悪影響がないと推定される1日当たりの摂取量のことである。
×(2) 無毒性量は、ラットやマウスなどの実験動物に対する毒性試験の結果をもとに設定される。
×(3) 指定添加物は、食品衛生法に基づき厚生労働大臣が指定した添加物であり、天然物と化学的合成品の両者が存在する（▶要　点◀参照）。
◯(4) サッカリンカリウムは、甘味料として使用される（**P242：34回－58▶要　点◀参照**）。
×(5) エリソルビン酸は、酸化防止剤として使用される（**P242：34回－58▶要　点◀参照**）。

▶正　解◀　(4)

要　点

1日摂取許容量（ADI）

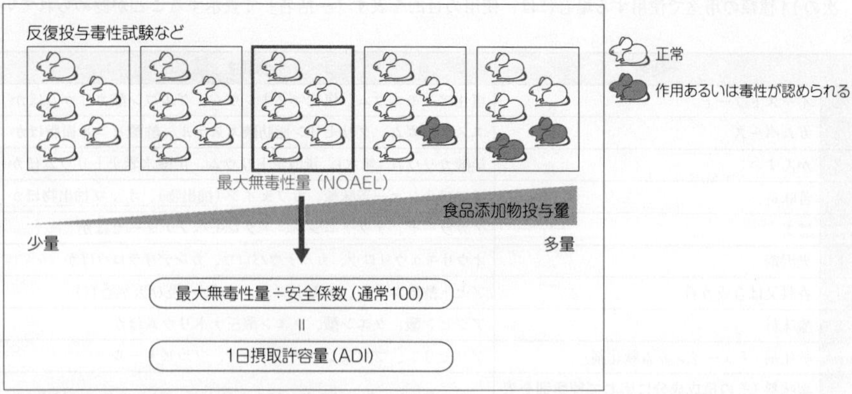

食品添加物の使用基準を設定する流れ

化学物質の同定

成分規格の設定：純度・性状・不純物等による物質の同定

↓

実験動物等を用いた安全性評価試験

無毒性量（NOAEL）の設定：安全性評価試験（急性毒性試験、慢性毒性試験、繁殖試験、発がん性試験、変異原性試験等）によって、動物において何らかの毒性影響の出ない最大の摂取量を設定する。

↓

一日摂取許容量（ADI）の設定

ヒトが生涯その物質を毎日摂取し続けても、健康への悪影響がないと推定される1日当たりの摂取量を設定する。

ADI＝NOAEL×安全係数

※安全係数：1/100

↓

使用基準の設定

ADIを超えないように設定する。

↓

安全性の確保

食品衛生法による食品添加物の分類

指定制度の対象・対象外	添加物の種類	
対　象	指定添加物	厚生労働大臣により指定された添加物であり、天然物も化学的合成品も含まれる。 例：亜硝酸ナトリウム
対象外	既存添加物	1995年の食品衛生法改正前に既に広く利用されており、使用実績のある天然のものから得られた添加物であり、今後増えることはない。 例：ローズマリー抽出液
	天然香料	動植物から得られるもので、食品の着香を目的に使用されるもの。 例：バニラ香料
	一般飲食物添加物	一般飲食物添加物は、一般に飲食に供される食品であって添加物として使用されるもの。 例：サフラン

33回－58

食品添加物に関する記述である。正しいのはどれか。1つ選べ。

(1) 無毒性量は、ヒトへの試験をもとに設定される。
(2) 使用基準は、一日摂取許容量（ADI）を超えないように設定される。
(3) 指定添加物は、消費者庁長官によって指定される。
(4) ソルビン酸カリウムは、酸化防止の目的で添加される。
(5) オルトフェニルフェノールは、漂白の目的で添加される。

▶選択肢考察◀

×(1) 食品添加物の最大無毒性量（NOAEL）は、動物実験をもとに設定される。
○(2) 食品添加物の一日摂取許容量（ADI）は、最大無毒性量（NOAEL）を安全係数の100で除して算出する。さらに、使用基準は、一日摂取許容量（ADI）を超えない量で設定される。
×(3) 指定添加物は、厚生労働大臣によって指定される。
×(4) ソルビン酸カリウムの用途は、保存料である（P 242：34回－58：▶要　点◀参照）。
×(5) オルトフェニルフェノールの用途は、防カビ剤である（P 242：34回－58：▶要　点◀参照）。

▶正　解◀　(2)

▶要　点◀

食品添加物の表示免除

①栄養強化目的で使用される食品添加物（ビタミン、ミネラル、アミノ酸など）
②加工助剤
③キャリーオーバー
④小包装食品（表示面積が$30 cm^2$以下のものに限る）
⑤バラ売り食品（ただし、防カビ剤と甘味料のサッカリン、サッカリンナトリウムは表示義務あり）

34回－58

わが国における食品添加物の使用に関する記述である。正しいのはどれか。1つ選べ。

(1) ソルビン酸カリウムは、殺菌料として使用される。
(2) 食用赤色2号は、鮮魚介類の着色に使用される。
(3) 亜硫酸ナトリウムは、漂白剤として使用される。
(4) 亜硝酸イオンの最大残存量の基準は、食肉製品より魚卵の方が高い。
(5) アスパルテームは、「L-アスパラギン酸化合物」と表示する。

正解へのアプローチ

食品添加物の種類と、それぞれの食品添加物に含まれる代表的な化合物との組合せに関する問題である。食品添加物の分類および用途ごとの代表的な物質名を確認しておくとよい。

食品表示基準では、甘味料としてアスパルテームを使用している場合は、「L-フェニルアラニン化合物を含む旨」の表示が義務付けられており、表示可能面積がおおむね30 cm^2 以下の場合であっても省略できない。

選択肢考察

×(1) ソルビン酸カリウムは、保存料として使用される。
×(2) 食用赤色2号は、イチゴシロップやゼリーなどに着色料として使用される。品質や鮮度など消費者の判断を誤らせるおそれがあるため、鮮魚介類、食肉、野菜類に着色料を使用することは禁じられている。
○(3) 亜硫酸ナトリウムは、漂白剤、酸化防止剤として使用される。
×(4) 亜硝酸イオン（亜硝酸根）の最大残存量の基準は、食肉製品：0.070 g/kg、いくら：0.0050 g/kgと、食肉製品のほうが高い。
×(5) アスパルテームは、「L-フェニルアラニン化合物」と表示する（正解へのアプローチ 参照）。

正　解（3）

要　点

主な食品添加物の用途と物質名

用途		物質名
変質防止	保存料*	安息香酸ナトリウム、ソルビン酸カリウム、ナイシン
	酸化防止剤*	エリソルビン酸、*dl*-α-トコフェロール、L-アスコルビン酸、亜硫酸ナトリウム、ブチルヒドロキシトルエン（BHT）
	防カビ剤*	オルトフェニルフェノール、ジフェニル、イマザリル、チアベンダゾール
	品質保持剤	プロピレングリコール、D-ソルビトール
	殺菌料	次亜塩素酸ナトリウム、過酸化水素
嗜好性の向上	発色剤*	亜硝酸ナトリウム、硝酸ナトリウム
	漂白剤*	次亜塩素酸ナトリウム、亜硫酸ナトリウム
	甘味料*	アスパルテーム、サッカリン、ステビア抽出物
	着色料*	β-カロテン、合成タール色素、食用黄色4号
食品の品質改良と保持	増粘剤*	カルボキシメチルセルロース、ペクチン
	乳化剤	レシチン
食品そのものの製造	豆腐用凝固剤	塩化マグネシウム、グルコノ-δ-ラクトン
	膨張剤	炭酸水素ナトリウム、硫酸アルミニウムカリウム
栄養強化	栄養強化剤	各種ビタミン、ミネラル、アミノ酸

*用途名と物質名を併記しなければならないもの。

36回－56

食品添加物に関する記述である。最も適当なのはどれか。１つ選べ。

(1) アスパルテームは、分子内にアラニンを含んでいる。
(2) ソルビン酸には、強い殺菌作用がある。
(3) 亜硝酸イオンは、ミオグロビンの発色に関与している。
(4) コチニール色素の主色素は、アントシアニンである。
(5) ナイシンは、酸化防止剤として用いられる。

▶正解へのアプローチ◀

本設問は、食品添加物の具体的な特徴を問う難問であるが、亜硝酸塩が食肉の発色剤として使用されていることを知っていれば、容易に正解できる。

▶選択肢考察◀

×(1) アスパルテームは、L-フェニルアラニンとアスパラギン酸が結合した人工甘味料である。
×(2) ソルビン酸には抗菌（静菌）作用があるが、殺菌作用はない。ソルビン酸塩であるソルビン酸カリウムは、保存料として用いられる。
○(3) 亜硝酸イオンは、ミオグロビンと結合して鮮赤色のニトロソミオグロビンを形成することから、亜硝酸塩である亜硝酸ナトリウムは、食肉製品の発色剤として用いられる。
×(4) コチニール色素は、サボテンなどに寄生するエンジムシの乾燥体から抽出される赤色の色素であり、主成分はカルミン酸である。
×(5) ナイシンは、発酵乳から分離された乳酸菌の一種が産生するペプチドで、芽胞形成菌の発芽後育成を阻害する作用がある。チーズ、乳製品、缶詰などに保存料として用いられる。

▶正　解◀　(3)

5 食品の表示と規格基準

37回－57　NEW

食品表示基準に基づく一般用加工食品の表示に関する記述である。最も適当なのはどれか。１つ選べ。

(1) 品質が急速に劣化しやすい食品には、賞味期限を表示しなければならない。
(2) 食物繊維量は、表示が推奨されている。
(3) 食塩相当量の表示値は、グルタミン酸ナトリウムに由来するナトリウムを含まない。
(4) 大麦を原材料に含む場合は、アレルゲンとしての表示が義務づけられている。
(5) 分別生産流通管理された遺伝子組換え農作物を主な原材料とする場合は、遺伝子組換え食品に関する表示を省略することができる。

▶正解へのアプローチ◀

食品表示は、食品表示法第４条第１項に基づき策定される食品表示基準に準拠する。

国家試験では、期限表示、アレルギー表示、遺伝子組換え表示、添加物表示、栄養成分表示に関する問題が頻出である。

▶選択肢考察◀

×(1) 品質が急速に劣化しやすい食品には、消費期限を表示しなければならない。
○(2) 表示が推奨されている栄養成分は、飽和脂肪酸と食物繊維である。
×(3) 食塩相当量の表示値は、グルタミン酸ナトリウムに由来するナトリウムを含む。

×(4)　大麦は、アレルギー表示の対象外である（P 247：35回－58：▶要　点◀参照）。
×(5)　分別生産流通管理された遺伝子組換え農作物を主な原材料とする場合は、遺伝子組換え食品に関する表示が義務となる。

▶正　解◀（2）

▶要　点◀

栄養成分表示

表示すべき栄養成分等と記載の順番（①～⑤は必須項目）	①熱量、②たんぱく質、③脂質、④炭水化物、⑤食塩相当量（ナトリウム）、⑥表示しようとする栄養成分
表示が推奨される栄養成分	飽和脂肪酸（脂質の内訳）、食物繊維（炭水化物の内訳） ⇒日本人の摂取状況や生活習慣病予防との関連から表示することが推奨される成分
表示すべき食品単位	100g、100mL、1食分、1包装など
その他表示すべき事項	食品単位当たりの表示成分等の含有量 食品単位が1食分の場合は1食分の量（g、mL、個数など）

※強調表示の基準が定められている飽和脂肪酸、コレステロール、糖類およびショ糖、β-カロテンについては、表示栄養成分量の記載を必要とする成分として取り扱う。
※ナトリウムの量は食塩相当量に換算して記載することが規定されているが、生鮮食品やナトリウム塩を添加していない加工食品及び添加物については、食塩相当量に加えてナトリウムの量を表示することができる。その場合、ナトリウムの量の次に括弧を付して、食塩相当量を記載する。
※糖質又は食物繊維いずれかを表示しようとする場合、炭水化物の内訳として糖質及び食物繊維の量の両方を表示する（糖質の内訳としての糖類の表示は任意）。

36回－57
食品表示基準に基づく一般用加工食品の表示に関する記述である。**誤っている**のはどれか。1つ選べ。
(1)　消費期限は、未開封で、定められた方法により保存した場合において有効である。
(2)　使用した食品添加物は、原材料と明確に区別して表示する。
(3)　加工助剤は、食品添加物の表示が免除される。
(4)　原材料として食塩を使用していない場合も、食塩相当量の表示が必要である。
(5)　原材料として砂糖を使用していない場合は、糖類の含有量にかかわらずノンシュガーと表示することができる。

▶選択肢考察◀

○(1)　消費期限及び賞味期限は、定められた方法により保存した場合において未開封の際に適用する期限であり、開封すると期限が無効になる。
○(2)　原材料名の表示は、食品を重量順に表示し、その後に食品添加物を重量順に表示する。
○(3)　食品添加物の表示は、原則、使用した全ての食品添加物を「物質名」で表示しなければならない。ただし、加工助剤、キャリーオーバー、栄養強化剤、小包装（表示可能面積がおおむね30cm^{2}以下）の場合は表示が免除される。
○(4)　栄養成分表示が義務付けられている成分等は、熱量、たんぱく質、脂質、炭水化物、食塩相当量である。原材料として食塩を使用していない場合は、ナトリウム量に続けてカッコ内に食塩相当量を表示する。
×(5)　糖類が含まれていない旨（ノンシュガー等）の強調表示ができるのは、食品100g当たりで0.5g未満の場合である（▶要　点◀参照）。

▶正　解◀（5）

▶要　点◀

強調表示の分類

- **強調表示**
  - **補給ができる旨の表示：** 国民の栄養摂取状況からみて、欠乏が国民の健康増進に影響を与えているもの
    - 「高い旨の表示」
    - 「含む旨の表示」
    - 「強化された旨の表示」
  - **適切な摂取ができる旨の表示：** 国民の栄養摂取状況からみて、過剰な摂取が国民の健康増進に影響を与えているもの
    - 「含まない旨の表示」
    - 「低い旨の表示」
    - 「低減された旨の表示」

補給ができる旨の表示について守るべき基準値一覧表

栄養成分	高い旨の表示をする場合は、次の基準値以上であること		含む旨の表示をする場合は、次の基準値以上であること		強化された旨の表示をする場合は、次の基準値以上であること
	食品100 g当たり ( )内は、一般に飲用に供する液状の食品100ml当たりの場合	100kcal当たり	食品100 g当たり ( )内は、一般に飲用に供する液状の食品100ml当たりの場合	100kcal当たり	食品100 g当たり ( )内は、一般に飲用に供する液状の食品100ml当たりの場合
たんぱく質	16.2 g (8.1 g)	8.1 g	8.1 g (4.1 g)	4.1 g	8.1g (4.1g)
食物繊維	6 g (3 g)	3 g	3 g (1.5g)	1.5 g	3g (1.5g)
亜鉛	2.64mg (1.32mg)	0.88mg	1.32mg (0.66mg)	0.44mg	0.88mg (0.88mg)
カリウム	840mg (420mg)	280mg	420mg (210mg)	140mg	280mg (280mg)
カルシウム	204mg (102mg)	68mg	102mg (51mg)	34mg	68mg (68mg)
鉄	2.04mg (1.02mg)	0.68mg	1.02mg (0.51mg)	0.34mg	0.68mg (0.68mg)
銅	0.27mg (0.14mg)	0.09mg	0.14mg (0.07mg)	0.05mg	0.09mg (0.09mg)
マグネシウム	96mg (48mg)	32mg	48mg (24mg)	16mg	32mg (32mg)
ナイアシン	3.9mg (1.95mg)	1.3mg	1.95mg (0.98mg)	0.65mg	1.3mg (1.3mg)
パントテン酸	1.44mg (0.72mg)	0.48mg	0.72mg (0.36mg)	0.24mg	0.48mg (0.48mg)
ビオチン	15μg (7.5μg)	5μg	7.5μg (3.8μg)	2.5μg	5μg (5μg)
ビタミンA	231μg (106μg)	77μg	116μg (58μg)	39μg	77μg (77μg)
ビタミンB_1	0.36mg (0.18mg)	0.12mg	0.18mg (0.09mg)	0.06mg	0.12mg (0.12mg)
ビタミンB_2	0.42mg (0.21mg)	0.13mg	0.21mg (0.11mg)	0.07mg	0.14mg (0.14mg)
ビタミンB_6	0.39mg (0.20mg)	0.19mg	0.20mg (0.10mg)	0.07mg	0.13mg (0.13mg)
ビタミンB_{12}	0.72μg (0.36μg)	0.24μg	0.36μg (0.18μg)	0.12μg	0.24mg (0.24mg)
ビタミンC	30mg (15mg)	10mg	15mg (7.5mg)	5mg	10mg (10mg)
ビタミンD	1.65μg (0.83μg)	0.55μg	0.83μg (0.41μg)	0.28μg	0.55μg (0.55μg)
ビタミンE	1.89mg (0.95mg)	0.63mg	0.95mg (0.47mg)	0.32mg	0.63mg (0.63mg)
葉酸	72μg (36μg)	24μg	36μg (18μg)	12μg	24μg (24μg)

適切な摂取ができる旨の表示について守るべき基準値一覧表

	〈第1欄〉含まない旨の表示をする場合は、次の基準値に満たないこと	〈第2欄〉低い旨の表示をする場合は、次の基準以下であること
栄養成分	食品100g当たり カッコ内は、一般に飲用に供する液状での食品100mL当たりの場合	食品100g当たり カッコ内は、一般に飲用に供する液状での食品100mL当たりの場合
熱　量	5kcal (5kcal)	40kcal (20kcal)
脂　質	0.5g (0.5g)	3g (1.5g)
飽和脂肪酸	0.1g (0.1g)	1.5g (0.75g) かつ飽和脂肪酸由来エネルギーが全エネルギーの10％以下
コレステロール	5mg (5mg) かつ飽和脂肪酸の含有量1.5g (0.75g) かつ飽和脂肪酸のエネルギー量が10％未満	20mg (10mg) かつ飽和脂肪酸の含有量1.5g (0.75g) かつ飽和脂肪酸のエネルギー量が10％以下
糖　類	0.5g (0.5g)	5g (2.5g)
ナトリウム	5mg (5mg)	120mg (120mg)

1　ドレッシングタイプ調味料（いわゆるノンオイルドレッシング）について、脂質の含まない旨の表示については「0.5g」を、当分の間「3g」とする。
2　一食分の量を15g以下である旨を表示し、かつ、当該食品中の脂肪酸の量のうち飽和脂肪酸の量の占める割合が15％以下である場合、コレステロールに係る含まない旨の表示及び低い旨の表示のただし書きの規定は、適用しない。

35回－58

食品表示基準に基づく一般用加工食品の表示に関する記述である。**誤っている**のはどれか。1つ選べ。

(1)　品質の劣化が極めて少ないものは、消費期限または賞味期限の表示を省略することができる。
(2)　飽和脂肪酸の量の表示は、推奨されている。
(3)　100g当たりのナトリウム量が5mg未満の食品には、食塩を含まない旨の強調表示ができる。
(4)　栄養機能食品では、原材料の栄養成分量から得られた計算値を、機能成分の栄養成分表示に用いることができる。
(5)　卵を原材料に含む場合は、アレルゲンの表示が義務づけられている。

選択肢考察

○(1)　砂糖や食塩など品質の劣化が極めて少ないものは、消費期限または賞味期限の表示を省略することができる。
○(2)　栄養成分表示において、表示が推奨される栄養成分は、飽和脂肪酸と食物繊維である。
○(3)　栄養強調表示において、ナトリウム（食塩）を含まない旨（無、ゼロ、ノンなど）表示を行う場合は、食品100g当たりのナトリウム量が5mg未満である必要がある（P 245：36回－57：要　点 参照）。
×(4)　栄養機能食品では、機能の表示を行う栄養成分の量は、定められた方法により得られた値で表示する（要　点 参照）。
○(5)　アレルゲンの表示が義務づけられている特定原材料は、えび、かに、くるみ、小麦、そば、卵、乳、落花生（ピーナッツ）である（要　点 参照）。

正　解　(4)

要　点

栄養機能食品の対象栄養成分の測定及び算出方法

栄養成分	測定及び算出の方法	栄養成分	測定及び算出の方法
n-3系脂肪酸	ガスクロマトグラフ法	ビタミンA	高速液体クロマトグラフ法 吸光光度法
亜鉛	原子吸光光度法 誘導結合プラズマ発光分析法	ビタミンB_1	高速液体クロマトグラフ法 チオクローム法
カリウム	原子吸光光度法 誘導結合プラズマ発光分析法	ビタミンB_2	高速液体クロマトグラフ法 チオクローム法
カルシウム	過マンガン酸カリウム容量法 原子吸光光度法 誘導結合プラズマ発光分析法	ビタミンB_6	微生物学的定量法
鉄	オルトフェナントロリン吸光光度法 原子吸光光度法 誘導結合プラズマ発光分析法	ビタミンB_{12}	微生物学的定量法
銅	原子吸光光度法 誘導結合プラズマ発光分析法	ビタミンC	2,4-ニトロフェニルヒドラジン法 インドフェノールキシレン法 高速液体クロマトグラフ法 酸化還元滴定法
マグネシウム	原子吸光光度法 誘導結合プラズマ発光分析法	ビタミンD	高速液体クロマトグラフ法
ナイアシン	高速液体クロマトグラフ法 微生物学的定量法	ビタミンE	高速液体クロマトグラフ法
パントテン酸	微生物学的定量法	ビタミンK	高速液体クロマトグラフ法
ビオチン	微生物学的定量法	葉酸	微生物学的定量法

アレルギー原因物質を含む食品の表示（令和５年３月現在）

区　分	表　示	原因食品名
特定原材料（8品目）	義　務	えび、かに、くるみ、小麦、そば、卵、乳、落花生（ピーナッツ）
特定原材料に準ずるもの（20品目）	推　奨	アーモンド、あわび、いか、いくら、オレンジ、カシューナッツ、キウイフルーツ、牛肉、ごま、さけ、さば、ゼラチン、大豆、鶏肉、バナナ、豚肉、まつたけ、もも、やまいも、りんご

34回－59
食品表示基準に基づく一般用加工食品の表示に関する記述である。正しいのはどれか。1つ選べ。
(1)　原材料名は、50音順に表示しなくてはならない。
(2)　期限表示として、製造日を表示しなくてはならない。
(3)　灰分の含有量を表示しなくてはならない。
(4)　食物繊維の含有量を表示する場合は、糖類の含有量を同時に表示しなくてはならない。
(5)　落花生を原材料に含む場合は、含有する旨を表示しなくてはならない。

選択肢考察

×(1)　原材料名は、原材料に占める重量の割合の高いものから順に、その最も一般的な名称をもって表示する。

×(2) 期限表示は、品質が急速に劣化しやすい食品にあっては消費期限である旨の文字を冠したその年月日を、それ以外の食品にあっては賞味期限である旨の文字を冠したその年月日を年月日の順で表示する。製造年月日の表示は、任意である。

×(3) 栄養成分表示が義務付けられているのは、熱量、たんぱく質、脂質、炭水化物、食塩相当量であり、表示順も決まっている。

×(4) 食物繊維含有量を表示する場合は、炭水化物の後に、糖質の含有量を同時に表示しなくてはならないが、糖類の含有量は任意で表示する。

○(5) 落花生は特定原材料であり、アレルギー表示が義務である（P 247：35回－58：▶要 点◀参照）。

▶正 解◀（5）

33回－60

食品表示法に基づく一般用加工食品の栄養成分表示に関する記述である。正しいのはどれか。１つ選べ。

(1) 一般用加工食品には、栄養成分表示が推奨されている。
(2) 栄養成分の量および熱量の表示単位は、１食当たりとしなければならない。
(3) 熱量、たんぱく質、脂質、炭水化物および食塩相当量以外の栄養成分についての表示はできない。
(4) ナトリウム塩を添加していない食品は、「食塩相当量」を「ナトリウム○mg（食塩相当量△g）」に変えて表示してもよい。
(5) 100g当たり糖類1g以下の食品は、「糖類ゼロ」と表示可能である。

▶正解へのアプローチ◀

食品表示基準では、ナトリウムの量は食塩相当量に換算して記載することが規定されているが、生鮮食品やナトリウム塩を添加していない加工食品及び添加物については、食塩相当量に加えてナトリウムの量を表示することができる。その場合、ナトリウムの量の次に括弧を付して、食塩相当量を記載する。

なお、ナトリウムから食塩相当量への換算式は、以下の通りである。

食塩相当量（g）＝ナトリウム（mg）× 2.54 ÷ 1,000

▶選択肢考察◀

×(1) 一般用加工食品には、栄養成分の量及び熱量の表示が義務付けられている。

×(2) 栄養成分の量及び熱量の表示単位は、販売される状態における可食部分の100g若しくは100mL又は1食分、1包装などである。

×(3) 栄養成分の表示順は、①熱量、②たんぱく質、③脂質、④炭水化物、⑤食塩相当量と決まっており、それ以外の栄養成分を表示したい場合は6番目以降に表示する。

○(4) ▶正解へのアプローチ◀参照。

×(5) 「糖質ゼロ」の表示が可能なのは、食品100g当たりの糖質が0.5g未満の場合である（P 245：36回－57：▶要 点◀参照）。

▶正 解◀（4）

36回－55

わが国における食品の規格基準に関する記述である。最も適当なのはどれか。1つ選べ。

(1) トランス脂肪酸は、バターから検出されてはならない。
(2) パツリンは、りんご果汁から検出されてはならない。
(3) シアン化合物は、生あんから検出されてはならない。
(4) ヒ素は、ひじきから検出されてはならない。
(5) カドミウムは、米から検出されてはならない。

正解へのアプローチ

食品衛生法第11条に基づき定められている「食品、添加物等の規格基準」では、食品一般の成分規格、食品一般の製造、加工及び調理基準、食品一般の保存基準とともに、食品別の規格基準が示されている。

本設問は、食品別の規格基準を問うものである。

選択肢考察

×(1) わが国では、トランス脂肪酸に関する規格基準は設定されていない。
×(2) パツリンは、りんごジュースから0.050ppm以上検出されてはならない。
○(3) シアン化合物は、生あんから検出されてはならない。
×(4) わが国では、ひじきに含まれるヒ素に関する規格基準は設定されていない。
×(5) カドミウム及びその化合物は、米から0.4ppmを超えて検出されてはならない。

正　解 (3)

33回－61

食品の成分規格に関する記述である。正しいのはどれか。2つ選べ。

(1) 牛乳は、乳脂肪分が2.8%以上のものをいう。
(2) アイスクリームは、乳脂肪分が8.0%以上のものをいう。
(3) 殺菌液卵は、サルモネラ属菌が検出されてはならない。
(4) 米中のカドミウム含量は、0.01ppmを超えてはならない。
(5) 一般食品の放射性セシウムの基準値は、500Bq/kgである。

正解へのアプローチ

本設問は、(1)、(2)が「乳及び乳製品の成分規格等に関する省令（乳等省令）」で定められている基準、(3)、(4)が「食品、添加物等の規格基準」の食品別の規格基準に定められている基準、(5)が「食品、添加物等の規格基準」の一般食品の成分規格に定められている基準に関する出題である。

選択肢考察

×(1) 「乳等省令」に基づき、牛乳の乳脂肪分は3.0%以上でなければならない。
○(2) 「乳等省令」に基づき、アイスクリームの乳脂肪分は8.0%以上でなければならない。
○(3) 「食品、添加物等の規格基準」に基づき、殺菌液卵（鶏の液卵を殺菌したもの）はサルモネラ属菌が検体25gにつき陰性でなければならない。
×(4) 「食品、添加物等の規格基準」に基づき、米（玄米及び精米）中のカドミウム及びその化合物の含量は、カドミウムとして0.4ppmを超えてはならない。
×(5) 「食品、添加物等の規格基準」に基づき、一般食品の放射線セシウムの基準値は、100Bq/kgである。

正　解 (2)、(3)

要　点

飲用乳の種類

<table>
<tr><th colspan="2">種類別名称</th><th>原材料</th><th>無脂乳固形分</th><th>乳脂肪分</th><th>細菌数
(1mLあたり)</th><th>大腸菌群</th></tr>
<tr><td rowspan="5">牛乳</td><td>特別牛乳</td><td rowspan="2">生乳100％、成分調整は禁止</td><td>8.5％以上</td><td>3.3％以上</td><td>3万以下</td><td rowspan="7">陰　性</td></tr>
<tr><td>牛　乳</td><td rowspan="5">8.0％以上</td><td>3.0％以上</td><td rowspan="5">5万以下</td></tr>
<tr><td>成分調整牛乳</td><td rowspan="3">生乳100％、乳脂肪分または水分の除去により成分を調整</td><td>規定なし</td></tr>
<tr><td>低脂肪牛乳</td><td>0.5％以上
1.5％以下</td></tr>
<tr><td>無脂肪牛乳</td><td>0.5％未満</td></tr>
<tr><td colspan="2">加工乳</td><td>乳・乳製品（生乳、特別牛乳、牛乳、成分調整牛乳、低脂肪牛乳、無脂肪牛乳、規定の乳製品）および水</td><td>規定なし</td></tr>
<tr><td colspan="2">乳飲料</td><td>生乳に乳製品・糖類・色素・香料・ビタミン・ミネラルなど多様な原料の配合が可能</td><td colspan="2">乳固型分（無脂乳固形分＋乳脂肪分）3.0％以上※</td><td>3万以下</td></tr>
</table>

※飲用乳の表示に関する公正競争規約による規定

食品中の放射性セシウム（セシウム137とセシウム134の総和）濃度の基準値

飲用水	10 Bq／kg
牛乳	50 Bq／kg
乳児用食品	50 Bq／kg
上記以外の食品	100 Bq／kg

※この表に定める濃度を超えて食品に含まれてはならない。

37回－59 NEW

特別用途食品および保健機能食品に関する記述である。最も適当なのはどれか。1つ選べ。

(1) 特定保健用食品以外の特別用途食品には、許可証票（マーク）は定められていない。
(2) 特別用途食品（総合栄養食品）には、「食生活は、主食、主菜、副菜を基本に、食事のバランスを。」と表示しなくてはならない。
(3) 特定保健用食品（条件付き）は、規格基準を満たすことを条件として個別審査を経ることなく許可される。
(4) 機能性表示食品には、妊産婦を対象に開発された食品がある。
(5) 機能性表示食品は、安全性や機能性の根拠に関する情報を消費者庁のウェブサイトで確認することができる。

正解へのアプローチ

特別用途食品は、健康増進法に基づき、病者用、妊産婦用、授乳婦用、乳児用、えん下困難者用などの特別の用途に適する旨の表示をする食品であり、内閣総理大臣（消費者庁長官）による許可を受けなければならない。

保健機能食品は、国が定めた安全性や有効性に関する基準などに従って食品の機能が表示できる食品であり、栄養機能食品、特定保健用食品、機能性表示食品の3種類がある。このうち、特定保健用食品は特別用途食品に該当する。

▶選択肢考察◀

×(1) 特定保健用食品には、専用の許可商標（マーク）があるが、特定保健用食品以外の特別用途食品にも許可証票（マーク）が定められている（▶要　点◀参照）。

×(2) バランスのとれた食生活の普及啓発を図る文言である「食生活は、主食、主菜、副菜を基本に、食事のバランスを。」の表示は、保健機能食品（特定保健用食品、栄養機能食品、機能性表示食品）に義務付けられている。

×(3) 条件付き特定保健用食品は、許可には有効性と安全性に関する個別審査が必要である。規格基準を満たすことを条件として個別審査を経ることなく許可されるのは、規格基準型特定保健用食品である。

×(4) 機能性表示食品の対象は、疾病に罹患していない者であり、未成年者、妊産婦（妊娠を計画している者を含む）及び授乳婦を除くとしている。さらに、販売に際しては、「疾病に罹患している者、未成年者、妊産婦（妊娠を計画している者を含む）及び授乳婦に対して訴求したものではない旨」の表示が義務となる。

○(5) 機能性表示食品の届出情報は、消費者庁のウェブサイトにあるデータベースで検索することができる。

▶正　解◀（5）

▶要　点◀

特定保健用食品と特別用途食品の許可証票（マーク）

特定保健用食品	条件付き特定保健用食品	特別用途食品 （特定保健用食品を除く）
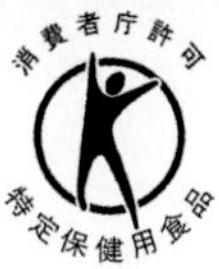	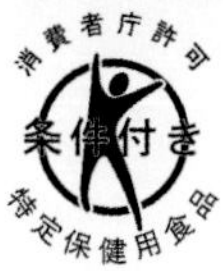	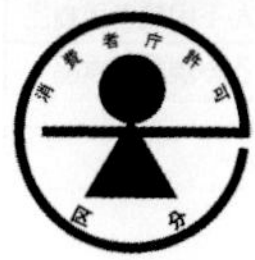

36回－58

特別用途食品および保健機能食品に関する記述である。最も適当なのはどれか。1つ選べ。

(1) 特別用途食品としての表示には、国の許可は不要である。
(2) 栄養機能食品としての表示には、国の許可が必要である。
(3) 機能性表示食品としての表示には、国の許可が必要である。
(4) 機能性表示食品には、「食生活は、主食、主菜、副菜を基本に、食事のバランスを。」と表示しなくてはならない。
(5) 特定保健用食品の審査では、関与成分に関する研究レビュー（システマティックレビュー）で機能性を評価する。

▶選択肢考察◀

×(1) 特別用途食品としての表示には、国の許可が必要である。

×(2) 栄養機能食品としての表示には、国の許可は不要である。

×(3) 機能性表示食品としての表示には、国の許可は不要である。

○(4) 機能性表示食品を含めた保健機能食品には、バランスのとれた食生活の普及啓発を図る文言（「食生活は、主食、主菜、副菜を基本に、食事のバランスを。」）の表示が義務付けられている。

×(5) 特定保健用食品の審査では、関与成分に関するヒトを対象としたランダム化比較試験の結果に基づき、関与成分の有効性を評価する。関与成分の機能性を研究レビュー（システマティックレビュー）で評価できるのは、機能性表示食品である。ただし、機能性表示食品の関与成分の機能性の評価は、申請者自ら行う。

▶正　解◀ (4)

▶要　点◀

特別用途食品の区分（令和元年９月現在）

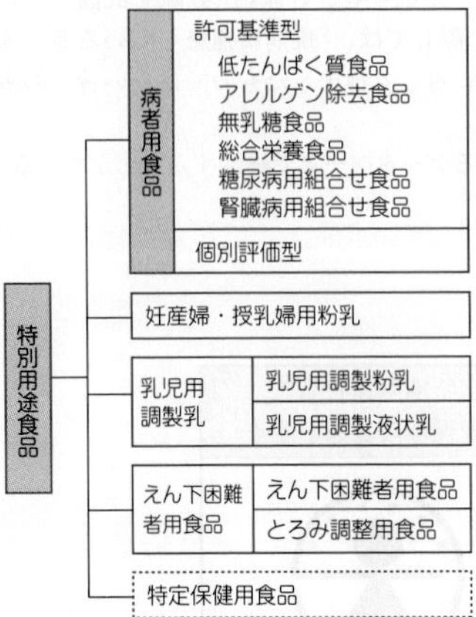

・特別用途食品の販売は、内閣総理大臣または消費者庁長官の許可を受けなければならない。
・病者用食品には、許可基準型と個別評価型があり、許可基準型については許可基準を満たしているものが販売を許可される。

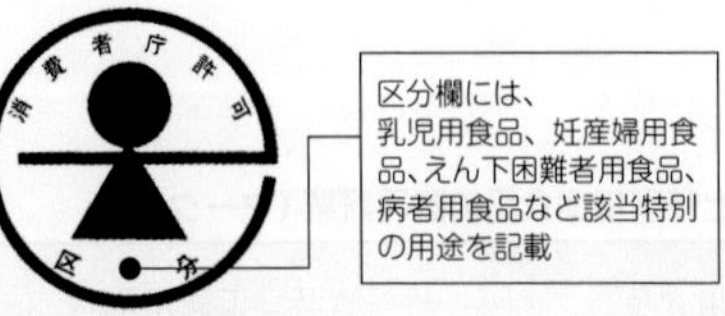

消費者庁許可
区分
区分欄には、乳児用食品、妊産婦用食品、えん下困難者用食品、病者用食品など該当特別の用途を記載

特別用途食品の許可証票
（特定保健用食品を除く）

保健機能食品の比較

	特定保健用食品	栄養機能食品	機能性表示食品
制度	個別評価型（国が安全性、有効性を確認）	規格基準型（自己認証）	届出型（一定要件を満たせば事業者責任で表示）
表示	構造・機能表示、疾病リスク低減表示 例）おなかの調子を整える	国が決めた栄養機能表示 例）カルシウムは骨や歯の形成に必要な栄養素です	事業者責任で構造・機能表示 例）目の健康をサポート
対象成分	食物繊維（難消化性デキストリン等）、オリゴ糖、茶カテキン、ビフィズス菌、各種乳酸菌など多種類	ビタミン13種・ミネラル6種、n-3系脂肪酸	ビタミン・ミネラルや成分特定できないものは除く、定量及び定性確認が可能で作用機序が明確なもの
対象食品	加工食品、サプリメント形状の食品はほとんど許可されていない	加工食品、錠剤カプセル形状食品、生鮮食品	生鮮食品、加工食品、サプリメント形状の加工食品
マーク	あり　消費者庁許可　特定保健用食品	なし	なし

35回－59

特別用途食品および保健機能食品に関する記述である。最も適当なのはどれか。１つ選べ。

(1) 特別用途食品（総合栄養食品）は、健康な成人を対象としている。
(2) 特定保健用食品（規格基準型）では、申請者が関与成分の疾病リスク低減効果を医学的・栄養学的に示さなければならない。
(3) 栄養機能食品では、申請者が消費者庁長官に届け出た表現により栄養成分の機能を表示できる。
(4) 機能性表示食品では、申請者は最終製品に関する研究レビュー（システマティックレビュー）で機能性の評価を行うことができる。
(5) 機能性表示食品は、特別用途食品の１つである。

選択肢考察

×(1) 特別用途食品の総合栄養食品は、病者用食品の一つであり、疾患等により通常の食事で十分な栄養を摂ることが困難な者を対象としている。
×(2) 規格基準型の特定保健用食品は、特定保健用食品としての許可実績が十分であるなど科学的根拠が蓄積されている関与成分について規格基準を定め、審議会の個別審査なく、消費者庁事務局において規格基準に適合するか否かの審査を行い許可するものである。申請者が関与成分の疾病リスク低減効果を医学的・栄養学的に示す必要はない。
×(3) 栄養機能食品は個別の許可申請を行う必要がない自己認証制度であり、栄養機能食品として販売するためには、1日当たりの摂取目安量に含まれる当該栄養成分量が、定められた上・下限値の範囲内にある必要があるほか、基準で定められた当該栄養成分の機能だけでなく注意喚起表示等も表示する必要がある。
○(4) 機能性表示食品は、当該食品の表示の内容等について販売日の60日前までに消費者庁長官に届け出たものであり、消費者庁が届出を受理すれば販売が可能である。したがって、機能性成分の評価は申請者自ら行う必要があり、その際、最終製品に関する研究レビュー（システマティックレビュー）や、最終製品を用いた臨床試験などによって、機能性の評価を行う。
×(5) 特別用途食品に該当するのは、特定保健用食品である。

正　解　(4)

37回－58　NEW

栄養機能食品として表示が認められている栄養成分と栄養機能表示の組合せである。**誤っているの**はどれか。１つ選べ。

(1) カリウム ――――「正常な血圧を保つのに必要な栄養素です」
(2) 鉄 ――――――――「赤血球を作るのに必要な栄養素です」
(3) ビタミンB_1 ―――「炭水化物からのエネルギー産生と皮膚や粘膜の健康維持を助ける栄養素です」
(4) ビタミンD ―――「骨粗鬆症になるリスクの低減を助ける栄養素です」
(5) ビタミンK ―――「正常な血液凝固能を維持する栄養素です」

正解へのアプローチ

栄養機能食品の対象成分と栄養機能表示の組合せを問う問題は、頻出である。各栄養素の表示内容は、**要　点**で確認すること。

なお、栄養機能に特定の疾患名は記載されないため、疾患名があればその選択肢は誤りとなる。

3 食べ物と健康

選択肢考察

○(1) カリウム ―――「正常な血圧を保つのに必要な栄養素です」
○(2) 鉄 ―――――「赤血球を作るのに必要な栄養素です」
○(3) ビタミンB_1 ―――「炭水化物からのエネルギー産生と皮膚や粘膜の健康維持を助ける栄養素です」
×(4) ビタミンD ―――「腸管からのカルシウム吸収を促進し、骨の形成を助ける栄養素です」
○(5) ビタミンK ―――「正常な血液凝固能を維持する栄養素です」

正 解 (4)

要 点

栄養機能食品に示す栄養機能表示

栄養成分	栄養機能表示
n-3系脂肪酸	n-3系脂肪酸は、皮膚の健康維持を助ける栄養素です。
亜鉛	亜鉛は、味覚を正常に保つのに必要な栄養素です。
	亜鉛は、皮膚や粘膜の健康維持を助ける栄養素です。
	亜鉛は、たんぱく質・核酸の代謝に関与して、健康の維持に役立つ栄養素です。
カルシウム	カルシウムは、骨や歯の形成に必要な栄養素です。
カリウム	カリウムは、正常な血圧を保つために必要な栄養素です。
鉄	鉄は、赤血球を作るのに必要な栄養素です。
銅	銅は、赤血球の形成を助ける栄養素です。
	銅は、多くの体内酵素の正常な働きと骨の形成を助ける栄養素です。
マグネシウム	マグネシウムは、骨の形成や歯の形成に必要な栄養素です。
	マグネシウムは、多くの体内酵素の正常な働きとエネルギー産生を助けるとともに、血液循環を正常に保つのに必要な栄養素です。
ナイアシン	ナイアシンは、皮膚や粘膜の健康維持を助ける栄養素です。
パントテン酸	パントテン酸は、皮膚や粘膜の健康維持を助ける栄養素です。
ビオチン	ビオチンは、皮膚や粘膜の健康維持を助ける栄養素です。
ビタミンA	ビタミンAは、夜間の視力の維持を助ける栄養素です。
	ビタミンAは、皮膚や粘膜の健康維持を助ける栄養素です。
ビタミンB_1	ビタミンB_1は、炭水化物からのエネルギー産生と皮膚や粘膜の健康維持を助ける栄養素です。
ビタミンB_2	ビタミンB_2は、皮膚や粘膜の健康維持を助ける栄養素です。
ビタミンB_6	ビタミンB_6は、たんぱく質からのエネルギーの産生と皮膚や粘膜の健康維持を助ける栄養素です。
ビタミンB_{12}	ビタミンB_{12}は、赤血球の形成を助ける栄養素です。
ビタミンC	ビタミンCは、皮膚や粘膜の健康維持を助けるとともに、抗酸化作用を持つ栄養素です。
ビタミンD	ビタミンDは、腸管のカルシウムの吸収を促進し、骨の形成を助ける栄養素です。
ビタミンE	ビタミンEは、抗酸化作用により、体内の脂質を酸化から守り、細胞の健康維持を助ける栄養素です。
ビタミンK	ビタミンKは、正常な血液凝固能を維持する栄養素です。
葉酸	葉酸は、赤血球の形成を助ける栄養素です。
	葉酸は、胎児の正常な発育に寄与する栄養素です。

34回－60

栄養機能食品として表示が認められている栄養成分と栄養機能表示の組合せである。正しいのはどれか。1つ選べ。

(1) n-3系脂肪酸 ――「動脈硬化や認知症の改善を助ける栄養素です」
(2) カルシウム ――「将来の骨粗鬆症の危険度を減らす栄養素です」
(3) 鉄 ――「赤血球を作るのに必要な栄養素です」
(4) ビタミンE ――「心疾患や脳卒中の予防を助ける栄養素です」
(5) ビタミンC ――「風邪の予防が期待される栄養素です」

選択肢考察

×(1) n-3系脂肪酸 ――「皮膚の健康維持を助ける栄養素です」
×(2) カルシウム ――「骨や歯の形成に必要な栄養素です」
○(3) 鉄 ――「赤血球を作るのに必要な栄養素です」
×(4) ビタミンE ――「抗酸化作用により、体内の脂質を酸化から守り、細胞の健康維持を助ける栄養素です」
×(5) ビタミンC ――「皮膚や粘膜の健康維持を助けるとともに、抗酸化作用を持つ栄養素です」

正　解 (3)

6 食品の生産・加工・保存・流通と栄養

33回－62

食品の加工に関する記述である。正しいのはどれか。1つ選べ。

(1) 遺伝子組換え食品は、加工食品に利用できない。
(2) 小麦粉は、一次加工食品である。
(3) 手作りの味噌は、二次加工食品である。
(4) 精白米は、二次加工食品である。
(5) マヨネーズは、三次加工食品である。

正解へのアプローチ

加工食品は、その加工度から一次加工食品、二次加工食品、三次加工食品に分類される。

一次加工食品は、農・畜・水産物を可食部分と不可食部分に分ける操作をし、得られた可食部分のことである。

二次加工食品は、1種類または2種類以上の一次加工食品を成形、調味など調理手段を施して包装殺菌した製品である。

三次加工食品は、2種類以上の一次加工食品および二次加工食品を組み合わせて本来と異なる形にした製品である。

選択肢考察

×(1) 遺伝子組換え食品は、加工食品に利用できる。ただし、遺伝子組換え食品の利用した加工食品についても、遺伝子組換え表示が義務付けられている。
○(2) 小麦粉は小麦を加工したものであり、一次加工食品である。
×(3) 味噌は大豆を加工したものであり、一次加工食品である。
×(4) 精白米は玄米を精米したものであり、一次加工食品である。
×(5) マヨネーズは、卵殻を除いた液状卵を加工したものであり、二次加工食品である。

正　解 (2)

37回－61 NEW

食品とその加工方法に関する記述である。最も適当なのはどれか。1つ選べ。

(1) うどんの製造に、かん水を使用する。
(2) パンは、麹かびを利用して膨化させ製造する。
(3) こんにゃくの製造に、水酸化カルシウムを使用する。
(4) きなこは、豆乳を加熱して表面にできた膜を乾燥後に粉砕して製造する。
(5) コーングリッツは、とうもろこしを湿式粉砕して製造する。

▶正解へのアプローチ◀

いずれの加工食品も、過去に国家試験で出題実績があるため、製造方法、製造の際に添加する物質を解答できるようにする必要がある。

特に選択肢(2)は、管理栄養士を目指す上で絶対に選んではいけない。

▶選択肢考察◀

×(1) かん水は、アルカリ水溶液（炭酸カリウム、炭酸ナトリウム、リン酸カリウム又はリン酸ナトリウムの混合物の水溶液）である。うどんの製造に、かん水は使用しない。製造の際にかん水を使用するのは、中華めんである。中華めんの独特の色は、かん水によりフラボノイド系色素のトリシンがアルカリ条件下で黄変したものである。

×(2) パンは、酵母を利用して、酵母が産生する二酸化炭素により膨化させ製造する。

○(3) こんにゃくの原料であるこんにゃくいもは、主要炭水化物のグルコマンナンがアルカリ水溶液を加えて加熱すると、不可逆性のゲルを形成する性質があり、こんにゃくの製造では、アルカリ水溶液である水酸化カルシウムを使用する。

×(4) きな粉は、大豆を焙煎後粉砕して製造する。

×(5) コーングリッツは、とうもろこしの胚乳部を乾燥状態で挽き割りにしたものである。

▶正　解◀ (3)

34回－61

食品の加工に関する記述である。最も適当なのはどれか。1つ選べ。

(1) 納豆の製造では、酢酸菌を発酵に利用する。
(2) こんにゃくの製造では、グルコマンナンのゲル化作用を利用する。
(3) かまぼこの製造では、魚肉に塩化マグネシウムを加えてすり潰す。
(4) 豆腐の製造では、豆乳に水酸化カルシウムを加えて凝固させる。
(5) 干し柿の製造では、タンニンの水溶化により渋味を除去する。

▶正解へのアプローチ◀

食品の化学的加工法として、加水分解、還元、ゲル化、色素固定などが国家試験で問われる。

▶選択肢考察◀

×(1) 納豆（糸引き納豆）の製造では、納豆菌の発酵を利用する。

○(2) こんにゃくの製造では、グルコマンナンのアルカリ水溶液（水酸化カルシウム）によるゲル化作用を利用する。

×(3) かまぼこの製造では、魚肉に塩化ナトリウム（食塩）を加えてすり潰す。
×(4) 豆腐の製造では、豆乳に塩化マグネシウム（にがり）または硫酸カルシウム（すまし粉）を加えて凝固させる。
×(5) 干し柿の製造では、渋柿の可溶性タンニンを不溶性にして渋味を除去する。

正　解 (2)

要　点

食品の化学的操作による加工法

加水分解反応	水あめの製造：酸処理
	みかん缶詰における内皮除去：酸・アルカリ処理
	もも缶詰における外皮除去：アルカリ処理
還元反応	糖アルコールの製造：グルコースの還元によるソルビトールの製造
	硬化油の製造：不飽和脂肪酸を含む油脂への水素添加
褐変反応	アミノ酸と糖の加熱による褐色物質（メラノイジン）の生成
色素固定	ハム・ソーセージ製造時の発色剤（亜硝酸塩）の利用
	なすの漬け物製造時の鉄釘・ミョウバンの利用（アントシアニン系色素の安定化）
	梅干し製造時のしその利用（アントシアニン系色素の安定化）
固　化	木綿豆腐製造時の凝固剤（塩化マグネシウム、硫酸カルシウム）の利用 ：塩析によるたんぱく質の凝固
	絹ごし豆腐製造時の凝固剤（グルコノ-δ-ラクトン）の利用 ：酸によるたんぱく質の凝固
	こんにゃく製造時の凝固剤（水酸化カルシウム）の利用 ：アルカリによるグルコマンナンのゲル化

37回－62 NEW

加工食品で利用されている多糖類とその原料に関する組合せである。最も適当なのはどれか。1つ選べ。

(1) アガロース ―――― あまのり
(2) アルギン酸 ―――― 昆布
(3) ペクチン ―――― てんぐさ
(4) カラギーナン ―――― りんご
(5) グルコマンナン ―――― きく芋

正解へのアプローチ

各選択肢の多糖類は、その原料だけでなく、構成糖も答えられるようにする必要がある。

選択肢考察

×(1) アガロース ―――― てんぐさ
○(2) アルギン酸 ―――― 昆布
×(3) ペクチン ―――― 果実類
×(4) カラギーナン ―――― すぎのり
×(5) グルコマンナン ―――― こんにゃくいも

正　解 (2)

▶要　点◀

代表的な多糖類

多糖類		構成糖	特　徴
単純多糖（ホモ多糖）	アミロース	グルコース	α-1,4結合のみをもつ（＝直鎖構造）。
	アミロペクチン		α-1,4結合、α-1,6結合をもつ（＝枝分かれ構造）。
	グリコーゲン		アミロペクチンに類似した構造をもつ（枝分かれが極端に多い）。
	セルロース		植物の細胞壁や繊維の主成分。
	キチン	N-アセチルグルコサミン	えび、かに等の甲殻類、きのこ類に含まれる。脱アセチル化によりキトサンとなる。
	イヌリン	フルクトース	ごぼう、きくいも等に含まれる。イヌリナーゼにより分解され、フルクトース（果糖）となる。
複合多糖（ヘテロ多糖）	ペクチン	ガラクツロン酸、ガラクツロン酸メチルエステル	メトキシル基の割合により、ゲル化条件が異なる。 低メトキシルペクチン：二価の陽イオンでゲル化 高メトキシルペクチン：酸と糖でゲル化（加熱が必要）
	寒天（アガロース、アガロペクチン）	ガラクトース、アンヒドロガラクトース	紅藻類に含まれる。
	カラギーナン	ガラクトース、アンヒドロガラクトース	紅藻類に含まれる。
	アルギン酸	マンヌロン酸、グルロン酸	ナトリウム塩の水溶液に溶かすと、高粘性を示す。
	グルコマンナン	グルコース、マンノース	こんにゃくいもの主要多糖類。水酸化カルシウムを加えるとゲル化する。

37回－60 NEW

食品加工に利用される酵素とその利用に関する組合せである。最も適当なのはどれか。1つ選べ。

(1) パパイン ―――――――― みかん缶詰製造における白濁原因物質の除去
(2) キモシン ―――――――― 味噌製造における大豆たんぱく質の分解
(3) ペクチナーゼ ―――――― 転化糖製造におけるショ糖の分解
(4) トランスグルタミナーゼ ――― かまぼこ製造におけるゲル形成の向上
(5) グルコースイソメラーゼ ――― 柑橘果汁製造における苦味の除去

▶正解へのアプローチ◀

トランスグルタミナーゼは、主にたんぱく質とたんぱく質をつなぎ合わせる（架橋する）酵素で、グルタミンとリシン残基の側鎖を共有結合（イソペプチド結合）でつなぐ作用がある。

▶選択肢考察◀

×(1) ヘスペリジナーゼ ―――――― みかん缶詰製造における白濁原因物質の除去
×(2) プロテアーゼ ―――――――― 味噌製造における大豆たんぱく質の分解
×(3) インベルターゼ ――――――― 転化糖製造におけるショ糖の分解
○(4) トランスグルタミナーゼ ――― かまぼこ製造におけるゲル形成の向上
×(5) ナリンギナーゼ ――――――― 柑橘果汁製造における苦味の除去

▶正　解◀ (4)

36回－60
食品加工に利用される酵素とその働きに関する記述である。最も適当なのはどれか。1つ選べ。
(1) α-アミラーゼは、マルトースをグルコースに分解する。
(2) インベルターゼは、スクロースをグルコースとフルクトースに分解する。
(3) ラクターゼは、でんぷんをグルコースに分解する。
(4) リパーゼは、RNAをイノシン酸に分解する。
(5) ヘスペリジナーゼは、カゼインをアミノ酸に分解する。

▶正解へのアプローチ◀

これまで、食品加工に関与する酵素に関する問題は、酵素の使用目的を問うものであったが、本設問は、酵素の作用を問うものであり、国家試験で出題実績のある酵素の作用を理解すること。

▶選択肢考察◀

×(1) α-アミラーゼは、アミロースのα-1,4結合をランダムに分解する酵素である。マルトースをグルコース2分子に分解するのは、マルターゼである。
◯(2) インベルターゼは、スクロースをグルコースとフルクトースに分解する酵素で、スクラーゼともいう。転化糖の製造に利用される。
×(3) ラクターゼは、ラクトースをグルコースとガラクトースに分解する酵素である。でんぷんをグルコースに分解する酵素は、グルコアミラーゼである。
×(4) リパーゼは、トリグリセリド（中性脂肪）を脂肪酸とグリセロールに分解する酵素である。RNAを分解する酵素は、リボヌクレアーゼ（RNase）である。
×(5) カゼインなどのたんぱく質をアミノ酸やペプチドに分解する酵素は、プロテアーゼである。ヘスペリジナーゼは、ヘスペリジンをヘスペレチン-7-グルコシドに分解する酵素で、みかん缶詰の白濁防止に用いられる。

▶正　解◀ (2)

▶要　点◀

食品加工に用いられる主な酵素の種類

酵素名	使用目的
アミラーゼ	でんぷんからグルコースや水あめの製造 ビール、清酒、みその製造におけるでんぷんの糖化
リパーゼ	バターフレーバーの製造　※酸敗臭の原因ともなる
プロテアーゼ	肉の軟化、チーズの熟成、味噌・しょう油の速醸（醸造の促進）
リボヌクレアーゼ	イノシン酸の製造
ペクチナーゼ	混濁果汁の清澄化
レンニン（キモシン）	チーズの製造における凝乳（カード形成）、熟成
ナリンギナーゼ	柑橘果汁の苦味物質（ナリンギン）の除去
ヘスペリジナーゼ	みかん缶詰の白濁の防止
グルコースイソメラーゼ	異性化糖の製造
インベルターゼ	転化糖の製造
イヌリナーゼ	イヌリンより果糖（フルクトース）の製造
トランスグルタミナーゼ	成形肉の製造、かまぼこの製造

33回－64

食品成分の変化に関する記述である。正しいのはどれか。1つ選べ。

(1) ビタミンB_2は、光照射で分解する。
(2) イノシン酸は、脂肪酸の分解物である。
(3) なすの切り口が短時間で褐変するのは、メイラード反応による。
(4) だいこんの辛みが生成するのは、アリイナーゼの反応による。
(5) りんご果汁の濁りは、ミロシナーゼ処理で除去できる。

正解へのアプローチ

食品成分の変化の要因として、食品中の酵素の影響がある。酵素が関与する反応の制御が不十分な場合には、代謝や分解、酸化、褐変反応などによる風味や外観の悪化、テクスチャーの変化、栄養価の低下といった品質の劣化を招くことになる。

そこで、酵素反応を制御するために、加熱による失活やpHの調節、阻害剤の添加、低温・凍結などによる反応抑制、さらには脱水・乾燥による基質との接触・反応抑制など、様々な方法が用いられる。

選択肢考察

○(1) ビタミンB_2（リボフラビン）は、光照射やアルカリ条件下で分解されやすい。そこで、光分解の防止には褐色瓶を用いる。
×(2) イノシン酸は、ATP（核酸）の分解物である。
×(3) なすの切り口が短時間で褐変するのは、酵素的褐変反応による。メイラード反応（アミノカルボニル反応）は、非酵素的褐変反応である。
×(4) だいこんの辛みが生成するのは、ミロシナーゼの反応による。アリイナーゼはニンニクなどの香気成分を生成させる。
×(5) りんご果汁の濁りはペクチンによるものであり、ペクチナーゼ処理で除去できる。

正　解 (1)

35回－61

穀類の加工品に関する記述である。最も適当なのはどれか。1つ選べ。

(1) アルファ化米は、炊飯した米を冷却後、乾燥させたものである。
(2) 無洗米は、精白後に残る米表面のぬかを取り除いたものである。
(3) 薄力粉のたんぱく質含量は、12～13％である。
(4) 発酵パンは、ベーキングパウダーにより生地を膨らませる。
(5) コーンスターチは、とうもろこしを挽き割りにしたものである。

正解へのアプローチ

穀物の加工品のうち、米の加工品と小麦の加工品に関する出題が多いため、一次加工品、二次加工品の加工の特徴について整理しておくこと。

選択肢考察

×(1) アルファ化米は、炊飯した米を高温状態で急速乾燥させたものである。
○(2) 無洗米は、精白後に残る米表面のぬか層を取り除いたものであり、とぎ洗い操作が不要である。
×(3) 薄力粉のたんぱく質含量は約8％であり、中力粉、準強力粉、強力粉よりも低い。

×(4)　発酵パンは、酵母が生成する二酸化炭素により生地を膨らませる。ベーキングパウダーは、膨化剤であり、加熱により二酸化炭素を発生させる。

×(5)　コーンスターチは、とうもろこしのでんぷんのみを沈殿させ、分離精製したものである。とうもろこしを挽き割りにしたものは、コーングリッツである。

正　解　(2)

35回－62

畜肉の加工および加工品に関する記述である。最も適当なのはどれか。1つ選べ。

(1)　ドメスティックソーセージは、ドライソーセージに比べて保存性が高い。
(2)　ベーコンは、主に鶏肉を塩漬し、くん煙したものである。
(3)　ボンレスハムは、細切れの畜肉につなぎ材料等を混合し、圧力をかけたものである。
(4)　コンビーフは、牛肉を塩漬し、煮熟後にほぐし、調味して容器に詰めたものである。
(5)　ビーフジャーキーは、細切れの牛肉を塩漬し、調味してケーシングに詰めたものである。

正解へのアプローチ

畜肉の加工品は、これまで豚肉の加工品だけが出題されていたが、初めて牛肉の加工品が出題された。ただし、コンビーフが牛肉の加工品であることは必ず正解できなければならない。

選択肢考察

×(1)　ドメスティックソーセージは、比較的水分含量が多いため保存性は低いが、食感や風味を重視したものである。一方、ドライソーセージは、比較的水分含量が少なく、水分活性も低いため保存性が高い。

×(2)　ベーコンは、主に豚バラ肉を塩漬し、くん煙したものである。

×(3)　ボンレスハムは、一般的に豚もも肉を塩漬し、ケーシングなどで包装した後、くん煙および湯煮したものである。細切れの畜肉につなぎ材料等を混合し、圧力をかけたものはプレスハムである。

○(4)　コンビーフは、牛肉を塩漬し、煮熟後にほぐしたものに調味料、香辛料などを加え缶詰にしたものである。

×(5)　ビーフジャーキーは、牛肉を塩漬し、調味料、香辛料などで味付けしたものを薄く圧延して乾燥させたものである。

正　解　(4)

36回－61

発酵食品とその製造に関わる微生物の組合せである。最も適当なのはどれか。1つ選べ。

(1)　ワイン ―――― 枯草菌
(2)　ビール ―――― 麦角菌
(3)　食酢 ―――― 乳酸菌
(4)　糸引き納豆 ―― 酵母
(5)　味噌 ―――― こうじかび

正解へのアプローチ

大豆加工食品は、発酵食品（みそ、しょうゆ、糸引き納豆など）と非発酵食品（豆腐、湯葉など）に大別され、発酵食品は製品ごとに利用する微生物を問われる（要　点　参照）。

選択肢考察

×(1) ワイン ――――― 酵母
×(2) ビール ――――― 酵母
×(3) 食酢 ――――― 酢酸菌
×(4) 糸引き納豆 ――― 納豆菌
○(5) 味噌 ――――― こうじかび、酵母、乳酸菌

正　解 (5)

要　点

主な発酵食品

食　品	原材料	利用される微生物
チーズ	乳	乳酸菌、ペニシリウム属のカビ
ヨーグルト	乳	乳酸菌
漬　物	野　菜	乳酸菌、酵母
味　噌	大豆、麦、米	アスペルギルス属のカビ（こうじカビ）、酵母、乳酸菌
しょうゆ	大豆、小麦	
ビール	大麦、ホップ	酵母
ワイン	ぶどう	酵母
清　酒	米	アスペルギルス属のカビ（こうじカビ）、酵母
みりん	米、焼酎、醸造用アルコール	アスペルギルス属のカビ（こうじカビ）
食　酢	穀類、果実類	酵母、酢酸菌
糸引き納豆	大　豆	納豆菌
塩納豆	大　豆	アスペルギルス属のカビ（こうじカビ）

36回－62

食品の保存に関する記述である。最も適当なのはどれか。1つ選べ。

(1) グレーズ処理は、pHを低下させる保存法である。
(2) 青果物の品温を20℃から10℃に下げると、呼吸量は1/2～1/3に抑制される。
(3) CA貯蔵では、二酸化炭素濃度を15～20％に上昇させる。
(4) 熱燻法は、冷燻法に比べて保存性が高い。
(5) 食肉の缶詰の殺菌には、主に低温殺菌が用いられる。

正解へのアプローチ

食品の保存に関する問題は頻出であるが、本設問は、国家試験でも出題実績のある保存方法の非常に細かい知識を問う問題である。

選択肢考察

×(1) グレーズ処理は、食品を冷凍する際に食品表面を薄い氷の皮膜（氷衣）で覆う処理であり、食品が酸素に触れないため酸化を防ぐ効果がある。
○(2) 反応速度の温度による変化を示す指標に温度係数（Q_{10}）があり、温度が10℃上昇すると反応速度が何倍になるかを示している。一般的に呼吸や酵素反応のような生理的な反応のQ_{10}は2～3であり、温度が10℃低下すると呼吸量は1/2～1/3に低下する。

×(3) CA貯蔵は、二酸化炭素濃度を高くし、酸素濃度を低くした環境下で、呼吸を抑制する貯蔵方法である。大気中の酸素濃度は約21%、二酸化炭素濃度は約0.03%であるが、CA貯蔵では酸素濃度を2～7%に低下させ、二酸化炭素濃度を2～8%に増加させた条件下で低温保存する。

×(4) 燻煙とは、燻煙剤（桜チップなど）をいぶさせ、発生する煙を製品に付着させる操作であり、食肉製品や魚肉製品は熱による乾燥と煙に含まれる揮発性成分による防腐効果で保存性が高められる。燻煙には、冷燻法（15～30℃、1～3週間）、温燻法（50～80℃、1～12時間）、熱燻法（120～140℃、2～4時間）、液燻法（木酢液を加えた調味液に浸漬して乾燥）がある。このうち保存性が最も高いのは、冷燻法である。熱燻法は、冷燻法より水分が多く残るため、保存性が低い。

×(5) 食肉の缶詰には、ポークランチョンミート、コンビーフ、牛肉の大和煮などがある。通常、缶詰製品は加圧加熱殺菌により120℃で処理される。

正　解 (2)

35回－63

食品の保存に関する記述である。最も適当なのはどれか。1つ選べ。

(1) 冷凍におけるグレーズは、食品の酸化を防ぐ効果がある。
(2) 冷蔵における低温障害は、主に畜肉で発生する。
(3) 水産物の缶詰では、主に低温殺菌が用いられている。
(4) ガス置換による保存・貯蔵では、空気を酸素に置換する。
(5) わが国において、放射線の照射は、殺菌のために許可されている。

正解へのアプローチ

食品の保存は、微生物の繁殖を抑制し品質を保持することが主な目的で、乾燥、塩蔵、糖蔵などによる水分活性低下・浸透圧上昇、冷蔵・冷凍、加熱殺菌、pH低下などの方法がある。また、酸化防止を目的としたガス置換や脱酸素剤の利用、真空包装なども行われている。

選択肢考察

○(1) グレーズ処理は、食品を冷凍する際に食品表面を薄い氷の皮膜（氷衣）で覆う処理であり、食品が酸素に触れないため酸化を防ぐ効果がある。

×(2) 冷蔵における低温障害は、主に野菜・果実で発生する。

×(3) 水産物の缶詰は、食品衛生法に基づき缶に食品を詰めた後、加圧加熱殺菌（中心部の温度を120℃で4分間加熱する方法）を行う。

×(4) ガス置換による保存・貯蔵では、一般的に空気を窒素に置換する。ガス置換により、酸化反応や好気的微生物の生育を抑制する。

×(5) わが国において、殺菌目的での食品への放射線照射は禁止されている。食品への放射線照射が唯一認められているのは、じゃがいもの発芽防止目的での放射線照射（コバルト60のγ線照射）である。

正　解 (1)

34回－62
食品の保存に関する記述である。最も適当なのはどれか。1つ選べ。
(1) ブランチング処理により、酵素は活性化する。
(2) 最大氷結晶生成帯を短時間で通過させると、品質の低下は抑制される。
(3) 塩蔵では、食品の浸透圧は低下する。
(4) CA貯蔵では、二酸化炭素を大気より低濃度にする。
(5) 酸を用いた保存では、無機酸が用いられる。

選択肢考察

×(1) ブランチング（湯通し）により、酵素は失活する。
○(2) 最大氷結晶生成帯（－1～－5℃）は、食品中の水の70～85％が氷結晶に変化し、物理的に冷凍状態となる温度帯であり、氷結晶が大きくなると細胞組織が破壊され、解凍時にドリップが多くなる。そこで、急速凍結により最大氷結晶生成帯を急速に通過させれば氷結晶が大きくならず、品質劣化を防げる。
×(3) 塩蔵により、食品の浸透圧は上昇し、さらに水分活性が低下するため、細菌の増殖が抑制できる。
×(4) CA貯蔵は、二酸化炭素濃度を高くし、酸素濃度を低くした環境下で、呼吸を抑制する貯蔵方法である。
×(5) 酸を用いた保存では、酢酸などの有機酸が用いられる。

正　解（2）

33回－63
食品の保存に関する記述である。正しいのはどれか。1つ選べ。
(1) 微生物の生育は、食品を冷蔵保存することで止まる。
(2) 米飯の老化は、冷凍保存に比べて冷蔵保存で抑制される。
(3) 魚肉の脂質の酸化は、長期冷凍保存では起こらない。
(4) さつまいもは、10℃以下で貯蔵する。
(5) 野菜の呼吸作用は、室温保存中も進行する。

選択肢考察

×(1) 冷蔵や冷凍の条件下でも生育できる微生物が存在する。
×(2) 米飯に含まれるでんぷんの老化は、2～5℃の温度帯で最も促進されるため、冷蔵保存よりも冷凍保存で抑制される。
×(3) 冷凍保存しても、食品の酸化は抑制できない。そこで、魚の冷凍では、表面を薄い氷の皮膜（氷衣）で覆うグレーズ処理を行うことで、油脂の酸化を防止する。
×(4) さつまいもは、10℃以下で貯蔵すると低温障害が起こる。
○(5) 野菜の呼吸作用は、室温では進行し、低温で抑制される。

正　解（5）

37回－63 NEW

食品の保存法と保存性を高めるための加工法に関する記述である。最も適当なのはどれか。1つ選べ。

(1) 冷凍食品では、冷却時に－1～－5℃の温度帯を緩慢に通過させて－20℃にすることで品質が良好に保持される。
(2) パーシャルフリージングでは、一般的にたんぱく質の変性が急速に進む。
(3) ショ糖を用いる糖蔵では、浸透圧が低下する。
(4) 冷燻法による燻製食品は、熱燻法で製造された製品に比べて保存性が劣る。
(5) 容器包装に密封した常温流通食品のうち、pHが4.6を超え、かつ、水分活性が0.94を超えるものは、120℃ 4分間以上の加熱により殺菌する。

正解へのアプローチ

容器包装に密封した食品を加圧加熱殺菌する目的を説明できるようにすること。
冷燻法と熱燻法の違いは、第36回国家試験でも出題されている。

選択肢考察

×(1) －1～－5℃の温度帯を最大氷結晶生成帯という。この温度帯を緩慢に通過させると、氷結晶が大きくなり食品中の細胞や組織を破壊し、解凍時にドリップが大量に生成される。そこで、冷凍食品では、冷却時に最大氷結晶生成帯を短時間で通過させて－20℃にすることで、品質が良好に保持される。

×(2) パーシャルフリージングでは、－3℃前後の温度帯で食品を完全に凍結させない。したがって、たんぱく質の変性が起こりにくい。

×(3) ショ糖を用いる糖蔵では、浸透圧が上昇する。浸透圧の上昇により、細菌の原形質分離が引き起こされることから、細菌の繁殖は抑制される。また、糖蔵による水分活性の低下も、細菌の繁殖抑制に関与する。

×(4) 冷燻法（15～30℃、1～3週間）による燻製食品は、熱燻法（120～140℃、2～4時間）で製造された製品に比べて保存性が高い。冷燻法による燻製食品にはドライソーセージなどがあり、熱燻法による燻製食品にはローストビーフなどがある。

○(5) 容器包装に密封した常温流通食品のうち、pHが4.6を超え、かつ、水分活性が0.94を超えるものは、120℃ 4分間以上の加熱により殺菌（加圧加熱殺菌）が適する。これは、pH4.6がボツリヌス菌の生育限界であること、水分活性0.94がほとんどの食中毒菌の生育最低水分活性であることによる。

正　解 (5)

36回－63
容器包装に関する記述である。最も適当なのはどれか。1つ選べ。
(1) アルミニウムは、ラミネート材料として利用されている。
(2) セロハンは、防湿性が高い。
(3) ガラスは、ガス遮断性が低い。
(4) 無菌包装では、包装後に殺菌処理を行う。
(5) ガス置換包装では、容器内の空気を酸素に置換する。

▶正解へのアプローチ◀

ラミネート包装は、性質の異なる複数の包装材を貼り合わせることで、それぞれの包装材の欠点を補うとともに長所を活かした包装材となっており、レトルトパウチ食品やLL牛乳（ロングライフミルク）などの包装容器として用いられている。

▶選択肢考察◀

○(1) アルミニウムは、アルミ箔として光遮断性、気体遮断性に優れている。例えば、LL牛乳（ロングライフミルク）に使用する牛乳パック（ミルクカートン）は、ポリエチレン、紙、アルミニウム（アルミ箔）のラミネート加工である。
×(2) セロハンは、一般に透明性、光沢性、強度が高い、印刷が可能、帯電性がないなど多くの特性があるが、耐熱性や耐湿性に劣る。
×(3) ガラスは、ガス遮断性が高い。
×(4) 無菌包装では、無菌室で殺菌済みの食品を殺菌済みの容器に包装する。
×(5) ガス置換包装では、容器内の空気を窒素に置換する。

▶正　解◀（1）

34回－63
食品の容器・包装に関する記述である。最も適当なのはどれか。1つ選べ。
(1) ガラスは、プラスチックに比べて化学的安定性が低い。
(2) 生分解プラスチックは、微生物によって分解されない。
(3) ラミネート包材は、単一の素材から作られる。
(4) 無菌充填包装では、包装後の加熱殺菌は不要である。
(5) 真空包装は、嫌気性微生物の生育を阻止する。

▶選択肢考察◀

×(1) ガラスは、プラスチックに比べて化学的安定性が高い。
×(2) 生分解プラスチックは、自然界に存在する微生物によって、最終的に水と二酸化炭素に分解されるプラスチックのことである。バイオマス由来のバイオプラスチックが主流であり、でんぷんを原料とするものが多い。
×(3) ラミネート包装は、性質の異なる2種類以上の包材（フィルム）を貼り合わせたものである。
○(4) 無菌充填包装は、無菌条件下で殺菌済みの包材に調理済み食品を充填する包装である。
×(5) 真空包装では、好気性菌や通性嫌気性菌の増殖を抑制できるが、ウェルシュ菌やボツリヌス菌といった偏性嫌気性菌は増殖する。

▶正　解◀（4）

要　点

代表的なプラスチックの特性

プラスチック名		気体遮断性	耐熱性	耐寒性	透明性	ヒートシール性	保香性
ポリエチレン	低密度	×	×	○	○	◎	×
	高密度	×	○	○	×	◎	×
ポリプロピレン		×	○	○	◎	×	×
ポリスチレン		×	△	○	◎	×	×
ポリ塩化ビニル		○	△	×	◎	○	○
ポリ塩化ビニリデン		◎	◎	○	○	○	◎
ポリエチレンテレフタレート		○	◎	◎	◎	×	◎
ナイロン		○	◎	◎	◎	×	○
ポリカーボネート		×	◎	◎	○	×	◎

◎優れている　○良好である　△やや劣る　×劣る

7 食事設計と栄養・調理

33回－65

食品の嗜好要因とその測定機器の組合せである。**誤っている**のはどれか。1つ選べ。

(1)　水分 ―――――――― 加熱乾燥式水分計
(2)　無機質（ミネラル）――― 原子吸光分光光度計
(3)　テクスチャー ―――― 味覚センサー
(4)　有機酸 ―――――――― 高速液体クロマトグラフィー
(5)　温度 ―――――――― 熱電対

正解へのアプローチ

食品の嗜好要因の客観的評価方法として、理化学的評価がある。

日本食品標準成分表には、収載食品成分の測定方法が示されており、特に一般成分のうち水分、たんぱく質、脂質、灰分の測定は食品学実験で経験するため、測定方法を解答できるようにしておくこと。

ただし、本設問では、一般成分（七訂まで）は水分だけの出題となっており、その他の成分の測定方法は学生実験で経験している場合は解答できる。

選択肢考察

○(1)　水分 ―――――――― 加熱乾燥式水分計
○(2)　無機質（ミネラル）――― 原子吸光分光光度計
×(3)　テクスチャー ―――― テクスチュロメーター
○(4)　有機酸 ―――――――― 高速液体クロマトグラフィー
○(5)　温度 ―――――――― 熱電対

正　解 (3)

要　点

日本食品標準成分表2020年版（八訂）の一般成分の測定法

成分		測定法
水分		常圧加熱乾燥法、減圧加熱乾燥法、カールフィッシャー法又は蒸留法。 →アルコール又は酢酸を含む食品は、乾燥減量からアルコール分又は酢酸の重量をそれぞれ差し引いて算出。
たんぱく質	アミノ酸組成によるたんぱく質	アミノ酸成分表2020年版の各アミノ酸量に基づき、アミノ酸の脱水縮合物の量（アミノ酸残基の総量）として算出。
	たんぱく質	改良ケルダール法、サリチル酸添加改良ケルダール法又は燃焼法（改良デュマ法）によって定量した窒素量からカフェイン、テオブロミン及び／あるいは硝酸態窒素に由来する窒素量を差し引いた基準窒素量に、「窒素-たんぱく質換算係数」を乗じて算出。 →食品とその食品において考慮した窒素含有成分は次のとおり： コーヒー、カフェイン；ココア及びチョコレート類、カフェイン及びテオブロミン 野菜類、硝酸態窒素；茶類、カフェイン及び硝酸態窒素
脂質	脂肪酸のトリアシルグリセロール当量	脂肪酸成分表2020年版の各脂肪酸量をトリアシルグリセロールに換算した量の総和として算出。
	コレステロール	けん化後、不けん化物を抽出分離後、水素炎イオン化検出-ガスクロマトグラフ法。
	脂質	溶媒抽出-重量法： ジエチルエーテルによるソックスレー抽出法、酸分解法、液-液抽出法、クロロホルム-メタノール混液抽出法、レーゼ・ゴットリーブ法、酸・アンモニア分解法、ヘキサン-イソプロパノール法又はフォルチ法。
炭水化物	利用可能炭水化物（単糖当量）	炭水化物成分表2020年版の各利用可能炭水化物量（でん粉、単糖類、二糖類、80％エタノールに可溶性のマルトデキストリン及びマルトトリオース等のオリゴ糖類）を単糖に換算した量の総和として算出。 →魚介類、肉類及び卵類の原材料的食品のうち、炭水化物としてアンスロン-硫酸法による全糖の値が収載されているものは、その値を推定値とする。
	利用可能炭水化物（質量計）	炭水化物成分表2020年版の各利用可能炭水化物量（でん粉、単糖類、二糖類、80％エタノールに可溶性のマルトデキストリン及びマルトトリオース等のオリゴ糖類）の総和として算出。 →魚介類、肉類及び卵類の原材料的食品のうち、炭水化物としてアンスロン-硫酸法による全糖の値が収載されているものは、その値に0.9を乗じた値を推定値とする。
	差引き法による利用可能炭水化物	100gから、水分、アミノ酸組成によるたんぱく質（この収載値がない場合には、たんぱく質）、脂肪酸のトリアシルグリセロール当量として表した脂質（この収載値がない場合には、脂質）、食物繊維総量、有機酸、灰分、アルコール、硝酸イオン、ポリフェノール（タンニンを含む）、カフェイン、テオブロミン、加熱により発生する二酸化炭素等の合計（g）を差し引いて算出。
	食物繊維総量	酵素-重量法（プロスキー変法又はプロスキー法）、又は、酵素-重量法・液体クロマトグラフ法（AOAC.2011.25法）。
	糖アルコール	高速液体クロマトグラフ法。
	炭水化物	差し引き法。100gから、水分、たんぱく質、脂質及び灰分の合計（g）を差し引く。硝酸イオン、アルコール、酢酸、ポリフェノール（タンニンを含む）、カフェイン又はテオブロミンを多く含む食品や、加熱により二酸化炭素等が多量に発生する食品ではこれらも差し引いて算出。 →魚介類、肉類及び卵類のうち原材料的食品はアンスロン-硫酸法による全糖。
有機酸		5％過塩素酸水で抽出、高速液体クロマトグラフ法、酵素法。
灰分		直接灰化法（550℃）

37回－50 *NEW*

食品成分とその分析方法の組合せである。最も適当なのはどれか。１つ選べ。

(1) たんぱく質 ─── ケルダール法
(2) 脂質 ──────── プロスキー法
(3) 脂肪酸 ─────── カールフィッシャー法
(4) 炭水化物 ────── 原子吸光光度法
(5) ナトリウム ──── ガスクロマトグラフ法

▶正解へのアプローチ◀

食品成分の分析方法は、日本食品標準成分表2020年版（八訂）に示されている（P 268：33回－65：▶要　点◀参照）。実際、日本食品標準成分表に準じた分析方法を「食品学実験」で経験している。

▶選択肢考察◀

○(1) たんぱく質 ─── 改良ケルダール法など
×(2) 脂質 ──────── ジエチルエーテルによるソックスレー抽出法など
×(3) 脂肪酸 ─────── 水素炎イオン化検出-ガスクロマトグラフ法
×(4) 炭水化物 ────── 差引き法
×(5) ナトリウム ──── 原子吸光光度法など

▶正　解◀ (1)

35回－64

調理器具・機器に関する記述である。最も適当なのはどれか。１つ選べ。

(1) 三徳包丁は、代表的な和包丁である。
(2) 両刃の包丁は、片刃のものより、かつらむきに適している。
(3) 平底の鍋は、丸底のものより電磁調理器に適している。
(4) 蒸し器内の水蒸気の温度は、120℃以上である。
(5) 家庭用冷凍庫の庫内は、－５℃前後になるように設定されている。

▶正解へのアプローチ◀

国家試験では、加熱調理機器に関する出題が多いが、本設問では、包丁の種類や包丁の使い方といった細かい知識を問われている。

▶選択肢考察◀

×(1) 三徳包丁は、和包丁と洋包丁の特性を組み合わせた包丁である。三徳の意味は「三つの用途」を意味し、肉、魚、野菜など幅広い材料に対して様々な切り方ができることを表している。
×(2) かつらむきや野菜の皮むきに適しているのは、片刃包丁である。
○(3) 電磁調理器（IH）は、磁性をもつ調理機器を磁気抵抗により発熱させることで食品を加熱する。磁力線の関係から、底が丸い鍋や反りや足がある鍋は適していない。底が平らな形状の鍋は、使用に適している。
×(4) 蒸し器内の水蒸気の温度は、100℃である。圧力鍋などの加圧加熱では、120℃前後になる。
×(5) 家庭用冷凍庫の庫内は、JIS規格（日本工業規格）により－18℃以下になるように設定されている。

▶正　解◀ (3)

33回－67
加熱調理に関する記述である。正しいのはどれか。1つ選べ。
(1) 電子レンジでは、ほうろう容器に入れて加熱する。
(2) 電気コンロには、アルミ鍋が使用できない。
(3) 天ぷらの揚げ油の適温は、250℃である。
(4) 熱伝導率は、アルミニウムよりステンレスの方が小さい。
(5) 熱を速く伝えるためには、熱伝導率が小さい鍋が適している。

▶正解へのアプローチ◀

加熱調理に用いる加熱調理機器には、ガスを用いるものや電子レンジ、電磁調理器（IH）、スチームコンベクションオーブンなどがあり、各機器の特徴をまとめておくこと。また、調理器具の材質による特性もまとめておく。

▶選択肢考察◀

×(1) ほうろうとは、鉄やアルミニウムなどの金属素材の表面にガラス質の「うわぐすり」を高温で焼き付けたものである。電子レンジでは金属製の容器は使用できないため、金属を含むほうろう容器は使用できない。
×(2) 電気コンロは、渦巻き状のニクロム線を絶縁体で覆い、さらに金属パイプで覆ったシーズヒーター式が主流である。金属製やアルミ製の鍋でも使用できる。アルミ鍋は、電磁調理器（IH）に使用できない。
×(3) 天ぷらの揚げ油の適温は食材により多少異なるが、180℃前後である。
◯(4) 熱伝導率は、銀＞銅＞アルミニウム＞鉄＞ステンレス＞陶器の順で小さくなる。したがって、アルミニウムよりステンレスのほうが小さい。
×(5) 熱を速く伝えるためには、熱伝導率が大きい素材の鍋が適している。

▶正　解◀ (4)

37回－64 NEW
食品の硬さを調整するための調理に関する記述である。最も適当なのはどれか。1つ選べ。
(1) じゃがいもは、軟らかくするために65℃に保ちながらゆでる。
(2) さつまいもは、軟らかくするためにミョウバン入りの水でゆでる。
(3) れんこんは、歯ごたえを良くするために重曹入りの水でゆでる。
(4) だいこんの千切りは、歯ごたえを良くするために塩水に浸す。
(5) 鯉は、歯ごたえを良くするために、そぎ切りにして氷水に漬ける。

▶正解へのアプローチ◀

加熱調理による野菜の軟化には、細胞壁の構成成分であるペクチンの分解反応が関与している。

野菜を高温で加熱すると、ペクチンが分解され軟化するが、65℃付近で加熱を続けるとペクチンは不溶化し、軟化しづらい。

また、pH 5 以上ではβ脱離（トランスエリミネーション）、pH 3 以下では加水分解によりペクチンが分解されるため、野菜は軟化する。一方、pH 4 付近ではβ脱離および加水分解が起こりにくいため、野菜は軟化しづらい。

▶選択肢考察◀

×(1) じゃがいもは、65℃付近で加熱を続けると、細胞間に存在するペクチンがペクチンメチルエステラーゼの作用で細胞内のカルシウムイオンやマグネシウムイオンと架橋を形成するため、不溶化し、じゃがいもは硬くなる。

×(2) さつまいもをゆでる際にミョウバン（硫酸アンモニウムカリウム、硫酸アルミニウムカリウム）を加えるのは、さつまいもの煮崩れ防止のためであり、さつまいもをミョウバン入りの水でゆでると、硬くなる。

×(3) れんこんは、歯ごたえを良くするために、食酢入りの水でゆでる。

×(4) だいこんの千切りは、歯ごたえを良くするために真水（低張液）に浸漬する。塩水（高張液）に浸漬すると、しんなりしてしまう。

◯(5) 死後硬直直前の魚をそぎ切りにし、氷水に漬けて筋肉を硬直させる調理操作を、「あらい」という。主に鯉などの淡水魚に用いる操作で、歯ごたえが良くなるほかに、表面の油や臭みも除かれる。

▶正　解◀（5）

33回－68

野菜の調理操作に関する記述である。正しいのはどれか。1つ選べ。

(1) 緑色野菜を鮮緑色にゆでるために、ゆで水を酸性にする。
(2) 煮崩れ防止のために、ゆで水をアルカリ性にする。
(3) 山菜のあくを除くために、食酢でゆでる。
(4) 十分に軟化させるために、60℃で加熱する。
(5) 生野菜の歯ごたえを良くするために、冷水につける。

▶正解へのアプローチ◀

野菜の調理操作では、色の変化や脱水、軟化などを考慮する必要がある。

▶選択肢考察◀

×(1) 緑色野菜の色素のクロロフィルは、酸に不安定で、ポルフィリン環に配位していたマグネシウムイオンが2個の水素イオンと置き換わって、黄褐色のフェオフィチンとなる。よって、食塩を添加してナトリウムイオンに置換させると鮮緑色となる（P209：34回－51：▶要　点◀参照）。

×(2) 加熱調理による野菜の軟化には、ペクチンの分解反応が関与している。pH5以上ではβ脱離（トランスエリミネーション）、pH3以下では加水分解によりペクチンが分解されるため、野菜は軟化する。一方、pH4付近ではβ脱離および加水分解が起こりにくいため、野菜は軟化しづらい。したがって、ゆで水を酸性にすると煮崩れを防止できる。

×(3) 山菜やたけのこのあくを除去するには、重曹や米ぬかを加えてゆでる。これは、えぐ味成分がゆで水に移行しやすいためである。

×(4) 野菜を50～60℃で加熱すると、ペクチンメチルエステラーゼの作用により、ペクチンが脱エステル化し、硬くなる。軟化させるには90℃以上の加熱が必要である。

◯(5) 野菜を冷水に浸すと、水分の侵入により細胞が膨らみ、パリパリとした張りのある食感になる。

▶正　解◀（5）

34回－65
鶏卵を用いた調理・加工に関する記述の組合せである。最も適当なのはどれか。１つ選べ。
(1) 半熟卵 ――――― 水に卵を入れて火にかけ、沸騰してから12分間加熱する。
(2) 落とし卵 ―――― 卵白の凝固を促進するために、沸騰水に塩と酢を添加する。
(3) 卵豆腐 ――――― すだちを防ぐために、卵液を100℃まで急速に加熱する。
(4) メレンゲ ―――― 泡立てやすくするために、最初に砂糖を卵白に加える。
(5) マヨネーズ ――― エマルションの転相を防ぐために、一度に全ての油を卵黄に加える。

▶正解へのアプローチ◀
本設問は、鶏卵のもつ熱凝固性、粘性、希釈性、流動性、起泡性、乳化性といった調理特性を理解し、調理・加工への応用ができるかを問う問題である。

▶選択肢考察◀
×(1) 半熟卵 ――――― 沸騰後に卵を入れて、約８分加熱する。
○(2) 落とし卵 ―――― 卵白の凝固を促進するために、沸騰水に塩と酢を添加する。
×(3) 卵豆腐 ――――― すだちを防ぐために、卵液を90℃以下で緩慢に加熱する。
×(4) メレンゲ ―――― 卵白を泡立てた後に、砂糖を添加する。
×(5) マヨネーズ ――― エマルションの転相を防ぐために、卵黄に油を少しずつ滴下する。

▶正　解◀ (2)

▶要　点◀
卵の熱凝固に及ぼす添加物の影響

添加物	熱凝固への影響
塩　類	ゲルを硬くする。 原子価が大きいほど影響が大きく、$Na^{+}<Ca^{2+}<Fe^{3+}$の順に固くなる。 食塩は１％くらいまでは凝固温度を下げ、ゲルを固くする。 牛乳やだし汁で希釈したものは、水で希釈したものより固いゲルとなる。
酸	卵白の等電点にあわせると、著しく熱凝固が促進される。
砂　糖	熱凝固を阻害する。 凝固温度を高め、軟らかな口当たりのよいゲルを形成する。

34回－66
飲み物の調理に関する記述である。最も適当なのはどれか。１つ選べ。
(1) アイスティーのクリームダウンを防ぐために、急速に冷却する。
(2) 緑茶のタンニンをより多く抽出するために、茶葉に冷水を注ぐ。
(3) コーヒーのカフェイン量を減らすために、サイフォン式で抽出する。
(4) 赤じそジュースの赤色を鮮やかにするために、重曹を添加する。
(5) ホットミルクの皮膜形成を防ぐために、撹拌せず加熱する。

▶正解へのアプローチ◀
「飲み物の入れ方」を問う(1)～(3)については、教科書でもほとんど取り扱われていない細かい知識である。

▶選択肢考察◀

○(1) アイスティーを入れるときに液が白く濁るように見える現象を、クリームダウンという。これは、紅茶に含まれるカフェインとタンニンが冷却により結合することで起こる。クリームダウンを防ぐには、渋みの少ない紅茶を選ぶ、冷却前にグラニュー糖を加える、氷を入れたグラスにゆっくり注ぎ急速に冷却するなどがある。

×(2) 緑茶のタンニンは、高温のほうが溶出しやすく、渋味が強くなる。一方、低温（50～60℃）で抽出する玉露や上煎茶はタンニンの溶出が少なく、テアニン、グルタミン酸などのうま味成分が抽出される。

×(3) コーヒーのカフェイン量は、抽出時間が長くなると多くなる。したがって、ペーパードリップ式のほうがサイフォン式よりカフェイン量が少なくなる。また、低温で抽出する水出し抽出のほうがカフェイン量は少なくなる。

×(4) 赤じその赤色は、アントシアニン系色素のシソニンによる。アントシアニン系色素は、酸性で赤色、アルカリ性で青色を呈するため、重曹（重炭酸ナトリウム）を添加するとシソニンは青色になる。

×(5) 牛乳を40℃以上で加熱すると、乳清たんぱく質のβ-ラクトグロブリンや脂肪が牛乳表面の水分蒸発による熱変性で皮膜が形成される。この現象をラムスデン現象と呼ぶ。牛乳は撹拌しながら加熱すると、皮膜形成を防ぐことができる。

▶正　解◀ (1)

35回－65

嗜好性を高めるための調理に関する記述である。最も適当なのはどれか。１つ選べ。

(1) 煮魚では、魚臭を抑えるために、魚を低温の煮汁とともに加熱して沸騰させる。
(2) でんぷん糊液では、とろみを増すために、でんぷんをあらかじめデキストリン化する。
(3) フルクトースを多く含む果物では、甘味を増すために冷やす。
(4) みそ汁では、うま味を増すために、みそを入れてから長時間加熱する。
(5) きんとんでは、色よく仕上げるために、さつまいもの皮を薄くむく。

▶正解へのアプローチ◀

食べ物の嗜好は、食べ物がもつおいしさ（外観、味、香り、物性など）を人が認知して判断する。この食べ物の嗜好性を高める操作が調理であり、特に味覚に関与する調理科学を理解し実践することが、喫食者の嗜好性の向上につながる。

▶選択肢考察◀

×(1) 煮魚では、魚臭の原因であるトリメチルアミンが煮汁に溶出するため、沸騰した煮汁の中に魚を入れて煮る。この方法でトリメチルアミンの溶出が抑えられる。

×(2) 高分子物の方が粘性が増すため、でんぷん糊液では、とろみを増すためにでんぷん濃度を高くする。

○(3) フルクトースにはα型とβ型があり、β型はα型と比べて約３倍の甘味がある。果物を冷やすとβ-フルクトースが増え、果物の甘味は強くなる。

×(4) みそ汁の調理で、みそを入れてから長時間加熱すると、みそ特有の芳香が抜けてしまう。

×(5) きんとんを作る際、さつまいもの皮を薄くむくと、皮の周辺に含まれるクロロゲン酸などの物質が酸素に触れて変色し、仕上がりが黒っぽい色になってしまう。したがって、きんとんを色よく仕上げたい場合は、さつまいもの皮は厚くむく。

▶正　解◀ (3)

36回－65

食品の安全性を高めるための調理に関する記述である。最も適当なのはどれか。1つ選べ。

(1) じゃがいもは、ソラニンを無毒化するために、十分に加熱する。
(2) フライドポテトは、アクリルアミドの生成を抑制するために、揚げる温度を高くする。
(3) ジャムは、防腐効果を高めるために、砂糖濃度を低くする。
(4) あさりは、砂出しのために、水道水に浸す。
(5) 海水魚は、食中毒予防のために、水道水で洗浄する。

▶正解へのアプローチ◀

本設問は調理に関する問題であるが、解答には食品衛生学分野の知識も必要であり、分野横断的な出題を意識した問題といえる。ただし、いずれの選択肢も国家試験で出題実績があり、過去の出題内容も確認すること。

▶選択肢考察◀

×(1) ソラニンは、じゃがいもの芽や緑化した皮に含まれる有毒物質（アルカロイド配糖体）である。ソラニンは、100℃の加熱では無毒化しない。ソラニン中毒を防ぐ目的で、わが国ではじゃがいもの発芽防止のための放射線照射（コバルト60のγ線照射）が認められている。

×(2) アクリルアミドは、アスパラギンと還元糖の反応、つまりアミノカルボニル反応により生成される物質であり、高でんぷん食品の高温加熱により生成されやすい。したがって、フライドポテトなどの揚げ物調理ではアクリルアミドが生成されやすい。

×(3) ジャムは、主に果実に砂糖を加え加熱濃縮するとともに、果実に含まれる有機酸との反応で高メトキシルペクチンがゲル化したものである。ジャムの製造の際には砂糖を大量に加えるため、水分活性が低下し、保存性が高まる。

×(4) あさりの砂出し（砂をはかせる）のために、海水の塩分濃度に近い3％程度の食塩水に浸漬する。

○(5) 海産魚は、腸炎ビブリオ食中毒の原因となる。腸炎ビブリオは好塩菌であり、腸炎ビブリオ食中毒の予防のためには、海産魚を水道水で洗浄する。

▶正　解◀ (5)

36回－64

食塩の調理特性に関する記述である。**誤っている**のはどれか。1つ選べ。

(1) 切ったりんごを食塩水につけて、褐変を防止する。
(2) 小麦粉生地に添加して、粘弾性を低下させる。
(3) 野菜にふりかけて、脱水させる。
(4) ひき肉に添加して、こねた時の粘着性を増加させる。
(5) 魚にふりかけて、臭い成分を除去する。

▶正解へのアプローチ◀

食塩の調理特性には、味付けのほかに脱水作用、防腐作用、たんぱく質に対する作用、酵素作用の抑制などがある。

▶選択肢考察◀

○(1) 切ったりんごを食塩水につけると、酵素（ポリフェノールオキシダーゼ）の働きを抑え酸化を防ぐため、褐変防止になる。

×(2) 小麦粉生地に食塩を添加すると、グルテンの網目構造も緻密になり、粘弾性が上昇する。

○(3) 野菜に食塩を振りかけると、水分活性を低下させるため脱水効果がある。
○(4) ひき肉に食塩を添加しこねることにより、塩溶性のアクチンとミオシンが結合しアクトミオシンを形成するため、ひき肉の粘着性は増加する。
○(5) 生魚特有の臭いであるトリメチルアミンは、食塩を添加することによって浸透圧の影響で余分な水分が排出され、臭い成分を除去することができる。

正　解（2）

33回－66

食品の酵素的褐変を防ぐ調理操作に関する記述である。**誤っている**のはどれか。1つ選べ。

(1) 水にさらす。
(2) 酢水に浸す。
(3) 食塩水に浸す。
(4) レモン汁をかける。
(5) 40℃で保温する。

正解へのアプローチ

食品の褐変のうち、ポリフェノールオキシダーゼなどの酵素が関与する褐変を酵素的褐変という。

食品の酵素反応（酵素的褐変反応）を制御する方法には、加熱（ブランチング）、pH調節、酵素あるいは基質の除去、酵素と基質の接触・反応抑制、阻害剤の添加などがある。

選択肢考察

○(1) 食品を水にさらすことにより、酵素と基質（酸素）の接触を抑制できる。
○(2) 食品を酢水に浸すことで、pHを酵素の至適pHより低くすることができる。
○(3) 食品を食塩水に浸すことで、ナトリウムイオンがポリフェノール類をガードし、酵素の活性を抑制する。
○(4) 食品にレモン汁をかけることで、pHを酵素の至適pHより低くすることができる。
×(5) 食品を40℃で保温すると、酵素の至適温度に近いため、活性化する。なお、高温加熱すると、酵素が熱変性により失活する。

正　解（5）

37回－65 NEW

調理による食品の色の変化に関する記述である。最も適当なのはどれか。1つ選べ。

(1) ほうれんそうは、短時間ゆでると黄褐色になる。
(2) カリフラワーは、重曹とともにゆでると白色になる。
(3) マッシュルームの切り口は、長時間放置すると黄色になる。
(4) 乾燥のりは、火であぶると赤色が濃くなる。
(5) さばの普通筋は、酢じめすると白色になる。

正解へのアプローチ

食品中の色素成分は、化学的に不安定なものが多く、温度、酸素、酵素、pHなどの影響を受けやすい。

▶選択肢考察◀

×(1) ほうれんそうに含まれる緑色色素のクロロフィルは、高温・短時間加熱では緑色を保つが、加熱過多や酸によって黄褐色を呈する。

×(2) カリフラワーに含まれるフラボノイド系色素は、酸性で白、アルカリ性で黄色を呈する。したがって、カリフラワーは、食酢とともにゆでると白色になる。

×(3) マッシュルームの切り口は、長時間放置すると黒色になる。

×(4) 乾燥のり（干しのり）は、加熱すると緑色が濃くなる。これは、赤色色素のフィコエリスリンが減少し、緑色色素のクロロフィルやフィコシアニンが変化しないためである。

○(5) 酢じめとは、食塩で締めた魚肉を食酢に漬けることであり、酢じめすると肉表面が白色になり、肉質はさらに締まって歯切れがよくなる。これは、魚肉たんぱく質の酸変性によるものである。

▶正　解◀（5）

35回－66

酢による食品の色の変化に関する記述である。最も適当なのはどれか。1つ選べ。

(1) ほうれんそうは、緑色から黄褐色になる。
(2) 赤たまねぎは、赤紫色から青色になる。
(3) れんこんは、白色から黄色になる。
(4) にんじんは、橙赤色から黄色になる。
(5) 牛肉は、暗赤色から鮮赤色になる。

▶正解へのアプローチ◀

食品の色素成分は科学的に不安定なものが多く、光や熱、pHによって色素が変化するものもある。主な色素のpHによる変化を、▶要　点◀に示す。

▶選択肢考察◀

○(1) ほうれんそうに含まれるクロロフィルは、酸性で黄褐色、アルカリ性で緑色を呈する。

×(2) 赤たまねぎに含まれるアントシアニンは、酸性で赤色、アルカリ性で青色を呈する。

×(3) れんこんに含まれるフラボノイドは、酸性で白色、アルカリ性で黄色を呈する。

×(4) にんじんに含まれるカロテノイドは、酸性、アルカリ性で変色しない。

×(5) 牛肉が暗赤色から鮮赤色になるのは、空気に触れたこと（ブルーミング）による（P 209：34回－51：▶要　点◀参照）。

▶正　解◀（1）

▶要　点◀

色素の変色

	酸性	アルカリ性
クロロフィル	褐色	緑色
カロテノイド	—	—
アントシアニン	赤色	青色
フラボノイド	白色	黄色

37回－66 NEW

食品の栄養成分と調理に関する記述である。**誤っている**のはどれか。1つ選べ。

(1) 野菜のカロテンは、油炒めにより消化管からの吸収が良くなる。
(2) こまつなのカリウムは、ゆでることにより多くはゆで汁に溶出する。
(3) さつまいものでんぷんは、65℃付近で加熱を続けると高分子化する。
(4) 牛乳のアミノ酸は、小麦粉生地の焼き過程で糖と結合する。
(5) 魚肉のたんぱく質は、食塩を加えてこねた後に加熱するとゲル化する。

▶正解へのアプローチ◀

加熱調理では食品中の栄養成分の変化が起こりやすく、特に、水分、ビタミン、ミネラルの損失が顕著である。

▶選択肢考察◀

○(1) 野菜のカロテン類は脂溶性であるため、油炒めにより消化管からの吸収が良くなる。
○(2) 野菜類は、ゆでる操作によってミネラルの多くがゆで汁に溶出する。実際、こまつななどの葉茎菜類のゆで操作によるカリウム残存率（水絞りあり）は、50％程度である。
×(3) さつまいものでんぷんは、65℃付近で加熱を続けるとβ-アミラーゼなどの酵素の作用で分解されるため、低分子化する。
○(4) 牛乳のアミノ酸は、小麦粉生地の焼き過程でアミノカルボニル反応により還元糖と結合し、褐変物質を生成する。
○(5) 魚肉に食塩を添加し、こねたり、すりつぶしたりすると、アクチンとミオシンが結合しアクトミオシンとなり、弾力性や結着性が高まる。

▶正　解◀ (3)

36回－66

味の相互作用に関する記述である。最も適当なのはどれか。1つ選べ。

(1) だし汁のうま味は、少量の食塩を加えると弱まる。
(2) ぜんざいの甘味は、少量の食塩を加えると弱まる。
(3) 昆布とかつお節の混合だしは、単独よりもうま味が弱い。
(4) 甘味を繰り返し感じ続けると、甘味を強く感じるようになる。
(5) 塩辛い食品を食べた後では、水に甘味を感じる。

▶正解へのアプローチ◀

味覚には、対比効果や抑制効果（相殺効果）、相乗効果、変調効果、順応効果といった複雑な現象が絡んでいるため、感覚値と分析値は必ずしも一致しない。味の相互作用の種類とその具体例について整理しておくこと（▶要　点◀参照）。

▶選択肢考察◀

×(1)、(2) だし汁に食塩を添加すると、うま味は増す。また、ぜんざいに食塩を添加するとぜんざいの甘味が増す。これらは、2種類の呈味物質が同時に存在することで、一方の味刺激が他方を増強する現象であり、対比効果という。
×(3) 昆布に含まれるグルタミン酸と、かつお節に含まれるイノシン酸が共存することにより、うま味が強くなる。これを相乗効果という。

×(4)　同程度の濃度の甘味を繰り返し感じ続けると、閾値が上昇し甘味を強く感じにくくなる。これを順応効果という。
○(5)　塩辛い食品を食べた後で、水に甘味を感じるのは変調効果という。

▶正　解◀　(5)

▶要　点◀

味の相互作用

分類		例	味の変化
対比効果	異質の2つの呈味刺激を同時にあるいは経時的に与えたとき、片方の味が他方の味を強める現象。	汁粉（甘味（多）＋塩味（少））	甘味が強まる
		すまし汁（うま味（多）＋塩味（少））	うま味が強まる
		菓子の後に果物を食べる（甘味→酸味）	酸味が強まる
		苦い薬の後に飴を舐める（苦味→甘味）	甘味が強まる
抑制効果	異質の2つの呈味刺激を同時に与えたとき、一方の味が他方の味を抑制し、弱める現象。	コーヒー（苦味＋甘味）	苦味が弱まる
		酢の物、合わせ酢（酸味＋甘味）	酸味が弱まる
相乗効果	同質の2つの呈味刺激を同時に与えたとき、両者の和以上（数倍）にその味が増強される現象。	だし（MSG＋IMP）※	うま味が強まる
		ジュース（ショ糖＋サッカリン）	甘味が強まる
変調効果	異質な2つの呈味刺激を継続的に与えたとき、先に味わった味の影響で後に味わう味が変化する現象。	塩辛い物を食べた後に水を飲む（塩味→無味）	水を甘く感じる
順応効果	ある強さの呈味物質を味わっていると、閾値が上昇する現象。	甘いケーキを食べ続ける	甘味が鈍る

※MSG：グルタミン酸ナトリウム
　IMP：イノシン酸（イノシン一リン酸）

36回－67

伝統的な料理の配膳に関する記述である。最も適当なのはどれか。1つ選べ。

(1)　日本料理の日常食では、喫食者から見て、飯を右側、汁物を左側に置く。
(2)　日本料理の日常食では、喫食者から見て、主菜を飯の奥に置く。
(3)　西洋料理では、喫食者から見て、肉用ナイフを皿の手前に置く。
(4)　西洋料理では、喫食者から見て、スープスプーンを皿の右側に置く。
(5)　中国料理の宴席では、料理はあらかじめ小皿に盛り付けて各個人に供する。

▶正解へのアプローチ◀

伝統料理や食文化、テーブルマナーなどは、国や地域によっても違いがある。国家試験の対策としては困難なため、普段の生活からマナーなどには注意しておくことが大切である。

▶選択肢考察◀

×(1)　日本料理の日常食では、喫食者から見て、飯を左側、汁物を右側に置く。
×(2)　日本料理の日常食では、喫食者から見て、主菜を汁物の奥に置く。
×(3)　西洋料理では、喫食者から見て、肉用ナイフを皿の右側に置き、刃はお皿側に向ける。

○(4) 西洋料理では、喫食者から見て、スープスプーンを皿の右側に置く。なお、テーブルセッティングの際に、スープスプーンは肉用ナイフの外側に置く。

×(5) 中国料理の宴席では、料理は大皿に盛り付け、喫食の際に個人で取り分ける。

▶正　解◀ (4)

▶要　点◀

日本料理の配膳

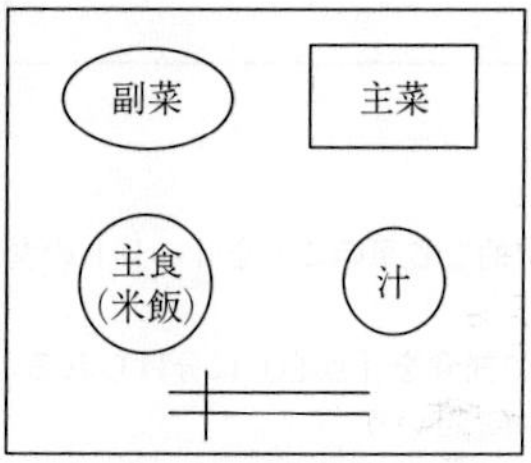

35回－67

代表的な料理の献立の構成に関する記述である。最も適当なのはどれか。1つ選べ。

(1) 会席料理では、最初に飯と汁が供される。
(2) 精進料理では、煮干しだしの汁が供される。
(3) 西洋料理の正餐では、最初に魚料理（ポワソン）が供される。
(4) ビュッフェでは、主食、主菜、副菜が順番に供される。
(5) 中国料理では、菜と点心が供される。

▶選択肢考察◀

×(1) 会席料理では、最後に飯と汁が供される。最初に飯と汁が供されるのは、懐石料理である。

×(2) 精進料理は、動物性の食材を使用しないため、昆布やしいたけ、大豆などからだしをとった汁が供される。

×(3) 西洋料理の正餐では、前菜、スープの後に魚料理（ポワソン）が供される。

×(4) ビュッフェは、好きなものを献立様式の順番に関わらず自身で選択し、好きな量を食べることができるセルフサービスの食事をいう。

○(5) 中国料理の献立形式は、飯（主食）、菜（主菜）、点心（軽い食事代わりの間食）が供される。菜は、前菜と大菜に、点心は、鹹点心（塩味）と甜点心（甘味）に分けられる。

▶正　解◀ (5)

33回－69
食事に関する記述である。正しいのはどれか。1つ選べ。
(1) 客をもてなす食事を、供応食という。
(2) 日常食を、ハレの食事という。
(3) 中国料理のスープを、点心という。
(4) 家庭で調理して食べる食事を、中食という。
(5) 立食形式のセルフサービスの食事を、正餐という。

選択肢考察

○(1) 客をもてなす食事を、供応（饗応）食という。
×(2) 日常的な食事のことを「ケ」の食事と呼び、年中行事などの非日常的な食事のことを「ハレ」の食事と呼ぶ。
×(3) 中国料理の献立は、主食を「飯」、主菜を「菜」、軽い食事代わりの間食を「点心」に分けられる。点心は中華饅頭などの固形のものを指し、スープは湯菜（タンツァイ）という。
×(4) 家庭で調理して食べる食事を、内食という。中食は、家庭外で調理された料理を家庭で食べることである。
×(5) 西洋料理では、立食形式のセルフサービスの食事をブッフェ（buffet）、フルコースの食事を正餐（dinner）という。

正　解 (1)

34回－67
日本食品標準成分表2015年版（七訂）に新たに収載されたものである。正しいのはどれか。1つ選べ。
(1) アミノ酸組成によるたんぱく質の値
(2) トリアシルグリセロール当量の値
(3) 利用可能炭水化物（単糖当量）の値
(4) 調理による重量変化率
(5) 「kcal」及び「kJ」の２種類の単位によるエネルギー値

正解へのアプローチ

日本食品標準成分表2015年版（七訂）では、追補版も含め、収載成分として以下の３項目が追加された。

- 日本食品標準成分表2015年版（七訂）：
  でん粉、果糖、ガラクトース、しょ糖、麦芽糖、トレハロース等を利用可能炭水化物として直接分析又は推計し、これらを単糖換算して合計した利用可能炭水化物（単糖当量）を新たに収載した。
- 日本食品標準成分表2015年版（七訂）追補2016年：
  食事摂取基準（2015年版）で用いられているナイアシン当量（NE）を考慮して、追補2016年においては、次式のように、ナイアシンとトリプトファンとからナイアシン当量を算出した。
- 日本食品標準成分表2015年版（七訂）追補2018年：
  食物繊維の新旧の分析法による成分値を本表の同欄に掲載するための対応として、「食物繊維」の内訳として、「低分子量水溶性」、「高分子量水溶性」、「不溶性」及び「総量」の欄を設けることとした。

なお、今後は日本食品標準成分表2020年版（八訂）について出題が予想されるため、その改訂の特徴は確認しておくこと（要　点参照）。

◗選択肢考察◖

×(1)、日本食品標準成分表2010より、「アミノ酸組成によるたんぱく質」がたんぱく質の付加情報として収載されている。

×(2) 日本食品標準成分表2010より、「トリアシルグリセロール当量」が脂質の付加情報として収載されている。

○(3) ◗正解へのアプローチ◖ 参照。

×(4) 調理による重量変化率は、従来から日本食品標準成分表に収載されている。

×(5) エネルギーは、従来から日本食品標準成分表には「kcal」と「J」の2種類が収載されている。

◗正　解◖ (**3**)

◗要　点◖

日本食品標準成分表2020年版(八訂)の改訂の特徴

①食品成分表2015年版に七訂追補等で新たに収載又は成分値を変更した食品の成分値をすべて反映するとともに、食品成分表2015年版において、他の食品からの計算等により成分値を推計していた食品の成分値について、七訂追補等での原材料となる食品の成分値の変更等を踏まえた変更を行い、全体の整合を図った。

②食品成分表2015年版以降の主要な一般成分に対する組成に基づく成分値の充実を踏まえ、これまで食品毎に修正Atwater係数等の種々のエネルギー換算係数を乗じて算出していたエネルギーについて、FAO/INFOODSが推奨する組成成分を用いる計算方法を導入して、エネルギー値の科学的推計の改善を図った。

③このほか、調理後の食品に対する栄養推計の一助とするため、調理の概要と質量変化の記録及び18群に収載する調理済み流通食品の成分値等の情報の充実を図った。

37回－67 NEW

表は、日本食品標準成分表2020年版（八訂）からの抜粋である。「ゆで」による重量変化率が150％のモロヘイヤについて、調理前の可食部重量が50gのとき、ゆでた後のビタミンC量（mg）として、最も適当なのはどれか。1つ選べ。

(1) 6
(2) 8
(3) 17
(4) 33
(5) 49

表 ビタミンC含有量
（可食部100g当たり）

	ビタミンC
	mg
モロヘイヤ	
茎葉、生	65
茎葉、ゆで	11

▶正解へのアプローチ◀

モロヘイヤの「ゆで」による重量変化率は150％であることから、調理前の可食部重量が50gのゆでた後の重量は75gとなる。

したがって、調理後のモロヘイヤ75gのビタミンC含有量は、$11 \times \frac{75}{100} = 8.25$mgとなる。

▶選択肢考察◀

×(1)、(3)、(4)、(5)

○(2) ▶正解へのアプローチ◀参照。

▶正　解◀ (2)

1 栄養の概念

37回－68 NEW

栄養学の歴史上の人物と、関連する事柄の組合せである。最も適当なのはどれか。1つ選べ。

(1) ルブネル（Rubner M）──────── 呼吸が燃焼と同じ現象であることを証明
(2) クレブス（Krebs HA）──────── たんぱく質の窒素定量法を開発
(3) ケルダール（Kjeldahl J）─────── 食事誘発性熱産生（DIT）を提唱
(4) アトウォーター（Atwater WO）─── 消化吸収率を考慮した栄養素の生理的熱量を提唱
(5) ラボアジェ（Lavoisier AL）────── クエン酸回路を発見

正解へのアプローチ

栄養学の歴史に貢献した研究者とその内容について、過去の国家試験での出題内容について確認すること。

選択肢考察

×(1) ルブネル（Rubner M）は、特異動的作用（SDA）と名付けた食事誘発性熱産生（DIT）を発見し提唱した。
×(2) クレブス（Krebs HA）は、クエン酸回路（クレブス回路：TCAサイクル）や尿素回路を発見した。
×(3) ケルダール（Kjeldahl J）は、たんぱく質の硫酸分解における窒素定量法を開発した。
○(4) アトウォーター（Atwater WO）は、消化吸収率を考慮した三大栄養素の生理的熱量（燃焼値）を、糖質4kcal/g、たんぱく質4kcal/g、脂質9kcal/gであると提唱した。
×(5) ラボアジエ（Lavoisier AL）は、呼吸が燃焼と同じ現象であることを証明した。

正　解 (4)

要　点

栄養学の歴史

研究者	主な業績
プラウト（Prout W）	食品から糖、油状および卵白様物質の3つを分離。三大栄養素の概念を提唱。
ラボアジェ（Lavoisier AL）	呼吸が燃焼と同じ現象であることを発見。酸素の吸入量と二酸化炭素の呼出量が食物の摂取によって増大することを示した。エネルギー代謝の概念を提唱。
ルブネル（Rubner M）	三大栄養素の生理的燃焼係数を、糖質＝4.1kcal、たんぱく質＝4.1kcal、脂肪＝9.3kcalとした。食事摂取に伴う熱発生を発見し特異動的作用（SDA）と名付けた。
アトウォーター（Atwater WO）	三大栄養素の生理的燃焼係数を、糖質＝4kcal、たんぱく質＝4kcal、脂肪＝9kcalと提唱（アトウォーターの係数）。
クレブス（Krebs HA）	クエン酸回路（TCAサイクル）、尿素回路を発見した。
ワールブルグ（Warburg OH）	ペントースリン酸回路発見の糸口を作った。
ベルナール（Bernard C）	膵液に脂肪をグリセロールと脂肪酸に分解させる作用があることを発見した。
クヌープ（Knoop F）	β酸化説を提唱した。
リネン（Lynen F）	脂肪酸のβ酸化によるアセチルCoAの生成を提示した。
リップマン（Lipmann F）	アセチルCoAを発見した。
バー夫妻（Burr GO、Burr MM）	リノール酸、リノレン酸が必須脂肪酸であることを発見した。
メンデル、オズボーン（Mendel LB、Osborne TB）	たんぱく質効率比（PER）を考案した。
ミッチェル（Mitchell HH）	生物価（BV）を考案した。
リービッヒ（Liebig）	食品中の窒素は、ほとんどがたんぱく質に由来することを見出した。
ケルダール（Kjeldahl）	化学物質に含まれる窒素の量を求める分析方法（窒素定量法）を考案した。
ローズ（Rose WC）	不可欠（必須）アミノ酸としてのトレオニンを発見。8種類の不可欠（必須）アミノ酸を決定した。
高峰譲吉	小麦ふすまの麹から酵素（アミラーゼ）の抽出に成功し、タカジアスターゼと命名した。アドレナリンの単離に成功した。
高木兼寛	航海中の食事改善で脚気を激減させ、ビタミンB_1発見の糸口を作った。
エイクマン（Eijkman C）	米ぬか中に抗脚気物質があることを発見し、ビタミンB_1の研究に貢献した。
鈴木梅太郎	米ぬかから抗脚気成分を抽出してオリザニンと命名（ビタミンB_1のこと）。
フンク（Funk C）	米ぬかから抗脚気因子を単離し、ビタミン（Vitamine）と名付けた。
マッカラム（McCallum WG）	カルシウムの必要性を証明。カルシウム投与がテタニー症状を改善することを発見した。他にビタミンA、ビタミンD、マグネシウム、リンなどの生理機能と欠乏症を研究した。
ダム（Dam）	ビタミンKを発見した。
ニール（Neel JV）	倹約（節約）遺伝子仮説を唱えた。
佐伯 矩（ただす）	日本ではじめて栄養研究所を設立した。

35回－68

遺伝形質に関する記述である。最も適当なのはどれか。１つ選べ。

(1) 遺伝子多型は、遺伝子変異の発生頻度が集団の１％未満である。
(2) 遺伝子多型は、食習慣の影響を受けて生じる。
(3) 遺伝子多型の出現頻度は、人種による差異がない。
(4) β_3アドレナリン受容体遺伝子の変異は、肥満のリスクを高める。
(5) 倹約（節約）遺伝子は、積極的にエネルギーを消費するように変異した遺伝子である。

正解へのアプローチ

遺伝子多型とは、突然変異した遺伝子のうち表現型に著しい病的変化を与えないもので、集団に広く分布した（1％以上）状態をいう。なお、遺伝子多型は遺伝などによる先天性のものであり、出生後の生活習慣や食習慣などでは変化しない。

選択肢考察

×(1) 遺伝子多型とは、遺伝子変異の発生頻度が集団の1％以上のものをいう。1％未満のものは、遺伝子異常や突然変異などと呼ばれる。

×(2) 遺伝子多型は先天性のものであり、出生後の食習慣や生活習慣などの後天性の因子には影響を受けない。

×(3) 遺伝子多型の出現頻度は、人種による差異がある。例えば、アルコール脱水素酵素２（ALDH２）は白人や黒人と比較してモンゴロイド系人種に遺伝子多型が多いため、日本人ではアルコールに弱い人が多くみられる。

○(4)、×(5) 遺伝子多型の中には「倹約遺伝子」と呼ばれる遺伝子があり、β_3アドレナリン受容体遺伝子や脱共役たんぱく質遺伝子（UCP１）に変異がある場合、消費エネルギー量が低下し基礎代謝量が低下するため、変異のない人と同じエネルギー量を摂取していても、肥満や糖尿病のリスクが高まる。

正　解 (4)

要　点

遺伝子多型

遺伝子多型は、遺伝子を構成しているDNA配列の個体差のことで、集団の１％以上の頻度でみられるものである。そのうち、遺伝子の塩基配列が１か所のみ異なる個体差を一塩基多型（SNP）という。

倹約遺伝子

エネルギーを効率良く蓄積して、さらに消費エネルギーを節約する作用のある遺伝子である。食糧の確保が厳しい環境下では有利に作用したが、飽食と運動不足の現代では不利に作用して肥満から生活習慣病を引き起こす要因となっている。β_3アドレナリン受容体遺伝子、脱共役たんぱく１遺伝子（UCP１遺伝子）の変異遺伝子などがある。

倹約（節約）遺伝子の例

β_3アドレナリン受容体遺伝子	アドレナリンは、脂肪組織に存在するホルモン感受性リパーゼを活性化し、脂肪燃焼を促進する。β_3アドレナリン受容体の遺伝子多型をもつと、アドレナリンの作用が細胞内に伝達されにくくなるため、脂肪の燃焼が起こりにくくなり、肥満になりやすくなる。
脱共役たんぱく質１（UCP１）	UCP１は、主に褐色脂肪組織に存在し、エネルギーを熱に変換する働きをもっている。UCP１の遺伝子多型をもつと、エネルギーを熱に変換しにくく、太りやすいといわれる。

2 食物の摂取

35回－69

食欲の調節に関する記述である。最も適当なのはどれか。1つ選べ。

(1) 摂食中枢は、大脳皮質に存在する。
(2) 血中遊離脂肪酸の増加は、満腹中枢を刺激する。
(3) 血糖値の上昇は、摂食中枢を刺激する。
(4) レプチンの分泌量は、体脂肪量の影響を受ける。
(5) グレリンは、食欲を抑制する。

正解へのアプローチ

摂食は、間脳の視床下部によって調節されている。視床下部外側核（野）には摂食中枢、視床下部腹内側核には満腹中枢が存在している。摂食の調節因子には、血中成分値の変化や胃腸への刺激、ホルモンの作用などがあり、これらの刺激が中枢に伝わることで食欲の増減が起こる。また、これらは生活習慣や食習慣、明暗刺激によっても影響を受ける。

選択肢考察

×(1) 摂食中枢は、視床下部に存在する（正解へのアプローチ 参照）。
×(2) 血中遊離脂肪酸は脂肪の分解が亢進したときに増加するため、空腹時に増加する。よって、血中遊離脂肪酸の増加は空腹時に起こり、摂食中枢を刺激する。
×(3) 食後は、グルコースが体内に吸収され、動脈中の血中グルコース濃度が上昇する。動脈と静脈のグルコース濃度差が大きくなることにより満腹中枢が刺激され、食欲が抑制される。
○(4) レプチンは、脂肪細胞から分泌されるホルモンであり、体脂肪量の影響を受ける。肥満者では、レプチンの分泌が上昇しているが、同時にレプチン抵抗性も上昇しているため、レプチンによる摂食抑制の作用が効きにくくなっている。
×(5) グレリンは、胃のX細胞から分泌されるホルモンであり、食欲を促進する。

正　解 (4)

要　点

摂食中枢・満腹中枢に作用する調節因子

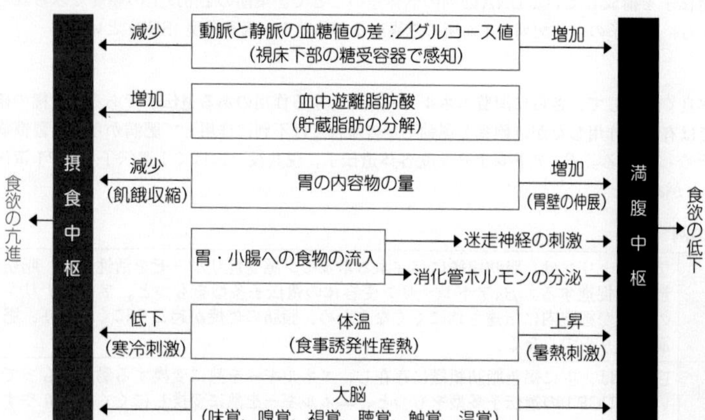

主な摂食調節物質

種類	摂食抑制物質	摂食促進物質
ホルモン	レプチン インスリン コレシストキニン (CCK) エストロゲン GLP-1 (グルカゴン様ペプチド-1)	グレリン 糖質コルチコイド
神経ペプチド	甲状腺刺激ホルモン放出ホルモン (TRH) α-メラニン細胞刺激ホルモン (α-MSH)	オレキシン ニューロペプチドY メラニン濃縮ホルモン (MCH)
モノアミン	セロトニン ヒスタミン	
代謝物質	グルコース	遊離脂肪酸

36回－69

食欲を促進する要因である。最も適当なのはどれか。1つ選べ。

(1) 満腹中枢の興奮
(2) 血中グルコース濃度の上昇
(3) 血中遊離脂肪酸濃度の上昇
(4) レプチン分泌量の増加
(5) 胃壁の伸展

▶正解へのアプローチ◀

食欲は、様々な調節因子の影響を受けている。食欲の促進・抑制に働く要因についてそれぞれ理解しておくこと。また、摂食調節ホルモンのうち、特にレプチンやグレリンなどの作用・分泌部位についても確認が必要である。

▶選択肢考察◀

×(1) 満腹中枢は視床下部腹内側核に存在し、興奮すると食欲が抑制される。
×(2) 血中グルコース濃度が上昇すると、食欲は抑制される。
○(3) 血中遊離脂肪酸濃度が上昇している時は、脂肪の分解が亢進している状態(空腹時)である。したがって、血中遊離脂肪酸濃度の上昇によって、食欲は促進される。
×(4) レプチンは脂肪細胞から分泌されるホルモンであり、食欲を抑制する。肥満者では、レプチンの分泌量は増加しているが、同時にレプチン抵抗性も上昇しているため、食欲抑制作用が効きにくくなっている。
×(5) 胃壁の伸展は、食物が流入してくる際(食後)に起こり、迷走神経により脳の満腹中枢へ刺激が伝達され、食欲は抑制される。

▶正　解◀ (3)

33回－70
摂食行動の調節に関する記述である。正しいのはどれか。1つ選べ。
(1) グルコース濃度の上昇により、空腹感が生じる。
(2) 遊離脂肪酸濃度の上昇により、満腹感が生じる。
(3) インスリンは、食欲を抑制する。
(4) レプチンは、食欲を促進する。
(5) グレリンは、食欲を抑制する。

▶選択肢考察◀

×(1) 食事などにより動脈のグルコース濃度が上昇し、静脈との濃度差が大きくなると、満腹中枢が刺激され満腹感が生じる。それにより、食欲が低下する。

×(2) 空腹時（食間期）では、エネルギー源として脂肪の分解が亢進するため、血中遊離脂肪酸濃度が上昇する。血中遊離脂肪酸の上昇は摂食中枢を刺激し、空腹感を生じさせる。それにより、食欲が亢進する。

○(3) インスリン受容体は、筋や脂肪細胞以外に脳の視床下部にも存在しており、腹内側核を刺激することで満腹中枢に作用して、食欲を抑制する。

×(4) レプチンは、脂肪細胞から分泌されるホルモンである。満腹中枢に作用して摂食を抑制するとともに、交感神経を刺激してエネルギー代謝を促進する。肥満者では分泌が増加しているが、同時に抵抗性も上昇しているため作用が減弱する。

×(5) グレリンは、主に胃で産出され、空腹時に分泌が促進される。迷走神経を興奮させることにより空腹の情報が中枢へ伝えられ、食欲が亢進する。その他の作用としては、成長ホルモンの分泌促進効果がある。

▶正　解◀（3）

34回－68
食欲と日内リズムに関する記述である。最も適当なのはどれか。1つ選べ。
(1) 食経験は、食欲の形成に影響しない。
(2) 血中遊離脂肪酸濃度の上昇は、食欲を抑制する。
(3) レプチンは、摂食を促進する。
(4) 食事のサイクルは、日内リズムに影響しない。
(5) 視床下部の視交叉上核は、日内リズムを調節する。

▶正解へのアプローチ◀

生体リズムの中枢は、視床下部の視交叉上核に存在し、約1日を周期とした日内リズム（概日リズム、サーカディアンリズム）を調節している。明暗の刺激や摂食行動（食事の時刻や回数）などに同調して日内変動している。

▶選択肢考察◀

×(1) 食欲は、出生以後の食経験によって形成される感覚で、快感を伴い、ある特定の食べ物を食べてみたいという欲望である。生理的因子とともに食事の内容などの過去の経験と知識にも影響される。「授乳・離乳の支援ガイド（2019年改定版）」では、離乳食の進め方の目安として「手づかみ食べにより、自分で食べる楽しみを増やす」とあり、食事が楽しいという快感を経験させることを勧めている。

×(2)　血中遊離脂肪酸濃度が上昇するのは、血糖値が低下して、脂肪細胞に貯蔵していた中性脂肪（トリグリセリドなど）をホルモン感受性リパーゼで分解して、脂肪酸を生成し血中へ放出したためである。よって、空腹感が生じ、食欲を促進する。

×(3)　レプチンは、脂肪細胞から分泌されるホルモンで、満腹中枢を興奮させて摂食を抑制する。脂肪細胞が増加するほど分泌量が増加し、摂食を抑制する。ただし、肥満者ではレプチン抵抗性が上昇しており、作用が減弱するため、脂肪細胞が増加していても摂食が抑制されにくい。

×(4)　食事のサイクルは、消化液の分泌や血糖値の上昇などに影響し、日内リズムに影響する。

◯(5)　視床下部の視交叉上核に、日内リズムの中枢が存在し、調節している。

正　解　(5)

3 栄養素の消化・吸収と体内動態

34回－69

消化酵素に関する記述である。最も適当なのはどれか。1つ選べ。

(1)　α-アミラーゼは、チモーゲンとして分泌される。
(2)　トリプシンは、エキソ型酵素である。
(3)　膵リパーゼの働きは、胆汁酸によって抑制される。
(4)　ペプシンの至適pHは、弱アルカリ性である。
(5)　スクラーゼは、膜消化に関わる。

正解へのアプローチ

チモーゲンは、不活性な酵素前駆体であり、ペプシノーゲンやトリプシノーゲンなどをいう。たんぱく質分解酵素は、産生細胞中で活性型になると、その細胞のたんぱく質を分解して炎症を引き起こす。よって、不活性な前駆体で分泌し、消化管内で活性型に変換される。胃内で作用する場合は至適pH 2と酸性であり、腸内で作用する場合は至適pH 8と弱アルカリ性である。

選択肢考察

×(1)　α-アミラーゼは、でんぷんのα-1,4グリコシド結合を加水分解する酵素で、唾液や膵液中に活性型で分泌される。不活性型のチモーゲンでは分泌されない。

×(2)　トリプシンは、たんぱく質中の塩基性アミノ酸のC末端のペプチド結合を切断するエンド型酵素である（要　点参照）。

×(3)　膵リパーゼは、水と油滴の界面で作用する。よって、胆汁酸の乳化作用により界面の面積が増加するため、働きは促進される。

×(4)　ペプシンは、胃の主細胞からペプシノーゲンの形で分泌され、胃内で胃酸（塩酸HCl）により活性型のペプシンとなる。よって、ペプシンの至適pHは、pH 2の強酸性である。膵液中にチモーゲンで分泌され、腸内で活性型になり作用するトリプシンやキモトリプシンの至適pHは、pH 8の弱アルカリ性である。

◯(5)　膜消化とは、消化管上皮細胞の膜上に存在する二糖類分解酵素などによる消化をいう。スクラーゼは、スクロース（ショ糖）の消化酵素で消化管上皮細胞に存在し、膜消化に関わる。

正　解　(5)

▶要　点◀

たんぱく質分解酵素の分類

エンド型	たんぱく質中のペプチド結合を切断する酵素。 ペプシン、トリプシン、キモトリプシンなど。
エキソ型	たんぱく質の端のペプチド結合を切断する酵素。 カルボキシペプチダーゼ、アミノペプチダーゼなど。

35回－70

管腔内消化の調節に関する記述である。最も適当なのはどれか。1つ選べ。

(1)　胃相とは、食物が胃に入る前に起こる胃液分泌の変化をいう。
(2)　消化管運動は、交感神経系により促進される。
(3)　ガストリンは、ペプシノーゲンの分泌を抑制する。
(4)　コレシストキニンは、膵リパーゼの分泌を促進する。
(5)　セクレチンは、胃酸の分泌を促進する。

▶正解へのアプローチ◀

消化管ホルモンの分泌は、脳相・胃相と腸相で分けて覚えるとよい。脳相・胃相は、胃内での消化を亢進させるため、迷走神経（副交感神経）興奮、ガストリンにより消化管運動亢進、胃液分泌亢進が起こる。胃での消化が終了し、十二指腸へ消化物が移動すると腸相となり、胃での消化を終了させ、腸での消化・吸収を亢進させる。よって、セクレチンやコレシストキニンによりガストリン分泌抑制、胃液分泌抑制、胆汁分泌促進、膵液分泌促進を生じる。

▶選択肢考察◀

×(1)　胃相とは、食物が胃内に流入し、その刺激により胃酸やペプシノーゲンなどの胃液の分泌が促進される変化をいう。食物が胃に入る前、食物の見た目やにおい、味の刺激によって胃液の分泌が促進されるのは脳相である。

×(2)　消化管運動は、副交感神経により促進される（P 145：36回－34：▶要　点◀参照）。

×(3)　ガストリンは、胃のG細胞から分泌されるホルモンであり、ペプシノーゲンなどの胃液の分泌を促進する。

○(4)　コレシストキニンは、小腸のI細胞から分泌されるホルモンであり、胆嚢を収縮させ胆汁の分泌を促進する。また、膵臓にも作用し、リパーゼやアミラーゼなどの膵消化酵素の分泌を促進する。

×(5)　セクレチンは、小腸のS細胞から分泌されるホルモンであり、膵臓からの膵液（HCO_3^-）の分泌を促進し、胃酸の分泌を抑制する。

▶正　解◀　(4)

▶要　点◀

消化器系の応答

脳相	食物の味覚、視覚、嗅覚などにより、消化管の運動や消化液の分泌が起こる段階。唾液・胃酸・ペプシノーゲン分泌が促進される。
胃相	食物が胃内に入り、胃そのものはもとより、そのほかの消化管に変化が起こる段階。本格的に胃酸・ペプシノーゲン分泌が促進される。なお、胃内容物のpHが2以下になるとガストリン分泌は抑制される。
腸相	食塊が胃から十二指腸に移送されて、胃の働きが抑制される段階。胃液分泌が抑制される一方で、膵液や胆汁の分泌が促進される。

主な消化管ホルモン

ホルモン		分泌細胞	局　在	主な作用
ガストリン		G細胞	胃幽門	胃酸分泌促進
セクレチン		S細胞	十二指腸、空腸	膵液（炭酸水素イオン；HCO_3^-）分泌促進、ガストリン分泌抑制、胃酸分泌抑制
コレシストキニン（CCK）		I細胞	十二指腸、空腸	膵液（消化酵素）分泌促進、胆嚢収縮、胆汁排出、オッディ括約筋弛緩
インクレチン	GIP	K細胞	十二指腸、空腸	胃酸・ペプシノーゲン・ガストリン分泌抑制、インスリン分泌促進
インクレチン	GLP-1	L細胞	回腸	グルカゴン分泌抑制、インスリン分泌促進、胃内容物排泄遅延、中枢性食欲抑制
グレリン		X細胞	胃体部、胃底腺	成長ホルモン分泌促進、インスリン分泌抑制、摂食亢進

• GIP：グルコース依存性インスリン分泌刺激ホルモン

• GLP-1：グルカゴン様ペプチド-1

37回－69 NEW

栄養素の吸収・移送の仕組みに関する組合せである。最も適当なのはどれか。1つ選べ。

	栄養素	微絨毛膜での吸収方式	主な移送経路
(1)	グルコース	促進拡散	リンパ管
(2)	長鎖脂肪酸	促進拡散	門脈
(3)	コレステロール	単純拡散	門脈
(4)	アミノ酸	能動輸送	門脈
(5)	ビタミンB_{12}	能動輸送	リンパ管

▶正解へのアプローチ◀

栄養素の消化・吸収・輸送の仕組みについて、理解すること。小腸上皮細胞には、管腔側に微絨毛があり、その膜での栄養素の吸収機構は、受動輸送、能動輸送、膜動輸送（サイトーシス）がある。さらに受動輸送は単純拡散、促進拡散、制限拡散がある。吸収された後、各栄養素がどのような移送経路で吸収されるのかも重要である。

▶選択肢考察◀

×(1)　グルコースは、SGLT1（輸送担体）を用いる能動輸送により微絨毛膜を通過する。その後、門脈に移送され、肝臓へ送られる。

×(2)　長鎖脂肪酸は、単純拡散により微絨毛膜を通過する。小腸上皮細胞内でトリグリセリドに再合成され、たんぱく質やコレステロール、リン脂質で包まれ、カイロミクロン（CM）となった後、リンパ管に移送され、左鎖骨下静脈へ流入する。

×(3)　コレステロールは、以前、単純拡散で微絨毛膜を通過すると思われていたが、近年NPC1L1というトランスポーターによりエンドサイトーシス（膜動輸送）で小腸上皮細胞に取り込まれエステル化後、カイロミクロン（CM）の構成成分となり、リンパ管を経て左鎖骨下静脈へ吸収される。

○(4)　アミノ酸は、能動輸送により微絨毛膜を通過し、その後、門脈へ吸収され肝臓に送られる。

×(5)　ビタミンB_{12}は、内因子と結合したものが小腸下部（回腸）でエンドサイトーシス（膜動輸送）により微絨毛膜を通過する。その後、能動輸送により門脈へ移送され吸収される。

▶正　解◀　**(4)**

▶要　点◀

受動輸送と能動輸送

	受動輸送		能動輸送
	単純拡散	促進拡散	
基質濃度	濃い方から薄い方への移動		薄い方から濃い方への移動
エネルギー（ATP）	不　要		必　要
輸送担体（トランスポーター）	不　要	必　要	必　要
輸送栄養素（消化管）	脂肪酸などの脂溶性物質	フルクトースなど	グルコース、ガラクトース、アミノ酸など
飽和現象	な　し	あ　り	あ　り

33回－71

栄養素の吸収に関する記述である。正しいのはどれか。1つ選べ。

(1)　受動輸送の速度は、細胞内外の濃度差が大きいほど遅くなる。
(2)　促進拡散は、細胞内外の濃度勾配に逆らって輸送する機構である。
(3)　フルクトースは、Na^+と共に吸収される。
(4)　ジペプチドは、H^+と共に吸収される。
(5)　コレステロールの吸収は、胆汁酸を必要としない。

▶正解へのアプローチ◀

水溶性物質は、そのままでは脂質二重層である細胞膜を通過できないため、通り道となる輸送担体が必要である。輸送担体を通す際には、エネルギーを必要とする「能動輸送」とエネルギーを必要としない「受動輸送」がある。単糖やアミノ酸は種類によって輸送担体や輸送形式が異なるため、輸送担体の種類と輸送形式を覚えておくこと。

近年、コレステロールはNPC1L1トランスポーターによるエンドサイトーシス（膜動輸送）での取り込みにより吸収されることが発見され、このトランスポーターを阻害する薬物（小腸コレステロールトランスポーター阻害剤）が用いられている。

▶選択肢考察◀

×(1)　受動輸送はエネルギーを使用せず、濃度の高い方から低い方へ濃度勾配に従って移動するため、濃度差が大きいほど輸送速度は速くなる。

×(2)　促進拡散とは、担体を介しての受動輸送のことである。したがって、輸送にはエネルギーを必要とせず、濃度勾配に従って輸送する。

×(3)　小腸上皮細胞の微絨毛（刷子縁）膜において、フルクトースの輸送担体はGLUT5である。受動輸送のため、Na^+の影響は受けない。一方、グルコースやガラクトースはSGLT1という担体を介する能動輸送であり、輸送のエネルギーはNa^+との共輸送となり、Na^+と共に吸収される。この輸送形式の違いによりフルクトースの吸収速度は、グルコースやガラクトースと比較してゆっくりである。

○(4)　ジペプチドやトリペプチドの輸送担体は、H^+/ジ（トリ）ペプチド共輸送担体であり、H^+との共輸送である。アミノ酸は、Na^+/アミノ酸共輸送担体であり、グルコースやガラクトースと同様にNa^+との共輸送である。

×(5) コレステロールは、モノアシルグリセロールと、胆汁酸で形成されたミセルに助けられ、NPC1L1トランスポーターによりエンドサイトーシス（膜動輸送）によって小腸上皮細胞内に取り込まれる。この上皮細胞内でカイロミクロンとなり、リンパ管経由で左鎖骨下静脈へ流入し吸収される。

▶正　解◀（4）

▶要　点◀

単糖類の吸収

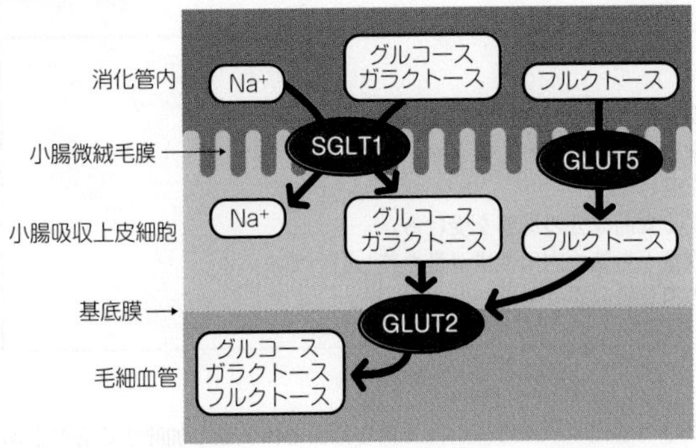

SGLT1
グルコースとガラクトースをナトリウムイオン（Na^+）とともに、小腸管腔から吸収上皮細胞内に取り込む。

GLUT5
フルクトースを、小腸管腔から吸収上皮細胞内に取り込む。

GLUT2
グルコース、フルクトース、ガラクトースを、吸収上皮細胞から毛細血管内に取り込む。

33回－72
栄養素の消化と吸収に関する記述である。正しいのはどれか。1つ選べ。
(1) でんぷんがα-アミラーゼにより加水分解されると、主にグルコースが生成される。
(2) たんぱく質の消化は、十二指腸から始まる。
(3) トリアシルグリセロールの消化は、回腸から始まる。
(4) 2価鉄（Fe^{2+}）は、3価鉄（Fe^{3+}）となり吸収される。
(5) ビタミンB_{12}の吸収には、内因子との結合が必要である。

▶正解へのアプローチ◀

栄養素の消化吸収の過程およびそれに関わる酵素の働きについてまとめておくこと。炭水化物は唾液中のアミラーゼによる分解から始まり、たんぱく質は胃のペプシンによる分解から始まる。その後膵アミラーゼ、トリプシンやキモトリプシンによる分解を受けて消化されていく。脂質は、唾液中のリパーゼ、胃液中のリパーゼ、膵リパーゼによる分解などを受けて、胆汁酸による乳化作用により、ミセルを形成し、吸収される。

▶選択肢考察◀

×(1) α-アミラーゼは唾液や膵液に含まれ、でんぷんのグリコシド結合（α-1,4結合）をランダムに切断するため、グルコースも生成されるが、主に生成されるのはマルトースとα-1,6結合を有するデキストリンである。その後、マルターゼやイソマルターゼの作用によりグルコースまで分解され、吸収される。

×(2) たんぱく質の消化は、胃のたんぱく質分解酵素であるペプシンから始まる。

×(3) トリアシルグリセロール（トリグリセリド）の消化に関わるリパーゼは、少量が唾液や胃液に含まれるため、消化は口腔から始まるが、分解作用が弱い。実際には、十二指腸の膵リパーゼが主に作用する。

×(4)　3価鉄（Fe^{3+}）はそのままでは吸収されず、2価鉄（Fe^{2+}）の形で吸収される。そのため、還元作用をもつビタミンCと一緒に摂取すると、3価鉄が還元され2価鉄となり、吸収が促進される。

○(5)　ビタミンB_{12}は、胃の壁細胞から分泌される内因子（キャッスル因子）と結合し、回腸から吸収される。そのため、胃切除後には内因子が分泌されず、ビタミンB_{12}の吸収が低下するため、欠乏するおそれがある。

▶正　解◀（5）

36回－70

消化吸収率に関する記述である。**誤っている**のはどれか。1つ選べ。

(1)　消化吸収率とは、摂取した栄養素が吸収された割合を示す。
(2)　消化吸収率は、調理の影響を受ける。
(3)　消化吸収率は、同時に摂取する食品成分の影響を受ける。
(4)　見かけの消化吸収率は、摂取量から糞中内因性排泄量を差し引いて求める。
(5)　真の消化吸収率は、見かけの消化吸収率より高い。

▶正解へのアプローチ◀

真の消化吸収率を考える上では、見かけの消化吸収だけではなく糞中内因性損失量も加味する必要がある。内因性損失量とは、食物を摂取しなくても常に一定量糞中に排泄される栄養素量のことである。例えば、脱離した小腸上皮細胞や腸内細菌などに含まれる栄養素量が該当する。真の消化吸収率は、見かけの消化吸収率にこの糞中内因性損失量を考慮して算出しているため、必ず真の消化吸収率の方が見かけの消化吸収率よりも高くなる。

▶選択肢考察◀

○(1)　摂取した栄養素は100％消化吸収することはできない。摂取した量に対して吸収した栄養素の割合を消化吸収率という。

○(2)　加熱調理などによって栄養素の構造の変化などが起こるため、消化吸収率は影響を受ける。

○(3)　鉄やカルシウムなどのミネラル類は、フィチン酸やタンニンなどと結合して吸収率が低下するため、消化吸収率は同時に摂取する食品成分の影響を受ける。

×(4)　糞中内因性排泄量を考慮しているのは、真の消化吸収率である。

○(5)　▶正解へのアプローチ◀参照。

▶正　解◀（4）

▶要　点◀

見かけの消化吸収率と真の消化吸収率の違い

見かけの消化吸収率（%）＝（摂取量－糞中排泄量）／摂取量×100

真の消化吸収率（%）＝〔摂取量－（糞中排泄量－糞中内因性損失量）〕／摂取量×100

37回－70 NEW

たんぱく質の真の消化吸収率を求めるために出納試験を行い、以下の結果を得た。摂取窒素量10.0g/日、糞便中窒素量2.5g/日、尿中窒素量2.0g/日、無たんぱく質食摂取時の糞便中窒素量（糞便中内因性窒素量）1.0g/日。たんぱく質の真の消化吸収率（%）として、最も適当なのはどれか。1つ選べ。

(1) 55
(2) 65
(3) 75
(4) 85
(5) 95

正解へのアプローチ

真の消化吸収率を考える上では、糞中内因性損失量（糞便中内因性窒素量）を加味する必要がある。糞中内因性損失量は、食事を摂取していない時や目的の栄養素を全く含まない食事を摂取した時でも一定量糞中に排泄される栄養素量のことである。真の消化吸収率は、見かけの消化吸収率に糞中内因性損失量を考慮するため、真の消化吸収率の方が見かけの消化吸収率より高くなる。

たんぱく質の真の消化吸収率の算出法は、窒素に着目するため以下の通りであり、尿中データは用いない。

$$\text{真の消化吸収率（\%）} = \frac{\{\text{摂取窒素量} - (\text{糞便中窒素量} - \text{糞便中内因性窒素量})\}}{\text{摂取窒素量}} \times 100$$

摂取窒素量10.0g/日、糞便中窒素量2.5g/日、糞便中内因性窒素量1.0g/日を代入すると、以下の通りとなる。

$$\text{真の消化吸収率（\%）} = \frac{\{10.0 - (2.5 - 1.0)\}}{10.0} \times 100 = 85\%$$

選択肢考察

×(1)、(2)、(3)、(5)

○(4) **正解へのアプローチ** 参照。

正　解　(4)

要　点

たんぱく質の見かけの消化吸収率と真の消化吸収率

- $\text{見かけの消化吸収率（\%）} = \frac{(\text{摂取窒素量} - \text{糞便中窒素量})}{\text{摂取窒素量}} \times 100$
- $\text{真の消化吸収率（\%）} = \frac{\{\text{摂取窒素量} - (\text{糞便中窒素量} - \text{糞便中内因性窒素量})\}}{\text{摂取窒素量}} \times 100$

4 炭水化物の栄養

36回－71
糖質代謝に関する記述である。最も適当なのはどれか。1つ選べ。
(1) 空腹時は、筋肉への血中グルコースの取り込みが亢進する。
(2) 空腹時は、肝臓でのグリコーゲン分解が抑制される。
(3) 空腹時は、グリセロールからのグルコース合成が亢進する。
(4) 食後は、乳酸からのグルコース合成が亢進する。
(5) 食後は、GLP－1（グルカゴン様ペプチド－1）の分泌が抑制される。

▶正解へのアプローチ◀

体内の代謝は、ホメオスタシス（恒常性）を保つように調節されている。空腹時は血糖値が低下するため、血糖値を上げようと働き、食後は血糖値が上昇するため、下げようと体内の代謝やホルモン分泌を調節している。それぞれ血糖値に対してどのように変化するかを整理しておくこと。

▶選択肢考察◀

×(1) 空腹時は、血糖値が低下するため、インスリンの分泌が抑制される。そのため、GLUT 4の細胞表面への移動が低下し、筋肉や脂肪組織への血中グルコースの取り込みは抑制される。
×(2) 空腹時は、血糖値を上昇させるように体内の代謝が変化するため、肝臓のグリコーゲンの合成が抑制され分解が促進される。
○(3) 空腹時は、血糖値を上昇させるように体内の代謝が変化するため、糖新生が亢進する。グリセロールは糖新生の材料となるため、グリセロールからのグルコースの合成は亢進する。
×(4) 食後は、血糖値が上昇するため、糖新生は抑制される。よって糖新生である乳酸からのグルコースの合成も抑制される。
×(5) GLP－1（グルカゴン様ペプチド－1）は、小腸のL細胞から分泌されるホルモンであり、インスリンの分泌を促進させる作用がある。食後は、血糖値が上昇することで、GLP－1の分泌が促進される。

▶正　解◀ (3)

▶要　点◀

糖新生

糖原性アミノ酸や乳酸、ピルビン酸、オキサロ酢酸、グリセロールなどの糖質以外のものからグルコースを合成することを糖新生という。空腹時には血糖を維持するために、肝臓（一部は腎臓）で糖新生が行われる。

37回－71 NEW
食後の糖質代謝に関する記述である。最も適当なのはどれか。1つ選べ。
(1) 脂肪組織へのグルコースの取り込みが亢進する。
(2) 肝臓グリコーゲンの分解が亢進する。
(3) グルコース・アラニン回路によるグルコースの合成が亢進する。
(4) 脂肪酸からのグルコース合成が亢進する。
(5) グルカゴンの分泌が亢進する。

▶正解へのアプローチ◀

三大栄養素代謝については、生化学でも出題される。基礎栄養学では、食事前後での体内代謝の変化がよく問われるので、確認しておくこと。

体内は、常にホメオスタシス（恒常性）を保つように調整されている。空腹時は血糖値を上げるように働き、食後は血糖値を下げ、脂肪などの栄養素を貯蔵する。

体内の代謝やホルモンの関係性について整理しておくこと（P 298：35回－72：▶要　点◀参照）。

▶選択肢考察◀

○(1)　食後は脂肪組織へのグルコースの取り込みが亢進し、グルコースをトリグリセリド（TG）に変換して脂肪を貯蔵する。

×(2)　食後は血糖値が上昇しており、GLUT 2による肝臓へのグルコースの取り込みにより肝臓でのグルコーゲン合成が亢進し、貯蔵される。

×(3)　グルコース・アラニン回路は、糖新生を行い、アラニンをグルコースに変換して血糖値を上昇させるため、空腹時に亢進される。

×(4)　脂肪酸は、糖新生の材料になれず、グルコースに変換されない。食後は、グルコースからの脂肪酸合成が亢進し、TGに変換されて貯蔵される。

×(5)　グルカゴンは、血糖値を上昇させるホルモンであるため、空腹時に分泌が亢進する。食後は、血糖値を低下させるためインスリンの分泌が亢進する。

▶正　解◀　(1)

35回－72

血糖の調節に関する記述である。最も適当なのはどれか。1つ選べ。

(1)　食後には、グルカゴンは、筋肉へのグルコースの取り込みを促進する。

(2)　食後には、インスリンは、肝臓のグリコーゲン分解を促進する。

(3)　食後には、単位重量当たりのグリコーゲン貯蔵量は、肝臓よりも筋肉で多い。

(4)　空腹時には、トリグリセリドの分解で生じたグリセロールは、糖新生に利用される。

(5)　急激な無酸素運動時のグルコース生成は、主にグルコース・アラニン回路による。

▶正解へのアプローチ◀

血糖値の調節については、肝臓と筋肉、脳で代謝が異なる。これは、存在する酵素の違いや血液脳関門の存在のためである。また血糖の調節には多くのホルモンが関わっているため、それぞれのホルモンの名称や分泌部位を確認しておくこと。

▶選択肢考察◀

×(1)　食後は、吸収されたグルコースにより血中グルコース濃度が上昇する。上昇したグルコース濃度を低下させるためにインスリンが分泌され、筋肉や脂肪組織のGLUT 4が細胞表面に移行することで、筋肉や脂肪組織へのグルコースの取り込みが促進される。グルカゴンは空腹時に分泌され、肝臓の糖新生やグリコーゲン分解を促進させ、血糖値を上昇させる。筋肉には、グルカゴン受容体は存在しない。

×(2)　食後に上昇した血中グルコースは、GLUT 2を介して肝臓に取り込まれる。食後に分泌されたインスリンによって肝臓では、グリコーゲンの合成が促進され、グリコーゲンの分解は抑制される。

×(3)　食後は、過剰なグルコースはグリコーゲンとして筋肉や肝臓に蓄積される。その貯蔵量は、単位重量当たりでは筋肉よりも肝臓の方が多いが、全身でみると肝臓は1kg程度であるが、筋肉は数十kgあるため、総量では、筋肉の方が多い。

○(4) 糖新生に使用されるものは、乳酸、糖原性アミノ酸、グリセロール（グリセリン）などがある。糖新生できない（グルコースへ変換できない）ものには、アセチルCoA、脂肪酸、ケト原性のみのアミノ酸（リシンとロイシン）がある。

×(5) 糖新生を行う際にはグルコース-6-ホスファターゼという酵素が必要であるが、この酵素は肝臓と腎臓にしか存在しないため、筋肉では糖新生は行えない。急激な無酸素運動時では、解糖系が亢進し筋肉中で乳酸が生成される。乳酸は糖新生の材料になるが、筋肉では糖新生が行えないため、血液を介して肝臓に運ばれてグルコースに変換される。この回路をコリ回路と呼ぶ。筋肉を分解してできたアラニンを肝臓でグルコースに変換する経路は、グルコース-アラニン回路と呼ばれる。

正　解 (4)

要　点

血糖を調節するホルモン

	ホルモン	内分泌腺	作用
血糖を低下させる	インスリン	膵臓ランゲルハンス島β細胞	筋肉、脂肪組織、肝臓に血中のグルコースを取り込ませる。グリコーゲンの合成を促進する。
血糖を上昇させる	グルカゴン	膵臓ランゲルハンス島α細胞	肝臓のグリコーゲンを分解して、グルコースを合成する。
	アドレナリン	副腎髄質	肝臓のグリコーゲンを分解して、グルコースを合成する。
	成長ホルモン	脳下垂体（前葉）	肝臓のグリコーゲンを分解して、グルコースを合成する。体の成長を促進させる。
	サイロキシン（甲状腺ホルモン）	甲状腺	肝臓のグリコーゲンを分解して、グルコースを合成する。体の代謝を促進させる。
	グルココルチコイド（糖質コルチコイド）	副腎皮質	体たんぱく質の異化を促進し、アミノ酸を合成する。肝臓や腎臓での糖新生により、グルコースを合成する。

コリ回路

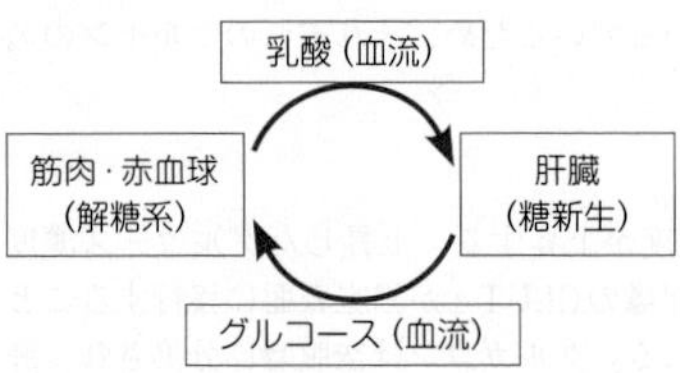

グルコース-アラニン回路

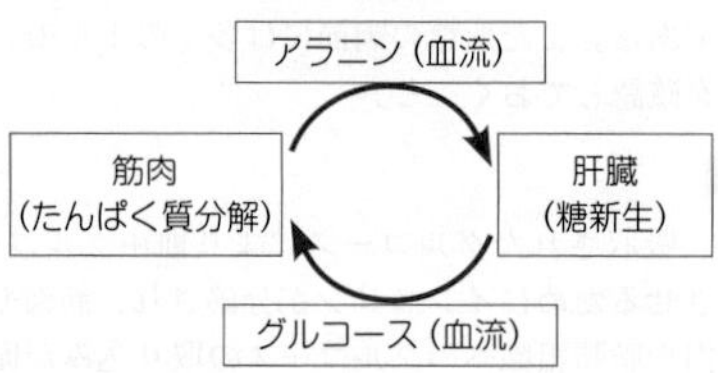

①コリ回路

筋肉や赤血球でグルコースの解糖により生成した乳酸は、肝臓に送られ、ピルビン酸を経て糖新生によってグルコースに再合成され、再び筋肉へ運ばれて利用される。

②グルコース-アラニン回路

筋肉で、アミノ基がピルビン酸に転移してアラニンとなり、肝臓に運ばれて糖新生によりグルコースとなって、再び筋肉に運ばれて利用される。

35回－71
糖質の代謝に関する記述である。最も適当なのはどれか。1つ選べ。
(1) 解糖系は、酸素の供給を必要とする。
(2) 赤血球におけるATPの産生は、クエン酸回路で行われる。
(3) グルクロン酸経路（ウロン酸経路）は、ATPを産生する。
(4) ペントースリン酸回路は、脂質合成が盛んな組織で活発に働く。
(5) 糖質の摂取は、血中遊離脂肪酸値を上昇させる。

▶正解へのアプローチ◀

糖質に関しては、消化吸収経路、それに関わる酵素や担体の種類、体内に吸収された後の代謝経路、解糖系、クエン酸回路、ペントースリン酸回路、電子伝達系について理解する必要がある。

▶選択肢考察◀

×(1) 解糖系の反応は嫌気的反応であり、酸素の供給を必要としない。酸素の供給が必要なのは、好気的反応のクエン酸回路や電子伝達系の反応である。
×(2) 赤血球は、脱核・脱オルガネラをしており、ミトコンドリアをもたないため、ミトコンドリア内で起こるクエン酸回路や電子伝達系によるATPの産出が行えない。よって、ATP産出を細胞質ゾルで起こる解糖系に依存している。
×(3) グルクロン酸経路は、グルコースからグルクロン酸を産生する経路であり、ATPは産生しない。グルクロン酸は、体内の毒物などと抱合し水溶性にして体外へ排出する働きを担っており、薬物代謝などを行う。
○(4) ペントースリン酸回路は、脂肪酸合成に必要なNADPHの産出を行っているため、脂質合成が盛んな組織で活発に働いている。
×(5) 糖質を摂取すると、エネルギー源として糖質の利用が盛んになり、脂肪の分解が抑制されるため、血中遊離脂肪酸値は低下する。

▶正　解◀ (4)

34回－70
糖質の代謝に関する記述である。最も適当なのはどれか。1つ選べ。
(1) 糖質の摂取量増加は、ビタミンB_6の必要量を増加させる。
(2) グルコースは、脂肪酸に変換されない。
(3) グルコースは、可欠アミノ酸に変換されない。
(4) ペントースリン酸回路は、リボース5-リン酸を生成する。
(5) 赤血球には、解糖系が存在しない。

▶選択肢考察◀

×(1) 糖質の摂取量が増加すると、ビタミンB_1の必要量が増加する。ビタミンB_6の必要量が増加するのは、たんぱく質の摂取量が増加したときである。
×(2) 摂取した過剰なグルコースはグリコーゲンとして貯蔵されるが、貯蔵限界を越えるグルコースは、クエン酸を経て、アセチルCoAから脂肪酸へと合成される（▶要　点◀参照）。
×(3) 可欠アミノ酸は体内で、グルコースなどから合成できるアミノ酸である。アミノ酸の中でも不可欠アミノ酸（必須アミノ酸）と呼ばれるものは、体内で合成できないため、食品から摂取する必要がある。

○(4)　ペントースリン酸回路は、細胞質ゾルに存在し、核酸合成のために必要な五炭糖のリン酸化合物（リボース5-リン酸）の生成と、脂肪酸合成に必要なNADPHの生成を行っている。

×(5)　赤血球は、その成熟過程で脱核、脱オルガネラを行っているため、核や細胞内小器官をもたない。そのため、ミトコンドリア内で起こるクエン酸回路や電子伝達系の反応が起こらず、ATPの生成を細胞質ゾルで行われる解糖系に依存している。

▶正　解◀　(4)

▶要　点◀

グルコースからの脂肪酸合成

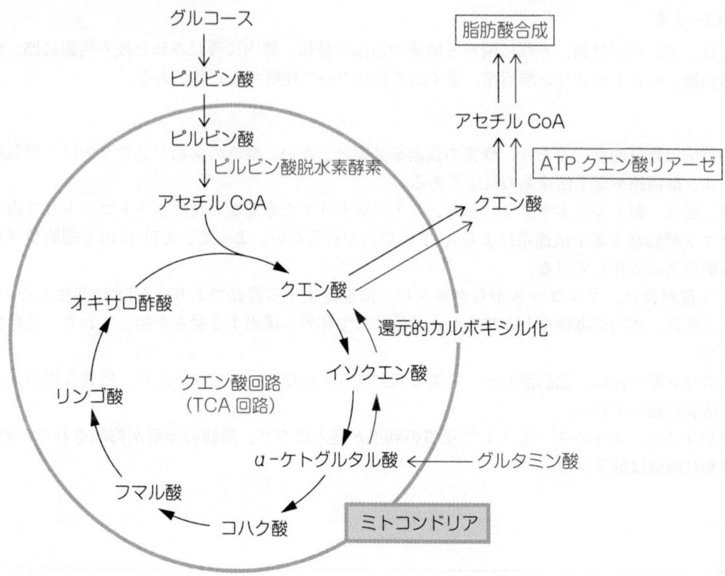

> **33回－75**
> 糖質の代謝に関する記述である。正しいのはどれか。**2つ選べ**。
> (1)　腎臓は、糖新生を行う。
> (2)　吸収された単糖類は、リンパ管を介して肝臓に運ばれる。
> (3)　肝臓は、グルコースから脂肪酸を合成できない。
> (4)　骨格筋は、グルコース6-リン酸からグルコースを生成する。
> (5)　脳は、飢餓の時にケトン体を利用する。

▶選択肢考察◀

○(1)、×(4)　糖新生を行うためには、グルコース6-リン酸をグルコースに変換するためのグルコース-6-ホスファターゼが必要である。この酵素が存在するのが肝臓と腎臓であるため、糖新生を行う臓器は肝臓と腎臓である。骨格筋にはグルコース-6-ホスファターゼが存在しないため、糖新生は行えず、血糖の維持には使われない。

×(2) 小腸上皮細胞内に吸収された単糖類は、門脈を介して肝臓へ運ばれグルコースに変換されてから血中へ放出される。リンパ管を介して運ばれるのは長鎖脂肪酸やコレステロールであり、小腸上皮細胞でカイロミクロンを形成する。短鎖脂肪酸や中鎖脂肪酸はカイロミクロンに用いられずに、門脈を介して運ばれ、肝臓で代謝される。

×(3) グルコースはグリコーゲンに変換され貯蔵されるが、限度があるため、それ以上のグルコースはミトコンドリア内でクエン酸に合成される。クエン酸はミトコンドリア外へ運ばれ、細胞質ゾルでオキサロ酢酸とアセチルCoAに分解され、このアセチルCoAから脂肪酸が合成される。

◯(5) 脳のエネルギー源はグルコースとケトン体であり、脂肪酸は利用できない。血糖値が低下すると促進拡散（GLUT 1）での血中グルコースの脳内への取り込みが減少し、ケトン体を利用する。グルコースが不足している状態では、筋肉や肝臓などではエネルギー源として脂肪酸を分解（β酸化）し、アセチルCoAを供給しているが、過剰なアセチルCoAは肝臓のミトコンドリアでケトン体に合成される。ケトン体は肝臓で合成されるが、肝臓はケトン体を分解する酵素がないため利用できず、骨格筋や脳に運ばれ利用される。

正　解 (1)、(5)

34回－71

血糖とその調節に関する記述である。最も適当なのはどれか。１つ選べ。

(1) 筋肉グリコーゲンは、血糖維持に利用される。
(2) インスリンは、筋肉への血中グルコースの取り込みを抑制する。
(3) 健常者の血糖値は、食後約3時間で最高値となる。
(4) 糖新生は、筋肉で行われる。
(5) アドレナリンは、肝臓グリコーゲンの分解を促進する。

選択肢考察

×(1) 筋肉中には、グリコーゲンを分解しグルコースに変換するグルコース-6-ホスファターゼが存在しないため、血糖維持には利用されない。筋肉のグリコーゲンはグルコース6-リン酸を経て解糖系へ入り、筋肉のエネルギー源として利用される。

×(2) 食後は、インスリン分泌が上昇し、筋肉や脂肪組織へのグルコースの取り込みを促進して血糖値を低下させる。

×(3) 健常者では、血糖値は食後30～60分でピークを迎える。その後、2～3時間で食前の血糖値に戻る（要　点参照）。

×(4) 糖新生にはグルコース6-リン酸からグルコースに変換するグルコース-6-ホスファターゼが必要であるが、肝臓と腎臓にしか存在しないため、筋肉や脂肪組織、脳などでは糖新生は行われない。

◯(5) アドレナリンは、副腎髄質から分泌されるホルモンで血圧や血糖値、心拍数を上昇させる作用がある。アドレナリンは肝臓や筋肉の受容体に結合し、細胞内のcAMP濃度を上昇させ、グリコーゲンホスホリラーゼを活性化してグリコーゲンの分解を促進する（P 92：34回－21：要　点参照）。

正　解 (5)

▶要　点◀

食事による血糖値の変動とホルモンの関係

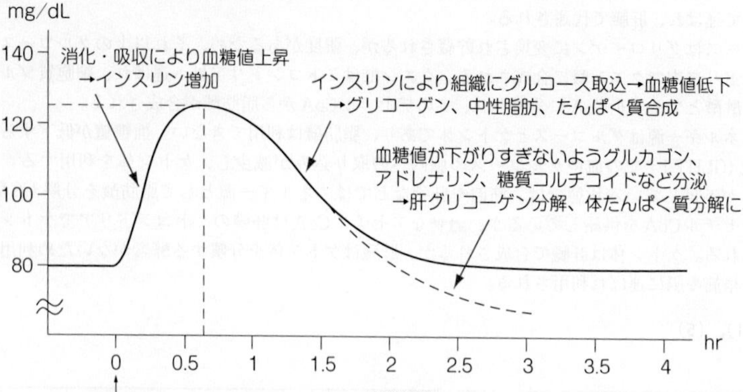

33回－76

血糖とその調節に関する記述である。正しいのはどれか。1つ選べ。

(1)　アドレナリンは、血糖値を低下させる。
(2)　グルココルチコイドは、血糖値を低下させる。
(3)　チロキシンは、血糖値を低下させる。
(4)　インスリンは、血中グルコースの脂肪組織への取り込みを促進する。
(5)　血糖値が低下すると、骨格筋におけるグルコース消費は促進される。

▶選択肢考察◀

×(1)　アドレナリンは交感神経に作用し、血圧や血糖値、心拍数の上昇効果、気管支拡張効果などをもつ。

×(2)　グルココルチコイドは、副腎皮質から分泌されるステロイドホルモンで、代表的なものにコルチゾールがある。肝臓で糖新生の促進などを介して血糖値を上昇させる働きがある。また、抗炎症、抗アレルギー作用もある。

×(3)　チロキシンは甲状腺ホルモンの1つで、代謝を亢進させる作用があり、基礎代謝量の増加や血糖値・血圧の上昇作用がある。

○(4)　インスリンは、骨格筋や脂肪組織のGLUT 4を細胞表面に移動させることで、血中グルコースの細胞内への取り込みを促進する。一方、肝臓に存在するGLUT 2は常に細胞表面に発現しているため、インスリン非依存性である（P 93：37回－21：▶要　点◀参照）。

×(5)　インスリンが骨格筋の受容体に結合すると、細胞内のグルコース輸送担体（GLUT 4）が表面へ移動する。これにより血中のグルコースが促進拡散により骨格筋へ取り込まれる（P 405：35回－95：▶要　点◀参照）。

▶正　解◀　**(4)**

37回－72 NEW

難消化性の炭水化物の生理作用に関する記述である。最も適当なのはどれか。1つ選べ。

(1) キシリトールは、う蝕（虫歯）を予防する。
(2) フラクトオリゴ糖は、食後の血糖値上昇を促進する。
(3) グアーガム酵素分解物は、腸内のpHを上昇させる。
(4) ポリデキストロースは、腸内有用菌の増殖を抑制する。
(5) ラクツロースを過剰に摂取すると、便秘を引き起こす。

正解へのアプローチ

難消化性の炭水化物は、ヒトの消化酵素では消化できないため、小腸では消化吸収されないが、大腸では、腸内細菌により発酵分解され、一部が利用される。その特徴から、特定保健用食品にも利用されており、「食べ物と健康」でも出題頻度が高いため、どのような生理作用があるか確認しておくこと（P217：36回－59：要　点参照）。

選択肢考察

○(1) キシリトールは、キシロースから合成される糖アルコールの一種で、天然の代用甘味料として知られており、う蝕（虫歯）を予防する。キシリトールはミュータンス菌（いわゆる虫歯菌）が利用できないため、酸産生できないことから歯が溶けにくく、カルシウムと結合した歯の修復（再石灰化）を促進することによりう蝕（虫歯）になりにくくする。

×(2) フラクトオリゴ糖は、スクロース（ショ糖）にフルクトース（果糖）が1～数個結合させて製造したもので、小腸で吸収されずに大腸に届くため、食後の血糖値上昇を抑制する。1グラムあたり2kcalである。腸内有用菌の餌となるフルクトオリゴ糖から短鎖脂肪酸が産生され、腸内環境を整える作用がある。

×(3) グアーガム酵素分解物は、グアー豆から精製したグアーガムを酵素分解により糖度を低下させて産生した水溶性食物繊維であり、腸内細菌による発酵を受け、短鎖脂肪酸を産生する。よって、腸内pHを低下させる。

×(4) ポリデキストロースは、人工的に合成された水溶性食物繊維で、ヒトの消化酵素では分解されず、腸内有用菌を増殖させ、便通改善や腸内環境を整える作用がある。

×(5) ラクツロースは、腸内で分解されにくいため、腸内の浸透圧を上昇させ、腸内の水分を貯留させるため、過剰に摂取すると下痢を引き起こす。また、腸内細菌叢を改善する作用があり、便秘予防に使用される。

正　解 (1)

5 脂質の栄養

36回－74

脂質代謝に関する記述である。最も適当なのはどれか。1つ選べ。

(1) 空腹時は、ホルモン感受性リパーゼ活性が上昇する。
(2) 空腹時は、肝臓での脂肪酸合成が亢進する。
(3) 食後は、肝臓でのケトン体産生が亢進する。
(4) 食後は、血中のキロミクロンが減少する。
(5) 食後は、リポたんぱく質リパーゼ活性が低下する。

▶正解へのアプローチ◀

食後は余剰のグルコースなどから脂肪酸や中性脂肪の合成が亢進し、空腹時は中性脂肪の分解が亢進する。脂質の合成や分解に関わるホルモンや酵素の働きを理解し、食後や空腹時でどのように作用するかについて整理しておくこと。

血中に存在するキロミクロン（カイロミクロン）やVLDL中のトリアシルグリセロール（トリグリセリド）を分解する酵素は、リポたんぱく質リパーゼ（LPL）といい、脂肪組織に貯蔵されているトリアシルグリセロールは、ホルモン感受性リパーゼ（HSL）により分解される。食後は、血液中に増加したキロミクロンやVLDL中のトリアシルグリセロールを分解するLPLの活性が上昇し、HSLは低下する。空腹時では、脂肪組織に貯蔵されているトリアシルグリセロールを分解するHSLの活性が上昇する。

▶選択肢考察◀

○(1) ホルモン感受性リパーゼは、空腹時に活性が上昇する。血糖値の低下によって分泌されるグルカゴンやアドレナリンによって活性化され、脂肪細胞に蓄積されている中性脂肪を分解し、血中にグリセロールと遊離脂肪酸を放出する。

×(2) 空腹時に、肝細胞などは血中へ放出された遊離脂肪酸を取り込んで、ミトコンドリア内に輸送する。脂肪酸は、ミトコンドリア内でβ酸化によって分解され、アセチルCoAが大量に産生される。

×(3) 空腹時は、β酸化によって生じたアセチルCoAをエネルギー源として利用するが、過剰なアセチルCoAは肝臓でケトン体（アセト酢酸、アセトン、β-ヒドロキシ酪酸）に合成され、筋肉や脳のエネルギー源として利用される。よって、通常ケトン体は、脂肪の分解が亢進する空腹時に産生が亢進する。

×(4) 食事より吸収された中性脂肪が小腸上皮細胞内でたんぱく質やコレステロール、リン脂質とともにキロミクロンとなり、リンパ管を経て血中へと輸送される。そのため、食後は血中キロミクロンが増加する。

×(5) 食後、インスリン分泌が亢進し、インスリンによりリポたんぱく質リパーゼ（LPL）の活性が上昇する。LPLにより、血中に増加したキロミクロンやVLDL中の中性脂肪（トリグリセリド）が分解され、脂肪細胞に取り込まれる。

▶正　解◀ (1)

▶要　点◀

ホルモン感受性リパーゼの活性化

脂肪細胞などに存在し、貯蔵脂肪（トリグリセリド）を脂肪酸とグリセロールに分解する酵素である。グルカゴン、アドレナリンなどにより活性化され、インスリンなどにより不活化される。グリセロールは、肝臓で糖新生によりグルコースとなる。

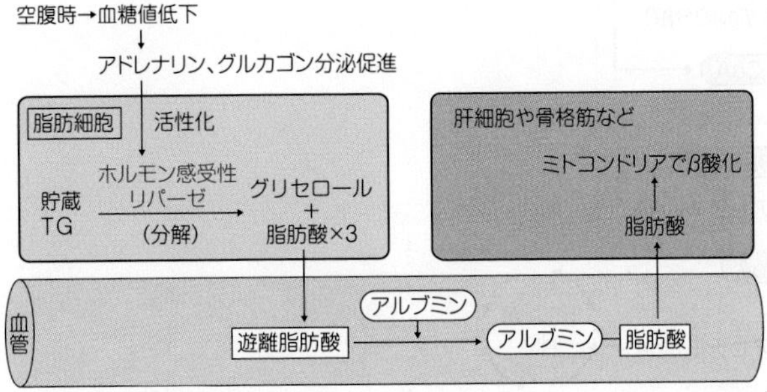

リポたんぱく質リパーゼの活性化

毛細血管の壁に存在し、血中のキロミクロンやVLDL中のトリグリセリドを脂肪酸とグリセロールに分解する酵素である。インスリンにより活性化される。

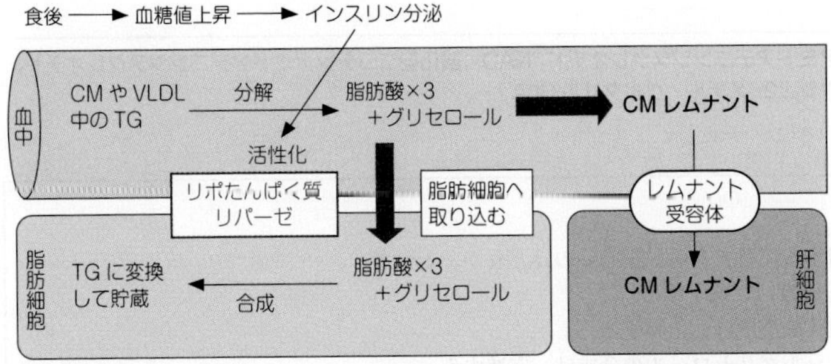

食間期と食後におけるリパーゼ活性の動態

	ホルモン感受性リパーゼ活性	リポたんぱく質リパーゼ活性
食間期	亢　進	抑　制
食　後	抑　制	亢　進

ケトン体の生体と利用

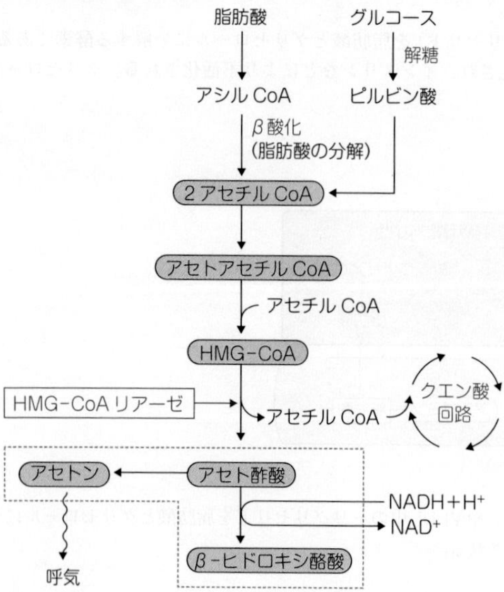

NADH：還元型ニコチンアミドアデニンジヌクレオチド、NAD^+：酸化型ニコチンアミドアデニンジヌクレオチド、HMG-CoA：3-ヒドロキシ・3-メチル・グルタリル CoA

33回－77

食後の脂質代謝に関する記述である。正しいのはどれか。1つ選べ。

(1) 血中のVLDL濃度は、低下する。
(2) 血中の遊離脂肪酸濃度は、上昇する。
(3) 肝臓でトリアシルグリセロールの合成は、亢進する。
(4) 肝臓でケトン体の産生は、亢進する。
(5) 脂肪組織でホルモン感受性リパーゼ活性は、上昇する。

▶選択肢考察◀

×(1)、○(3)　食後、肝臓でトリアシルグリセロール（トリグリセリド）やコレステロールの合成が亢進し、これらはVLDLへと合成され血中に放出されるため、血中VLDL濃度は上昇する。

×(2)　食後は、血中グルコース濃度が上昇するため、グルコースがエネルギー源として利用される。そのため、トリアシルグリセロールのエネルギー源としての利用が低下し、分解物である遊離脂肪酸の濃度は低下する。

×(4)　ケトン体は、脂肪の分解が亢進し、余剰のアセチルCoAより産生される。食後はグルコースの利用が亢進し、脂肪の分解は低下するため肝臓でのケトン体産生も低下する。

×(5)　食後は、血液中に増加したカイロミクロンやVLDL中のトリアシルグリセロールを分解するリポたんぱく質リパーゼ（LPL）の活性が上昇し、ホルモン感受性リパーゼ（HSL）は低下する。

▶正　解◀　**(3)**

37回－74 NEW

絶食時の脂質代謝に関する記述である。最も適当なのはどれか。1つ選べ。

(1) 血中のキロミクロンが増加する。
(2) 脂肪組織では、ホルモン感受性リパーゼ活性が低下する。
(3) 血中の遊離脂肪酸が減少する。
(4) 筋肉では、エネルギー源としての脂肪酸の利用が抑制される。
(5) 血中のケトン体が増加する。

正解へのアプローチ

絶食により、血糖値が低下しているため、改善しようとグルカゴンやアドレナリンが分泌される。これらのホルモンは、血糖値を上昇させるとともに脂肪組織のホルモン感受性リパーゼ(HSL)を活性化させ、貯蔵していたトリグリセリド(TG)を加水分解し、グリセロールと脂肪酸を産生する。脂肪酸は血中へ放出後、筋肉などの末梢組織に取り込まれ、β酸化を受け、エネルギー源としての利用が亢進し、ケトン体が生成される。グリセロールは肝臓へ取り込まれ、糖新生に用いられる(P 304：36回－74：要点 参照)。

選択肢考察

×(1) キロミクロンは、食後、小腸上皮細胞内で産生され、食事由来の脂肪を含んでいる。よって、絶食時では減少し、ほぼ0となる。

×(2) 絶食時、脂肪組織では、ホルモン感受性リパーゼの活性が亢進する。この酵素により貯蔵していたトリグリセリド(TG)が加水分解され、グリセロールと脂肪酸が産生される。

×(3) 絶食時、脂肪組織中のTGの分解により生じた脂肪酸が血中へ放出されるため、血中の遊離脂肪酸は増加する。

×(4) 絶食時、筋肉では、血中の遊離脂肪酸を取り込み、β酸化によりアセチルCoAを産生して、クエン酸回路、電子伝達系によりATPを産生するため、エネルギー源として脂肪酸の利用が亢進する。

○(5) 体内の脂肪分解が進み、脂肪酸が過剰に産生され、β酸化によりアセチルCoAが多量になるとクエン酸回路に飽和がみられる。これにより、アセチルCoAをケトン体生成に利用し始め、血中のケトン体が増加する。一部の臓器(脳、筋肉など)ではケトン体を利用できるが、肝臓は利用することができない。

正　解 (5)

34回－74

空腹時の脂質代謝に関する記述である。最も適当なのはどれか。1つ選べ。

(1) 脂肪組織では、リポたんぱく質リパーゼの活性が上昇する。
(2) 脂肪組織では、トリグリセリドの分解が抑制される。
(3) 肝臓では、脂肪酸の合成が促進される。
(4) 肝臓では、エネルギー源としてケトン体を利用する。
(5) 筋肉では、エネルギー源として脂肪酸を利用する。

選択肢考察

×(1) リポたんぱく質リパーゼ(LPL)は、カイロミクロンやVLDL などのリポたんぱく質中のトリグリセリド(中性脂肪)を分解して筋肉や脂肪組織へ取り込むため、食後に活性が上昇する。

×(2)　空腹時では、脂質を分解しそれをエネルギー源として利用する代謝経路が活性化する。つまり、脂質合成は抑制され、脂質分解が促進する。脂質の分解時はホルモン感受性リパーゼ（HSL）が活性化し、脂肪組織のトリグリセリドをグリセロールと脂肪酸に分解する。脂肪酸はアルブミンと結合し、遊離脂肪酸として血中に放出され、各組織でエネルギー源として利用される。

×(3)　肝臓で脂肪酸の合成が促進されるのは食後であり、空腹時は脂肪酸の分解が促進される。

×(4)　空腹時では分解された遊離脂肪酸が取り込まれ、β酸化により大量のアセチルCoAが生成され、クエン酸回路などで利用される。一部のアセチルCoAは肝臓でケトン体へ合成され、脳や筋肉でエネルギー源として利用されるが、肝臓自身はケトン体を利用できない。

○(5)　空腹時筋肉は、血中の遊離脂肪酸を取り込みβ酸化によりアセチルCoAを生成して、エネルギー源として利用している。

▶正　解◀（5）

35回－74

脂質の代謝に関する記述である。最も適当なのはどれか。１つ選べ。

(1)　ホルモン感受性リパーゼの活性は、インスリンにより亢進する。
(2)　脂肪細胞内のトリグリセリドは、主にリポたんぱく質リパーゼにより分解される。
(3)　食後は、肝臓でケトン体の産生が促進する。
(4)　カイロミクロンは、小腸上皮細胞で合成される。
(5)　VLDLのトリグリセリド含有率は、カイロミクロンより高い。

▶正解へのアプローチ◀

脂質の代謝に関しては、体内でトリグリセリド（TG）を輸送する際のリポたんぱく質の動態を理解しておく必要がある。カイロミクロン、VLDL、LDL、HDLがトリグリセリドやコレステロールの輸送にどのように関わっているかについて、整理しておくこと。

▶選択肢考察◀

×(1)　ホルモン感受性リパーゼ（HSL）は、空腹時に活性が上昇する酵素であり、脂肪細胞内のトリグリセリドの分解を亢進し、血中遊離脂肪酸濃度を上昇させる働きがある。インスリンは、食後に分泌が増加しホルモン感受性リパーゼの活性を抑制する。

×(2)　リポたんぱく質リパーゼ（LPL）は、食後に活性が上昇する酵素であり、食後血中濃度が増加するカイロミクロンやVLDL中のトリグリセリドを脂肪酸とグリセロールに分解して、脂肪細胞などに取り込ませる働きがある。

×(3)　肝臓のケトン体は、脂肪の分解が亢進する空腹時に産生が促進する。脂肪酸の分解により生じたアセチルCoAを材料として、肝臓でケトン体が合成される。ケトン体は脳や筋肉でエネルギー源として利用されるが、肝臓では利用できない。

○(4)　カイロミクロンは、小腸上皮細胞で合成されるリポたんぱく質である。食物中のトリグリセリドを輸送するため、アポB－48などのたんぱく質やコレステロール、リン脂質でトリグリセリドを覆った形状をしている。

×(5)　VLDLは、肝細胞で合成されるトリグリセリドを輸送するため、合成されるリポたんぱく質である。リポたんぱく質は、トリグリセリドの含有率が高い順に、カイロミクロン＞VLDL＞LDL＞HDLとなっている。

▶正　解◀（4）

要　点

リポたんぱく質の種類と組成（重量%）

	組成比（重量%）				合成場所	役　割
	TG	リン脂質	Cho	たんぱく質		
カイロミクロン	83	7	8	2	小　腸	食事由来の脂質を小腸から脂肪組織などへ運ぶ
VLDL	50	20	22	7	肝　臓	肝臓で合成された脂質を肝臓から末梢組織へ運ぶ
LDL	10	22	48	20	血　液	コレステロールを肝臓から末梢組織へ運ぶ
HDL	8	22	20	50	肝　臓	コレステロールを末梢組織から肝臓へ運ぶ

＊TG：トリグリセリド、Cho：コレステロール

肝臓で合成された脂質はVLDLで血中へ。LPLによりTGを加水分解するとLDLとなり、末梢組織へコレステロールを供給。HDLは肝臓から前駆体として放出後、末梢組織の過剰なコレステロールを回収し、肝臓へ戻る。

35回－75

コレステロールに関する記述である。最も適当なのはどれか。1つ選べ。

(1)　エストロゲンは、血中LDLコレステロール値を上昇させる。
(2)　コレステロールの合成は、フィードバック阻害を受けない。
(3)　HDLは、レシチンコレステロールアシルトランスフェラーゼ（LCAT）の作用によりコレステロールを取り込む。
(4)　コレステロールは、ペプチドホルモンの前駆体である。
(5)　胆汁酸は、胆嚢で産生される。

正解へのアプローチ

体内のコレステロールは、食事からの摂取と体内で合成するもので必要量を供給している。食事からのコレステロールの摂取が増加すると、フィードバック阻害が作用し体内でのコレステロールの合成が低下する。体内のコレステロールはLDLを介して輸送されるが、過剰になったコレステロールはHDLに取り込まれて、体内の必要な組織へと再分配される。HDLは体内でのコレステロールの調節に重要な役割を果たしているため、近年では低HDLコレステロール血症が問題視されている。

選択肢考察

×(1)　エストロゲンは女性ホルモンの1種であり、血中LDLコレステロール値を低下させ、血中HDLコレステロール値を上昇させる作用がある。

×(2)　フィードバック阻害とは、一連の代謝経路の生成物の中で、下流の生成物が上流の反応を抑制する現象である。コレステロール摂取量が多い場合、フィードバック阻害により体内でのコレステロールの合成が抑制されることで、体内のコレステロール量の調節を行っている。

○(3)　末梢組織の過剰なコレステロールは、HDLに結合しているLCATの作用によりエステル化され、取り込まれる。その後、CETP（コレステロール転送たんぱく質）によりVLDLやLDLなどにコレステロールが移動し、再びコレステロールが必要な細胞などへ届けられる。ペプチドホルモンは、アミノ酸から産生される水溶性のホルモンである。

×(4)　コレステロールは、構造にステロイド骨格をもっており、性ホルモン（エストロゲンやテストステロン）や糖質コルチコイド（コルチゾールなど）などステロイドホルモンの前駆体となる。

×(5)　胆汁酸は、肝臓で生成される。胆嚢は、肝臓で生成された胆汁酸やビリルビン、コレステロールやリン脂質からなる胆汁を蓄積・濃縮する臓器である（**P 311：33回－78：要　点参照**）。

正　解　**(3)**

▶要　点◀

リポたんぱく質の体内動態

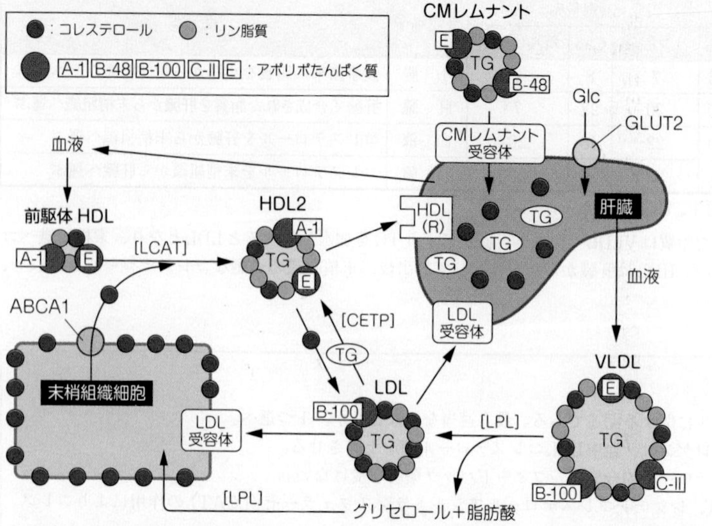

TG：トリグリセリド　Glc：グルコース　LPL：リポたんぱく質リパーゼ　GLUT 2：グルコース輸送担体
LCAT：レシチンコレステロールアシルトランスフェラーゼ　ABCA 1：細胞からコレステロールを排出する担体
CETP：コレステロールエステル転送たんぱく質

LPL	リポたんぱく質リパーゼ 脂肪細胞表面などに存在し、血中のリポたんぱく質中のTGを脂肪酸とグリセロールに加水分解し、生成された脂肪酸を取り込み、脂肪細胞中でTGに変換して貯蔵。 インスリンにより活性化される。
LCAT	レシチン-コレステロールアシルトランスフェラーゼ HDL表面の遊離コレステロールがエステル化され、コレステロールエステルが生成される。末梢組織の膜表面のコレステロールを引き抜く。
HTGL	肝性トリグリセリドリパーゼ 肝細胞で合成され、CMやIDLに含まれるTGを分解してそれぞれをCMレムナントやLDLにする。
CETP	コレステロールエステル転送たんぱく質 HDL 2からVLDL、IDL、LDLへコレステロールエステルが移動し、交換にTGをHDLは受け取る。
ABCA 1	細胞からコレステロールを排出するトランスポーター（担体）

33回－78

コレステロール代謝に関する記述である。正しいのはどれか。1つ選べ。

(1) コレステロールは、エネルギー源として利用される。
(2) コレステロールは、甲状腺ホルモンの原料となる。
(3) コレステロールの合成は、食事性コレステロールの影響を受けない。
(4) 胆汁酸は、腸内細菌により代謝される。
(5) 胆汁酸は、大部分が空腸で再吸収される。

▶正解へのアプローチ◀

胆汁酸は、肝臓でコレステロールから合成されるステロイド誘導体で、代表的なものにコール酸やケノデオキシコール酸（1次胆汁酸）がある。胆汁として膵液とともに十二指腸に分泌され、乳化作用によって脂質の消化吸収を助ける作用がある。約95％が回腸から再吸収され、再び利用される（腸肝循環）。分泌された胆汁は、一部が腸内細菌による分解を受けデオキシコール酸やリトコール酸などになり（2次胆汁酸）、糞便中に排泄される。このように胆汁酸は、コレステロールの代謝を調節する上で重要な役割を果たしている。

▶選択肢考察◀

×(1) コレステロールは、細胞膜やステロイドホルモン、胆汁酸の材料となるが、エネルギー源としては利用できない。

×(2) 甲状腺ホルモン（T_3：トリヨードサイロニン、T_4：サイロキシン）の材料は、ヨウ素やチロシンである。

×(3) コレステロールの合成は生体内で行われるが、その調節は食事性コレステロールの影響を受ける。コレステロール合成経路の律速酵素であるHMG-CoA還元酵素は、コレステロールにより活性が低下する（フィードバック制御）ため、食事性コレステロール摂取量が少ない場合は合成が亢進し、多い場合は合成が抑制される。

○(4)、×(5) 消化管に分泌された胆汁酸は、大部分が回腸で再吸収され、門脈を経て肝臓に運ばれ再び胆汁酸の合成の材料になる。再吸収されなかった胆汁酸は、大腸で腸内細菌による代謝を受けて2次胆汁酸のデオキシコール酸やリトコール酸などになり、一部は再び再吸収され、残りは糞便中に排泄される。

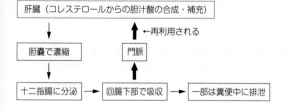

▶正　解◀　(4)

▶要　点◀

腸肝循環

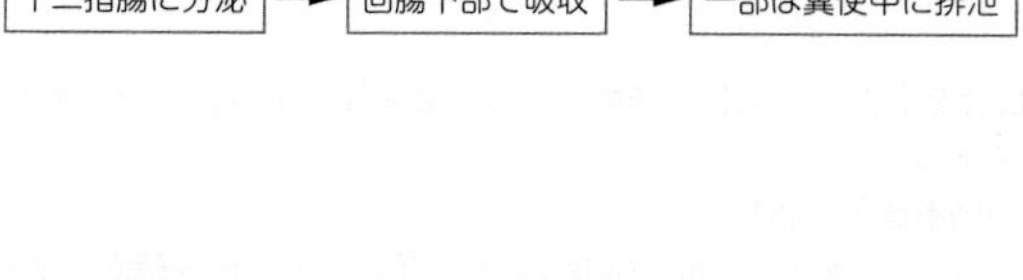

37回－75 NEW

胆汁酸の代謝に関する記述である。最も適当なのはどれか。1つ選べ。

(1) 胆汁酸は、コレステロールから合成される。
(2) 胆汁酸は、胆嚢で合成される。
(3) 腸管内に分泌された胆汁酸は、主に十二指腸で再吸収される。
(4) 腸内細菌の作用を受けて生成された胆汁酸を、一次胆汁酸という。
(5) コール酸は、二次胆汁酸に分類される。

▶正解へのアプローチ◀

胆汁酸は、一次胆汁酸と二次胆汁酸に分けられる。一次胆汁酸（コール酸など）は、肝臓でコレステロールから合成される。胆汁酸は、そのほとんどが腸肝循環しており、腸内細菌により還元を受けた胆汁酸を二次胆汁酸（デオキシコール酸など）という。脂肪の消化を助ける作用を認めるが、消化酵素ではない。

▶選択肢考察◀

○(1) 胆汁酸は、コレステロールから合成され、ステロイド骨格を有する。
×(2) 胆汁酸は、肝臓で合成され、胆嚢で貯蔵・濃縮される。
×(3) 十二指腸（小腸上部）の腸管内に分泌された胆汁酸は、主に回腸（小腸下部）で再吸収される。再吸収された胆汁酸は門脈を介して肝臓へ送られるため腸肝循環される（P311：33回－78：▶要 点◀参照）。
×(4) 腸内細菌の作用（還元）を受けて生成された胆汁酸を、二次胆汁酸という。一次胆汁酸は、肝臓で合成された胆汁酸をいう。
×(5) コール酸は、一次胆汁酸である。ヒトでは他にケノデオキシコール酸が一次胆汁酸の代表である。

▶正 解◀ (1)

36回－75

脂肪酸に関する記述である。最も適当なのはどれか。1つ選べ。

(1) パルミチン酸は、必須脂肪酸である。
(2) オレイン酸は、多価不飽和脂肪酸である。
(3) アラキドン酸は、リノール酸から生成される。
(4) エイコサペンタエン酸は、n-6系不飽和脂肪酸である。
(5) ドコサヘキサエン酸は、エイコサノイドの前駆体である。

▶正解へのアプローチ◀

脂肪酸は、二重結合の有無による飽和脂肪酸、不飽和脂肪酸の分類について理解が必要である。特に不飽和脂肪酸では、n-3系、n-6系、n-9系の不飽和脂肪酸や、不飽和脂肪酸の中でも必須脂肪酸やエイコサノイドの前駆体となる脂肪酸などが頻出である。

▶選択肢考察◀

×(1) パルミチン酸は、炭素数16で二重結合をもたない飽和脂肪酸である。必須脂肪酸は、n-6系のリノール酸とn-3系のα-リノレン酸である。
×(2) オレイン酸は、二重結合を1つもつ一価不飽和脂肪酸である。
○(3) アラキドン酸とリノール酸は、ともにn-6系多価不飽和脂肪酸であり、体内でリノール酸からγ-リノレン酸を経てアラキドン酸が産生される。

×(4)　エイコサペンタエン酸（EPA）は、n－3系の不飽和脂肪酸である。

×(5)　エイコサノイドの前駆体は、炭素数20の多価不飽和脂肪酸であるエイコサペンタエン酸やアラキドン酸である。ドコサヘキサエン酸（DHA）は炭素数22であり、エイコサノイドの前駆体とならない。

▶正　解◀（**3**）

▶要　点◀

n－6系多価不飽和脂肪酸およびn－3系多価不飽和脂肪酸の合成経路

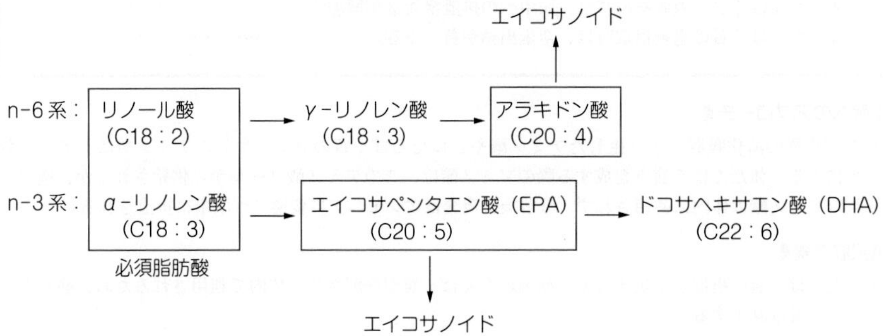

※炭素数20個の多価不飽和脂肪酸からはエイコサノイド（プロスタグランジン（PG）、トロンボキサン（TX）、ロイコトリエン（LT））が生成する。

34回－75

脂質の栄養に関する記述である。最も適当なのはどれか。1つ選べ。

(1)　脂肪酸の利用が高まると、ビタミンB_1の必要量が増加する。

(2)　パルミチン酸は、必須脂肪酸である。

(3)　エイコサペンタエン酸（EPA）は、リノール酸から合成される。

(4)　エイコサノイドは、アラキドン酸から合成される。

(5)　α-リノレン酸は、n－6系脂肪酸である。

▶選択肢考察◀

×(1)　脂肪酸の利用が高まると、アセチルCoAが生成され、クエン酸回路が活性化するためビタミンB_1の必要量も増加すると考えられるが、炭水化物の代謝のほうがビタミンB_1の重要度が高いため、最も適当とはいえない。

×(2)　必須脂肪酸は、n－3系脂肪酸のα-リノレン酸とn－6系脂肪酸のリノール酸の2つであり、飽和脂肪酸のパルミチン酸は必須脂肪酸ではない。

×(3)　EPAはn－3系の脂肪酸であり、同じn－3系のα-リノレン酸から体内で合成できるが、n－6系であるリノール酸からは合成できない。n－3系脂肪酸からn－6系脂肪酸は合成できず、逆もできない（**P 313：36回－75：▶要　点◀**参照）。

○(4)　炭素数が20の脂肪酸と、それから誘導される生理活性物質をエイコサノイドといい、アラキドン酸とEPAはエイコサノイドであり、これから合成されるプロスタグランジンやロイコトリエン、トロンボキサンなどの生理活性物質もエイコサノイドである。

×(5)　n－6系脂肪酸は、リノール酸、γ-リノレン酸、アラキドン酸がよく知られている。α-リノレン酸はn－3系脂肪酸である。

▶正　解◀（**4**）

6 たんぱく質の栄養

37回－73 NEW

たんぱく質・アミノ酸の体内代謝に関する記述である。最も適当なのはどれか。1つ選べ。

(1) たんぱく質の摂取が不足すると、筋たんぱく質量が増加する。
(2) たんぱく質の摂取が不足すると、急速代謝回転たんぱく質の血中濃度が上昇する。
(3) たんぱく質の摂取が不足すると、ビタミンB_6の必要量が増加する。
(4) たんぱく質の過剰摂取時は、尿中への排泄窒素量が増加する。
(5) たんぱく質の過剰摂取時は、窒素出納が負になる。

▶正解へのアプローチ◀

たんぱく質の消化吸収により生じたアミノ酸や、体たんぱく質の分解で生じたアミノ酸は、アミノ酸プールに入る。体たんぱく質を合成する際のアミノ酸は、このアミノ酸プールから供給されるが、過剰に摂取したアミノ酸は体内に蓄積されず、分解後、窒素はアンモニアに変換され尿中に排泄される。

▶選択肢考察◀

×(1) たんぱく質の摂取が不足すると、筋肉のたんぱく質が分解され、体内で利用されるため、筋たんぱく質量は減少する。
×(2) 急速代謝回転たんぱく質（RTP）は、トランスサイレチン（プレアルブミン）、レチノール結合たんぱく質、トランスフェリンなど、半減期の短いたんぱく質のことを指し、動的アセスメントの評価に使用される。たんぱく質の摂取が不足すれば、RTPは短期間で血中濃度が低下する。
×(3) たんぱく質は、体内で代謝される際にビタミンB_6を利用する。たんぱく質の摂取が増えればビタミンB_6の必要量も増加し、たんぱく質の摂取が不足するとビタミンB_6の必要量も減少する。
○(4) たんぱく質を過剰に摂取すると、余剰分は体内には蓄積されず、分解されて尿中に排泄される。たんぱく質の窒素は尿素に変換されて尿中に排泄されるため、尿中への排泄窒素量が増加する。
×(5) 窒素出納は、摂取した窒素と排泄した窒素の差であり、通常健常人では±0である。たんぱく質の摂取が増えると摂取した窒素が増えるため、窒素平衡（摂取窒素量－排泄窒素量）が正になる。

▶正　解◀ (4)

要　点

たんぱく質・アミノ酸代謝の概要

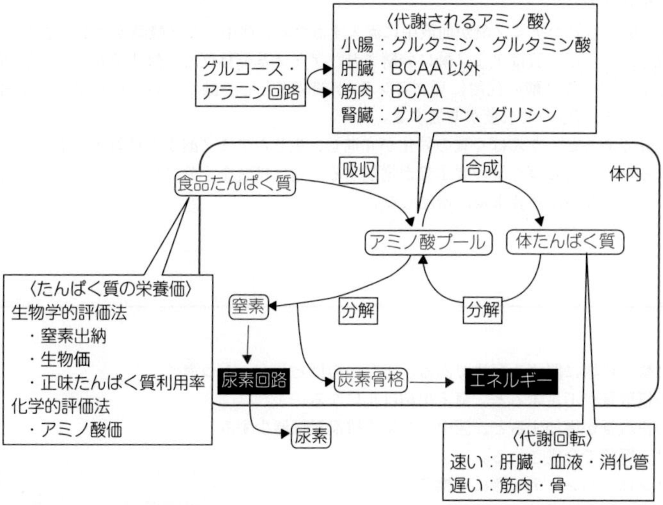

糖原性アミノ酸とケト原性アミノ酸

糖原性アミノ酸	アラニン、アルギニン、アスパラギン酸、アスパラギン、システイン、グルタミン酸、グルタミン、グリシン、ヒスチジン、メチオニン、プロリン、セリン、トレオニン、バリン
ケト原性アミノ酸	ロイシン、リシン
糖原性とケト原性の両方	イソロイシン、フェニルアラニン、トリプトファン、チロシン

36回－72

たんぱく質とアミノ酸の代謝に関する記述である。最も適当なのはどれか。1つ選べ。

(1)　空腹時は、体たんぱく質合成が亢進する。
(2)　食後は、血中アミノ酸濃度が低下する。
(3)　たんぱく質の摂取量が増加すると、ビタミンB_6の要求量が減少する。
(4)　たんぱく質の過剰摂取は、アミノ酸の異化を亢進する。
(5)　糖質を十分に摂取すると、たんぱく質の要求量が増加する。

正解へのアプローチ

過剰に摂取したグルコースや中性脂肪は、体内でグリコーゲンや脂肪として蓄積されるが、アミノ酸を過剰に摂取した場合は、蓄積されることはなく体内で異化される。そのため、健常な成人では過剰にたんぱく質を摂取しても異化が亢進され、炭素部分はエネルギー産生や脂肪酸合成に利用、窒素部分は尿素として尿中に排泄されるため、窒素出納は±０に保たれている。

▶選択肢考察◀

×(1) 空腹時は、血中のグルコース濃度が低下しているため、体たんぱく質の分解が亢進し、生じたアミノ酸からの糖新生が亢進する。

×(2) 食後は、消化管から吸収されたアミノ酸が血液中に流入するため、血中アミノ酸濃度は上昇する。

×(3)、○(4) 過剰に摂取したたんぱく質はアミノ酸に分解され、アミノ基転移反応や酸化的脱アミノ反応により異化される。このアミノ酸の代謝にビタミンB_6が補酵素として働くため、たんぱく質の摂取量が増加するとビタミンB_6の要求量が増加する。

×(5) 糖質の摂取が不十分であると、たんぱく質の異化が亢進し、生じたアミノ酸から糖新生によりグルコースが産生されるため、たんぱく質の要求量が増加する。逆に糖質を十分に摂取した場合は、たんぱく質の異化が亢進しないため要求量は増加しない。

▶正　解◀ (4)

33回－73

たんぱく質とアミノ酸の代謝に関する記述である。正しいのはどれか。1つ選べ。

(1) たんぱく質の摂取量が不足すると、窒素出納は正になる。
(2) たんぱく質の摂取量が増加すると、尿中への尿素排泄量は減少する。
(3) アルブミンは、腎臓で合成される。
(4) トリプトファンは、パントテン酸に変換される。
(5) バリンは、糖新生に利用される。

▶正解へのアプローチ◀

消化吸収されたたんぱく質中のアミノ酸や、体たんぱく質の分解で生じたアミノ酸は、アミノ酸プールに入る。体たんぱく質を合成する際のアミノ酸はこのアミノ酸プールから供給されるが、過剰に摂取されたアミノ酸は体たんぱく質の合成には使用されず、尿素などに変換され、尿中に排泄される。

▶選択肢考察◀

×(1) 体たんぱく質は常に合成と分解を繰り返しているが、たんぱく質量の摂取が不足すると体内での体たんぱく質の分解が合成を上回るため、窒素の摂取量より排泄量が上回る。それにより、窒素出納(摂取量－排泄量)は負に傾く。

×(2) たんぱく質は、一定量を遊離アミノ酸として貯蔵している(アミノ酸プールと呼ばれる)が、その量にも限りがあるため不要なたんぱく質は、代謝分解され尿素として尿中に排泄される。そのため、尿素排泄量は増加する。

×(3) アルブミンは、肝臓で合成される。肝臓では、アルブミンなどのたんぱく質やVLDLなどのアポリポたんぱく質、コリンエステラーゼなどの酵素の合成などを行っているため、肝機能が低下すると、これらの値が低下する。

×(4) トリプトファンは、体内で1/60の変換効率でナイアシンへと変換される。食事摂取基準ではナイアシン(ニコチン酸とニコチン酸アミド)と1/60トリプトファンの合計をナイアシン当量として設定している。

○(5) 糖新生は肝臓や腎臓で行われ、乳酸やアラニン、ピルビン酸などを材料としてグルコースを合成する経路であるが、脂肪酸、アセチルCoA、ケト原性アミノ酸(ロイシン、リシン)は糖新生の原料とはならない。

▶正　解◀ (5)

34回－72

たんぱく質とアミノ酸の代謝に関する記述である。最も適当なのはどれか。1つ選べ。

(1) 過剰なたんぱく質の摂取は、アミノ酸の異化を抑制する。
(2) ロイシンは、体たんぱく質の合成を抑制する。
(3) インスリンは、体たんぱく質の合成を抑制する。
(4) 絶食時には、体たんぱく質の合成が抑制される。
(5) アルブミンは、トランスサイレチンより代謝回転速度が速い。

▶正解へのアプローチ◀

絶食時には、血糖値の低下により体たんぱく質を分解し、糖新生などにより血糖値を維持する。つまり、絶食時では体たんぱく質の合成は抑制し、分解が促進される。

▶選択肢考察◀

×(1) 過剰に摂取されたたんぱく質は、糖質や脂質のようにグリコーゲンや中性脂肪として蓄積されることはなく、代謝分解され、窒素は尿素として尿中へ排泄される。健常な成人では、このように過剰なたんぱく質は尿素へと異化、排泄され、体内の窒素出納はおおむね±0に保たれている。

×(2) バリン、ロイシン、イソロイシンなどの分枝アミノ酸は主に筋肉で代謝されるアミノ酸であり、筋たんぱく質の分解を抑制し、合成を促進する。特に、ロイシンは分枝アミノ酸の中でもこの作用に重要な働きをする。

×(3) 食後は、小腸より吸収されたグルコースやアミノ酸が血液中に放出され、血糖値や血中アミノ酸濃度が上昇する。その際に分泌されるインスリンは、グルコースの取り込みだけでなく、アミノ酸の取り込みも促進し、組織でのグリコーゲンやたんぱく質の合成を促進する。

◯(4) ▶正解へのアプローチ◀参照。

×(5) アルブミンの半減期は20日前後だが、トランスサイレチン（プレアルブミン）はRTP（急速代謝回転たんぱく質）であり、半減期は約2日のためアルブミンより代謝回転速度が速い。

▶正　解◀ (4)

36回－73

食品たんぱく質の評価に関する記述である。最も適当なのはどれか。1つ選べ。

(1) アミノ酸価は、食品たんぱく質の生物学的評価法の1つである。
(2) たんぱく質効率（PER）は、窒素出納を指標として求める。
(3) 生物価は、体重変化を指標として求める。
(4) 正味たんぱく質利用率（NPU）は、生物価に消化吸収率を乗じて求める。
(5) 無たんぱく質食の摂取時は、尿中への窒素排泄がみられない。

▶正解へのアプローチ◀

食品中のたんぱく質の評価方法は、大きく分けて化学的評価法と生物学的評価法がある。

化学的評価法にはアミノ酸価があり、食品中に含まれている不可欠アミノ酸を消化吸収率を考えずに評価する方法である。

一方、生物学的評価法とは、生物がアミノ酸を摂取後、どの程度消化吸収されるか、消化吸収率まで考慮した評価方法である。生物学的評価法には、正味たんぱく質利用率や生物価などがある。生物価と正味たんぱく質利用率は過去に計算式が出題されたこともあるため、覚えておくこと。

▶選択肢考察◀

×(1) アミノ酸価は、食品たんぱく質の化学的評価法である。

×(2) たんぱく質効率（PER）は、摂取たんぱく質1g当たりの体重増加量を指標として求める。

×(3) 生物価は生物学的評価法の1つであり、体内保留窒素量や吸収窒素量を指標として求める。

◯(4) 正味たんぱく質利用率（NPU）は、摂取窒素量、生物価は吸収窒素量をそれぞれ指標として用いている。生物は摂取した栄養素を100％吸収することはできないため、正味たんぱく質利用率（NPU）＝生物価×消化吸収率で求められる。

×(5) 無たんぱく質食摂取時であっても不要なたんぱく質は分解され、生じたアンモニアからの尿素合成などが起こっているため、常に一定量の窒素が尿中から体外に排泄されている。

▶正　解◀ (4)

▶要　点◀

たんぱく質の栄養価評価法

- 吸収窒素量＝摂取窒素量－（糞中窒素量－糞中内因性窒素量）
- 体内保留窒素量＝吸収窒素量－（尿中窒素量－尿中内因性窒素量）
  ※糞中内因性窒素量：無たんぱく質食摂取時の糞中窒素量
  ※尿中内因性窒素量：無たんぱく質食摂取時の尿中窒素量
- $生物価 = \dfrac{体内保留窒素量}{吸収窒素量} \times 100$
- $正味たんぱく質利用率 = \dfrac{体内保留窒素量}{摂取窒素量} \times 100 = 生物価 \times 消化吸収率$
- $たんぱく質効率(PER) = \dfrac{体重増加量(g)}{摂取たんぱく質量(g)}$
- $アミノ酸価 = \dfrac{試料たんぱく質1g中の第一制限アミノ酸量}{基準アミノ酸パターンの当該アミノ酸量} \times 100$

▶要　点◀

窒素出納

	窒素の出入量	窒素出納
成長期、妊婦、病気からの回復中、トレーニングによる筋肉増加期	入＞出	正
健康な成人	入＝出	窒素平衡
絶食、極度の低たんぱく質食、病人、糖質コルチコイド分泌増加、インスリン分泌低下	入＜出	負

35回－73

摂取するたんぱく質の量と質に関する記述である。最も適当なのはどれか。1つ選べ。

(1) 飢餓時には、窒素出納が正になる。
(2) 過剰なたんぱく質の摂取は、アミノ酸の異化を亢進する。
(3) たんぱく質効率（PER）は、生物価に消化吸収率を加味する。
(4) アミノ酸価は、摂取エネルギー量に影響される。
(5) 可欠アミノ酸は、体たんぱく質合成に利用されない。

▶選択肢考察◀

×(1) 飢餓時には、摂取窒素量よりも排泄窒素量が上回るため、窒素出納は負になる。

◯(2) 過剰に摂取したたんぱく質は、アミノ基転移反応や酸化的脱アミノ反応で異化され、炭素骨格部分はグルコースや脂肪酸などに代謝され利用される。アミノ基はアンモニアとなり、その後尿素回路で尿素に代謝され、尿中に排泄される。

×(3) たんぱく質効率（PER）は、摂取たんぱく質量（g）あたり体重がどの程度増加したか（g）を表す指標である。生物価に消化吸収率を加味したものは、正味たんぱく質利用率である。

×(4) アミノ酸価は、摂取食物中に不可欠アミノ酸がどの程度含まれているのかを表しており、食品の栄養価の指標となる。摂取食品の影響を受けるが、摂取エネルギー量には影響を受けない。

×(5) 体たんぱく質は、20種類のアミノ酸で構成されており、9種類の不可欠アミノ酸と11種類の可欠アミノ酸が合成に利用される。

▶正　解◀　(2)

34回－73

食品たんぱく質の評価に関する記述である。最も適当なのはどれか。1つ選べ。

(1) アミノ酸評点パターンは、食品中の不可欠アミノ酸量を示す。
(2) 生物価は、食品たんぱく質の化学的評価法の一つである。
(3) 制限アミノ酸がない食品のアミノ酸価は、100である。
(4) 無たんぱく質食の摂取時には、尿中に窒素は排泄されない。
(5) 摂取窒素量が排泄窒素量を上回ると、窒素出納は負になる。

▶選択肢考察◀

×(1) アミノ酸評点パターンは、FAO/WHO/UNUが設定した基準値であり、たんぱく質1g当たりの不可欠アミノ酸量（mg）で示される。

×(2) 生物価は、食品たんぱく質の生物学的評価法の一つである。

◯(3) アミノ酸評点パターンと比較し、比率を満たしていないものを制限アミノ酸と呼び、最も少ない比率のアミノ酸を第一制限アミノ酸という。制限アミノ酸がないということは、すべてのアミノ酸評点パターンを満たしており、アミノ酸スコアは100となる。

×(4) 食事からたんぱく質を摂取しなくても、糞便中には小腸粘膜の細胞が剥がれたものや腸内細菌の死骸、尿中には体内のたんぱく質の代謝により生じた尿素に含まれる窒素が常に一定量排泄されている。これを内因性窒素損失量といい、たんぱく質を摂取していなくても常に一定量体内から失われている。

×(5) 摂取窒素量と排泄窒素量のバランスで窒素出納が表される。摂取窒素量が排泄窒素量を上回るとき、窒素出納は正である。

▶正　解◀　(3)

33回－74

摂取するたんぱく質の量と質の評価に関する記述である。正しいのはどれか。１つ選べ。

(1) 無たんぱく質食摂取時には、窒素の糞便中排泄はない。
(2) アミノ酸インバランスは、可欠アミノ酸の過剰摂取により起こる。
(3) 正味たんぱく質利用率は、たんぱく質栄養価の化学的評価法である。
(4) 小麦たんぱく質の第一制限アミノ酸は、リシンである。
(5) アミノ酸の補足効果は、卵白たんぱく質に対して発揮される。

選択肢考察

×(1) たんぱく質を全く摂取しなくても、消化液中に含まれる酵素や腸粘膜の離脱物、腸内細菌などに含まれる窒素分が糞便中に排泄される。これを内因性窒素排泄量といい、真の消化吸収率を求める際には考慮する必要がある。

×(2) アミノ酸インバランスとは、制限アミノ酸が（アミノ酸評点パターンより含有が少ない不可欠アミノ酸）複数ある場合、１種類のみを補充すると、かえって栄養価が低下することをいう。

×(3) 正味たんぱく質利用率は、消化吸収を考慮しており、生物学的評価法である。

○(4) 多くの穀物類において、第一制限アミノ酸はリシンであり、小麦粉の第一制限アミノ酸もリシンである。例外として、そばのアミノ酸価は100である。

×(5) 鶏卵は、卵黄、卵白ともにアミノ酸スコアは100である。そのためアミノ酸の補足効果はない。

正　解（4）

7 ビタミンの栄養

36回－76

脂溶性ビタミンに関する記述である。最も適当なのはどれか。１つ選べ。

(1) ビタミンＡは、血液凝固因子の活性化に必要である。
(2) ビタミンＤは、小腸で活性型に変換される。
(3) 活性型ビタミンＤは、カルシウムの小腸での吸収を抑制する。
(4) ビタミンＥは、過酸化脂質の生成を促進する。
(5) ビタミンＫは、骨形成に必要である。

正解へのアプローチ

脂溶性ビタミンは、ビタミンＡ、ビタミンＤ、ビタミンＥ、ビタミンＫの４種類があり、それぞれの生体内での機能が問われることが多い。特にビタミンＤのカルシウム吸収促進、ビタミンＥの脂質の抗酸化作用、ビタミンＫの血液凝固作用は頻出のため、覚えておくこと。

選択肢考察

×(1) 血液凝固因子には、ビタミンＫ依存性血液凝固因子（Ⅱ、Ⅶ、Ⅸ、Ⅹ）が存在しており、活性化にはビタミンＫが必要である。

×(2)、(3) ビタミンＤは、肝臓と腎臓で水酸化され、活性型ビタミンＤとなる。活性型ビタミンＤは、小腸上皮細胞の核内受容体に作用し、Ca結合たんぱく質（担体）の発現を増加させることによって、腸管からのカルシウム吸収を促進している。

×(4) ビタミンＥは、主に脂溶性物質に対して作用し、自らを酸化させ酸化型（ラジカル型）になることで抗酸化作用を示す。よって、ビタミンＥは過酸化脂質の生成を抑制する。

○(5) ビタミンKは、血液凝固因子の活性化のほかに、骨基質（骨のたんぱく質成分）の構成成分であるオステオカルシンの合成にも関与しており、骨形成に必要なビタミンである。

▶正　解◀（5）

▶要　点◀

ビタミンDの活性化

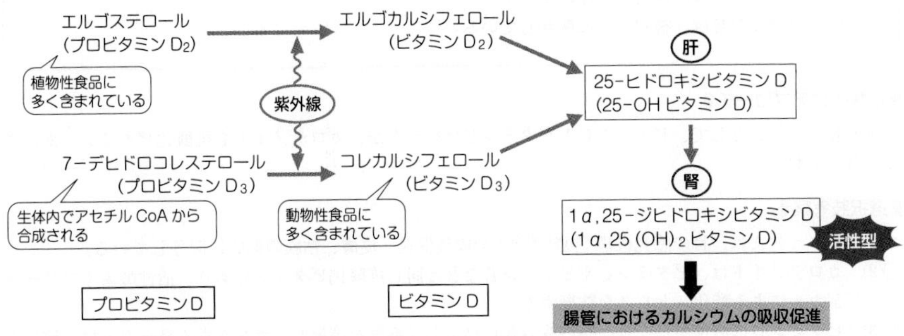

35回－76

脂溶性ビタミンに関する記述である。最も適当なのはどれか。1つ選べ。

(1) 吸収された脂溶性ビタミンは、門脈に流れる。
(2) ビタミンAは、遺伝子発現を調節する。
(3) ビタミンDは、腸内細菌により合成される。
(4) ビタミンEは、膜脂質の酸化を促進する。
(5) ビタミンKは、血液凝固を抑制する。

▶選択肢考察◀

×(1) 脂溶性ビタミンは、脂質とともに吸収される。小腸で形成されるミセルに取り込まれ、単純拡散で小腸上皮細胞に吸収された後、カイロミクロンに取り込まれる。よって、カイロミクロンと同様にリンパ管を経由し、鎖骨下静脈から血中に流入する。

○(2) 核内受容体を介した遺伝子発現調節作用が知られているのは、ビタミンA（レチノイン酸）とビタミンD（活性型ビタミンD）である。ビタミンAとビタミンDは、細胞膜を通過して直接核内受容体に結合し、遺伝子発現を調節する。

×(3) 腸内細菌は、様々なビタミンを合成し、ヒトはそれを利用できる。腸内細菌により合成されるビタミンは、水溶性ビタミンではビタミンB_2、ビタミンB_6、ビタミンB_{12}、葉酸、ビオチン、パントテン酸であり、脂溶性ビタミンではビタミンK_2（メナキノン）である。

×(4) ビタミンEは、主に脂溶性物質に対して抗酸化作用を示すため、膜脂質（生体膜を構成する脂質のこと）の酸化を抑制する。特に、酸化されやすい不飽和脂肪酸の摂取量が増加すると、ビタミンEの必要量が増加する。

×(5) ビタミンKは、ビタミンK依存性血液凝固因子（Ⅱ、Ⅶ、Ⅸ、Ⅹ）を介して血液凝固を促進する。

▶正　解◀（2）

34回－76

脂溶性ビタミンに関する記述である。最も適当なのはどれか。1つ選べ。

(1) ビタミンAは、消化管からのカルシウム吸収を促進する。
(2) カロテノイドは、抗酸化作用をもつ。
(3) ビタミンDは、血液凝固に関与している。
(4) ビタミンEは、核内受容体に結合する。
(5) ビタミンKは、視覚機能に関与している。

▶正解へのアプローチ◀

抗酸化ビタミンとして、ビタミンCとビタミンEは頻出だが、カロテノイドも抗酸化ビタミンであることを覚えておくこと。

▶選択肢考察◀

×(1) ビタミンAは、目の感光機構（視覚機能）や成長促進、皮膚、粘膜の形成に関与している。

○(2) カロテノイドは、ビタミンCやビタミンEなどと同じ抗酸化ビタミンであり、活性酸素やフリーラジカルによる酸化ストレスを防御する。

×(3) ビタミンDは活性型となり、核内受容体に結合して転写を調節し、カルシウム結合たんぱく質の合成を促進する。このたんぱく質は消化管でのカルシウムイオンの担体として働き、消化管からのカルシウム吸収を促進する。

×(4) ビタミンEは脂溶性であるが、ビタミンAやビタミンDとは異なり、受容体とは結合せず、分子内のクロマン環に存在する水酸基（-OH）を介して、活性酸素やフリーラジカルと反応し、酸化ストレスを防御する。

×(5) ビタミンKは、肝臓での血液凝固因子（Ⅱ、Ⅶ、Ⅸ、Ⅹ）の活性化に必要であり、血液凝固に関与している。

▶正　解◀ (2)

▶要　点◀

カロテノイド

動植物がメバロン酸から合成するテルペン系のポリエン色素（赤や黄の色素）である。トマトのリコピン、緑黄色野菜のカロテン、エビ・カニ・鮭のアスタキサンチン、柑橘類のβ-クリプトキサンチン、トウモロコシ・緑茶・卵黄のルテイン、唐辛子のカプサンチンなどがある。

カロテノイドの中では、α-カロテン、β-カロテン、β-クリプトキサンチンなどが、生体内でレチノール（ビタミンA）に転換できるため、プロビタミンAともいう。

リコピン、アスタキサンチン、ルテイン、カプサンチンなどはカロテノイドではあるが、ビタミンAには転換されないためプロビタミンAではない。

核内受容体

核受容体の一種であり、核内に存在する受容体である。ビタミンAや活性化型ビタミンD、甲状腺ホルモン（サイロキシン）などの受容体であり、核内での転写を調節して、たんぱく質の合成を調節している。

37回－76 *NEW*

水溶性ビタミンと、それが関与する生体内代謝の組合せである。最も適当なのはどれか。1つ選べ。

(1) ビタミンB_1 ――― アミノ基転移反応
(2) ビタミンB_2 ――― 一炭素単位代謝
(3) ナイアシン ――― 炭酸固定反応
(4) パントテン酸 ――― 血液凝固因子合成
(5) ビタミンC ――― コラーゲン合成

正解へのアプローチ

ビタミンは、各代謝酵素の補酵素として働いている。それぞれの関与する代謝反応を把握しておくこと。また、ビタミンの過剰症・欠乏症も頻出であるため、一緒に理解すること。

選択肢考察

×(1) ビタミンB_1はチアミンと呼ばれ、糖代謝に関与する。ピルビン酸脱水素酵素やα－ケトグルタル酸脱水素酵素などの補酵素として働く。アミノ基転移反応では、ビタミンB_6が関与する。
×(2) ビタミンB_2はリボフラビンと呼ばれ、糖質・脂質の代謝に関与する。光によって分解されやすい。一炭素単位とは、メチル基やメチレン基など炭素1個を含む残基の総称をいい、この転移反応には葉酸が関与する。
×(3) ナイアシンはニコチン酸とも呼ばれ、糖質・脂質の代謝に関与する。NAD^+、$NADP^+$、乳酸デヒドロゲナーゼの補酵素として働く。炭酸固定反応にはビオチンが関与する。
×(4) パントテン酸は、脂質代謝に関与する。CoA（コエンザイムA）、アシルCoAカルボキシラーゼの補酵素として働く。血液凝固因子は、肝臓で合成されるたんぱく質で、ビタミンKにより第Ⅱ、Ⅶ、Ⅸ、Ⅹ因子が活性化される。
○(5) ビタミンCはアスコルビン酸と呼ばれ、コラーゲンの合成に関与し、さらに抗酸化作用を有する。

正　解　(5)

要　点

ビタミンの補酵素としての機能

ビタミン	補酵素型	補酵素としての機能
ビタミンB_1	TDP、TPP	α-ケト酸の炭酸固定反応の補酵素 トランスケトラーゼ反応の補酵素 糖質や分枝アミノ酸の代謝に関与
ビタミンB_2	FMN、FAD	エネルギー代謝や酸化還元反応に関与
ビタミンB_6	PLPなど	トランスアミナーゼ、デカルボキシラーゼなどの補酵素 アミノ基の代謝に関与
ビタミンB_{12}	メチルコバラミン、 アデノシルコバラミン	メチルコバラミン：メチオニン合成酵素の補酵素 アデノシルコバラミン：メチルマロニルCoAムターゼの異性化反応の補酵素
ナイアシン	NAD^+、$NADP^+$	エネルギー代謝や酸化還元反応に関与
パントテン酸	コエンザイムA（CoA）	CoAの構成成分、脂肪酸合成酵素系脂質代謝、アミノ酸代謝、糖質代謝に関与
葉　酸	5-メチルテトラヒドロ葉酸など	一炭素単位の転移酵素の補酵素 核酸塩基、アミノ酸、たんぱく質などの生合成に関与
ビオチン	1'-*N*-カルボキシビオシチン	カルボキシラーゼ（炭酸固定反応）、デカルボキシラーゼ（脱炭酸反応）の補酵素 糖新生、脂肪酸合成、アミノ酸代謝に関与

36回－77

水溶性ビタミンに関する記述である。最も適当なのはどれか。1つ選べ。

(1) ビタミンB_1の要求量は、たんぱく質摂取量に比例する。
(2) ビタミンB_2の補酵素型は、ピリドキサールリン酸である。
(3) ビタミンB_{12}は、分子内にモリブデンを含有する。
(4) 葉酸は、核酸合成に必要である。
(5) ビオチンの吸収は、アビジンにより促進される。

▶正解へのアプローチ◀

ビタミンは、体内で様々な化学反応の補酵素として働いている。補酵素型の時の名称および機能について確認すること。

▶選択肢考察◀

×(1) たんぱく質摂取量に比例するのは、ビタミンB_6である。ビタミンB_1は糖質の代謝に関わっており、ビタミンB_1の要求量は、糖質の摂取量に比例する。
×(2) ビタミンB_2の補酵素型は、フラビンアデニンジヌクレオチド(FAD)やフラビンモノヌクレオチド(FMN)である。ピリドキサールリン酸(PLP)は、ビタミンB_6の補酵素型である。
×(3) ビタミンB_{12}は、分子内にコバルトを含有する。
○(4) 葉酸やビタミンB_{12}は、核酸合成に必要なビタミンである。
×(5) ビオチンは、アビジンと結合すると不溶性物質となり便中に排泄されるため、吸収が抑制される。アビジンは生の卵白中などに多く含まれている。

▶正 解◀ (4)

35回－77

水溶性ビタミンに関する記述である。最も適当なのはどれか。1つ選べ。

(1) ビタミンB_1は、ピルビン酸をアセチルCoAに変換する反応の補酵素である。
(2) ビタミンB_6必要量は、たんぱく質摂取量の影響を受けない。
(3) ナイアシンは、グルタミン酸から合成される。
(4) ビタミンB_{12}は、主に空腸で吸収される。
(5) ビタミンCは、還元型ビタミンEを酸化型に変換する。

▶選択肢考察◀

○(1) ビタミンB_1は、ピルビン酸をアセチルCoAに変換するピルビン酸脱水素酵素の補酵素として働く。生成されたアセチルCoAは、その後クエン酸回路、電子伝達系と代謝が進んでいく。
×(2) ビタミンB_6は、アミノ酸のアミノ基転移反応や酸化的脱炭酸反応の重要な補酵素であり、たんぱく質摂取量が増加すると、ビタミンB_6必要量も増加する。
×(3) ナイアシンは、体内でアミノ酸のトリプトファンから1/60の転換効率で変換される。グルタミン酸からは脱炭酸反応によりγ-アミノ酪酸(GABA)が生成される。
×(4) ビタミンB_{12}は、胃の壁細胞から分泌される内因子と結合し、その状態で主に回腸から吸収される。そのため、クローン病などの回腸に炎症が起こりやすい疾患では、ビタミンB_{12}の吸収が低下する。
×(5) ビタミンCの還元作用により、酸化型ビタミンE(ラジカルビタミンE)を還元型に変換する。

▶正 解◀ (1)

34回－77

水溶性ビタミンに関する記述である。最も適当なのはどれか。1つ選べ。

(1) ビタミンB_2は、内因子と結合して吸収される。
(2) ナイアシンは、メチオニンから合成される。
(3) 葉酸は、分子中にコバルトを含む。
(4) ビオチンは、コエンザイムA (CoA) の構成成分である。
(5) ビタミンCは、ビタミンEラジカルをビタミンEに変換する。

選択肢考察

×(1) ビタミンB_2は、主に食品中ではFADやFMNとして存在しており、消化管内でリボフラビンとなる。リボフラビンは、能動輸送により小腸上部から吸収されるため、胃からの排出速度が遅いほど、担体に飽和が起こりにくくなり吸収量が増加する。内因子と結合して吸収されるのはビタミンB_{12}であり、小腸下部（回腸末端）から吸収される。

×(2) ナイアシンは、肝臓でトリプトファンから合成される。よって、たんぱく質の摂取量が少ないとトリプトファンも少なくなり、ナイアシンへの変換量が減少するため、ナイアシンとしての摂取量を増加する必要がある。メチオニンからは、シスチンやシステイン、ホモシスチンやホモシステインなどが合成される。

×(3) 葉酸は、プテリジン核とパラアミノ安息香酸、グルタミン酸が結合した化合物である。グルタミン酸が1個結合したものをプテロイルモノグルタミン酸、数個結合したものをプテロイルポリグルタミン酸という。分子内にコバルトを含むのは、ビタミンB_{12}である。

×(4) ビオチンは、カルボキシラーゼの補酵素であり、炭酸固定や脱炭酸反応などに関与している。コエンザイムA (CoA) の構成成分は、パントテン酸とシステアミン、アデノシンである。

○(5) ビタミンCとビタミンEは、どちらも抗酸化ビタミンであり、活性酸素やフリーラジカルに還元型ビタミンE（ビタミンE）が電子を供与することで、酸化型ビタミンE（ビタミンEラジカル）となり、これらを消去する。還元型ビタミンC（L-アスコルビン酸）は、ビタミンEラジカルをビタミンEに変換し、酸化型ビタミンC（デヒドロアスコルビン酸）となる。

正　解 (5)

33回－79

ビタミンB群に関する記述である。正しいのはどれか。1つ選べ。

(1) ビタミンB_1が欠乏すると、血中の乳酸値が低下する。
(2) ナイアシンの必要量は、エネルギー消費量が多くなると増加する。
(3) ビタミンB_6の必要量は、たんぱく質の摂取量が多くなると減少する。
(4) 葉酸が欠乏すると、悪性貧血になる。
(5) ビタミンB_{12}が欠乏すると、血中ホモシステイン値が低下する。

正解へのアプローチ

ビタミンB群は、補酵素として様々な生体反応に関わっている。出題頻度が高いのは、エネルギー代謝に関与するビタミンB_1、ビタミンB_2、ナイアシンについて、たんぱく質代謝に関与するビタミンB_6について、核酸代謝に関与するビタミンB_{12}、葉酸についてである。

▶選択肢考察◀

×(1)　ビタミンB_1は、解糖系で生成したピルビン酸をアセチルCoAに変換するピルビン酸脱水素酵素の補酵素として必要なため、欠乏するとアセチルCoAへの変換が進まなくなる。ピルビン酸は乳酸へと変換され、血中の乳酸値が上昇することにより、乳酸アシドーシスを引き起こす。ビタミンB_1不足の指標としては、血中トランスケトラーゼ活性の測定がある。

◯(2)　ビタミンB_1、ビタミンB_2、ナイアシンは、エネルギー代謝に重要なビタミンであり、「日本人の食事摂取基準(2020年版)」においても1,000kcalあたりで推定平均必要量が設定されている。エネルギー摂取量が増加すると、これらのビタミンの必要量も増加する。

×(3)　ビタミンB_6は、たんぱく質のアミノ基転移反応など、たんぱく質の代謝に必要な補酵素であり、たんぱく質摂取量が増加すると、ビタミンB_6の必要量も増加する。

×(4)　葉酸やビタミンB_{12}が不足すると、巨赤芽球性貧血となる。その中でも萎縮性胃炎により発症したビタミンB_{12}欠乏性貧血を悪性貧血と呼び、特徴的な症状にハンター舌炎や神経症状がある。葉酸欠乏の場合には神経症状はみられない。

×(5)　葉酸やビタミンB_{12}は、ホモシステインをメチオニンに変換する際の補酵素である(▶要　点◀参照)。葉酸やビタミンB_{12}が不足するとこの変換が低下するため、血中ホモシステイン値は上昇する。

▶正　解◀　(2)

▶要　点◀

ホモシステインの代謝

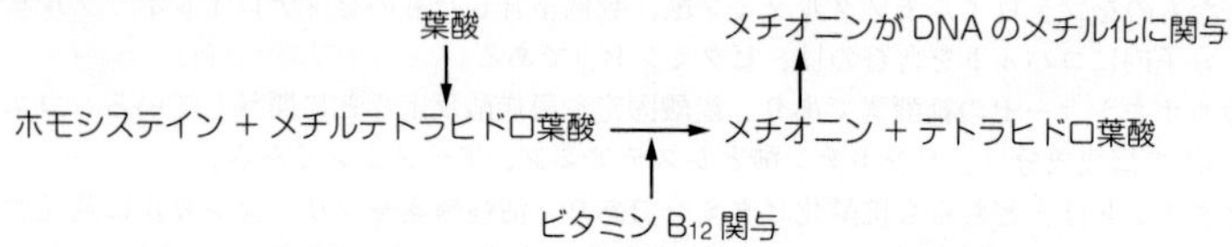

33回－80

ビタミンCに関する記述である。正しいのはどれか。1つ選べ。

(1)　体内に蓄積しやすい。
(2)　還元作用をもつ。
(3)　非ヘム鉄の吸収を抑制する。
(4)　欠乏すると、血液凝固が亢進する。
(5)　腸内細菌によって合成される。

▶正解へのアプローチ◀

ビタミンCは強い還元作用を有し、他の成分を還元して酸化を防止する効果が知られている。その他にも体内では、コラーゲンの合成やカテコールアミン(アドレナリン、ノルアドレナリン)の生成に重要な働きをもっている。

▶選択肢考察◀

×(1)　ビタミンCは水溶性ビタミンであり、過剰に摂取したとしても体内で蓄積されずに尿中に排泄される。

◯(2)　▶正解へのアプローチ◀参照。

×(3)　ビタミンCは還元作用があり、非ヘム鉄の3価鉄(Fe^{3+})を2価鉄(Fe^{2+})に還元する。非ヘム鉄は還元され、2価鉄(Fe^{2+})の状態で吸収されるため、ビタミンCは非ヘム鉄の吸収を促進する効果がある。

×(4)　ビタミンCは、血液凝固には影響しない。欠乏するとコラーゲンの合成が阻害され血管が壊れやすくなり、壊血病を起こし、出血傾向となる。血液凝固に関わるビタミンでは、ビタミンKがある。血液凝固因子のⅡ、Ⅶ、Ⅸ、Ⅹ因子は、ビタミンK依存的に肝臓で活性化するため、ビタミンKが欠乏すると血液凝固能が低下する。

×(5)　腸内細菌が合成するビタミンは、水溶性ビタミンのビタミンB_2、ビタミンB_6、ビタミンB_{12}、葉酸、ビオチン、パントテン酸、脂溶性ビタミンのビタミンK_2（メナキノン）がある。腸内細菌はビタミンCを合成できない。

正　解　(2)

要　点

ビタミンCの生理作用

①抗酸化作用	活性酸素を消去する。LDLの酸化を防ぎ、動脈硬化を予防する。
②コラーゲン生成の促進	アミノ酸のプロリンやリシンの水酸化反応に必要である。
③脂質代謝に関与	脂肪酸の分解に必要なカルニチンの生成に関与する。
④非ヘム鉄の吸収促進	3価鉄（Fe^{3+}）を2価鉄（Fe^{2+}）に還元して腸からの非ヘム鉄の吸収を促進する。
⑤アミノ酸の代謝に関与	チロシンからのカテコールアミン（アドレナリン・ノルアドレナリン）の生成に関与する。
⑥薬物代謝に関与	シトクロムP450の活性化に必要である。

37回－77　NEW

ビタミンの消化・吸収および代謝に関する記述である。最も適当なのはどれか。1つ選べ。

(1)　ビタミンAは、脂質と一緒に摂取すると吸収率が低下する。
(2)　ビタミンKは、腸内細菌により合成される。
(3)　ビタミンB_1は、組織飽和量に達すると尿中排泄量が減少する。
(4)　吸収されたビタミンB_2は、キロミクロンに取り込まれる。
(5)　ビタミンB_6の吸収には、内因子が必要である。

正解へのアプローチ

ビタミンは、直接食物から摂取する以外に、体内で他の栄養素から合成できるものや、腸内細菌が合成したものを利用できるものがある。ビタミンB群やビタミンK_2は腸内細菌が合成でき、ナイアシンはトリプトファンから合成できる。

選択肢考察

×(1)　ビタミンAは脂溶性ビタミンであるため、脂質を一緒に摂取すると吸収が増加する。脂質の摂取により胆汁酸の分泌が促進され、小腸上皮細胞でのキロミクロン（CM）の形成も増加する。ビタミンAは、胆汁酸によりミセル化された後、小腸上皮細胞に取り込まれると、CMに溶け込みリンパ管経由で左鎖骨下静脈に吸収される。

○(2)　ビタミンKは、植物由来のビタミンK_1（フィロキノン）と微生物由来のビタミンK_2（メナキノン）があり、ビタミンK_2は腸内細菌により合成される。

×(3)　ビタミンB_1は、組織飽和量に達すると尿中排泄量が増加する。一般に水溶性ビタミンは、体内に一定量貯蔵されるが、過剰に摂取した場合は肝臓内の量が飽和し、血中内の量が飽和すると尿中排泄される。

×(4) ビタミンB_2は、小腸上皮細胞に取り込まれた後、直接門脈を通り肝臓へ運ばれるため、キロミクロンには取り込まれない。脂溶性ビタミン（D・A・K・E）は、胆汁酸でミセル化され、小腸上皮細胞に取り込まれると、この細胞内で形成されるキロミクロン（CM）に溶け込み、リンパ管経由で左鎖骨下静脈に吸収される。

×(5) ビタミンB_6は、小腸で吸収されるが、内因子は不要である。吸収に胃の内因子が必要なのは、ビタミンB_{12}である。胃全摘後、内因子不足によるビタミンB_{12}の吸収不全により、巨赤芽球性貧血が起こる。

正　解（2）

8 ミネラルの栄養

34回－78

ミネラルに関する記述である。最も適当なのはどれか。1つ選べ。

(1) 骨の主成分は、シュウ酸カルシウムである。
(2) 血中カルシウム濃度が上昇すると、骨吸収が促進する。
(3) 骨中マグネシウム量は、体内マグネシウム量の約10%である。
(4) モリブデンが欠乏すると、克山病が発症する。
(5) フッ素のう歯予防効果は、歯の表面の耐酸性を高めることによる。

正解へのアプローチ

フッ素の欠乏によりう蝕（虫歯）になりやすいことは出題されているが、その効果についての出題は、初めてである。

選択肢考察

×(1) 骨の主成分（ミネラル）では、リン酸カルシウム（ハイドロキシアパタイト）が約85%、炭酸カルシウムが約15%存在している。なお、シュウ酸カルシウムはヤマイモやサトイモなどに含まれており、皮をむくと手がかゆくなる原因物質でもある。ホウレンソウにも少量含まれており、過剰な摂取では、尿路結石などの原因となる。

×(2) 骨吸収は、破骨細胞により骨の成分を血中へ移行させるため、血中のカルシウム濃度を上昇させる。よって、血中カルシウム濃度が上昇している場合は、血中濃度を下げて元に戻すため、骨形成が促進される。

×(3) 骨中マグネシウム量は、体内マグネシウム量の約60%である。

×(4) モリブデンの欠乏により、成長障害、頻脈などがある。克山病は、心筋壊死による心機能不全であり、セレンの欠乏で発症する（P 497：36回－118：要　点 参照）。なお、克山は中国の地名であり、この地域の土壌にセレンが少ないため、農作物にセレンがあまり含まれておらず、欠乏症が生じやすい。

○(5) フッ素は、耐酸性（酸による歯の表面の溶解を受けにくくする）作用、歯質を構成するハイドロキシアパタイト結晶の安定化、再石灰化の促進作用、う歯予防効果がある。

正　解（5）

◗要　点◖

骨吸収と骨形成

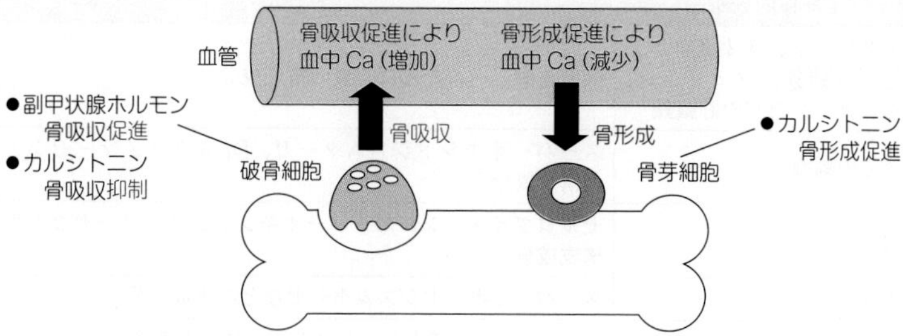

36回－79

微量ミネラルに関する記述である。最も適当なのはどれか。１つ選べ。

(1)　鉄は、グルタチオンペルオキシダーゼの構成成分である。

(2)　亜鉛は、甲状腺ホルモンの構成成分である。

(3)　銅は、スーパーオキシドジスムターゼ（SOD）の構成成分である。

(4)　セレンは、シトクロムの構成成分である。

(5)　クロムは、ミオグロビンの構成成分である。

◗正解へのアプローチ◖

体内の活性酸素を除去する酵素として、グルタチオンペルオキシダーゼやスーパーオキシドジスムターゼ（SOD）がある。グルタチオンペルオキシダーゼはセレンを構成成分とし、SODは、銅や亜鉛、マンガンを構成成分としている。

◗選択肢考察◖

×(1)　グルタチオンペルオキシダーゼの構成成分となるミネラルは、セレンである。

×(2)　甲状腺ホルモンの構成成分となるミネラルは、ヨウ素である。

◯(3)　◗正解へのアプローチ◖参照。

×(4)　シトクロムの構成成分となるミネラルは、鉄である。

×(5)　ミオグロビンの構成成分となるミネラルは、鉄である。クロムは、インスリン作用を増強するクロモジュリンの構成成分である。

◗正　解◖（**3**）

要　点

微量ミネラルの生理作用

元素名	主な体内分布	生理作用
鉄	ヘモグロビン、ミオグロビンなどの機能鉄、フェリチン、ヘモシデリンなどの貯蔵鉄	酸素運搬、ヘムたんぱく質の構成成分
亜鉛	すべての細胞	スーパーオキシドジスムターゼ、DNAポリメラーゼなどの構成成分
銅	筋肉や骨など	セルロプラスミン、スーパーオキシドジスムターゼなどの構成成分
マンガン	骨や肝臓など	スーパーオキシドジスムターゼなどの構成成分
クロム	筋肉など	インスリン作用の増強（クロモジュリンの構成成分）
ヨウ素	甲状腺	甲状腺ホルモン（サイロキシン、トリヨードサイロニン）の構成成分
モリブデン	肝臓や副腎など	亜硫酸オキシダーゼ、キサンチンオキシダーゼなどの構成成分
セレン	筋肉や肝臓など	グルタチオンペルオキシダーゼの構成成分

36回－78

カルシウムとリンに関する記述である。最も適当なのはどれか。１つ選べ。

(1) 体内カルシウムの約10％は、血液中に存在する。
(2) 血中カルシウム濃度の低下は、骨吸収を抑制する。
(3) カルシウムの小腸での吸収は、リンにより促進される。
(4) リンは、体内に最も多く存在するミネラルである。
(5) リンは、核酸の構成成分である。

正解へのアプローチ

カルシウムは、体内に最も多く存在するミネラルであり、その約99％が骨や歯の構成成分として、残りの約1％が血液中に存在する。血液中のカルシウムは、血液凝固や神経伝達、筋肉の収縮に関与しており、血中カルシウム濃度を一定に保つよう骨代謝やホルモン分泌が調節されている。

選択肢考察

×(1) 正解へのアプローチ 参照。
×(2) 血中カルシウム濃度が低下すると、血中カルシウム濃度を上昇させるため、副甲状腺ホルモン（PTH）の分泌が増加し骨吸収が促進され、骨中のカルシウムが血中に放出される。
×(3) 小腸でのカルシウムの吸収は、適度なリンであれば吸収が促進されるが、カルシウムとリンの比が1：2以上になると、不溶性のリン酸カルシウムを形成するため吸収が阻害される。よって、リンも過剰に摂取すると、カルシウムの吸収が抑制される。
×(4) 体内に最も多く存在するミネラルは、カルシウムである。
○(5) 核酸はポリヌクレオチドと呼ばれる構造を形成しており、五炭糖（リボースやデオキシリボース）とリン酸と塩基（アデニン、グアニン、シトシン、チミン、ウラシル）を構成成分としている。リン酸が含まれているため、リンも核酸の構成成分である（P 80：37回－19：要　点 参照）。

正　解　(5)

37回－78 NEW

鉄代謝と栄養に関する記述である。最も適当なのはどれか。1つ選べ。

(1) ヘム鉄は、植物性食品に含まれる。
(2) 非ヘム鉄は、二価鉄に還元されて吸収される。
(3) 体内総鉄量に占める機能鉄の割合は、貯蔵鉄より低い。
(4) 鉄は、主にトランスフェリンと結合して貯蔵される。
(5) 鉄欠乏では、血中ヘモグロビン値が血中フェリチン値より先に低下する。

正解へのアプローチ

赤血球は寿命を迎えると脾臓などで分解され、ヘム（鉄含有）は、骨髄で赤血球合成に再利用される。食品中の鉄は、ヘム鉄と非ヘム鉄に分類される。ヘム鉄は動物性食品に多く、二価鉄（Fe^{2+}）として存在し、食品成分の影響を受けにくい。一方、非ヘム鉄は植物性食品に多く、食品成分の影響を受ける。

選択肢考察

×(1) ヘム鉄は、ヘムたんぱく質であり、ヘモグロビン、ミオグロビン、シトクロムなどに含まれる鉄である。これらは、動物性食品に多く含まれる。

○(2) 非ヘム鉄は、三価鉄（Fe^{3+}）のままでは担体がないため吸収できない。よって、担体を有する二価鉄（Fe^{2+}）に還元されて吸収される。この還元にビタミンCが利用される。

×(3) 体内総鉄量に占める機能鉄の割合は、貯蔵鉄より高い。体内の鉄は、機能鉄（ヘモグロビン、ミオグロビン、ヘム酵素、非ヘム酵素、トランスフェリンなど）と貯蔵鉄（フェリチン、ヘモシデリンなど）で存在している。総鉄量に占める貯蔵鉄の割合は、男性が約1/4、女性が約1/8と機能鉄よりも低く、男性よりも女性の方が低い。

×(4) 鉄は、主にフェリチンと結合して貯蔵される。トランスフェリンは鉄と結合して、血清中に存在し、鉄を運搬している。

×(5) 鉄欠乏では、血中のヘモグロビン量を補うため、先に血中フェリチン（貯蔵鉄）が使用され低下し、その後、血中ヘモグロビン値が低下する。体内の鉄は、貯蔵鉄（フェリチン）から減少していき、なくなると血清鉄（トランスフェリン）が減少し、血中ヘモグロビンが減少すると、鉄欠乏性貧血の症状が発現する。

正　解 (2)

要　点

鉄の分類①

ヘム鉄	ヘモグロビンやミオグロビンなどのヘムたんぱく質と結合した鉄 二価鉄で存在し、食品成分の影響を受けにくい（吸収率は20～30％）
非ヘム鉄	ヘム鉄以外として存在する鉄 吸収は食品成分の影響を受けやすい（吸収率は5％程度）

鉄の分類②

機能鉄	ヘモグロビン、ミオグロビン、ヘム酵素（シトクロムP－450など）、非ヘム酵素（コハク酸脱水素酵素など）、トランスフェリン
貯蔵鉄	フェリチン、ヘモジデリン

35回－78
鉄に関する記述である。最も適当なのはどれか。1つ選べ。
(1) 鉄は、汗に含まれる。
(2) 鉄の吸収率は、ヘム鉄よりも非ヘム鉄の方が高い。
(3) 非ヘム鉄は、3価鉄として吸収される。
(4) 貯蔵鉄は、トランスフェリンと結合している。
(5) ヘモクロマトーシスは、鉄の欠乏症である。

▶正解へのアプローチ◀

ミネラルに関しては、鉄とカルシウムに関する出題が多いため過去の出題は確認が必要である。

鉄に関しては、体内での鉄の分布（貯蔵鉄と機能鉄の状態と存在比率）、吸収経路（非ヘム鉄とヘム鉄）、血液中での輸送（トランスフェリン）などについてまとめておくこと。

▶選択肢考察◀

○(1) 発汗は、体内の水分とともに鉄やカルシウムなどのミネラルも失われる。一方、皮膚や呼気から失われるのは水分のみであり、不感蒸泄と呼ばれる。発汗は感じることができ、水分とともにミネラルも失われるため、不感蒸泄に含まない。

×(2) ヘム鉄は肉や魚に多く含まれ、吸収率が20～30％であるのに対し、野菜や海藻に多く含まれる非ヘム鉄の吸収率は10％以下となっており、非ヘム鉄よりもヘム鉄の方が吸収率が高い。

×(3) 非ヘム鉄は、3価鉄（Fe^{3+}）の形ではほとんど吸収されない。アスコルビン酸（ビタミンC）などの還元作用や鉄還元酵素の働きによって2価鉄（Fe^{2+}）に還元されて吸収される。

×(4) トランスフェリンと結合している鉄は、機能鉄である。貯蔵鉄はフェリチンと結合しており、主に肝臓に貯蔵されている。

×(5) ヘモクロマトーシスは、鉄の過剰症である。鉄の欠乏症は、鉄欠乏性貧血である。

▶正　解◀　(1)

▶要　点◀

成人男性および成人女性の含鉄量

形態	鉄たんぱく質	75kg男性 (mg)	55kg女性 (mg)
機能鉄	ヘモグロビン	2,300	1,700
	ミオグロビン	320	220
	ヘム酵素	80	50
	非ヘム酵素	100	60
	トランスフェリン	3	3
	計	2,800	2,030
貯蔵鉄	フェリチン	700	200
	ヘモシデリン	300	70
	計	1,000	270
総計		3,600	2,300

33回－81
鉄の栄養に関する記述である。正しいのはどれか。1つ選べ。
(1) 消化管における非ヘム鉄の吸収率は、ヘム鉄と比べて高い。
(2) 消化管における非ヘム鉄の吸収率は、鉄欠乏により低下する。
(3) 体内の総鉄量の大部分は、貯蔵鉄として存在する。
(4) 体内の機能鉄の大部分は、骨格筋に存在する。
(5) 赤血球の破壊で遊離した鉄は、ヘモグロビンの合成に再利用される。

選択肢考察

×(1) 消化管での鉄の吸収は、非ヘム鉄は吸収率が5～10％程度だが、ヘム鉄は20～30％程度と考えられており、ヘム鉄のほうが非ヘム鉄と比較して5～6倍吸収率が高い。
×(2) 鉄の吸収率は、体内の貯蔵鉄量の影響を受ける。貯蔵鉄量が少ない場合は腸での吸収が上昇し、貯蔵鉄量が多い場合は過剰症を防ぐため吸収は低下する。
×(3)、(4) 体内鉄の分布は、機能鉄と呼ばれるヘモグロビンやミオグロビンと、貯蔵鉄と呼ばれるフェリチンの形で存在している。体内の鉄の半分以上がヘモグロビン中に含まれているため、大部分が機能鉄であり（機能鉄：約70％、貯蔵鉄：約30％）、血液中に存在している。骨格筋には、ミオグロビンが存在している。
○(5) 赤血球の寿命は約120日で、古くなった赤血球は脾臓へと運ばれ分解される。ポルフィリン骨格の部分はビリルビンに分解され、肝臓で抱合を受けて胆汁の成分として胆嚢に送られる。鉄は、肝臓で新たなヘモグロビン合成の材料として再利用される。

正　解 (5)

9 水・電解質の栄養的意義

35回－79
体水分に関する記述である。最も適当なのはどれか。1つ選べ。
(1) 体重1kg当たりの水分量は、体脂肪率が高い者の方が低い者より多い。
(2) 成人の体水分の分布は、細胞内液よりも細胞外液の方が多い。
(3) 栄養素1g当たりの代謝水は、脂質が最も多い。
(4) 不可避尿量は、飲水量に影響される。
(5) 水分必要量は、不可避尿量と等しい。

正解へのアプローチ

体水分に関しては、水分出納とそれに関わる摂取量と排泄量の関係を整理しておくこと（P 474：35回－113：要　点 参照）。特に、摂取量に含まれる代謝水、排泄量に含まれる不感蒸泄は目に見えないため、水分出納を考える際に忘れないように注意する。

選択肢考察

×(1) 筋肉と脂肪では、脂肪の方が含有水分量が少ないため、体脂肪率が高い者の方が体重1kg当たりの水分量は少なくなる。そのため、一般的に体脂肪率の高い女性の方が男性よりも体重1kg当たりの水分量は少ない（男性：約60％、女性：約55％）。
×(2) 成人は体重の約60％が水分であり、そのうち2/3が細胞内液、1/3が細胞外液であり、細胞外液よりも細胞内液の方が多い（P 337：33回－82：要　点 参照）。

○(3)　栄養素1g当たりの代謝水の量は、糖質が0.56g、たんぱく質が0.43g、脂質1.07gであり、脂質が最も多い。

×(4)　尿量は、随時尿と不可避尿に分けることができる。不可避尿とは、文字通り避けることができない尿量であり、体内での代謝分解反応の結果、不要となった物質（尿素など）を体外へ排泄するために必要な尿である。不可避尿量は1日約500mLほどであり、これは飲水量に左右されない。飲水量が増えることにより増加するのは、随時尿である。

×(5)　水分必要量は、おおよそ2.5L である。通常は、この水分量を食事や飲水によって摂取している。不可避尿量は約500mLのため、水分必要量とは異なる。

▶正　解◀（3）

34回－79

体水分に関する記述である。最も適当なのはどれか。1つ選べ。

(1)　成人の体重当たりの体水分量は、女性に比べ男性の方が少ない。
(2)　低張性脱水では、血圧が低下する。
(3)　浮腫では、細胞間液（間質液）量が変化しない。
(4)　血漿アルブミン濃度が低下すると、膠質浸透圧が上昇する。
(5)　バソプレシンは、尿細管での水の再吸収を抑制する。

▶正解へのアプローチ◀

体水分に関しては、血漿浸透圧や血圧、バソプレシンの分泌、脱水、浮腫などに関与するため、「人体の構造と機能及び疾病の成り立ち」や「臨床栄養学」での出題も併せて確認しておくとよい。

▶選択肢考察◀

×(1)　一般的に、筋肉組織と脂肪組織では、水分は筋肉のほうが多く、脂肪では少ない。成人の女性は、男性に比べて脂肪が多く、筋肉が少ないため、水分が少ない。よって、体重当たりの体水分量は、女性に比べ男性の方が多い。

○(2)　低張性脱水は、血漿浸透圧が低い状態をいい、血管内の浸透圧が低いため、血管外（細胞間隙や細胞内）へ水分子が移動する。よって、循環血液量が減少し、血管を押す圧力が低下するため、血圧は低下する。

×(3)　血管外に水分が貯留して、腫脹している状態を浮腫という。よって、細胞間液（間質液）量は増加している。

×(4)　血漿アルブミンは、膠質（コロイド）であり、濃度が濃くなるほど浸透圧を上昇させる。よって、血漿アルブミン濃度が低下すると、膠質浸透圧も低下する。

×(5)　バソプレシンは下垂体後葉から分泌され、抗利尿ホルモンともいう。集合管での水の再吸収を促進する。これにより、尿量が減少し、抗利尿作用を発現する。

▶正　解◀（2）

▶要　点◀

脱水の分類

水分欠乏型脱水 （高張性脱水）	• ナトリウムに比べ水分が多く喪失した状態 • 細胞外液の浸透圧が高くなる • 水が細胞内から細胞外（血管内）へ移動する • 水分の摂取不足や激しい発汗で生じる
等張性脱水	• 水分とナトリウムがほぼ同じ割合で喪失した状態
塩分欠乏型脱水 （低張性脱水）	• 水分に比べナトリウムが多く喪失した状態 • 細胞外液の浸透圧が低くなる • 水が細胞外（血管内）から細胞内へ移動する • 水分の過剰摂取や発汗、嘔吐、利尿剤投与で生じる

腎臓に作用するホルモン

ホルモン名	バソプレシン	アルドステロン	心房性ナトリウム利尿ペプチド（ANP）	副甲状腺ホルモン（PTH）
分泌部位	下垂体後葉	副腎皮質	主に心房	副甲状腺
作　用	• 集合管での水の再吸収促進 • 血管収縮	• 集合管、遠位尿細管でのナトリウム再吸収促進 • 尿へのカリウム、水素イオン排泄促進	• 尿へのナトリウム排泄促進 • 血管拡張	• 骨吸収促進 • ビタミンD活性化促進 • 腎臓でのカルシウム再吸収促進 • 尿へのリン排泄促進
作用の結果	• 尿量減少 • 血圧上昇 • 尿浸透圧上昇 • 血漿浸透圧低下	• 循環血漿量増加 • 血圧上昇 • 血清カリウム値低下 • 血液pH上昇	• 循環血漿量減少 • 血圧低下	• 血清カルシウム濃度上昇 • 血清リン濃度低下
分泌刺激	• 血漿浸透圧上昇	• アンジオテンシンⅡ • 血清カリウム値上昇	• 心房圧の上昇	• 血清カルシウム値低下 • 血清リン値上昇

37回－79 NEW

水と電解質に関する記述である。最も適当なのはどれか。１つ選べ。

(1)　代謝水は、栄養素の代謝により失われる水である。
(2)　不感蒸泄は、発汗により失われる水である。
(3)　不可避水分摂取量は、不可避尿量と等しい。
(4)　低張性脱水では、細胞外液から細胞内液へ水が移動する。
(5)　細胞内液では、カリウムイオン濃度よりナトリウムイオン濃度が高い。

▶正解へのアプローチ◀

１日の水分出納は、体内に取り込まれるのが飲水、食物水分、代謝水であり、体外へ排泄されるのが尿（可避尿、不可避尿）、不感蒸泄、糞便、汗、滲出液などである。健常者であれば、水分出納は平衡に保たれている。また、体内水分が欠乏すると脱水となる。高張性脱水（水分欠乏型脱水）では、血漿浸透圧が上昇するため、細胞内から細胞外（血管内）へ水が移動する。低張性脱水（塩分欠乏型脱水）は、血漿浸透圧が低下するため、細胞外（血管内）から細胞内へ水が移動する。

▶選択肢考察◀

×(1) 代謝水は、栄養素の代謝により生成される水である。1日約300mL生成される。

×(2) 不感蒸泄は、呼気や皮膚から蒸発する水分であり、発汗とは異なる。皮膚から約500mLや呼気から約300mLの水が不感蒸泄で体外に排泄される。

×(3) 不可避水分摂取量は、不可避尿量より多い。不可避水分摂取量は、生存のために摂取しなければならない最低限の水の量であり、不可避尿量（約500mL）、不感蒸泄量（約900mL）、便に含まれる水分量（約100mL）から代謝水（約300mL）を引いた量である。おおむね1200mL／日程度といわれる。不可避尿は、体内で生じた老廃物などの不要物を排泄するための必要最低限の尿のことである。

◯(4) 低張性脱水は、血漿浸透圧の低下により血管内より血管外（細胞間隙や細胞内）の方が浸透圧が高くなり、細胞外液（血液や細胞間液）から細胞内液に水が移動する。

×(5) 細胞内液ではカリウムイオン濃度が高く、細胞外液ではナトリウムイオン濃度が高い。細胞の膜にはNa^+／K^+-ATPaseが関与するナトリウムポンプが存在し、細胞内のNa^+を細胞外へ放出し、同時に細胞外のK^+を細胞内に取り込んで、細胞内外のNa^+、K^+濃度を維持している（P339：34回－80：▶要　点◀参照）。

▶正　解◀（4）

▶要　点◀

1日の水分出納（成人）

（mL／日）

入（摂取）		出（排泄）	
飲料水	800～1,200	尿	1,000～1,500 （うち不可避尿　500）
食物中の水	1,000	不感蒸泄	900
代謝水	300	糞便、その他	100
計	2,000～2,500	計	2,000～2,500

33回－82

水と電解質に関する記述である。正しいのはどれか。1つ選べ。

(1) 成人男性の血漿量は、体水分量の約70％を占める。
(2) 糖質と脂質、各々1gから生成される代謝水は、同量である。
(3) 不感蒸泄には、発汗が含まれる。
(4) 水分欠乏型脱水では、血漿浸透圧が低くなる。
(5) バソプレシンの分泌は、体水分量が不足すると促進される。

▶正解へのアプローチ◀

体内の水分の出納について理解しておくこと。特に、摂取量としての代謝水、排泄量としての不感蒸泄はおさえておく必要がある。

▶選択肢考察◀

×(1) 成人の体水分量は体重の約60％程度であり、そのうち約2/3が細胞内液、1/3が細胞外液（血漿など）である。体水分量の10％程度が血液であり、その中でも赤血球などの固形の血球成分が約45％、液体の血漿成分が55％である。全体の体水分量から考えると、血漿量としては約5％程度である。

×(2)　各栄養素1g当たりを代謝すると生成される水のことを代謝水といい、脂質1.07g、糖質0.56g、たんぱく質0.43gが産出される。脂質>糖質>たんぱく質の順で、脂質が最も1g当たりの代謝水の生成が多い。

×(3)　不感蒸泄は、呼気（約300mL）や皮膚（約600mL）から蒸発する水分のことで、体感性の低いものをいう。1日約900mLである。電解質は含んでおらず、水分のみ喪失する。一方、発汗は体感性があるため不感蒸泄には含まれず、ナトリウムやカルシウムなどの電解質の喪失を伴う。

×(4)　水分欠乏型脱水では、血漿中の水分が失われるため、血漿中成分の濃度が高くなる。結果、血漿浸透圧が上昇するため、高張性の脱水を引き起こす。

○(5)　バソプレシンは抗利尿ホルモンとも呼ばれ、脳下垂体後葉から分泌される。腎臓の集合管での水の再吸収を促進し、尿量を減らし、体内の水分量を増加するように働く。そのため、体水分量が減少すると分泌が促進され、体水分量を維持するように働く。

▶正　解◀（5）

▶要　点◀

体内の水分分布

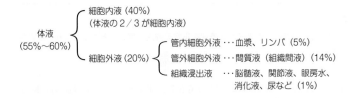

- 体液（55%〜60%）
  - 細胞内液（40%）（体液の２／３が細胞内液）
  - 細胞外液（20%）
    - 管内細胞外液…血漿、リンパ（5%）
    - 管外細胞外液…間質液（組織間液）（14%）
    - 組織浸出液　…脳髄液、関節液、眼房水、消化液、尿など（1%）

> **36回－80**
> 電解質に関する記述である。最も適当なのはどれか。１つ選べ。
> (1)　電解質の分布は、細胞外液と細胞内液で同じである。
> (2)　血液のpHは、炭酸・重炭酸緩衝系によって調節されている。
> (3)　血液のpHは、6.35〜6.45の範囲に調節されている。
> (4)　アルカローシスは、血液が正常範囲から酸性に傾く状態である。
> (5)　血中ナトリウム濃度の上昇は、血漿浸透圧を低下させる。

▶正解へのアプローチ◀

血液のpHは、7.35〜7.45の範囲に調節されている。pHは、炭酸・重炭酸緩衝系によって調節されており、血液中に酸性物質やアルカリ性物質が流入してもpHが大きく変動することがないように、緩衝作用を示す。

▶選択肢考察◀

×(1)　電解質の分布は細胞内外で異なっており、細胞内で最も多い陽イオンはカリウムイオン、細胞外液や細胞間隙で最も多い陽イオンはナトリウムイオンである。

○(2)、×(3)　▶正解へのアプローチ◀参照。

×(4)　血液のpH が7.35以下で酸性に傾く状態をアシドーシス、7.45以上でアルカリ性に傾く状態をアルカローシスという。

×(5)　血中ナトリウム濃度が上昇すると、血液中の粒子の濃度が高くなるため、血漿浸透圧が上昇し、高張性脱水を引き起こす。

▶正　解◀（2）

▶要　点◀

血液中の炭酸・重炭酸緩衝系

$CO_2+H_2O \rightleftarrows H_2CO_3 \rightleftarrows [H^+]+[HCO_3^-]$

（炭酸）　（重炭酸イオン）

炭酸・重炭酸の緩衝作用により、血液のpHが大きく変動しないよう保たれている。

34回－80

電解質に関する記述である。最も適当なのはどれか。1つ選べ。

(1) カリウムイオン濃度は、細胞内液より細胞外液の方が高い。
(2) 不感蒸泄では、電解質の喪失が起こる。
(3) 低張性脱水では、ナトリウムを含まない水を補給する。
(4) 重炭酸イオンは、血液の酸塩基平衡の調節に関わる。
(5) 血中ナトリウムイオン濃度が上昇すると、血漿浸透圧が低下する。

▶正解へのアプローチ◀

血液は酸塩基平衡を調節して、血液中の水素イオン濃度を正常範囲内に保とうとする。これに重炭酸イオン（HCO_3^-）が関与している。

▶選択肢考察◀

×(1) 細胞には、Na^+,K^+－ATPase（ナトリウムポンプ）が存在し、細胞内のNa^+3つと細胞外のK^+2つを能動輸送により入れ換えている。よって、カリウムイオン濃度は、細胞外液より細胞内液の方が高い（▶要　点◀参照）。

×(2) 不感蒸泄は、呼気中や皮膚からの水分の蒸発をいい、体感性が低いものをいう。よって、水のみが喪失し、電解質の喪失は含まない。電解質を含有する発汗は、電解質が喪失され、体感できるため不感蒸泄には含まない。

×(3) 低張性脱水では、血漿浸透圧が低下している（**P 334：34回－79**(2)参照）。これは、血漿中のアルブミンや各種電解質のイオン、グルコースなどの濃度が低下しているためである。よって、補給は、ナトリウムなどの電解質やグルコースなどを含む水を与える。真水を飲水すると、ますます各種濃度が低下し（薄まり）、血漿浸透圧が低下し、脱水が悪化する。

○(4) 重炭酸イオンは、水素イオン（H^+）と結合して炭酸（H_2CO_3）となる。炭酸は、水（H_2O）と二酸化炭素（CO_2）となり、呼気中へ排泄される。これにより、血液中の水素イオン濃度を調節し、酸塩基平衡の調節に関わる。

×(5) ナトリウムイオンは、濃度が濃くなるほど浸透圧を上昇させる。よって、血中濃度が上昇すると、血漿浸透圧は上昇する。これにより、血管外の水分が血管内に流入し、循環血液量が増加して血圧が上昇する。よって、高血圧患者は血圧を上昇させるNa^+の摂取を制限する。

▶正　解◀　**(4)**

▶要　点◀

Na⁺, K⁺-ATPase（ナトリウムポンプ）と細胞内外のNa⁺、K⁺濃度

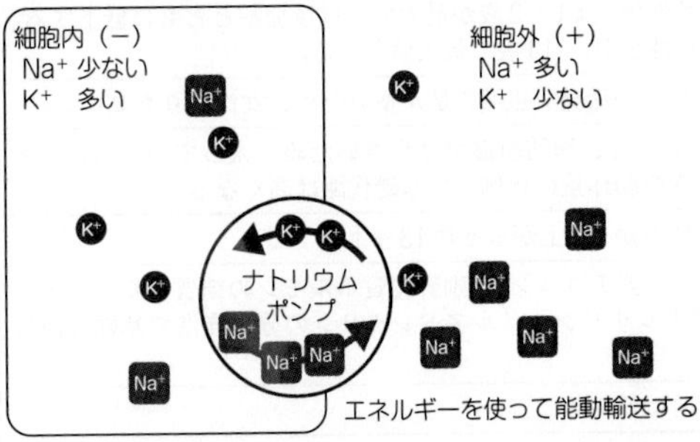

10 エネルギー代謝

37回－80 NEW

基礎代謝量に関する記述である。最も適当なのはどれか。１つ選べ。

(1) 同じ体重の場合、体脂肪量が多いほど高くなる。
(2) 体表面積が大きいほど低くなる。
(3) 体重当たりの基礎代謝量は、加齢とともに高くなる。
(4) 発熱に伴い低くなる。
(5) 低栄養状態で低くなる。

▶正解へのアプローチ◀

基礎代謝、睡眠時代謝、安静時代謝の関係を理解しておくこと。基礎代謝量（basal metabolic rate；BMR・basal energy expenditurw；BEE）は、生命維持に必要な最小エネルギー代謝量をいい、快適な環境下での仰臥位、安静、覚醒状態で測定されるエネルギー消費量で表される。一方、安静時代謝量は、座位におけるエネルギー消費量のことを示す。よって、基礎代謝量と睡眠時代謝量はほぼ同等であるが、安静時代謝量は基礎代謝量の約10～20％程度高い。基礎代謝に影響を及ぼす因子も確認すること。

▶選択肢考察◀

×(1) 筋肉などは代謝活性が高く、脂肪組織は代謝活性が低い。よって、基礎代謝量は、筋肉量が多いほど高くなり、同じ体重の場合は体脂肪量が多いほど低くなる。
×(2) 体表面積が大きいほど、基礎代謝量は高くなる。体の熱が体表面から放熱されると、体温を維持するため、基礎代謝が高くなる。
×(3) 体重当たりの基礎代謝量は基礎代謝基準値であり、男女ともに１～２歳で最大値となり、加齢とともに低くなる。
×(4) 発熱に伴い、基礎代謝量は高くなる。体温が１℃上昇すると、基礎代謝量は約13％上昇すると考えられている。
○(5) 低栄養状態では、基礎代謝量は低くなる。低栄養状態が長く続いた場合は、体細胞の活動が減退し、エネルギー消費を抑える適応現象が起こり、基礎代謝量は低くなる。

▶正　解◀ **(5)**

要　点

基礎代謝量に影響を及ぼす因子

年　齢	体重あたりの基礎代謝量（基礎代謝基準値）は1～2歳が最大で、以後加齢とともに低下する。基礎代謝量は、男性が15～17歳、女性が12～14歳で最大値となる。
性　別	同体重では男性のほうが、筋肉など代謝が活発な組織の量が多いため、女性よりも高い。
体　型	エネルギー代謝活性は筋肉組織では大きく、脂肪組織では小さいため、太っている人はやせている人に比べ基礎代謝量は低い。除脂肪体重に比例して基礎代謝は高くなる。
体　温	体温の高い人は基礎代謝量が高い。体温が1℃上がると約13％上昇する。
ホルモン	甲状腺ホルモン（チロキシン、トリヨードチロニン）、副腎皮質ホルモンの糖質コルチコイド（コルチゾール）、副腎髄質からのアドレナリン、ノルアドレナリンの分泌亢進で基礎代謝は高くなる。
栄養状態	高たんぱく食摂取時は高く、低栄養時は低い。
病　態	発熱時は高くなる。

35回－80

エネルギー消費量に関する記述である。最も適当なのはどれか。1つ選べ。

(1)　基礎代謝量は、体脂肪率に比例する。
(2)　安静時代謝量は、基礎代謝量より高い。
(3)　メッツ（METs）は、1日のエネルギー消費量を基礎代謝量の倍数で表したものである。
(4)　身体活動レベル（PAL）は、身体活動の種類（歩く、走る等）ごとのエネルギー消費量を示す指標である。
(5)　食事誘発性熱産生（DIT）は、1日のエネルギー消費量に含まれない。

正解へのアプローチ

安静時代謝量と基礎代謝量の違いを理解しておくこと。基礎代謝量は早朝空腹時、仰臥位で測定する代謝量だが、安静時代謝量は安静時座位で測定する代謝量である。安静時代謝量は、食事誘発性熱産出（DIT）や座位姿勢による骨格筋の緊張によるエネルギー消費が加算されるため、基礎代謝量よりも10～20％高くなる。

選択肢考察

×(1)　基礎代謝量は、除脂肪率に比例する。体脂肪率が増加すると除脂肪率が減少し、相対的に筋肉の割合が減少するため基礎代謝量は低下する。

○(2)　正解へのアプローチ 参照。

×(3)　1日のエネルギー消費量を基礎代謝量の倍数で表したものは、身体活動レベル（PAL）である。メッツ（METs）とは、運動時の消費エネルギーを安静時代謝量の倍数で表したものである。

×(4)　身体活動の種類ごとのエネルギー消費量を示す指標は、メッツ（METs）である。安静時代謝量を1メッツとすると、歩行はおよそ3メッツに相当する。

×(5)　食事誘発性熱産出（DIT）は、エネルギー消費量に含まれる。栄養素別でみると、たんぱく質＞糖質＞脂質の順でDITが大きくなる。

正　解　(2)

▶要　点◀

基礎代謝量

生命維持に必要な最小限のエネルギー消費量のことであり、早朝空腹時に快適な室温で安静覚醒時に仰臥位で測定される。睡眠時のエネルギー代謝量（睡眠時代謝量）に等しい。

安静時代謝量

座位安静時のエネルギー消費量。基礎代謝量より約10％大きい。これは基礎代謝量に消化吸収、食事誘発性熱産生、姿勢の維持による骨格筋の緊張に要するエネルギーが加算されるためである。

身体活動レベル（PAL）と運動強度（METs）の計算式

身体活動レベル（PAL）＝1日の消費エネルギー量/基礎代謝量

運動強度（METs）＝運動時の消費エネルギー/安静時代謝量

36回－81

エネルギー代謝に関する記述である。最も適当なのはどれか。1つ選べ。

(1)　1日当たりのエネルギー消費量は、基礎代謝より食事誘発性熱産生（DIT）によるものが多い。
(2)　食事誘発性熱産生（DIT）量は、糖質で100kcalを摂取した時より、たんぱく質で100kcalを摂取した時の方が多い。
(3)　食事誘発性熱産生（DIT）により発生したエネルギーは、筋肉の運動に利用される。
(4)　安静時における単位重量当たりのエネルギー消費量は、骨格筋より脂肪組織が多い。
(5)　単位重量当たりに産生される熱エネルギー量は、褐色脂肪組織より白色脂肪組織が多い。

▶正解へのアプローチ◀

食事誘発性熱産生（DIT）とは、食物を摂取した際に消化・吸収・代謝を行う上で種々の筋肉の運動や化学反応から発生する熱のことである。食事誘発性熱産生は栄養素により異なり、たんぱく質は摂取エネルギーの約30％、糖質は約6％、脂質は約4％が熱エネルギーとして発生する。

▶選択肢考察◀

×(1)　食事誘発性熱産生（DIT）は、基礎代謝量の約10％とされている。
○(2)　食事誘発性熱産生（DIT）は、糖質が摂取エネルギーの約6％、たんぱく質が摂取エネルギーの約30％発生するため、同じ摂取カロリーであれば、糖質よりたんぱく質の方がDIT量は多い。
×(3)　食事誘発性熱産生（DIT）で生じた熱は、体温の維持に利用されるが、運動などのエネルギー源としては利用できない。
×(4)　単位重量当たりのエネルギー消費量は、骨格筋が13kcal/kg/日、脂肪組織が4.5kcal/kg/日で骨格筋の方が多い。全身でみると、基礎代謝量の約22％が骨格筋、約4％が脂肪組織である。
×(5)　褐色脂肪組織は、白色脂肪組織と比較してミトコンドリアや脱共役たんぱく質（UCP）が豊富に存在しており、産生される熱エネルギー量は褐色脂肪組織の方が多い。

▶正　解◀　**(2)**

▶要　点◀

主な臓器・組織の安静時エネルギー代謝量

臓器・組織	重量 (kg)	エネルギー代謝量		比率 (%)
		(kcal/kg/日)	(kcal/日)	
全身	70.0	24	1,700	100
骨格筋	28.0	13	370	22
脂肪組織	15.0	4.5	70	4
肝臓	1.8	200	360	21
脳	1.4	240	340	20
心臓	0.33	440	145	9
腎臓	0.31	440	137	8
その他	23.16	12	277	16

33回－83

エネルギー代謝に関する記述である。正しいのはどれか。1つ選べ。

(1) メッツ (METs) は、身体活動時のエネルギー消費量を基礎代謝量で除して求める。
(2) 身体活動レベル (PAL) は、1日の総エネルギー消費量を安静時代謝量で除して求める。
(3) 体内におけるたんぱく質の燃焼量は、尿中に排泄された窒素量から求める。
(4) 呼吸商は、酸素消費量を二酸化炭素排出量で除して求める。
(5) グルコースが燃焼した場合の呼吸商は、0.7である。

▶正解へのアプローチ◀

呼吸商とは、糖質、たんぱく質、脂質が燃焼した場合の二酸化炭素排出量を酸素消費量で除した値である (CO_2排出量/O_2消費量)。それぞれの栄養素が単独で燃焼した場合の呼吸商は、糖質 (グルコース)：1.0、脂質：約0.7、たんぱく質：約0.8である。

▶選択肢考察◀

×(1) METs (身体活動強度) は、身体活動時のエネルギー消費量を安静時代謝量で除すことで、身体活動が安静時の何倍のエネルギー消費量になるかを表し、運動強度の指標となる。
×(2) 身体活動レベル (PAL) とは、1日の総エネルギー消費量を基礎代謝量で除したものである。日常生活のレベルを3段階 (6歳以上) に分けている。
○(3) 体内におけるたんぱく質の燃焼量は、尿中に排泄された窒素量に窒素たんぱく質換算係数6.25を乗じて求める。
×(4)、(5) ▶正解へのアプローチ◀ 参照。

▶正　解◀ (3)

35回－81

エネルギー代謝とその測定法に関する記述である。最も適当なのはどれか。１つ選べ。

(1) 物理的燃焼値と生理的燃焼値の差は、たんぱく質より糖質が大きい。
(2) 呼吸商は、消費された酸素量を排出された二酸化炭素量で除して求める。
(3) 糖質のみが燃焼した時の呼吸商は、0.7である。
(4) 間接法は、身体から放散される熱量を測定する方法である。
(5) 二重標識水法は、安定同位体を用いる方法である。

▶正解へのアプローチ◀

エネルギー代謝の測定法には、直接法と間接法がある。直接法は、身体から放出される熱量を室内に循環する水に吸収させて、その温度上昇から発散した熱量を直接測定する方法である。大規模な測定装置が必要なため、多くの場合は、呼気分析などによる間接法で測定される。

▶選択肢考察◀

×(1) 物理的燃焼値と生理的燃焼値で最も差が大きいものは、たんぱく質である。たんぱく質は、構造中のアミノ基が生体内で利用できずに尿酸や尿素として体外に排出されるため、物理的燃焼値と生理的燃焼値の差が大きくなる（▶要　点◀参照）。

×(2) 呼吸商は、排出された二酸化炭素量を消費された酸素消費量で除して求める（P 345：37回－81：▶要　点◀参照）。

×(3) 糖質のみが燃焼した時の呼吸商は、1.0である。その他の栄養素は、脂質は約0.7、たんぱく質は約0.8である。よって、食後など糖質のエネルギー利用が高まった時の呼吸商は1.0に近づくが、空腹時など脂質の利用が亢進したときは、0.7に近づく。

×(4) 身体から放散される熱量を測定する方法は直接法であり、ヒューマンカロリーメーターなどを使用した測定法である。間接法はダグラスバック法や二重標識水法などの測定方法がある。

○(5) 二重標識水法は、重水素と重酸素の安定同位体を用いて基礎代謝量を測定する方法である。安定同位体とは、同じ元素でも中性子の数が異なり重さの異なる元素のことであり、放射線を放出しないものを指す。放射線を放出するものは放射性同位体と呼ぶ。

▶正　解◀　(5)

▶要　点◀

糖質、脂質、たんぱく質の物理的燃焼値と生理的燃焼値

	物理的燃焼値（kcal／g）	生理的燃焼値※（kcal／g）
糖質	4.10	4
脂質	9.45	9
たんぱく質	5.65	4

※生理的燃焼値：アトウォーター係数

34回－81

20歳、体重50kgの女性が、3.0メッツの運動を1時間行った。その1時間の総エネルギー消費量（kcal）の計算式である。正しいのはどれか。1つ選べ。

身体活動レベル（PAL）は1.75、基礎代謝基準値は22.1（kcal/kg体重/日）、安静時代謝量は基礎代謝量の1.2倍とする。

(1) 22.1 × 50 × 3.0 × 1/24
(2) 22.1 × 1.2 × 3.0 × 1/24
(3) 22.1 × 50 × 1.2 × 3.0 × 1/24
(4) 22.1 × 1.75 × 3.0 × 1/24
(5) 22.1 × 50 × 1.75 × 3.0 × 1/24

▶正解へのアプローチ◀

1日の総エネルギー消費量（kcal）は、基礎代謝量×身体活動レベル（PAL）、運動時の消費エネルギー量は安静時代謝量×メッツで算出される。

基礎代謝量は、基礎代謝基準値×体重で算出される。

安静時代謝量は、基礎代謝量の1.2倍のため、総エネルギー消費量は以下の計算式となる。

総エネルギー消費量＝基礎代謝量×身体活動レベル
＝基礎代謝基準値×体重×身体活動レベル
＝22.1 × 50 × 1.75

運動時の
総エネルギー消費量＝安静時代謝量×メッツ
＝基礎代謝量×1.2×メッツ
＝基礎代謝基準値×体重×1.2×メッツ
＝22.1 × 50 × 1.2 × 3.0 × 1/24

▶選択肢考察◀

×(1)、(2)、(4)、(5)　運動時の消費エネルギー量の算出には、安静時代謝量と運動強度、運動時間の値が必要である。

○(3)　▶正解へのアプローチ◀参照。

▶正　解◀（3）

37回－81 NEW

非たんぱく質呼吸商を求めるために呼気分析を行い、以下の結果を得た。酸素消費量A（L：リットル）、二酸化炭素排出量B（L）、たんぱく質の燃焼による酸素消費量C（L）、たんぱく質の燃焼による二酸化炭素排出量D（L）。非たんぱく質呼吸商を求めるための計算式として、最も適当なのはどれか。1つ選べ。

(1) B／A
(2) (B－D)／(A－C)
(3) (B＋D)／(A＋C)
(4) (A－C)／(B－D)
(5) (A＋C)／(B＋D)

正解へのアプローチ

ヒトは呼吸により、酸素を取り入れて糖質、脂質、たんぱく質を分解しエネルギーを得る。その際には二酸化炭素が発生するため、この性質を利用した値が呼吸商である。

呼吸商（RQ）は、発生した二酸化炭素の量と消費した酸素の量のモル比で表す。

$$\text{呼吸商} = \frac{\text{一定時間の排出二酸化炭素量（モル）}}{\text{一定時間の消費酸素量（モル）}}$$

非たんぱく質呼吸商（NPRQ）は、糖質と脂質の燃焼によって二酸化炭素量と消費された酸素量の比であり、たんぱく質の燃焼による酸素消費量（L）とたんぱく質の燃焼による二酸化炭素排出量（L）をそれぞれ差し引く。

$$\text{非たんぱく質呼吸商} = \frac{\text{二酸化炭素排出量} - \text{たんぱく質の燃焼による二酸化炭素排出量}}{\text{酸素消費量} - \text{たんぱく質の燃焼による酸素消費量}}$$

よって、非たんぱく質呼吸商を求めるための計算式は、（(B − D) ／ (A − C)）となる。

選択肢考察

×(1)、(3)、(4)、(5)

◯(2) **正解へのアプローチ** 参照

正　解 (2)

要　点

呼吸商の計算と栄養素 1 g 当たりの呼吸商

$$\text{呼吸商（RQ）} = \frac{\text{一定時間の排出}CO_2\text{量（モル）}}{\text{一定時間の消費}O_2\text{量（モル）}}$$

1g当たり	O_2消費量	CO_2排泄量	呼吸商
糖質	0.75L	0.75L	1.0
たんぱく質	0.95L	0.76L	約 0.8
脂質	2.03L	1.43L	約 0.7

1 栄養ケア・マネジメント

37回－82 NEW

栄養ケア・マネジメントの基本的構造である（図）。a～cに入る用語の組合せとして、最も適当なのはどれか。1つ選べ。

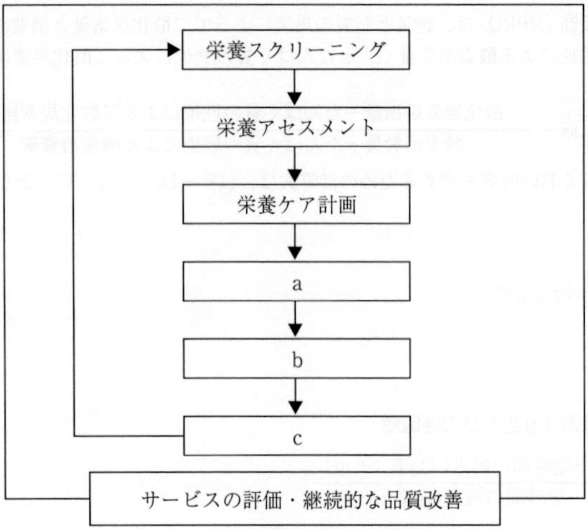

図　栄養ケア・マネジメントの基本的構造

	a	b	c
(1)	モニタリング	実施・チェック	評価
(2)	モニタリング	評価	実施・チェック
(3)	評価	実施・チェック	モニタリング
(4)	実施・チェック	評価	モニタリング
(5)	実施・チェック	モニタリング	評価

正解へのアプローチ

栄養ケア・マネジメントは、対象者の栄養状態を評価・判定し、栄養上の問題を改善するための機能や方法・手順を定めたものである。

栄養スクリーニング→栄養アセスメント→栄養ケア計画→実施・チェック→モニタリング→評価の順に行い、必要に応じて再度栄養アセスメントを行う。

これらの過程がそれぞれ効果的に、しかも連続的に運用され、全体として効果が上がることが優れた栄養ケア・マネジメントといえる。

なお、30回国家試験で類似問題が出題されており、以下のように示されている。

栄養ケア・マネジメントの手順としては、栄養スクリーニング後、栄養アセスメント、栄養ケアプラン、栄養介入、モニタリング・評価の順で行い、必要に応じて再度栄養アセスメントを行う。

つまり、モニタリング・評価の後、必要に応じて栄養アセスメントに戻ると示唆しているが、本設問では、モニタリング・評価の後、栄養スクリーニングに戻るとしている。この概念変更の理由は、不明である。

▶選択肢考察◀

×(1)、(2)、(3)、(4)

○(5) ▶正解へのアプローチ◀ 参照

▶正　解◀ (5)

▶要　点◀

栄養ケア・マネジメントの過程

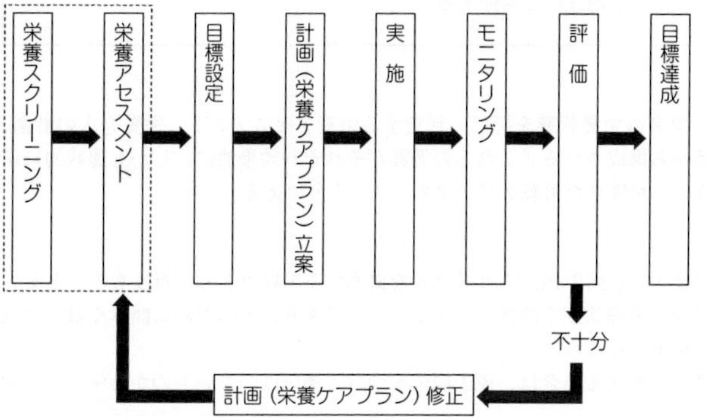

37回－83 *NEW*

栄養スクリーニングに関する記述である。**誤っている**のはどれか。１つ選べ。

(1) 低コストの方法を用いる。
(2) 侵襲性が低い方法を用いる。
(3) 敏感度が高い方法を用いる。
(4) SGAでは、採血が必要である。
(5) 簡易栄養状態評価表（MNA®）は、体重変化を含む。

▶正解へのアプローチ◀

栄養スクリーニングとは、栄養ケア・マネジメントの対象者（栄養状態のリスクの高い者）を抽出することが目的である。スクリーニングに求められる要件は、簡便、迅速、妥当性・信頼性・特異度・敏感度が高く、侵襲性の低いものである。

▶選択肢考察◀

○(1) 栄養スクリーニングは、低コストで短時間、点数化ができ使いやすく、簡便であることが求められる。

○(2) 侵襲性とは、身体に及ぼす物理的負担や影響の大きさのことであり、侵襲性の低いことが求められる。

○(3) 敏感度（感度）と特異度が高いことが求められる。敏感度とは、真のリスク者を見逃さないで適正に評価できることをいい、特異度とは、不必要な栄養アセスメントを回避するため、真の非リスク者を適正に評価することをいう。

×(4) SGA（主観的包括的評価）とは、客観的データを使用せずにカルテからの情報や病歴、問診、身体所見に基づいて栄養状態を評価する方法である。

○(5) 簡易栄養状態評価表（MNA®）は、体重・身長の測定と、5分以内で完了可能な「過去3か月間で食欲不振、消化器系の問題、咀嚼、嚥下困難などで食事量が減少したか」などの質問で構成されている。フレイルのスクリーニングに有用な方法であり、高齢者の栄養スクリーニングに用いられる。

▶正　解◀ (4)

35回－82
栄養ケア・マネジメントに関する記述である。最も適当なのはどれか。1つ選べ。
(1) 栄養スクリーニングは、PDCAサイクルのC (check) にあたる。
(2) 栄養アセスメントでは、血液検査データを用いない。
(3) 栄養ケア計画の目標設定には、優先順位をつけない。
(4) モニタリングでは、栄養に関するリスクを有する者を抽出する。
(5) 栄養ケア計画の見直しには、経過評価を参照する。

▶正解へのアプローチ◀

栄養ケア・マネジメントは、対象者の栄養状態を評価・判定する栄養アセスメント、栄養介入の計画、目標設定、実施、さらにその評価から構成される。これらの過程がそれぞれ効果的に、しかも連続的に運用され、全体として成果が上がることが優れた栄養ケア・マネジメントといえる。

▶選択肢考察◀

×(1) 栄養スクリーニングは、栄養ケア計画のPDCAサイクルを計画する前段階として行うものである。
×(2) 栄養アセスメントとは、対象の栄養状態を評価・判定することであり、そのために問診や身体計測データ、血液検査データ等を用いる。
×(3) 栄養ケア計画で複数の目標設定がある場合は、優先順位をつけて優先度の高いものから栄養ケア計画を策定する。
×(4) モニタリングとは、策定した栄養ケア計画が順調に進んでいるかを確認するために行うものであり、計画の中間評価にあたる。リスクを有する者を抽出するのは、栄養スクリーニングである。
◯(5) 栄養ケア計画の見直しは、策定した栄養ケア計画が順調に進んでいない場合、栄養アセスメントに戻って栄養ケア計画から修正する必要がある。その際の経過評価の指標として、モニタリングなどの中間評価項目がある。

▶正　解◀ (5)

36回－82
栄養アセスメントに関する記述である。最も適当なのはどれか。1つ選べ。
(1) ウエスト周囲長の測定は、皮下脂肪蓄積量の推定に用いる。
(2) 生体指標は、食事摂取状況を反映しない。
(3) 尿中クレアチニン排泄量は、全身の筋肉量と相関する。
(4) 高張性脱水では、血漿浸透圧が低下している。
(5) 窒素出納が負の時は、体たんぱく質量が増加している。

▶正解へのアプローチ◀

尿中クレアチニンは、筋肉中のクレアチンリン酸が代謝されることで生成され、腎臓の糸球体でろ過された後、ほとんど再吸収されずに尿中に排泄される。尿中クレアチニン排泄量は、筋肉量に比例して常に一定量生成されるため、骨格筋量の指標となる。

一方、腎機能が悪化していると、クレアチニンが腎臓から尿中に排泄されにくくなり血中に蓄積するため、血清クレアチニン値の上昇は腎機能の指標となる。

▶選択肢考察◀

×(1) ウエスト周囲長（腹囲）は、へその位置における横断面に沿った周囲長を測定することで、内臓脂肪蓄積量を推定することができる。ウエスト周囲長が男性で85cm以上、女性で90cm以上の場合は、内臓脂肪型肥満とされる。皮下脂肪蓄積量は、皮下脂肪厚の測定などで推定する。

×(2) 生体指標とは、血液・尿・毛髪などの生体試料を採取し、科学分析する方法である。食事摂取状況の影響を受けることは勿論であり、試料採取時の条件（空腹か否か）や、食事摂取量以外の要因（代謝・吸収・喫煙・飲酒）などの影響も受ける。また、すべての栄養素を評価できるわけではなく、利用可能な栄養素の種類が限られている。

○(3) クレアチニン身長係数は、体重1kg当たりの24時間尿中クレアチニン排泄量を測定し、基準値と比較した数値であり、骨格筋量を反映する（▶要　点◀ 参照）。

×(4) 高張性脱水では、水分が多く失われて血清Na濃度などが高くなった状態であり、血漿浸透圧が増加する（P 335：34回－79：▶要　点◀ 参照）。

×(5) 窒素出納は、摂取窒素量と排泄窒素量のバランスで表される（P 318：36回－73：▶要　点◀ 参照）。窒素出納（摂取量－排泄量）が負の場合は、排泄窒素量が摂取量を上回り、たんぱく質量の摂取不足分を補うために、体たんぱく質分解が亢進している。そのため、体たんぱく質量は減少している。

▶正　解◀ **(3)**

▶要　点◀

クレアチニン身長係数の計算式

- クレアチニン身長係数（%）＝ $\frac{\text{24時間尿中クレアチニン排泄量 (mg)}}{\text{標準体重 (kg)} \times \text{クレアチニン排泄基準値 (mg/標準体重kg)}} \times 100$
- クレアチニン排泄基準値（簡易法）：男性23mg、女性18mg

34回－83

栄養アセスメントに関する記述である。最も適当なのはどれか。1つ選べ。

(1) 食事記録法による食事調査では、肥満度が高い者ほど過大申告しやすい。
(2) 内臓脂肪面積は、肩甲骨下部皮下脂肪厚で評価する。
(3) 上腕筋面積は、体重と上腕三頭筋皮下脂肪厚で算出する。
(4) 尿中クレアチニン排泄量は、筋肉量を反映する。
(5) 窒素出納が負の時は、体たんぱく質量が増加している。

▶選択肢考察◀

×(1) 自己申告による食事調査法では、肥満度が高い者ほど摂取量を少なく申告する過少申告が起こりやすい。一方、肥満度が低い者ほど摂取量を多く報告する過大申告が起こりやすい。

×(2) 肩甲骨下部皮下脂肪厚は、体脂肪量の指標となる。内臓脂肪面積の評価には、一般的には腹囲の測定が行われる。

×(3) 上腕筋面積は、上腕周囲長と上腕三頭筋皮下脂肪厚から算出され、筋たんぱく質の指標となる（▶要　点◀ 参照）。

○(4) 尿中クレアチニン排泄量は、筋肉量に比例して常に一定量生成されるため、骨格筋量を反映する。

×(5) 窒素出納は、摂取窒素量と排泄窒素量のバランスで表される。窒素出納が負の場合は、排泄窒素量が摂取量を上回り、不足分を補うために体たんぱく質の分解が亢進している。そのため、体たんぱく質量は減少している。

▶正　解◀ **(4)**

▶要　点◀

生化学検査

アセスメント指標		推定できる栄養状態
血清アルブミン		長期間のたんぱく質栄養状態を反映
RTP	血清レチノール結合たんぱく質	短期間のたんぱく質栄養状態を反映
	血清トランスサイレチン	
	血清トランスフェリン	
血清フェリチン		鉄栄養（貯蔵鉄）状態を反映
ヘマトクリット		貧血の判断指標
HbA1c		測定日前1～2か月の平均血糖値を反映
血清総コレステロール		脂質代謝の指標
血清TG		
血清LDLコレステロール		
尿中窒素排泄量		たんぱく質摂取量の推定
尿中クレアチニン排泄量		骨格筋量の指標
クレアチニン身長係数		
尿中3-メチルヒスチジン		筋たんぱく質異化量を反映
血清クレアチニン		腎機能の指標

筋肉たんぱく質量の評価指標とその算出法

- 上腕筋囲：AMC（cm）= AC（cm）-〔π × TSF（cm）〕
- 上腕筋面積：AMA（cm^2）=〔AMC（cm）$]^2$ ÷ 4 π
  AC：上腕周囲長、TSF：上腕三頭筋部皮下脂肪厚

33回－84

動的栄養アセスメントの指標である。正しいのはどれか。1つ選べ。

(1) BMI（kg/m^2）
(2) 上腕三頭筋部皮下脂肪厚
(3) 血清トランスフェリン値
(4) クレアチニン身長係数
(5) 遅延型皮膚過敏反応

▶正解へのアプローチ◀

動的栄養アセスメントは、経時的な栄養状態の変化を評価するものであり、代謝回転の速い指標が用いられ、短期間での栄養状態の評価に用いられる。よく出題される指標には、急速代謝回転たんぱく質（RTP）のレチノール結合たんぱく質値、血清トランスサイレチン値、血清トランスフェリン値がある。

静的栄養アセスメントは、ある一時点で栄養障害の有無、その程度などを把握しようとするものであり、代謝回転の遅い指標が用いられ、長期間の栄養状態の評価に用いられる。体重や体脂肪率、アルブミン値などがある。

▶選択肢考察◀

×(1) BMI（kg/m^2）は、体重と身長から求められる指標であり、静的栄養アセスメントの指標である。
×(2) 上腕三頭筋皮下脂肪厚は、体脂肪量の推定に使用され、静的栄養アセスメントの指標である。
◯(3) 血清トランスフェリンは、代謝回転の速いたんぱく質（RTP）であり、動的栄養アセスメントの指標である。

×(4)　クレアチニン身長係数は、尿中クレアチニン排泄量から筋肉量を推定する指標であり、静的栄養アセスメントの指標である。

×(5)　遅延型皮膚過敏反応は、24～48時間で発赤などの症状がみられる静的栄養アセスメントの指標で、有名なものとしてツベルクリン反応がある。一方、即時型皮膚過敏反応は、15～20分で症状がみられる。

▶正　解◀　**(3)**

▶要　点◀

静的栄養アセスメント指標と動的栄養アセスメント指標

静的栄養アセスメント指標	身体計測	①身長、体重、BMI、体重変化率 ②皮下脂肪厚：上腕三頭筋皮下脂肪厚（TSF） ③筋：上腕筋囲（AMC）、上腕筋面積（AMA） ④腹囲、ウエスト／ヒップ比 ⑤体脂肪率 ⑥骨密度
	血液生化学検査	①血清総たんぱく、アルブミン、コレステロール、コリンエステラーゼ ②血中ヘモグロビン値 ③クレアチニン身長係数、尿中クレアチニン値 ④末梢血総リンパ球数 ⑤血清ヘモグロビンA1c値 ⑥血中ビタミン濃度
	皮内反応	遅延型皮膚過敏反応
動的栄養アセスメント指標	血液生化学検査	①急速代謝回転たんぱく質（RTP） 　レチノール結合たんぱく質、トランスサイレチン（プレアルブミン）、トランスフェリン ②たんぱく質代謝動態 　窒素平衡、尿中3-メチルヒスチジン ③アミノ酸代謝動態 　フィッシャー比、アミノグラム
	間接熱量測定	①安静時エネルギー消費量（REE） ②呼吸商 ③糖利用率

36回－83

栄養アセスメントに用いる指標のうち、半減期が約3日の血液成分である。最も適当なのはどれか。1つ選べ。

(1)　レチノール結合たんぱく質
(2)　トランスサイレチン
(3)　トランスフェリン
(4)　アルブミン
(5)　ヘモグロビン

▶正解へのアプローチ◀

栄養アセスメントの評価指標には、半減期の短い動的栄養アセスメント指標と、半減期の長い静的栄養アセスメント指標がある。半減期が1～2週間程度までのものは動的栄養アセスメント指標、それ以上のものは静的栄養アセスメント指標である。

選択肢考察

×(1) レチノール結合たんぱく質は、半減期が12～16時間であり、動的栄養アセスメント指標である。
◯(2) トランスサイレチンは、半減期が2～3日であり、動的栄養アセスメント指標である。
×(3) トランスフェリンは、半減期が7～10日であり、動的栄養アセスメント指標である。
×(4) アルブミンは、半減期が14～21日であり、静的栄養アセスメント指標である。
×(5) ヘモグロビンは、半減期が30～35日であり、静的栄養アセスメント指標である。また、赤血球の寿命は約120日である。

正　解 (2)

34回－82

栄養アセスメントに用いる、半減期が約20日の血液成分である。最も適当なのはどれか。1つ選べ。

(1) レチノール結合たんぱく質
(2) トランスサイレチン
(3) トランスフェリン
(4) アルブミン
(5) ヘモグロビン

選択肢考察

×(1) レチノール結合たんぱく質は半減期が12～16時間であり、動的栄養アセスメント指標である。
×(2) トランスサイレチンは、半減期が2～3日であり、動的栄養アセスメント指標である。
×(3) トランスフェリンは、半減期が7～10日であり、動的栄養アセスメント指標である。
◯(4) アルブミンは、半減期が14～21日であり、静的栄養アセスメント指標である。
×(5) ヘモグロビンは、半減期が30～35日であり、静的栄養アセスメント指標である。

正　解 (4)

35回－83

30歳、体重50kgの女性。生活の大部分が座位で、静的な活動が中心である。基礎代謝基準値は、22kcal/kg体重/日。この女性の推定エネルギー必要量(EER)である。最も適当なのはどれか。1つ選べ。

(1) 1,100kcal/日
(2) 1,320kcal/日
(3) 1,650kcal/日
(4) 1,925kcal/日
(5) 2,200kcal/日

正解へのアプローチ

推定エネルギー必要量(EER)の算定は、基礎代謝量×身体活動レベル(PAL)で算出される。身体活動レベルは、低い(Ⅰ)1.5、普通(Ⅱ)1.75、高い(Ⅲ)2.0に設定されており、1歳から5歳でレベルⅡ、6歳から74歳でレベルⅠ～Ⅲ、75歳以上でⅠとⅡに設定されている。

▶選択肢考察◀

×(1)、(2)、(4)、(5)

○(3) 設問の女性の基礎代謝量は22kcal/kg × 50kg = 1,100kcalである。身体活動レベルは、「生活の大部分が座位で、静的な活動が中心である」ことから、身体活動レベルⅠとして考える。

推定エネルギー必要量 (EER) = 基礎代謝量 × 身体活動レベルⅠ
= 1,100kcal × 1.5
= 1,650kcal

▶正　解◀ **(3)**

▶要　点◀

身体活動レベル別に見た活動内容と活動時間の代表例

身体活動レベル[1]	低い（Ⅰ）	ふつう（Ⅱ）	高い（Ⅲ）
	1.50（1.40～1.60）	1.75（1.60～1.90）	2.00（1.90～2.20）
日常生活の内容[2]	生活の大部分が座位で、静的な活動が中心の場合	座位中心の仕事だが、職場内での移動や立位での作業・接客等、通勤・買い物での歩行、家事、軽いスポーツ、のいずれかを含む場合	移動や立位の多い仕事への従事者、あるいは、スポーツ等余暇における活発な運動習慣を持っている場合
中程度の強度（3.0～5.9メッツ）の身体活動の1日当たりの合計時間（時間/日）[3]	1.65	2.06	2.53
仕事での1日当たりの合計歩行時間（時間/日）[3]	0.25	0.54	1.00

1　代表値。（　）内はおよその範囲。

2　Black, *et al.*[172)]、Ishikawa-Takata, *et al.*[88)] を参考に、身体活動レベル (PAL) に及ぼす仕事時間中の労作の影響が大きいことを考慮して作成。

3　Ishikawa-Takata, *et al.*[175)] による。

2 食事摂取基準

37回－84 *NEW*

日本人の食事摂取基準 (2020年版) の栄養素の指標に関する記述である。最も適当なのはどれか。1つ選べ。

(1) EARは、AIを基に算定する。
(2) RDAは、動物実験の結果を根拠に算定する。
(3) AIは、症例報告を根拠に算定する。
(4) ULは、サプリメント由来の栄養素を対象としない。
(5) DGは、生活習慣病の発症予防を目的としている。

▶正解へのアプローチ◀

栄養素の指標は、3つの目的からなる5つの指標で構成されており、具体的には、栄養素摂取不足の回避を目的とするEAR (推定平均必要量)、RDA (推奨量)、AI (目安量)、栄養過剰摂取による健康障害の回避を目的としたUL (耐容上限量)、生活習慣病の発症予防を目的としたDG (目標量) の指標から構成されている。

なお、食事摂取基準の栄養素の評価指標が略語で出題されているため、注意が必要である。

▶選択肢考察◀

×(1) EAR（推定平均必要量）は、対象集団に属する50％の者が必要量を満たす（同時に50％の者が必要量を満たさない）と推定される摂取量である。

×(2) RDA（推奨量）は、集団に属するほとんどの者（97～98％）が必要量を満たすと推定される摂取量である。RDAは、EARが与えられる栄養素に対して設定され、EARを用いて算出される。

×(3) AI（目安量）の算定根拠となる主な研究方法は、実験研究、疫学研究（介入研究を含む）である。AIは、特定の集団におけるある一定の栄養状態を維持するのに十分な量である。

×(4) エネルギーと栄養素については、食事として経口摂取されるものを対象とするが、UL（耐容上限量）については、いわゆる健康商品やサプリメント（通常の食品以外の食品）由来のエネルギーと栄養素も含むものとしている。

○(5) DG（目標量）は、生活習慣病の発症予防を目的として、特定の集団においてその疾患のリスクや、その代理指標となる生体指標の値が低くなると考えられる栄養状態が達成できる量として算定し、現在の日本人が当面の目標とすべき摂取量である。

▶正　解◀　**(5)**

▶要　点◀

「日本人の食事摂取基準（2020年版）」の各指標を理解するための概念図

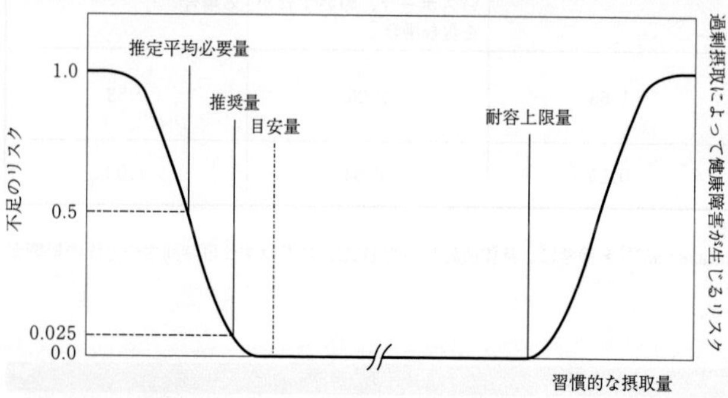

「日本人の食事摂取基準（2020年版）」の指標の定義

推定平均必要量（EAR）	ある母集団における平均必要量の推定値。ある母集団に属する50％の人が必要量を満たすと推定される１日の摂取量
推奨量（RDA）	ある母集団のほとんど（97～98％）の人において１日の必要量を満たすと推定される１日の摂取量
目安量（AI）	推定平均必要量および推奨量を算定するのに十分な科学的根拠が得られない場合に、特定の集団の人々がある一定の栄養状態を維持するのに十分な量
耐容上限量（UL）	ある母集団に属するほとんどすべての人々が、健康障害をもたらす危険がないとみなされる習慣的な摂取量の上限を与える量
目標量（DG）	生活習慣病の発症予防のために現在の日本人が当面の目標とすべき摂取量

〈目的〉	〈種類〉
摂取不足の回避	推定平均必要量、推奨量 *これらを確定できない場合の代替指標：目安量
過剰摂取による健康障害の回避	耐容上限量
生活習慣病の発症予防	目標量

35回－84

日本人の食事摂取基準（2020年版）における栄養素の指標に関する記述である。**誤っている**のはどれか。1つ選べ。

(1) RDAは、個人での摂取不足の評価に用いる。
(2) 摂取量がAIを下回っていても、当該栄養素が不足しているかを判断できない。
(3) ULには、サプリメント由来の栄養素を含まない。
(4) DGの設定で対象とした生活習慣病に、CKDが含まれる。
(5) DGの算定に、エビデンスレベルが付された。

▶正解へのアプローチ◀

「日本人の食事摂取基準（2020年版）」の各指標の策定根拠に関しては、2015年版と大きな変更点はない。策定留意事項で変更があった点としては、「摂取源について」と「指標について」は、目標量（DG）に関してエビデンスレベルの表が追加されているため、確認しておくこと。

なお、第35回国家試験から、食事摂取基準の栄養素の評価指標が略号で出題されているため、注意が必要である。

▶選択肢考察◀

○(1) 個人の食事改善を目的として食事摂取基準を活用する場合、RDA（推奨量）よりも摂取量が少ない場合は、RDAを目指すようにする。

○(2) AI（目安量）は、十分な科学的根拠が得られないため、EAR（推定平均必要量）が算定できない場合に設定される指標であり、AI以上摂取していれば、不足のリスクは非常に低い。一方、AI未満を摂取していても、不足の有無やそのリスクを示すことはできない。

×(3) エネルギーと栄養素については、食事として経口摂取されるものを対象とするが、UL（耐容上限量）については、いわゆる健康食品やサプリメント（通常の食品以外の食品）由来のエネルギーと栄養素も含むものとしている。また、妊娠を計画している女性や妊娠初期の女性に対する葉酸についても含むとしている。

○(4) DG（目標量）については、高血圧、脂質異常症、高血糖及び腎機能低下に関するものを対象としており、CKD（慢性腎臓病）も含まれる。

○(5) 「日本人の食事摂取基準（2020年版）」では、DGに付したエビデンスレベルを記載している（▶要　点◀参照）。

▶正　解◀　**(3)**

目標量の算定に付したエビデンスレベル[1,2]

エビデンスレベル	数値の算定に用いられた根拠	栄養素
D1	介入研究又はコホート研究のメタ・アナリシス、並びにその他の介入研究又はコホート研究に基づく。	たんぱく質、飽和脂肪酸、食物繊維、ナトリウム(食塩相当量)、カリウム
D2	複数の介入研究又はコホート研究に基づく。	—
D3	日本人の摂取量等分布に関する観察研究(記述疫学研究)に基づく。	脂質
D4	他の国・団体の食事摂取基準又はそれに類似する基準に基づく。	—
D5	その他	炭水化物[3]

[1] 複数のエビデンスレベルが該当する場合は上位のレベルとする。
[2] 目標量は食事摂取基準として十分な科学的根拠がある栄養素について策定するものであり、エビデンスレベルはあくまでも参考情報である点に留意すべきである。
[3] 炭水化物の目標量は、総エネルギー摂取量(100％エネルギー)のうち、たんぱく質及び脂質が占めるべき割合を差し引いた値である。

35回－85
日本人の食事摂取基準（2020年版）の基本的事項に関する記述である。最も適当なのはどれか。1つ選べ。
(1) 糖類のEARが設定されている。
(2) EARの算定の根拠として用いられた数値は、全ての年齢区分で観察されたものである。
(3) フレイル予防が、策定に考慮されている。
(4) 高齢者の年齢区分は、70歳以上とした。
(5) 短期間の食事の基準を示すものである。

正解へのアプローチ

「日本人の食事摂取基準（2020年版）」の策定方針で大きな変更点は、高齢者の低栄養予防やフレイル予防も視野に入れた点である。それに合わせて、高齢者の年齢区分や、たんぱく質のDG（エネルギー比率）の下限も引き上げられているため、確認して覚えておくこと。

選択肢考察

×(1) 糖類とコレステロールに関しては、項目が追加されたが、具体的な指標は設定されていない(P362：33回－85：要 点参照)。
×(2) 「日本人の食事摂取基準（2020年版）」で策定されている数値は、すべての性・年齢階級で観察されたものではなく、観察されていない部分については外挿法にて数値を策定している。
○(3) 「日本人の食事摂取基準（2020年版）」では、これまでの健康の保持増進、生活習慣病の発症予防及び重症化予防に加え、高齢者の低栄養予防やフレイル予防も視野に入れて策定を行っている。
×(4) 高齢者の年齢区分は、65歳以上としている。さらにより細かな基準の策定のために高齢者を65～74歳と75歳以上の2区分に分けている。
×(5) 食事摂取基準は、短期間の食事基準ではなく、習慣的な摂取量の基準（おおむね1か月間程度）としている。

正　解 (3)

▶要　点◀

日本人の食事摂取基準（2020年版）策定の方向性

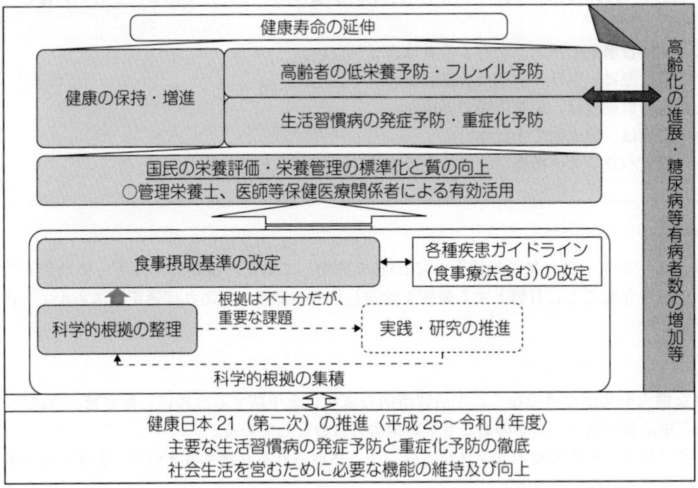

「日本人の食事摂取基準（2020年版）」の主な改定のポイント

○活力ある健康長寿社会の実現に向けて

- きめ細かな栄養施策を推進する観点から、50歳以上について、より細かな年齢区分による摂取基準を設定。
- 高齢者のフレイル予防の観点から、総エネルギー量に占めるべきたんぱく質由来エネルギー量の割合（%エネルギー）について、65歳以上の目標量の下限を13%エネルギーから15%エネルギーに引き上げ。
- 若いうちからの生活習慣病予防を推進するため、以下の対応を実施。
  - ・飽和脂肪酸、カリウムについて、小児の目標量を新たに設定。
  - ・ナトリウム（食塩相当量）について、成人の目標量を0.5g/日引き下げるとともに、高血圧及び慢性腎臓病（CKD）の重症化予防を目的とした量として、新たに6g/日未満と設定。
  - ・コレステロールについて、脂質異常症の重症化予防を目的とした量として、新たに200mg/日未満に留めることが望ましいことを記載。

○EBPM（Evidence Based Policy Making：根拠に基づく政策立案）の更なる推進に向けて

- 食事摂取基準を利用する専門職等の理解の一助となるよう、目標量のエビデンスレベルを対象栄養素ごとに新たに設定。

34回－84

日本人の食事摂取基準（2015年版）における策定の基本的事項に関する記述である。正しいのはどれか。1つ選べ。

(1) 対象者に、生活習慣病のリスクを有する者は含まれない。
(2) 対象とする摂取源に、ドリンク剤は含まれない。
(3) 示された数値の信頼度は、栄養素間で差はない。
(4) 望ましい摂取量は、個人間で差はない。
(5) エネルギー収支バランスの指標に、成人ではBMI（kg/m^2）を用いる。

▶正解へのアプローチ◀

食事摂取基準では、エネルギー摂取量の指標としてBMIを採用している。推定エネルギー摂取量を設定するのではなく、BMIを年齢ごとに目標とする範囲を設定し、その範囲内であれば適正なエネルギー摂取量と評価するようにした。

▶選択肢考察◀

×(1) 対象者は健康な個人や集団だけでなく、生活習慣病の重症化を予防するために、高血糖、高血圧、脂質異常症など生活習慣病のリスクのある者も対象者に含むとしている。
×(2) 摂取源には、サプリメントや栄養ドリンクなど経口から摂取される食物も含まれる。含まれないものは医薬品や医薬部外品などである。
×(3) 各栄養素の策定には、様々な論文や研究報告が使われているが、それぞれの栄養素によってその数や実験方法などが異なるため、策定根拠の信頼度は、各栄養間で異なる。
×(4) 望ましい摂取量は、個人の身長や体重、生活習慣などによって異なるため、当然個人間で差はある。
○(5) エネルギー収支バランスの指標として、成人（18歳以上）ではBMIを採用している。さらに18歳以上では、目標とするBMIは年齢によって分かれている（P359：33回－86：▶要　点◀参照）。

▶正　解◀（5）

33回－86

日本人の食事摂取基準（2015年版）における策定の基本的事項に関する記述である。正しいのはどれか。1つ選べ。

(1) 摂取源には、サプリメントは含まれない。
(2) 参照体位は、望ましい体位を示している。
(3) BMI（kg/m^2）は、18歳以上のエネルギー収支バランスの指標である。
(4) 高齢者の年齢区分は、65歳以上である。
(5) 目安量（AI）は、生活習慣病の予防を目的とした指標である。

▶選択肢考察◀

×(1) 栄養素の摂取量については、サプリメントなど通常食品以外からの摂取についても考慮して策定されている。
×(2) 「日本人の食事摂取基準（2020年版）」の策定に使用されている参照体位とは、望ましい体位ではなく、性別及び年齢に応じて、日本人として平均的な体位を表した表である。すべての性年齢を測定したわけではなく、データのない部分は外挿法で設定した。
○(3) エネルギーの摂取量の指標として、BMIが用いられる。目標とするBMIは、18歳以上で年齢によって分かれている（P359：33回－86：▶要　点◀参照）。

×(4) 「日本人の食事摂取基準（2015年版）」では、高齢者の年齢区分を70歳以上として設定していたが、「日本人の食事摂取基準（2020年版）」では、65歳以上を高齢者としている。
×(5) 目安量（AI）は、十分な科学的根拠が得られず、推定平均必要量が算定できない栄養素に設定される指標であり、目安量以上摂取していれば当面不足のリスクはないといえる。生活習慣病の予防を目的とした指標は、目標量（DG）である。

▶正　解◀ (3)

▶要　点◀

「日本人の食事摂取基準（2020年版）」において目標とするBMIの範囲（18歳以上）（男女共通）

年齢（歳）	目標とするBMI（kg/m^2）
18～49	18.5～24.9
50～64	20.0～24.9
65～74	21.5～24.9
75以上	21.5～24.9

①観察疫学研究において報告された総死亡率が最も低かったBMIを基に、疾患別の発症率とBMIとの関連、死因とBMIとの関連、喫煙や疾患の合併によるBMIや死亡リスクへの影響、日本人のBMIの実態に配慮し、総合的に判断目標とする範囲を設定した。
②高齢者では、フレイルの予防及び生活習慣病の予防の両者に配慮する必要があることも踏まえ、当面目標とするBMIの範囲を21.5～24.9とした。

37回－85 NEW

日本人の食事摂取基準（2020年版）において、集団内の半数の者に不足または欠乏の症状が現れうる摂取量をEARの算定根拠とした栄養素である。最も適当なのはどれか。1つ選べ。

(1) たんぱく質
(2) ビタミンB_2
(3) ナイアシン
(4) カルシウム
(5) 鉄

▶正解へのアプローチ◀

EAR（推定平均必要量）は、ある対象集団において測定された必要量の分布に基づき、母集団に属する50％の者が必要量を満たす（同時に50％の者が必要量を満たさない）と推定される1日の摂取量である。

EARは様々な実験研究方法により求められており、日本人の食事摂取基準で策定されたEARの求め方は4つに分類できる（▶要　点◀参照）。それぞれの科学的根拠について把握しておくこと。

▶選択肢考察◀

×(1) たんぱく質は、窒素出納法によって得られたたんぱく質維持必要量を用いて、必要量を算定している。
×(2) ビタミンB_2のEARは、摂取量と尿中排泄量の実験により、尿中にビタミンB_2の排泄量が増大し始める摂取量（体内飽和量）から算定された。
◯(3) ナイアシンのEARは、ナイアシン欠乏症のペラグラの発症を予防できる最小摂取量を基に算定された。
×(4) カルシウムのEARは、要因加算法を用い、骨量を維持するために必要な量として算定された。
×(5) 鉄のEARは、要因加算法を用いて算定された。

▶正　解◀ (3)

▶要　点◀

各栄養素における推定平均必要量（EAR）の策定

①集団内の半数の者に不足又は欠乏の症状が現れ得る摂取量をもって推定平均必要量とした栄養素	ビタミンA、ナイアシン、葉酸、ナトリウム、ヨウ素、セレン
②集団内の半数の者で体内量が維持される摂取量をもって推定平均必要量とした栄養素	たんぱく質、ビタミンB_6、カルシウム、マグネシウム、亜鉛、銅、モリブデン
③集団内の半数の者で体内量が飽和している摂取量をもって推定平均必要量とした栄養素	ビタミンB_1、ビタミンB_2
④上記①～③以外での方法で推定平均必要量が定められた栄養素	ビタミンC、鉄

36回－84

日本人の食事摂取基準（2020年版）において、集団内の半数の者で体内量が飽和している摂取量をもってEARとしたビタミンである。最も適当なのはどれか。1つ選べ。

(1)　ビタミンA
(2)　ビタミンB_1
(3)　ナイアシン
(4)　ビタミンB_{12}
(5)　葉酸

▶正解へのアプローチ◀

EAR（推定平均必要量）は、様々な実験研究方法により求められており、日本人の食事摂取基準で策定されたEARの求め方は4つに分類できる（**P 360：37回－85：▶要　点◀**参照）。それぞれの栄養素の科学的根拠についても把握しておくこと。

▶選択肢考察◀

×(1)　ビタミンAのEARは、肝臓内ビタミンA最小貯蔵量を維持するために必要なビタミンA摂取量から算定された。

○(2)　ビタミンB_1のEARは、摂取量と尿中排泄量の実験より、尿中にビタミンB_1の排泄量が増大し始める摂取量（体内飽和量）から算定された。

×(3)　ナイアシンのEARは、欠乏症のペラグラの発症を予防できる最小摂取量を基に算定された。

×(4)　ビタミンB_{12}のEARは、血液学的性状（平均赤血球容積が101fL未満）及び血清ビタミンB_{12}濃度（100pmol/L以上）を適正に維持するために必要な量を基に算定された（**P 366：34回－86：▶要　点◀**参照）。

×(5)　葉酸のEARは、中・長期的な指標である赤血球中の葉酸濃度を305nmol/L以上に維持できる最小摂取量を基に算定された。

▶正　解◀（2）

33回－85

日本人の食事摂取基準（2015年版）において、1歳以上で推奨量（RDA）が設定されている栄養素である。正しいのはどれか。1つ選べ。

(1) n-3系脂肪酸
(2) 炭水化物
(3) ビタミンD
(4) ビタミンB_1
(5) カリウム

正解へのアプローチ

「日本人の食事摂取基準（2015年版）」では、推奨量（RDA）は推定平均必要量（EAR）に推奨量算定係数を乗じて算出しているため、推定平均必要量が設定されている栄養素は、推奨量が設定されている（ナトリウムは例外、目標量（DG）が設定されている）。推定平均必要量や目安量（AI）、目標量策定の目的や根拠について、整理しておくこと。

選択肢考察

×(1) n-3系脂肪酸は、欠乏による皮膚症状や、成長障害が多くの研究で報告されているが、n-3系脂肪酸の不足を回避する明確な摂取量の報告が少ないため、目安量を設定している。

×(2) エネルギーを産出する栄養素としてたんぱく質、脂質、炭水化物があり、これらの構成成分のバランスを保つことで、生活習慣病の発症予防とその重症化予防につながるとして、たんぱく質、脂質、炭水化物は、総エネルギー摂取量に占める割合として目標量が設定された。

×(3) ビタミンDの欠乏は、小児ではくる病、成人では骨軟化症の発症のリスクと考えられているが、推定平均必要量や推奨量の設定に足りる十分な科学的根拠が得られていない。そのため、ビタミンDの摂取量は目安量として設定した。

○(4) ビタミンB_1は、摂取量と排泄量の関係式から、尿中に排泄量が増加し始める摂取量を推定平均必要量とし、それに推奨量算定係数1.2を乗じて設定した。

×(5) カリウムの欠乏は不整脈などを引き起こすが、不足の報告はほとんどなく、推定平均必要量や推奨量を設定するための十分な科学的根拠が少ないため、目安量として設定した。

正　解　(4)

▶要 点◀

基準を策定した栄養素と指標[1]（1 歳以上）（「日本人の食事摂取基準（2020年版）」より抜粋）

栄養素			推定平均必要量 (EAR)	推奨量 (RDA)	目安量 (AI)	耐容上限量 (UL)	目標量 (DG)
たんぱく質[2]			○$_{b}$	○$_{b}$	—	—	○[3]
脂質		脂質	—	—	—	—	○[3]
脂質		飽和脂肪酸[4]	—	—	—	—	○[3]
脂質		n-6系脂肪酸	—	—	○	—	—
脂質		n-3系脂肪酸	—	—	○	—	—
脂質		コレステロール[5]	—	—	—	—	—
炭水化物		炭水化物	—	—	—	—	○[3]
炭水化物		食物繊維	—	—	—	—	○
炭水化物		糖類	—	—	—	—	—
主要栄養素バランス[2]			—	—	—	—	○[3]
ビタミン	脂溶性	ビタミンA	○$_{a}$	○$_{a}$	—	○	—
ビタミン	脂溶性	ビタミンD[2]	—	—	○	○	—
ビタミン	脂溶性	ビタミンE	—	—	○	○	—
ビタミン	脂溶性	ビタミンK	—	—	○	—	—
ビタミン	水溶性	ビタミンB_1	○$_{c}$	○$_{c}$	—	—	—
ビタミン	水溶性	ビタミンB_2	○$_{c}$	○$_{c}$	—	—	—
ビタミン	水溶性	ナイアシン	○$_{a}$	○$_{a}$	—	○	—
ビタミン	水溶性	ビタミンB_6	○$_{b}$	○$_{b}$	—	○	—
ビタミン	水溶性	ビタミンB_{12}	○$_{a}$	○$_{a}$	—	—	—
ビタミン	水溶性	葉酸	○$_{a}$	○$_{a}$	—	○[7]	—
ビタミン	水溶性	パントテン酸	—	—	○	—	—
ビタミン	水溶性	ビオチン	—	—	○	—	—
ビタミン	水溶性	ビタミンC	○$_{x}$	○$_{x}$	—	—	—
ミネラル	多量	ナトリウム[6]	○$_{a}$	—	—	—	○
ミネラル	多量	カリウム	—	—	○	—	○
ミネラル	多量	カルシウム	○$_{b}$	○$_{b}$	—	○	—
ミネラル	多量	マグネシウム	○$_{b}$	○$_{b}$	—	○[7]	—
ミネラル	多量	リン	—	—	○	○	—
ミネラル	微量	鉄	○$_{x}$	○$_{x}$	—	○	—
ミネラル	微量	亜鉛	○$_{b}$	○$_{b}$	—	○	—
ミネラル	微量	銅	○$_{b}$	○$_{b}$	—	○	—
ミネラル	微量	マンガン	—	—	○	○	—
ミネラル	微量	ヨウ素	○$_{a}$	○$_{a}$	—	○	—
ミネラル	微量	セレン	○$_{a}$	○$_{a}$	—	○	—
ミネラル	微量	クロム	—	—	○	○	—
ミネラル	微量	モリブデン	○$_{b}$	○$_{b}$	—	○	—

[1] 一部の年齢区分についてだけ設定した場合も含む。
[2] フレイル予防を図る上での留意事項を表の脚注として記載。
[3] 総エネルギー摂取量に占めるべき割合（%エネルギー）。
[4] 脂質異常症の重症化予防を目的としたコレステロールの量と、トランス脂肪酸の摂取に関する参考情報を表の脚注として記載。
[5] 脂質異常症の重症化予防を目的とした量を飽和脂肪酸の表の脚注に記載。
[6] 高血圧及び慢性腎臓病（CKD）の重症化予防を目的とした量を表の脚注として記載。
[7] 通常の食品以外の食品からの摂取について定めた。
[a] 集団内の半数の者に不足又は欠乏の症状が現れ得る摂取量をもって推定平均必要量とした栄養素。
[b] 集団内の半数の者で体内量が維持される摂取量をもって推定平均必要量とした栄養素。
[c] 集団内の半数の者で体内量が飽和している摂取量をもって推定平均必要量とした栄養素。
[x] 上記以外の方法で推定平均必要量が定められた栄養素。

35回－86

日本人の食事摂取基準（2020年版）における栄養素の基準の設定に関する記述である。最も適当なのはどれか。１つ選べ。

(1) たんぱく質のDGの下限は、全ての年齢区分で同じである。
(2) 総脂質のDGの上限の設定には、飽和脂肪酸のDGが考慮されている。
(3) ビタミンDのAIの設定には、紫外線曝露の影響が考慮されていない。
(4) ビタミンB_1のEARは、要因加算法で算定されている。
(5) 葉酸のEARは、食事性葉酸（ポリグルタミン酸型）で設定されている。

正解へのアプローチ

脂質を構成する脂肪酸のうち、多価不飽和脂肪酸（n－6系脂肪酸やn－3系脂肪酸）には、体内で合成できない必須脂肪酸が存在する。さらに脂質には、生活習慣病に深く関わるものとして、飽和脂肪酸が存在する。そのため、脂質のDG（目標量）は、日本人の代表的な脂肪酸の摂取比率から、必須脂肪酸のAI（目安量）を下回らないよう、飽和脂肪酸のDGを超えないよう脂質摂取量のDGを策定している。

選択肢考察

×(1) たんぱく質のDG（目標量）は、1～49歳で13～20%Eであり、高齢者の低栄養・フレイル予防の観点から50歳以上は下限が引き上げられ、50～64歳で14～20%E、65歳以上で15～20%Eに設定されている。なお、DGは1歳未満では設定されていない。

◯(2) **正解へのアプローチ** 参照。総脂質のDG（目標量）の上限の設定には、飽和脂肪酸のDGの上限（7%）を考慮して、これを超えないと期待される脂質摂取量の上限として30%Eと設定した。

×(3) ビタミンDは、日光（紫外線）により、皮膚上で7－デヒドロコレステロールから合成できるビタミンである。食事摂取基準のビタミンDのAI（目安量）の策定では、日照により皮膚で産生されると考えられるビタミンDを差し引いた量をAIとしている。

×(4) ビタミンB_1のEAR（推定平均必要量）は、ビタミンB_1摂取量と尿中のビタミンB_1排泄量との関係式における変曲点（体内飽和量や尿中排泄量が増大し始める量とも記載される）から策定している（P366：34回－86：**要　点** 参照）。要因加算法を用いてEARを算定しているのは、鉄やカルシウム、小児のたんぱく質摂取量などである。

×(5) 食品中に含まれる葉酸は、異なる構造をもった葉酸（プテロイルモノグルタミン酸）の誘導体が複数存在する。大半はポリグルタミン酸型として存在し、これらをまとめて「食事性葉酸」と呼ぶ。一方、サプリメントなどに含まれる葉酸はプテロイルモノグルタミン酸であり、これは自然界には稀にしか存在しない。これを「狭義の葉酸」と呼ぶ。食事摂取基準では、葉酸はこの「狭義の葉酸」を用いているため、EAR（推定平均必要量）はプテロイルモノグルタミン酸で設定されている。

正　解 (2)

要　点

エネルギー産生栄養素バランス（%エネルギー）（「日本人の食事摂取基準（2020年版）」より抜粋）

性　別	男　性				女　性			
年齢等	目標量[1,2]				目標量[1,2]			
	たんぱく質[3]	脂　質[4]		炭水化物[5,6]	たんぱく質[3]	脂　質[4]		炭水化物[5,6]
		脂　質	飽和脂肪酸			脂　質	飽和脂肪酸	
0～11（月）	―	―	―	―	―	―	―	―
1～2（歳）	13～20	20～30	―	50～65	13～20	20～30	―	50～65
3～5（歳）	13～20	20～30	10以下	50～65	13～20	20～30	10以下	50～65
6～7（歳）	13～20	20～30	10以下	50～65	13～20	20～30	10以下	50～65
8～9（歳）	13～20	20～30	10以下	50～65	13～20	20～30	10以下	50～65
10～11（歳）	13～20	20～30	10以下	50～65	13～20	20～30	10以下	50～65
12～14（歳）	13～20	20～30	10以下	50～65	13～20	20～30	10以下	50～65
15～17（歳）	13～20	20～30	8以下	50～65	13～20	20～30	8以下	50～65
18～29（歳）	13～20	20～30	7以下	50～65	13～20	20～30	7以下	50～65
30～49（歳）	13～20	20～30	7以下	50～65	13～20	20～30	7以下	50～65
50～64（歳）	14～20	20～30	7以下	50～65	14～20	20～30	7以下	50～65
65～74（歳）	15～20	20～30	7以下	50～65	15～20	20～30	7以下	50～65
75以上（歳）	15～20	20～30	7以下	50～65	15～20	20～30	7以下	50～65
妊婦　初期					13～20	20～30	7以下	50～65
中期					13～20			
後期					15～20			
授乳婦					15～20			

1 必要なエネルギー量を確保した上でのバランスとすること。
2 範囲に関しては、おおむねの値を示したものであり、弾力的に運用すること。
3 65歳以上の高齢者について、フレイル予防を目的とした量を定めることは難しいが、身長・体重が参照体位に比べて小さい者や、特に75歳以上であって加齢に伴い身体活動量が大きく低下した者など、必要エネルギー摂取量が低い者では、下限が推奨量を下回る場合があり得る。この場合でも、下限は推奨量以上とすることが望ましい。
4 脂質については、その構成成分である飽和脂肪酸など、質への配慮を十分に行う必要がある。
5 アルコールを含む。ただし、アルコールの摂取を勧めるものではない。
6 食物繊維の目標量を十分に注意すること。

34回－85

日本人の食事摂取基準（2015年版）と日本食品標準成分表2015年版（七訂）で、定義（対象とする化学物質の範囲）が異なる栄養素である。正しいのはどれか。1つ選べ。

(1)　ビタミンA
(2)　ビタミンD
(3)　ビタミンE
(4)　ビタミンK
(5)　ビタミンC

正解へのアプローチ

「日本人の食事摂取基準（2015年版）」と「日本食品標準成分表2015年版（七訂）」で定義が異なる栄養素はビタミンEとナイアシンである。「日本人の食事摂取基準（2015年版）」では、ビタミンEはα-トコフェロールのみ、ナイアシンはナイアシン当量（ナイアシンと体内でのトリプトファンからの変換量の和）のみとしているが、「日本食品標準成分表2015年版（七訂）」では、ビタミンEはα-、β-、γ-、およびδ-トコフェロールをそれぞれ、ナイアシンはナイアシンとナイアシン当量を表記している。

▶選択肢考察◀

×(1)、(2)、(4)、(5)

○(3) ▶正解へのアプローチ◀ 参照。

▶正　解◀ (3)

▶要　点◀

「日本人の食事摂取基準（2015年版）」と「日本食品標準成分表 2015 年版（七訂）」で定義が異なる栄養素とその内容

栄養素	定義		日本食品標準成分表2015（七訂）を用いて摂取量や給与量の推定を行い、その値と食事摂取基準との比較を行う場合の留意点
	日本人の食事摂取基準	日本食品標準成分表	
ビタミンE	α-トコフェロールのみを用いている。	α-、β-、γ- 及び δ-トコフェロールをそれぞれ報告している。	α-トコフェロールのみを用いる。
ナイアシン	ナイアシン当量を用いている。	ナイアシンとナイアシン当量をそれぞれ報告している。	ナイアシン当量のみを用いる。

34回－86

日本人の食事摂取基準（2015年版）における、成人の推定平均必要量（EAR）の策定根拠に関する記述である。正しいのはどれか。1つ選べ。

(1) ビタミンB_1は、尿中にビタミンB_1の排泄量が増大し始める摂取量から算定された。
(2) ナイアシンは、尿中にナイアシン代謝産物の排泄量が増大し始める摂取量から算定された。
(3) ビタミンCは、壊血病を予防できる摂取量から算定された。
(4) カルシウムは、骨粗鬆症を予防できる摂取量から算定された。
(5) 鉄は、出納試験で平衡状態を維持できる摂取量から算定された。

▶正解へのアプローチ◀

食事摂取基準の各指標は、系統的レビューにより科学的根拠に基づき設定されている。その設定根拠についても問われることがあるため、確認しておくこと。特に、ビタミンに関してはビタミンB_1、ビタミンB_2、ビタミンC、ナイアシン、ミネラルに関しては鉄とカルシウムの策定根拠は頻出であるため覚えておくこと。

▶選択肢考察◀

○(1) ビタミンB_1は、摂取量と尿中排泄量の実験より、尿中にビタミンB_1の排泄量が増大し始める摂取量（体内飽和量）から推定平均必要量を算定した。

×(2) ナイアシンは、ペラグラの発症を予防できる最小の摂取量から算定された。

×(3) ビタミンCは、心臓血管系の疾病予防効果ならびに抗酸化作用を示す血中濃度を維持できる最小摂取量から算定された。

×(4)、(5) ミネラルに関しては、ほとんどのものは損失量を補うための摂取量として、出納試験により推定平均必要量を算出している。しかし、鉄とカルシウムに関しては成長に伴う蓄積量等の要因を考慮するため、要因加算法により推定平均必要量が算定された。

▶正　解◀ (1)

▶要　点◀

ビタミンの食事摂取基準策定の特徴

	ビタミン名	化学名・相当量	策定に於ける科学的根拠
脂溶性ビタミン	ビタミンA	レチノール活性当量	【EAR】肝臓内ビタミンA最小貯蔵量を維持するために必要なビタミンA摂取量 【UL】肝臓へのビタミンAの過剰蓄積による肝臓障害
	ビタミンD	ビタミンD_2とビタミンD_3の合計量	【AI】骨折のリスクを上昇させない必要量に基づいて、全国4地域における調査結果（16日間食事記録法）データの中央値を基に算定 【UL】高カルシウム血症の予防
	ビタミンE	α-トコフェロール	【AI】正常血中α-トコフェロール値維持量として平成28年国民健康・栄養調査における性別および年齢階級ごとの摂取量の中央値
	ビタミンK	フィロキノン、メナキノン-4の重量にメナキノン-7をメナキノン-4相当量に換算して求めた重量を加えた合計量	【AI】正常な血液凝固能を維持するのに必要なビタミンK摂取量
水溶性ビタミン	ビタミンB_1	チアミン塩化物塩量	【EAR】尿中にビタミンB_1の排泄量が増大し始める摂取量（体内飽和量）から算定
	ビタミンB_2	リボフラビン量	【EAR】尿中にビタミンB_2の排泄量が増大し始める摂取量（体内飽和量）から算定
	ナイアシン	ナイアシン当量＝ナイアシン(mg)＋1/60トリプトファン(mg)	【EAR】ペラグラの発症を予防できる最小摂取量を基に、エネルギー当たりの値を算出し、設定
	ビタミンB_6	ピリドキシン量	【EAR】血漿PLP濃度を30nmol/Lに維持できる摂取量として、たんぱく質摂取量当たりで算定
	ビタミンB_{12}	シアノコバラミン量	【EAR】悪性貧血患者が、血液学的性状（平均赤血球容積が101fL未満）及び血清ビタミンB_{12}濃度（100pmol/L以上）を適正に維持するために必要な量を基に算定
	葉酸	プテロイルモノグルタミン酸量	【EAR】赤血球中の葉酸濃度を305nmol/L以上に維持できる最小摂取量を基に算定
	パントテン酸	パントテン酸量	【AI】平成28年国民健康・栄養調査における性別および年齢階級ごとの摂取量の中央値を基に設定
	ビオチン	ビオチン量	【AI】トータルダイエット法*の値を採用し設定
	ビタミンC	還元型L-アスコルビン酸量	【EAR】血漿ビタミンC濃度を50μmol/Lに維持する摂取量を基に算定

＊ トータルダイエット法（Total diet study、TDS）、つまり「全食事量調査」は、一般的には「マーケット－バスケット調査」とも呼ばれている食事調査の１つ。

37回－92 NEW

日本人の食事摂取基準（2020年版）において、生活習慣病の重症化予防を目的とした摂取量を設定した栄養素である。最も適当なのはどれか。１つ選べ。

(1) たんぱく質
(2) 飽和脂肪酸
(3) コレステロール
(4) 食物繊維
(5) カリウム

▶正解へのアプローチ◀

日本人の食事摂取基準（2020年版）において、DG（目標量）は、生活習慣病の発症予防を目的として、特定の集団において、その疾患のリスクやその代理指標となる生体指標の値が低くなると考えられる栄養状態が達成できる量として算定し、現在の日本人が当面の目標とすべき摂取量として設定されている。また、生活習慣病の重症化予防及びフレイル予防を目的とした量を設定できる場合は、発症予防を目的とした量（目標量）とは区別して示すこととした。

▶選択肢考察◀

×(1) たんぱく質摂取量は、低すぎても高すぎても他のエネルギー産生栄養素とともに主な生活習慣病の発症及び重症化に関連する。したがって、目標量を範囲として定める必要がある。また、高齢者では、特にフレイル及びサルコペニアの発症予防も考慮した値であることが望まれる。推奨量と目標量のそれぞれの定義から考えて、そのいずれか一方を満たすのではなく、推奨量を満たした上で、主な生活習慣病やフレイルの発症予防を目的とする場合に目標量を満たさなければならない。すなわち、目標量（下限）は、推奨量以上でなければならない。たんぱく質が関与し重症化予防の対象となる重要な疾患として、フレイル（サルコペニアを含む）、慢性腎臓病があるが、研究報告はあるものの、その数が十分でなく一定の結論が得られていないと判断されたものや、たんぱく質ではなく、アミノ酸レベルでの重症化予防との関連については扱わないことにした。

×(2) 飽和脂肪酸は、食品から摂取されると共に、体内合成が可能である。科学的根拠が不十分なため、EAR（推定平均必要量）、RDA（推奨量）、AI（目安量）は設定できないが、高LDLコレステロール血症の主なリスク要因の一つであり、心筋梗塞を始めとする循環器疾患の危険因子でもあることから、生活習慣病の発症予防の観点から3歳以上で目標量（上限）を設定した。日本人が現在摂取している飽和脂肪酸を測定し、その中央値をもって目標量（上限）とすることにした。最近の調査で得られた摂取量（中央値）を基に、活用の利便性を考慮し、目標量（上限）を7％Eとした。

◯(3) コレステロールは、体内でも合成される。そのために目標量を設定することは難しいが、脂質異常症及び循環器疾患予防の観点から過剰摂取とならないように算定することが必要である。一方、脂質異常症の重症化予防を目的とした量として、200mg／日未満に努めることが望ましいとした。

×(4) 食物繊維は、摂取量不足が生活習慣病の発症率又は死亡率に関連していることから、3歳以上で目標量（下限のみ）を設定した。食物繊維の理想的な目標量は成人では24g／日以上と考えられるが、現在の日本人の摂取実態を鑑み、その実行可能性を考慮して、これよりも低く設定した点に留意すべきである。

×(5) カリウムは、血圧と心血管疾患、脳卒中、冠動脈性心疾患など生活習慣病の予防のために、WHOのガイドラインにより3,510mg／日と摂取を推奨している。しかし、日本人の現在のカリウム摂取量は僅少であり、平成28年国民健康・栄養調査に基づく日本人の成人（18歳以上）におけるカリウム摂取量の中央値（2,168mg／日）と3,510mg／日との中間値である2,839mg／日を目標量とした。以上のような国内外のガイドラインの検討により、高血圧の重症化予防のためには、発症予防のための目標量よりも多くのカリウムを摂取することが望まれるが、重症化予防を目的とした量を決めるだけの科学的根拠はないことから、重症化予防のためのカリウム摂取量の設定は見送った。

▶正　解◀ (**3**)

36回－85
日本人の食事摂取基準（2020年版）における成人の食塩相当量の目標量に関する記述である。最も適当なのはどれか。1つ選べ。
(1) WHOが推奨している量とした。
(2) 日本高血圧学会が推奨している量とした。
(3) 国民健康・栄養調査における摂取量の中央値とした。
(4) WHOが推奨している量と国民健康・栄養調査における摂取量の中央値との中間値とした。
(5) 健康日本21（第二次）の目標値とした。

▶正解へのアプローチ◀

国民健康・栄養調査の結果をみると、日本人の食塩摂取量は設定した目標量には達していないものの、減少傾向にある。WHOのガイドラインが成人に対して強く推奨しているのは、食塩相当量として5g/日未満であるが、平成28年国民健康・栄養調査の結果、習慣的な摂取量として5g/日未満を満たしている者は極めて稀であると推定される。よって、実施可能性を考慮し、5g/日と平成28年国民健康・栄養調査における摂取量の中央値との中間値をとり、この値未満を成人の目標量とした（18歳以上男性：7.5g/日未満、18歳以上女性：6.5g/日未満）。

▶選択肢考察◀

×(1) WHOが推奨している成人の食塩相当量は、5g/日未満である。
×(2) 高血圧の治療においては食塩制限が重要であり、日本高血圧学会が示している「高血圧治療ガイドライン2019」では、高血圧患者における減塩目標を6g/日未満にすることを推奨している。
×(3) 平成28年国民健康・栄養調査における摂取量の中央値は、男性（18～64歳）：9.6～10.5g/日、女性（18～64歳）：8.2～9.2g/日である。
○(4) ▶正解へのアプローチ◀ 参照。
×(5) 健康日本21（第二次）で示されている食塩摂取量の目標は、8g/日未満である。

▶正　解◀ (4)

37回－88 NEW

日本人の食事摂取基準（2020年版）において、要因加算法によって求めた妊娠中期における鉄のEAR・RDAの付加量である（表）。このときに前提とした吸収率（%）として、最も適当なのはどれか。1つ選べ。

(1) 3
(2) 15
(3) 34
(4) 40
(5) 84

表　要因加算法によって求めた妊娠中期における鉄の合計必要量・EAR（付加量）・RDA（付加量）

胎児中への鉄貯蔵量、臍帯・胎盤中への鉄貯蔵量、循環血液量の増加に伴う鉄需要量の合計（mg／期）	合計必要量※（mg／日）	EAR（付加量）（mg／日）	RDA（付加量）（mg／日）
250	2.68	6.7	8.0

日本人の食事摂取基準（2020年版）を一部改変

※合計必要量：妊娠中期の胎児中への鉄貯蔵量、臍帯・胎盤中への鉄貯蔵量、循環血液量の増加に伴う鉄需要量の合計を妊娠中期の日数（280日/3）で除して求めた。

正解へのアプローチ

日本人の食事摂取基準（2020年版）において、妊婦のEAR（推定平均必要量）の付加量は、合計鉄必要量÷吸収率で求められ、RDA（推奨量）は、個人間の変動係数を10%と見積もり、EAR×推奨量算定定数（1.2）で求める。

EAR＝合計鉄必要量÷吸収率より、

吸収率＝合計鉄必要量÷EAR

＝2.68（mg／日）÷6.7（mg／日）×100

＝40%

となる。

選択肢考察

×(1)、(2)、(3)、(5)

○(4)　正解へのアプローチ 参照。

正　解　(4)

33回－90

日本人の食事摂取基準（2015年版）において、授乳婦に付加量が設定されている栄養素である。**誤っている**のはどれか。1つ選べ。

(1) たんぱく質
(2) ビタミンA
(3) 葉酸
(4) カルシウム
(5) 鉄

▶正解へのアプローチ◀

食事摂取基準では、妊婦・授乳婦に対する付加量が各栄養素で設定されているが、国家試験では「付加が必要ない栄養素」について、問われることが多い。妊婦・授乳婦はカルシウムの腸管からの吸収率が著しく上昇するため、付加量は設定されていない。推定平均必要量（EAR）及び推奨量（RDA）の設定が可能な栄養素については、母乳含有量を基に、付加量が設定されている（▶要　点◀ 参照）。

▶選択肢考察◀

○(1)　授乳婦では、20g/日の付加量が推奨されている。
○(2)　ビタミンAは、妊婦では過剰症について出題されることが多いが、妊娠後期及び授乳婦にも付加量が設定されていることに注意する。
○(3)　葉酸は、妊娠前から付加が推奨されており、妊娠可能な女性では400μg/日、妊娠中は全期間を通して240μg/日をプロテイルモノグルタミン酸として摂取することが推奨されているが、授乳婦に関しても付加量が設定されている。
×(4)　▶正解へのアプローチ◀ 参照。
○(5)　鉄の付加量は、2.5mg/日が推奨されている。

▶正　解◀　(4)

▶要　点◀

授乳婦の食事摂取基準（「日本人の食事摂取基準（2020年版）」より）

エネルギー				推定エネルギー必要量[1]			
エネルギー			(kcal/日)	+350			
栄養素				推定平均必要量[2]	推奨量[2]	目安量	目標量
たんぱく質			(g/日)	+15	+20	—	—
			(%エネルギー)	—	—	—	15～20[3]
脂質		脂質	(%エネルギー)	—	—	—	20～30[3]
		飽和脂肪酸	(%エネルギー)	—	—	—	7以下[3]
		n-6系脂肪酸	(g/日)	—	—	10	—
		n-3系脂肪酸	(g/日)	—	—	1.8	—
炭水化物		炭水化物	(%エネルギー)	—	—	—	50～65[3]
		食物繊維	(g/日)	—	—	—	18以上
ビタミン	脂溶性	ビタミンA	(μgRAE/日)[4]	+300	+450	—	—
		ビタミンD	(μg/日)	—	—	8.5	—
		ビタミンE	(mg/日)[5]	—	—	7.0	—
		ビタミンK	(μg/日)	—	—	150	—
	水溶性	ビタミンB_1	(mg/日)	+0.2	+0.2	—	—
		ビタミンB_2	(mg/日)	+0.5	+0.6	—	—
		ナイアシン	(mgNE/日)	+3	+3	—	—
		ビタミンB_6	(mg/日)	+0.3	+0.3	—	—
		ビタミンB_{12}	(μg/日)	+0.7	+0.8	—	—
		葉酸	(μg/日)	+80	+100	—	—
		パントテン酸	(mg/日)	—	—	6	—
		ビオチン	(μg/日)	—	—	50	—
		ビタミンC	(mg/日)	+40	+45	—	—
ミネラル	多量	ナトリウム	(mg/日)	600	—	—	—
		(食塩相当量)	(g/日)	1.5	—	—	6.5未満
		カリウム	(mg/日)	—	—	2,200	2,600以上
		カルシウム	(mg/日)	+0	+0	—	—
		マグネシウム	(mg/日)	+0	+0	—	—
		リン	(mg/日)	—	—	800	—
	微量	鉄	(mg/日)	+2.0	+2.5	—	—
		亜鉛	(mg/日)	+3	+4	—	—
		銅	(mg/日)	+0.5	+0.6	—	—
		マンガン	(mg/日)	—	—	3.5	—
		ヨウ素	(μg/日)[6]	+100	+140	—	—
		セレン	(μg/日)	+15	+20	—	—
		クロム	(μg/日)	—	—	10	—
		モリブデン	(μg/日)	+3	+3	—	—

[1] エネルギーの項の参考表に示した付加量である。
[2] ナトリウム（食塩相当量）を除き、付加量である。
[3] 範囲に関しては、おおむねの値を示したものであり、弾力的に運用すること。
[4] プロビタミンAカロテノイドを含む。
[5] α-トコフェロールについて算定した。α-トコフェロール以外のビタミンEは含んでいない。
[6] 妊婦及び授乳婦の耐容上限量は、2,000μg/日とした。

35回－87

日本人の食事摂取基準（2020年版）における小児に関する記述である。最も適当なのはどれか。1つ選べ。

(1) 1～2歳児の参照体重は、国民健康・栄養調査の中央値である。
(2) 3歳児の基礎代謝基準値は、1歳児より大きい。
(3) 1～5歳児の身体活動レベル（PAL）は、1区分である。
(4) 小児（1～17歳）の脂質のDG（%エネルギー）は、成人（18歳以上）より高い。
(5) 3～5歳児のビタミンAのULには、性差はない。

正解へのアプローチ

乳児期や小児期の食事摂取基準は、成人の必要量を参考に策定されているものが多い。ビタミンAは、18～29歳の耐容上限量（UL）を体重比から外挿して設定されている。

選択肢考察

×(1) 18歳以上の参照体位（参照身長・体重）は、平成28年度国民・健康栄養調査における当該の性・年齢区分における中央値としているが、0～17歳は、日本小児内分泌学会合同標準値委員会による小児の体格評価に用いる身長、体重の標準値を参照体位としている。
×(2) 基礎代謝基準値は、1～2歳で最大となり、その後加齢とともに低下していく。よって、3歳児の基礎代謝基準値は、1歳児より小さい。
○(3) 身体活動レベルは、1～5歳では1区分、6～74歳は3区分、75歳以上は2区分となっている。
×(4) 脂質のDG（目標量）は、1歳以上で男女とも20～30%Eに設定されている（P364：35回－86：要 点 参照）。
×(5) ビタミンAのUL（耐容上限量）は、3～17歳で男女差が設定されている。3～5歳では、男性700mg、女性850mgとなっている。

正 解 (3)

要 点

年齢階級別に見た身体活動レベルの群分け（男女共通）（「日本人の食事摂取基準（2020年版）」より）

身体活動レベル	Ⅰ（低い）	Ⅱ（ふつう）	Ⅲ（高い）
1～2（歳）	－	1.35	－
3～5（歳）	－	1.45	－
6～7（歳）	1.35	1.55	1.75
8～9（歳）	1.40	1.60	1.80
10～11（歳）	1.45	1.65	1.85
12～14（歳）	1.50	1.70	1.90
15～17（歳）	1.55	1.75	1.95
18～29（歳）	1.50	1.75	2.00
30～49（歳）	1.50	1.75	2.00
50～64（歳）	1.50	1.75	2.00
65～74（歳）	1.45	1.70	1.95
75以上（歳）	1.40	1.65	－

33回－87
日本人の食事摂取基準（2015年版）の小児に関する記述である。正しいのはどれか。１つ選べ。
(1) １歳児の基礎代謝基準値は、４歳児より低い。
(2) 身体活動レベル（PAL）は、２区分である。
(3) 炭水化物の目標量（DG）は、成人に比べ高い。
(4) 脂質の目標量（DG）は、男女で異なる。
(5) 鉄の推定平均必要量（EAR）は、要因加算法で算出した。

▶正解へのアプローチ◀

「日本人の食事摂取基準（2020年版）」では、小児として1～17歳を設定している。小児では、推定平均必要量のほかに成長に伴う蓄積量を加味しなければならない。

▶選択肢考察◀

×(1) 基礎代謝基準値は、1～2歳で最大となり、加齢とともに低下していく。
×(2) 身体活動レベル（PAL）は、1～5歳では１区分である。小学校入学後６歳以降は、個人差が大きくなるため３区分に分かれている。
×(3)、(4) 炭水化物、脂質、たんぱく質の目標量（%エネルギー）については、１歳以上の男女共に同じ数値である。なお、「日本人の食事摂取基準（2020年版）」ではたんぱく質の目標量（%エネルギー）が年齢により異なる。
○(5) 鉄やカルシウムは摂取量に応じて吸収率が変化するため、要因加算法で推定平均必要量を算出している。要因加算法では、基本的鉄損失量の他に、月経による鉄損失や成長に伴う蓄積量も考慮する必要がある。

▶正　解◀ (5)

3 成長、発達、加齢

37回－86 NEW
成長による身体的変化に関する記述である。最も適当なのはどれか。１つ選べ。
(1) 身長は、幼児期に発育急進期がある。
(2) 脳重量は、６歳頃に成人の90%以上になる。
(3) 肺重量は、12歳頃に成人のレベルになる。
(4) 胸腺重量は、思春期以後に増大する。
(5) 子宮重量は、10歳頃に成人のレベルになる。

▶正解へのアプローチ◀

成長・発達の変化は、スキャモンの発育曲線を理解しておくこと（▶要　点◀参照）。

▶選択肢考察◀

×(1) 身長・体重は、乳幼児期と思春期の２度にわたり急激な発達時期がある。身長・体重ともに幼児期の成長より、乳児期（生後1年まで）での成長が最も大きい。身長は１歳では出生時の約1.5倍、４歳で出生時の２倍となり、体重は１歳で出生時の３倍になる。
○(2) 脳の発達はスキャモンの発育曲線では神経型に属し、生後すぐに急速に発達し、12歳ごろに成人値まで達する。脳の重量は、5～6歳児において成人の90%となる。
×(3) 呼吸器の発達はスキャモンの発育曲線では一般型に属し、12歳頃には成人の約55%ほどになる。成人において、肺重量は左右それぞれ300～350gと推定される。

×(4)　胸腺の発達は、スキャモンの発育曲線ではリンパ型に属し、10～12歳頃（学童期）に最大値となり、その値は成人の2倍ほどになる。

×(5)　子宮は、思春期に急激に発達する。学童期後半（10～11歳頃）には、思春期発育スパートがみられ、様々な性ホルモンの分泌が増加し始める。10歳頃に初潮があり、第二次性徴がおこり、卵巣・子宮の発達が始まる。子宮の重量は、成人女性では鶏卵くらいの大きさで、重さは約40～50グラム、長さは7～9センチ、幅は4センチほどである。上部（子宮体部）は中が空洞になっており、下部（子宮頸部）は細い筒状で、膣に続いている。

▶正　解◀　(2)

▶要　点◀

スキャモンの発育曲線

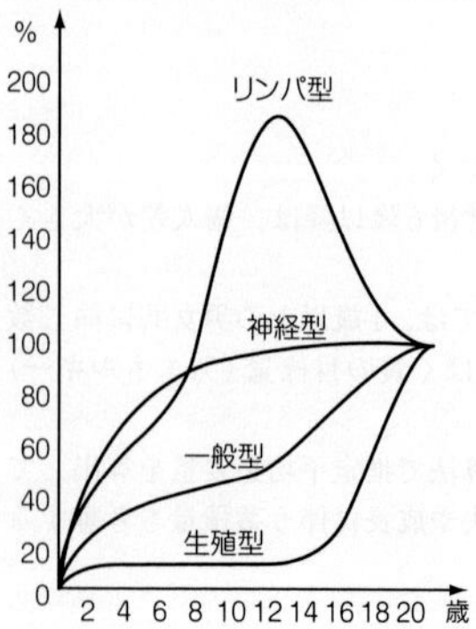

一般型：頭径以外の全身の外形計測値、呼吸器、消化器、腎臓、心臓、大動脈、脾臓、筋肉、骨、血液量
神経型：頭径、脳、脊髄、視覚器
生殖型：卵巣、精巣、精巣上皮、子宮、前立腺
リンパ型：胸腺、リンパ系、間質性リンパ組織

35回－88

成長・発達に関する記述である。最も適当なのはどれか。1つ選べ。
(1)　成長とは、各組織が機能的に成熟する過程をいう。
(2)　血中IgG濃度は、生後3～6か月頃に最低値になる。
(3)　咀嚼機能は、1歳までに完成する。
(4)　運動機能の発達では、微細運動が粗大運動に先行する。
(5)　頭囲と胸囲が同じになるのは、3歳頃である。

▶正解へのアプローチ◀

成長・発達の変化は、スキャモンの発育曲線を理解しておくとよい（**P 374：37回－86：▶要　点◀参照**）。成長と発達はほぼ同義として考えられているが、成長とは身長や体重などの規模が大きくなることを指しており、発達とは精神機能や運動機能など、生まれつき備わった機能が向上することを指している。

成長の過程は身長や体重の増加や、頭囲と胸囲の成長過程を覚えておくこと。特に1歳までの成長過程は頻出である。1歳では出生時と比較して、身長は約1.5倍、体重は3倍、頭囲と胸囲はほぼ同じに成長する。

▶選択肢考察◀

×(1)　各組織が機能的に成熟する過程を、発達という。成長とは、身長や体重などの規模が大きくなることをいう。

○(2) IgGは、唯一胎盤を通過できる免疫グロブリンであり、胎児は出生時母親と同程度の血中濃度を維持している。出生後、母親からのIgGの供給がなくなるため、血中濃度は低下し、生後3〜6か月で最低値となる。その後、児がIgGを産生できるようになり、血中濃度は上がる。
×(3) 咀嚼機能は、乳歯が生えそろう2〜3歳頃に完成する。1歳前後は、前歯が8本生えそろう時期である。
×(4) 運動機能の発達では、中枢から末梢へと発達していく。そのため、大きな運動（粗大運動）がまず発達し、その後細かい運動（微細運動）へと発達していく。
×(5) 出生後は、頭囲の方が胸囲より大きいが、生後1年ほどでほぼ同じとなり、その後胸囲の方が大きくなる。

▶正　解◀ (2)

34回－87

成長・発達に関する記述である。最も適当なのはどれか。1つ選べ。

(1) 精神機能の変化の過程を、成長という。
(2) 身長が伸びる過程を、発達という。
(3) 臓器発育は、一定の速度で進む。
(4) 身長が急激に伸びる時期は、成人までに2回存在する。
(5) 体重1kg当たりの体水分量は、新生児期より学童期で多い。

▶選択肢考察◀

×(1) 精神機能の変化の過程を、発達という。
×(2) 身長が伸びる過程を、成長という。
×(3)、○(4) 臓器発育や身長はスキャモンの発育曲線の一般型に分類され、乳幼児期と思春期の2回急激に伸びる時期が存在する（P 374：37回－86：▶要　点◀ 参照）。
×(5) 体重1kg当たりの体水分量は、新生児期が最も多く、その後、成長にしたがって低下していく。

▶正　解◀ (4)

33回－88

成長・発達・加齢に伴う変化に関する記述である。正しいのはどれか。1つ選べ。

(1) 体水分量に占める細胞外液の割合は、新生児期より成人期の方が大きい。
(2) 胸腺重量は、成人期に最大となる。
(3) 糸球体濾過量は、成人期より高齢期の方が大きい。
(4) 塩味の閾値は、成人期より高齢期の方が高い。
(5) 唾液分泌量は、成人期より高齢期の方が多い。

▶正解へのアプローチ◀

高齢期になると、多くの臓器や身体機能の低下がみられる。また、多くの数値が低下するが、上昇するものもある。心臓重量、残気量、味覚閾値などは高齢期には上昇するため、注意が必要である。

▶選択肢考察◀

×(1) 細胞外液の量は、新生児期では体組成の3割程度を占める。しかし、成長するに従い、細胞外液の水分割合は減少していき、体組成の2割ほどになる。高齢期になると細胞数自体が減少するため、細胞内液の割合が減少するが、細胞外液の水分量は成人期と同じである（P 376：36回－86：▶要　点◀ 参照）。

×(2) 胸腺重量は、思春期前半には成人期の２倍ほどの重量になり、その後減少していく。
×(3) 高齢期では、腎機能が低下するため、糸球体濾過量（GFR）は低下する。
○(4) 味覚の閾値は、加齢とともに上昇する。特に高齢者では塩味の閾値が上昇し、塩味を感じにくくなってしまい、食事の味付けなどが濃くなり塩分の摂取過剰になる。
×(5) 高齢期では、唾液の分泌量が低下する。その結果、食塊が形成にくくなり、嚥下機能の低下につながる。

▶正　解◀ (4)

36回－86
加齢に伴う体水分量の変化とその調整に関する記述である。最も適当なのはどれか。１つ選べ。
(1) 体重に対する細胞外液量の割合は、新生児が成人より高い。
(2) 体重に対する細胞内液量の割合は、高齢者が成人より高い。
(3) 体重1kg当たりの不感蒸泄量は、乳児が成人より少ない。
(4) 体重1kg当たりの水分必要量は、幼児が成人より少ない。
(5) 口渇感は、高齢者が成人より鋭敏である。

▶正解へのアプローチ◀
加齢に伴い、体内水分量は徐々に減少していく。臓器などが萎縮して細胞数自体が減少してしまうため、特に細胞内液の低下が著しく、細胞外液との差が小さくなっていく。

▶選択肢考察◀
○(1) 体重における水分の割合は、新生児が約80％、幼児が約70％、成人が約60％であり、加齢とともに、体水分量の割合が減少する。なお、新生児期から成人期にかけての体水分量の減少は、主に細胞外液の減少による（▶要　点◀参照）。
×(2) 体重に対する細胞内液量の割合は、成人が高齢者より高い。一方、細胞外液量の割合は成人と高齢者ではほぼ変化がない（▶要　点◀参照）。
×(3)、(4) 年齢が低ければ低いほど、体重当たりの体水分量が成人と比べて多い。また、乳幼児は成人と比較して尿濃縮能が未熟であったり、体重当たりの体表面積が多いため、尿や不感蒸泄による水分の損失が多い。損失量が多い分、必要量は幼児が成人に比べて多くなる（▶要　点◀参照）。
×(5) 高齢者では、口渇中枢の感受性低下により口渇感は鈍感になる。

▶正　解◀ (1)

▶要　点◀
体組成の経時変化

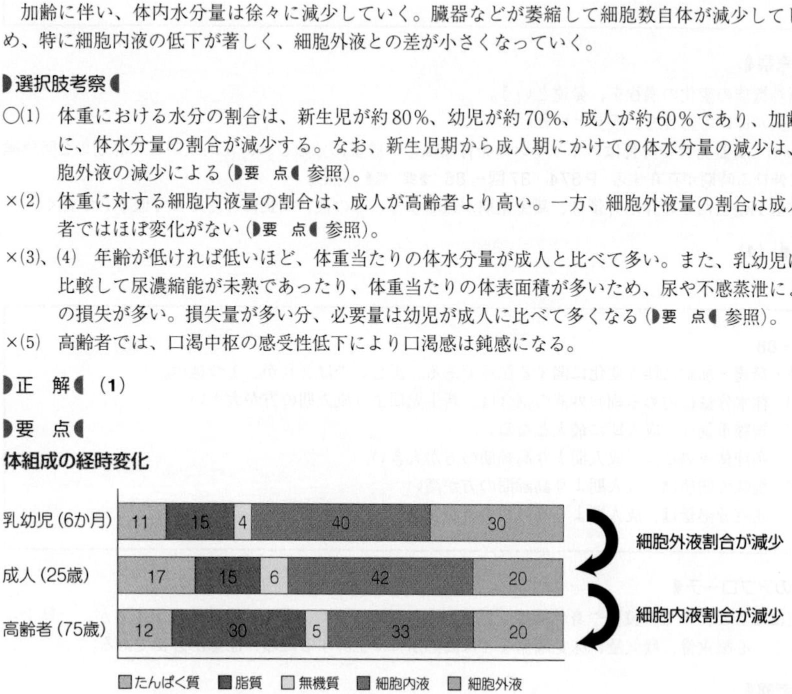

1日の水分必要量と排泄量　　（単位：mL/kg/日）

	必要量	排泄量	
		不感蒸泄量	尿量
新生児・乳児期	150	50	90
幼児期	100	40	50
学童期	80	30	40
成人期	50	20	30

4 妊娠期、授乳期の栄養管理

36回－87

妊娠期の母体の変化に関する記述である。最も適当なのはどれか。1つ選べ。

(1) 血中ヘモグロビン値は、低下する。
(2) 基礎代謝量は、低下する。
(3) 腎血流量は、減少する。
(4) インスリン感受性は、増大する。
(5) 膀胱容量は、増大する。

▶正解へのアプローチ◀

妊娠期の母体の生理的変化は、頻出事項である。特に妊娠による内分泌系の変化、血液成分濃度の変化、糖質代謝、脂質代謝に関しては、まとめておく必要がある。

▶選択肢考察◀

○(1) 妊娠期では、循環血液量が増加するため血中成分濃度が変化する。そのため、見かけ上は血液中の赤血球数、ヘモグロビン値、ヘマトクリット値は低下する。
×(2) 妊娠期では、胎児に十分な血液や酸素を供給するために、心拍数や栄養素の代謝が増加し、基礎代謝量は増加する。特に、妊娠後期では妊娠前より約20～30％増加する。
×(3) 胎児の発育につれ、母体の循環血液量が増加するため、腎臓に流れる血液量も増加する。
×(4) 妊娠期には、グルコースを母体の方に取り込まずに胎児に届けるため、母体のインスリン感受性は低下する（▶要　点◀ 参照）。
×(5) 妊娠により子宮が大きくなることで、膀胱が圧迫されて膀胱の容量が小さくなるため、普段より早く尿が溜まるようになる。これが、妊娠すると頻尿になり尿意を強く感じる理由の一つである。

▶正　解◀ (1)

▶要　点◀

妊娠による血液成分の変化

項　目	基準値	妊娠中の変化
赤血球（RBC）	380～480 × 10^4（/mm^3）（女）	↓（減少）
白血球（WBC）	4000 × 8000（/mm^3）	↑（増加）
ヘモグロビン濃度（Hb）	12～16（g/dL）（女）	↓
ヘマトクリット（Ht）	35～44（%）（女）	↓
血漿フィブリノーゲン	200～300（mg/dL）	↑
総たんぱく（TP）	6.5～8.5（g/dL）	↓
アルブミン（Alb）	4.0～6.0（mg/dL）	↓
尿素窒素（BUN）	8～18（mg/dL）	↓
総コレステロール（TC）	140～240（mg/dL）	↑
HDLコレステロール（HDL-C）	40～75（mg/dL）（女）	↑
中性脂肪（TG）	50～150（mg/dL）	↑

妊娠期のインスリン抵抗性

インスリン抵抗性とは、インスリンの効きにくさのことであり、妊娠中はインスリンを効きにくく（インスリン抵抗性を増大）して、胎児までグルコースを届ける。

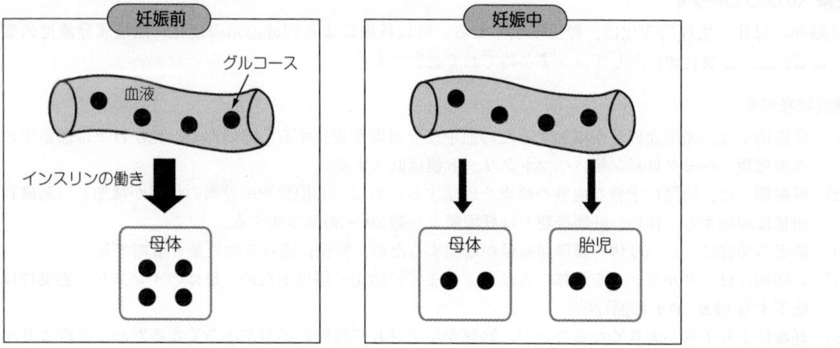

34回－88
妊娠期の生理的変化に関する記述である。最も適当なのはどれか。1つ選べ。
(1)　インスリン抵抗性は、低下する。
(2)　腸管のカルシウム吸収率は、低下する。
(3)　血清アルブミン値は、低下する。
(4)　循環血液量は、減少する。
(5)　血清トリグリセリド値は、低下する。

▶正解へのアプローチ◀

妊娠期では、胎児に栄養素を届けるため、糖質、たんぱく質、脂質の代謝や栄養素の消化吸収率が変化する。それぞれの変化の特徴をとらえておくこと。

選択肢考察

×(1) 妊娠中は、インスリン抵抗性が上昇し、インスリンの効きが悪くなることで、グルコースを母体に取り込まないようにして、胎児に届ける。

×(2) 腸管からのカルシウム吸収は著しく増加する。そのため、「日本人の食事摂取基準（2020年版）」では、妊婦のカルシウム付加量が設定されていない。

○(3)、×(4) 胎児に栄養素や血液を届けるため循環血液量が増加する。そのため、血中アルブミン値や赤血球数、ヘマトクリット値は見かけ上は低下する。

×(5) 胎児にエネルギー源としての脂質を届けるため、脂肪の合成が亢進する。そのため、血清トリグリセリド値やLDL-コレステロール、HDL-コレステロール値は上昇する。

正　解　(3)

33回－89

妊娠期の身体変化に関する記述である。正しいのはどれか。1つ選べ。

(1) 体重は、一定の割合で増加する。
(2) 基礎代謝量は、増加する。
(3) 循環血液量は、減少する。
(4) ヘモグロビン濃度は、上昇する。
(5) インスリン感受性は、高まる。

選択肢考察

×(1) 妊娠期では体重が増加するが、その速度は妊娠初期ではそこまで早くはない。妊娠初期では体重増加量が0.1kg/週程度だが、妊娠中期・末期になると0.3～0.5kg/週の体重増加が推奨されている。

○(2) 妊娠期では、胎児に十分な血液や酸素を供給するため、心拍数や栄養素の代謝が増加し、基礎代謝量は増加する。呼吸数は大きく変わらないが、一回換気量が増加する。

×(3)、(4) 胎児や胎盤に血液を送るため循環血液量が増加し、見かけ上、血液中のアルブミン値やヘモグロビン値の濃度は低下する。

×(5) グルコースを胎児に送るために血糖値を高い状態で維持しようとするため、インスリン抵抗性が増加する。つまり、インスリンの感受性は低下する。

正　解　(2)

35回－89

妊娠期・授乳期の生理的変化に関する記述である。最も適当なのはどれか。1つ選べ。

(1) 血漿フィブリノーゲン値は、妊娠期には低下する。
(2) 糸球体濾過量は、妊娠期には減少する。
(3) 体たんぱく質の蓄積量は、妊娠期には低下する。
(4) インスリン感受性は、妊娠期には上昇する。
(5) 尿中カルシウム排泄量は、授乳期には減少する。

選択肢考察

×(1) 妊娠期には出産時の出血に備えるため、血液凝固因子の一つである血漿フィブリノーゲンの血中濃度が増加する。

×(2) 妊娠期には循環血液量が増加するため、糸球体濾過量は増加する。

×(3)　体たんぱく質の蓄積量は、妊娠期には増加する。そのため、妊娠期にはたんぱく質付加量が設定されている。妊婦のたんぱく質付加量は、体カリウム増加量から算出される。
×(4)　インスリン感受性は、妊娠期には低下する。妊娠期にはグルコースを母体の方に取り込まずに胎児に届けるため、母体のインスリン感受性は低下する。
◯(5)　授乳期は、母乳中へのカルシウム移行によりカルシウムの必要量が増加するため、腸管からのカルシウム吸収率が増加し、尿中のカルシウム排泄量は減少する。

正　解　(5)

36回－88
授乳期の母体の生理的特徴に関する記述である。最も適当なのはどれか。1つ選べ。
(1)　エネルギー必要量は、非妊娠時に比べ低下する。
(2)　血中プロゲステロン濃度は、妊娠期に比べ上昇する。
(3)　プロラクチンは、分娩後の子宮収縮を促す。
(4)　吸啜刺激は、オキシトシン分泌を促進する。
(5)　尿中カルシウム排泄量は、非妊娠時に比べ増加する。

正解へのアプローチ

妊娠・出産・授乳期それぞれの時期での女性ホルモンの種類と役割、母体と乳児の身体的変化がホルモンと大きく関係しているため、その関わりについて理解すること。

選択肢考察

×(1)　授乳期は非妊娠時に比べ、母乳産生のため、エネルギー必要量が増加する。よって、授乳婦のエネルギー必要量は、非妊娠時の必要量に付加量＋350 kcal/日を加えた値となっている。
×(2)　妊娠中は、主に胎盤からプロゲステロンやプロラクチンなどのホルモンが分泌されるが、出産後、胎盤が母体から剥がれ落ちるため、胎盤からこれらのホルモンの分泌は停止する。よって授乳期では、妊娠期に比べて血中プロゲステロン濃度は低下する。
×(3)　プロラクチンは、乳汁の産生・分泌、乳量増加作用があり、母乳分泌を促進させる。分娩後の子宮収縮を促すのは、オキシトシンである。
◯(4)　吸啜刺激は、オキシトシンやプロラクチンの分泌を促進させる。オキシトシンは射乳反射を促進したり、子宮の平滑筋収縮による子宮復古を促すホルモンである（要　点 参照）。
×(5)　授乳期は、母乳中へのカルシウム移行により尿中のカルシウム排泄量は非妊娠時に比べ減少する。また、カルシウムの必要量が増加するため、腸管からのカルシウム吸収率は増加する。

正　解　(4)

▶要　点◀

母乳分泌のメカニズム

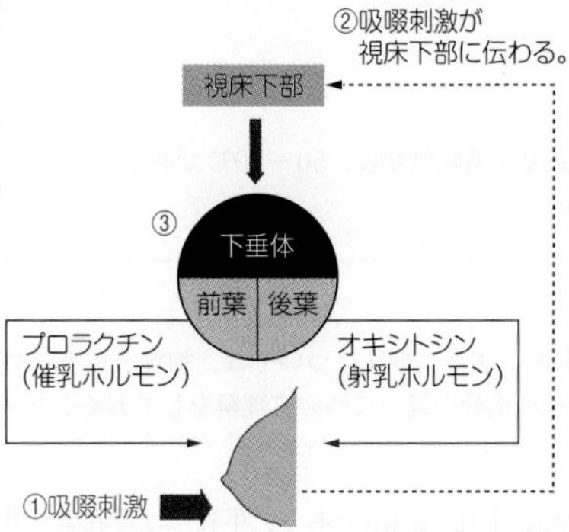

37回－87 NEW

単位重量当たりで、成乳（成熟乳）に比べ初乳に多く含まれる母乳成分である。**誤っている**のはどれか。１つ選べ。

(1)　ラクトフェリン
(2)　IgA
(3)　リゾチーム
(4)　ラクトース
(5)　ビタミンA

▶正解へのアプローチ◀

母乳については、生後0～5日に分泌された乳汁を初乳といい、分娩10日ほどで成熟乳となる。初乳と成熟乳の成分および成分変化・特徴について理解しておく必要がある。

初乳は、分泌型IgA、ラクトフェリン、リゾチームなどの免疫物質を多く含み、成熟乳と比較してたんぱく質含有量が多く、ミネラルやビタミンも豊富に含まれているのが特徴である。一方、成熟乳には乳糖や脂質が多く含まれる。

▶選択肢考察◀

○(1)、(2)、(3)　▶正解へのアプローチ◀ 参照。
×(4)　乳糖（ラクトース）は、成熟乳に多く含まれる。
○(5)　ビタミンA量は、初乳101μgRAE、成熟乳46μgRAEで、初乳の方が多い。

▶正　解◀ (4)

▶要　点◀

初乳と成熟乳の比較

	初　乳	成熟乳
色　調	淡い黄色	白　色
エネルギー	初　乳　＜　成熟乳	
成　分	たんぱく質、免疫物質（分泌型IgA、ラクトフェリン、リゾチーム）が多い	脂質、乳糖が多い

36回－89

母乳と調乳に関する記述である。最も適当なのはどれか。1つ選べ。
(1) 人乳は、牛乳よりカゼイン含量が多い。
(2) 人乳は、牛乳より飽和脂肪酸含量が多い。
(3) 初乳は、成熟乳より分泌型IgAを多く含む。
(4) エンテロバクター・サカザキ（坂崎菌）の死滅に必要な調乳温度は、50～60℃である。
(5) 家庭での1回分の調乳では、終末殺菌法を用いる。

▶正解へのアプローチ◀

母乳についての出題では、牛乳と比較する設問が頻出である。また、母乳については、初乳と成熟乳の成分変化について理解しておく必要がある。特に初乳と成熟乳の成分の違いについて理解をしておくこと。

▶選択肢考察◀

×(1) 100g当たりのカゼイン量は、人乳（母乳）：0.4～0.9g、牛乳：2.6gであり、牛乳には母乳より多くのカゼインが含まれている。
×(2) 脂質量はほとんど変わらないが、牛乳には人乳の約2倍の飽和脂肪酸が含まれている。一方、人乳に多いのは多価不飽和脂肪酸である。
○(3) 新生児は抗体産生能が未熟なため、初乳を介して母親の産生した分泌型IgAを吸収し利用するが、IgAは成熟乳へと移行するにつれて徐々に含有量が減少する（▶要　点◀参照）。
×(4) エンテロバクター・サカザキの死滅に必要な調乳温度は、70℃以上である（▶要　点◀参照）。
×(5) 家庭での1回分の調乳では、無菌操作法を用いる。

▶正　解◀ (3)

▶要　点◀

母乳と牛乳の成分組成（100g中）（「日本食品標準成分表2020年版（八訂）」より抜粋）

	エネルギー (kcal)	たんぱく質 (g)	脂質 (g)	脂肪酸 飽和 (g)	脂肪酸 一価不飽和 (g)	脂肪酸 多価不飽和 (g)	炭水化物 (g)	灰分 (g)	ナトリウム (mg)	カリウム (mg)	カルシウム (mg)	リン (mg)	鉄 (mg)
母乳（成熟乳）	61	1.1	3.5	1.32	1.52	0.61	7.2	0.2	15	48	27	14	0.04
牛乳（普通牛乳）	61	3.3	3.8	2.33	0.87	0.12	4.8	0.7	41	150	110	93	0.02

エンテロバクター・サカザキ（坂崎菌）について

サカザキ菌（Cronobacter sakazakii）は、ヒトや動物の腸管内、とうもろこし、きゅうり、レモンといった果実・野菜からも検出されることがある。ごく微量だが、粉ミルクそのものや、溶かした粉ミルクにサカザキ菌という細菌が入っていることがある。

全年齢層に対して感染する可能性があるが、乳児（1歳未満の子ども）や、基礎疾患を持った乳幼児（早産児、低出生体重児など）および高齢者に感染リスクが高く、「敗血症」や「壊死性腸炎」を起こすことがあり、重篤な場合には「髄膜炎」を併発し致死率も約40～50％と高く、重度の神経学的後遺症が残ることが多い。

サカザキ菌は乾燥した粉ミルクの中で増えることはないが、生存は可能である。つまり、開封後の粉ミルクに混入して、1年以上生存することも考えられる。よって、粉ミルクを溶かすときには70℃以上のお湯を利用し、粉ミルク中の病原菌を殺菌する必要がある。また溶かした粉ミルクは、冷水や氷水にあて授乳できる温度まで短時間で冷ます。無菌操作法の場合、2時間以内に使用しなかった物は処分するなど、感染リスクを減らすことが大切である。

無菌操作法と終末殺菌法

無菌操作法	消毒済みの哺乳瓶に湯と粉乳を入れ、消毒済みの乳首をつけて乳児に与える。授乳の都度行う小規模な調乳に用いられる方法である。
終末殺菌法	よく洗った哺乳瓶に調合済みの乳汁を入れ、最後に哺乳瓶のまま殺菌を行う。大量に調乳する産院、乳児院などの施設で用いられる方法である。

33回－91

牛乳より母乳に多く含まれる成分である。正しいのはどれか。1つ選べ。

(1) たんぱく質
(2) 飽和脂肪酸
(3) 乳糖
(4) カルシウム
(5) リン

▶正解へのアプローチ◀

牛乳と母乳を比較する場合は、牛乳と成熟乳の比較のことである。牛乳は母乳と比較してたんぱく質量が約3倍、カルシウム量が約4倍、飽和脂肪酸が約2倍多く含まれている。

一方、成熟乳は牛乳と比較し、一価不飽和脂肪酸が約2倍、多価不飽和脂肪酸が約5倍、炭水化物（主にラクトース）が約1.5倍多く含まれている。

▶選択肢考察◀

×(1)、(2)、(4)、○(3) ▶正解へのアプローチ◀参照。

×(5) リンは、牛乳100mL中93mg、成熟乳100mL中14mg含まれており、牛乳のほうが成熟乳の約7倍多く含まれている。

▶正　解◀ (3)

5 応用栄養学

34回－89
妊娠期の栄養に関する記述である。最も適当なのはどれか。1つ選べ。
(1) 胎児の神経管閉鎖障害の発症リスクを低減させるために、妊娠前からビタミンCを付加的に摂取する。
(2) 妊娠悪阻は、ウェルニッケ脳症の原因になる。
(3) β-カロテンの大量摂取は、胎児奇形をもたらす。
(4) 妊娠中の低体重は、産後の乳汁産生不足の原因にならない。
(5) 鉄の需要は、妊娠初期に比べ後期に低下する。

正解へのアプローチ

妊娠期の栄養に関する問題では、葉酸摂取不足による神経管閉鎖障害と、ビタミンA過剰摂取による胎児奇形に関して問われることが多い。

選択肢考察

×(1) 胎児の神経管閉鎖障害のリスク低減のためには、葉酸の摂取が勧められている。また妊娠を計画する女性に対しても葉酸の摂取を推奨している。

○(2) 妊娠悪阻では、激しい吐き気や嘔吐を起こし、食事を摂ることが困難になる。ビタミンB_1は食事から摂取する必要があるため、妊娠悪阻では不足になりやすく、ウェルニッケ脳症などビタミンB_1欠乏症の原因となる。

×(3) ビタミンAの過剰摂取は胎児奇形のリスクとなるが、β-カロテンなどのプロビタミンAは、過剰に摂取しても必要な分のみ体内でビタミンAに変換されるため、大量に摂取しても胎児奇形などのリスクはないとされている。

×(4) 妊娠中の低体重は、妊娠中に十分乳腺が発達せず、産後の乳汁産出が不足する可能性がある。

×(5) 鉄の需要は妊娠初期に比べて、中期・後期で増加する。そのため「日本人の食事摂取基準（2020年版）」では、初期は2.5mg/日だが、中期・後期では9.5mg/日の付加が推奨されている。

正　解 (2)

5 新生児期、乳児期の栄養管理

37回－89 NEW
出生による胎児循環から新生児循環への変化に関する記述である。最も適当なのはどれか。1つ選べ。
(1) 肺胞は、縮小する。
(2) 肺静脈は、萎縮する。
(3) 動脈管は、拡張する。
(4) 左心房内圧は、低下する。
(5) 卵円孔は、閉鎖する。

正解へのアプローチ

胎児は、羊水で肺胞内が満たされており、肺でのガス交換がほとんど行われないため、胎盤からの動脈血が臍静脈に流れて臍帯を通過する。臍静脈は静脈管を経て下大静脈に入る。右心房に戻ってきた血液は、肺動脈への流入と心房中隔の卵円孔を通じて、左心房に流入する。肺動脈は、左右の肺への流入と動脈管から直接大動脈弓へ流入する。大動脈から胎児の全身に血液が送られ、静脈血となり、内腸骨動脈から臍動脈を経て、臍帯を通じて胎盤へ戻る。

出生後は、肺での呼吸が開始されるため、肺への血流に対する抵抗が減少し、左心系の圧力が増加し、卵円孔と動脈管が閉鎖して、成人と同じ循環になる。

▶選択肢考察◀

×(1)　羊水で満たされていた肺胞は、出生により空気が取り込まれ、拡大する。これにより肺が機能し始める。

×(2)　出生後は、肺への血流に対する抵抗が減少するため、血液量が増加し、肺でのガス交換された動脈血が、肺静脈を介して左心房に流入し、左心房から全身へ送り出される。肺静脈を流れる血液量が増加するため、圧力が増加し、拡張する。

×(3)　動脈管は、肺動脈から直接大動脈弓へ血液を送る血管であり、胎児は必要であるが、出生後は閉鎖され、動脈血と静脈血が交じり合わないようにする。何らかの原因で動脈管が閉鎖しない場合を、動脈管開存症という。

×(4)　出生後、肺への血流量が増加するため、肺でのガス交換が終わった動脈血が流れる肺静脈の血流量も増加し、左心房内圧は上昇する。

◯(5)　卵円孔は、心房中隔（右心房と左心房の間）にあり、胎盤からの臍動脈内の動脈血を右心房から左心房へ流入させていたが、出生後は閉鎖され、静脈血と動脈血が交じり合わないようにする。何らかの原因で卵円孔が閉鎖しない場合を心房中隔欠損症という。

▶正　解◀　(5)

▶要　点◀

胎児の血液循環

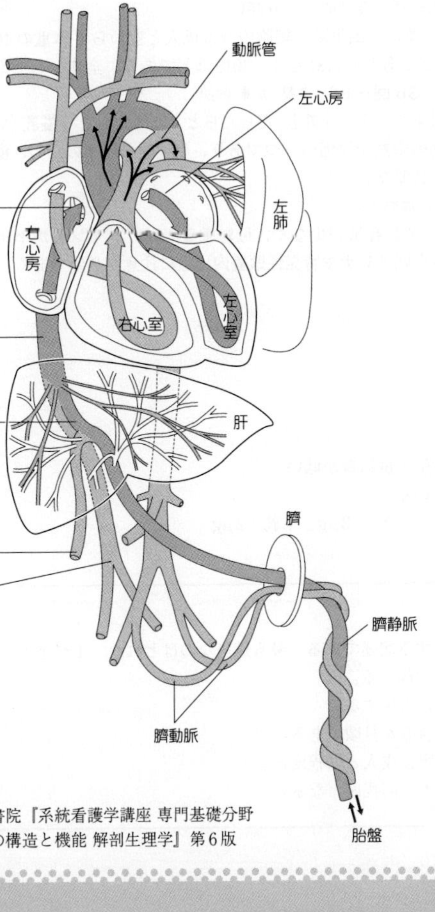

出典：医学書院『系統看護学講座 専門基礎分野
人体の構造と機能 解剖生理学』第6版

5 応用栄養学

35回－90
新生児期・乳児期の生理的特徴に関する記述である。最も適当なのはどれか。1つ選べ。
(1) 新生児の唾液アミラーゼ活性は、成人より高い。
(2) 生後3か月頃の乳児では、細胞外液が細胞内液より多い。
(3) 溢乳は、下部食道括約筋の未熟が原因の1つである。
(4) 乳歯は、生後3か月頃に生え始める。
(5) 母乳栄養児は、人工栄養児よりビタミンKの欠乏になりにくい。

▶正解へのアプローチ◀

新生児期に起こる病態には、新生児黄疸、母乳性黄疸や生理的体重減少などがあるが、これらは生理的現象のため自然治癒する。一方、新生児メレナや特発性頭蓋内出血などは、母乳のビタミンK含有量が少ないために起こる。そこで、現在わが国では、新生児に対するビタミンK_2シロップの経口投与が実施されている。

▶選択肢考察◀

×(1) 新生児のアミラーゼ活性は、まだ唾液腺や酵素の発達が未成熟のため、成人より低い。一方、母乳を主に摂取しているため、ラクターゼ活性は成人より高い。

×(2) 乳児や幼児の体水分量は成人より多い。出生時、細胞内液は成人と変わらず体重の40％ほどであるが、細胞外液が成人は20％ほどであるのに対して、30％ほどであり、全体としても成人より体水分量が多くなっている（P 376：36回－86：▶要　点◀ 参照）。

○(3) 乳児が乳を口から勢いよく吐き出すことを「吐乳」、だらだらとこぼすことを「溢乳（いつにゅう）」という。溢乳は、下部食道括約筋の未熟が原因の一つであり、生理的な現象のため、溢乳がみられても母乳を中止するなどの措置は必要ない。

×(4) 乳歯は、生後6～7か月頃から生え始める。

×(5) 母乳は、人工乳に比べてビタミンK含有量が少なく、母乳栄養ではビタミンKが不足しがちになる。そのため、母乳栄養では、新生児メレナや特発性頭蓋内出血に注意が必要である。

▶正　解◀ (3)

▶要　点◀

乳児のビタミンK欠乏の要因

①胎盤を通過しにくい
②母乳中の含有量が低い
③乳児では腸内細菌によるビタミンK産生・供給量が低い
→人工乳ではこのビタミンKが補われている。
　100g当たり：母乳：1μg、人工乳（粉ミルク）：3μg、牛乳：2μg

34回－90
新生児期・乳児期の生理的特徴に関する記述である。最も適当なのはどれか。1つ選べ。
(1) 生理的体重減少は、生後数日で起こる。
(2) 生理的黄疸は、生後1か月頃に出現する。
(3) 第一乳臼歯が生えるのは、生後5か月頃である。
(4) 糸球体濾過量は、生後6か月頃に成人と同程度となる。
(5) 呼吸数は、生後6か月頃に成人と同程度となる。

▶選択肢考察◀

○(1) 生理的体重減少とは、出生後、肺や皮膚からの水分の蒸散、尿や便中からの水分喪失量と比較して、哺乳量がまだ十分ではないため生じる体重減少である。生後2～4日で5％程度の体重減少が起こるが、10日ほどで出生時の体重に戻る。

×(2) 胎児は、母体血液中の酸素濃度が空気中より低いため、成人と比較して赤血球数が多い。出生後は自発呼吸を行うため余分な赤血球は分解されるが、新生児は、代謝系が未熟なため、赤血球の分解で生じたビリルビンをうまく処理できずに黄疸を発症する。これを生理的黄疸と呼び、生後数日で現れるが、1週間ほどで自然消失する。

×(3) 第一乳臼歯は奥歯のことで、生後1年半ほどで生えてくる。一番初めに生えてくるのは乳中切歯という前歯で、生後6か月頃に生えてくる。

×(4) 糸球体濾過量は新生児では成人の20％ほどしかない。糸球体濾過量は生後2週間で出生時の約2倍になり、生後1～2年で成人と同程度に発達する。

×(5) 新生児の呼吸数は約40回/分であるが、幼児期は約30回/分、学童期は約20回/分となり、成人期では16～18回/分となる。成人と同程度になるのは学童期以降である。

▶正　解◀ (1)

▶要　点◀

乳歯と永久歯の萌出時期

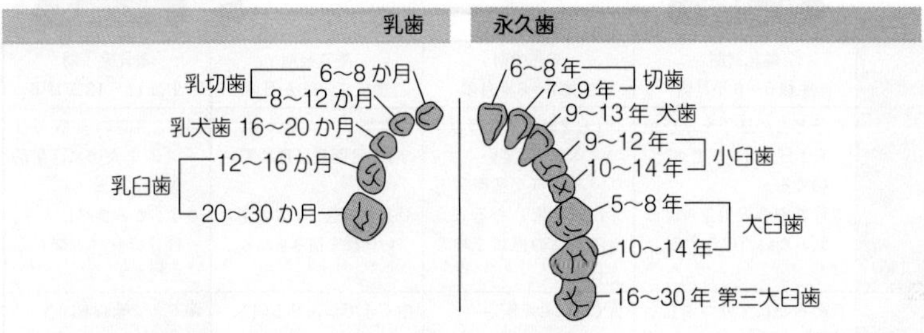

歯の数：乳　歯〔切歯2、犬歯1、小臼歯2〕5×4＝20本
永久歯〔切歯2、犬歯1、小臼歯2、大臼歯2、第三大臼歯1〕7～8×4＝28～32本

34回－91

離乳の進め方に関する記述である。最も適当なのはどれか。1つ選べ。

(1) 探索反射が活発になってきたら、離乳食を開始する。
(2) 離乳食を開始したら、母乳をフォローアップミルクに置き換える。
(3) 離乳食開始後1か月頃には、1日3回食にする。
(4) 生後7～8か月頃（離乳中期）には、舌でつぶせる固さの食事を与える。
(5) 離乳期には、手づかみ食べをさせない。

▶正解へのアプローチ◀

「授乳・離乳の支援ガイド」の内容については頻出であるため、必ず内容を覚えておくこと。離乳の時期、食事回数、食事の形態についてよく問われるため、確認しておくこと。

▶選択肢考察◀

×(1) 乳児期の哺乳反射には、探索反射、捕捉反射、吸啜反射、嚥下反射がある。探索反射は刺激があったほうに顔を向ける反応、捕捉反射は口で乳首を捕捉する反応、吸啜反射は口の中のものを吸う反応である。離乳食は、これら哺乳反射が弱くなってきたら、開始の目安とする。

×(2) フォローアップミルクとは、離乳食時に不足しやすい鉄やカルシウム、ビタミンなどを補助する目的で生後9か月頃から使用するミルクである。母乳や離乳食で補えない栄養素の補助に使用するため、母乳の代わりとはならない。

×(3) 離乳食開始後1か月は離乳初期に当たり、1日1回食とする。その後離乳中期（開始後2～3か月）に2回、離乳後期以降（開始後4～5か月）に3回食とする。

○(4) ▶要　点◀参照。

×(5) 手づかみ食べは、手と目と口の協調作業であり、乳児の運動機能の発達を促すため、積極的に行わせるようにする。

▶正　解◀（4）

▶要　点◀

離乳の進め方の目安（「授乳・離乳の支援ガイド（2019年改定版）」より）

以下に示す事項は、あくまでも目安であり、子どもの食欲や成長・発達の状況に応じて調整する。

離乳の開始 → 離乳の完了

<table>
<tr><th colspan="3"></th><th>離乳初期
生後5～6か月頃</th><th>離乳中期
生後7～8か月頃</th><th>離乳後期
生後9～11か月頃</th><th>離乳完了期
生後12～18か月頃</th></tr>
<tr><td colspan="3">食べ方の目安</td><td>○子どもの様子をみながら1日1回1さじずつ始める。
○母乳や育児用ミルクは飲みたいだけ与える。</td><td>○1日2回食で食事のリズムをつけていく。
○いろいろな味や舌ざわりを楽しめるように食品の種類を増やしていく。</td><td>○食事リズムを大切に、1日3回食に進めていく。
○共食を通じて食の楽しい体験を積み重ねる。</td><td>○1日3回の食事のリズムを大切に、生活リズムを整える。
○手づかみ食べにより、自分で食べる楽しみを増やす。</td></tr>
<tr><td colspan="3">調理形態</td><td>なめらかにすりつぶした状態</td><td>舌でつぶせる固さ</td><td>歯ぐきでつぶせる固さ</td><td>歯ぐきで噛める固さ</td></tr>
<tr><td rowspan="7">1回当たりの目安量</td><td>Ⅰ</td><td>穀類（g）</td><td rowspan="7">つぶしがゆから始める。
すりつぶした野菜等も試してみる。

慣れてきたら、つぶした豆腐・白身魚・卵黄等を試してみる。</td><td>全がゆ
50～80</td><td>全がゆ 90
～軟飯 80</td><td>軟飯 80
～ご飯 80</td></tr>
<tr><td>Ⅱ</td><td>野菜・果物（g）</td><td>20～30</td><td>30～40</td><td>40～50</td></tr>
<tr><td rowspan="5">Ⅲ</td><td>魚（g）</td><td>10～15</td><td>15</td><td>15～20</td></tr>
<tr><td>又は肉（g）</td><td>10～15</td><td>15</td><td>15～20</td></tr>
<tr><td>又は豆腐（g）</td><td>30～40</td><td>45</td><td>50～55</td></tr>
<tr><td>又は卵（個）</td><td>卵黄 1～全卵 1/3</td><td>全卵 1/2</td><td>全卵 1/2～2/3</td></tr>
<tr><td>又は乳製品（g）</td><td>50～70</td><td>80</td><td>100</td></tr>
<tr><td colspan="3">歯の萌出の目安</td><td></td><td>乳歯が生え始める。</td><td colspan="2">1歳前後で前歯が8本生えそろう。
離乳完了期の後半頃に奥歯（第一乳臼歯）が生え始める。</td></tr>
<tr><td colspan="3">摂食機能の目安</td><td>口を閉じて取り込みや飲み込みが出来るようになる。</td><td>舌と上あごで潰していくことが出来るようになる。</td><td>歯ぐきで潰すことが出来るようになる。</td><td>歯を使うようになる。</td></tr>
</table>

※衛生面に十分に配慮して食べやすく調理したものを与える。

離乳の開始と完了の定義

離乳の開始	なめらかにすりつぶした状態の食物を初めて与えた時をいい、その時期は生後5～6か月頃が適当である。発達の目安として、哺乳反射の減弱、首のすわりがしっかりしていることなどがあげられる。
離乳の完了	形のある食物を噛み潰すことができるようになり、エネルギーや栄養素の大部分が乳汁以外の食物から摂取することができるようになった状態をいい、その時期は生後12～18か月頃が適当である。離乳の完了は、乳汁を飲んでいない状態を意味するものではないので注意すること。

33回－92
離乳の進め方に関する記述である。正しいのはどれか。1つ選べ。
(1) 離乳の開始前に、果汁を与えることが必要である。
(2) 離乳の開始とは、なめらかにすりつぶした食物を初めて与えた時をいう。
(3) 離乳の関始後ほぼ1か月間は、離乳食を1日2回与える。
(4) 調味料は、離乳食の開始時から必要である。
(5) 母乳は、離乳の開始後与えないようにする。

▶選択肢考察◀

×(1) 以前は果汁を与えることが勧められていたが、現在は果汁を与える栄養学的な意義が認められないことから、必要とされていない。
◯(2) 離乳の開始とは、なめらかにすりつぶした状態の食べ物を初めて与えた時をいい、哺乳反射の減弱が離乳開始の目安である。
×(3) 離乳開始は生後5、6か月頃からであり、最初は1日1回様子を見ながら始める、その後生後7、8か月頃から1日2回食とし、食事のリズムをつけていく。
×(4) 調味料については、離乳の開始頃は必要ないとされている。離乳食については、それぞれの食品の持つ味を生かしながら薄味でおいしく調理するように勧められている。
×(5) 母乳やミルクは、飲みたいだけ与えるとしている。

▶正　解◀ (2)

36回－90
生後7,8か月を目安に開始する離乳食である。最も適当なのはどれか。1つ選べ。
(1) 果汁などの液体
(2) なめらかにすりつぶした状態のもの
(3) 舌でつぶせる固さのもの
(4) 歯ぐきでつぶせる固さのもの
(5) 歯ぐきで噛める固さのもの

▶正解へのアプローチ◀

離乳の進め方ついては頻出であるため、「授乳・離乳の支援ガイド」で示されている各時期の特徴や定義を理解したうえで、食べ方の目安、調理形態、食品の種類などを確認しておくこと（P 388：34回－91：▶要　点◀ 参照）。

▶選択肢考察◀

×(1) 現在は離乳開始前の果汁やイオン飲料などの液体を与えることに、栄養学的な意義は認められていない。また液体は、生後7,8か月を目安に開始する離乳食としては適切ではない。

×(2) なめらかにすりつぶした状態のものを与えるのは、離乳初期（生後5～6か月頃）である。
◯(3) 舌でつぶせる固さのものを与えるのは、離乳中期（生後7～8か月頃）である。
×(4) 歯ぐきでつぶせる固さのものを与えるのは、離乳後期（生後9～11か月頃）である。
×(5) 歯ぐきで噛める固さのものを与えるのは、離乳完了期（生後12～18か月頃）である。

正　解 (3)

6 幼児期、学童期、思春期の栄養管理

36回－91

成長期に関する記述である。最も適当なのはどれか。1つ選べ。

(1) 幼児身体発育曲線で、3歳児の身長を評価する場合は、仰臥位で測定した値を用いる。
(2) カウプ指数による肥満判定の基準は、1～3歳で同じである。
(3) カルシウムの1日当たりの体内蓄積量は、男女ともに12～14歳で最も多い。
(4) 永久歯が生えそろうのは、7～9歳である。
(5) 基礎代謝基準値（kcal/kg体重/日）は、思春期が幼児期より高い。

正解へのアプローチ

カルシウムの蓄積速度は、思春期前半の12～14歳で最大になるため、「日本人の食事摂取基準（2020年版）」におけるカルシウムの推奨量（RDA）もこの時期に最も多くなる。12～14歳のRDAは、男性：1,000mg/日、女性：800mg/日である。

選択肢考察

×(1) 2歳未満の乳幼児は、全裸の児を仰向けにして身長台の台板にねかせて測定する、仰臥位身長の計測方法を用いる。また、2歳以上の幼児に関しては、全裸又はパンツ1枚にして起立した状態で、学童用の身長計を用いて測定する。
×(2) カウプ指数による肥満判定の基準は、年齢によって変化する（**要　点**参照）。
◯(3) カルシウムの1日当たりの体内蓄積量は、男女ともに思春期前半（12～14歳）に最大となる。思春期前半は、骨量の増加がみられ、身長が急成長する時期である。
×(4) 永久歯が生えそろうのは、10～14歳頃である。永久歯は、7～9歳で切歯や犬歯などが萌出し、その後臼歯などが生えそろう。
×(5) 基礎代謝基準値（kcal/kg 体重/日）は、思春期が幼児期より低い。基礎代謝基準値は体重1kgあたりの基礎代謝量のことであり、男女とも1～2歳をピークに、加齢に伴って減少する（**要　点**参照）。

正　解 (3)

要　点

カウプ指数による発育状況判定

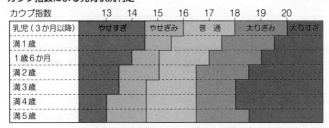

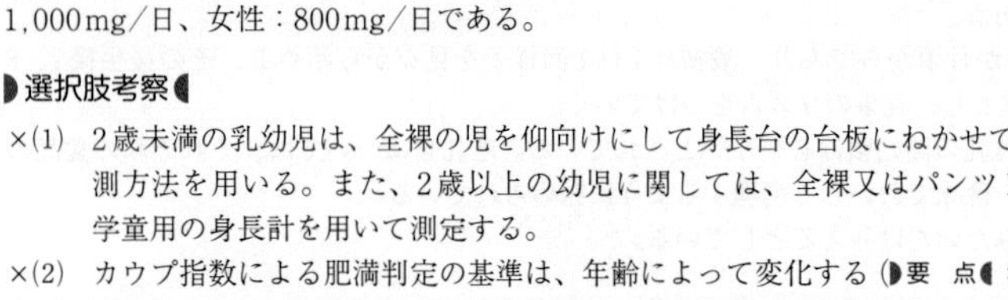

基礎代謝基準値とエネルギー蓄積量（「日本人の食事摂取基準（2020年版）」より抜粋）

年齢	基礎代謝基準値（kcal/kg体重/日）		エネルギー蓄積量（kcal/日）	
	男	女	男	女
0～5（月）	—	—	115	115
6～8（月）	—	—	15	20
9～11（月）	—	—	20	15
1～2（歳）	61.0	59.7	20	15
3～5（歳）	54.8	52.2	10	10
6～7（歳）	44.3	41.9	15	20
8～9（歳）	40.8	38.3	25	30
10～11（歳）	37.4	34.8	40	30
12～14（歳）	31.0	29.6	20	25
15～17（歳）	27.0	25.3	10	10
18～29（歳）	24.0	22.1	—	—
30～49（歳）	22.3	21.7	—	—
50～69（歳）	21.5	20.7	—	—
70（歳）以上	21.5	20.7	—	—

33回－93

幼児期に関する記述である。正しいのはどれか。1つ選べ。

(1) 1年間の体重増加量は、乳児期より大きい。
(2) 体脂肪率は、乳児期に比べて高くなる。
(3) カウプ指数による肥満判定基準は、男女で異なる。
(4) 貧血の主な原因は、鉄欠乏である。
(5) 間食は、総エネルギー摂取量の約30％とする。

▶正解へのアプローチ◀

貧血の主な原因は、鉄欠乏性貧血である。日本人の貧血の原因の約7割が鉄欠乏性貧血である。小児に関しても、貧血の主な原因は鉄欠乏性貧血である。特に、小児期には牛乳の摂取量が多く、牛乳には鉄が少ないため不足しがちになる。

▶選択肢考察◀

×(1) 体重の増加量が最も多い時期は、乳児期である。乳児期の一年間で体重は出生時（約3kg）の3倍（約9kg）になる。

×(2) 乳児期では、体重が新生児期より3倍程度に増加するため、体脂肪率は約25％程度になるが、幼児期になると身長が伸び始め、5歳頃には体脂肪率は15％程度に低下する。

×(3) 肥満の判定では、乳児・幼児期ではカウプ指数、学童期ではローレル指数、成人期ではBMIを用いる。いずれの指標も判定の数値に男女差はない。

◯(4) ▶正解へのアプローチ◀参照。

×(5) 幼児期では、まだ消化器官の大きさが未発達で、必要な栄養素量を3食では満たすことができないため、間食が必要となる。給食と間食で1～2歳児では1日の約50％、3～5歳児では約40％のエネルギー摂取を目安とする。よって幼児期では、1日のエネルギー必要量の約10～20％を間食の目安とする。

▶正　解◀　(4)

要　点

1～2歳児における給与栄養目標量（例）

	エネルギー (kcal)	たんぱく質 (g)	脂質 (g)	カルシウム (mg)	鉄 (mg)	ビタミンA (μgRAE)	ビタミンB_1 (mg)	ビタミンB_2 (mg)	ビタミンC (mg)
食事摂取基準（A）（1日あたり）	950	30～48	22～32	450	4.5	400	0.50	0.60	35
昼食＋間食の比率（＝B%）	50%	50%	50%	50%	50%	50%	50%	50%	50%
保育所における給与目標量（C＝A×B/100）	475	15～24	11～16	225	2.3	200	0.25	0.30	17.5

※たんぱく質、脂質：総エネルギーに対する比率から算出した値として幅をもたせる。

37回－90 NEW

幼児期・学童期のやせと肥満に関する記述である。最も適当なのはどれか。1つ選べ。

(1) 幼児期の肥満は、二次性肥満が多い。
(2) 幼児期の肥満では、厳しいエネルギー制限を行う。
(3) 小児メタボリックシンドロームの診断基準では、腹囲の基準が男女で異なる。
(4) 学童期では、肥満度－20％以下を痩身傾向児と判定する。
(5) 学童期には、内臓脂肪の蓄積は見られない。

正解へのアプローチ

最近の学校保健統計調査の結果の傾向について確認する必要がある。
特に、幼児期・学童期における痩身傾向児と肥満傾向児については整理しておくこと。

選択肢考察

×(1) 肥満とは、エネルギー摂取量がエネルギー消費量を上回り、身体に過剰な脂肪が蓄積された状態であり、基礎疾患をもたない原発性肥満（単純性肥満）と、肥満の原因となる基礎疾患や特殊な疾患の症状として発現する二次性肥満（症候性肥満）とに分けられる。幼児期・学童期の大部分は原発性肥満である。

×(2) 肥満小児に対する食事指導の際には、成長期であることを考慮して、強いエネルギー制限は行わない。

×(3) 小児メタボリックシンドロームの診断基準では、6～15歳以下までに適用され男女差はない（腹囲：中学生80cm以上、小学生75cm以上、もしくは腹囲（cm）÷身長（cm）＝0.5以上）。

○(4) 学童期以降の小児では、肥満度が－20％未満をやせとする場合が多く、文部科学省の学校保健調査でも、肥満度－20％未満の児を「痩身傾向児」としている。

×(5) 学童期にも内臓脂肪蓄積はみられる。過剰な内臓脂肪蓄積は、成人でも小児でもアディポサイトカインのアンバランスや全身性の慢性炎症を生じさせ、肥満に伴うさまざまな健康障害の原因になる。学童期の肥満はその後、成人期の肥満に移行しやすいため、学童期から肥満には注意が必要である。

正　解（4）

▶要　点◀

小児メタボリックシンドローム診断基準（6～15歳）

	項　目	内　容
必須項目	腹　囲	中学生80cm以上、小学生75cm以上、もしくは腹囲（cm）÷身長（cm）＝0.5以上
追加項目（これら項目のうち2項目以上）	血清脂質	中性脂肪120mg／dL以上、かつ／またはHDL－コレステロール40mg／dL未満
	血　圧	収縮期125mmHg以上、かつ／または拡張期70mmHg以上
	空腹時血糖	100mg／dL以上

循環器疾患等生活習慣病対策総合研究、「小児期メタボリック症候群の概念・病態・診断基準の確立および効果的介入に関するコホート研究所」2006年最終案より。

35回－91

幼児期・学童期における栄養に関する記述である。最も適当なのはどれか。1つ選べ。

(1)　最近10年間の学校保健統計調査では、小学生の肥満傾向児の出現率は2％未満である。
(2)　最近10年間の学校保健統計調査では、小学生のう歯の者の割合は増加している。
(3)　カウプ指数による肥満判定基準は、男女で異なる。
(4)　日本人の食事摂取基準（2020年版）では、10～11歳の飽和脂肪酸のDGは、10％エネルギー以下である。
(5)　日本人の食事摂取基準（2020年版）では、カルシウムのRDAは、6～7歳で最も多い。

▶正解へのアプローチ◀

最近の学校保健統計調査の結果の傾向について確認の必要がある。小学校では、肥満児：4～11％前後、痩身児：0.5～3％前後と、肥満児の方が多いが、出現率はここ10年間でほぼ横ばいである。疾病に関しては、幼稚園・小学校の1位は「むし歯（う歯）」であるが、中学校，高等学校では「裸眼視力1.0未満」が1位である。

▶選択肢考察◀

×(1)　小学生の肥満傾向児の出現率は、各年代において4％前後から11％前後で推移しており、最近10年間はほぼ横ばいである。

×(2)　小学生のう歯の者の割合は減少しており、小学校全体では50％を下回っている。しかしながら、う歯は、依然として小学生の疾病の1位となっている。

×(3)　肥満の判定では、乳児・幼児期ではカウプ指数、学童期ではローレル指数、成人期ではBMIを用いる。いずれの指標も判定の数値に男女差はない。

○(4)　飽和脂肪酸のDG（目標量）は、成人（18歳以上）では7％エネルギー以下としているが、3～14歳では10％エネルギー以下、15～17歳では8％エネルギー以下としている（**P 364：35回－86：▶要　点◀参照**）。

×(5)　「日本人の食事摂取基準（2020年版）」では、カルシウムのRDA（推奨量）は12～14歳で最も多く設定されており、男性：1,000mg／日、女性：800mg／日である。カルシウムの蓄積速度は、思春期前半の12～14歳で最大になるため、カルシウムのRDAもこの時期に最も多くなる。

▶正　解◀　**(4)**

34回－92

幼児期、学童期の栄養に関する記述である。最も適当なのはどれか。1つ選べ。

(1) 1歳半までに、咀嚼機能は完成する。
(2) 幼児期には、間食を好きなだけ摂取させる。
(3) 学童期の基礎代謝基準値（kcal／kg体重／日）は、幼児期より低い。
(4) 学童期の肥満は、成人期の肥満と関連しない。
(5) 学童期のたんぱく質の目標量は、25～30％Eである。

正解へのアプローチ

幼児期、学童期の肥満は、エネルギー摂取過剰による単純性肥満が多い。学童期の肥満はその後、成人期の肥満に移行しやすいため、学童期から肥満には注意が必要である。小児メタボリックシンドローム診断基準なども設定されている（要　点参照）。

選択肢考察

×(1) 咀嚼機能は、乳歯が生えそろう2歳半から3歳頃に完成する。
×(2) 幼児期の間食は、あくまで3食の食事から摂取しきれない栄養素を補う目的で与え、1日の必要エネルギーの10～20％を目安とする。
○(3) 基礎代謝基準値は1～2歳で最大となり、その後加齢とともに低下していくため、学童期では幼児期より低くなる。
×(4) 学童期における肥満は、成人期の肥満と大きく関連する（正解へのアプローチ参照）。
×(5) 学童期のたんぱく質の目標量は、「日本人の食事摂取基準（2020年版）」では、13～20％Eとしている（P364：35回－86：要　点参照）。

正　解　(3)

33回－94

思春期の男子に関する記述である。正しいのはどれか。1つ選べ。

(1) 性腺刺激ホルモンの分泌は、思春期前に比べ低下する。
(2) 年間身長増加量が最大となる時期は、女子より早い。
(3) 見かけのカルシウム吸収率は、成人男性より低い。
(4) 1日当たりのカルシウム体内蓄積量は、思春期前半に最大となる。
(5) 鉄欠乏性貧血は、思春期の女子より多い。

正解へのアプローチ

思春期の変化については女子に関する出題が多いが、第33回国家試験では男子に関する出題であった。女子に比べて、約2年ほど遅く思春期スパートがみられ、身体変化の特徴としては、筋肉質になり、ひげが生えてくるなど、男性ホルモン（テストステロン）の影響がみられる。

選択肢考察

×(1) 思春期では、視床下部より性腺刺激ホルモン放出ホルモンが分泌され、脳下垂体前葉から性腺刺激ホルモンの分泌が上昇する。
×(2) 思春期発育スパートは、女子のほうが男子より約2年早く起こる。
×(3)、○(4) カルシウムの吸収率は、思春期前半に上昇するため、1日当たりのカルシウム体内蓄積量も思春期前半に最大となる。
×(5) 女子は、月経の開始により鉄損失量が増加するため、男子より鉄欠乏性貧血のリスクが高い。

正　解　(4)

37回－91 NEW

更年期の生理的変化に関する記述である。減少または低下するものとして、最も適当なのはどれか。1つ選べ。

(1) 性腺刺激ホルモン放出ホルモンの分泌量
(2) プロゲステロンの分泌量
(3) 卵胞刺激ホルモン（FSH）の分泌量
(4) 黄体形成ホルモン（LH）の分泌量
(5) 血中LDLコレステロール値

正解へのアプローチ

更年期とは、閉経前後の数年間をいい、国家試験では女性ホルモンの変化に関する問題が頻出である。

更年期では、加齢により卵巣機能が低下し、エストロゲンやプロゲステロンの分泌が低下する。それらを補うためにフィードバック制御が起こり、視床下部より性腺刺激ホルモン放出ホルモン（GnRH）、下垂体前葉から卵胞刺激ホルモン（FSH）や黄体形成ホルモン（LH）の分泌が増加する。このようなホルモンバランスの乱れが更年期障害の原因となる。

更年期にみられる生理的変化（内分泌・脂質代謝・骨代謝の変化）に関して、ホルモンの動態とともに理解しておくこと。

選択肢考察

×(1) 性腺刺激ホルモン放出ホルモン（GnRH）の分泌量は、増加する。
○(2) プロゲステロンの分泌量は、低下する。
×(3) 卵胞刺激ホルモン（FSH）の分泌量は、増加する。
×(4) 黄体形成ホルモン（LH）の分泌量は、増加する。
×(5) 血中LDLコレステロール値は、上昇する。エストロゲンには、血中LDLコレステロール値を下げ、HDLコレステロール値を上げる作用がある。卵巣機能が低下し、エストロゲン分泌が低下すると血中LDLコレステロール値は上昇し、HDLコレステロール値は低下する。

正　解 (2)

要　点

卵巣の機能低下に伴うホルモン分泌の変化

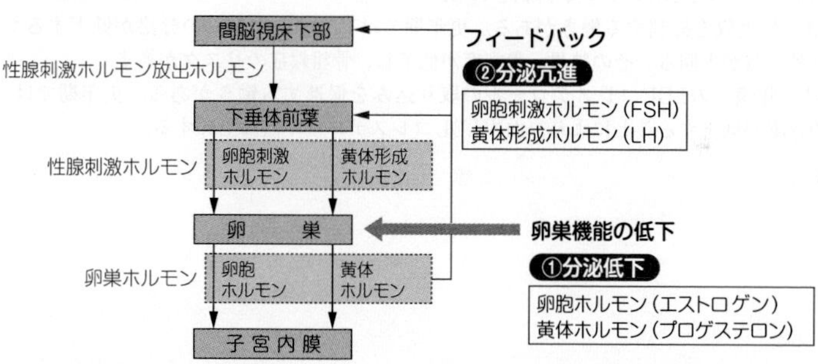

①卵巣機能の低下により、卵巣から分泌されるホルモン（卵胞ホルモン、黄体ホルモン）の分泌が低下する。
②卵巣から分泌されるホルモンの分泌低下により、視床下部から分泌される性腺刺激ホルモン放出ホルモン（GnRH）、下垂体から分泌されるホルモン（FSH、LH）の分泌が高まる。

エストロゲンの女性生殖器以外への作用

	肝　臓	血管・血液	骨	皮　膚
作　用	・LDL受容体増加 ・血中LDL－コレステロール減少 ・血中HDL－コレステロール増加	・血管拡張機能 ・抗動脈硬化作用 ・血液凝固能促進	・骨吸収抑制 ・コラーゲン合成促進	・皮脂腺の分泌抑制 ・コラーゲン合成促進
低下が関連する疾患の症状	脂質異常症	動脈硬化 虚血性心疾患	骨粗鬆症	にきび しわ

36回－92
更年期の女性にみられる生理的変化に関する記述である。最も適当なのはどれか。1つ選べ。
(1) 黄体形成ホルモン（LH）分泌量は、減少する。
(2) 卵胞刺激ホルモン（FSH）分泌は、亢進する。
(3) 一酸化窒素合成は、亢進する。
(4) 骨形成は、骨吸収を上回る。
(5) 血中LDLコレステロール値は、低下する。

正解へのアプローチ

更年期とは、閉経前後の数年間をいい、国家試験では女性ホルモンの変化に関する問題が頻出である。

更年期では、加齢により卵巣機能が低下し、エストロゲンやプロゲステロンの分泌が低下する。それらを補うためにフィードバック制御が起こり、下垂体前葉から卵胞刺激ホルモン（FSH）や黄体形成ホルモン（LH）の分泌が増加する。一方で、卵巣機能が低下しているため、エストロゲンやプロゲステロンの増加が起こらない。このホルモンバランスの乱れが更年期障害の原因となる。

更年期にみられる生理的変化（内分泌・脂質代謝・骨代謝の変化）に関して、ホルモンの動態とともに理解しておくこと。

選択肢考察

×(1) 更年期では、フィードバック制御により黄体形成ホルモン（LH）分泌量は、増加する。
○(2) 更年期では、フィードバック制御により卵胞刺激ホルモン（FSH）分泌量は、増加する（要　点 参照）。
×(3) エストロゲンは、血管拡張作用のある一酸化窒素（NO）の合成を促進する。更年期では、エストロゲンの分泌が低下するため、NOの合成が抑制される。
×(4) エストロゲンは、骨吸収を抑制する働きがある。更年期では、エストロゲンの分泌が低下するため、骨形成より骨吸収が上回る。その結果、骨密度が低下し、骨粗鬆症のリスクが高まる。
×(5) エストロゲンは、肝臓へのLDLコレステロールの取り込みを促進する働きがある。更年期では、エストロゲンの分泌が低下することにより、血中LDLコレステロール値は上昇する。

正　解 (2)

35回－92

更年期の女性の生理的変化に関する記述である。最も適当なのはどれか。１つ選べ。

(1) インスリン感受性は、上昇する。
(2) 骨密度は、増加する。
(3) 血中HDLコレステロール値は、上昇する。
(4) 血中エストロゲン値は、上昇する。
(5) 血中卵胞刺激ホルモン（FSH）値は、上昇する。

選択肢考察

×(1) インスリン感受性は、低下する。

×(2)、(4) エストロゲンの主な作用の中に、破骨細胞抑制による骨吸収抑制、骨密度の増加作用がある。エストロゲンの減少により、骨吸収の亢進をもたらすことにより、骨量が減少し、骨粗鬆症をきたす場合がある。

×(3) 血中HDLコレステロール値は、低下する。また、血中LDLコレステロール値が上昇し、動脈硬化を促進させる。

○(5) 更年期の女性では、加齢による卵巣機能の低下により、エストロゲンやプロゲステロンの分泌が低下する。そのため、それらのホルモンの分泌を促す卵胞刺激ホルモン（FSH）や黄体形成ホルモン（LH）の分泌が増加している。

正　解　(5)

34回－93

更年期女性の生理的変化に関する記述である。最も適当なのはどれか。１つ選べ。

(1) 血中黄体形成ホルモン値は、低下する。
(2) 血中プロゲステロン値は、低下する。
(3) 血中エストロゲン値は、上昇する。
(4) 血中LDLコレステロール値は、低下する。
(5) 骨密度は、上昇する。

選択肢考察

×(1)、(3)、○(2) 更年期の女性では、加齢による卵巣機能の低下により、エストロゲンやプロゲステロンの分泌が低下する。そのため、それらのホルモンの分泌を促す卵胞刺激ホルモン（FSH）や黄体形成ホルモン（LH）の分泌が増加している。

×(4) エストロゲンには、血中LDLコレステロール値を下げ、HDLコレステロール値を上げる作用があるため、エストロゲンの分泌が低下すると血中LDLコレステロール値は上昇し、HDLコレステロール値は低下する。

×(5) エストロゲンには破骨細胞の働きを抑え、骨吸収を抑制する働きがある。エストロゲンの分泌が低下すると骨形成より骨吸収が優位になり、骨密度が低下し、骨粗鬆症の要因となる。

正　解　(2)

8 高齢期の栄養管理

37回－93 NEW

成人期と比較した高齢期の身体的・生理的変化に関する記述である。最も適当なのはどれか。1つ選べ。

(1) 除脂肪量は、増加する。
(2) 筋たんぱく質の同化作用は、減弱する。
(3) 肺活量は、増加する。
(4) 唾液分泌量は、増加する。
(5) インスリン抵抗性は、減弱する。

▶正解へのアプローチ◀

加齢に伴って、それぞれの臓器や身体機能に変化がみられる。身体変化を臓器の特徴とともに理解すること。

▶選択肢考察◀

×(1) 除脂肪体重とは、脂肪を除いた体重、つまり筋肉や内臓重量のことである。高齢期は、体組成の変化において筋肉量の減少が著しいため、除脂肪体重は減少する。
○(2) 代謝は大きく分けて合成（同化）と分解（異化）に分けられる。高齢期では、成人期と比較して同じ生活習慣や食事内容であったとしても、筋たんぱく質の合成作用は、減弱する。
×(3) 加齢に伴う肺の弾力性低下や呼吸筋の低下によって、肺が膨らみにくく、収縮しにくくなるため、肺活量は減少する。
×(4) 加齢に伴う口腔機能の低下により、唾液分泌量が減少する。そのため食べ物がうまく飲み込めず、咀嚼力の衰え、嚥下機能の低下につながる。
×(5) 加齢に伴う膵臓機能の低下により、膵臓からインスリンが血中に分泌されているにもかかわらず、インスリンに対する感受性が低下し、その作用が鈍くなることで抵抗性が上昇する。

▶正　解◀ (2)

▶要　点◀

加齢に伴う身体変化

組織重量	肝臓、腎臓、脾臓、胸腺、骨組織、骨格筋、脳※、肺※：低下
	心臓：増加
腎	糸球体濾過機能：低下
運動器	赤筋、白筋：減少（白筋の萎縮は赤筋より顕著）
循環器	収縮期血圧：上昇 拡張期血圧：横ばい～やや低下
呼吸器	肺活量、1秒最大換気量：低下 残気量：増加

※脳と肺の重量減少は他の臓器に比べて緩やかである。

加齢に伴う消化・吸収機能の変化

口　腔	唾液分泌量の減少 歯牙の欠損 咬筋萎縮に伴う咀嚼機能の低下 味蕾減少に伴う味覚感受性の低下（味覚閾値の上昇）
食　道	嚥下反射機能の低下 下部食道括約部圧（LES圧）の機能低下、食道の蠕動運動低下による逆流性食道炎のリスク上昇
胃	胃粘膜萎縮に伴う胃酸分泌の低下 胃酸分泌低下に伴う抗菌力の低下 胃弾力性低下に伴う胃内容物の胃内停滞時間の延長
小　腸	ラクターゼ活性低下に伴う乳糖不耐症の発症リスクの上昇
大　腸	腸管蠕動運動低下に伴う便秘、憩室炎のリスク上昇
肝　臓	物質代謝機能の低下（薬物代謝遅延に伴い薬効が増強するリスクが高まる）
膵　臓	膵外分泌機能の低下
胆　嚢	胆汁生成量および流量の減少

35回－93

成人期と比較して高齢期で増加・亢進する項目である。最も適当なのはどれか。1つ選べ。

(1) 肺残気率
(2) 腸管運動
(3) 除脂肪体重
(4) 細胞内液量
(5) ペプシン活性

▶正解へのアプローチ◀

高齢期では、加齢に伴い身体の様々な機能が低下する一方、増加するものが存在する。心臓重量や収縮期血圧、感覚閾値や残気量などは、加齢とともに上昇する。

▶選択肢考察◀

○(1) 残気量とは、息を完全に呼出しても肺に残っている空気量のことである。高齢期では、呼吸筋の低下や肺の弾性の低下によりこの残気量が多くなるため、肺残気率も上昇する。

×(2)、(5) 加齢により消化機能も低下するため、腸管運動や消化酵素であるペプシンの活性も低下する。

×(3) 除脂肪体重とは、脂肪を除いた体重、つまり筋肉や内臓重量のことである。高齢期は、体組成の変化では筋肉量の減少が著しいため、除脂肪体重は減少する。

×(4) 加齢に伴い、臓器の萎縮などにより細胞数自体が減少するため、細胞内液量が減少する。細胞外液量は、成人期と比較して余り変化しない（P376：36回－86：▶要　点◀参照）。

▶正　解◀　(1)

33回－96

成人期と比較して高齢期で低下する項目である。**誤っている**のはどれか。１つ選べ。

(1) 基礎代謝量
(2) 体重1kg当たりのたんぱく質必要量
(3) 嚥下機能
(4) 骨密度
(5) 肺活量

選択肢考察

○(1) 基礎代謝量は、18歳前後をピークに加齢とともに減少する。

×(2) 「日本人の食事摂取基準（2020年版）」では、１歳以上全ての年齢区分に対して、男女ともにたんぱく質維持必要量を0.66g/kg体重/日としている。

○(3) 高齢者では、咀嚼筋の低下や歯の喪失、嚥下反射の低下により嚥下機能は低下する。

○(4) 高齢期では、腸管からのカルシウム吸収の低下や、骨代謝回転の低下による骨形成と骨吸収のバランスが崩れるため、骨密度が低下しやすくなる。その結果、骨粗鬆症を引き起こすリスクが高くなる。特に閉経後の女性では、骨吸収抑制効果のあるエストロゲンの分泌が低下するため、男性よりも骨粗鬆症を引き起こしやすい。

○(5) 肺の弾性の低下や、呼吸筋の低下、残気量の増加により肺活量は低下する。

正　解 (2)

34回－94

高齢期の生理的変化に関する記述である。最も適当なのはどれか。１つ選べ。

(1) 細胞内液量に対する細胞外液量の比は、高くなる。
(2) 肺活量は、増加する。
(3) 免疫機能は、亢進する。
(4) 筋たんぱく質代謝は、亢進する。
(5) 胃酸分泌量は、増加する。

正解へのアプローチ

高齢期では、臓器などが萎縮して細胞数自体が減少してしまうため、細胞内液量が減少する。細胞外液量は変化しないため、細胞内液量に対する細胞外液量の比は高くなる。

選択肢考察

○(1) 正解へのアプローチ 参照。

×(2) 加齢に伴う肺の弾力性低下や呼吸筋の低下によって、肺が膨らみにくく、収縮しにくくなるため、肺活量は減少する。

×(3) 加齢に伴い、自然免疫、獲得免疫共に低下する。特に抗体を産出する獲得免疫の低下が著しい。

×(4) 代謝は大きく分けて、合成（同化）と分解（異化）に分けられる。高齢期では、成人期と比較して同じ生活習慣や食事内容であったとしても、筋たんぱく質の合成が低下するため、成人期よりも代謝は低下する。

×(5) 加齢により、様々な細胞機能が低下する。胃酸分泌を行う壁細胞の機能も低下するため、胃酸分泌量は低下する。

正　解 (1)

35回－94

成人期と比較した高齢期の生理的特徴に関する記述である。最も適当なのはどれか。1つ選べ。

(1) 塩味の閾値は、低下する。
(2) 食後の筋たんぱく質合成量は、低下する。
(3) 食品中のビタミンB_{12}吸収率は、上昇する。
(4) 腸管からのカルシウム吸収率は、上昇する。
(5) 腎血流量は、増加する。

正解へのアプローチ

閾値とは、感知できる最小限度の刺激のことである。加齢により、温冷感覚、口渇感、味覚などの閾値が上昇するため、高齢者では熱中症や脱水症状などの症状に気付きにくく、食事の味付けが濃くなりやすくなる。

選択肢考察

×(1) 加齢による味蕾の味細胞の減少により、味覚閾値は上昇する。特に、塩味の閾値上昇が著しいため、高齢者は薄味が感じにくくなり、濃い味付けを好むようになる。

○(2) 食後の筋たんぱく質の合成量は、成人期より低下する。そのため、高齢期では筋肉の減少が著しい。

×(3)、(4) 加齢により、消化吸収機能が低下する。胃液の分泌が低下するため、吸収に内因子が必要なビタミンB_{12}や、胃酸によりイオン化され吸収が促進されるカルシウムなどのミネラルの吸収率は低下する。

×(5) 加齢により、腎内の小動脈の狭窄やネフロンの減少、心機能低下による心拍出量の減少が起こるため、腎臓に流入する血液量は減少する。

正　解 (2)

36回－94

IADL（手段的日常生活動作）を評価するための項目である。最も適当なのはどれか。1つ選べ。

(1) 食事
(2) 更衣
(3) 入浴
(4) 買い物
(5) 排泄

正解へのアプローチ

ADL（Activities of Daily Living：日常生活動作）は、日常生活における動作のことであり、食事、移動動作、整容（着替え、洗面、歯磨き、整髪など）、排泄、入浴を指す。特に患者や高齢者がどの程度、生活活動ができるかを点数化して評価する。また、QOLの指標の一つとしても用いられている。

IADL（Instrumental Activities of Daily Living：手段的日常生活動作）は、ADLより高次な動作であり、買い物、洗濯、掃除、服薬管理、金銭管理などが該当する（要　点 参照）。

選択肢考察

×(1)、(2)、(3)、(5) ADLを評価するための項目である。

○(4) IADLを評価するための項目である。

正　解 (4)

▶要　点◀

ADLとIADL

日常生活動作 ADL（Activities of Daily Living）	「食事」「更衣」「移動」「排泄」「整容」「入浴」
手段的日常生活動作 IADL（Instrumental Activities of Daily Living）	「電話の使い方」「買い物」「食事の支援」「家事」「洗濯」「掃除」「移送」「外出」「服薬の管理」「金銭の管理」

37回－94 NEW

老年症候群にみられる症候と、その評価法の組合せである。最も適当なのはどれか。1つ選べ。

(1) 嚥下機能障害 ――― BI（Barthel Index）
(2) うつ ――― DESIGN - R®
(3) 褥瘡 ――― FIM
(4) 転倒 ――― RSST
(5) 認知機能障害 ――― MMSE

▶正解へのアプローチ◀

加齢に伴い現れる身体的および精神的な症候（老年症候群）と、その評価方法を理解しておくこと。

▶選択肢考察◀

×(1) BI（Barthel Index）は、食事や着替えなどのADL（日常生活動作）を評価する検査方法である。
×(2) DESIGN - R®は、日本褥瘡学会学術教育委員会が開発した褥瘡状態判定スケールで、2002年に日本褥瘡学会が発表した。褥瘡の重症度を分類するとともに、治癒過程を数量化するのが特徴である。
×(3) FIM（機能的自立度評価表）は、BI（Barthel Index）と並んでよく用いられるADL評価法で、ADLと認知の評価に用いられる。
×(4) RSST（反復唾液嚥下テスト）は、嚥下機能の評価方法で、口を湿らせたのちに30秒間に何回唾液を嚥下できるかを観察する時に用いる。
○(5) MMSE（ミニメンタルステート検査）は、認知機能を客観的に評価する検査方法である。

▶正　解◀ (5)

33回－95

サルコペニアに関する記述である。**誤っている**のはどれか。1つ選べ。

(1) 握力は、低下する。
(2) 歩行速度は、保たれる。
(3) 加齢が、原因となる。
(4) 食事の摂取量低下が、原因となる。
(5) ベッド上安静が、原因となる。

▶正解へのアプローチ◀

サルコペニアとは、加齢や疾患による筋肉量の減少を指し、握力や下肢筋・体幹筋など全身の「筋力低下が起こること」をいう。加齢によるものを一次性サルコペニア、加齢以外の原因（寝たきりなど）のものを二次性サルコペニアという。サルコペニアの分類については**P158：34回－23：▶要　点◀**参照。

▶選択肢考察◀

○(1)　サルコペニアでは、握力などの筋力低下がみられる。

×(2)　サルコペニアでは、脚力の低下により、歩行速度が遅くなる。

○(3)　一次性サルコペニアは、加齢が原因である。

○(4)　食事摂取量の低下は低栄養につながり、二次性サルコペニアの原因となる。

○(5)　ベッド上安静は、廃用性萎縮による筋肉量の減少につながり、二次性サルコペニアの原因となる。

▶正　解◀　(2)

▶要　点◀

サルコペニアについて（「日本人の食事摂取基準（2020年版）」より）

- サルコペニアとは、加齢に伴う筋力の減少又は老化に伴う筋肉量の減少を指す。
- 高齢者のサルコペニア予防には、十分量のたんぱく質を摂取する必要性がある。

36回－95

85歳、女性。身長148cm、体重38kg、BMI17.3kg/m^2。食事は自立している。塩味を感じにくくなり、濃い味を好むようになった。この3か月は、食事中にむせることが増え、食欲が低下し、体重が2kg減少。歩行速度の低下もみられる。この女性の栄養アセスメントの結果である。最も適当なのはどれか。1つ選べ。

(1)　エネルギー量は、充足している。

(2)　除脂肪体重は、増加している。

(3)　筋力は、維持している。

(4)　嚥下機能は、低下している。

(5)　塩味の閾値は、低下している。

▶正解へのアプローチ◀

加齢とともに、様々な臓器や身体機能に変化が起こってくる。高齢期の変化の特徴を臓器・身体ともに理解、整理すること。

▶選択肢考察◀

×(1)　食欲の低下、体重減少がみられることから、摂取エネルギー量は不足していると考えられる。

×(2)、(3)　除脂肪体重とは、脂肪を除いた体重、つまり筋肉や骨、内臓重量のことである。高齢期では、体組成の変化による筋肉量の減少が著しい。対象者にも、体重減少、歩行速度の低下がみられるため、除脂肪体重は減少、筋力も低下していることが考えられる。

○(4)　咀嚼力の低下や歯の喪失、嚥下反射の低下により嚥下機能は低下する。また、食物が気管など食道以外に入り込んでしまう誤嚥が起こりやすくもなる。対象者も、食事中のむせがみられることから、咀嚼・嚥下機能が低下しているといえる。

×(5)　加齢による味蕾の味細胞の減少により、味覚閾値は上昇する（P401：35回－94：▶正解へのアプローチ◀参照）。特に塩味の閾値上昇が著しい。対象者も、塩味を感じにくくなっていることから、塩味の閾値は上昇しているといえる。

▶正　解◀　(4)

9 運動・スポーツと栄養管理

37回－95 NEW

身体活動時における骨格筋のエネルギー供給に関する記述である。最も適当なのはどれか。1つ選べ。

(1) クレアチンリン酸の分解によるエネルギー供給は、酸素を必要とする。
(2) 筋グリコーゲンは、グルコースに変換されて、血中に放出される。
(3) 高強度（最大酸素摂取量の85％以上）の運動では、糖質が主なエネルギー供給源になる。
(4) 脂質のみが燃焼した時の呼吸商は、1.0である。
(5) 無酸素運動では、筋肉中の乳酸が減少する。

▶正解へのアプローチ◀

運動は骨格筋の収縮により行われており、骨格筋の収縮にはエネルギーが必要である。骨格筋の種類や特徴、時間経過と共に、エネルギー供給源が変化していくことを確認すること。

▶選択肢考察◀

×(1) 筋肉中に蓄積されたクレアチンリン酸は、筋肉内でATP濃度が低下しADP濃度が上昇すると、クレアチンリン酸のリン酸をADPに渡してATPを産生する。そこに酸素は介在しておらず、酸素は必要ない。

×(2) グリコーゲンを分解してグルコースを産生し、解糖系の代謝によりATPを産生する。

◯(3) 運動中には、エネルギー源として糖質と脂質が利用される。運動強度が高い場合は、脂質より糖質が利用される割合が高く、運動強度が低い場合は、糖質より脂質が利用される割合が高い。

×(4) 呼吸商（RQ）とは、糖質、たんぱく質、脂質が燃焼した場合の二酸化炭素排出量を酸素消費量で除した値である（CO_2排出量／O_2消費量）。長時間の運動を行うと脂質が利用される割合が高くなる。つまり、脂質の燃焼の割合が増加し、呼吸商は徐々に小さくなる。一方で、運動開始直前または高強度の運動時は、糖質が利用されている割合が高く、呼吸商は1.0に近い値となる。

×(5) 無酸素運動では、酸素不足によって、ミトコンドリア内での電子伝達系よりも解糖系でのATP産生が亢進するため、解糖系の最終生産物である乳酸が増加する。

▶正　解◀　(3)

▶要　点◀

運動強度とエネルギー源

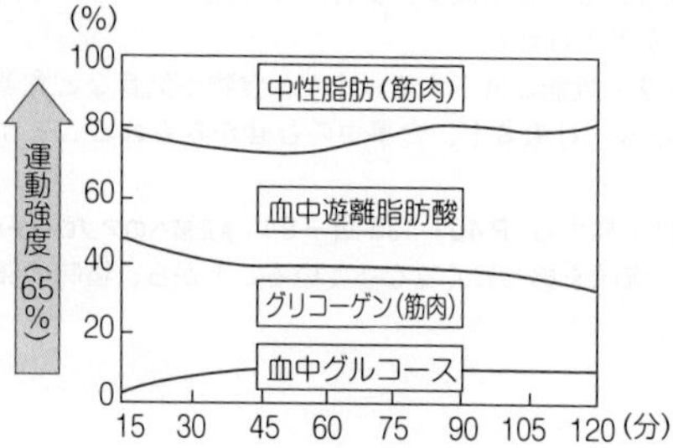

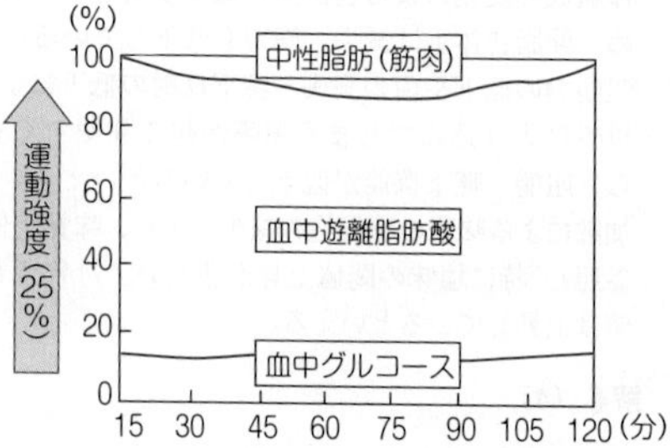

35回－95

運動に関する記述である。最も適当なのはどれか。1つ選べ。

(1) 骨格筋は、不随意筋である。
(2) 遅筋のミトコンドリアは、速筋より少ない。
(3) インスリン抵抗性は、有酸素運動で改善する。
(4) 骨格筋の瞬発的な収縮の主なエネルギー源は、遊離脂肪酸である。
(5) 速筋は、遅筋より持久力に優れる。

▶正解へのアプローチ◀

有酸素運動などの筋肉刺激により、筋肉中のGLUT 4が細胞表面に移行し、血中から細胞内への糖の取り込みを促進するため、有酸素運動によってインスリン抵抗性は改善する。2型糖尿病患者では、有酸素運動刺激によるインスリン抵抗性改善効果が期待できるため、運動療法が積極的に勧められる。

▶選択肢考察◀

×(1) 自分の意志で動かすことのできる筋肉を随意筋、動かすことのできない筋肉を不随意筋という。随意筋には骨格筋などがあり、不随意筋には内臓や血管の筋肉（平滑筋）がある。

×(2)、(5) 速筋は白色筋とも呼ばれ、瞬発的な運動に適している筋肉であり、グリコーゲンを多く含んでいる。一方、遅筋は赤色筋とも呼ばれ、持続的な運動に適している筋肉であり、ミトコンドリアやミオグロビンなどを多く含んでいる。

○(3) ▶正解へのアプローチ◀参照。

×(4) 骨格筋の瞬発的な収縮は、主に速筋の収縮であり、主なエネルギー源はクレアチンリン酸やグリコーゲンである。

▶正　解◀ (**3**)

▶要　点◀

骨格筋における糖輸送

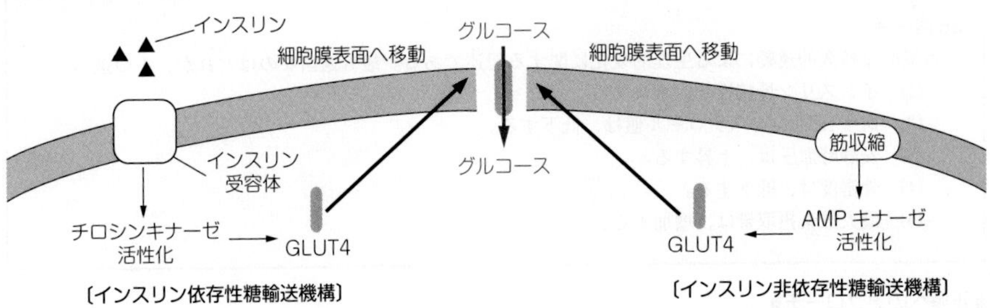

33回－97

運動時の身体への影響に関する記述である。正しいのはどれか。1つ選べ。

(1) 筋肉中の乳酸は、無酸素運動では減少する。
(2) 遊離脂肪酸は、瞬発的運動時の主なエネルギー基質となる。
(3) 瞬発的運動では、速筋線維より遅筋線維が利用される。
(4) 酸素摂取量は、運動強度を高めていくと増加し、その後一定となる。
(5) 消化管の血流量は、激しい運動で増加する。

▶正解へのアプローチ◀

運動時の身体の変化には、瞬発力を必要とする短時間の運動と、持久力を必要とする長時間の運動がある。使われる筋肉やエネルギー源として使用される栄養素などの違いを覚えておくこと。

▶選択肢考察◀

×(1) 無酸素運動では、酸素不足によって、ミトコンドリア内での電子伝達系よりも解糖系でのATP産出が亢進するため、解糖系の最終生産物である乳酸が増加する。
×(2) 瞬発的な運動のエネルギー源は、クレアチンリン酸や解糖系から供給される。10分以上の有酸素運動では、エネルギー供給源として遊離脂肪酸などが使われ始める。
×(3) 瞬発的運動は、短時間高強度の運動であり、主に速筋繊維（白筋）が利用される。一方、持久運動は、長時間低強度の運動であり、主に遅筋繊維（赤筋）が利用される。
○(4) 運動強度の高い運動をすると、大きなエネルギーを産出するために酸素が必要になってくる。運動強度が高くなると、比例して酸素摂取量（1分間の体重1kg当たりの酸素摂取量）は増加し、最大酸素摂取量に達する。最大酸素摂取量は、全身持久力を表す指標となる。
×(5) 運動時は筋肉への血流量が増加するため、消化管への血液量は減少する。

▶正　解◀ (4)

36回－96

習慣的な持久的運動による生理的変化に関する記述である。最も適当なのはどれか。1つ選べ。

(1) インスリン抵抗性は、増大する。
(2) 血中HDLコレステロール値は、低下する。
(3) 安静時血圧は、上昇する。
(4) 骨密度は、低下する。
(5) 最大酸素摂取量は、増加する。

▶正解へのアプローチ◀

習慣的な運動により骨格筋が刺激され、GLUT4が細胞表面に移行し、インスリン感受性が増加することで糖・脂質代謝が改善される。また、運動による心肺機能の向上やホルモンバランスの改善により、降圧効果やうつ病、がん、認知症の予防などに効果があることが多くの研究で報告されている。

▶選択肢考察◀

×(1) 運動による筋収縮の刺激により、筋細胞中のGLUT4がインスリン非依存的に細胞表面へ移行し、血中グルコースの細胞内への取り込みが促進する。この影響により、インスリン抵抗性が低下する。
×(2) 習慣的な運動は脂質代謝の改善効果があり、血中HDL-コレステロール値を上昇させる作用がある。習慣的な運動のほかに、適度な飲酒によっても血中HDL-コレステロールが上昇する。

×(3)　習慣的な持久的運動により、①血中アドレナリン濃度の低下による交感神経興奮の緩和、②血管拡張に関わるホルモン分泌の活性化による降圧効果、③インスリン感受性の亢進による血糖値の低下などの効果が得られる。したがって、安静時血圧は低下する。

×(4)　習慣的な運動による骨への負荷により骨形成が促進されるため、骨密度は上昇する。

○(5)　最大酸素摂取量とは、単位時間（通常は1分間）当たりに体内に取り込むことができる酸素量の最大値である。習慣的な持久的運動により心肺機能が向上するため、増加する。

正　解　(5)

要　点

習慣的な運動が身体へ及ぼす影響

特徴	もたらす効果
エネルギー消費量増加	体内の脂肪（内臓・皮下）をエネルギーとして利用
インスリン抵抗性改善	インスリン感受性増加により血糖値低下
脂質代謝の亢進	リポたんぱくリパーゼの活性増大によりトリグリセリドの分解促進
心臓脈管系の機能を高める	心拍出量、最大酸素摂取量を増大させる
血管内皮機能の改善 動脈の伸展性を改善	降圧効果

33回－8

習慣的な運動の影響に関する記述である。**誤っている**のはどれか。1つ選べ。

(1)　血清HDL-コレステロール値を上昇させる。
(2)　インスリン感受性を低下させる。
(3)　認知機能を改善する。
(4)　うつ状態を改善する。
(5)　結腸がんのリスクを低減する。

選択肢考察

○(1)　習慣的な運動は脂質代謝の改善効果があり、血清HDL-コレステロール値を上昇させる作用がある。習慣的な運動のほかに、飲酒によっても血清HDL-コレステロール値が上昇する。

×(2)　運動による筋収縮の刺激により、筋細胞中のGLUT4 がインスリン非依存的に細胞表面への移行し、グルコースの細胞内への取り込みが促進する。この影響により、インスリン感受性が増加する。

○(3)　運動により脳への血流が増加すると、脳細胞を活性化させ、認知機能が改善する。

○(4)　運動により交感神経が刺激され、自律神経のバランスが整えられることで、うつ病の予防や改善効果が期待できる。

○(5)　身体活動量の増加は、がんの予防に有効であると多くの研究で報告されている。中でも大腸がん、特に結腸がんのリスクを低減する。

正　解　(2)

34回－96

健康づくりのための身体活動基準2013に関する記述である。正しいのはどれか。1つ選べ。

(1) 対象者に、65歳以上は含まれない。
(2) 対象者に、血圧が保健指導レベルの者は含まれない。
(3) 推奨する身体活動の具体的な量は、示されていない。
(4) かなりきついと感じる強度の運動が、推奨されている。
(5) 身体活動の増加で、認知症のリスクは低下する。

正解へのアプローチ

「健康づくりのための身体活動基準2013」は、身体活動を生活活動と運動に分け、18歳以上の対象にそれぞれの基準を策定した。身体活動量としてメッツを用いているため、メッツの定義を理解しておくこと。

選択肢考察

×(1) 対象者はすべての年齢区分であり、65歳以上も含まれる。身体活動の基準が設定されているのは、18歳以上からである。
×(2) 対象者は、健康な者だけではなく、血糖・脂質・血圧が保健指導レベルにある者も含まれる。
×(3) 推奨する身体活動の量は、具体的に示されている。18～64歳では、23メッツ・時/週、65歳以上では10メッツ・時/週が示されている。
×(4) 運動の基準は3メッツ以上の強度の運動が推奨されている。3メッツ以上の運動とは、息が弾み汗をかく程度の運動としている。
○(5) 身体活動の増加でリスクを低減できるものとして、従来の糖尿病・循環器疾患等に加え、がんやロコモティブシンドローム・認知症が含まれている。

正　解　(5)

要　点

健康づくりのための身体活動基準2013

血糖・血圧・脂質に関する状況		身体活動（生活活動・運動）※1		運　動		体力（うち全身持久力）
健診結果が基準範囲内	65歳以上	強度を問わず、身体活動を毎日40分（＝10メッツ・時/週）	今より少しでも増やす（例えば10分多く歩く）※4	—	運動習慣をもつようにする（30分以上・週2日以上）※4	—
	18～64歳	3メッツ以上の強度の身体活動※2を毎日60分（＝23メッツ・時/週）		3メッツ以上の強度の運動※3を毎週60分（＝4メッツ・時/週）		性・年代別に示した強度での運動を約3分間継続可能
	18歳未満	—		—		—
血糖・血圧・脂質のいずれかが保健指導レベルの者		医療機関にかかっておらず、「身体活動のリスクに関するスクリーニングシート」でリスクがないことを確認できれば、対象者が運動開始前・実施中に自ら体調確認ができるよう支援した上で、保健指導の一環としての運動指導を積極的に行う。				
リスク重複者又はすぐ受診を要する者		生活習慣病患者が積極的に運動をする際には、安全面での配慮がより特に重要になるので、まずかかりつけの医師に相談する。				

※1「身体活動」は、「生活活動」と「運動」に分けられる。このうち、生活活動とは、日常生活における労働、家事、通勤・通学などの身体活動を指す。また、運動とは、スポーツ等の、特に体力の維持・向上を目的として計画的・意図的に実施し、継続性のある身体活動を指す。

※2「3メッツ以上の強度の身体活動」とは、歩行又はそれと同等以上の身体活動。

※3「3メッツ以上の強度の運動」とは、息が弾み汗をかく程度の運動。

※4 年齢別の基準とは別に、世代共通の方向性として示したもの。

36回－7

「健康づくりのための身体活動基準2013」の内容に関する記述である。最も適当なのはどれか。1つ選べ。

(1)　身体活動量の増加でリスクを低減できるものとして、認知症は含まれない。
(2)　身体活動と運動を合わせて、生活活動と定義している。
(3)　18～64歳においては、3メッツ以上の身体活動を毎日60分、週に10メッツ・時行うことが推奨されている。
(4)　65歳以上においては、強度を問わず、身体活動を毎日100分以上行うことが推奨されている。
(5)　身体活動を推進するための社会環境整備には、職場づくりについての視点は含まれない。

正解へのアプローチ

ライフステージに応じた健康づくりのための身体活動（生活活動・運動）を推進することで「健康日本21（第二次）」の推進に資するよう、「健康づくりのための運動基準2006」が改定され、新たに「健康づくりのための身体活動基準2013」が策定された。主な改定点は、下記の通りである。

- 身体活動（生活活動及び運動）全体に着目することの重要性から、「運動基準」から「身体活動基準」に名称を改めた。
- 身体活動の増加でリスクを低減できるものとして、従来の糖尿病・循環器疾患等に加え、がんやロコモティブシンドローム・認知症が含まれることを明確化（システマティックレビューの対象疾患に追加）した。

• 子どもから高齢者までの基準を検討し、科学的根拠のあるものについて基準を設定した。
• 保健指導で運動指導を安全に推進するために具体的な判断・対応の手順を示した。
• 身体活動を推進するための社会環境整備を重視し、まちづくりや職場づくりにおける保健事業の活用例を紹介した。

選択肢考察

×(1) 身体活動の増加でリスクを低減できるものとして、従来の糖尿病・循環器疾患等に加え、がんやロコモティブシンドローム・認知症が含まれている。
×(2) 生活活動と運動を合わせて、身体活動と定義している。
×(3) 18～64歳においては、3メッツ以上の身体活動を毎日60分、週に23メッツ・時行うことが推奨されている。
×(4) 65歳以上においては、強度を問わず、身体活動を毎日40分以上行うことが推奨されている。
×(5) 身体活動を推進するための社会環境整備として、「まちづくり」の視点の重要性と「職場づくり」の視点の重要性が記載されている。

正　解　**解なし**

10 環境と栄養管理

37回－96 NEW
ストレス応答の抵抗期に関する記述である。最も適当なのはどれか。1つ選べ。
(1) エネルギー代謝は、低下する。
(2) 窒素出納は、正に傾く。
(3) 糖新生は、亢進する。
(4) 脂肪分解量は、減少する。
(5) 尿中カルシウム排泄量は、減少する。

正解へのアプローチ

ストレス時の抵抗期では、ストレスに対して耐性を獲得している時期であり、ストレスに対抗するために血糖値や血圧、心拍数などが上昇している。血糖値や血圧、体温を上昇させるために、交感神経の興奮によるノルアドレナリンの分泌や、糖質コルチコイド（コルチゾール）の分泌を促す副腎皮質刺激ホルモン（ACTH）や、アドレナリンなどの副腎髄質ホルモンの分泌が高まり、エネルギー代謝が亢進している。

選択肢考察

×(1) ストレス応答の抵抗期では、ストレスに対抗しようと副腎皮質ホルモンの分泌が亢進し、血糖値や血圧が上昇する。交感神経も亢進し、エネルギー代謝も亢進する。
×(2) エネルギー代謝が亢進しているため、たんぱく質の分解（異化）も亢進し、エネルギー源として糖新生の材料などにも利用されるため、窒素出納は負に傾く。
○(3) 抵抗期には、糖質コルチコイド（コルチゾール）の分泌亢進により、体たんぱく質の分解（異化）が促進し、糖新生作用が亢進する。
×(4) 抵抗期では、ストレスによる交感神経系の活性化により、アドレナリン、ノルアドレナリンといったカテコールアミンの分解が促進する。その結果、脂肪組織のホルモン感受性リパーゼが活性化され、体脂肪の分解量は増加し、血中遊離脂肪酸濃度が上昇する。
×(5) 副腎皮質ホルモンのコルチゾールには、腸管でのカルシウム吸収を低下させ、腎臓でのカルシウムの再吸収を抑制する作用がある。抵抗期ではコルチゾールの分泌が上昇しているため、尿中に排泄されるカルシウムが増加する。

正　解　**(3)**

▶要　点◀

ストレスに対する生体の応答

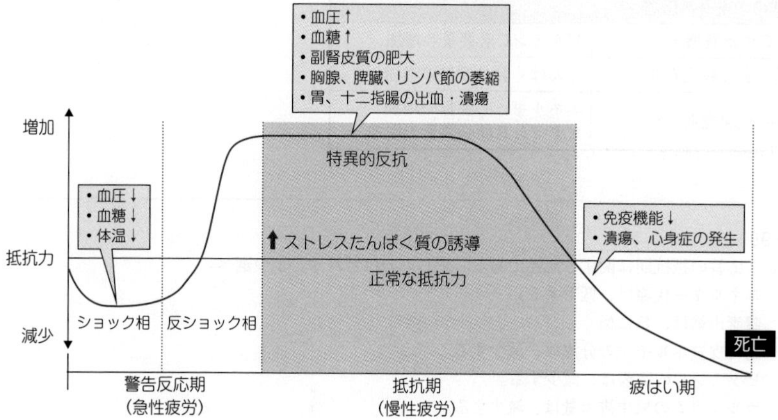

35回－96

ストレス時（抵抗期）の生体反応に関する記述である。最も適当なのはどれか。１つ選べ。

(1)　エネルギー消費量は、低下する。
(2)　たんぱく質の異化は、抑制される。
(3)　脂肪の合成は、亢進する。
(4)　糖新生は、抑制される。
(5)　ビタミンCの需要は、増加する。

▶正解へのアプローチ◀

ストレス時の抵抗期では、ストレスに対して耐性を獲得している時期であり、ストレスに対抗するために血糖値や血圧などが上昇している。血糖値や血圧、体温を上昇させるために、交感神経が興奮したり、糖質コルチコイド（コルチゾール）の分泌を促す副腎皮質刺激ホルモン（ACTH）や、アドレナリンなどの副腎髄質ホルモンの分泌が高まり、エネルギー代謝が亢進している。

▶選択肢考察◀

×(1)、(2)、(3)　ストレス時は、ストレスに対抗しようとエネルギー代謝が亢進する。たんぱく質の分解（異化）や脂質の分解が亢進し、エネルギー消費量は増加する。

×(4)　ストレスに対抗するため、血糖値を高く保とうとする反応が亢進し、糖新生は促進される。

○(5)　ストレスにより交感神経が刺激され、アドレナリンなどのカテコールアミンの産出が増加する。アドレナリンなどの合成の過程でビタミンCが消費されるため、ビタミンCの需要は増加する。

▶正　解◀　(**5**)

要 点

生体のストレス応答と栄養

生体のストレス応答	栄 養
ビタミンCの消費増大	ビタミンC必要量の増加
体たんぱく質の異化亢進	たんぱく質必要量の増加
エネルギー代謝亢進	エネルギー必要量の増加 ビタミンB群必要量の増加

33回－98

ストレス応答の抵抗期に関する記述である。正しいのはどれか。1つ選べ。

(1) エネルギー代謝は、低下する。
(2) 窒素出納は、負に傾く。
(3) 副腎皮質ホルモンの分泌は、減少する。
(4) ビタミンCの需要は、減少する。
(5) カルシウムの尿中排泄量は、減少する。

選択肢考察

×(1) ストレス応答の抵抗期では、ストレスに対抗しようと副腎皮質ホルモンの分泌が亢進し、血圧や血糖値が上昇する。交感神経も亢進し、エネルギー代謝も亢進する。
◯(2) エネルギー代謝が亢進しているため、たんぱく質の異化も亢進する。そのため、窒素出納は負に傾く。
×(3) 副腎皮質刺激ホルモン（ACTH）の分泌が増加することで、副腎皮質ホルモンのコルチゾールの分泌が増加する。
×(4) 交感神経の活動が亢進し、カテコールアミン（アドレナリン、ノルアドレナリン）の分泌が上昇する。アドレナリンやノルアドレナリンを合成する際にビタミンCが消費されるため、ビタミンCの需要は増加する。
×(5) 副腎皮質ホルモンのコルチゾールには、腸管でのカルシウム吸収を低下させ、腎臓でのカルシウムの再吸収を抑制する作用がある。そのため、ストレス期ではコルチゾールの分泌が上昇しているため、腎臓でのカルシウムの再吸収が低下し、尿中に排泄されるカルシウムが増加する。

正 解 (2)

37回－97 NEW

特殊環境における生体反応に関する記述である。最も適当なのはどれか。1つ選べ。

(1) 低温環境では、熱産生が低下する。
(2) 高温環境では、アルドステロン分泌量が減少する。
(3) 低圧環境では、食欲が亢進する。
(4) 高圧環境では、肺胞内の酸素分圧が低下する。
(5) 無重力環境では、骨吸収が亢進する。

正解へのアプローチ

特殊環境では、低温、高温、低圧、高圧、無重力の5つの環境に対する身体変化が頻出である。実際の状況を想像することで、身体の変化をイメージしやすくなる。

▶選択肢考察◀

×(1) 低温環境下では、皮膚血管が収縮し、皮膚血流量が減少する。それにより熱放散を抑制し、体温を保つために熱産生は増加する。

×(2) 高温環境下では、発汗などにより失われた体内水分量や電解質を維持するために、腎臓での水の再吸収を促進する。下垂体前葉を介してアルドステロンの分泌を促進し、Na^+の再吸収を促進し、さらに下垂体後葉からの抗利尿ホルモン（バソプレシン）の分泌が促進され、水の再吸収を促進して、尿量を減少させる。

×(3) 低圧環境下は、一般的に食欲低下と脱水、それに伴う体重減少が起こる。

×(4) 肺胞内の酸素分圧が低下するのは低圧環境下であり、空気中の酸素分圧が低下し、呼気から取り込む酸素量が低下するためである。また肺胞内でガス交換を行う動脈血の酸素分圧も低下する。

○(5) 無重力環境では、重力による骨や筋への負荷が減少する。そのため、骨吸収が亢進し、骨のカルシウムが血液中へ移動するが、過剰なカルシウムは尿中へ排泄され尿中カルシウム排泄量は増加する。

▶正　解◀ **(5)**

36回－97

特殊環境下での生理的変化に関する記述である。最も適当なのはどれか。1つ選べ。

(1) 高温環境では、皮膚血管が収縮する。
(2) 低温環境では、基礎代謝量が低下する。
(3) 低温環境では、アドレナリン分泌が抑制される。
(4) 低圧環境では、肺胞内酸素分圧が低下する。
(5) 無重力環境では、循環血液量が増加する。

▶選択肢考察◀

×(1) 高温環境下では、体内の熱を体外へ放出するために皮膚下の血管が拡張し、血流が増加する。そのため、夏などの高温環境下では、皮膚下の血管拡張や発汗による循環血液量の減少により、血圧が低下する。

×(2)、(3) 低温環境下では、体外への熱の放出を防ぐため、皮膚下の血管は収縮し、血圧が上昇する。また、体温維持のため熱産生が増加し、基礎代謝量が増加する。さらに、皮膚表面の温度低下により、副腎髄質からのアドレナリン分泌が増加し、エネルギー消費量を増加させる。

○(4) 標高が高い山などの低圧環境下では、空気中の酸素分圧も低下するため呼気から取り込む酸素量が低下する。そのため、肺胞内酸素分圧も低下し、肺胞内でガス交換を行う動脈血の酸素分圧も低下する。

×(5) 無重力環境では、血液は上肢方向にシフトする。これにより、脳では体液量が増加したと認識し、利尿が促進されるため、循環血液量が減少する。

▶正　解◀ **(4)**

▶要　点◀

特殊環境と身体の反応

	低温（寒い）	高温（暑い）
特徴	• 基礎代謝の亢進によるエネルギー消費の増加 • 内臓や骨格筋での熱を産生（血糖値↑） • 骨格筋のふるえによる熱産生（筋肉でのエネルギー消費）、褐色脂肪組織での熱産生、皮膚血管の収縮	• 体温を下げるため、皮膚血管の拡張 • 発汗による熱放散が起こる
栄養ケア	〈体温を上げるために必要な栄養素〉 脂質・糖質＋ビタミンB_1、ビタミンB_2、ナイアシン、パントテン酸・たんぱく質＋ビタミンC	〈体温を下げるために発汗に必要な栄養素〉 水分、ナトリウム

34回－97

特殊環境下での生理的変化に関する記述である。最も適当なのはどれか。1つ選べ。

(1)　高温環境下では、皮膚血管は収縮する。
(2)　低温環境下では、ビタミンB_1の必要量が減少する。
(3)　低温環境下では、血圧は低下する。
(4)　低圧環境下では、動脈血の酸素分圧は低下する。
(5)　無重力環境下では、尿中カルシウム排泄量が減少する。

▶選択肢考察◀

×(1)　高温環境下では、体内の熱を体外へ放出するために皮膚下の血管が拡張し、血流が増加する。
×(2)　低温環境下では、熱産出を増大させるため基礎代謝が亢進する。結果として、糖質の代謝などが亢進するため、ビタミンB_1必要量も増加する。
×(3)　低温環境下では、体外への熱の放出を防ぐため、皮膚下の血管は収縮し、冬では血圧が上昇する。
○(4)　低圧環境下では、空気中の酸素分圧も低下するため呼気から取り込む酸素量が低下する。そのため、肺胞内酸素分圧も低下し、肺胞内でガス交換を行う動脈血の酸素分圧も低下する。
×(5)　無重力環境下では、重力による骨や筋への負荷がなくなるため、骨吸収や筋肉の分解が亢進する。分解により生じたカルシウムや尿素は尿中に排泄されるため、尿中カルシウム排泄量や尿中尿素窒素排泄量は増加する。

▶正　解◀　(4)

33回－99

特殊環境と栄養に関する記述である。正しいのはどれか。1つ選べ。

(1)　外部環境の影響を受けやすいのは、表面温度より中心温度である。
(2)　WBGT（湿球黒球温度）が上昇したときは、水分摂取を控える。
(3)　低温環境下では、皮膚の血流量が増加する。
(4)　高圧環境から急激に減圧すると、体内の溶存ガスが気泡化する。
(5)　低圧環境下では、肺胞内酸素分圧が上昇する。

▶選択肢考察◀

×(1)　外部環境の影響を受けやすいのは、直接外部環境と接している表面温度である。

×(2)　WBGT（湿球黒球温度）とは、気温、湿度、輻射熱を測定し、暑さ指数として表したもので、熱中症発症予防の指標となる。一般的にWBGT 21.0℃以上で警戒が必要となり、水分の積極的摂取や屋外での運動に注意が必要となる。

×(3)　低温環境下では、血液からの熱の放散を抑えるため、皮膚の下の血管が収縮し、血流量を減少させることで熱の放散を抑制する。

○(4)　高圧環境下では、血液中に通常よりも多くの酸素や窒素が溶解している。その状態から急激に減圧すると、溶解している酸素や窒素が気泡化し、血管などを傷害してしまう。このような症状を潜水病と呼ぶ。

×(5)　低圧環境下では、空気中の酸素分圧が低下しているため、動脈中の酸素分圧も低下（動脈酸素飽和度の低下）する。そのため、肺胞内の酸素分圧も低下し、酸素の運搬能力が低下する。これを補うため、低圧環境下では血中のヘモグロビン量が増加する。この効果を利用し、持久力が必要なスポーツでは、高地トレーニングなどが取り入れられている。

▶正　解◀　**(4)**

35回－97

災害発生後24時間以内に、被災者に対して優先的に対応すべき栄養上の問題である。最も適当なのはどれか。1つ選べ。

(1)　エネルギー摂取量の不足
(2)　たんぱく質摂取量の不足
(3)　水溶性ビタミン摂取量の不足
(4)　脂溶性ビタミン摂取量の不足
(5)　ミネラル摂取量の不足

▶正解へのアプローチ◀

災害発生時に栄養上の問題で、初期に懸念になるのがエネルギー不足である。その後1か月ほどでたんぱく質や水溶性ビタミンの不足、次いで数か月から6か月ほどで脂溶性ビタミンやミネラルなどの微量栄養素不足の問題が生じてくる。

▶選択肢考察◀

○(1)　今回の設問は、災害発生時24時間以内といった状況であり、優先するべき栄養上の問題は、必要エネルギー量の確保である。

×(2)、(3)、(4)、(5)

▶正　解◀　**(1)**

要　点

災害時における栄養補給量の設定と考え方

1か月未満	• 水分およびエネルギーの確保
1～3か月	• 最低限の必要量の確保（体内貯蔵期間が短い栄養素の補給を優先） →エネルギー、たんぱく質、ビタミンB_1、ビタミンB_2、ビタミンC • 食事回数、食事量の確保 • 栄養素添加食品（強化米など）の利用も視野に入れる。
3～6か月	• 対象特性に応じた栄養素の摂取不足への配慮 →カルシウム、ビタミンA、鉄 • エネルギーや特定の栄養素の過剰摂取への配慮 • 主食、主菜、副菜が揃う食事の確保
6か月以上	• 生活習慣病の一次予防への配慮 • 各人の健康課題に対応した主食、主菜、副菜が揃う食事の確保

1 栄養教育のための理論的基礎

34回－105

妊婦を対象とした栄養・食生活支援の取組と、生態学的モデルのレベルの組合せである。最も適当なのはどれか。1つ選べ。

(1) 経済的に困窮している妊婦に、妊婦の友人がフードバンクへの登録を勧めた。——— 個人内レベル
(2) 病院のスタッフ間で、体重増加不良の妊婦には栄養相談を勧めることを意思統一した。——— 個人間レベル
(3) 母子健康手帳交付時に、市ではメールで栄養相談を受け付けていることを伝えた。——— 組織レベル
(4) 病院の管理栄養士が、産科外来で配布するための妊娠中の食事ガイドを作成した。——— 地域レベル
(5) 自治体の食育推進計画に、妊婦の栄養対策の実施と目標値を含めた。——— 政策レベル

正解へのアプローチ

健康行動の生態学的モデルは、人間の行動に影響を及ぼす社会的、心理的影響を視野におきつつ、行動の環境的、政策的文脈を重視した多層構造からなるモデルであり、さまざまな行動科学理論やモデルの概念を階層的に整理した“包括的モデル”といえる。

人間の行動は、個人内要因（生態学的要因、心理的要因）、個人間要因（社会的要因、文化的要因）、組織の要因、コミュニティの要因、物理的環境要因、政策要因など、多層からさまざまな影響を受け、それらは相互に関連し合っている、という考え方を基本とする。

選択肢考察

×(1) 経済的に困窮している妊婦に、妊婦の友人がフードバンクへの登録を勧めた。——— 個人間レベル
×(2) 病院のスタッフ間で、体重増加不良の妊婦には栄養相談を勧めることを意思統一した。——— 組織レベル
×(3) 母子健康手帳交付時に、市ではメールで栄養相談を受け付けていることを伝えた。——— 政策レベル
×(4) 病院の管理栄養士が、産科外来で配布するための妊娠中の食事ガイドを作成した。——— 個人内レベル
○(5) 自治体の食育推進計画に、妊婦の栄養対策の実施と目標値を含めた。——— 政策レベル

正　解　(5)

▶要　点◀

生態学的モデルにおける健康の決定要因

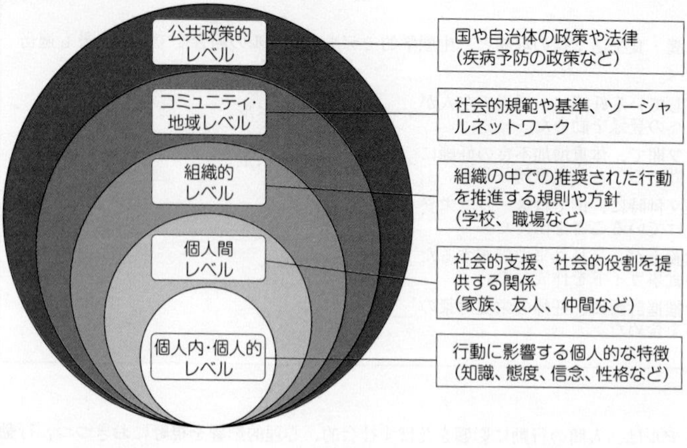

35回－98

新入社員研修において、急性アルコール中毒に関する教育を担当することになった。ヘルスビリーフモデルの「罹患性の認知」に基づいた支援である。最も適当なのはどれか。1つ選べ。

(1)　急性アルコール中毒で辛い経験をした社員の例を話す。
(2)　アルコール・ハラスメントについて話し合いをさせる。
(3)　急性アルコール中毒で、救急搬送された際の医療費について教える。
(4)　アルコールパッチテストの結果を、個別に返却し説明する。
(5)　飲酒は適量までとすることのメリットについて考えさせる。

▶正解へのアプローチ◀

ヘルスビリーフモデルは、自分の健康状態や疾病をどのように思っているかという「個人の認知的要因」に着目した行動変容モデルである。このモデルでは、推奨される予防的保健行動をとる可能性に影響を与える主要な認知として、「疾病に関する脅威の認知」と「予防行動をとることの有益性と障害性の損益計算」の2点が挙げられている。

▶選択肢考察◀

×(1)　急性アルコール中毒についての「重大性の認知」は高まるが、近年の若年者の飲酒率が低いことを考慮すると、「罹患性の認知」を高めることには繋がりにくいと考えるべきである。
×(2)　アルコール・ハラスメントについての意識は高まるが、「罹患性の認知」を高めることには繋がりにくい。
×(3)　救急搬送された際の医療費について教えるだけでは、「罹患性の認知」を高めることには繋がりにくい。
○(4)　アルコールパッチテストの結果を個別に返却し説明することで、新入社員が急性アルコール中毒へのなりやすさを個々に把握できる。それにより、「罹患性の認知」が高まる。
×(5)　飲酒を適量までとするメリットについては理解できるが、「罹患性の認知」には繋がりにくい。

▶正　解◀　(4)

要　点

ヘルスビリーフモデルの概念図

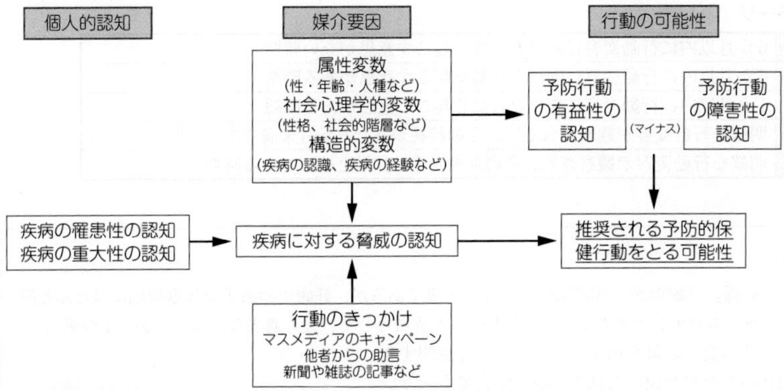

罹患性の認知	自分自身が疾病にかかる可能性の評価
重大性の認知	疾病にかかった場合の重大性の評価
有益性の認知	健康行動が自分に役立つという認知
障害性の認知	健康行動をとるにあたって払わなければならないコストの認知

33回－100

運動部に所属する高校生で、行動変容ステージが無関心期（前熟考期）の者に対し、栄養サポートを行うことになった。トランスセオレティカルモデルに基づいた支援内容である。正しいのはどれか。1つ選べ。

(1)　食事内容の改善が競技力向上に及ぼすメリットを考えさせる。
(2)　コンディションが悪くて負けた時の悔しさを想像させる。
(3)　食事内容の改善に取り組むことをチーム内で宣言させる。
(4)　練習量が多い日はあらかじめ補食を用意させる。
(5)　食事内容の改善に家族の協力が得られるかを考えさせる。

正解へのアプローチ

トランスセオレティカルモデルに基づいた支援では、対象者の行動変容ステージに応じた支援を心掛ける。

無関心期（前熟考期）の対象者は、自身の健康状態についての問題意識が低いため、行動変容をする意思がない。無関心期の対象者が関心期（熟考期）に移行するには、行動変容することによるメリットが行動変容しないことによるデメリットを上回る必要がある。

そこで、無関心期の対象者には、まずは行動変容しないことによるデメリットを伝える必要がある。

選択肢考察

×(1)　食事内容を改善することによるメリットを伝えるのは、関心期の対象者に対してである。
○(2)　コンディション不良によるデメリットを伝えるのは、無関心期の対象者に対してである。
×(3)　目標宣言を促すのは、準備期の対象者に対してである。
×(4)　具体的な対処方法を伝えるのは、実行期の対象者に対してである。
×(5)　ソーシャルサポートの活用を勧めるのは、実行期の対象者に対してである。

正　解 (2)

要　点

行動変容ステージ

無関心期	6か月以内に行動変容に向けた行動を起こす意思がない時期
関心期	6か月以内に行動変容に向けた行動を起こす意思がある時期
準備期	1か月以内に行動変容に向けた行動を起こす意思がある時期
実行期	明確な行動変容が観察されるが、その持続がまだ6か月未満である時期
維持期	明確な行動変容が観察され、その期間が6か月以上続いている時期

36回－98

妊娠8週の妊婦。妊娠前からBMI 18.5kg/m^{2}未満であるが、妊娠中の適正な体重増加にほとんど関心がない。トランスセオレティカルモデルに基づいた支援として、最も適当なのはどれか。1つ選べ。

(1) 少しずつ食べる量を増やす工夫について説明する。
(2) 母体のやせが胎児に及ぼす影響を考えてもらう。
(3) 体重を増やすと目標宣言をして、夫に協力を求めるように勧める。
(4) 毎日体重を測ってグラフ化することを勧める。
(5) 自分にとってのストレスと、その対処方法を考えてもらう。

正解へのアプローチ

トランスセオレティカルモデルに関する問題は、行動変容ステージについてだけではなく、それぞれの行動変容ステージに応じたアプローチ方法を理解することが重要である。今回の問題で妊婦は無関心期であると考えられるため、無関心期に適した内容を選択する。

選択肢考察

×(1) 具体的な対処法に関する説明は、実行期の対象者に対する支援である。
○(2) 母体のやせが胎児に及ぼす影響（デメリット）を考えさせるのは、無関心期の対象者に対する支援として適当である。
×(3) 目標宣言を促すのは、準備期の対象者に対する支援である。
×(4) 毎日体重を測ってグラフ化することは、行動変容技法におけるセルフモニタリングであり、実行期の対象者に対する支援である。
×(5) 自らのストレスとその対処法を考えさせることは、行動変容技法におけるストレスマネジメントであり、実行期の対象者に対する支援である。

正　解 (2)

34回－98

「牛乳は苦手だけど、明日から残さず飲もうと思います」と話す、小学生Aさんへの給食指導である。トランスセオレティカルモデルに基づいた指導として、最も適当なのはどれか。1つ選べ。

(1) 牛乳に含まれる主な栄養素について説明する。
(2) 牛乳を残さず飲めるようになったら、家族がどう思うかを考えさせる。
(3) 牛乳を飲むと、体にどのような影響が出るかを考えさせる。
(4) 牛乳を残した日は、好きなゲームを我慢すると決めるように勧める。
(5) 牛乳を残さず飲むことを、担任の先生と約束するように勧める。

▶正解へのアプローチ◀

Ａさんは「明日から残さず飲もうと思います」と話しており、１か月以内に行動変容する意思があることから、Ａさんの行動変容ステージが準備期と判断できる。

準備期の対象者への支援では、目標宣言をさせることが望ましい。

▶選択肢考察◀

×(1) 牛乳に含まれる栄養素を知ることで、牛乳を飲むことの重要性を意識できるようになるため、無関心期の対象者への支援である。

×(2) 周囲への影響といった環境の再評価を行うのは、関心期の対象者への支援である。

×(3) 行動変容することによるメリットを伝えるのは、関心期の対象者への支援である。

×(4) オペラント強化などの具体的な行動変容技法の提案は、実行期の対象者への支援である。

○(5) 目標宣言は、準備期に行う。

▶正　解◀ (5)

36回－99

Ｋ保育園で、４歳児に対する野菜摂取量の増加を目的とした食育を行った。計画的行動理論における行動のコントロール感を高める働きかけである。最も適当なのはどれか。１つ選べ。

(1) 野菜をたくさん食べると、風邪をひきにくくなると説明する。
(2) 給食の時間に野菜を残さず食べるよう、声掛けをしてまわる。
(3) 野菜を食べることの大切さについて、家庭に食育だよりを配布する。
(4) ５歳児クラスの野菜嫌いだった子が、野菜を食べられるようになった例を話す。
(5) 給食の野菜を全部食べたら、シールをもらえるというルールを作る。

▶正解へのアプローチ◀

計画的行動理論は、個人の態度と行動変容に関する理論の一つで、フィッシュバイン (Fishbein, M)、アズゼン (Ajzen, I) により提唱された。

「行動意思」は、「行動への態度（行動者の行動に対する価値観）」、「主観的規範（行動者にとって重要な人からの期待を認識し、その期待に応えようとすること）」、「行動のコントロール感（行動者が自分の行動をコントロールできるかの確信）」の３つの要素で構成される（▶要　点◀参照）。なお、行動のコントロール感を高めるということは、対象者が「自分でもできる」という意識を持ってもらうようにする働きかけである。

▶選択肢考察◀

×(1) 野菜をたくさん食べることが重要であるということは理解できるが、行動のコントロール感を高めることには繋がらない。

×(2) 野菜の摂取量増加には繋がる可能性があるが、自分で行動をコントロールしておらず、他者が行動をコントロールしているため、誤りである。

×(3) 野菜を食べることの重要性を広めることはできるが、行動のコントロール感を高めることには繋がらない。

○(4) 自分に近い立場の人の話を聴くことで、自分も行動をコントロールできるという気持ちを持ちやすくなる。

×(5) 野菜の摂取量自体は増える可能性が高いが、自分で行動をコントロールしておらず、他者が行動をコントロールしているため、誤りである。

▶正　解◀ (4)

▶要　点◀

合理的行動理論と計画的行動理論の概念図

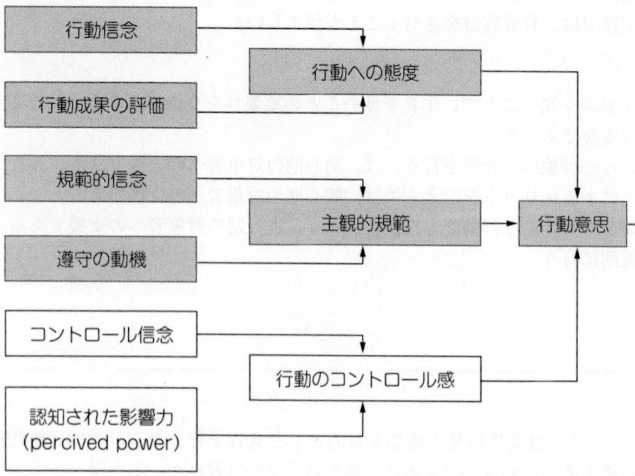

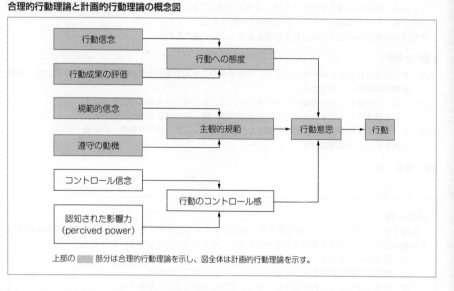

上部の ■ 部分は合理的行動理論を示し、図全体は計画的行動理論を示す。

37回－98 NEW

高血圧対策として、社員の食塩摂取量の減少を目指した取組を行うことになった。社会的認知理論の構成概念と、それを活用した取組の組合せである。最も適当なのはどれか。1つ選べ。

(1) 結果期待 ―――― 社員食堂の定食を、全て減塩メニューに変更する。
(2) 観察学習 ―――― 減塩によるメリットを、社員食堂の卓上メモで周知する。
(3) 自己制御 ―――― 減塩によって高血圧が改善した社員の体験談を、社内ウェブサイトに掲載する。
(4) 自己効力感 ――― 減塩醤油の試供品を配布し、家庭で使ってもらう。
(5) 観察学習 ―――― 血圧の記録表を、社員全員に配布する。

▶正解へのアプローチ◀

社会的認知理論とは、周囲の環境や行動が個人の行動と相互に関係しあっているという概念である。

この理論を活かした取り組みとして、地域で健康行動を行う人を増やすことがあげられる。地域で健康行動を行う人が増えると、健康行動を目にして認知する人が増え、個人で行動する人が増える。それは地域での行動が増加したことになる。このことが起こる要因として、周囲の行動を観察することにより学習（観察学習）し、自己効力感が高められることがあげられる。

▶選択肢考察◀

×(1) 周囲の環境を整えることで対象の認知に影響を与えることを目的とした、相互決定主義を活かした取組の例である。

×(2) 行動を起こした際のメリット（期待）を学習することを目的とした、結果期待を活かした取組の例である。

×(3) 手本となる人の行動を観察し、学習することを目的とした、観察学習を活かした取組の例である。

○(4)　活用することで自分でも取り入れられるという自信を身に付けさせることを目的とした、自己効力感を活かした取組の例である。

×(5)　セルフモニタリングすることで自らの行動を管理することを目的とした、自己制御（セルフコントロール）を活かした取組の例である。

▶正　解◀　(**4**)

▶要　点◀

社会的認知理論の概念図

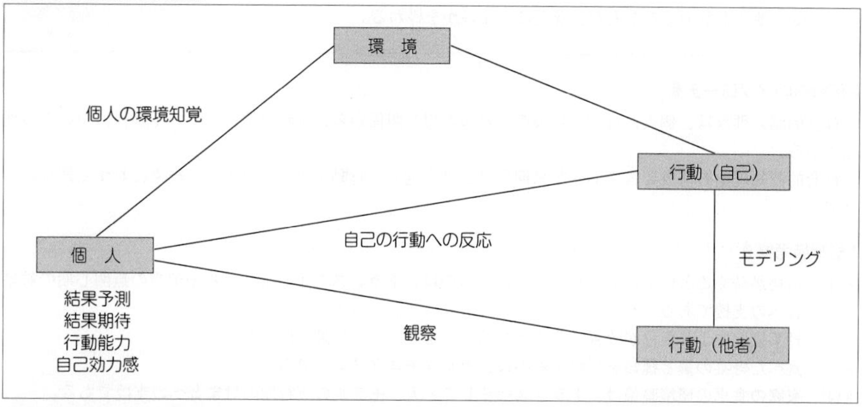

社会的認知理論の構成要素

構成要素	定　義
観察学習	新たな行動を起こすために、手本となる人の行動を観察し、学習すること。
自己効力感	望ましい行動をどのくらいうまくやれるかという自信。
結果期待	ある行動を実行した場合の結果に対する期待。
相互決定主義	行動は、個人や集団の認知や環境と相互に結びつき、影響し合っていること。
自己制御	セルフモニタリングを通じ、目標に対してどの程度達成できているかを確認し、自らの行動を管理すること。

34回－99
社会的認知理論に基づいて、便秘で悩んでいる中学生に野菜摂取を促す支援を行った。結果期待を高めるための支援である。最も適当なのはどれか。1つ選べ。
(1) 便秘が続くことにより生じる、身体への悪影響を説明する。
(2) 野菜摂取が便秘に及ぼす好影響を、図示して説明する。
(3) 食べた野菜の量と種類を、1週間記録することを勧める。
(4) 家族に、野菜料理を増やすように頼むことを勧める。
(5) 便秘が解消できた人が、身近にいないかを尋ねる。

正解へのアプローチ

社会的認知理論は、個人、行動、環境の3要因の相互関係から、行動を学習していく過程についての理論である。

社会的認知理論の構成要素である結果期待は、文字通り、行動を実行した場合の結果に対する期待のことである。

選択肢考察

×(1) 便秘が続くことによるデメリットを伝えるのは、トランスセオレティカルモデルの無関心期の対象者への支援である。
◯(2) 野菜摂取により便秘が改善することを期待させるのは、結果期待である。
×(3) 食べた野菜の量と種類を記録するのは、セルフモニタリングである。
×(4) 家庭の食卓の環境整備は、トランスセオレティカルモデルの実行期の対象者への支援である。
×(5) 他者の行動やその結果を観察するのは、観察学習（モデリング）である。

正　解 (2)

37回－99 NEW
特定保健指導で、野菜摂取量を増やすという行動目標を立てた単身赴任男性である。この男性に対し、家族が行うソーシャルサポートの内容とサポートの種類の組合せである。最も適当なのはどれか。1つ選べ。
(1) 冷凍のヘルシー弁当を手配する。――――――― 情報的サポート
(2) 男性向けの野菜料理の本を購入して渡す。―――― 情報的サポート
(3) 市販の惣菜をアレンジして野菜を増やす方法を教える。――― 評価的サポート
(4) 毎月、野菜を使った常備菜を作りに行く。―――― 情動的サポート
(5) 毎週、励ましのメールを送る。―――――――― 道具的サポート

正解へのアプローチ

健康的な生活習慣を確立・維持するためには、個人の努力とともに、周囲からのソーシャルサポート（社会的支援）が必要である。

ソーシャルサポートは、情動的サポート、道具的サポート、情報的サポート、評価的サポートの4つに分類される（要　点 参照）。

選択肢考察

×(1) 直接、目的達成に有効な食事を提供しているため、道具的サポートである。
◯(2) 本を介して目的達成に有用な情報を提供しているため、情報的サポートである。

×(3) 教育により目的達成に有用な知識（情報）を提供しているため、情報的サポートである。
×(4) 摂取しやすい野菜を常備するためのサポートであるため、道具的サポートである。
×(5) 心理面に配慮したサポートであるため、情動的サポートである。

正　解（**2**）

要　点

ハウス（House,J.）によるソーシャルサポートの分類

情動的サポート	同情や愛、信頼、心配などの心理的サポート
道具的サポート	食事支援、経済的支援などの直接的な援助やサービスの提供
情報的サポート	問題解決のための情報提供
評価的サポート	フィードバックなどの自己評価に役立つ情報提供

33回－101

1人で外出が困難な高齢者への、ソーシャルサポートの内容とその種類の組合せである。正しいのはどれか。1つ選べ。

(1) バランスのよい弁当の配食を依頼する。――――― 情動的サポート
(2) 家族が心配して毎日電話をかける。――――― 評価的サポート
(3) NPOが地域の食事会に車で送迎をする。――――― 道具的サポート
(4) 車椅子で買物がしやすい食料品店の場所を伝える。――― 情動的サポート
(5) 現在の食事内容の具体的な課題を伝える。――――― 情報的サポート

選択肢考察

×(1) バランスのよい弁当の配食を依頼する。――――― 道具的サポート
×(2) 家族が心配して毎日電話をかける。――――― 情動的サポート
○(3) NPOが地域の食事会に車で送迎をする。――――― 道具的サポート
×(4) 車椅子で買物がしやすい食料品店の場所を伝える。――― 情報的サポート
×(5) 現在の食事内容の具体的な課題を伝える。――――― 評価的サポート

正　解（**3**）

35回－99

子どもが野菜を食べないことを心配して、市の保健センターに相談に来た保護者へのソーシャルサポートのうち、評価的サポートに該当するものである。最も適当なのはどれか。1つ選べ。

(1) 保健センターで開催されている食育講習会の参加手続きを手伝う。
(2) 新鮮な野菜を使った料理を提供している親子食事会の案内を手渡す。
(3) 地域の農家が新鮮な野菜を家庭に届けてくれる取組を紹介する。
(4) 「お子さんの食生活について、一生懸命考えておられる証拠ですよ」と声がけをする。
(5) 「毎日の食事づくりは、ストレスになりますね」と共感する。

選択肢考察

×(1) 道具的サポートである。
×(2) 情報的サポートである。

×(3)　情報的サポートである。
◯(4)　評価的サポートである。
×(5)　情動的サポートである。

▶正　解◀　(4)

35回－100
　食品会社に勤める管理栄養士が、新しい減塩調味料の販売促進方法を企画した。その企画内容と、イノベーション普及理論に基づく普及に必要な条件の組合せである。最も適当なのはどれか。1つ選べ。

(1)　既存の商品よりナトリウムの低減割合が高いことをラベルに記載する。――――適合性
(2)　新商品を使った減塩教室を開催する。――――試用可能性
(3)　減塩商品利用者のニーズから生まれた商品であることを宣伝する。――――可観測性
(4)　1回使用量の調整ができる新容器を採用する。――――比較優位性
(5)　モニターを募集し、新商品の感想をSNSで発信してもらう。――――複雑性

▶正解へのアプローチ◀
　イノベーションとは、新しい技術、商品、アイデア、行動、プログラムなど、あらゆる「新しいもの」を意味しており、イノベーション普及理論とは、このイノベーションが社会の中でどのように普及していくかのプロセスとその要因を整理した理論であり、ロジャースが提唱した。
　イノベーション普及理論では、イノベーションが人々に普及する速さには5つの要因が関わっているとしている(P427：37回－100：▶要　点◀参照)。

▶選択肢考察◀
×(1)　同様の機能をもつ商品と比較して優位であることを示しているため、比較優位性の活用例である。
◯(2)　減塩教室により、採用前に商品の試用が可能となるため、試用可能性の活用例である。
×(3)　ニーズに合わせた商品であるため、適合性の活用例である。
×(4)　わかりやすく、利用しやすいため、複雑性(わかりやすさ)の活用例である。
×(5)　利用者の評価が得られるため、可観測性の活用例である。

▶正　解◀　(2)

37回－100　NEW
　企業の管理栄養士が、中高年向けの新しい食事管理アプリを開発し、販売することになった。イノベーション普及理論の観察可能性(可観測性)に当たる内容として、最も適当なのはどれか。1つ選べ。

(1)　従来の食事管理アプリより、利用料金が安い。
(2)　食事管理アプリの試用体験会を実施する。
(3)　毎日の食事内容の入力が簡単である。
(4)　画面の文字が大きく、見やすい。
(5)　スマートフォンで利用でき、仲間に見せられる。

正解へのアプローチ

イノベーション普及理論とは、新しいものや考え（イノベーション）を社会に普及させることに関する理論である。イノベーションの普及には、比較優位性、適合性、複雑性、試用可能性、観察可能性の５つの要因が関与している。

観察可能性（可観測性）は、イノベーションの採用や実行を他者が見てわかることであり、SNSの活用などが例として挙げられる。

選択肢考察

×(1) 比較対象と比べて価格的に優位であり、比較優位性の活用例である。
×(2) 採用前に試用の機会を提供しており、試用可能性の活用例である。
×(3) 簡単に利用できることがわかるため、複雑性（わかりやすさ）の活用例である。
×(4) 見やすいという利用者のニーズに合っており、適合性の活用例である。
○(5) 周囲が採用状況などを把握可能であり、観察可能性の活用例である。

正　解　(5)

要　点

イノベーションの普及速度に関与する５つの要因

比較優位性（相対的優位性）	同様の機能を持つものと比べて優位である
適合性	対象者のニーズに合っている（適合している）
複雑性（わかりやすさ）	利用しやすく、複雑でない
試用可能性（試行可能性）	採用する前に試用することが可能である
観察可能性（可観測性）	周囲の採用状況や利用者の評価が分かる

36回－100

健康教室への参加者が、ある効能をうたった、いわゆる健康食品に関する情報をインターネットで調べた。これに続く参加者の行動とヘルスリテラシーのレベルの組合せである。最も適当なのはどれか。１つ選べ。

(1) 自分と同年代の人の体験談を読んで、自分にも当てはまるか、考えた。 ―― 機能的ヘルスリテラシー
(2) 健康教室の参加者と一緒に、情報の信頼性について議論した。 ―― 機能的ヘルスリテラシー
(3) 説明文書をよく読んで、確実に理解するようにした。 ―― 相互作用的（伝達的）ヘルスリテラシー
(4) その食品に関して集めた情報を家族に伝えた。 ―― 批判的ヘルスリテラシー
(5) 本当に効果があるのかを疑って、さらに情報を集めた。 ―― 批判的ヘルスリテラシー

正解へのアプローチ

リテラシーとは、「何らかのカタチで表現されたものを適切に理解・解釈し、改めて記述・表現する」という意味であり、ヘルスリテラシーとは、健康情報についての情報リテラシーを指す。

ナットビーム（Nutbeam,D.）は、ヘルスリテラシーには機能的ヘルスリテラシー、相互作用的（伝達的）ヘルスリテラシー、批判的ヘルスリテラシーの３つのレベルがあるとしている（要　点 参照）。

選択肢考察

×(1) 相互作用的（伝達的）ヘルスリテラシーの例である。
×(2) 相互作用的（伝達的）ヘルスリテラシーの例である。

×(3)　機能的ヘルスリテラシーの例である。
×(4)　相互作用的（伝達的）ヘルスリテラシーの例である。
○(5)　批判的ヘルスリテラシーの例である。

▶正　解◀（5）

▶要　点◀

ヘルスリテラシーの３つのレベル

機能的ヘルスリテラシー	日常生活場面で効果的に機能するための読み書きの基本的な能力
相互作用的（伝達的）ヘルスリテラシー	社会的スキルとともに、日常的な活動に活発に参加し、様々な形式のコミュニケーションから情報を入手したり、意味を引き出したり、新しい情報を変化していく環境へ適応するために利用されるより高度な認知的、読み書きの能力
批判的ヘルスリテラシー	社会的スキルとともに、情報を批判的に分析し、その情報を生活上の出来事や状況をよりコントロールするために利用されるより高度な認知的能力

34回－100

栄養カウンセリングを行う上で、管理栄養士に求められる態度と倫理に関する記述である。最も適当なのはどれか。１つ選べ。

(1)　クライアントの外見で、行動への準備性を判断する。
(2)　クライアントの課題を解決するための答えを、最初に提示する。
(3)　クライアントの情報を匿名化すれば、SNSに投稿できる。
(4)　管理栄養士が、主導権を持つ。
(5)　管理栄養士が、自らの心身の健康管理に努める。

▶正解へのアプローチ◀

栄養カウンセリングを行う上での管理栄養士の態度と倫理として、以下のことがあげられる。
①常に対人業務の意識をもつ。
②クライアントの主体性を尊重する。
③クライアントに偏見をもたない。
④管理栄養士とクライアントの関係を守る。
⑤クライアントの個人情報保護に努める。
⑥専門的な知識と技術の向上に努める。
⑦管理栄養士としての役割を認識する。

▶選択肢考察◀

×(1)　栄養カウンセリングでは、外見だけでクライアントに偏見をもってはいけない。
×(2)、(4)　栄養カウンセリングでは、クライアントの主体性を尊重する必要がある。
×(3)　栄養カウンセリングでは、クライアントの個人情報保護に努める必要がある。仮に匿名であっても、クライアントの許可なくSNSに記事・情報を投稿するのは論外である。
○(5)　栄養カウンセリングを行う管理栄養士が不健康であれば、クライアントに対して何ら説得力がないため、管理栄養士は自らの心身の健康管理に努める必要がある。

▶正　解◀（5）

36回－101
肥満児童の母親が、仕事からの帰宅時間が遅く、子どもが母親を待っている間にお菓子を食べ過ぎてしまうと悩んでいる。栄養カウンセリングにおいて、ラポールを形成するための発言である。**最も適切な**のはどれか。1つ選べ。

(1) 不在時に、お子さんがお菓子を食べ過ぎてしまうのは仕方のないことですよ。
(2) 不在時に、お子さんがお菓子を食べ過ぎてしまうのは心配ですね。
(3) 職場の上司に、帰宅時間を早めたいと相談してみてはいかがですか。
(4) お菓子の買い置きをやめることはできませんか。

正解へのアプローチ

ラポールの形成には、しっかりと相手の話を中立的な立場で聞き（傾聴）、あるがままの姿を尊重し相手に肯定的な関心を持ち続け、その感情や言葉を無条件に受け入れ（受容的態度）、対象者と同じ立場に立ち一緒になって考えたり感じたりすること（共感的理解）が重要である。相手の気持ちに寄り添うような態度が重要である。

選択肢考察

×(1) 母親は子どもがお菓子を食べすぎてしまうことに対して悩んでいる。その悩みに寄り添うような発言とはいえない。
○(2) 母親の気持ちに寄り添った回答である。
×(3) 帰宅時間についての提案が必要な場合もあるが、ラポールを形成するための発言とはいえない。
×(4) 具体的な方法についても提案が必要な場合もあるが、ラポールを形成するための発言とはいえない。

正　解 (2)

37回－101 NEW
「減量のために間食を控えたいと思っていますが、介護によるストレスのせいか、なかなかやめられません。でも、なんとか間食をやめたいんです。」と話す肥満の中年女性への栄養カウンセリングである。クライアントの訴えたい内容を受け止めて、受容的態度を示す管理栄養士の発言として、**最も適切な**のはどれか。1つ選べ。

(1) そんなに深刻にならなくても、大丈夫ですよ。
(2) 介護のストレスが、とても大変なんですね。
(3) なんとか間食を控えて減量したいと、思っていらっしゃるのですね。
(4) そういうことはありますよね。

正解へのアプローチ

クライアントの発言から、減量の意思があること、減量のためには間食を控えることが有効であると理解していること、間食を控えようとする意思があること、ストレスが障害となっていると認知しているが、その障害によって間食を控えられていない状態であることが分かる。ただし、間食を控えたいという意思が強いことも分かる。

受容とは、クライアントの思いや考えをカウンセラーが受け容れることであるため、これらの思いを理解し、受け容れていることを示す発言が受容的態度を示す発言として適当となる。

▶選択肢考察◀

×(1) クライアントの意識が過剰で、健康へ悪影響がありそうな場合はこのように促すことも重要となるが、今回のケースでは健康への影響があるレベルとは考え難いため、適切とは言えない。

×(2) 介護によるストレスがあり、それが行動の障害となっていることをクライアントも理解し発言しているので、その思いに対しての受容的態度としては適当である。ただし、今回のケースでは、クライアントが前向きに行動変容しようという強い意思を示しているため、その思いに対して受容的態度を示す方がクライアントの気持ちに沿い、行動変容につながる可能性を高めるものとなる。よって、最適とは言えない。

◯(3) 間食を控えて減量しようという強い思いに対して受容的態度を示した発言であり、最適と言える。

×(4) 受容的態度を示すには、反復や要約して伝えることでより強く意識の共有を図ることができる。受容的態度を示す発言として、適当でないとは言えないが、最適ではない。傾聴の例である。

▶正 解◀ (3)

▶要 点◀

カウンセリング技法

ラポールの形成	クライアントとカウンセラー間の信頼関係の形成。
傾　聴	相手の話を真剣に、中立的な立場で十分に聞くこと。
受　容	クライアントのあるがままの姿を尊重し、クライアントに肯定的な関心を抱き続けて、その感情や言葉を無条件に受け入れること。
共感的理解	クライアントと同じ立場に立ち、一緒になって感じたり考えたりすること。
非言語的表現の理解	クライアントが伝えたいことは話の内容だけでなく、話し方や身振り、手振り、また沈黙に現れていることも多いため、このような非言語的表現を注意深く観察し、読み取ること。
沈黙の尊重	クライアントが考えをまとめている時や、気持ちを整理していることで生じる沈黙を尊重する。
明確化	クライアントに自分自身の行動や気持ちを話すよう促し、クライアントが問題をより明らかにできるよう援助すること。
チェンジ・トーク	話の矛盾を見逃さずにカウンセリングを展開する。行動変容に抵抗を示すクライアントが話の途中で自分自身の矛盾に気付き、変化を語る言葉を口にする瞬間があり、この瞬間を見逃さず、そこから話を展開していく。
開かれた質問	回答内容が「はい」「いいえ」などに限定されていない質問。
閉ざされた質問	回答内容が「はい」「いいえ」などに限定されている質問。

33回－102

経済的な困窮のために、「子どもに十分な食事を食べさせてあげられない」と悲嘆している親への栄養カウンセリングにおける、共感的理解を示す記述である。正しいのはどれか。**2つ選べ。**

(1) 「子どもに十分に食べさせてあげられないことが辛いのですね」と返す。
(2) 経済的に困窮している理由を尋ね、「それはお気の毒ですね」と伝える。
(3) 子どもの食事記録から、不足の可能性のある栄養素について説明する。
(4) 地域で開催されている、子ども食堂の場所と参加方法を紹介する。
(5) 親が言葉を詰まらせた時に、うなずきながら「ゆっくりで良いですよ」と言う。

▶正解へのアプローチ◀

共感とは、傾聴など通して相手の気持ちについて「そうですよね」と理解を示すことであり、相手と同じ気持ちになる「同情」とは区別される。

設問に示されているクライアントは、経済的な理由により、子どもの食事に対して非常に困っている状態である。クライアントを無条件で受け入れる受容的態度で臨み、共感し、理解しようとする共感的理解を持って対応することが重要である。

▶選択肢考察◀

○(1) クライアントと同じ立場に立ち、辛い気持ちを理解しようとする発言であり、共感的理解といえる。

×(2) 経済的に困窮している理由に対する感想を述べているだけであり、共感的理解とはいえない。

×(3)、(4) カウンセリング内容に対しての解決方法や紹介は、共感的理解とはいえない。

○(5) 受容的でクライアントの気持ちを理解しようとする発言であり、共感的態度を示している。

▶正　解◀ **(1)、(5)**

35回－101

特定健康診査の結果、動機付け支援の対象となった勤労男性に対する初回面接である。面接を始めたところ、「会社に言われたから来た」と言い、口数は少ない。面接の進め方として、**最も適切な**のはどれか。1つ選べ。

(1) 検査結果に基づいて、生活習慣改善の必要性を強く訴える。

(2) 開かれた質問を繰り返し、何とか話をしてもらう。

(3) 閉ざされた質問を取り入れて、発言を促す。

(4) 相手が話してくれるまで、笑顔で待ち続ける。

▶正解へのアプローチ◀

カウンセリングの初期段階では特にラポール（信頼関係）を形成することが重要である。

▶選択肢考察◀

×(1) 相手は無関心期であり、かつラポールが形成されていない状態であると考えられるため、面接の進め方として適切であるとはいえない。

×(2) 開かれた質問を取り入れつつ相手の考えを傾聴することは重要であるが、開かれた質問を単に繰り返すことは、相手へのプレッシャーに繋がりかねない。

○(3) 意欲が低く、口数も少ない対象者に対しては、まずは閉ざされた質問を上手く取り入れることで会話を生み出すことが重要である。

×(4) 沈黙を尊重することは重要だが、単に待ち続けることではラポールの形成には繋がらない。

▶正　解◀ **(3)**

33回－103
栄養カウンセリング中の肥満症患者の発言である。行動変容への動機づけの高まりを示す発言として、**最も適切な**のはどれか。1つ選べ。
(1) 最近、また体重が増えてしまったんですよね。
(2) 水を飲んでも太る体質なんですよね。
(3) 太る原因は、ストレスが多いからでしょうかね。
(4) やはり、甘いものを控えた方が体重は減りますよね。

▶正解へのアプローチ◀
本設問では、「行動変容の動機づけが高まっていると捉えられる発言」が判別できるかどうかを問われている。行動変容の動機づけが高まるとは、行動変容に対して前向きになってきているということである。

▶選択肢考察◀
×(1) 行動変容の動機づけが高まっているとはいえない。この発言からは体重が増えてしまったことへの罪悪感が汲み取れる。この対象者にカウンセリング技法を用いて対応することで、行動変容の動機づけを高めることにつながる。
×(2) 行動変容の動機づけが高まっているとはいえない。この発言からは問題点から目を背けていることが汲み取れる。この場合はまず問題点の把握と認識が重要となる。
×(3) 行動変容の動機づけが高まっているとはいえない。この発言からは問題点を認識しつつも、行動変容の動機づけには至っていないということが汲み取れる。この場合はストレスへの対処が重要となる。
○(4) 行動変容の動機づけが高まっている。この発言からは問題点を認識して対応策を理解していることが汲み取れる。自ら健康に向けての発言をしているため、行動変容の動機づけが高まっているととれる。

▶正　解◀ (4)

36回－102
妊娠をきっかけに、食生活を改善しようと考えているが、飲酒だけはやめられない妊婦に対する、動機づけ面接におけるチェンジトークを促すための質問である。**誤っている**のはどれか。1つ選べ。
(1) どうしてお酒をやめられないのですか。
(2) このまま飲酒を続けたら、どのようになると考えていますか。
(3) お酒を飲まずにいられた日もありますね。それはどのような日でしたか。
(4) お酒を飲まない生活には、どのようなメリットがあると思いますか。
(5) もしお酒をやめたら、ご家族はどのように思われるでしょうか。

▶正解へのアプローチ◀
動機づけ面接では、基本的なカウンセリング技法を用いるが、そこには3つの精神（協働性、喚起性、自律性）と4つの原則（共感を示す、矛盾を広げる、抵抗に対応する、自己効力感を支持する）が存在する。また、それを実行するためには4つのスキル（開かれた質問、是認（肯定）、聞き返し、要約）が有効となる。これを理解し、対象者の動機づけを目的に面接を行うことが重要となる。
チェンジトークとは、行動変容に抵抗を示すクライアントが話の途中で自分自身の矛盾に気付き、変化を語る言葉を口にする瞬間があり、この瞬間を見逃さず、そこから話を展開していくことである。
動機づけ面接を適切に実行することがクライアントの意識の変化（チェンジトークの促し）につながるため、動機づけ面接を理解しておくことが重要である。

選択肢考察

×(1) お酒をやめられない理由を聞くことは直接4つの原則に該当しないため、誤りである。ただし、理由を聞くことは、動機づけのための情報収集にあたるため、この質問は動機づけの前の段階での質問といえる。

○(2) 4つの原則の内の「矛盾を広げる」を意識した動機づけ面接の際の質問であり、これによりチェンジトークが促されると考えられる。

○(3) 4つの原則の内の「自己効力感を支持する」を意識した動機づけ面接の際の質問であり、これによりチェンジトークが促されると考えられる。

○(4) 4つの原則の内の「矛盾を広げる」を意識した動機づけ面接の際の質問であり、これによりチェンジトークが促されると考えられる。

○(5) 4つの原則の内の「矛盾を広げる」を意識した動機づけ面接の際の質問であり、これによりチェンジトークが促されると考えられる。

正　解 (1)

要　点

動機付け面接の３つの精神

①協働性	カウンセラーとクライアントが同等の立場で一緒に課題解決を行う。
②喚起性	クライアントから行動変容の動機を引き出す。
③自律性	クライアントの自主性や主体性を尊重する。

動機付け面接の４つの原則

①共感を示す	共感を示すことでクライアントとの信頼関係を構築する。
②矛盾を広げる	クライアント本人の価値や望ましい結果と現状との矛盾について述べさせる。
③抵抗に対応する	クライアントが自身の矛盾に気付くことで起こる行動変容に対する抵抗を批判するのではなく、行動変容の動機に変えるよう進める。
④自己効力感を支持する	クライアントの自己効力感を高めると同時に、カウンセラーもクライアントが行動変容できることを信じることが重要である。

動機付け面接の４つのスキル

①開かれた質問	両価性を伴うクライアントの状況を引き出し、クライアントが持つ行動変容へのアイデアや自信を引き出すきっかけになる。
②是認（肯定）	クライアントの価値観や考え方を認める。その際、心から是認し、クライアントの発言を強化する態度（表情・頷き・相槌など）を意識する。
③聞き返し	クライアントの発言をそのまま聞き返したり、示唆された気持ちを聞き返す単純な聞き返しだけでなく、クライアントの発言を極端に増強して聞き返したり、裏の意味を取って聞き返すといった戦略的な聞き返しもある。
④要約	クライアントの発言のポイントをまとめて要約する。要約によりクライアントが自身の変化（チェンジ・トーク）に気づくことができる。

37回－102 NEW

営業職の男性に対する栄養カウンセリングである。動機づけ面接のチェンジトークに該当する男性の発言として、最も適当なのはどれか。1つ選べ。

(1) 仕事が忙しくて、食生活を改善できる気がしません。
(2) 仕事帰りに、居酒屋に寄ることが唯一の楽しみなんです。
(3) 仕事で、食事が不規則になるのは仕方ないですよね。
(4) 忙しい中でも、できることを考えてみると良いのですよね。
(5) 家族のためにも、今は仕事を頑張ろうと思っています。

▶正解へのアプローチ◀

チェンジトークとは、クライアントの気持ちの変化がみえたと感じられる発言があった時を指す。

栄養カウンセリングの動機づけ面接では、行動変容に後ろ向きな気持ちから前向きな気持ちに変化するように誘導するが、そうして発言が変化したとき（チェンジトーク）を見逃さないようにして、話を展開していくことが重要となる。

▶選択肢考察◀

×(1) 行動変容に対して否定的な発言であり、前向きな気持ちに変化したとは言えない。
×(2) 行動変容をする意欲が感じられない発言であり、前向きな気持ちに変化したとは言えない。
×(3) 意思決定バランスを考えるとデメリットの方が大きい状態であり、前向きな気持ちの表れとは言えない。
○(4) 行動変容に対して前向きになってきた気持ちの表れと言える。
×(5) 行動変容を諦めた発言であり、前向きな気持ちに変化したとは言えない。

▶正　解◀ (4)

37回－103 NEW

飲酒量を減らすことを目的とした、中年男性への栄養教育である。支援内容と行動変容技法の組合せとして、最も適当なのはどれか。1つ選べ。

(1) 会社の飲み会で、飲酒量が多い人の隣には座らないように提案する。 ―― ソーシャルスキルトレーニング
(2) お酒を飲みたくなったら、喉が渇いているだけだと自分に言い聞かせることを提案する。 ―― 自己強化
(3) お酒を飲みに行く以外に、同僚とのコミュニケーションを図る方法を考えてもらう。 ―― 結果期待
(4) 週1回の休肝日にお酒を飲んだら、次の休肝日まで趣味のオンラインゲームをやらないことを提案する。 ―― オペラント強化
(5) お酒を飲まないデメリットと、お酒を飲むデメリットを比べてもらう。 ―― ストレスマネジメント

▶正解へのアプローチ◀

行動変容技法とは、対象者が行動変容を起こす際のハードルを下げる技法であり、栄養教育の際はこれらを対象者に合わせてうまく活用することが重要となる。国家試験で出題されることが非常に多い項目であり、各技法の定義と理解し、具体例を整理しておくこと。

▶選択肢考察◀

×(1) 飲酒量の増加につながる刺激を抑えようとする働きであるため、刺激統制の活用例である。

×(2) 不都合な認知を抱えたままにせず、思考を変えて不都合でない認知に転換しようとする働きであるため、認知再構成の活用例である。

×(3) 周囲の協力を得るための働きであるため、ソーシャルサポートの活用例である。

◯(4) 望ましくない結果に対して罰を与えることで、同じような結果が起きない（望ましくない行動の頻度を減少させる）ように働きかけているため、オペラント強化の活用例である。

×(5) 行動することによるメリットとデメリットを比較させる働きであるため、意思決定バランスの活用例である（P 439：36 回－104：▶正解へのアプローチ◀ 参照）。

▶正　解◀（4）

▶要　点◀

行動変容技法

モデリング	他者の行動を観察することで、自分の行動に変化をもたらす。
セルフモニタリング	学習者が、自分の行動を観察・記録・評価する。
オペラント強化	褒めるなど強化子を用いて、健康行動の頻度を高める。
ストレスマネジメント	健康行動の実践によるストレスに対し、前向きな気持ちを維持させるために、そのストレスを軽減させる訓練を行う。
ソーシャルスキルトレーニング	上手な対人交流の技術を高める練習をする。
ソーシャルサポート	健康行動を維持するために、周囲の協力を得る。
刺激統制	先行刺激の状況を変え、目標行動を実行しやすくするように環境条件を整える。
反応妨害・拮抗	問題となる食行動を直接的に妨害するために、同時に成立しない行動を拮抗させる技法。
行動置換	自分自身の行動パターンを分析し、これまでの行動パターンを不健康な食行動が生じにくい行動パターンに置き換える技法。
目標宣言	目標を具体的に言葉にする。目標を紙に書いて目につくところに貼り宣言する。
行動契約	宣言した目標を実行することを自分や他人と約束をする。
認知再構成	不都合な認知（考え）を変えるため、励ましの言葉をかけたり、マイナスのイメージをプラスにとらえることで認知を修正する。

35回－102

地域在住高齢者を対象とした、ロコモティブシンドローム予防のための支援内容と行動変容技法の組合せである。最も適当なのはどれか。1つ選べ。

(1) 毎日30分散歩すると目標を決めて、周囲の人に言うように勧める。 ―――― セルフモニタリング
(2) 朝食後に、お茶の代わりに牛乳を飲むように勧める。 ―――― 行動契約
(3) 冷蔵庫に、豆腐や乳製品など、たんぱく質源の食品の常備を勧める。 ―――― 行動置換
(4) カレンダーに食事摂取と運動のチェック欄を作るよう提案する。 ―――― 刺激統制
(5) 運動を始めると、自分にどのような影響があるかを考えてもらう。 ―――― 意思決定バランス

正解へのアプローチ

行動を変容させるための技法（行動変容技法）は、国家試験で出題されることが多い。それぞれの技法とその内容を理解しておくことは重要である。

選択肢考察

×(1) 行動契約の支援内容である。
×(2) 行動置換の支援内容である。
×(3) 刺激統制の支援内容である。
×(4) セルフモニタリングの支援内容である。
○(5) 予防行動をとることの利益と障害の損益計算を意味する「意思決定バランス」にあたる。

正　解 (5)

34回－101

肥満を改善するための支援内容と行動変容技法の組合せである。最も適当なのはどれか。1つ選べ。

(1) 家の冷蔵庫に減量目標を貼るように勧める。 ―――― ソーシャルスキルトレーニング
(2) 食べる量を決めて、盛りつけるように勧める。 ―――― オペラント強化
(3) くじけそうになったら、まだやれると自分を励ますように勧める。 ―――― 認知再構成
(4) 食後にお菓子を食べたくなったら、歯を磨くように勧める。 ―――― ストレスマネジメント
(5) 目標体重まで減量できた時の褒美を考えるように勧める。 ―――― 行動置換

選択肢考察

×(1) 家の冷蔵庫に減量目標を貼るように勧める。 ―――― 目標宣言
×(2) 食べる量を決めて、盛りつけるように勧める。 ―――― セルフコントロール
○(3) くじけそうになったら、まだやれると自分を励ますように勧める。 ―――― 認知再構成
×(4) 食後にお菓子を食べたくなったら、歯を磨くように勧める。 ―――― 行動置換

×(5)　目標体重まで減量できた時の褒美を考えるように勧める。 ——— オペラント強化

正　解　(3)

34回－102
健康のために、飲酒量を減らしたいと考える男性社員の行動のうち、行動変容技法の刺激統制に該当するものである。最も適当なのはどれか。1つ選べ。
(1)　飲酒量を減らすことで得られるメリットを思い出す。
(2)　お酒を控えていることを職場の同僚に話す。
(3)　適度な飲酒量をスマートフォンの待受画面に表示しておく。
(4)　飲み会に誘われたときの断り方を考えておく。
(5)　飲みたくなったら、ノンアルコール飲料にして我慢する。

正解へのアプローチ

行動変容技法の刺激統制は、食行動に先行する刺激をコントロールすることにより、行動変容を促す技法である。

対象者は、飲酒量を減らしたいと考えているため、節酒が容易になるように環境的条件を整える必要がある。

選択肢考察

×(1)　飲酒量を減らすことによるメリットを考えることは、行動変容のきっかけとなるが、飲酒のことを考えれば飲酒に対する欲求が高まる可能性があり、結果的に先行刺激になり得る。
×(2)　お酒を控えていることを職場の同僚に話すことで飲み会に誘われなくなる可能性があり、先行刺激の除去につながるが、職場でのコミュニケーション不足につながるため、得策ではない。
○(3)　適度な飲酒量をスマートフォンの待受画面に表示しておくと、待受画面を見るたびに節酒を意識するようになり、先行刺激のコントロールにつながる。
×(4)　飲み会に誘われたときの断り方を考えることは、ソーシャルスキルトレーニングである。
×(5)　飲みたくなったらノンアルコール飲料にして我慢するのは、行動置換である。

正　解　(3)

35回－103
菓子の摂取を減らすことが困難だと感じている女性社員に支援を行うことになった。行動変容技法の反応妨害・拮抗を活用した支援である。最も適当なのはどれか。1つ選べ。
(1)　菓子を1か月間控えることができた時のご褒美を考えるように勧める。
(2)　同僚からの菓子の差し入れを断る練習をするように勧める。
(3)　夕食後に菓子を食べたくなったら、シャワーを浴びるように勧める。
(4)　菓子を買いたくなった時は、栄養成分表示を見るように勧める。
(5)　菓子を食べ過ぎたら、翌日はやめようと考えればよいと勧める。

正解へのアプローチ

反応妨害とは、衝動的な行動を我慢（妨害）する方法である。また拮抗とは、衝動的な行動と同時に成立しない行動をとることである。

▶選択肢考察◀
×(1) オペラント強化を活用した支援である。
×(2) ソーシャルスキルトレーニングを活用した支援である。
○(3) 反応妨害・拮抗を活用した支援である。
×(4) 行動置換を活用した支援である。
×(5) 認知再構成を活用した支援である。

▶正 解◀ (3)

36回－103
食事療法に消極的だった糖尿病患者の男性が、糖尿病を患っていた父親の死をきっかけに、食事療法に真剣に取り組むようになった。半年後にHbA1cの改善がみられたときの本人の発言である。オペラント強化の社会的強化を示す発言として、最も適当なのはどれか。1つ選べ。
(1) この半年頑張れたので、これからもやれると自信がつきました。
(2) ご褒美に、欲しかったゴルフ用品を買おうと思っています。
(3) これからは時々、適量の範囲で晩酌もしようと思います。
(4) 子どもたちにも、「よく頑張っているね。」と言われます。
(5) 昼食は、糖尿病の食事療法を行っている同僚と一緒に食べるようにします。

▶正解へのアプローチ◀
オペラント強化とは、褒めるや叱るなどの強化子を用いて、健康行動の頻度を高めることである。強化子には、食物や金銭などによる物理的強化子のほかに、カウンセラー、家族、友人の褒め言葉などの社会的強化子、達成感、喜び、満足といった心理的強化子がある。これらの強化子を利用して健康行動を高めるのがオペラント強化である。

▶選択肢考察◀
×(1) 個人の達成感が強化子となっているため、心理的強化である。
×(2)、(3) 欲しいものを得ることが強化子となっているため、物理的強化である。
○(4) 周囲からの褒め言葉が強化子となっているため、社会的強化である。
×(5) 環境の整備に関する内容であり、オペラント強化とはいえない。

▶正 解◀ (4)

▶要 点◀
オペラント強化

社会的強化	周囲の者が、対象者の努力や望ましい変化に注目し認めること。 例) 賞賛、名声、愛情、承認、注目、同意など
物理的強化	目標達成に対する記念品やご褒美。 例) 洋服、アクセサリー、花束、金、おもちゃ、食べ物など
心理的強化	うまく実行できたときの達成感や満足感。 例) 心地よさ、満足感のある行動など

33回－104

医師から禁酒を指示された肝臓病の患者である。「1週間は禁酒しましたが、寝つきが悪いと感じ再び飲むようになってしまいました」と話す。行動変容技法のうち、認知再構成を意図した管理栄養士の支援である。正しいのはどれか。**2つ選べ。**

(1) 「1週間も禁酒できたのですね」と褒める。
(2) 「お酒の買い置きをやめてみては」と提案する。
(3) 飲まなくても眠れた日があったことを、思い出させる。
(4) 再度、家族に禁酒宣言することを、勧める。
(5) 「飲酒の記録を次の相談日に持参してください」と指示する。

▶正解へのアプローチ◀

認知再構成とは、妨げとなる考え方を修正して、積極的な思考に変えるようなことを指す。例えば、自分はできない人間だと思っている対象者に対してそんなことはないと思わせることがあげられる。

対象者は禁酒を目標としており、その目標を達成できなかったことに対してネガティブな感情を抱いていることから、禁酒が自分にとって必要であることは理解しており、実際に1週間は禁酒を実行している。

そこで、行動を改めるよりも、禁酒をしたという成功体験を褒めることを優先する。

▶選択肢考察◀

○(1) 成功体験を褒めることで、ネガティブな感情をポジティブに変えることが可能である。
×(2) 行動変容技法の刺激統制を勧めることは、実行期の対象者に適しているが、認知再構成には該当しない。
○(3) 成功体験を思い出させることで、ネガティブな感情をポジティブに変えることが可能である。
×(4) 目標宣言を勧めることは、準備期の対象者に適しているが、対象者が準備期に戻ったとは考えにくい。
×(5) 行動変容技法のセルフモニタリングを勧めることは、実行期の対象者に適しているが、認知再構成には該当しない。

▶正　解◀ (1)、(3)

36回－104

高血圧で減塩が必要だが、気にせず醤油をかけて食べる習慣がある中年男性に対する支援である。意思決定バランスの考え方を用いた支援として、最も適当なのはどれか。1つ選べ。

(1) 家で使っている醤油を、減塩醤油に替えるように勧める。
(2) 食卓に、醤油を置かないように提案する。
(3) 「かけすぎ注意」と書いた紙を、醤油さしに貼ってもらう。
(4) これまでどおり醤油をかけて食べ続けると、家族がどのように思うかを考えてもらう。
(5) 1日何回、料理に醤油をかけたかを記録してもらう。

▶正解へのアプローチ◀

意思決定バランスについては、頻出であるため、過去の問題を確認しておく必要がある。

意思決定バランスとは、行動変容することによって得られるメリットと生じるデメリットを天秤にかけ、メリットがデメリットを上回った場合に行動変容が生じるという考え方である。

▶選択肢考察◀

×(1)、(2)、(3)　環境を変えることで行動変容を無意識に起こさせるための提案であり、メリットとデメリットを考えさせるような内容になっていない。
◯(4)　メリットとデメリットについて考えさせる内容である。
×(5)　具体的な行動に関する提案であり、メリットとデメリットを考えさせるような内容になっていない。

▶正　解◀　**(4)**

33回－105
　減量中の中年女性への栄養教育である。間食を減らすことへの自己効力感を高める支援である。**最も適切な**のはどれか。1つ選べ。
(1)　間食でよく食べる食品の、エネルギー量について説明する。
(2)　間食の頻度と量を記録してもらい、間食を減らせた日を確認し合う。
(3)　間食を食べ過ぎてしまった状況を思い起こしてもらい、対処方法を一緒に考える。
(4)　間食で食べたくなる食品は、買い置きしないよう提案する。

▶正解へのアプローチ◀

　自己効力感（セルフ・エフィカシー）とは、どのくらいその行動を実行できると考えているかという自信の程度であり、行動を予測する重要な要素である。自己効力感を高めるためには、対象者に行動を実行するための自信をもたせることが必要である。

▶選択肢考察◀

×(1)　各食品のエネルギー量についての情報提供に過ぎない。
◯(2)　間食を減らせたという成功体験を確認することは、自己効力感を高めるための支援といえる。
×(3)　間食を食べ過ぎないための行動変容技法を検討するだけであり、自己効力感が高まるのは間食を減らせた後である。
×(4)　間食をしないための行動変容技法として刺激統制を提案しているが、自己効力感が高まるのは間食を減らせた後である。

▶正　解◀　**(2)**

▶要　点◀

自己効力感を高める方法

成功体験	過去に同じか、似たようなことをうまく実行できた経験があること。
スモールステップ法	少しずつ段階的にできるようにしていくよう支援すること。
代理的体験	他者の行動を観察し、自分も実行できそうだと思うこと。
言語的説得（社会的説得）	他者から、必ずうまく実行できると説得されること。
身体的・感情的状態	ある行動をとることで、自身の身体的・感情的状態が高まること。

36回－105

配偶者の在宅勤務がストレスとなり、食べ過ぎてしまうと話す女性に対するストレスマネジメントである。情動焦点コーピングを用いた支援として、最も適当なのはどれか。1つ選べ。

(1) どのようなときに、ストレスを感じるかを考えてもらう。
(2) 同じような状況の人の対処方法を調べるように勧める。
(3) 趣味を楽しむ時間を作るように勧める。
(4) レンタルオフィスの利用を、配偶者に促してみるように勧める。
(5) 間食を買い過ぎないように勧める。

正解へのアプローチ

ストレスマネジメントにおけるコーピングとは、ストレス（ストレッサー）に対処しようとすることである。コーピングの方法は、問題焦点コーピングと情動焦点コーピングに分けられる。

問題焦点コーピングとは、ストレッサーに対して問題解決法を探すなど、具体的に何かを行う対処の方法のことである。

情動焦点コーピングとは、ストレッサーに対する感じ方や考え方を変えようとする対処の方法のことである。

選択肢考察

×(1) ストレッサーについて分析し、問題を具体化することで問題解決法を見出そうとしているため、問題焦点コーピングである。
×(2) ストレッサーへの具体的な対処法を見出そうとしているため、問題焦点コーピングである。
○(3) ストレッサーそのものへの対処ではなく、自身の感情をコントロールすることで対処しようとしているため、情動焦点コーピングである。
×(4) 在宅勤務がストレッサーとなっており、勤務場所を変えてもらうことで対処しようとしているため、問題焦点コーピングである。
×(5) ストレスへの対応として間食をしているため、間食を減らすことはストレスを増幅させることにつながると考えられる。したがって、ストレッサーについての対処ではなくコーピングとはいえない。

正　解 (3)

要　点

ストレッサーに対する2つのコーピング方法

コーピング	内　容	適用時
問題焦点コーピング	ストレッサーに対して問題解決法を探すなど、具体的に何かを行う対処の方法のこと。	ストレッサーが変容可能（ストレッサーそのものやその影響が人の力で何とかコントロールできる）な場合に用いられる。
情動焦点コーピング	ストレッサーに対する感じ方や考え方を変えようとする対処の方法のこと。	ストレッサーが変容不可能（ストレッサーそのものやその影響を変えることやコントロールすることは、人の力ではどうにもできない）の場合に用いられる。

33回－106

２型糖尿病の女性である。「菓子をもらったり、食事に誘われたりすることが多く、つい食べ過ぎてしまう」と話す。ソーシャルスキルトレーニングとして、正しいのはどれか。１つ選べ。

(1) お腹が空いたら、菓子の代わりに何を食べれば良いかを一緒に考える。
(2) 職場で配られた菓子を、その場で食べずに済む方法を一緒に考える。
(3) メールで食事に誘われた時の、断りの文章を一緒に考える。
(4) 菓子を減らした時の、メリットとデメリットを一緒に考える。
(5) イライラした時に、菓子を食べる以外の対処方法を一緒に考える。

▶正解へのアプローチ◀

ソーシャルスキルトレーニング（社会技術訓練）とは、ロールプレイングなどを通じて対人交流などの社会的なスキルを身につける学習方法で、スキルの習得により自己効力感も高まるというメリットがある。

ソーシャルスキルトレーニングの多くは、健康増進に好ましくないもの（お菓子やお酒など）を勧められた時の断り方である。

▶選択肢考察◀

×(1) お腹が空いたら菓子の代わりに何を食べれば良いかを一緒に考えるのは、行動置換である。
×(2) 職場で配られた菓子をその場で食べずに済む方法を一緒に考えるのは、反応妨害・拮抗である。
◯(3) メールで食事に誘われた時の断りの文章を一緒に考えるのは、ソーシャルスキルトレーニングである。
×(4) 菓子を減らした時のメリットとデメリットを一緒に考えるのは、意思決定バランスである。
×(5) イライラした時に菓子を食べる以外の対処方法を一緒に考えるのは、セルフコントロールである。

▶正　解◀ (3)

37回－104 NEW

減量を目的とした支援内容である。ナッジの考え方を活用した支援として、最も適当なのはどれか。１つ選べ。

(1) 減量することのメリットを考えてもらう。
(2) 減量に成功したときのご褒美を考えてもらう。
(3) 食べたものを記録してもらう。
(4) ご飯茶碗を小さくすることを勧める。
(5) 栄養成分表示を見て、食品を選ぶように勧める。

▶正解へのアプローチ◀

ナッジとは、無理やりでなく、人々が自然に望ましい行動をとるように仕向ける方法のことである。ナッジを活用し、健康的な行動をとるようにすることで、健康に対して無関心な人々も健康的な習慣を送ることができる。

例えば、メニュー表の健康メニューに「おすすめ」と記載することで、意識せず健康メニューを選ぶ人が増える。

近年では、政府や自治体がナッジの活用を推奨しており、現在注目されている手法である。

▶選択肢考察◀

×(1)、(2) 対象者に考えてもらうことは、対象者が意識して行う行動であるため、ナッジを活かしているとは言えない。

×(3)　記録をすることは、対象者が意識して行う行動であるため、ナッジを活かしているとは言えない。
○(4)　茶碗を小さくすることで、意識しなくてもご飯の量を少なくすることにつながる可能性が高まるため、ナッジを活かした支援である。
×(5)　栄養成分表示を見ることは、対象者が意識して行う行動であるため、ナッジを活かしているとは言えない。

正　解　(4)

35回－104

K大学の学生食堂では、全メニューに小鉢1個がついている。小鉢の種類には、肉料理、卵料理、野菜料理、果物・デザートがあり、販売ラインの最後にある小鉢コーナーから選択することになっている。ナッジを活用した、学生の野菜摂取量を増やす取組として、**最も適切な**のはどれか。1つ選べ。

(1)　食堂の入口に「野菜は1日350g」と掲示する。
(2)　小鉢コーナーの一番手前に、野菜の小鉢を並べる。
(3)　小鉢は全て野菜料理とする。
(4)　小鉢の種類別に選択数をモニタリングする。

選択肢考察

×(1)　野菜の摂取目安量の把握はできるが、野菜を摂取するという望ましい行動を自発的に選択するまでには至らない。
○(2)　無理矢理ではなく、人々が自然に望ましい行動をとるように仕向けた方法であり、ナッジの一例である。
×(3)　人々が自発的に望ましい行動を選択するのがナッジであるため、小鉢を全て野菜料理にするという方法は適しているとはいえない。
×(4)　モニタリングをするだけでは、ナッジには繋がらない。

正　解　(2)

36回－106

産院の「プレママ教室」において、適正な体重増加に向けて、参加者のグループダイナミクス効果が期待できる取組である。**最も適切な**のはどれか。1つ選べ。

(1)　産院に通う出産経験者の体験談を聞いてもらう。
(2)　教室の修了生に参加してもらい、個別に参加者の相談に乗ってもらう。
(3)　参加者同士で、行動目標の実践に向けた話し合いをしてもらう。
(4)　各参加者に行動目標を自己決定させ、取り組んでもらう。

正解へのアプローチ

グループダイナミクスとは、個人の相互作用によって生じる集団の力学的特性を指し、個人が集団から影響を受け、また集団も個人から影響を受けるという関係が生まれる。集団教育では、個別教育ではできない参加者同士の相互作用を活用した有効な働きかけが可能となる。

選択肢考察

×(1)、(2)、(4)　個人へのアプローチ法であり、グループダイナミクス効果が期待できる取組とはいえない。

○(3) 参加者同士の相互作用を活用できる良い例である。参加者同士の話し合いの実施はグループダイナミクスの効果が期待できる。

▶正　解◀（3）

37回－105 NEW

Ｋ市の介護予防教室を修了した高齢者が、定期的に体操を行うセルフヘルプグループを立ち上げた。その組織活動を発展させていくために市の管理栄養士が行った活動である。組織をエンパワメントする支援として、**最も適切な**のはどれか。１つ選べ。

(1) 他地域で同様の活動を行う組織の様子を紹介し、自分たちの特徴と課題を考えるように促した。
(2) 市民の集まる場で、体操の様子を披露する機会を作り、発表してもらった。
(3) 次年度の活動を考える会議で、話し合いの進行役を担った。
(4) 体操に加え、食生活に関する活動を進めてもらうために、情報提供を行った。

▶正解へのアプローチ◀

セルフヘルプグループとは、同様の課題を抱えた人が課題の解決を目的として集まった集団である。エンパワメントとは、個人あるいは集団が自ら課題を解決する力を付けていく過程を指す。

管理栄養士などの専門家がエンパワメントする支援として行うことは、主体的に関与するのではなく、あくまでも主体は対象集団となるように支援することが重要となる。

本事例では、組織活動を発展させることを目的に管理栄養士が関わっているため、その視点を持って設問を読み解くことも重要となる。

▶選択肢考察◀

×(1) 管理栄養士が主体的に関わっているわけではないため、関わり方は適切である。しかし、組織内での活動であり、組織活動の発展への貢献度としては、組織外への発信がないという点で本設問の選択肢の中では最適とは言い切れない。

○(2) 管理栄養士が主体的に関わっているわけではないため、関わり方は適切である。また、組織外への働きかけがあり、組織活動の発展につながるものである。本設問の選択肢の中では最適と言える。

×(3) 進行役を担うことは主体的な関わりであるため、組織の主体的な活動を妨げるものである。よって最適とは言えない。

×(4) 管理栄養士が主体的に関わっているわけではないため、関わり方は適切である。しかし、情報提供を行うだけでは、組織活動の発展の達成は困難であると考えられるため、本設問の選択肢の中では最適とは言えない。

▶正　解◀（2）

33回－107

栄養教育を受けた学習者が、学んだことを生かして組織づくりへと展開した事例である。正しいのはどれか。１つ選べ。

(1) パパママ教室を受講した父親が、イクメン向けの情報をSNSで発信した。
(2) 離乳食教室を受講した母親が、育児中の友人と学んだ情報を共有した。
(3) 食物アレルギー教室を受講した保護者らが、修了者のメーリングリストに登録した。
(4) PTA対象の環境学習を受講した保護者らが、給食の生ごみで作った堆肥で学校菜園の運営を開始した。
(5) 炎症性腸疾患の患者会に参加した家族が、会のホームページで体験談を公表した。

▶正解へのアプローチ◀

本設問と解くためには、ソーシャルキャピタル、エンパワメント、自助集団（セルフヘルプグループ）の意味の理解が必要である（▶要　点◀参照）。

▶選択肢考察◀

×(1)　栄養教育に参加した個人が学習内容を個人的に情報発信しただけであり、組織づくりへ展開したとはいえない。

×(2)　栄養教育に参加した個人が友人と情報共有したに過ぎず、組織づくりへ展開したとはいえない。

×(3)　栄養教育の参加者が教育終了者のメーリングリストに登録するだけでは、まだ情報共有の機会を得たに過ぎず、組織づくりへ展開したとはいえない。

○(4)　栄養教育の参加者が学習内容を生かし、自主的に学校菜園の運営を開始したことから、ソーシャルキャピタルの向上が期待でき、組織づくりへ展開したといえる。

×(5)　セルフヘルプグループの参加者がグループのホームページで体験談を公表することは、情報発信に過ぎず、また、既存のセルフヘルプグループでの活動であることから、組織づくりへ展開したとはいえない。

▶正　解◀　(4)

▶要　点◀

栄養教育の組織づくり、地域づくりへの展開に関するキーワード

ソーシャルキャピタル	人々の信頼感、ネットワークといった社会的結束力のこと
エンパワメント	自身の問題を解決していく自信とスキルを身につけること
自助集団（セルフヘルプグループ）	同じ悩みや問題を抱えた人が自発的につながり、自分の体験、気持ち、考えを語り合い、解決の道を探る場をもつグループ

34回－103

認知症高齢者を支えるためのソーシャルキャピタルの醸成につながる取組である。**最も適切な**のはどれか。１つ選べ。

(1)　地域の保健センターが、認知症に関する情報発信を活発に行った。
(2)　地域のコンビニエンスストアが、管理栄養士監修の弁当の宅配を始めた。
(3)　地域の栄養教室を修了したボランティアが、高齢者の食事会を開催した。
(4)　地域の病院が、在宅患者訪問栄養食事指導のためのスタッフを増やした。

▶正解へのアプローチ◀

ソーシャルキャピタルとは、人々の協調行動を活発にすることによって社会の効率性を高めることのできる、「信頼」「規範」「ネットワーク」といった社会組織の特徴をさす。

「健康日本21（第二次）」において、ソーシャルキャピタルと健康との関連が示唆されており、ソーシャルキャピタルの水準を上げることは、健康づくりに貢献すると考えられている。

▶選択肢考察◀

×(1)　保健センターが発信する情報は、情報を得た個人が活用するものであり、ソーシャルキャピタルの醸成にはつながらない。

×(2)　コンビニエンスストアが行う弁当宅配は、個別的な対応であり、ソーシャルキャピタルの醸成にはつながらない。

○(3)　地域の栄養教室を修了したボランティアは地域住民であり、その地域住民主体で食事会を開催することは、ソーシャルキャピタルの醸成につながる。

×(4)　地域の病院が在宅患者訪問栄養食事指導のためのスタッフを増やしても、在宅患者の個別対応の機会が増えるだけで、ソーシャルキャピタルの醸成にはつながらない。

▶正　解◀（3）

2 栄養教育マネジメント

35回－105

地域の生産者や関係機関と連携した小学生への食育を計画している。プリシード・プロシードモデルに基づくアセスメント内容とその項目の組合せである。最も適当なのはどれか。1つ選べ。

(1)　地域の食文化の学習が必要だと考えている保護者の割合 ―― 行動と生活習慣
(2)　地域の産物を給食で提供することに関心がある流通業者の有無 ―― 準備要因
(3)　地域の生産者の協力を得た授業の実践状況 ―― 強化要因
(4)　児童の体験活動が可能な地域の農地の有無 ―― 実現要因
(5)　農業体験学習をしたことがある児童の割合 ―― 教育戦略

▶正解へのアプローチ◀

プリシード・プロシードモデルは、ヘルスプロモーションの計画・実施・評価の過程を詳細に示したモデルである。特に第3段階の教育・エコロジカルアセスメントについて理解することは重要である。

▶選択肢考察◀

×(1)　地域の食文化の学習が必要だと考えている保護者の割合 ―― 強化要因
×(2)　地域の産物を給食で提供することに関心がある流通業者の有無 ―― 実現要因
×(3)　地域の生産者の協力を得た授業の実践状況 ―― 実現要因
◯(4)　児童の体験活動が可能な地域の農地の有無 ―― 実現要因
×(5)　農業体験学習をしたことがある児童の割合 ―― 準備要因

▶正　解◀（4）

33回－113

保育所での食育推進計画の策定にあたり、園児の保護者に対し、プリシード・プロシードモデルに基づいたアセスメントを実施した。アセスメント内容とその項目の組合せである。正しいのはどれか。1つ選べ。

(1)　幼児の体格 ―― 準備要因
(2)　幼児食について相談できる人の有無 ―― 強化要因
(3)　保護者の調理の知識 ―― 実現要因
(4)　保護者の共食に対する考え ―― 行動と生活習慣
(5)　保護者の持つボディイメージ ―― 健康

▶選択肢考察◀

×(1)　幼児の体格 ―― 健康
◯(2)　幼児食について相談できる人の有無 ―― 強化要因
×(3)　保護者の調理の知識 ―― 準備要因
×(4)　保護者の共食に対する考え ―― 準備要因
×(5)　保護者の持つボディイメージ ―― 準備要因

▶正　解◀（2）

37回－106 NEW

小学生の野菜嫌いを改善するための取組を行うことになり、プリシード・プロシードモデルに基づくアセスメントを行った。準備要因のアセスメント項目として、最も適当なのはどれか。1つ選べ。

(1) 野菜に興味を示す児童の割合
(2) 野菜に触れる授業の回数
(3) 便秘気味の児童の割合
(4) 家庭で野菜料理を意識して食べさせている保護者の割合
(5) 農業体験ができる地域の農園の数

正解へのアプローチ

プリシード・プロシードモデルを活用した支援において、管理栄養士の支援が特に重要となるのは、第3段階（教育／エコロジカル・アセスメント）の準備要因、強化要因、実現要因を理解して活用することである。そのため、3つの要因の違いについて理解しておく必要がある。

選択肢考察

○(1) 行動を起こすために必要な態度であるため、準備要因である。
×(2) 行動を補助する環境であるため、実現要因である。
×(3) 行動の結果として現れる状態に対するアセスメント結果であるため、第2段階である疫学アセスメントの健康に該当する。
×(4) 行動に力を与える周囲からのサポートであるため、強化要因である。
×(5) 行動を補助する設備であるため、実現要因である。

正　解 (1)

要　点

プリシード・プロシードモデル

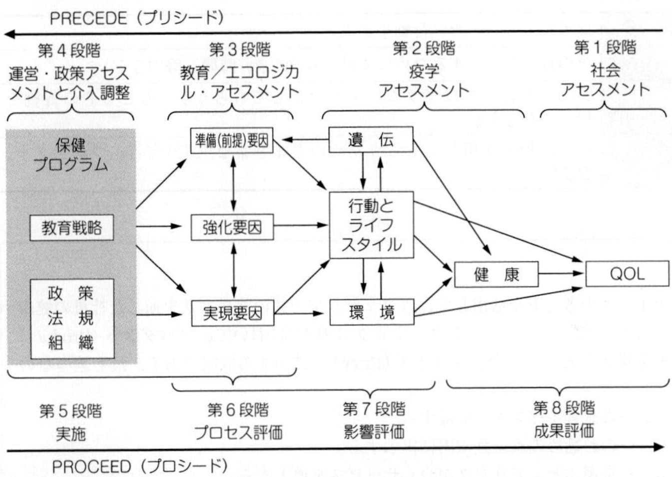

行動・環境要因（寄与リスクファクター）

準備（前提）要因	行動を起こすのに必要な知識、態度、信念、価値観、能力
強化要因	行動に力を与える自己効力感や周囲からのサポート
実現要因	行動を補助する技術・設備（社会資源の利便性・近接性・入手可能性）

36回－107

大学において、成人の学生を対象に、毎年、年度始めに「適正飲酒教室」を開催してきたが、参加者が少ないという課題があった。そこで、ソーシャルマーケティングを活用して、参加者増加を目指すこととした。マーケティング・ミックスの4Pとその働きかけの組合せである。最も適当なのはどれか。1つ選べ。

(1) プロダクト（Product）――― 大学生に人気のあるエリアで開催する。
(2) プライス（Price）――― 参加者に土産として、無糖の飲料を配る。
(3) プライス（Price）――― 短時間で終わる内容にする。
(4) プレイス（Place）――― 居酒屋でのお金の節約方法を教えますと宣伝する。
(5) プロモーション（Promotion）――― オンラインでの参加を可能とする。

正解へのアプローチ

マーケティング・ミックスの4Pとは、プロダクト（Product）、プライス（Price）、プレイス（Place）、プロモーション（Promotion）のことを指しており、この4Pを的確に組合せることが有効となる。

選択肢考察

×(1) アクセスに関する工夫であるため、プレイス（Place）に該当する。
×(2) 採用してもらうための工夫（おまけ）であるため、プロモーション（Promotion）に該当する。
○(3) 参加者が支払う対価（時間）に関する工夫であるため、プライス（Price）に該当する。
×(4) 採用してもらうための工夫（宣伝）であるため、プロモーション（Promotion）に該当する。
×(5) アクセスに関する工夫であるため、プレイス（Place）に該当する。

正　解 (3)

要　点

マーケティング・ミックスの4P

プロダクト（Product）	採用してもらいたい行動や提案
プライス（Price）	その行動を採択するために支払う対価（金、時間、努力など）
プレイス（Place）	いつ、どこでプログラムにアクセスしてもらうか、どこでその行動を行ってもらうか
プロモーション（Promotion）	その行動を採用してもらうためのさまざまな工夫（広告、コンテスト、おまけなど）

35回－106

ソーシャルマーケティングの考え方を活用して、カフェテリア方式の社員食堂を通じた社員の健康づくりに取り組むことになった。マーケティング・ミックスの4Pにおいて、プロダクト（Product）を「ヘルシーメニューを選択」とした場合、プライス（Price）に該当する取組である。最も適当なのはどれか。1つ選べ。

(1) ヘルシーメニューの試食イベントを開催する。
(2) ヘルシーメニューのお勧めの点を食堂内に掲示する。
(3) ヘルシーメニューを選ぶと、ドリンクがつくサービスを導入する。
(4) ヘルシーメニューの栄養成分を、社内ネットに掲示する。
(5) ヘルシーメニューを予約すると、待たずに受け取れるようにする。

▶正解へのアプローチ◀

今回はプロダクトを「ヘルシーメニューを選択」としているため、プライスではヘルシーメニューを選択する際の負担や障害を減らすこと、プレイスではヘルシーメニューが無理なく購入できる場所を選択すること（今回は社員食堂）、プロモーションではヘルシーメニューを利用してもらうための工夫やおすすめであることを宣伝すること、となる。

▶選択肢考察◀

×(1) 試食イベントによる宣伝（製品を採用してもらうための工夫）に関わることであるため、プロモーションに該当する。
×(2) 宣伝（製品を採用してもらうための工夫）に関わることであるため、プロモーションに該当する。
×(3) 製品に対するおまけ（工夫）に関することであるため、プロモーションに該当する。
×(4) 宣伝（製品を採用してもらうための工夫）に関わることであるため、プロモーションに該当する。
○(5) 製品を選択する際に支払う対価（時間）の軽減であるため、プライスに該当する。

▶正　解◀ (5)

34回－104

宅配弁当会社に勤務する管理栄養士が、ソーシャルマーケティングの考え方を活用して、利用者への栄養教育用パンフレットを作成することになった。事前に調査を行い、利用者全体の状況を把握した。次に行うこととして、最も適当なのはどれか。１つ選べ。

(1) 利用者の中のどの集団を栄養教育の対象とするかを決定する（ターゲティング）。
(2) 利用者の特性別に栄養教育のニーズを把握し、利用者を細分化する（セグメンテーション）。
(3) 対象となる利用者に、パンフレットがどのように価値付けされるかを検討する（ポジショニング）。
(4) パンフレットの作成に、マーケティング・ミックス（4P）を活用する。
(5) 利用者への栄養教育前に、パンフレットをスタッフ間で試用して改善する（プレテスト）。

▶正解へのアプローチ◀

ソーシャルマーケティングは、営利企業が行う商業的マーケティングの方法論を、行政、医療教育関連の非営利組織の活動に適用すること、あるいは企業の社会的責任の達成に関する活動に適用することをいう。

栄養教育でのソーシャルマーケティングは、①事前調査、②戦略分析、③教育プログラムの開発・プレテスト、④実施、⑤評価の手順で進める。戦略分析は、セグメンテーション→ターゲティング→ポジショニング→マーケティングミックス（4P）の手順で進める。

本設問は、事前調査を行い、利用者全体の状況を把握しているため、次に行うのはセグメンテーションである。

▶選択肢考察◀

×(1) ターゲティングは、セグメンテーションの後に行う。
○(2) ▶正解へのアプローチ◀参照。
×(3) ポジショニングは、ターゲティングの後に行う。
×(4) マーケティングミックス（4P）は、ポジショニングの後に行う。
×(5) プレテストは、マーケティング・ミックス（4P）の後に行う。

▶正　解◀ (2)

要　点

栄養教育でのソーシャルマーケティングの手順

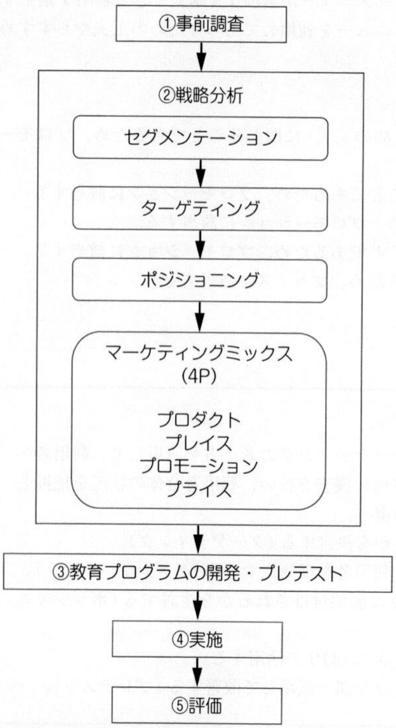

①事前調査	取り組むべき課題を明確にし、目標を設定する。	
②戦略分析	セグメンテーション	市場を構成している対象者を、共通するニーズや特性など細分化すること。
	ターゲティング	各セグメントを分析し、標的とするセグメント（対象集団）を決定する。
	ポジショニング	教育プログラムが他の競合するプログラムよりも価値があると位置付ける。
	マーケティング・ミックス（4P）	4Pを的確に組み合わせることにより、行動変容が効率的に促される。
		プロダクト
		プレイス
		プロモーション
		プライス
③教育プログラムの開発・プレテスト	事前調査、戦略分析を踏まえ、教育プログラムを開発する。 プレテストでは、教材などを繰り返し吟味し、対象者の行動変容に有用なものを明らかにする。	
④実施	計画通り実行されているかを、その都度評価し、必要に応じて改善しながら進める。	
⑤評価	教育効果を評価し、今後の改善につなげるためのフィードバックも行う。	

33回－109

栄養教育前に実施するアセスメントの項目例とその調査方法の組合せである。正しいのはどれか。1つ選べ。

(1) 腹囲 ―――――――――――――― 臨床検査
(2) 1日のエネルギー消費量 ――― 文献調査
(3) 栄養成分表示の活用状況 ――― 食事調査
(4) 栄養情報の入手可能性 ―――― 質問紙調査
(5) 健康観 ――――――――――――― 観察法

▶正解へのアプローチ◀

調査方法と調査から得られるアセスメント項目については、調査方法について理解し、それぞれのアセスメント項目を得るための方法として適切であるかを見極める必要がある。

▶選択肢考察◀

×(1) 腹囲は、身体計測の結果である。

×(2) 特定の人物および集団の1日のエネルギー消費量は、文献調査では把握できない。1日のエネルギー消費量を推定する方法として、身体計測および身体活動量の調査、間接熱量計による基礎代謝量の測定などがある。

×(3) 食事調査の目的は、栄養素等摂取量の把握、病態に合わせた栄養素等の問題点の把握などである。食事調査の中で栄養成分表示の活用状況について知ることも可能であるが、それが目的とはならない。栄養成分表示の活用状況を把握するためには、食生活状況調査などの質問紙調査やインタビューを行う。

○(4) 栄養情報の入手可能性は、質問紙調査により把握できる。

×(5) 観察法とは、対象者を観察することで対象者をアセスメントする方法である。例として、ADL調査や摂食・嚥下状態の確認などがある。健康観を観察法でアセスメントするのは難しく、質問紙調査やインタビューを行う。

▶正 解◀ (4)

▶要　点◀

情報収集の方法と種類

方法	種類		説明
実測法	身体計測		身長、体重、腹囲、体脂肪率、皮下脂肪厚など。
	生体試料検査		血液生化学検査、尿検査など。
	生理学検査		血圧、安静時エネルギー消費量など。
	食事調査	秤量記録法	秤（スケール）を用いて摂取する食事を量り記録する。
		陰膳法	対象者が摂取した同一の食事を作り、化学分析を行う。
観察法	臨床診査		主訴、現病歴、既往歴、視診、触診など。
	ADL調査		日常生活動作
	食事状況調査		咀嚼・嚥下状況、食欲など。
面接法	食事調査（24時間思い出し法）		調査前日の1日（24時間）に摂取した食事メニュー、食材、量を聞き取る。
	社会調査法（フォーカスグループインタビュー）		対象者の意識や行動などの実態を聞き取る。
質問紙法	自記式記入法		対象者が直接記入する。
	面接聞き取り法		面接者が聞き取りをして記入する。
	郵送法		調査票を配布して対象者に記入してもらい、後日郵送してもらう。
	留め置き法		調査票を配布して対象者に記入してもらい、後日調査員が回収する。
	電話調査法		電話で調査員が聞き取りをして記入する。
インターネット（IT）調査法			インターネットによる調査を行う。
既存情報			総務省、厚生労働省、文部科学省、農林水産省、国立健康・栄養研究所などが公表している情報を利用する。

36回－108

配偶者の死後、食生活に不安を感じている60歳の男性に、特定保健指導を行うことになった。アセスメント項目と質問内容の組合せである。最も適当なのはどれか。1つ選べ。

(1)　既往歴 ――――― 主観的体調
(2)　食知識 ――――― 自分で作ることができる料理
(3)　食スキル ―――― 1日当たりの食費の目安
(4)　食態度 ――――― 生活の中での食事の優先度
(5)　食行動 ――――― 食料品店やスーパーマーケットとの距離

▶正解へのアプローチ◀

アセスメントに必要な基本的な項目の意味について理解しておくことは、栄養カウンセリングの場において必須のスキルである。

▶選択肢考察◀

×(1)　既往歴とは、これまでに罹った病気のことである。既往歴は客観的なデータであり主観的なものではない。

×(2)　食知識とは、食に関する知識のことである。知識があることと作れることは別であり、料理を作る能力は食スキルである。

×(3)　食スキルとは、食を営む（食に関する情報処理、食物の選択、調理、食べ方（マナーなど）を適切に行う）ために必要な能力のことである。食費の目安については、経済面でのことである。1日の食費に合わせて食物を選択することは、食スキルとなる。

○(4)　食態度とは、食についてどのように考えているかなど、食に対する姿勢、態度のことである。生活の中での食事の優先度は、食の考え方であるため食態度である。

×(5) 食行動とは、食に関する行動（食物の選択、調理、摂食（咀嚼など）など）のことである。食料品店やスーパーマーケットとの距離は住環境に関するもので、食環境づくりにおける食物へのアクセスがこれに該当する。したがって食行動とはいえない。

正 解（4）

37回－107 NEW

Ｋ大学で在学生を対象に調査をしたところ、体調不良と朝食内容に関連が見つかった。大学として「朝ごはん教室」を開催することとなり、目標を設定した。実施目標の項目として、最も適当なのはどれか。１つ選べ。

(1) 体調不良が改善した学生を、50％以上にする。
(2) 主食・主菜・副菜を組み合わせた朝食を週２回以上食べる学生を、70％以上にする。
(3) 学生食堂に対し、朝食の提供日数を週４日に増やすよう働きかける。
(4) 次回の教室にも参加したいと思う学生を、80％以上にする。
(5) 栄養バランスの良い朝食の必要性を説明できる学生を、80％以上にする。

正解へのアプローチ

栄養教育の目標設定には、実施目標、学習目標、行動目標、環境目標、結果目標がある。

問題文より、QOLに影響する体調に問題のある学生がみられること、体調不良の改善には朝食内容を改善することが有効という結果が出ていることが読み取れる。そのため、今回の栄養教育では、結果目標が体調不良の改善、行動目標が朝食内容の改善、とするのが適切である。対象者が大学生であることから、大学生の生活様式も意識して解答する必要がある。

選択肢考察

×(1) 体調不良の改善は、今回の栄養教育の目的となるため、結果目標に該当する。
×(2) 朝食の内容を整えることは、結果目標を達成するための具体的な行動であるため、行動目標に該当する。
×(3) 食堂で朝食の提供回数を増やすことは、行動目標を達成しやすくするための環境整備であるため、環境目標に該当する。
○(4) 教室に対する評価は、栄養教育の実施に関わるものであるため、実施目標に該当する。
×(5) 朝食の必要性に関する理解度は、行動目標を達成しやすくするための知識であるため、学習目標に該当する。

正 解（4）

要 点

栄養教育の目標

実施目標	学習目標や環境目標を達成させるために必要な実施に関する目標 栄養教育プログラムへの参加者数、継続者数、学習者の満足度に関する目標などが含まれる
学習目標	行動目標の実行に必要な知識、態度、スキルなどの目標
行動目標	結果目標を達成させるために必要な具体的な生活習慣の目標
環境目標	個人、集団の行動目標を達成するために、いつ、どこで、どのような環境をつくるのかに関する目標
結果目標	学習内容を反映させた最終結果として望ましい状況や状態を記述した目標

36回－109
　減量したいと考え始めた肥満女性に、栄養教育を行うことになった。減量の達成に向けて、優先的に設定すべき行動目標である。**最も適切な**のはどれか。１つ選べ。
(1) 肥満を改善できた同僚の話を聞く。
(2) 昼食は、社員食堂でヘルシーメニューを選ぶ。
(3) 毎日、栄養計算して食事を準備する。
(4) 毎日、体重を測る。

▶正解へのアプローチ◀

　栄養教育の目標設定には、実施目標、学習目標、行動目標、環境目標、結果目標がある。
　今回の栄養教育の目的（結果目標）は減量であるため、減量に向けた行動目標を設定する必要がある。対象者は、減量したいと考え始めた段階であり、過度な負担を与えて断念することがないように、できることから話し合って決めていくことも重要となる。

▶選択肢考察◀

×(1) 同僚の話を聞くのは行動目標ではない。話を聞くことで行動目標を決定するきっかけとする。
×(2) 社員食堂でヘルシーメニューを選ぶのは行動目標である。ただし、昼食だけを健康的にすることで減量につながるとは言い切れず、減量したいという意識を活かすためにももう少し強度の高い行動を検討したい。
×(3) 栄養価計算して食事を準備するのは、行動目標である。ただし、負担が大きく現実的ではない。
○(4) 体重を測るのは、達成しやすい行動目標である。毎日体重を測ることで、減量の意識を保つことが可能となり、減量の成功が成功体験にもつながり、オペラント強化の効果も期待できる。

▶正　解◀ (4)

34回－106
　２型糖尿病の患児とその保護者を対象とした栄養教育プログラムの、環境目標を設定するためのアセスメントである。**最も適切な**のはどれか。１つ選べ。
(1) 患児の成長を、身長と体重の記録で調べる。
(2) 家族の病歴を、診療記録で調べる。
(3) 家庭に常備されている飲料の種類を、質問紙で調べる。
(4) 家庭の調理担当者と食事内容を、食事記録で調べる。

▶正解へのアプローチ◀

　環境目標は、健康行動の形成、維持を支援する周囲の環境を整備するための目標であり、環境目標を設定するために必要なアセスメントは、家庭を含めた食環境の現状を知ることである。

▶選択肢考察◀

×(1) 患児の成長は、乳幼児発育曲線を用いて身長と体重の記録で調べるが、これは結果目標を設定するためのアセスメントである。
×(2) 家族の病歴を知ることで、患児の２型糖尿病の原因を知ることができるが、これは家族への問診で調べる。
×(3) 家庭に常備されている飲料の種類を知ることは、患児の食環境を知ることができ、環境目標を設定するためのアセスメントに該当するが、アルコール飲料なども含まれるため、必ずしも患児の食習慣に影響を与えるとは限らない。

○(4)　家庭の調理担当者と食事内容を知ることで家庭の食環境を確認できるため、環境目標を設定するためのアセスメントとして適切である。

▶正　解◀　**(4)**

> 35回－107
> テレワーク期間中に増えた体重を減らしたいと話す会社員を対象とした、栄養教育プログラムを計画している。本人が主体的に取り組むための結果目標を設定する際に、重視するアセスメント内容である。**最も適切な**のはどれか。1つ選べ。
> (1)　自宅に体重計があるか。
> (2)　体重を何kg減らしたいと考えているか。
> (3)　食事や間食を何時に食べているか。
> (4)　身体活動量はテレワーク前からどれくらい変化したか。

▶正解へのアプローチ◀

本設問では、栄養教育の目的を体重減少としているため、体重減少に向けた目標を立てる必要がある。また、目標を設定する際には具体的に数値目標を立てることが重要となる。

本設問では、結果目標として「体重を○kg減少する」などが考えられ、この目標体重減少量を設定するための質問を見出す必要がある。

対象者が主体的に取り組むためには、対象者の意思を理解することが重要となる。

▶選択肢考察◀

×(1)　体重計の有無が目標体重減少量の設定に結び付くとは考えられないため、適切ではない。体重計の有無を確認することは、環境目標の設定に結び付く。

○(2)　対象者の意思を把握することで、目標体重減少量の設定に対する対象者の理解が得やすくなるとともに、主体的に取り組むための自己効力感の向上も期待できる。

×(3)　食事や間食の時間が目標体重減少量の設定に結び付くとは考えられないため、適切ではない。食事や間食の時間を確認することは、行動目標の設定に結び付く。

×(4)　以前からの体重増加量を確認することは目標体重減少量の設定に結び付くが、対象者の意思を確認できるものではないため、適切ではない。

▶正　解◀　**(2)**

> 35回－108
> 高校の男子運動部の顧問教員より、部員が補食としてスナック菓子ばかり食べているのが気になると相談を受け、栄養教育を行うことになった。栄養教育の目標の種類とその内容の組合せである。最も適当なのはどれか。1つ選べ。
> (1)　実施目標 ――― 学校内の売店で販売する、おにぎりと果物の品目を増やす。
> (2)　学習目標 ――― 食事の悩みがある部員には、個別相談を行う。
> (3)　行動目標 ――― 補食として牛乳・乳製品を摂取する。
> (4)　環境目標 ――― 体組成をモニタリングする。
> (5)　結果目標 ――― 補食の摂り方と競技力の関連を理解する。

▶正解へのアプローチ◀

本設問では、栄養教育の目的（結果目標）として「（栄養を整えて）競技力を向上させる」などが考えられる。この目的達成に向けた各目標を設定する必要がある。

▶選択肢考察◀

×(1) 売店で販売する望ましいメニューの品目を増やすことは、環境を整えて望ましいメニューの選択可能性を高めることに該当するため、環境目標である。
×(2) 個別の悩みに対する対応を考えておくことは、プログラムの実施計画に関わることであるため、実施目標である。
○(3) 望ましいメニューに変えるという具体的な行動に関する目標であるため、行動目標である。
×(4) 体組成の変化は競技力の変化と同様、栄養を整えたことによる成果（結果）となるため、結果目標である。
×(5) 食事と競技力の関連を理解することは行動目標の達成に有効となる知識であるため、学習目標である。

▶正　解◀ (3)

34回－107

離乳食教室を企画する場合の、目標とその内容の組合せである。最も適当なのはどれか。1つ選べ。

(1) 実施目標 ——— 家庭で離乳食レシピブックを参照し、調理する。
(2) 学習目標 ——— 成長・発達に応じた離乳食を調理できるようになる。
(3) 行動目標 ——— 集団指導と調理実習を組み合わせた教室を行う。
(4) 環境目標 ——— 市販のベビーフードの入手法を紹介する。
(5) 結果目標 ——— 負担感を減らすために、家族の協力を増やす。

▶選択肢考察◀

×(1) 行動目標 ——— 家庭で離乳食レシピブックを参照し、調理する。
○(2) 学習目標 ——— 成長・発達に応じた離乳食を調理できるようになる。
×(3) 実施目標 ——— 集団指導と調理実習を組み合わせた教室を行う。
×(4) 学習目標 ——— 市販のベビーフードの入手法を紹介する。
×(5) 環境目標 ——— 負担感を減らすために、家族の協力を増やす。

▶正　解◀ (2)

35回－109

保育園児を対象に、「お魚を食べよう」という目的で食育を行った。学習教材とその内容として、**最も適切な**のはどれか。1つ選べ。

(1) ホワイトボードに「さかなは、ちやにくのもとになる」と書いて、説明した。
(2) アジの三枚おろしの実演を見せて、給食でその料理を提供した。
(3) エプロンシアターを用いて、マグロとアジを例に食物連鎖について説明した。
(4) 保育園で魚を飼って、成長を観察した。

▶正解へのアプローチ◀

学習教材を選ぶ際は、対象者に合わせたものを選択する必要がある。本設問における対象者は保育園児であり、保育園児に適した学習教材を選択する必要がある。また、学習教材を選択する際には、栄養教育の目的である「お魚を食べよう」を念頭に置くことが重要である。

なお、保育園児を対象とした食育教室では、魚の解体を行う事例が多い。

選択肢考察

×(1)　保育園児の発達を考えると、文章を文字で示す学習教材は教育効果が低い。

◯(2)　学習媒体として調理前の状態を実際に見ることで、食材への理解を深め、魚に興味を持たせられると考えられる。

×(3)　エプロンシアターは保育園児に適した学習教材であるが、食物連鎖の説明をすることで魚を食べたいと思わせるのは難しいと考えられる。

×(4)　実際の魚を学習教材として利用するのは保育園児に適しているが、成長を観察することで魚を食べたいと思わせるのは難しいと考えられる。

正　解　(2)

37回－108　*NEW*

1年生のクラスが3つある小学校において、栄養教諭が、1年生の給食開始に合わせて、食器の並べ方の給食指導を行うことになった。教材とその活用方法として、**最も適切な**のはどれか。1つ選べ。

(1)　説明用のプリントを、給食開始の1週間前に配布し、家で読んでくるように伝える。
(2)　上級生が食器の並べ方を説明している動画を、1週間毎日、配膳前に視聴させる。
(3)　見本となる食器の並べ方の絵を、1週間毎日、配膳前に黒板に掲示する。
(4)　食器の実物を持って、1週間毎日、配膳時にクラスを回り、食器の並べ方を個別に伝える。

正解へのアプローチ

教材の活用については、対象者のライフステージ等に合わせて有効であるか否か、実現可能であるか否かを見極める必要がある。

本設問の対象者は小学1年生であることから、文章を読んで行動に移すなどは難しいこと、その場で伝えることが有効であることなどの特性を念頭に置いておくことが重要となる。

選択肢考察

×(1)　プリントを自分で読んできて行動に移すことは、小学1年生にはまだ難しいと考えられる。

◯(2)　配膳前に説明することで、その場で実践することができて身に付きやすい。また、上級生が説明することでいつもと異なり、児童の集中度も増すと考えられる。実現も可能な範囲であると考えられるため、本設問の選択肢の中では最適と言える。

×(3)　配膳前に掲示する事で、その場で実践することができて身に付きやすく、実現も容易である。しかし、説明をするなど周知に努めなければその効果は小さくなるため、本設問の選択肢の中では最適とは言えない。

×(4)　配膳時に実物を利用して個別に説明することは、実践に結び付きやすく身に付きやすい。しかし、クラスを回って説明していくことは、時間と労力がかかりすぎて実現が難しい。

正　解　(2)

34回－108
交替制勤務があり、生活習慣変容が困難だと感じている者が多い職場において、メタボリックシンドローム改善教室を行うことになった。学習者のモチベーションが高まる学習形態である。**最も適切**なのはどれか。1つ選べ。
(1) 産業医が、食生活、身体活動、禁煙の講義をする。
(2) 管理栄養士が、夜勤明けの食事について、料理カードを使って講義する。
(3) 健診結果が改善した社員から、体験を聞き、話し合う。
(4) 小グループに分かれて、食生活の改善方法を学習する。

▶正解へのアプローチ◀
学習者のモチベーションを高めるための学習形態として、グループ学習が利用される。グループ学習を用いて学習者同士が討論（ディスカッション）を行うことで、学習者自身のモチベーションの向上が期待できる。一方、講義やシンポジウムといった一斉学習では、一方的に話を聞くことがメインとなるため、知識の伝達には有効であるが、モチベーションを高める効果はグループ学習と比べると低くなる。

▶選択肢考察◀
×(1)、(2) 講義の実施により、モチベーションを高める効果は他の選択肢と比較すると低いと考えられる。
○(3) 成功体験を聞くことによって自己効力感を高め、その後に討論を行うことで、自分が実行する際のイメージを具体化できる。このことはモチベーションの向上に有効といえる。
×(4) 小グループに分かれたとしても学習しているだけでは、モチベーションを高める効果は高くないと考えられる。

▶正　解◀ (3)

33回－110
ラウンドテーブルディスカッションにおいて、管理栄養士がファシリテーターとして初回の進行を務めることになった。初対面の参加者同士の交流を意図した発言である。**最も適切な**のはどれか。1つ選べ。
(1) 私が皆さんのお名前を順に読み上げます。
(2) 名札を胸に貼って、お互いに名前が見えるようにしましょう。
(3) お一人ずつ、順番に自己紹介をお願いします。
(4) 隣の人から話を聞いて、その方を紹介する他者紹介をしましょう。

▶正解へのアプローチ◀
学習形態のうち、討議法について理解すること。
ラウンドテーブルディスカッション（円卓式討議）はグループ討議の一つであり、参加者同士で輪になって討論する形式である。
ファシリテーターとは、議論が円滑に進むように調整する進行係のことである。どのような形式の討議であっても、初対面の参加者同士で意見の交流を行う際にはアイスブレイク（参加者の緊張を解きリラックスしてもらうこと）が必要となることがほとんどである。アイスブレイクには様々な方法があるが、参加者同士がよりコミュニケーションを取れるようにすることが効果的となる。

▶選択肢考察◀
×(1)、(2) 参加者同士のコミュニケーションが起こらないため、適切とはいえない。

×(3) 参加者同士のコミュニケーションではあるが、自己紹介を行うのみではアイスブレイクまでは到達することが難しいため、適切とはいえない。
○(4) 他者のことを知るために質問し、相手のことを考えることは、良いコミュニケーションの機会となる。これにより、参加者同士の交流がスムーズになることが期待できる。

▶正 解◀ (4)

▶要 点◀

学習形態の種類

学習形態	種 類	内 容
一斉学習	レクチャー（講義）	1つのテーマについて、対象者の教育目的に応じた内容で講師が講演する。
	パネルディスカッション	1つのテーマについて、意見や立場の異なる討論者（パネリスト）の公開討議後、聴衆と質疑応答を行う。
	シンポジウム	1つのテーマについて、意見や立場の異なる講師（シンポジスト）の意見交換後、聴衆と質疑応答を行う。
	フォーラム	ある話題を中心に説明した後、質疑応答を交えて聴衆が参加して討議する。
グループ学習	ラウンドテーブルディスカッション（円卓式討議、座談会）	司会者を決め、テーブルを囲んで自由に意見を出し合う。少人数に適する。
	バズセッション（分団式討議法）	ある課題について小グループに分かれて自由に意見を出し合い、各班の代表がその結果を発表し、最後に司会者がまとめる。
	ロールプレイ	あるテーマについて場面を設定し、参加者の中の数人が役割を演じ、それを討議する。その後、演技者と参加者で討議を行う。
	ブレインストーミング	司会者のもと、1つのテーマについてあらゆる角度から自由に発言し、短時間で新しいアイデアを見つけ出す。
	ピア・エデュケーション	同世代の仲間（ピア）による教育。価値観を共にできる仲間同士で行うため、学習効果が期待できる。
一斉学習＋グループ学習	ワークショップ（研究集会）	共通の研究に関して、小集団（分科会）に分かれて研究成果、経験等を報告し、それらに関して数日間研究・討議する。その後、全体会議で分科会の報告をまとめる。
個別学習	カウンセリング、インターネット、通信教育、読書など	個人のニーズに合わせた学習ができるが、労力や時間がかかり、非効率的な場合がある。

34回－109

K市保健センターにおいて、フレイル予防・改善を目的とする6か月間の栄養教育プログラムに取り組むことになった。体重、握力および歩行速度を測定し、リスク者を特定してプログラムへの参加を呼びかけた。プログラムの効果を判定するための評価デザインである。実施可能性と内的妥当性の観点から、**最も適切な**のはどれか。1つ選べ。

(1) プログラム参加者の中からモデルケースを取り上げ、教育前後のデータを比較する。
(2) プログラム参加者の、教育前後のデータを比較する。
(3) プログラム参加者と参加を希望しなかった者の、教育前後の変化量を比較する。
(4) プログラム参加希望者を無作為に参加群と非参加群に割り付け、教育前後の変化量を比較する。

▶正解へのアプローチ◀

プログラムの実施可能性とは、プログラムを実施するにあたってインフォームドコンセント、日程、倫理的配慮などの項目に問題がなく実施可能であるかを示すものである。

プログラムの内的妥当性とは、プログラムにより得られた結果が信頼できるものであるかを示すものである。なお、外的妥当性とは、得られた結果が一般の個人や集団に当てはめられるものであるかを示すものである。

選択肢考察

×(1) 実施可能性は高いが、内的妥当性が低い。内的妥当性を高めるには、プログラム参加者全員のデータを用いる。

×(2) 実行可能性は高いが、内的妥当性がやや低い。内的妥当性を高めるには、比較対象となるコントロール群を用いて実施すると良い。

○(3) 実行可能性が高く、内的妥当性も高い。プログラムに参加しなかった者のデータを対照とすることで、プログラム実施による効果が分かりやすい。(プログラムに参加しなかった者のデータを収集するためにもインフォームドコンセントが必要となるが、実行可能である。)

×(4) 実行が難しいが、内的妥当性はかなり高い。保健センターがプログラムの参加希望者に対して、非参加群を割り付けるようなことはしない。

正　解 (3)

37回－109 NEW

K市保健センターの管理栄養士である。生後4,5か月児を持つ保護者を対象に、離乳食作りの不安を軽減するための教室を開催した。教室の評価と、評価の種類の組合せである。最も適当なのはどれか。1つ選べ。

(1) 関係部署との連携により、予算内で実施することができた。――― 経過評価
(2) 離乳食作りに必要な器具を揃え始めた保護者が増加した。――― 結果評価
(3) 離乳食で困った時に相談できる場所を知っている保護者が増加した。――― 影響評価
(4) 育児不安を感じる保護者が減少した。――― 形成的評価
(5) 教室参加者の80％が満足と回答した。――― 企画評価

正解へのアプローチ

栄養教育の評価には、企画評価、経過評価、影響評価、結果評価、形成的評価、総括的評価、経済評価、総合的評価がある。国家試験で出題されることが非常に多い項目である。

今回の栄養教育の結果目標は、教室の目的である離乳食づくりの不安軽減となる。その点を考慮して、各目標設定とそれに対する評価の分類を見極める必要がある。

選択肢考察

×(1) 教室の予算について評価することは、企画評価、形成的評価に該当する。

×(2) 機器等の環境を整えることは環境目標に該当し、今回の栄養教育の目的である不安軽減に直接影響を与えるため影響評価、総括的評価に該当する。

○(3) 困ったときに相談できる場所を知ることは学習目標に該当し、今回の栄養教育の目的である不安軽減に直接影響を与えるため、影響評価、総括的評価に該当する。

×(4) 不安の軽減は今回の栄養教育の結果目標であるため、結果評価、総括的評価に該当する。

×(5) 教室に対する満足度は実施目標に該当するため、経過評価、形成的評価に該当する。

正　解 (3)

▶要　点◀

栄養教育マネジメントサイクル

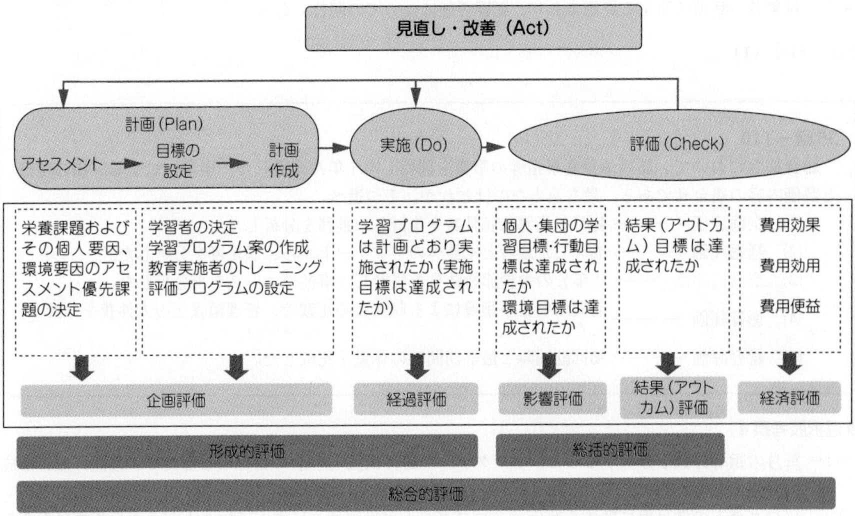

> **36回－110**
>
> 小学4年生児童に、給食の残菜を減らすことを目的とした食育を行った。食育前後の変化と、評価の種類の組合せである。最も適当なのはどれか。1つ選べ。
>
> (1)　給食を残すことがもったいないと思う児童の割合が増加した。――影響評価
> (2)　給食室から出たごみの内容を理解した児童の割合が増加した。――結果評価
> (3)　給食を残さず食べる児童の割合が増加した。――経過評価
> (4)　給食をおかわりする児童の割合が増加した。――形成的評価
> (5)　学習内容について、手を挙げて発言する児童が増加した。――企画評価

▶正解へのアプローチ◀

栄養教育の評価に関する問題は頻出である。栄養教育の評価には、企画評価、経過評価、結果評価、形成的評価、総括的評価、経済評価、総合的評価がある。それぞれが計画時に設定した各種目標に対応した評価項目となっているため、目標と併せて理解することが重要である。

企画評価は、計画段階についての評価であり、設定目標や内容が適切だったかなどを評価する。

経過評価は、プログラムの実施段階についての評価であり、プログラムの進捗状況や運営状況、ならびに対象者の学習の達成度や満足度などを評価する。

影響評価は、比較的短期間に生じる変化についての評価であり、対象者の意識や態度・スキルの変化などを評価する。

結果評価は、最終的な目標の達成度合いについて評価する。

その他、企画評価、経過評価を含めた「形成的評価」、影響評価、結果評価を含めた「総括的評価」がある。

▶選択肢考察◀

○(1)　対象者の意識に関する評価であり、影響評価に該当する。

×(2)　対象者の理解度に関する評価であり、経過評価についての回答である。

×(3) 対象者の態度に関する評価であり、影響評価についての回答である。
×(4) 影響評価、結果評価をふまえた概念である総括的評価に該当する。
×(5) 対象者の意識に関する評価であり、影響評価についての回答である。

正　解 (1)

35回－110

総合病院において、訪問栄養食事指導の事業を開始して1年が経過した。事業に対する評価の種類と評価内容の組合せである。最も適当なのはどれか。1つ選べ。

(1) 企画評価 ―――― 毎月の指導依頼件数を集計し、推移を分析した。
(2) 経過評価 ―――― 訪問した患者と家族へのアンケートから、満足度を分析した。
(3) 形成的評価 ―――― 1年分の栄養診断結果を集計し、事業のニーズを再分析した。
(4) 影響評価 ―――― 訪問栄養食事指導による収入との比較で、管理栄養士の人件費を分析した。
(5) 総合評価 ―――― 初回訪問時と最終訪問時の体重を比較した。

選択肢考察

×(1) 毎月の指導件数を分析することはプログラムの遂行状況（経過）の指標となるため、経過評価、形成的評価である。
◯(2) プログラムの満足度に関する評価は、プログラムが計画通りに進んでいるかどうかの指標になるため、経過評価である。
×(3) 事業のニーズを再分析することは、事業全体の結果（成果）の指標となるため、総合評価である。
×(4) 事業に利用した費用の評価は、経済評価である。また、収入と人件費（支出）を比較評価することは、経済評価の費用便益分析に該当する（P464：37回－110：要　点 参照）。
×(5) 事業実施による体重の変化は、事業の実施による結果（成果）であるため、結果評価、総括的評価である。

正　解 (2)

33回－111

保健センターで、第1子の養育者を対象に、地域ぐるみで子どもの健全な発育と発達を目的とした離乳食教室を実施した。その評価の内容と評価の種類の組合せである。正しいのはどれか。1つ選べ。

(1) 離乳食の開始の目安がわかった参加者の割合 ―――― 結果評価
(2) 乳児期に避けたい食材がわかった参加者の割合 ―――― 経過評価
(3) 離乳食への不安を抱いている地域内の養育者数 ―――― 総括的評価
(4) 順調な発育をしている児の割合 ―――― 形成的評価
(5) 教室の後、参加者同士で出かけた者の数 ―――― 影響評価

選択肢考察

×(1) 離乳食の開始の目安がわかった参加者の割合 ―――― 影響評価
×(2) 乳児期に避けたい食材がわかった参加者の割合 ―――― 影響評価
×(3) 離乳食への不安を抱いている地域内の養育者数 ―――― 形成的評価
×(4) 順調な発育をしている児の割合 ―――― 総括的評価
◯(5) 教室の後、参加者同士で出かけた者の数 ―――― 影響評価

正　解 (5)

33回－112

低栄養傾向の高齢者に、月1回、計6回コースの低栄養予防教室を実施した。教室の総費用は12万円であった。教室終了後の目標BMIの達成者は、30名中20名であった。目標達成のための教室の費用効果である。正しいのはどれか。1つ選べ。

(1) 667円
(2) 2,000円
(3) 4,000円
(4) 6,000円
(5) 20,000円

正解へのアプローチ

教室の費用効果は、教室参加者1名あたりの目標達成に必要な費用と考える。そこで、総費用を目標達成者数で除して算出する。

教室の費用効果＝120,000円÷20名
＝6,000円

選択肢考察

×(1)、(2)、(3)、(5)
○(4) 正解へのアプローチ 参照。

正　解　(4)

37回－110 *NEW*

体重増加を目指す大学ラグビー部の学生12人を対象に、栄養教室を3か月で計6回実施した。教室の総費用は60,000円であった。参加者の体重増加量の合計は10kgであった。体重1kg当たりの教室の費用効果（円）として、最も適当なのはどれか。1つ選べ。

(1) 1,000
(2) 5,000
(3) 6,000
(4) 10,000
(5) 20,000

正解へのアプローチ

費用効果とは、費用に対する教育の効果を検討したものである。

本設問は、体重1kg当たりの費用効果を算出する。今回の教室では10kgの体重増加（望ましい変化）が生じており、そのために60,000円の費用が掛かっている。よって、計算式は60,000（円）÷10（kg）となり、体重1kg当たりの費用効果は6,000円となる。

選択肢考察

×(1)、(2)、(4)、(5)
○(3) 正解へのアプローチ 参照。

正　解　(3)

要　点

経済的評価の種類

費用効果分析	ある効果を得るために必要になった費用が複数の方法間でどの程度異なるかを比較する方法。効果1単位当たりの費用の算出が必要である。
費用便益分析	栄養教育で使った費用とその成果を金額で評価する方法。栄養教育に要した費用とその結果として得られた便益（利益）の算出が必要である。
費用効用分析	一定の効用を得るために必要な費用を算出する方法。効用には、総合的な健康指標であるQALYや質を調整した生存率などを用いる。

3 理論や技法を応用した栄養教育の展開

34回－110

軽い認知症があり、もの忘れが多くなった独居の高齢者に、脱水症予防のための栄養教育を行うことになった。適切な水分摂取の実行が期待できる働きかけである。**最も適切な**のはどれか。１つ選べ。

(1) 脱水症予防のための水分のとり方について、講義を聴いてもらう。
(2) 水分のとり方について、グループディスカッションをしてもらう。
(3) 経口補水液づくりを実習し、作り方のプリントを持ち帰ってもらう。
(4) 身の回りに水の入ったペットボトルを置いてもらう。

正解へのアプローチ

高齢者であることや認知症の有無に限らず、水分摂取の必要性や方法を知るだけで、水分摂取の実行が期待できるとは言い難い。行動に移してもらうためには、具体的な行動を提示することが有効となる。

選択肢考察

×(1)、(2)　水分のとり方について理解することは、水分摂取の実行が期待できる働きかけではある。しかし、対象者に軽い認知症があることからも、知識を付けることが行動につながる可能性は高いとはいえない。また、ここでは他の選択肢により具体的な項目があるため、この中では最適とはいえない。
×(3)　経口補水液の作り方が分かることが、水分摂取の実行につながるとは言い難い。脱水症予防の観点からは経口補水液の摂取以上に日々の水分摂取の方が重要となることも理解しておきたい。
○(4)　具体的な行動の提示であるため、対象者の水分摂取の実行が期待できるといえる。

正　解　(4)

33回－114

特別支援学校高等部の、料理を作ることが可能な生徒を対象に、調理実習を伴う栄養教育を実施する。対象者と安全に調理するための配慮の組合せである。**誤っている**のはどれか。１つ選べ。

(1) 視覚障害者 ―――― 包丁を使う作業をさせない。
(2) 聴覚障害者 ―――― 後ろから声をかけない。
(3) 肢体不自由者 ――― 車椅子で作業できる調理台を使う。
(4) 病弱者 ――――― 食事制限の有無を確認する。
(5) 知的障害者 ―――― 次の作業を促す言葉かけを行う。

正解へのアプローチ

障害者の障害の特徴、障害者の生活について理解が必要である。

選択肢考察

×(1) 視覚障害者であっても日常生活を介護なしで行っている方は多い。そこで、調理も自身で行うことができるよう支援することが重要である。

○(2) 聴覚障害者は、背後から声を掛けても聞こえないため反応できない。突然後ろから触る行為も驚かせてしまい、危険につながるため避けたい。

○(3) 肢体不自由者は、両足の機能が十分でない場合は車椅子を利用するため、日々の生活を問題なく送れるよう環境を整えることが必要である。このように障害があっても普通に生活ができるようにする取り組みを、ノーマライゼーションという。

○(4) 病弱者とは、何らかの疾患を罹患している人のことである。疾患によっては食事制限が必要な場合があるため、事前に確認する必要がある。

○(5) 知的障害者は、1つの作業に集中して次の作業になかなか移れない、次の作業のことを忘れてしまう、などにより作業が進まないことがあるため、その都度の声掛けが必要な場面もある。

正　解 (1)

1 臨床栄養の概念

36回－112

外来栄養食事指導料の算定に関する記述である。最も適当なのはどれか。1つ選べ。

(1) 初回の指導時間は、概ね20分以上で算定できる。
(2) 集団栄養食事指導料を、同一日に併せて算定できる。
(3) BMI 27.0 kg/m^2 の肥満者は、算定対象となる。
(4) がん患者は、算定対象とならない。
(5) 7歳の小児食物アレルギー患者は、算定対象とならない。

正解へのアプローチ

診療報酬の栄養食事指導料について、人数、時間、算定回数など、算定要件を確認しておくこと。

なお、外来患者に対しては、情報通信機器を使用して指導を行った場合も算定可能である（要　点 参照）。

選択肢考察

×(1) 外来栄養食事指導料は、初回は指導時間が30分以上、2回目以降は指導時間が20分以上で算定できる。
○(2) 集団栄養食事指導料は、外来栄養食事指導料又は入院栄養食事指導料と同一日に併せて算定できる。
×(3) 外来栄養食事指導料の算定対象となる高度肥満症は、肥満度＋40％以上又はBMI 30 kg/m^2 以上である。
×(4) がん患者は、算定対象となる。
×(5) 外来栄養食事指導料の算定対象となる小児食物アレルギー患者は、9歳未満の小児である。

正　解 (2)

要　点

栄養食事指導料（令和４年診療報酬改定）

種類	算定要件	算定額（1件・1名当たり）
入院栄養食事指導料1 （歯科入院の場合も含む）	時間：初回：30分以上 2回目：20分以上 回数：入院中2回 （1週間に1回が限度）	初回：260点 2回目：200点
集団栄養食事指導料	時間：40分超 人数：1回15人以下 回数：患者1人につき月1回	80点
外来栄養食事指導料1	時間：初回：30分以上 2回目以降：20分以上 回数：月1回（初回のみ月2回可）	初回：260点（対面で行った場合） 235点（情報通信機器等を用いた場合） 2回目以降：200点（対面で行った場合） 180点（情報通信機器を使用する場合）
在宅患者訪問栄養食事指導料1	時間：食事の用意や摂取等に関する具体的な指導を30分以上 回数：月2回	530点（単一建物診療患者が1人の場合） 480点（単一建物診療患者が2～9人の場合） 440点（上記以外の場合）

算定対象となる特別食

腎臓食、肝臓食、糖尿食、胃潰瘍食（流動食を除く）、貧血食、膵臓食、脂質異常症食、痛風食、てんかん食、フェニールケトン尿症食、楓糖尿症食、ホモシスチン尿症食、尿素サイクル異常症食、メチルマロン酸血症食、プロピオン酸血症食、極長鎖アシル-CoA脱水素酵素欠損症食、糖原病食、ガラクトース血症食、治療乳、無菌食、特別な場合の検査食（単なる流動食および軟食を除く）
心臓疾患及び妊娠高血圧症候群等の患者に対する減塩食
十二指腸潰瘍の患者に対する潰瘍食
侵襲の大きな消化管手術後の患者に対する潰瘍食
クローン病及び潰瘍性大腸炎等により腸管の機能が低下している患者に対する低残渣食
高度肥満症（肥満度が＋40％以上又はBMIが30以上）の患者に対する治療食
高血圧症の患者に対する減塩食（塩分の総量が6g未満のものに限る。）
小児食物アレルギー患者に対する小児食物アレルギー食 （食物アレルギーを持つことが明らかな9歳未満の小児に限る。）
がん患者、摂食機能若しくは嚥下機能が低下した患者、低栄養にある患者に対する治療食
外来化学療法を実施している悪性腫瘍患者に対する治療食（外来のみ）

※小児食物アレルギー食は、外来栄養食事指導料及び入院栄養食事指導料に限る。
※在宅患者訪問栄養食事指導に要した交通費（実費）は、患家の負担とする。
※在宅患者訪問栄養食事指導料の算定には、医師の指示は必要だが医師の同行は不要。
※管理栄養士は常勤である必要はなく、要件に適合した指導が行われていれば算定できる（ただし専任）。
※集団栄養食事指導料と外来栄養食事指導料又は入院栄養食事指導料を同一日に併せて算定できる。
※集団栄養食事指導料は入院患者と外来患者が混在しても算定できる。
※入院栄養食事指導料、集団栄養食事指導料、外来栄養食事指導料の算定は、当該保険医療機関で屋内全面禁煙を実施していることが算定要件となる。
※診療所において、入院中の患者であって、特別食を医師が必要と認めたものに対し、当該保険医療機関以外（日本栄養士会若しくは都道府県栄養士会が設置し、運営する「栄養ケア・ステーション」又は他の医療機関に限る）の管理栄養士が医師の指示に基づき対面で必要な栄養指導を行った場合には、入院栄養食事指導料2（初回：250点、2回目以降：190点）を算定する。
※診療所において、入院中の患者以外の患者であって、特別食を医師が必要と認めたものに対し、当該保険医療機関以外の管理栄養士が、当該保健医療機関の医師の指示に基づき対面で必要な栄養指導を行った場合には、外来栄養食事指導料2（初回：対面250点、情報通信機器等を用いた場合225点、2回目以降：対面190点、情報通信機器等を用いた場合170点）、在宅患者訪問栄養食事指導料2（単一建物診療患者が1人の場合：510点、単一建物診療患者が2～9人の場合：460点、それ以外の場合：420点）を算定する。

33回－116

診療報酬における栄養食事指導料の算定に関する記述である。正しいのはどれか。**2つ選べ。**

(1) 外来患者は、初回20分の栄養食事指導で算定できる。
(2) 小児食物アレルギー患者の外来栄養食事指導料は、9歳未満の場合に算定できる。
(3) 入院栄養食事指導料は、入院期間中に3回算定できる。
(4) 集団栄養食事指導料は、外来患者と入院患者が混在した場合も算定できる。
(5) 集団栄養食事指導料の算定は、1回の対象者数の上限が20人である。

▶選択肢考察◀

×(1) 外来患者は、初回は概ね30分以上の栄養食事指導で算定できる。なお、2回目以降は、概ね20分以上である。
○(2) 栄養食事指導料の算定対象特別食として、小児食物アレルギー患者に対する小児食物アレルギー食があり、条件として「食物アレルギーを持つことが明らかな9歳未満の小児に限る」とある。
×(3) 入院栄養食事指導料は、入院期間中に2回算定でき、1週間に1回が限度である。
○(4) 集団栄養食事指導料は、入院中の患者と入院中の患者以外の患者が混在して指導が行われた場合であっても算定できる。

×(5)　集団栄養食事指導料の算定は、1回の対象者数の上限が15人である。40分を超え、患者1人につき月1回算定できる。

▶正　解◀　(2)、(4)

34回－115

診療報酬における在宅患者訪問栄養食事指導料の算定要件に関する記述である。正しいのはどれか。1つ選べ。

(1)　指導に従事する管理栄養士は、常勤に限る。
(2)　算定回数は、1か月1回に限る。
(3)　指導時間は、1回20分以上とする。
(4)　指導内容には、食事の用意や摂取等に関する具体的な指導が含まれる。
(5)　訪問に要した交通費は、指導料に含まれる。

▶正解へのアプローチ◀

在宅患者訪問栄養食事指導料の算定要件については、P466：36回－112：▶要　点◀を参照すること。

▶選択肢考察◀

×(1)　指導に従事する管理栄養士は常勤である必要はなく、要件に適合した指導が行われていれば非常勤でも算定できる。ただし、専任であることが条件である。
×(2)　算定回数は、1か月に2回までである。
×(3)　指導時間は、1回30分以上とする。
◯(4)　指導内容は、食事の用意や摂取等に関する具体的な指導であり、調理実技は必須ではない。
×(5)　訪問に要した交通費（実費）は、患家の負担とし、指導料には含まない。

▶正　解◀　(4)

37回－111　NEW

K病院に勤務する管理栄養士である。急性期病棟に入院している患者に対して、入院栄養食事指導料を算定し、退院後の栄養・食事管理について指導するとともに、入院中の栄養管理に関する情報を示す文書を用いて患者に説明し、これを転院先のリハビリテーション病院の管理栄養士と共有した。入院栄養食事指導料に加えて、診療報酬・介護報酬により算定できるものである。最も適当なのはどれか。1つ選べ。

(1)　回復期リハビリテーション病棟入院料1
(2)　栄養マネジメント強化加算
(3)　退院時共同指導料1
(4)　退院時共同指導料2
(5)　栄養情報提供加算

▶正解へのアプローチ◀

令和2年度診療報酬改定により、入院栄養食事指導料を算定している患者について、退院後の栄養・食事管理について指導するとともに在宅担当医療機関等の医師又は管理栄養士に対して、栄養管理に関する情報を文書により提供を行った場合の評価として栄養情報提供加算が新設された。栄養情報提供加算の算定要件は、▶要　点◀の通りである。

本設問は、栄養情報提供加算の算定要件の文面がそのまま示されている。

▶選択肢考察◀

×(1) 回復期リハビリテーション病棟入院料は、5段階の病棟基準が設定されており、回復期リハビリテーション病棟入院料1の施設基準には、専任の管理栄養士1名以上の常勤配置がある。

×(2) 栄養マネジメント強化加算は、指定施設サービス費（介護報酬）に対する加算であり、算定要件には、管理栄養士を常勤換算方式で入所者の数を50（施設に常勤栄養士を1人以上配置し、給食管理を行っている場合は70）で除して得た数以上配置することがある。

×(3)、(4) 退院時共同指導料1・2は、入院中の患者について、退院後の在宅療養を担う保険医もしくは保険医の指示を受けた看護師等、薬剤師、管理栄養士、理学療法士、作業療法士、言語聴覚士、社会福祉士が、患者の同意を得て、退院後の在宅での療養指導等を、入院中の保険医又は看護師等、薬剤師、管理栄養士、理学療法士、作業療法士、言語聴覚士、社会福祉士と共同して指導を行い、文書により情報提供した場合に算定できる。なお、算定対象は、退院時共同指導料1が在宅療養支援診療所による往診及び訪問看護を受ける患者、退院時共同指導料2が保険医療機関に入院する患者である。

○(5) ▶要　点◀参照。

▶正　解◀ (5)

▶要　点◀

栄養情報提供加算の算定要件

別に厚生労働大臣が定めるものに対して、栄養指導に加え退院後の栄養・食事管理について指導し、入院中の栄養管理に関する情報を示す文書を用いて患者に説明するとともに、これを他の保険医療機関又は介護老人福祉施設、介護老人保健施設、介護療養型医療施設若しくは介護医療院等の医師又は管理栄養士に対して提供した場合に、入院中1回に限り、栄養情報提供加算として50点を所定点数に加算する。

36回－111

臨床栄養に関する用語とその内容の組合せである。最も適当なのはどれか。1つ選べ。

(1) インフォームド・コンセント ――― 予想プロセスからの逸脱
(2) アドヒアランス ――― 患者が治療へ積極的に参加すること
(3) コンプライアンス ――― 障がい者と健常者との共生
(4) バリアンス ――― 内部環境の恒常性を維持すること
(5) ノーマリゼーション ――― 情報開示に対する患者の権利

▶正解へのアプローチ◀

臨床に関する用語についての問題は頻出であり、過去問題を中心に医療行為に関する用語、患者に関わる用語、患者と医療従事者に関わる用語を確認しておくこと（▶要　点◀参照）。

▶選択肢考察◀

×(1) インフォームド・コンセント ――― 説明と同意
○(2) アドヒアランス ――― 患者が治療へ積極的に参加すること
×(3) コンプライアンス ――― 指示の遵守、医療従事者のアドバイスに患者が従うこと
×(4) バリアンス ――― 予想プロセスからの逸脱
×(5) ノーマリゼーション ――― 障がい者と健常者との共生

▶正　解◀ (2)

要　点

過去に国家試験で出題された臨床栄養学で用いる用語

QOL	生活の質
ADL	日常生活動作
ノーマリゼーション	障がい者との共生
クリニカルパス	医療の質の標準化を目的とした診療スケジュール表
インフォームドコンセント	説明と同意
セカンドオピニオン	主治医以外の意見
ターミナルケア	終末期医療・介護
ナラティブノート	叙述的経過記録
リスクマネジメント	危険・事故が発生しないように仕組みや体制を作り、管理すること
バリアンス	クリニカルパスで予想されたプロセスと異なる経過や結果
リスボン宣言	患者の自己決定権
ヘルシンキ宣言	医学研究の倫理規則
コンプライアンス	医療従事者のアドバイスに患者が従う行動の程度
アドヒアランス	患者側の治療への積極的な参加
トリアージ	患者の重症度の判別
緩和ケア	痛みを和らげる治療

33回－115

臨床栄養の用語とその内容の組合せである。正しいのはどれか。1つ選べ。

(1)　ターミナルケア ―――――――― 障害者と健常者の共存
(2)　クリニカルパス ―――――――― 医療の標準化
(3)　アドヒアランス ―――――――― 痛みを抑える治療
(4)　インフォームド・コンセント ―― 重症度の判定
(5)　ノーマリゼーション ――――― 情報開示に対する患者の権利

選択肢考察

×(1)　ターミナルケア ―――――――― 終末期医療・介護
○(2)　クリニカルパス ―――――――― 医療の標準化
×(3)　アドヒアランス ―――――――― 治療への患者の積極的な参加
×(4)　インフォームド・コンセント ―― 説明と同意
×(5)　ノーマリゼーション ――――― 障害者と健常者の共存

正　解　(2)

35回－112

クリニカルパスに関する記述である。最も適当なのはどれか。1つ選べ。

(1)　入院患者は対象としない。
(2)　時間軸に従って作成される。
(3)　バリアンスとは、標準的な治療の内容をいう。
(4)　アウトカムとは、逸脱するケースをいう。
(5)　医療コストは増加する。

▶正解へのアプローチ◀

クリニカルパスは、入院時から退院までの医療従事者と患者に有益な治療スケジュール表であり、一般的には縦軸に仕事内容、横軸に時間を記す。医療の質の標準化や効率化により、入院日数の短縮と医療コストの削減を目標に導入された。

▶選択肢考察◀

×(1) クリニカルパスは、入院患者を対象とする。

◯(2) 縦軸に仕事内容を、横軸に時間軸をとり、治療スケジュール表で作成されている。

×(3) バリアンスとは、クリニカルパスで想定されたプロセスと異なる経過や結果が生じ、スケジュールから逸脱するケースをいう。標準通りにはならない場合をいう。

×(4) アウトカムとは、行われる医療行為から得られる成果や結果を予想し、その達成期間を事前に設定し、結果から導かれる過程や資源を統制していく手法をいう。臨床的、財務的、在院日数、顧客満足度、患者のQOLなどがある。

×(5) クリニカルパスの導入目的には、医療コストおよび資源の削減がある。

▶正　解◀ (2)

2 傷病者・要支援者・要介護者の栄養管理

34回－111

主観的包括的評価（SGA）に用いられる情報である。最も適当なのはどれか。1つ選べ。

(1) 血糖値
(2) 尿ケトン体
(3) 便潜血
(4) 仙骨部浮腫
(5) 膝丁高

▶正解へのアプローチ◀

主観的包括的評価（SGA）は、基本的に問診と身体計測値を用いて、評価者が対象者の栄養状態を主観的に行う評価である。特別な手技や検査、機器を使用しないのが特徴で、栄養スクリーニングに有用である。

▶選択肢考察◀

×(1)、(2)、(3)、(5) いずれも客観データに該当する。

◯(4) 仙骨部浮腫の有無は、主観的情報である。

▶正　解◀ (4)

▶要　点◀

主観的包括的評価（Subjective Global Assessment；SGA）の評価項目

問診・病歴（患者の記録）	理学的所見
①年齢、性別 ②身長、体重、体重変化 ③食物摂取状況の変化 ④消化器症状 ⑤ADL（日常生活動作） ⑥疾患と栄養必要量との関係　など	①皮下脂肪の損失状態（上腕三頭筋部皮下脂肪厚） ②筋肉の損失状態（上腕筋周囲） ③浮腫（くるぶし、仙骨部） ④腹水 ⑤毛髪の状態　など

37回－112 NEW

身長150cm、体重40kg、標準体重50kgの女性患者。1日尿中クレアチニン排泄量が750mgのときのクレアチニン身長係数（%）である。ただし、クレアチニン係数は、18mg/kg標準体重とする。最も適当なのはどれか。1つ選べ。

(1) 120
(2) 104
(3) 96
(4) 83
(5) 42

▶正解へのアプローチ◀

クレアチンリン酸の大部分は骨格筋に存在し、不可逆的に分解されてCr（クレアチニン）となり尿中へ排泄される。よって、24時間尿中クレアチニン排泄量は筋肉量に比例する。筋肉量は体重に比例することから、標準体重あたりの24時間尿中クレアチニン排泄量との比率（クレアチニン身長係数）を算出する。

クレアチニン身長係数の計算式は、以下の通りである。

$$\text{クレアチニン身長係数(\%)} = \frac{\text{24時間尿中クレアチニン排泄量(mg)}}{\text{標準体重(kg)} \times \text{クレアチニン排泄基準値(mg/標準体重kg)}} \times 100$$

患者のクレアチニン身長係数は、$750 \div (50 \times 18) \times 100 \fallingdotseq 83.3\%$となる。

▶選択肢考察◀

×(1)、(2)、(3)、(5)
◯(4) ▶正解へのアプローチ◀参照。

▶正　解◀ (4)

▶要　点◀

クレアチニン身長係数の計算式

- $\text{クレアチニン身長係数(\%)} = \frac{\text{24時間尿中クレアチニン排泄量(mg)}}{\text{標準体重(kg)} \times \text{クレアチニン排泄基準値(mg/標準体重kg)}} \times 100$
- クレアチニン排泄基準値（簡易法）：男性23mg、女性18mg

36回－113

生体電気インピーダンス法（BIA）を用いた体組成の計測に関する記述である。**誤っている**のはどれか。1つ選べ。

(1) 体脂肪の電気抵抗が低い性質を利用している。
(2) 体水分量を推定することができる。
(3) 運動による影響を受ける。
(4) 食事による影響を受ける。
(5) 入浴による影響を受ける。

▶正解へのアプローチ◀

脂肪組織は電気を通しにくく電気抵抗が高いが、筋肉などは電解質を含む水分が多く、電気を通しやすく電気抵抗が低い。この差を利用して体組成を測定する方法を、生体電気インピーダンス法（BIA）という。

▶選択肢考察◀

×(1) 体脂肪の電気抵抗が高い性質を利用している。

○(2) BIAでは、体脂肪量、筋肉量、骨量など体組成割合を計測できるため、そこから体水分量を推定することができる。

○(3) 運動により体温が上昇すると、血流量が増加し発汗する。これらの影響により電気抵抗が変動するため、運動による影響を受ける。また、除脂肪組織である筋肉量の変化も値に影響を及ぼす。

○(4) 食事により、食事誘発性熱産生による体温上昇、飲水量による体水分量の変化などが起こるため、食事による影響を受ける。

○(5) 入浴により皮膚の角質層の水分量が増加し、電気抵抗が低下する。よって、入浴前と入浴後では、値が異なる。また、入浴で体温が上昇するため、入浴による影響を受ける。

▶正 解◀ (1)

▶要 点◀

生体電気インピーダンス法（BIA）への影響因子

体水分量の変動要因	過度の飲食後、激しい運動後、多量の発汗や極度の脱水状態、発熱、下痢
体温の変動要因	運動、サウナ・入浴後、食後、冷たい外気や冷房に長時間さらされたときの温度低下、女性の生理周期による体温変動

35回－113

水分出納において、体内に入る水分量として計算する項目である。最も適当なのはどれか。1つ選べ。

(1) 滲出液量
(2) 代謝水量
(3) 不感蒸泄量
(4) 発汗量
(5) 便に含まれる量

▶正解へのアプローチ◀

体内の水分出納を理解すれば、体内に入る水分なのか、体外へ排泄される水分なのかを判断できる（▶要 点◀参照）。

▶選択肢考察◀

×(1) 滲出液は、炎症の際に病巣に滲出する液であり、その量は体外に排泄される水分量である。

○(2) 炭水化物、たんぱく質、脂質を摂取・吸収後、体内で代謝してATPを産生する際、水（H_2O）を産生する。これを代謝水といい、その量は体内に入る水分量である。

×(3) 不感蒸泄は、皮膚や呼気からの水分の蒸発をいい、その量は体外に排泄される水分量である。ただし、汗は感じられるため、不感蒸泄には含まない。

×(4) 汗は、皮膚の汗腺からの水分の外分泌をいい、その量は体外に排泄される水分量である。

×(5) 便は、大腸で形成され肛門から排泄されるため、便に含まれる水分量は、体外に排泄される量である。

▶正 解◀ (2)

要　点

成人における１日の水分出納

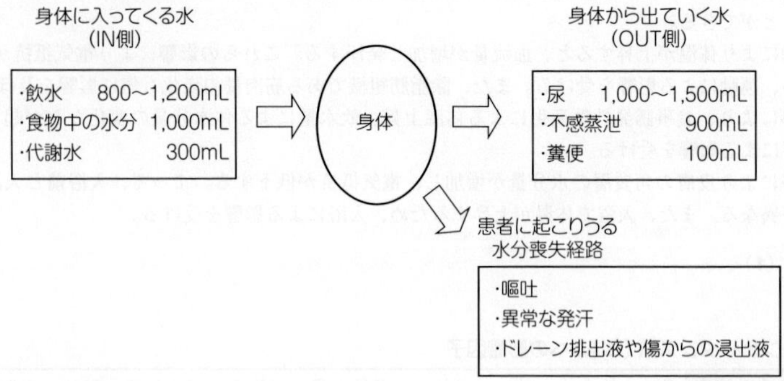

37回－114　NEW

中心静脈栄養において、25％ブドウ糖基本輸液1,000mL（1,000kcal）、総合アミノ酸製剤600mL（400kcal、窒素量9g）、20％脂肪乳剤100 mL（200kcal）を投与した。この時のNPC/N比である。最も適当なのはどれか。１つ選べ。

(1)　67
(2)　110
(3)　133
(4)　155
(5)　178

正解へのアプローチ

NPC/N比の計算問題は、第33回国家試験で出題されている。

NPC/N比（非たんぱく質カロリー窒素比）とは、たんぱく質・アミノ酸以外のエネルギー（糖質と脂質のカロリーの和）を窒素量（g）で除した値をいい、たんぱく質を効率的に利用するための指標となる。通常は150前後であるが、腎不全などたんぱく質の制限を行う場合は500以上のものを、重症感染症などの高たんぱく質食を用いる場合は、100以下のものとなる。

25％ブドウ糖基本輸液1,000mLが1,000kcalであり、20％脂肪乳剤100mLが200kcalであるため、糖質と脂質のエネルギーの合計は、1,000＋200＝1,200kcalとなる。

総合アミノ酸製剤600mLに窒素が9g含まれているため、NPC/N（kcal/g）は、1,200kcal÷9g≒133.3kcal/gとなる。

選択肢考察

×(1)、(2)、(4)、(5)
○(3)　正解へのアプローチ参照。

正　解　(3)

33回－117

25％ブドウ糖基本輸液1,200mL（1,200kcal）、総合アミノ酸製剤600mL（400kcal、窒素量9g）、20％脂肪乳剤100mL（200kcal）を投与した。この時のNPC／N（非たんぱく質カロリー窒素比）である。正しいのはどれか。1つ選べ。

(1) 44
(2) 67
(3) 133
(4) 156
(5) 200

正解へのアプローチ

25％ブドウ糖基本輸液1,200mLが1,200kcalであり、20％脂肪乳剤100mLが200kcalであるため、糖質と脂質のエネルギーの合計は、1,200＋200＝1,400kcalとなる。

総合アミノ酸製剤600mLに窒素が9g含まれているため、NPC／N（kcal／g）は、1,400kcal÷9g≒156kcal／gとなる。

選択肢考察

×(1)、(2)、(3)、(5)

◯(4) **正解へのアプローチ** 参照。

正　解 (4)

35回－117

てんかん食としての摂取により生じる代謝に関する記述である。最も適当なのはどれか。1つ選べ。

(1) 高炭水化物・低たんぱく質食である。
(2) 摂取により、血中3-ヒドロキシ酪酸値が低下する。
(3) 摂取により、血液pHが上昇する。
(4) ケトン体は、筋肉で合成される。
(5) ケトン体は、脳で利用される。

正解へのアプローチ

てんかんは、大脳の神経の異常な興奮により生じる精神障害であり、てんかん発作がみられる。てんかん食は、難治性てんかん（外傷性のものを含む）の患者に対し、炭水化物量の制限および脂質量の増加が厳格に行われた治療食であり、エネルギー源として脂肪酸分解により産生されるケトン体を利用することで、てんかん発作を抑える食事療法である。

なお、てんかん食は、平成28年度より特別食加算の算定対象特別食となっており、グルコーストランスポーター1欠損症またはミトコンドリア脳筋症の患者に対する治療食とした場合も含まれる。

選択肢考察

×(1) 低炭水化物・高脂質食である。たんぱく質は制限の必要はない。

×(2) 脂質中心の食事となるため、ケトン体の一種である3-ヒドロキシ酪酸（β-ヒドロキシ酪酸）が血中に増加する。

×(3) 低炭水化物・高脂質食のため、酸性物質であるケトン体の生成が促進し、血液pHは酸性側に移動し低下する。

×(4) ケトン体は、肝臓で合成される。筋肉では合成されない。
◯(5) ケトン体は、肝臓以外の臓器、脳や筋肉などで利用されエネルギー源となるが、肝臓では利用されない。

▶正　解◀ (5)

35回－114
経腸栄養法が禁忌となる患者である。最も適当なのはどれか。1つ選べ。
(1) 頭頸部がん術後
(2) 食道裂孔ヘルニア
(3) 胃全摘術後
(4) 小腸完全閉塞
(5) 人工肛門造設後

▶正解へのアプローチ◀

経腸栄養法は、消化管に異常はないが、嚥下困難などにより食物を安全に口腔通過できない場合に用いられる方法であり、経鼻もしくは胃瘻、腸瘻から挿入したカテーテルの先端を胃もしくは十二指腸、空腸に留置する。よって、下部消化管での吸収が不十分な疾患には適用禁忌となる。適用可・禁忌の疾患を覚えておくこと (▶要　点◀参照)。

▶選択肢考察◀

×(1) 頭頸部がん術後は、嚥下に障害が出る可能性があるが、消化管は正常であるため、胃瘻や腸瘻などを用いた経腸栄養法を適用できる。
×(2) 食道裂孔ヘルニアでは、胃の上部が横隔膜の上に飛び出してはいるが、小腸は正常であるため、腸瘻などを用いた経腸栄養法を適用できる。
×(3) 胃全摘術後は、食道と小腸を結合している。よって、小腸は正常であるため、腸瘻などを用いた経腸栄養法を適用できる。また、経口栄養法も可能である。
◯(4) 小腸完全閉塞では、消化管内に栄養剤を流入しても溜まる一方で出て行かないため、経腸栄養法は禁忌となる。
×(5) 人工肛門造設後でも、消化管の機能は残存しているため、経腸栄養法を適用できる。

▶正　解◀ (4)

▶要　点◀

経腸栄養補給法の適応条件
- 消化管に閉塞がない。
- 消化・吸収機能が維持されている。
- 経口摂取が不可能または不十分である。
- 消化管の安静を必要としない病態である。
- 経腸チューブが留置可能である。
- 経腸チューブの留置部位より遠位に消化管の瘻孔、出血などがない。

経腸栄養補給法の禁忌疾患

麻痺性イレウス、腸閉塞、消化管穿孔、消化管出血、炎症性腸疾患増悪期、短腸症候群 (術直後)、重症下痢、重症急性膵炎、ショックなど

36回－114

経腸栄養剤の種類とその特徴に関する記述である。最も適当なのはどれか。1つ選べ。

(1) 半固形栄養剤は、胃瘻に使用できない。

(2) 消化態栄養剤の糖質は、でんぷんである。

(3) 成分栄養剤の窒素源は、アミノ酸である。

(4) 成分栄養剤の脂肪エネルギー比率は、20%Eである。

(5) 成分栄養剤は、半消化態栄養剤より浸透圧が低い。

▶正解へのアプローチ◀

経腸栄養剤の分類と特徴を確認すること（▶要　点◀ 参照）。特に、窒素源としてたんぱく質、ペプチド、アミノ酸が問われやすい。経腸栄養剤の種類のうち成分栄養剤の出題頻度が高いため、覚えておくこと。

▶選択肢考察◀

×(1) 半固形栄養剤は、胃瘻に用いられる。適度な粘度がある方が液状のものよりも食道への逆流のおそれが少ないため、胃瘻での栄養剤供給に適している。

×(2) 消化態栄養剤の糖質は、デキストリンである。でんぷんは天然濃厚流動食の糖質であり、消化はされていない。

◯(3) 成分栄養剤の窒素源は、アミノ酸である。成分栄養剤に含まれるすべての成分は、化学的に明らかになっている。

×(4) 成分栄養剤（エレンタールなど）の脂質エネルギー比率は1.5％E程度であり、ほとんど脂質は含まれない。よって、長期投与では必須脂肪酸の欠乏を生じるため、別経路（経静脈投与による脂肪乳剤など）で必須脂肪酸を投与する必要がある。

×(5) 成分栄養剤は、窒素源がアミノ酸、糖質がデキストリンと消化済みの栄養素であるため、粒子濃度が高く、浸透圧が高い。半消化態栄養剤は、糖質がデキストリン、脂質も含まれる栄養剤であるが、窒素源がたんぱく質のため、粒子濃度が成分栄養剤よりも低く、浸透圧はそれほど高くない。そのため、成分栄養剤を用いる際は、浸透圧性下痢をきたしやすく、投与速度に注意が必要である。

▶正　解◀ (3)

▶要　点◀

経腸栄養剤の分類と特徴

	天然濃厚流動食	半消化態栄養剤	消化態栄養剤	成分栄養剤
窒素源 糖　質 脂　質	たんぱく質 でんぷん 多　い	たんぱく質 デキストリン やや多い	ペプチド・アミノ酸 デキストリン 少ない	アミノ酸 デキストリン 極めて少ない
取扱い	食　品	食品/医薬品	食品/医薬品	医薬品
消　化 投与経路	必　要 経鼻→胃	若干必要 経鼻→胃	不　要 経鼻→十二指腸	不　要 経鼻→十二指腸
浸透圧	普　通 ――――――――――――――――――――→ 高　い			
適　応	咀嚼障害や嚥下障害のみをきたしており、長期経腸栄養の実施が必要な患者	消化管機能が正常もしくは軽度の障害の患者	消化管の障害がある患者でも適応可	消化管の障害がある患者でも適応可
長　所	素材が自然食品である	・浸透圧性下痢をきたし難い ・必須脂肪酸欠乏をきたし難い ・経口摂取が可能	・高度消化吸収障害（短腸症候群等）の患者でも使用可能 ・必須脂肪酸欠乏をきたし難い	・高度消化吸収障害（短腸症候群等）の患者でも使用可能
短　所		脂質消化吸収障害をきたしている患者には使用できない	・浸透圧性下痢をきたしやすい ・高度脂質吸収障害下では下痢をきたす	・浸透圧性下痢をきたしやすい ・長期投与の患者では必須脂肪酸欠乏をきたしやすい

33回－118

経腸栄養剤の種類とその特徴に関する記述である。正しいのはどれか。1つ選べ。

(1)　成分栄養剤の糖質は、マルトースである。
(2)　成分栄養剤の窒素源は、ジペプチドである。
(3)　消化態栄養剤の糖質は、キシリトールである。
(4)　消化態栄養剤の窒素源は、たんぱく質である。
(5)　半消化態栄養剤の糖質は、デキストリンである。

▶正解へのアプローチ◀

経腸栄養剤は、栄養素の消化状態で分類するとよい（P478：36回－114：▶要　点◀ 参照）。糖質はでんぷん、デキストリン、窒素源はたんぱく質のまま、アミノ酸とオリゴペプチド、アミノ酸のみがあり、成分栄養剤は消化済みのため、腸への負担が少なくなる。

▶選択肢考察◀

×(1)　成分栄養剤の糖質は、デキストリンである。
×(2)　成分栄養剤の窒素源は、アミノ酸のみである。
×(3)　消化態栄養剤の糖質は、デキストリンである。
×(4)　消化態栄養剤の窒素源は、アミノ酸とオリゴペプチド（ジペプチドなど）である。
○(5)　半消化態栄養剤の糖質は、デキストリンである。なお、窒素源はたんぱく質である。

▶正　解◀　(5)

35回－115

経腸栄養剤に関する記述である。最も適当なのはどれか。１つ選べ。

(1) 消化態栄養剤は、窒素源に低分子ペプチドを含む。
(2) 成分栄養剤は、半消化態栄養剤より浸透圧が低い。
(3) 血糖管理を目的とした経腸栄養剤は、脂肪エネルギー比率を15％Ｅとしている。
(4) 肝不全用経腸栄養剤は、芳香族アミノ酸が強化されている。
(5) 免疫賦活を目的とした経腸栄養剤は、n－6系脂肪酸が強化されている。

▶正解へのアプローチ◀

病態別経腸栄養剤についても、特徴はまとめておく必要がある（▶要　点◀参照）。

▶選択肢考察◀

○(1) 消化態栄養剤は、窒素源に低分子ペプチドを含む。ほかにアミノ酸も含まれる。

×(2) 半消化態栄養剤は、窒素源がたんぱく質であるため、浸透圧はそれほど高くない。これに対して成分栄養剤は、窒素源がアミノ酸のみであり、糖質もデキストリンまで消化されているため、その分、半消化態栄養剤よりも粒子濃度が濃くなり、浸透圧が高くなる。

×(3) 血糖管理を目的とした経腸栄養剤は、低糖質、高脂質に調整されており、脂肪エネルギー比率は、25％Ｅ以上である。また、オレイン酸（一価不飽和脂肪酸）の含有量を多くし、食物繊維が含有されており、糖尿病用の経腸栄養剤として用いられている。

×(4) 肝不全用経腸栄養剤は、芳香族アミノ酸を減らし、分枝アミノ酸を強化している。芳香族アミノ酸は主に肝臓で代謝されており、肝不全では芳香族アミノ酸が分解されずに蓄積しているため、摂取は制限する。分枝アミノ酸は、主に筋肉で分解されており、肝臓ではあまり代謝されない。よって、肝不全では、分枝アミノ酸の摂取量を増加させる。

×(5) 免疫賦活を目的とした経腸栄養剤は、n－3系脂肪酸が強化されている。感染や創傷などが起こると、炎症性サイトカインが放出され好中球やマクロファージは活性化し、炎症反応が起こる。これと同時に抗炎症サイトカインが放出され、最終的には免疫系が抑制される。よって、炎症を抑制するn－3系多価不飽和脂肪酸を添加することで結果として免疫系が賦活する。ほかにアルギニン、グルタミン、核酸なども添加されている。

▶正　解◀　(1)

要　点

日本で発売されている病態別経腸栄養剤

肝不全用	分枝アミノ酸を強化して、フィッシャー比が高い。 製品によっては亜鉛強化、オリゴ糖配合（腸内細菌叢改善によるアンモニア上昇抑制作用）、必須脂肪酸強化。 肝硬変患者の早朝空腹時の飢餓代謝防止のための就寝前軽食（LES）として利用。
腎不全用	カリウム、リン、ナトリウムなど腎負担となる電解質は全病期で制限。 保存期には腎不全の進行抑制ために十分なカロリーを確保しつつたんぱく質は不可避窒素喪失量を補う程度にまで制限。 維持透析期は、透析によりたんぱく質など栄養素の一部が失われるため、十分なカロリーとたんぱく質の補給が必要。 いずれも水分制限に適した高カロリー組成で、ナトリウム、カリウム、リンを減量し、エネルギー効率の優れた中鎖脂肪酸の比率を多く、また脂質代謝に関与するカルニチンが配合。たんぱく質含有量には幅があり必要量に応じた選択がある程度可能。
糖尿病用	一つは糖質を減量（25～40％E）して脂肪の含有量を増量（40～50％E）し、かつ一価不飽和脂肪酸（MUFA）の割合を多くする方法。MUFAは血糖値および血清脂質改善効果が期待されている。 他の一つは、糖質と脂質の比率は標準組成とほぼ同様のまま（糖質50～60％E、脂質25～30％E）、糖質の一部を難消化性の糖質（分枝デキストリン、タピオンなど）や血糖上昇に関与しないキシリトールなどに置き換える方法。 いずれも十分な食物繊維を含有（1.4～2.4g/100kcal）しており、胃排出速度と消化管からの炭水化物吸収速度の抑制による血糖上昇抑制効果が期待され、食後血糖上昇を有意に抑制することが報告されている。
慢性呼吸不全用	COPDなどの慢性的な換気障害に用いる。できるだけ呼吸商（RQ＝産生二酸化炭素量/消費酸素量）の低い栄養組成が適しており、RQの高い糖質量を減量してRQの低い脂肪を増量し、エネルギー効率に優れた中鎖脂肪酸（MCT）を配合。高炭水化物経腸栄養剤投与時に比べて二酸化炭素産生が減少することが報告されている。
悪性腫瘍用	がん悪液質を引き起こすがん誘発性体重減少（CIWL）の一因が、がん細胞から分泌される炎症性サイトカインやホルモンによる代謝異常にあることが明らかになった。これらはがんのあらゆる病期に関連し疼痛コントロールや抗がん剤への反応など治療効果にも影響を及ぼす。n-3系脂肪酸のエイコサペンタエン酸（EPA）はCIWLの抑制効果が報告されているため、EPAを十分量含有し（約1g/本）、抗酸化物質の亜鉛、ビタミンC、ビタミンEを強化。
免疫能賦活化 免疫能増強	免疫増強作用が期待されるアルギニン、グルタミン、n-3系脂肪酸、核酸、抗酸化ビタミンなどを強化した栄養剤の生体防御効果が示され、特に待機手術を予定した低栄養患者への術前投与により、術後感染症を含めた合併症の減少、在院日数の短縮が報告されている。 ただし、重症敗血症患者に上記の栄養剤を投与すると逆に死亡率が増加したとの報告があり、アルギニンによる炎症増悪作用が推測されたため、アルギニンを添加せず抗炎症作用のあるEPAやγ-リノレン酸と抗酸化物質を強化した栄養剤が開発され、肺損傷に関与する炎症性サイトカインや組織伝達物質の抑制作用や、呼吸器機能の改善が期待されている。

37回－113 NEW

空腸瘻にて1.0kcal/mL の成分栄養剤（常温）を100mL/時で300mL投与したところ、下痢を生じた。その対策に関する記述である。最も適当なのはどれか。1つ選べ。

(1) 成分栄養剤の濃度を、2.0kcal/mLに変更する。
(2) 成分栄養剤を、脂肪含量の多い経腸栄養剤に変更する。
(3) 成分栄養剤の温度を、4℃にして投与する。
(4) 成分栄養剤の投与速度を、20mL/時に変更する。
(5) 成分栄養剤を、1時間で300mL投与する。

▶正解へのアプローチ◀

第34回国家試験では、経鼻胃管で半消化態栄養剤での下痢の出題であったが、今回は空腸瘻で成分栄養剤の投与による下痢の出題である。経腸栄養剤による下痢への対応を覚えておくこと（**P 482：34回－113：▶要　点◀参照**）。

▶選択肢考察◀

×(1) 成分栄養剤の濃度を1.0 kcal/mLから2.0 kcal/mLと高くすると、腸内の浸透圧が上昇し、水分が貯留することにより、下痢を悪化させるため変更はしない。

×(2) 成分栄養剤はほとんど脂質を含まないため、腸での消化吸収による負担が少ないが、脂肪含量の多い経腸栄養剤は負担がかかり、消化不良、吸収不良となり下痢を生じやすくなるため、変更はしない。

×(3) 成分栄養剤を常温から4℃まで冷やすと、腸内で体温まで温められるのに時間がかかり、消化酵素が十分に作用せず、消化不良、吸収不良となる。また、低温により腸内の移動速度が速くなり、水分の吸収が不十分となり下痢を悪化させる。あらかじめ体温付近まで温める方がよい。

○(4) 成分栄養剤の投与速度を、100mL/時から20mL/時と遅くする。成分栄養剤は浸透圧が高い経腸栄養剤であり、投与開始時に100mL/時では、腸内の浸透圧が上昇し、水分が貯留して下痢を生じやすい。投与開始時は投与速度を遅くしておき、徐々に速度を速くする。

×(5) 成分栄養剤を1時間で300mL投与することは、100mL/時よりも投与速度を速くすることであり、下痢を悪化させる。

▶正　解◀ (4)

34回－113

経鼻胃管にて、1.0kcal/mLの半消化態栄養剤（常温）を100mL/時で、250mL投与したところ、下痢を生じた。その対策に関する記述である。最も適当なのはどれか。1つ選べ。

(1) 脂質含量の多い経腸栄養剤に変更する。
(2) 浸透圧の高い経腸栄養剤に変更する。
(3) 2.0 kcal/mLの経腸栄養剤に変更する。
(4) 4℃にして投与する。
(5) 25mL/時で投与する。

▶正解へのアプローチ◀

経腸栄養剤に伴う下痢に対する対策として、特に出題されやすいのが「投与速度を遅くすること」である（▶要　点◀参照）。

選択肢考察

×(1) 脂質の含有量が多いと下痢を起こしやすいため、脂質含有の少ない経腸栄養剤に変更する。

×(2) 浸透圧が高い栄養剤を腸内に投与すると、消化管の周りの水分が消化管内に移動し、下痢を起こしやすい。よって、濃度の薄い経腸栄養剤に変更して浸透圧を低くしたり、等張や浸透圧の低い経腸栄養剤に変更したり、投与速度を遅くする。

×(3) 1.0kcal/mLの濃度を2倍にすると、浸透圧が上昇し、下痢を起こしやすい。よって、濃度の薄い経腸栄養剤に変更する。ただし、投与水分量が過剰になるおそれがある場合は、濃度をそのままで、投与速度を遅くする。

×(4) 4℃では、温まるまでに時間がかかり、消化酵素が十分作用せず、消化不良・吸収不良を起こし、下痢を生じる。また、腸内の温度が低いと腸内の移動速度が速くなり、水分の吸収が不十分となり、下痢を生じる。よって、あらかじめ常温にしておく。体温付近まで温めてもよい。

○(5) 100mL/時は、投与開始では速いため、浸透圧が上昇し、下痢を起こしやすい。よって、25mL/時まで遅くして投与し、徐々に速くしていく。

正　解　(5)

要　点

経腸栄養剤投与時の下痢の原因と対策・対処

下痢の原因	対策・対処
• 難消化性の成分を含有している →消化不良・吸収不良により下痢を生じる。	原因となる成分が含まれていない栄養剤に変更する。
• 脂肪含有が多い →脂質は腸への負担が大きいため、含有量が多いと消化不良・吸収不良となり、下痢を生じる。	脂質含有の少ない栄養剤に変更する。
• 浸透圧が高い(成分栄養剤など) →浸透圧差により腸内へ水分が移動し、下痢を生じる。	投与速度を遅くする。 濃度の薄い栄養剤に変更する。 等張の栄養剤や浸透圧の低い栄養剤に変更する。
• 投与速度が速い →腸内の浸透圧が上昇する。	注入速度を遅く(25〜50mL/時)してから徐々に速くする。
• 温度が低い →栄養剤が体温で温められるまでに時間がかかり、消化酵素が十分に作用せず、消化不良、吸収不良を起こす。また、腸内の移動速度が速くなり、水分の吸収が不十分となり、下痢を生じる。	常温にして用いる。 体温付近まで温める。
• 調整からの時間が経過した →栄養剤の開封や調整時から、腐敗や変質が始まり、細菌汚染などが起こり、下痢を生じる。	時間の経過した栄養剤は廃棄する。

36回－115

静脈栄養法に関する記述である。最も適当なのはどれか。1つ選べ。

(1) 末梢静脈栄養では、2,000kcal/日投与することができる。
(2) 末梢静脈栄養では、浸透圧比(血漿浸透圧との比)を3以下とする。
(3) 中心静脈栄養の基本輸液剤には、セレンが含まれている。
(4) 腎不全患者には、NPC/N比を100以下にして投与する。
(5) 脂肪は、1g/kg/時以下の速度で投与する。

▶正解へのアプローチ◀

静脈栄養法には、末梢静脈栄養法と中心静脈栄養法がある。それぞれの特徴についてまとめておくとよい。末梢静脈に高浸透圧の注射液を注入すると、静脈炎を起こし血管痛を生じるため避ける。中心静脈は、血流量が多く、高浸透圧の注射液を注入してもすぐに希釈されるため利用できる。

▶選択肢考察◀

×(1) 末梢静脈栄養では、高浸透圧の輸液が行えないため、1日2,000kcalを投与しようとすると輸液量が多くなり心臓に負担がかかるため、投与できない。1日800～1,200kcalの投与が限界である。高浸透圧の輸液で行える中心静脈栄養では1,500～2,500kcalの投与が行える。

◯(2) 末梢静脈栄養では、浸透圧比が1～3（血漿浸透圧の1～3倍）は投与可能である。これ以上になると静脈炎や血管痛を生じる。

×(3) 中心静脈栄養の基本輸液剤に、セレンは含まれていない。また、微量元素製剤にもセレンは含まれない。

×(4) NPC/N比（非たんぱく質エネルギー/窒素比）は、一日当たりの摂取エネルギー量が同一の場合、摂取たんぱく質が多くなるほど値は小さくなり、摂取たんぱく質が少なくなるほど値が大きくなる。普通食は150～200であり、高たんぱく質食で100～150、低たんぱく質食では200以上である。腎不全患者は、たんぱく質の摂取制限を行う場合があり、腎不全用栄養剤のNPC/N比は300程度を用いる。

×(5) 脂肪は脂肪乳剤として、糖質やアミノ酸とは別の経路で静脈内へ投与する（脂肪乳剤はフィルターで目詰まりを起こすため）。血栓症や脂質異常症の発症予防のため、加水分解速度を考慮して0.1g/kg/時以下の速度で投与する。

▶正　解◀ (2)

▶要　点◀

中心静脈栄養法と末梢静脈栄養法の特徴

	中心静脈栄養法	末梢静脈栄養法
投与期間	長期間可能（2週間以上）	2週間以内
投与エネルギー量	多い（1,500～2,500kcal/日）	少ない（800～1,200kcal/日）
	生命活動に必要なすべての栄養素を高濃度で投与	必要最低量の糖質やアミノ酸の投与
浸透圧	高い（血漿浸透圧の5～7倍）	低い（血漿浸透圧の1～3倍）
注意が必要な症状等	ビタミンB_1欠乏による乳酸アシドーシス	血管痛、静脈炎

中心静脈栄養法の輸液成分

高カロリー輸液基本液	糖質、電解質
微量元素製剤	鉄、亜鉛、銅、マンガン、ヨウ素

※コバルト、クロム、セレン、モリブデンは微量元素製剤には含まれないため、長期の中心静脈栄養施行時は、これらの欠乏症に注意が必要である。

34回－114

末梢静脈栄養法に関する記述である。最も適当なのはどれか。1つ選べ。

(1) 1日に2,000kcalを投与できる。
(2) アミノ酸濃度20％の溶液を投与できる。
(3) 脂肪乳剤は、1g/kg標準体重/時で投与できる。
(4) ブドウ糖濃度30％の溶液を投与できる。
(5) 浸透圧300mOsm/Lの溶液を投与できる。

▶選択肢考察◀

×(1) 末梢からの投与の場合、高浸透圧の注射や輸液は使用できないため、1日分のエネルギー量は投与できず、1,200kcal程度までである。1日に2,000kcalを投与する場合は、高カロリー輸液を用いる必要があり、中心静脈栄養法で使用できる。
×(2) 末梢からはアミノ酸濃度約3％程度の溶液を投与できる。高濃度である10～20％の溶液は中心静脈栄養法での投与となる。
×(3) 脂肪乳剤は10％と20％濃度のものがあり、両者とも末梢静脈から投与されるが、投与速度の上限は0.1g/kg標準体重/時である。
×(4) 末梢静脈からの投与は、高くても血漿浸透圧の3倍までである。ブドウ糖の場合、等張溶液が5％濃度であるため、多くても15％濃度までである。
○(5) 浸透圧300mOsm/Lの溶液は、血漿浸透圧とほぼ等張であり、末梢静脈に投与できる。

▶正　解◀ (5)

35回－116

糖尿病食事療法のための食品交換表に関する記述である。最も適当なのはどれか。1つ選べ。

(1) 4つの表に分類されている。
(2) 1単位は、100kcalである。
(3) 1日の指示単位（指示エネルギー）の配分例には、炭水化物エネルギー比率40、35、30％Eの3段階が示されている。
(4) かぼちゃは、表2に含まれる。
(5) チーズは、表3に含まれる。

▶正解へのアプローチ◀

「糖尿病食事療法のための食品交換表」は、長期にわたる糖尿病の食事療法のための献立作成を容易にすることを目的として、日本糖尿病学会が作成している。その活用方法について理解しておくこと。

▶選択肢考察◀

×(1) 食品交換表は、4群、6表に分類されている。これに調味料が別に設定されている。
×(2) 1単位は、80kcalである。
×(3) 1日の指示単位（指示エネルギー）の配分例には、食事に占める炭水化物エネルギー比率50、55、60％Eの3段階の配合例が示されている。
×(4) 表2は、くだものであり、かぼちゃは含まれない。かぼちゃは炭水化物の多い野菜のため、表1に分類される。
○(5) チーズは、たんぱく質を多く含む食品群（Ⅱ群）の表3に分類される。

▶正　解◀ (5)

▶要　点◀

糖尿病食事療法のための食品交換表　第７版より（日本糖尿病学会編・著）

食品の分類	食品の種類	1単位（80kcal）あたりの栄養素の平均含有量（g）		
		炭水化物	たんぱく質	脂　質
Ⅰ群：炭水化物を多く含む食品				
表　1	・穀類　・いも　・豆（大豆を除く） ・炭水化物の多い野菜と種実	18	2	0
表　2	・くだもの	19	1	0
Ⅱ群：たんぱく質を多く含む食品				
表　3	・魚介　・大豆とその製品 ・卵、チーズ　・肉	1	8	5
表　4	・牛乳と乳製品（チーズを除く）	7	4	4
Ⅲ群：脂質を多く含む食品				
表　5	・油脂　・脂質の多い種実 ・多脂性食品	0	0	9
Ⅳ群：ビタミン、ミネラルを多く含む食品				
表　6	・野菜（炭水化物の多い一部の野菜を除く） ・海藻　・きのこ　・こんにゃく	14	4	1
調味料	・みそ、みりん、砂糖など	12	3	2

※炭水化物1gあたり4kcal、たんぱく質1gあたり4kcal、脂質1gあたり9kcal

33回－119

栄養素とその欠乏の評価に用いる臨床検査項目の組合せである。正しいのはどれか。１つ選べ。

(1)　たんぱく質 ――― 尿中ケトン体
(2)　ビタミンB_1 ――― プロトロンビン時間
(3)　ビタミンC ――― 尿中ビリルビン
(4)　カルシウム ――― 血清トリグリセリド
(5)　鉄 ――――――― 血清フェリチン

▶正解へのアプローチ◀

鉄は貯蔵鉄から減少していくため、肝臓のフェリチン濃度を反映する血清フェリチン値を鉄の欠乏の評価に用いる。

▶選択肢考察◀

×(1)　尿中ケトン体は、糖質の欠乏により脂質中心の代謝となった場合に増加していく。たんぱく質の欠乏には、急速代謝回転たんぱく質（RTP）の値などを用いて評価する。

×(2)　ペントースリン酸回路のトランスケトラーゼは、補酵素にビタミンB_1の活性型を用いる。よって、ビタミンB_1の欠乏は、赤血球のトランスケトラーゼ活性で評価する。また、ビタミンB_1欠乏では、乳酸が増加してアシドーシスを生じる。よって、血中乳酸値や血清pHなども評価に利用できる。プロトロンビン時間は、血液が固まるまでの時間をいい、ビタミンKの欠乏により延長するため、ビタミンKの欠乏の評価に用いる。

×(3)　ビタミンCは、血中のビタミンC濃度を測定する。ビタミンCの欠乏によりコラーゲンの合成が障害され、血管がもろくなる壊血病を生じるが、赤血球が破壊される溶血は生じないため、ビリルビンの増加はみられない。尿中ビリルビンは、黄疸の評価に用い、溶血性貧血や肝障害、胆道閉塞などで増加する。

×(4)　カルシウムが欠乏すると骨軟化症を生じるため、骨芽細胞により骨形成を促進させようとする。したがって、骨芽細胞のマーカーである血清アルカリホスファターゼ活性が上昇する。

◯(5)　▶正解へのアプローチ◀ 参照。

▶正　解◀　(5)

36回－117

食事・食品が医薬品に及ぼす影響に関する記述である。最も適当なのはどれか。１つ選べ。

(1)　高たんぱく質食は、レボドパ（L-ドーパ）の吸収を促進する。
(2)　高脂肪食は、EPA製剤の吸収を抑制する。
(3)　ヨーグルトは、ビスホスホネート薬の吸収を促進する。
(4)　グレープフルーツジュースは、カルシウム拮抗薬の代謝を抑制する。
(5)　セント・ジョーンズ・ワートは、シクロスポリンの代謝を抑制する。

▶正解へのアプローチ◀

食事・食品と医薬品との相互作用では、第35回国家試験に続き、出題実績のない組合せが出題されている。ただし、選択肢(4)は過去に出題されているため、確認しておくこと。

▶選択肢考察◀

×(1)　レボドパ（L-ドーパ）は、フェニルアラニン・チロシンから産生されるアミノ酸であり、脳内でドーパミンに変換されるため、パーキンソン病の治療に用いられる。吸収もアミノ酸と同様の経路、輸送担体を利用するため、高たんぱく質食にすると、消化により産生された多量のアミノ酸と担体を取り合うことになり、レボドパの吸収が抑制される。

×(2)　EPA製剤とは、魚油のエイコサペンタエン酸（EPA）を元に製造された製剤で、動脈硬化に伴う潰瘍や疼痛、冷感の改善、脂質異常症などに用いられる。EPA同様、消化管での吸収に胆汁酸が必要であるため、食直後に服用し、特に高脂肪食では、胆汁酸の分泌が増加するためEPA製剤の吸収が促進される。

×(3)　ビスホスホネート薬は、破骨細胞を抑制し、骨吸収を抑制するため閉経後の骨粗鬆症で用いられる。カルシウムなどのミネラルと結合すると吸収が阻害されるため、服用前後2時間は食物、特に牛乳やヨーグルトなどの乳製品、硬水（ミネラルウォーター）の摂取を避け、服用の際にもミネラル含有量の少ない水道水などを用いる。

◯(4)　グレープフルーツの成分が、小腸上皮細胞に存在する薬物代謝酵素の活性を低下させるため、カルシウム拮抗薬の代謝分解が抑制される。そのため、吸収量が増加し、作用が増強する。

×(5)　セント・ジョーンズ・ワート（セイヨウオトギリソウ）は、ハーブティーのハーブとして用いられ、抗うつ作用、抗ストレス作用を有するが、含まれている成分が薬物代謝酵素を活性化し、シクロスポリンの代謝を促進する。よって、吸収量が減少し、作用が減弱する。セント・ジョーンズ・ワートは多くの薬物との相互作用が報告されており、薬効を減弱させる。

▶正　解◀　(4)

要　点

グレープフルーツジュースの飲用により代謝酵素が阻害されて、経口投与後の血中濃度が増加する薬物

カルシウム拮抗薬（降圧薬）、キニジン（抗不整脈薬）、シクロスポリン（免疫抑制剤）、HMG-CoA還元酵素阻害薬（スタチン系コレステロール合成阻害薬）、トリアゾラム（抗不安薬）、カルバマゼピン（抗てんかん薬）など

セント・ジョーンズ・ワートの併用により代謝酵素が誘導されて、血中濃度が低下する薬物

シクロスポリン（免疫抑制剤）、タクロリムス水和物（免疫抑制剤）、ジゴキシン（強心薬）、テオフィリン（気管支拡張薬）、ワルファリンカリウム（抗凝固薬）、スルホニル尿素系経口糖尿病薬、HMG-CoA還元酵素阻害薬（スタチン系コレステロール合成阻害薬）など

33回－120

医薬品の薬理効果に及ぼす食品の影響に関する記述である。［　　］に入る正しいものの組合せはどれか。１つ選べ。

［ a ］であるカルシウム拮抗薬の薬理効果は、［ b ］を摂取することにより［ c ］する。

	a	b	c
(1)	抗凝固薬	納豆	増強
(2)	抗凝固薬	グレープフルーツジュース	減弱
(3)	降圧薬	納豆	増強
(4)	降圧薬	グレープフルーツジュース	減弱
(5)	降圧薬	グレープフルーツジュース	増強

正解へのアプローチ

カルシウム拮抗薬は、血管平滑筋の収縮に必要なCa^{2+}の働きを阻害する。これにより血管が拡張し、血圧を低下させる降圧薬である。この薬物を経口摂取すると消化管や肝臓で一部代謝されるため、代謝されずに残ったものが吸収され、作用が発現される。

グレープフルーツの成分がこの代謝酵素を阻害するため、吸収量が増加し、作用が増強する。作用が強くなりすぎるため、血圧が下がりすぎて低血圧を生じることがあるため、グレープフルーツの摂取を控える必要がある。

選択肢考察

×(1)、(2)　抗凝固薬は、肝臓でのビタミンKの作用と拮抗するワルファリンなどである。納豆は、納豆菌が産生するビタミンKを含むため、ワルファリンの作用が減弱する。

×(3)、(4)、○(5)　**正解へのアプローチ**参照。降圧薬であるカルシウム拮抗薬の薬理効果は、グレープフルーツジュースを摂取することにより増強する。

正　解　(5)

35回－118

医薬品と医薬品が栄養素に及ぼす影響の組合せである。最も適当なのはどれか。1つ選べ。

(1) アンジオテンシンⅡ受容体拮抗薬 ―― カリウムの再吸収抑制
(2) D-ペニシラミン ―― 亜鉛の吸収促進
(3) メトトレキサート ―― 葉酸の代謝拮抗作用
(4) サイアザイド系利尿薬 ―― ナトリウムの尿中排泄抑制
(5) ワルファリン ―― ビタミンKの作用増強

正解へのアプローチ

D-ペニシラミン（抗リウマチ薬、キレート剤）やメトトレキサート（免疫抑制薬、抗がん剤）など、過去に出題実績のない薬物と栄養素の相互作用が出題された。同時に、過去に出題されたことのある医薬品は、生理作用などを確認しておくこと。

選択肢考察

×(1) アンジオテンシンⅡ受容体拮抗薬（ARB）は、アンジオテンシンⅡの受容体を遮断することにより、血管収縮の抑制、腎臓でのナトリウムの再吸収抑制やカリウムの排泄抑制を行う。

×(2) D-ペニシラミンは、分子内の-SH基が免疫複合体やリウマトイド因子に作用して抗リウマチ作用を発現する。また、キレート剤として重金属である銅や水銀、鉛の中毒に用いられ、銅の代謝異常症であるウィルソン病などに適用される。この作用により亜鉛とも結合してしまい、消化管からの吸収が阻害される。

◯(3) メトトレキサートは、葉酸の類似構造をもつ。葉酸は代謝酵素の作用で活性化されるが、この酵素をメトトレキサートが利用してしまい、葉酸の代謝が拮抗される。これにより、細胞分裂による増殖を抑制して抗がん剤、特に白血病に用いられる。また、免疫抑制作用や抗炎症作用も有するため、抗リウマチ薬としても利用される。

×(4) サイアザイド系利尿薬は、腎臓の尿細管でNa^+/Cl^-共輸送系を抑制し、Na^+やCl^-の尿中排泄を促進する。またK^+やMg^{2+}、水の排泄を増加させ、利尿作用により血圧を低下させる。

×(5) ワルファリンは、ビタミンKの作用を減弱させる。血液凝固因子の第Ⅱ、Ⅶ、Ⅸ、Ⅹ因子は、肝臓でビタミンK依存性の酵素により活性化され、血液凝固による血栓を形成する。抗凝固薬のワルファリンはビタミンKの作用を阻害することで、凝固因子の活性化を阻害して、血栓の形成を予防する。

正 解（3）

37回－115 NEW

医薬品が電解質に及ぼす影響の組合せである。最も適当なのはどれか。1つ選べ。

(1) サイアザイド系利尿薬 ―― 尿中ナトリウム排泄抑制
(2) ループ利尿薬 ―― 尿中カリウム排泄抑制
(3) アンジオテンシン変換酵素阻害薬 ―― 血清カリウム値低下
(4) 甘草湯 ―― 血清カリウム値上昇
(5) ステロイド内服薬（コルチゾール） ―― 血清カリウム値低下

正解へのアプローチ

高血圧の治療薬は、電解質への作用が出題されやすい。

レニン-アンジオテンシン-アルドステロン系（RAA系）に関係する医薬品は、尿中への電解質の排泄について覚えておくこと。

▶選択肢考察◀

×(1) サイアザイド系利尿薬は、腎臓の遠位尿細管におけるNa^+-Cl^-共輸送系阻害によりNa^+の再吸収を抑制し、水の排泄を促進させる利尿薬である。よって、尿中へのナトリウムの排泄は促進される。

×(2) ループ利尿薬は、ヘンレ係蹄上行脚の管腔側から作用して$Na^+-K^+-2Cl^-$共輸送体を阻害することによりNaClの再吸収を抑制して利尿により血圧を低下させる。低ナトリウム血症となるため、改善しようとしてNa^+-K^+交換系が働き、Na^+の再吸収とK^+の排泄が起こり、尿中へのカリウムの排泄は促進される。

×(3) アンジオテンシン変換酵素阻害薬（ACE阻害薬）により、アンジオテンシンⅠをⅡに変換する酵素が阻害され、アンジオテンシンⅡが産生されないため、血管収縮やアルドステロン分泌促進などの作用が減弱する。アルドステロンの分泌が促進されないため、腎臓でのK^+排泄促進が減弱し、尿中カリウムの排泄は抑制され、血清カリウム値が上昇する。

×(4) 甘草の主成分であるグリチルリチンは、腸内細菌により代謝され偽アルドステロン症を生じる。アルドステロンと同様に、血中のカリウムの尿中排泄を促進するため、血清カリウム値は低下する。

○(5) ステロイド内服薬のコルチゾールは、弱いアルドステロン作用を有するため、血中のカリウムの尿中排泄を促進し、血清カリウム値が低下する。

▶正　解◀（5）

34回－116

医薬品とその作用の組合せである。最も適当なのはどれか。1つ選べ。

(1) サイアザイド系利尿薬 ―――― 血清尿酸値低下
(2) β遮断薬 ―――― 気管支拡張
(3) カルシウム拮抗薬 ―――― 血管収縮
(4) アンジオテンシン変換酵素阻害薬 ―― 尿中ナトリウム排泄促進
(5) アンジオテンシンⅡ受容体拮抗薬 ―― 血清カリウム値低下

▶正解へのアプローチ◀

選択肢の薬物は、高血圧の治療薬であり、血圧を低下させるが、それぞれ他の作用も有するため、副作用が出現する。レニン-アンジオテンシン-アルドステロン系（RAA系）と血圧、腎臓の関係が理解できるようになること。

▶選択肢考察◀

×(1) 降圧薬であるサイアザイド系利尿薬は、尿量を増加して循環血液量を減少させ血圧を下げるが、尿酸の濃度が濃くなるため血清尿酸値は上昇する（▶要　点◀参照）。

×(2) β受容体は、ノルアドレナリンにより刺激を受け、気管支を拡張させる。β遮断薬によりこの受容体を遮断すると、気管支は収縮し、喘息を起こしやすくなる。また、β遮断薬は、心拍数減少や心収縮力低下による心拍出量の減少により血圧を下げる。

×(3) 血管は平滑筋であり、収縮にカルシウムイオンが関与している。この作用に拮抗するのが降圧薬のカルシウム拮抗薬であり、血管を拡張して血圧を低下させる。

○(4) アンジオテンシンⅡは、血管収縮作用のほか、副腎皮質からのアルドステロンの分泌を促進する。アンジオテンシン変換酵素（ACE）は、アンジオテンシンⅠをⅡに変換する酵素である。よって、アンジオテンシン変換酵素阻害薬は、アンジオテンシンⅡの産生を抑制するため、アルドステロンの分泌が減少する。これにより腎臓でのナトリウムの再吸収が抑制され、尿中への排泄が促進される。

×(5) アンジオテンシンⅡ受容体拮抗薬は、副腎皮質からのアルドステロンの分泌を減少させ、腎臓でのカリウムの排泄を抑制するため、血清カリウム値は上昇する。

正　解（4）

要　点

主要降圧薬が血清尿酸値に及ぼす影響（「高尿酸血症・痛風の治療ガイドライン第３版」より）

降圧薬	血清尿酸値
サイアザイド系利尿薬、ループ利尿薬、β遮断薬	上昇
抗アルドステロン薬（アルドステロン受容体拮抗薬）	不変
カルシウム拮抗薬、アンジオテンシン変換酵素阻害薬、アンジオテンシンⅡ受容体拮抗薬（ロサルタン以外）	不変～軽度低下
ロサルタン	低下

33回－121

医薬品とその作用の組合せである。正しいのはどれか。１つ選べ。

(1) アンジオテンシンⅡ受容体拮抗薬 ――― 尿中ナトリウム排泄抑制
(2) アンジオテンシン変換酵素阻害薬 ――― 尿中カリウム排泄抑制
(3) 抗アルドステロン薬 ――― 尿中ナトリウム排泄抑制
(4) ループ利尿薬 ――― 尿中カリウム排泄抑制
(5) サイアザイド系利尿薬 ――― 尿中ナトリウム排泄抑制

選択肢考察

×(1) アンジオテンシンⅡの作用には、血管収縮による血圧上昇の他に、副腎皮質からのアルドステロンの分泌促進があり、アルドステロンによる腎臓でのNa^+再吸収促進、K^+排泄促進による血圧上昇作用を有する。よって、アンジオテンシンⅡ受容体拮抗薬により、アンジオテンシンⅡの作用が抑制されると、アルドステロンの分泌促進が減少し、腎臓でのNa^+再吸収が減弱するため、尿中へのナトリウム排泄は促進される。

○(2) アンジオテンシン変換酵素（ACE）は、アンジオテンシンⅠをⅡに変換する反応の酵素である。よって、アンジオテンシン変換酵素阻害薬（ACE阻害薬）により、アンジオテンシンⅡが産生されないため、血管収縮やアルドステロン分泌促進などの作用が減弱する。アルドステロンの分泌が促進されないため、腎臓でのK^+排泄促進が減弱し、尿中カリウムの排泄は抑制される。

×(3) 抗アルドステロン薬は、アルドステロンの作用を阻害する薬物である。よって、腎臓でのNa^+再吸収が減弱し、尿中へのナトリウム排泄は促進される。

×(4) ループ利尿薬は、ヘンレ係蹄上行脚の管腔側から作用してNa^+－K^+－$2Cl^-$共輸送体を阻害することにより$NaCl$の再吸収を抑制して利尿により血圧を低下させる。低ナトリウム血症となるため、改善しようとしてNa^+－K^+交換系が働き、Na^+の再吸収とK^+の排泄が起こり、尿中へのカリウムの排泄は促進される。

×(5) サイアザイド系利尿薬は、腎臓の遠位尿細管におけるNa^+－Cl^-共輸送系阻害によりNa^+の再吸収を抑制し、水の排泄を促進させる利尿薬である。よって、尿中へのナトリウムの排泄は促進される。

正　解（2）

37回－116 *NEW*

BMI 17.5kg/m^2の患者。むせるので食事はつらいとのことで、嚥下障害による経口摂取量の不足と評価した。嚥下調整食について本人と家族に指導し、むせの状態や食事摂取量、体重の経過を観察することとした。この症例におけるSOAPとその内容の組合せである。最も適当なのはどれか。1つ選べ。

(1) S ―――――― BMI 17.5kg/m^2
(2) O ―――――― 嚥下障害による経口摂取量の不足と評価した。
(3) A ―――――― むせるので食事はつらい。
(4) P（治療計画）―― むせの状態や食事摂取量、体重の経過を観察する。
(5) P（教育計画）―― 嚥下調整食について本人と家族に指導する。

正解へのアプローチ

これまでは、単純にSOAPの分類についての出題であったが、今回は、P（計画）の分類も問われた。

診断計画（Dx;diagnostic plans） • 栄養状態、栄養素等摂取状況などの経過を把握するための方法を示した計画。 • 体重の変動、食事の摂取状況、心理的変化
治療計画（Rx;therapeutic plans） • 指示栄養素量に基づいた食品構成・献立計画、食品選択の指示、適正な食習慣形成のための指示。 • 患者の体重測定、栄養食事指導の受講。 • 管理栄養士の減量指導、栄養治療食、栄養食事指導。薬の処方。
教育計画（Ex;educational plans） • 患者が栄養食事療法を行っていく際、管理栄養士が介入する事項。 • 問題点について、患者本人や家族に対する栄養教育計画。 • 食事記録を付けさせる。 • 間食の把握、外食の選び方の指導。

選択肢考察

×(1) O ―――――― BMI 17.5kg/m^2
×(2) A ―――――― 嚥下障害による経口摂取量の不足と評価した。
×(3) S ―――――― むせるので食事はつらい。
×(4) P（診断計画）―― むせの状態や食事摂取量、体重の経過を観察する。
○(5) P（教育計画）―― 嚥下調整食について本人と家族に指導する。

正　解（5）

34回－117

45歳、男性。口渇で来院。HbA1c9.2%。1日の聞き取りによるエネルギー摂取量は2,200kcalであった。1日の目標エネルギー量は、1,800kcalと算出された。エネルギー摂取量の適正化を目指すために、患者本人に食事内容を記録してもらうこととした。SOAPとその内容の組合せである。最も適当なのはどれか。1つ選べ。

(1) S ―― 目標エネルギー量は、1,800kcal/日
(2) O ―― HbA1c9.2%
(3) A ―― 食事内容を記録してもらう
(4) P ―― 口渇
(5) P ―― エネルギー摂取量は、2,200kcal/日

▶正解へのアプローチ◀

SOAP形式での記録に関しては、主観的情報(S)と客観的情報(O)の分類ができるようにしておくこと。今回の症例を分類する。

主観的情報(S)	•口渇で来院。
客観的情報(O)	•HbA1c9.2%。 •1日の聞き取りによるエネルギー摂取量は2,200kcal。
アセスメント(A)	問題文中に記載なし。エネルギー摂取過剰。糖尿病の可能性あり。
計画(P)	•1日の目標エネルギー量は、1,800kcal。 •食事内容を記録してもらう。

▶選択肢考察◀

×(1) P ―― 目標エネルギー量は、1,800kcal/日
○(2) O ―― HbA1c9.2%
×(3) P ―― 食事内容を記録してもらう
×(4) S ―― 口渇
×(5) O ―― エネルギー摂取量は、2,200kcal/日

▶正　解◀ (2)

▶要　点◀

SOAP形式の要素

S (Subjective Data)　自覚症状(主観的データ)
O (Objective Data)　診療・観察・検査所見(客観的データ)
A (Assessment)　評価、考察
P (Plan)　計画、方針指示(詳細な分類はP491:37回－116:▶正解へのアプローチ◀参照)

33回－122

78歳、女性。BMI 17.5kg／m²。大腿骨頸部骨折にて入院。入院前から、歩いて買い物に出かけるのが大変だったと訴えており、朝食はバナナ１本、昼食・夕食は配食サービス１食分を２回に分けて食べていた。エネルギー摂取量不足であった。１日の目標エネルギー量は、1,400kcalである。

SOAPとその内容の組合せである。正しいのはどれか。１つ選べ。

(1) S ―― BMI 17.5kg／m²
(2) O ―― 目標エネルギー量は、1,400kcal／日
(3) A ―― 朝食は、バナナ１本
(4) A ―― エネルギー摂取量不足
(5) P ―― 歩いて買い物に出かけるのが大変

▶選択肢考察◀

×(1) O ―― BMI 17.5kg／m²
×(2) P ―― 目標エネルギー量は、1,400 kcal／日
×(3) S ―― 朝食は、バナナ１本
○(4) A ―― エネルギー摂取量不足
×(5) S ―― 歩いて買い物に出かけるのが大変

▶正　解◀ (4)

35回－119

問題志向型診療録（POMR）とその内容に関する記述である。最も適当なのはどれか。１つ選べ。

(1) 問題志向型システム（POS）の第２段階に当たる。
(2) 基礎データは、SOAPに分けて記載する。
(3) 記録は、5W2H方式で記載する。
(4) 問題リストは、基礎データから時間の経過に沿って記載する。
(5) 初期計画は、問題ごとに記載する。

▶正解へのアプローチ◀

栄養ケアの記録では、まず問題志向型システム（POS：Problem Oriented system）についての理解が必要となる。POSとは、患者のもっている医療上の問題を明確にとらえ、その問題解決を理論的に進めていくシステムである。POSは、第１段階：問題志向型診療録（POMR：Problem Oriented Medical Records）の作成、第２段階：記録の監査（audit）、第３段階：記録の修正の３段階で構成される。

POMRはPOSに沿って、検査から診断、治療までの過程を記録したものであり、①基礎データ、②問題リスト、③初期計画、④経過記録、⑤要約、⑥監査の６つの要素から構成される（▶要　点◀参照）。

▶選択肢考察◀

×(1) 問題志向型診療録（POMR）の作成は、問題志向型システム（POS）の第１段階に当たる。
×(2) SOAPに分けて記載するのは、POMRの経過記録のうち叙述的記録である。
×(3) POMRにおける経過記録には、SOAP方式で記載する叙述的記録と経過一覧表（フローシート）がある。
×(4) 問題リストは、基礎データやアセスメントなどから明らかになった問題点を関連ある項目ごとに分け、重要な順に箇条書きに記載する。
○(5) 初期計画は、問題ごとに対応方法を記載する。それぞれの問題ごとに、①診断計画（Dx）、②治療計画（Rx）、③教育計画（Ex）の３つの計画を作成する。

▶正　解◀（5）

▶要　点◀

問題志向型診療録（POMR）の構成要素

①基礎データ（data base）	栄養ケアを実施するために必要な情報を整理したもの。 例）主訴、現病歴、既往歴、家族歴、検査データ、食生活状況など
②問題リスト（problem list）	整理した基礎データのうち、問題点を整理し重要度の高いものから順にリストアップしたもの。栄養ケアの目標となる。 例）肥満、エネルギー摂取量が多い、アルコール摂取が多いなど
③初期計画（initial plan）	問題リストに沿って作成した最初の栄養ケア計画。問題点ごとに診療計画（Dx）、治療計画（Rx）、教育計画（Ex）に分けて記載する。
④経過記録（progress note）	診療経過の経時的に記録したもので、問題の解決過程が理解できる。叙述的経過記録（SOAP方式で記載）と経過表（治療経過を一覧表にしたもの）に分けられる。
⑤要約（summary）	診療（治療）経過を問題別にまとめたもの。
⑥監査（audit）	実施した栄養ケア計画記録を監査し、過程や結果を評価する。監査で明らかになった問題を是正し、ケア計画を修正する。

3 疾患・病態別栄養管理

33回－123

クワシオルコルにみられる特徴の組合せである。正しいのはどれか。1つ選べ。

	浮腫	血清総たんぱく質値	肝腫大
(1)	あり	正常	あり
(2)	あり	低下	なし
(3)	あり	低下	あり
(4)	なし	正常	あり
(5)	なし	低下	なし

▶正解へのアプローチ◀

クワシオルコルは、エネルギー不足よりもたんぱく質不足が大きな原因であり、低たんぱく質による肝臓での血清たんぱく質合成減少がみられ、血漿膠質浸透圧が低下する。よって、血管内の浸透圧（水を引き付ける力）が弱いため、血管外に水分が移動し、浮腫や腹水を伴う。また、免疫グロブリンなどのたんぱく質の合成も減少するため免疫力が低下し、創傷の治癒力も低下し、褥瘡になりやすい。

エネルギーはそれほど不足していないため、肝臓内に脂肪が貯蔵されるが、この脂肪を血中へ移動させるために必要なVLDLの合成が減少するため、一旦肝臓内に貯蔵された脂肪を肝臓外へ出すことができず、脂肪肝や肝腫大がみられる。

▶選択肢考察◀

×(1)、(2)、(4)、(5)

○(3)　▶正解へのアプローチ◀参照。

▶正　解◀（3）

要　点

マラスムスとクワシオルコルの比較

	マラスムス	クワシオルコル
原　因	長期にわたるエネルギー摂取不足	主としてたんぱく質欠乏状態
体重減少	著しい	軽度で栄養状態のよい外見
低アルブミン血症	なし	あり
浮　腫	なし	あり
脂肪肝・肝腫大	なし	あり
免疫能低下	なし	あり

37回－117 NEW

たんぱく質・エネルギー栄養障害患者に対し、栄養療法を開始したところ、リフィーディング症候群を呈した。その際の病態に関する記述である。最も適当なのはどれか。1つ選べ。

(1)　血清カリウム値は、上昇している。
(2)　血清リン値は、低下している。
(3)　血清マグネシウム値は、上昇している。
(4)　血清ビタミンB_1値は、上昇している。
(5)　血清インスリン値は、低下している。

正解へのアプローチ

リフィーディング症候群は、長期のエネルギー欠乏状態の患者に急激な大量の栄養補給を行うと、一過性の高血糖を生じ、これを改善するため、インスリンの分泌過剰を生じる。インスリンによる細胞内へのグルコースの取込の際、血中のカリウム、マグネシウム、リン酸が取り込まれ、低カリウム血症、低マグネシウム血症、低リン血症を生じる。糖質の代謝にビタミンB_1が消費されるため、血中濃度が低下する。

選択肢考察

×(1)　血清カリウム値は、低下している。
◯(2)　血清リン値は、低下している。
×(3)　血清マグネシウム値は、低下している。
×(4)　血清ビタミンB_1値は、低下している。
×(5)　血清インスリン値は、上昇している。

正　解　(2)

▶要　点◀

リフィーディング症候群

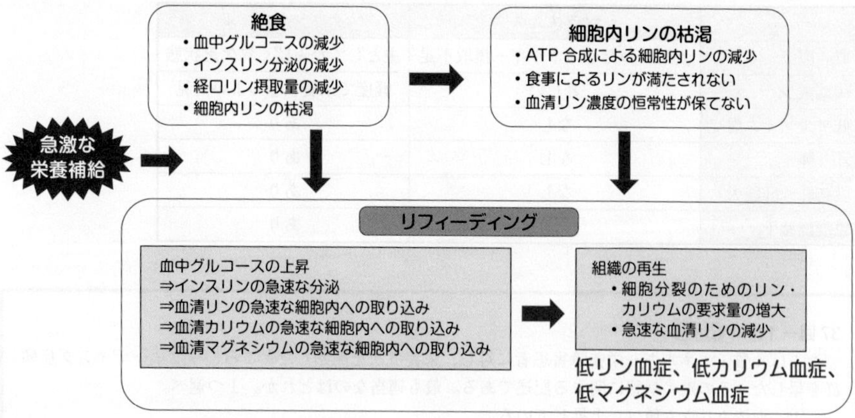

36回－118

ビタミン、ミネラルとその欠乏により生じる疾患の組合せである。最も適当なのはどれか。1つ選べ。

(1)　ビタミンE ――― 壊血病
(2)　ビタミンB_2 ――― ウェルニッケ脳症
(3)　鉄 ―――――― ヘモクロマトーシス
(4)　亜鉛 ――――― 皮膚炎
(5)　銅 ―――――― ウィルソン病

▶正解へのアプローチ◀

ビタミンやミネラルの欠乏症・過剰症は「基礎栄養学」でも出題され、機能については「食べ物と健康」の栄養機能表示でも関与しているため、まとめて覚えておくこと。

▶選択肢考察◀

×(1)　ビタミンEの欠乏により、細胞膜を構成する脂質が酸化されやすくなり、脆くなる。よって、未熟児の赤血球膜が破れやすくなり、溶血性貧血を生じる。壊血病はビタミンCの欠乏症である。

×(2)　ビタミンB_2の欠乏により、口内炎、口角炎、皮膚炎などを生じる。ウェルニッケ脳症は、ビタミンB_1の欠乏症である。

×(3)　ヘモクロマトーシスは、鉄の過剰症である。鉄の欠乏によりヘムの合成が減少し、ヘモグロビンが減少するため、小球性低色素性貧血である鉄欠乏性貧血を生じる。

○(4)　亜鉛の欠乏により、皮膚炎の他、味覚異常、食欲低下などを生じる。皮膚の形成には、亜鉛も重要な栄養素であるため、褥瘡患者には、たんぱく質や水分だけでなく亜鉛も十分摂取させる必要がある。

×(5)　銅の欠乏症には、メンケス病がある。ウィルソン病は、銅の排泄障害による先天性銅代謝異常症である。

▶正　解◀　(4)

要 点

脂溶性ビタミンの欠乏症と過剰症

種 類	主な欠乏症	主な過剰症
ビタミンA	夜盲症、皮膚・粘膜の角化、眼球角膜結膜乾燥症	頭蓋内圧亢進、頭痛、異常胎児
ビタミンD	くる病（乳幼児）、骨軟化症（成人）、低Ca血症	高Ca血症、腎結石
ビタミンE	未熟児の溶血性貧血	起こりにくい
ビタミンK	血液凝固遅延、頭蓋内出血、新生児メレナ、骨粗鬆症	黄疸、高ビリルビン血症

水溶性ビタミンの欠乏症

種 類	主な欠乏症
ビタミンB_1	脚気、ウェルニッケ・コルサコフ症候群、乳酸アシドーシス
ビタミンB_2	発育不良、口内炎、口角炎、皮膚炎
ビタミンB_6	皮膚炎、貧血、口内炎、末梢神経炎
ナイアシン	ペラグラ（皮膚炎）
葉 酸	巨赤芽球性貧血、動脈硬化症、高ホモシステイン血症、妊娠初期に欠乏すると胎児神経管閉鎖障害
ビタミンB_{12}	巨赤芽球性貧血（悪性貧血）、ハンター舌炎
ビタミンC	壊血病（コラーゲン合成障害）

主なミネラル（無機質）の欠乏症と過剰症

	元素名	欠乏症	過剰症
多量ミネラル	カルシウム	くる病、骨軟化症、骨粗鬆症、テタニー	ミルクアルカリ症候群、結石
	リン	くる病、骨軟化症	腎機能低下、副甲状腺機能亢進
	カリウム	不整脈、無筋力症	心機能低下
	ナトリウム	食欲不振、血圧低下	血圧上昇、腎障害
微量ミネラル	鉄	鉄欠乏性貧血	ヘモクロマトーシス（鉄沈着症）
	銅	貧血、メンケス病	溶血性黄疸
	亜鉛	味覚障害、皮膚炎	腎障害
	ヨウ素	甲状腺腫	甲状腺腫
	セレン	克山病	脱毛、爪の脱落
	マンガン	脂質代謝異常	神経症
	コバルト	悪性貧血	—
	クロム	耐糖能異常	鼻中隔穿孔
	モリブデン	脳症、成長障害	銅の欠乏

34回－118

ビタミン、ミネラルの欠乏により生じる疾患の組合せである。最も適当なのはどれか。1つ選べ。

(1) ビタミンE ――― 壊血病
(2) ビタミンB_{12} ――― ハンター舌炎
(3) カルシウム ――― パーキンソン病
(4) 亜鉛 ――― ヘモクロマトーシス
(5) 銅 ――― ウィルソン病

選択肢考察

×(1) ビタミンEの欠乏症には、未熟児の溶血性貧血がある。壊血病はビタミンCの欠乏症である。
○(2) ビタミンB_{12}の欠乏症には、ハンター舌炎、舌乳頭の萎縮、巨赤芽球性貧血（悪性貧血）がある。
×(3) カルシウムの欠乏症には、小児ではくる病、成人では骨軟化症がある。パーキンソン病の予防にビタミンB_6を摂取するとよいが、欠乏症ではない。
×(4) 亜鉛の欠乏症には、味覚障害、食欲低下、皮膚異常がある。ヘモクロマトーシスは、鉄の過剰症である。
×(5) 銅の欠乏症には、メンケス病がある。ウィルソン病は、銅の排泄障害による先天性銅代謝異常症である。

正　解 (2)

35回－120

ビタミンとその欠乏症の組合せである。最も適当なのはどれか。1つ選べ。

(1) ビタミンD ――― 甲状腺腫
(2) ビタミンB_1 ――― ペラグラ
(3) ナイアシン ――― ウェルニッケ脳症
(4) 葉酸 ――― 高ホモシステイン血症
(5) ビタミンC ――― 夜盲症

選択肢考察

×(1) ビタミンDは、肝臓や腎臓で水酸化され活性型となる。活性型ビタミンDは、消化管でのカルシウムの吸収担体を増加させ吸収量を増加させる。また、腎臓でカルシウムの再吸収を促進する。よって、欠乏症は、カルシウムの欠乏症である骨軟化症（小児ではくる病）である。甲状腺腫は、甲状腺機能亢進症や甲状腺機能低下症、ヨウ素の過剰や欠乏で生じる。
×(2) ビタミンB_1は、糖代謝に関与し、欠乏すると乳酸アシドーシス、ウェルニッケ脳炎、脚気などを生じる。
×(3) ナイアシンの欠乏症は、ペラグラ（皮膚炎）である。
○(4) 葉酸やビタミンB_{12}は、ホモシステインの代謝に関与しており、欠乏するとホモシステインが蓄積するため、高ホモシステイン血症を生じる。葉酸の欠乏症は、他に巨赤芽球性貧血、妊娠初期の欠乏による胎児の神経管閉鎖障害などがある。
×(5) ビタミンCは、コラーゲンの合成に関与しているため、欠乏するとコラーゲン合成が障害され、コラーゲンを必要とする血管壁が破れやすくなり、壊血病や出血傾向を生じる。夜盲症は、ビタミンAの欠乏症である。

正　解 (4)

36回－68

栄養素とその過剰摂取による健康障害の組合せである。最も適当なのはどれか。1つ選べ。

(1) ビタミンE ——— 頭蓋内圧亢進
(2) ビタミンB_1 ——— 血液凝固障害
(3) ビタミンB_2 ——— 胎児奇形
(4) カルシウム ——— 尿路結石
(5) マグネシウム ——— 高血圧症

▶正解へのアプローチ◀

ビタミンやミネラルの欠乏症や過剰症については頻出事項であり、第36回国家試験では「基礎栄養学」で過剰症、「臨床栄養学」で欠乏症について出題された。

▶選択肢考察◀

×(1) 頭蓋内圧亢進がみられるのは、ビタミンAの過剰である。
×(2) 血液凝固障害がみられるのは、ビタミンKの欠乏である。
×(3) 胎児奇形がみられるのは、ビタミンAの過剰である。なお、ビタミンAの前駆体であるβ-カロテンなどのプロビタミンAでは、胎児奇形のリスクはないとされている。
○(4) 尿路結石や腎結石は、血中のカルシウムが結晶化(シュウ酸カルシウム、リン酸カルシウム)することにより発症する。カルシウムの過剰による高カルシウム血症が要因の1つである。
×(5) 高血圧症がみられるのは、ナトリウムの過剰である。

▶正　解◀ (4)

37回－118 NEW

50歳、男性。事務職。身長181cm、体重90kg、BMI 27.5kg/m^2、標準体重72kg。血圧145/90mmHg。他に異常は認められなかった。この患者に初めて外来栄養食事指導を行うことになった。1日当たりの目標栄養量の組合せである。ただし、食塩は6g/日未満とする。最も適当なのはどれか。1つ選べ。

	エネルギー (kcal/日)	たんぱく質 (g/日)	脂肪 (g/日)
(1)	600	40	20
(2)	600	80	15
(3)	1,800	40	60
(4)	1,800	80	50
(5)	1,800	80	15

▶正解へのアプローチ◀

本症例は、BMIが25kg/m^2以上の肥満であり、高血圧症を生じていることから、肥満症である。

高血圧症では、食塩を6g/日未満とする(**P527：33回－130：▶要　点◀参照**)。

肥満症では、3～6か月を目安に現体重の3%以上の減量を目標とし、25kcal/kg標準体重/日以下の肥満症治療食と、運動療法を行う。

肥満症では、糖質を50～60E%、たんぱく質を15～20E%、脂質を20～25E%とする。

エネルギーは、25kcal/kg標準体重/日×72kg＝1,800kcal/日以下であり、たんぱく質はこれの15～20E%であるため、1,800kcal/日×(0.15～0.20)÷4kcal/g＝67.5～90.0g/日となり、脂肪は1,800kcal/日×(0.2～0.25)÷9kcal/g＝40.0～50.0g/日となる。

選択肢考察

×(1)、(2)、(3)、(5)

○(4)　エネルギーは1,800kcal/日、たんぱく質は67.5〜90.0g/日のため80g/日、脂肪は40.0〜50.0g/日のため50g/日となる。

正　解　(4)

要　点

肥満症診断のフローチャート（「肥満症診療ガイドライン2022」より抜粋）

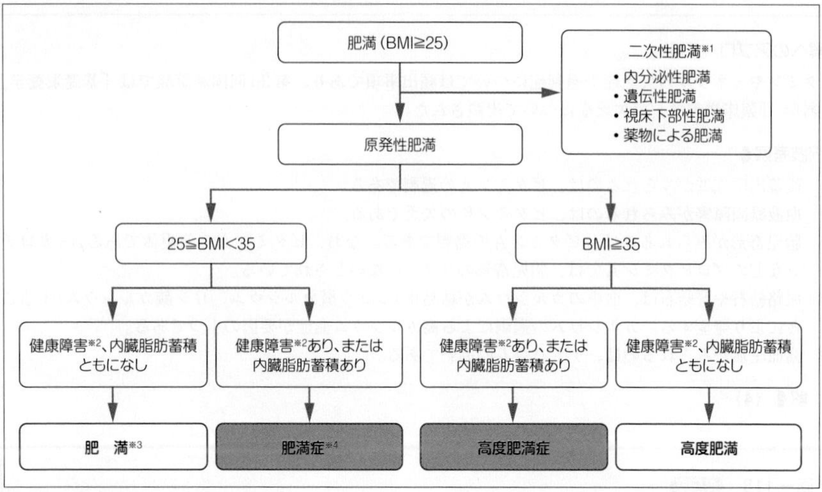

※1常に念頭において診療
※2下表に相当
※3BMI≧25の肥満のうち、高度ではない肥満
※4BMI≧25の肥満のうち、高度ではない肥満症

肥満に起因ないし関連する健康障害（「肥満症治療ガイドライン2022」より抜粋）

1. 肥満症の診断に必要な健康障害 1）耐糖能異常（2型糖尿病・耐糖能異常など） 2）脂質異常症 3）高血圧 4）高尿酸血症・痛風 5）冠動脈疾患 6）脳梗塞・一過性脳虚血発作 7）非アルコール性脂肪性肝疾患 8）月経異常・女性不妊 9）閉塞性睡眠時無呼吸症候群・肥満低換気症候群 10）運動器疾患（変形性関節症・膝関節・股関節・股関節・手指関節、変形性脊椎症） 11）肥満関連腎臓病
2. 肥満症の診断には含めないが、肥満に関連する健康障害 1）悪性疾患：大腸がん・食道がん（腺がん）・子宮体がん・膵臓がん・腎臓がん・乳がん・肝臓がん 2）胆石症 3）静脈血栓症・肺塞栓症 4）気管支喘息 5）皮膚疾患・黒色表皮腫や摩擦疹 6）男性不妊 7）胃食道逆流症 8）精神疾患

肥満症治療指針（「肥満症診療ガイドライン2022」より抜粋）

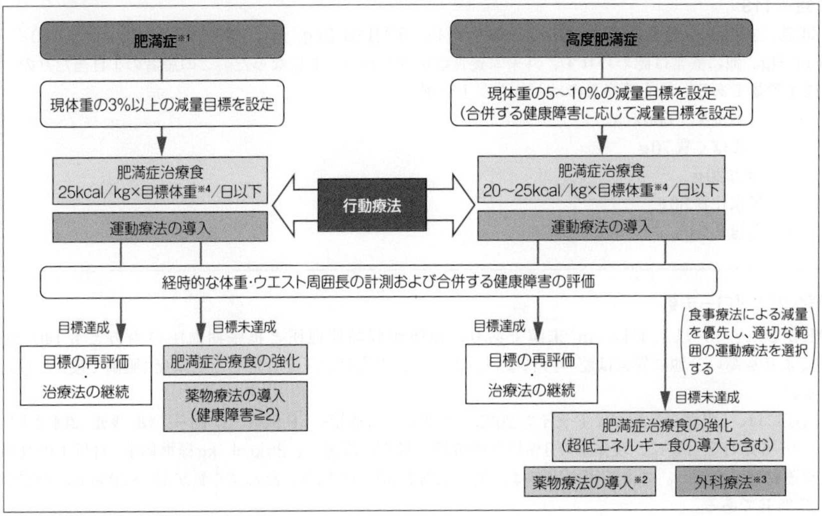

3～6か月を目安に各治療成果を評価。

※1高度肥満症でない場合

※2薬物療法の実施にあたっては、添付文書上の用法をふまえ、作用機構や有効性、安全性などを総合的に判断したうえで決定される必要がある。

※3BMI<35であっても、合併する健康障害の種類や程度によっては外科治療が適切な場合がある。

※4BMI22×〔身長[m]^2〕となる体重を標準体重とし、年齢などを考慮して目標体重を設定する。

肥満症の食事療法

エネルギー kcal/kg×IBW/日	エネルギー比率（%）		
	糖質	たんぱく質	脂質
25以下を目安とする	50～60	15～20	20～25

高度肥満症の場合は、エネルギーは、20～25 kcal/kg×IBW/日以下もしくは600kcal/日以下のVLCD食とする。1,000kcal/日未満の食事療法では、窒素バランスが負にならないように不可欠アミノ酸を十分に含むたんぱく質とビタミンとミネラルを含んだ食事とする。

36回－119

34歳、女性。事務職。身長165cm、体重77kg、BMI 28.3kg/m²、標準体重60kg。血圧150/96mmHg。他に異常は認められず、外来栄養食事指導を行うことになった。この患者の1日当たりの目標栄養量である。最も適当なのはどれか。1つ選べ。

(1) エネルギー600kcal
(2) たんぱく質70g
(3) 脂肪20g
(4) 炭水化物80g
(5) 食塩7.5g

▶正解へのアプローチ◀

BMIが25kg/m²以上30kg/m²未満であり、血圧が収縮期血圧と拡張期血圧の両方とも140/90mmHgよりも高い。他に異常は認められない。よって、Ⅰ度高血圧を合併した肥満症（肥満Ⅰ度）と考えられる。

肥満症には、「肥満症治療ガイドライン2022」の肥満症治療指針（P500：37回－118：▶要　点◀参照）より、3～6か月を目安に、現体重の3%以上の減量を目標に設定し、25kcal/kg標準体重/日以下の食事療法や運動療法を行う。エネルギー比率は、炭水化物が50～60%E、たんぱく質が15～20%E、脂質が20～25%Eである。

高血圧には、「高血圧治療ガイドライン2019」の高血圧における生活習慣の修正項目（P527：33回－130：▶要　点◀参照）より、食塩制限6g/日未満、適正体重の維持（BMI 25未満）等を行う。

▶選択肢考察◀

×(1) エネルギーは25kcal/kg標準体重/日以下に制限するため、25×60＝1,500kcal/日以下となるが、600kcalは少なすぎる。
○(2) 選択肢(1)で算出したエネルギーを1,500kcal/日とし、たんぱく質1gが4kcalとすると、1,500×(0.15～0.2)÷4＝56.25～75g/日となり、70gは適切である。
×(3) 脂肪は、1gが9kcalとすると1,500×(0.2～0.25)÷9＝33.3～41.7g/日となり、20gは少ない。
×(4) 炭水化物は、1gが4kcalとすると1,500×(0.5～0.6)÷4＝187.5～225g/日となり、80gは少ない。
×(5) 高血圧のため、食塩は6g/日未満とする。

▶正　解◀　(2)

35回－121

55歳、男性。デスクワーク中心の仕事。身長165cm、体重76kg、BMI 27.9kg/m²、標準体重60kg、内臓脂肪面積110cm²。他に異常は認められなかった。この患者の1日当たりの目標栄養量である。最も適当なのはどれか。1つ選べ。

(1) エネルギー600kcal
(2) たんぱく質70g
(3) 脂質10g
(4) 炭水化物300g
(5) 食塩10g

▶正解へのアプローチ◀

患者は、デスクワーク中心の仕事であるため、軽労作といえる。BMIが25kg/m^{2}以上であり、内臓脂肪面積が100cm^{2}以上であるが、他に異常が認められない。よって、肥満症診断のフローチャートにより肥満症と診断される（**P 500：37回－118**：▶要　点◀参照）。

これにより、治療指針では、現体重の3%以上の減量を目標に設定し、肥満症治療食（25kcal/kg標準体重/日以下）と運動療法で減量目標を達成させる（**P 500：37回－118**：▶要　点◀参照）。

▶選択肢考察◀

×(1)　標準体重が60kgであるため、エネルギーは25×60＝1,500kcal/日以下とするが、600kcalは少なすぎる。

◯(2)　たんぱく質は、指示エネルギーの15～20%とする。よって、1,500kcalの15～20%は、225～300kcalであり、たんぱく質は1gあたり4kcalであるため、56.3～75.0gとなる。

×(3)　脂質は、指示エネルギーの20～25%とする。よって、1,500kcalの20～25%は、300～375kcalであり、脂質は1gあたり9kcalであるため、33.3～41.7gとなるが、10gは少なすぎる。

×(4)　炭水化物は、指示エネルギーの50～60%とする。よって、1,500kcalの50～60%は、750～900kcalであり、糖質は1gあたり4kcalであるため、187.5～225gとなり、300gは多い。

×(5)　肥満症では、食塩に関する制限はないが、55歳男性は「日本人の食事摂取基準（2020年版）」において、目標量を7.5g未満としているため、10gは多い。

▶正　解◀　**(2)**

33回－124

45歳、男性。事務職。身長170cm、体重75kg、BMI 26.0kg/m^2、腹部CT測定により内臓脂肪面積110cm^{2}であった。血圧125/80mmHg。空腹時血液検査値は、血糖100mg/dL、トリグリセリド140mg/dL。その他、特別な健康障害はみられない。この患者の病態と栄養管理に関する記述である。正しいのはどれか。1つ選べ。

(1)　肥満症である。
(2)　メタボリックシンドロームである。
(3)　脂質異常症と診断される。
(4)　エネルギー摂取量は、35kcal/kg標準体重/日とする。
(5)　1か月に10%の減量を目標とする。

▶正解へのアプローチ◀

肥満や脂質異常症、メタボリックシンドロームの診断については「人体の構造と機能及び疾病の成り立ち」や「応用栄養学」でも出題されるため、併せて覚えておくこと。

▶選択肢考察◀

◯(1)　本症例では、「BMI 26.0kg/m^2」、「特別な健康障害はみられない」、「内臓脂肪面積110cm^2」より肥満症と診断される。

×(2)　メタボリックシンドロームは、必須項目として内臓脂肪蓄積（腹部CT測定で内臓脂肪面積100cm^{2}以上）若しくはウエスト周囲径（腹囲）が男性85cm以上、女性90cm以上であり、追加項目3つのうち2つ以上でメタボリックシンドロームである（▶要　点◀参照）。本症例では、必須項目が該当するが、追加項目が3つとも該当しないため、メタボリックシンドロームではない。

×(3)　脂質異常症の診断基準は、「動脈硬化性疾患予防ガイドライン2022年版」に示されている（**P 509：35回－122**：▶要　点◀参照）。本症例では、空腹時血液検査値として、トリグリセリドの140mg/dLのみ示されており、150mg/dL以上ではないため、高トリグリセリド血症ではない。LDLやHDL、non-HDLのデータがないため、脂質異常症とは診断されない。

×(4) メタボリックシンドロームや脂質異常症を合併していない肥満症であるため、肥満症の食事療法となる。したがって、「肥満症治療ガイドライン2022」の治療指針より、エネルギー摂取量は25kcal/kg標準体重/日以下とする。

×(5) 肥満症は、治療指針では現体重の3%以上の減量目標を設定する。1か月に10%の減量は、高度肥満症の患者の目標である。

▶正　解◀（1）

▶要　点◀

メタボリックシンドロームの診断基準

腹腔内脂肪蓄積	ウエスト周囲径	男性≧85cm 女性≧90cm
	（内臓脂肪面積　男女とも≧$100cm^2$に相当）	
・上記に加え以下のいずれか2項目以上（男女とも）		
高トリグリセリド血症 低HDLコレステロール血症	かつ/または	≧150mg/dL ＜ 40mg/dL
収縮期血圧 拡張期血圧	かつ/または	≧130mmHg ≧ 85mmHg
空腹時高血糖		≧110mg/dL

注 1. CTスキャンなどで内臓脂肪量測定を行うことが望ましい。
2. ウエスト周囲径は立位、軽呼気時、臍レベルで測定する。脂肪蓄積が著明で臍が下方に偏位している場合は肋骨弓下縁と前腸骨稜上線の中点の高さで測定する。
3. 高トリグリセリド血症、低HDLコレステロール血症、高血圧、糖尿病に対する薬剤治療を受けている場合は、それぞれの項目に含める。

34回－119

超低エネルギー食（VLCD）に関する記述である。最も適当なのはどれか。1つ選べ。

(1) 対象は、BMI35.0kg/m^2以上とする。
(2) 治療食は、外来通院で開始する。
(3) 期間は、6か月継続する。
(4) 目標エネルギー量は、1,000kcal/日に設定する。
(5) たんぱく質の必要量は、0.8g/kg標準体重/日に設定する。

▶正解へのアプローチ◀

超低エネルギー食（VLCD）は、600kcal/日以下と、厳重なエネルギー制限となる。よって、高度肥満症で食事や運動で目標体重までの減少ができなかった場合に用いられる。

エネルギー量が少ないため、貯蔵していた脂肪をエネルギー源として、ケトン体の生成が促進され、ケトアシドーシスを起こすおそれがある。よって、入院治療により医師の監督の下で用いられる。

▶選択肢考察◀

○(1) 高度肥満症の患者に用いるため、対象はBMI35.0kg/m^2以上とする。

×(2) ケトアシドーシスを起こすおそれがあるため、入院治療による医師の監督の下で開始する。

×(3) 目標が達成されれば、速やかに低エネルギー食（LCD）に切り替える。極端なエネルギー制限食のため、長期間は行えず、1～3週間が一般的であるが、必要に応じて2～3か月まで可能との報告もある。

×(4) 目標エネルギー量は、600 kcal/日以下に設定する。
×(5) たんぱく質の摂取不足により、アミノ酸分解などの異化亢進が懸念されるため、不可欠アミノ酸を十分に含み、たんぱく質の必要量は1.0 g/kg標準体重/日に設定する。

▶正 解◀ (1)

37回－119 NEW
糖尿病治療薬の主作用に関する記述である。最も適当なのはどれか。1つ選べ。
(1) SGLT 2阻害薬は、腎臓でのグルコースの再吸収を促進する。
(2) チアゾリジン薬は、インスリン抵抗性を改善する。
(3) ビグアナイド薬は、インスリン分泌を促進する。
(4) GLP－1受容体作動薬は、インクレチン分解を促進する。
(5) スルホニル尿素(SU)薬は、腸管でのグルコースの吸収を抑制する。

▶正解へのアプローチ◀
糖尿病治療薬は、作用する臓器とインスリン分泌との関係、血糖依存性・非依存性の確認をしておく必要がある(P 506:36回－120:▶要 点◀参照)。

▶選択肢考察◀
×(1) SGLT 2阻害薬は、腎臓でのグルコースの再吸収の担体であるSGLT 2を阻害して、腎臓での再吸収を抑制する。これによりグルコースの尿中排泄を促進する。
○(2) チアゾリジン薬は、骨格筋や肝臓でのインスリン抵抗性を改善する。
×(3) ビグアナイド薬は、肝臓での糖新生を抑制する。インスリンの分泌には関与しない。
×(4) GLP－1受容体作動薬は、GLP－1受容体を刺激して血糖依存性のインスリンの分泌を促進し、グルカゴンの分泌を抑制する。
×(5) スルホニル尿素(SU)薬は、膵臓のランゲルハンス島β細胞のSU受容体を刺激して、インスリンの分泌を促進する。

▶正 解◀ (2)

36回－120
糖尿病治療に関する記述である。最も適当なのはどれか。1つ選べ。
(1) 糖尿病食事療法のための食品交換表は、1型糖尿病患者には使用しない。
(2) シックデイでは、水分の摂取量を制限する。
(3) α-グルコシダーゼ阻害薬は、食後に服用する。
(4) SGLT 2阻害薬服用により、尿糖陽性となる。
(5) 有酸素運動は、インスリン感受性を低下させる。

▶正解へのアプローチ◀
糖尿病治療ガイド(日本糖尿病学会)は2年ごとに改定されるため、最新の内容を確認する必要がある。国家試験では、医薬品の出題も多いため、治療薬は作用する臓器や機序まで覚えておくこと。

▶選択肢考察◀

×(1)　糖尿病食事療法のための食品交換表（P 485：35回－116：▶要　点◀参照）は、適正なエネルギー量で、栄養のバランスの取れた食事の献立が手軽に作成できるよう工夫されており、1型糖尿病でも2型糖尿病でも使用できる。

×(2)　シックデイでは、発熱による発汗、下痢や嘔吐による水分吸収不十分となり、脱水を起こしやすい。よって、十分な水分摂取が必要である（P 508：33回－125：▶正解へのアプローチ◀参照）。

×(3)　α－グルコシダーゼ阻害薬は、膜消化の阻害により小腸での単糖類以外の糖質の吸収を遅延させ、食後の過血糖を改善する。食後の服用では、膜消化の阻害が間に合わず、効果が大きく減弱するため、食直前に服用する。

◯(4)　SGLT 2阻害薬は、腎臓でのグルコース再吸収の担体であるSGLT 2を阻害することで、再吸収を抑制して血糖値を低下させる。よって、尿中へのグルコースの排泄量が増加して、尿糖が陽性となる。これに伴い、尿量も増加するため、脱水にならないよう注意する必要がある。

×(5)　有酸素運動による筋肉刺激は、筋肉中のGLUT 4の血管側への移動を促し、血中から細胞内へのグルコースの取り込みを促進すると共に、インスリン抵抗性を改善し、感受性が高くなり、インスリンが効きやすくなる（P 405：35回－95：▶要　点◀参照）。

▶正　解◀　(4)

▶要　点◀

2型糖尿病の血糖降下薬の特徴（「糖尿病治療ガイド2022－2023」より）

機序		種　類	主な作用
インスリン分泌非促進系		α－グルコシダーゼ阻害薬（α－GI）	腸管での炭水化物の吸収分解遅延による食後血糖上昇の抑制
		SGLT 2阻害薬	腎臓でのブドウ糖再吸収阻害による尿中ブドウ糖排泄促進
		チアゾリジン薬	骨格筋・肝臓でのインスリン抵抗性改善
		ビグアナイド薬	肝臓での糖産生抑制
インスリン分泌促進系	血糖依存性	イメグリミン	血糖依存性インスリン分泌促進 インスリン抵抗性改善作用
		DPP－4阻害薬	GLP－1とGIPの分解抑制による血糖依存性のインスリン分泌促進とグルカゴン分泌抑制
		GLP－1受容体作動薬	DPP－4による分解を受けずにGLP－1作用増強により血糖依存性のインスリン分泌促進とグルカゴン分泌抑制
	血糖非依存性	スルホニル尿素（SU）薬	インスリン分泌の促進
		速効型インスリン分泌促進薬（グルニド薬）	より速やかなインスリン分泌の促進・食後高血糖の改善
インスリン製剤		①基礎インスリン製剤（持効型溶解インスリン製剤、中間型インスリン製剤） ②追加インスリン製剤（超速効型インスリン製剤、速効型インスリン製剤） ③超速効型あるいは速効型と中間型を混合した混合型インスリン製剤 ④超速効型と持効型溶解の配合溶解インスリン製剤	超速効型や速効型インスリン製剤は、食後高血糖を改善し、持効型溶解や中間型インスリン製剤は空腹時高血糖を改善する。

34回－120

糖尿病治療に関する記述である。**誤っている**のはどれか。1つ選べ。

(1) 糖尿病食事療法のための食品交換表を用いて、栄養食事指導を行う。
(2) カーボカウントを用いて、インスリン量を決定する。
(3) 有酸素運動は、インスリン抵抗性を改善する。
(4) α-グルコシダーゼ阻害薬は、肝臓での糖新生を抑制する。
(5) 超速効型インスリン注射は、食後高血糖を改善する。

▶正解へのアプローチ◀

カーボカウントについての出題は、第34回国家試験が初めてである。食品交換表やカーボカウントの使い方は、実際の患者に適用する場合に重要となるため、理解しておくこと。

▶選択肢考察◀

○(1) 日本糖尿病学会では、長期にわたる糖尿病の食事療法のための献立作成を容易にするため「糖尿病食事療法のための食品交換表」を作成しており、食品を6つのグループと調味料に分け、1単位を80kcalとして、1単位当たりの食品の重量が記載されている。同じ表の食品は同じ単位ずつ交換できるため栄養食事指導に用いられる（**P485：35回－116：▶要 点◀参照**）。

○(2) カーボカウントは、食品中の炭水化物量からインスリン量を決定する単位をいい、炭水化物10gを1カーボとし、これを摂取して上昇する血糖値を抑えるのに必要な超速効型インスリンの単位（インスリン/カーボ比）を求めて、インスリン量を決定する。例えば、インスリン/カーボ比1.5（1カーボ当たりインスリン1.5単位必要なヒト）の場合、6カーボの食事では、インスリン6×1.5＝9単位必要となる。このインスリン/カーボ比は個人差があるため、個々に設定する必要がある。

○(3) 有酸素運動を定期的に行うと、インスリン受容体の感受性が高まり、抵抗性が改善されるため、インスリンが効きやすくなる。また、筋肉の収縮により、インスリンとは無関係に、血管側にGLUT4が移動し、血中のグルコースを筋肉細胞内へ取り込み、血糖値を低下させる。

×(4) 二糖類は、消化管膜上の消化酵素により膜消化を受け、単糖類となり担体により吸収される。この膜上の消化酵素の総称名がα-グルコシダーゼであり、この酵素を阻害すると、二糖類のままでは吸収できず、単糖類以外の糖質は、吸収が遅延する。よって、食後の過血糖の予防に用いられる薬物である。肝臓での糖新生を抑制して血糖値の上昇を抑えるのは、ビグアニド系（ビグアナイド系）製剤である。

○(5) 超速効型インスリン注射は、皮下注射後の作用発現が速く、最大作用時間が約2時間と短いため、投与直後に血糖値の上昇を抑える。よって、食後高血糖を改善する。

▶正 解◀ (4)

33回－125

55歳、男性。身長170cm、体重65kg、BMI 22.5kg/m²、普通の労作。血糖コントロール不良により強化インスリン療法（毎食前超速効型インスリンと就寝前持続型インスリンを注射）が導入された2型糖尿病患者の栄養管理に関する記述である。**誤っている**のはどれか。1つ選べ。

(1) エネルギー摂取量は、30～35kcal/kg標準体重/日とする。
(2) 炭水化物エネルギー比率は、50～60%Eとする。
(3) 食事はインスリン注射後、直ちに摂取する。
(4) 低血糖発作時には、ブドウ糖を摂取する。
(5) シックデイ時には、水分の摂取量を制限する。

▶正解へのアプローチ◀

シックデイとは、糖尿病患者が治療中に発熱、下痢、嘔吐をきたし、または食欲不振のため食事ができない時をいい、2型糖尿病患者で血糖コントロールが良好な場合でも著しい高血糖が起こったり、ケトアシドーシスに陥ることがあるため、注意が必要である。

本症例は、普通の労作で、インスリンを用いている2型糖尿病患者である。シックデイ時には発熱による発汗、下痢や嘔吐に伴う水分吸収不足により脱水を起こしやすいため、十分な水分摂取が必要となる。来院時に点滴注射で生理食塩水を1～1.5L/日補給することもある。

▶選択肢考察◀

○(1) 普通労作であるため、身体活動量は30～35kcal/kg標準体重となり、エネルギー摂取量は、標準体重×身体活動量で求めるため、30～35kcal/kg標準体重/日とする。現在は、目標体重×エネルギー係数で求める。

○(2) 指示されたエネルギー量内で、三大栄養素のバランスをとる。一般的には、指示エネルギー量の50～60%を炭水化物から摂取する。（「糖尿病治療ガイド2020-2021」では、40～60%Eとしている）。

○(3) 強化インスリン療法を行っており、毎食前超速効型インスリンの注射が導入されているため、食事はインスリン注射後、直ちに摂取する。超速効型は、最大作用時間が約2時間と短いため、食直前の投与で食事による血糖値の上昇を抑える。

○(4) 薬物治療中の場合、薬が効きすぎたり、食事の摂取が遅れたりすると低血糖を生じることがある。低血糖では意識レベルが低下し、痙れんが出現し、昏睡に陥るため、自動車の運転や高所作業などを行う場合は注意が必要である。低血糖を感じたら、直ちにブドウ糖あるいはそれに代わるもの（ブドウ糖含有飲料など）を摂取する。

×(5) シックデイ時には、水分を十分摂取し、脱水を起こさないようにする。水分制限は危険である。

▶正　解◀ (5)

▶要　点◀

糖尿病合併症予防のための食事のポイント（「糖尿病治療ガイド2022-2023」より）

	合併症	合併症予防	合併症患者
アルコール	肝疾患	25g/日程度まで	禁酒
飽和脂肪酸・ショ糖・果糖	高トリグリセリド血症		摂り過ぎに注意する
食物繊維		20g/日以上	
食塩	高血圧	男性7.5g/日未満、女性6.5g/日未満	6g/日未満
たんぱく質	糖尿病腎症（第3期）		0.8～1.0g/kg目標体重/日を考慮

35回－122

脂質異常症の栄養管理に関する記述である。最も適当なのはどれか。1つ選べ。

(1) 高LDLコレステロール血症では、飽和脂肪酸の摂取エネルギー比率を10％Eとする。
(2) 高LDLコレステロール血症では、コレステロールの摂取量を400mg/日とする。
(3) 低HDLコレステロール血症では、トランス脂肪酸の摂取を増やす。
(4) 高トリグリセリド血症では、n－3系脂肪酸の摂取を控える。
(5) 高カイロミクロン血症では、脂肪の摂取エネルギー比率を15％Eとする。

▶正解へのアプローチ◀

脂質異常症の食事療法は、毎年出題されており、「動脈硬化性疾患予防ガイドライン2022年版」については確認が必要である（▶要　点◀ 参照）。これらに記載されていない栄養素については「日本人の食事摂取基準（2020年版）」に準拠する。

▶選択肢考察◀

×(1) 高LDLコレステロール血症では、飽和脂肪酸の摂取エネルギー比率を7％E未満に制限する。飽和脂肪酸の過剰摂取により動脈硬化などの循環器系疾患のリスクが上昇するため、一価不飽和脂肪酸や多価不飽和脂肪酸に置き換えて、飽和脂肪酸を制限する。

×(2) 高LDLコレステロール血症では、コレステロールの摂取量を200mg/日未満に制限する。食物由来のコレステロールは、吸収後、肝臓へ取り込まれる。肝臓内のコレステロールが増加すると、VLDLとして血中へ放出される。このVLDLはやがてLDLとなる。

×(3) 低HDLコレステロール血症では、トランス脂肪酸の摂取を減らす。トランス脂肪酸は、血中のLDLを増加させ、HDLを減少させる。

×(4) 高トリグリセリド血症では、n－3系脂肪酸の摂取を増やす。

○(5) 高カイロミクロン血症では、脂質の摂取を20g以下あるいは脂肪の摂取エネルギー比率を15％E以下に制限する。カイロミクロンは、小腸吸収上皮細胞内で合成され、食物由来の脂質で構成される。よって、他の脂質異常症では、脂肪の摂取エネルギー比率が20～25％Eであるのに対し、高カイロミクロン血症では、15％E以下まで制限する。

▶正　解◀ (5)

▶要　点◀

脂質異常症診断基準（「動脈硬化性疾患予防ガイドライン2022年版」より抜粋）

LDLコレステロール	140mg/dL以上	高LDLコレステロール血症
	120～139mg/dL	境界域高LDLコレステロール血症**
HDLコレステロール	40mg/dL未満	低HDLコレステロール血症
トリグリセライド	150mg/dL以上（空腹時採血*）	高トリグリセライド血症
	175mg/dL以上（随時採血*）	
Non－HDLコレステロール	170mg/dL以上	高non－HDLコレステロール血症
	150～169mg/dL	境界域高non－HDLコレステロール血症**

*基本的に10時間以上の絶食を「空腹時」とする。ただし水やお茶などカロリーのない水分の摂取は可とする。空腹時であることが確認できない場合を「随時」とする。

**スクリーニングで境界域高LDL－C血症、境界域高non－HDL－C血症を示した場合は、高リスク病態がないか検討し、治療の必要性を考慮する。

- LDL－CはFriedewald式（TC－HDL－C－TG/5）（ただし空腹時採血の場合のみ）。または直接法で求める。
- TGが400mg/dL以上や随時採血の場合はnon－HDL－C（TC－HDL－C）かLDL－C直接法を使用する。ただしスクリーニングでnon－HDL－Cを用いる時は、高TG血症を伴わない場合はLDL－Cとの差が＋30mg/dLより小さくなる可能性を念頭においてリスクを評価する。
- TGの基準値は空腹時採血と随時採血により異なる。
- HDL－Cは単独では薬物介入の対象とはならない。

動脈硬化疾患予防のための食事療法（動脈硬化性疾患予防ガイドライン2022年版）

1. 過食に注意し、適正な体重を維持する。
• 総エネルギー摂取量（kcal／日）は、一般的に目標とする体重（kg）＊×身体活動量（軽い労作で25～30、普通の労作で30～35、重い労作で35～）を目指す。
2. 肉の脂身、動物脂、加工肉、鶏卵の大量摂取を控える。
3. 魚の摂取を増やし、低脂肪乳製品を摂取する。
• 脂肪エネルギー比率を20～25％、飽和脂肪酸エネルギー比率を7％未満、コレステロール摂取量を200mg／日未満に抑える。 • n-3系多価不飽和脂肪酸の摂取を増やす。 • トランス脂肪酸の摂取を控える。
4. 未精製穀類、緑黄色野菜を含めた野菜、改装、大豆および大豆製品、ナッツ類の摂取量を増やす。
• 炭水化物エネルギー比率を50～60％とし、食物繊維は25g／日以上の摂取を目標とする。
5. 糖質含有量の少ない果物を適度に摂取し、果糖を含む加工食品の大量摂取を控える。
6. アルコールの過剰摂取を控え、25g／日以下に抑える。
7. 食塩の摂取は6g／日未満を目標にする。

＊18歳から49歳：[身長（m）]^2×18.5～24.9kg／m^2、50歳から64歳：[身長（m）]^2×20.0～24.9kg／m^2、65歳から74歳：[身長（m）]^2×21.5～24.9kg／m^2、75歳以上：[身長（m）]^2×21.5～24.9kg／m^{2}とする。

動脈硬化性疾患の危険因子を改善する食事（動脈硬化性疾患予防ガイドライン2022年版）

高LDL-C血症と食事	•総エネルギー摂取量を適正に管理し、LDL-Cを上昇させるSFA（飽和脂肪酸）、コレステロール、トランス脂肪酸の摂取を減らす。 •SFAはMUFA（一価不飽和脂肪酸）もしくはPUFA（多価不飽和脂肪酸）に置換し、SFAは摂取エネルギー比率7％未満、コレステロールの摂取は1日200mg未満に制限する。 •食物繊維を積極的に摂取する。 •具体的には脂肪含有量の多い肉の脂身や動物性の脂（牛脂、ラード、バター）、加工肉製品、乳類、臓物類、卵類を制限する。 •また、緑黄色野菜を含めた野菜および大豆・大豆製品の摂取を勧める。
高TG血症と食事	•適正体重を維持する、または目指すように総エネルギー摂取量を考慮する。 •炭水化物エネルギー比率を50～60％の設定の中でやや低めにし、アルコールの過剰摂取を制限する。 •果物や果糖含有加工食品の過剰摂取はTGを上昇させる可能性があるので注意する。 •n-3PUFA（多価不飽和脂肪酸）の摂取を増やす。 •高カイロミクロン血症では、より厳密に脂質制限を行う。すなわち、脂質エネルギー比率を15％以下に制限し、中鎖脂肪酸を主として用いる。 •運動療法の併用が効果的である。
低HDL-C血症と食事	•適正体重を維持する、または目指すように総エネルギー摂取量を考慮する。 •炭水化物エネルギー比率をやや低めにし、トランス脂肪酸を減らす。 •運動療法の併用が効果的である。
メタボリックシンドロームと食事	•内臓脂肪量減少や脂肪細胞の質的異常の改善を目的に目標とする体重と日常生活活動量をもとに総エネルギー摂取を適正化する。 •現在の体重から3％以上の減少を3～6か月間で達成することを目標とし、急激な減量を避ける。 •摂取エネルギーのうち50～60％を糖質とし、必須アミノ酸を含むたんぱく質の不足に注意して筋肉量を減らさないようにし、ビタミンやミネラルを多めに摂取する。 •減量のための炭水化物の摂取量に関しては検討の余地を残している。 •運動療法の併用が効果的であり、体重・体脂肪・血清脂質、血圧の改善が認められる。
高血圧と食事	•減塩（6g/日未満）を強化し、野菜・果物を積極的に摂取する。 •飽和脂肪酸やコレステロールの摂取を控え、多価不飽和脂肪酸、低脂肪乳製品を積極的に摂取する。 •適正体重を維持し運動を行う。 •過度なアルコール摂取は血圧を上昇させるので制限する。
糖尿病と食事	•体重に見合う総エネルギー摂取量を設定するが、目標となる体重は、年齢、病態によって異なり、個別化を図ることが必要である。 •望ましいBMIは22～25と幅があり、病態、年齢、体組成、患者のアドヒアランスや代謝状態の変化を踏まえて適宜変更する。 •エネルギー摂取比率は炭水化物を50～60％E、たんぱく質20％E以下を目安とし、残りを脂質とするが、脂質が25％Eを超える場合は、多価不飽和脂肪酸を増やすなど脂肪酸の組成に配慮する。 •食物繊維は、25g/日以上の摂取を目標とする。 •規則的に3食をよく噛んで時間をかけて摂取する。

33回－126

脂質異常症の栄養管理に関する記述である。**誤っている**のはどれか。1つ選べ。

(1) 高カイロミクロン血症では、脂質のエネルギー比率を20～30%Eとする。
(2) 高LDL－コレステロール血症では、飽和脂肪酸の摂取を控える。
(3) 低HDL－コレステロール血症では、トランス脂肪酸の摂取を控える。
(4) 高トリグリセリド血症では、アルコール摂取量を25g/日以下とする。
(5) 高トリグリセリド血症では、果糖を含む加工食品の摂取を減らす。

選択肢考察

×(1) 高カイロミクロン血症では、脂質の摂取を20g以下あるいは総エネルギー比率の15%E以下に制限する。
○(2) 高LDL－コレステロール血症では、飽和脂肪酸を多く含む肉の脂身、内臓、皮、乳製品、およびトランス脂肪酸を含む菓子類、加工食品の摂取を抑える。
○(3) 低HDL－コレステロール血症では、トランス脂肪酸の摂取を減らす。
○(4) 高トリグリセリド血症では、アルコール摂取を25g/日以下に抑える。
○(5) 高トリグリセリド血症では、炭水化物エネルギー比率を低めにするために、糖質を多く含む菓子類、糖含有飲料、穀類、糖質含有量の多い果物の摂取を減らす。

正　解　(1)

7 臨床栄養学

37回－120 NEW

50歳、男性。事務職。標準体重60kgの高LDLコレステロール血症の患者である。初回の外来栄養食事指導の翌月、2回目の指導の前に1日当たりの摂取量の評価を行った。改善が必要な項目として、最も適当なのはどれか。1つ選べ。

(1) エネルギー1,600kcal
(2) たんぱく質80g
(3) 飽和脂肪酸8g
(4) コレステロール150mg
(5) 食物繊維10g

正解へのアプローチ

本症例は、50歳、男性。事務職であるため、軽い労作である。

高LDLコレステロール血症であるため、「動脈硬化性疾患予防ガイドライン2022年版」を参考にする（P509：35回－122：要　点 参照）。

選択肢考察

×(1) エネルギー摂取量＝標準体重×身体活動量＝60kg×（25～30）kcal＝1,500～1,800kcalとなり、1,600kcalは改善する必要はない。
×(2) エネルギー配分は、炭水化物が50～60%、脂質が20～25%であるため、たんぱく質は15～30%となる。1,600kcal/日×（0.15～0.3）÷4kcal/g＝60～120g/日となり、80gは改善する必要はない。
×(3) 飽和脂肪酸は、エネルギー比率7%未満とするため、1,600kcal/日×0.07÷9kcal/g＝12.4g/日未満となり、8gは改善する必要はない。
×(4) コレステロールは目安として1日200mg未満を目指すので、150mgは改善する必要はない。

○(5)　食物繊維はできるだけ多くとり、1日25g以上を目安とするため、10gは少ないため改善が必要である。

▶正　解◀　(5)

34回－121
高LDL-コレステロール血症の栄養管理に関する記述である。最も適当なのはどれか。1つ選べ。
(1)　炭水化物の摂取エネルギー比率を40%E未満とする。
(2)　飽和脂肪酸の摂取エネルギー比率を10%E以上とする。
(3)　トランス脂肪酸の摂取を増やす。
(4)　コレステロールの摂取量を200mg/日未満とする。
(5)　食物繊維の摂取量を10g/日以下とする。

▶正解へのアプローチ◀
高LDL-コレステロール血症の栄養管理は、P509・510：35回－122：▶要　点◀の「動脈硬化性疾患予防ガイドライン2022年版」を参照すること。

▶選択肢考察◀
×(1)　炭水化物の摂取エネルギー比率は、50～60%Eとする。
×(2)　飽和脂肪酸の摂取エネルギー比率は、4.5%E以上7%E未満とする。
×(3)　トランス脂肪酸を含む菓子類、加工食品の摂取を抑える。
○(4)　コレステロール摂取量は、200mg/日未満を目指す。
×(5)　食物繊維の摂取量は、25g/日以上を目安とする。

▶正　解◀　(4)

34回－122
高トリグリセリド血症の栄養管理に関する記述である。最も適当なのはどれか。1つ選べ。
(1)　炭水化物の摂取エネルギー比率を70%E以上とする。
(2)　果糖を多く含む加工食品の摂取を増やす。
(3)　n-3系脂肪酸の摂取を増やす。
(4)　アルコールの摂取量を50g/日以下とする。
(5)　高カイロミクロン血症では、脂質の摂取エネルギー比率を20%E以上とする。

▶正解へのアプローチ◀
高トリグリセリド血症の栄養管理の特徴は、炭水化物エネルギー比を低くすること、アルコールの過剰摂取を制限すること、果物や果糖含有加工食品の過剰摂取に注意すること、n-3系多価不飽和脂肪酸の摂取を増やすことなどである。

▶選択肢考察◀
×(1)　脂質異常症の基本となる食事では、炭水化物の摂取エネルギー比率は50～60%Eであり、高トリグリセリド血症ではこれよりもやや低くする。
×(2)　果物や果糖含有加工食品の過剰摂取はトリグリセリド(TG)を上昇させる可能性があるため注意する。
○(3)　n-3系多価不飽和脂肪酸を多く含む魚類の摂取を増やす。
×(4)　アルコールの摂取を控える。脂質異常症の基本となる食事では、25g/日以下に抑える。

×(5) 高カイロミクロン血症では、脂質の摂取エネルギー比率を15％E以下に制限し、中鎖脂肪酸を主に用いる。

▶正　解◀ (3)

> 36回－121
> 脂質異常症の栄養管理において、積極的な摂取が推奨される食品成分である。最も適当なのはどれか。1つ選べ。
> (1) 飽和脂肪酸
> (2) トランス脂肪酸
> (3) 果糖
> (4) 食物繊維
> (5) エタノール

▶正解へのアプローチ◀

「動脈硬化性疾患予防ガイドライン2022年版」に示されている脂質異常症の基本となる食事療法では、適正体重の維持と栄養素配分のバランス、脂質、炭水化物の選択などが記載されているため、覚えておくこと（P509：35回－122：▶要　点◀参照）。

▶選択肢考察◀

×(1) 飽和脂肪酸の多い食品を摂りすぎない（エネルギー比率として4.5％以上7％未満）。飽和脂肪酸の過剰摂取は、動脈硬化などの循環器疾患のリスクが高くなる。

×(2) 工業由来のトランス脂肪酸の摂取を控える。トランス脂肪酸は、血清LDL-コレステロール値を上昇させ、HDL-コレステロール値を低下させるため、動脈硬化が促進される。天然には牛肉や牛乳などにわずかに含まれており、工業由来（人工的）は、ショートニングやマーガリンに用いられる硬化油に多く含まれる。

×(3) ショ糖、ブドウ糖、果糖の過剰摂取に注意する。過剰に摂取するとトリグリセリドの合成が促進され、脂質異常症の悪化を招く。

○(4) 食物繊維はできるだけ多く摂る（1日25g以上を目安とする）。食物繊維は消化管内でグルコースやコレステロールを吸着して、そのまま便として排泄される。よって、グルコースやコレステロールの吸収量が減少する。

×(5) エタノールはアルコールのことであり、25g/日以下に抑える。過剰なアルコール摂取は、トリグリセリドの合成が促進され、血中濃度が上昇する。ただし、適正な飲酒量であれば、血清HDL-コレステロール値が上昇するため、禁酒とはしない。

▶正　解◀ (4)

37回－121 NEW

高尿酸血症患者に対して、アルコールの摂取制限が指示される。これは、アルコールが代謝される際に、(a) の分解が進み尿酸の産生が増えることと、(b) が産生されることで尿酸の排泄が低下するためである。aとbに入る物質名の組合せとして、最も適当なのはどれか。1つ選べ。

	a	b
(1)	乳酸	アセチルCoA
(2)	脂肪酸	ATP
(3)	アンモニア	NADH
(4)	NADH	脂肪酸
(5)	ATP	乳酸

正解へのアプローチ

アルコールは、肝臓で代謝される際、アセトアルデヒドを経て酢酸となり、アセチルCoAに変換されるが、その過程でATPを分解して消費し、NADHが産生される。ATPのアデニンはプリン塩基であるため、尿酸に変換される。

ピルビン酸から乳酸に変換する際、アルコール代謝で産生されたNADHが利用されるため、乳酸の蓄積を生じる。この尿酸を尿中へ排泄する担体を乳酸も利用しているため、尿酸の排泄が阻害される。

上記のことから設問の (a) (b) に当てはめると、以下のようになる。

高尿酸血症患者に対して、アルコールの摂取制限が指示される。これは、アルコールが代謝される際に、ATPの分解が進み尿酸の産生が増えることと、乳酸が産生されることで尿酸の排泄が低下するためである。

選択肢考察

×(1)、(2)、(3)、(4)

○(5) 正解へのアプローチ 参照。

正　解 (5)

36回－122

胃食道逆流症の栄養管理に関する記述である。最も適当なのはどれか。1つ選べ。

(1) 少量頻回食を勧める。
(2) 揚げ物の摂取を勧める。
(3) 酸味の強い柑橘類の摂取を勧める。
(4) 食後すぐに仰臥位をとることを勧める。
(5) 食後すぐに前屈姿勢をとることを勧める。

正解へのアプローチ

胃食道逆流症では、胃の内容物（胃酸など含む）が食道側へ逆流することで、食道粘膜に障害が生じる。よって、胃酸の分泌を抑制し、胃酸の分泌を促進する食品を避け、胃を圧迫しないようコルセットやベルトを緩めて、食後の姿勢は座位とする。また、就寝前の食事や食後1～2時間の仰臥位は避ける。就寝時も20°～30°の角度で上半身を高くする。

選択肢考察

○(1) 1回の食事量が多いと胃酸の分泌も多くなり、逆流もしやすくなる。よって、少量頻回食とし、1日4～5回の分食を勧める。

×(2) 揚げ物は脂質の摂取量が増加し、胃を刺激する。これにより胃酸の分泌が増加する。また、脂質は胃の運動を抑制し、胃内に留まる時間が長くなるため、控えめとする。
×(3) 酸味の強い柑橘類は、胃を刺激して胃酸の分泌を促進するため、避ける。
×(4) 食後は、座位を勧める。食後すぐに仰臥位をとると、逆流しやすい。
×(5) 前屈姿勢により、胃が圧迫されて逆流しやすいため、避ける。

▶正　解◀ (1)

34回－123

胃食道逆流症の栄養管理に関する記述である。最も適当なのはどれか。1つ選べ。

(1) 1回当たりの食事量を多くする。
(2) 脂質の摂取エネルギー比率を、35％E以上とする。
(3) 夕食後は、1時間以内に就寝する。
(4) 就寝は、仰臥位を勧める。
(5) 胃瘻では、半固形タイプの栄養剤を用いる。

▶正解へのアプローチ◀

胃食道逆流症の原因には、下部食道括約部圧（LES圧）の機能低下や胃酸過多があげられる。加齢により食道裂孔が緩んだり、肥満による腹圧上昇によって食道裂孔ヘルニアが生じ、胃食道逆流症となる。

胃食道逆流症の栄養管理の要点は、食物逆流の防止や嘔吐や嘔気の予防、食物胃内滞留時間の短縮、腹圧をかけないようすること等である。

▶選択肢考察◀

×(1) 胃食道逆流症では、胃からの食物逆流防止のため、消化管に対する刺激の少ない食事を少量頻回の摂取とする。
×(2) 高脂肪食は、胃内滞留時間を延長させるため避ける。通常、脂質の摂取エネルギー比率は20～25％Eであり、35％E以上は多い。
×(3)、(4) 食後は、30分以上（可能なら2時間）座位あるいは立位を保つことを推奨する。夕食後すぐに就寝すると、胃からの食物逆流のおそれがあるため禁止とする。就寝時は仰臥を避け、上体を高くする（20～30°）。
○(5) 液体である栄養剤は、注入速度により胃の蠕動運動を起こしにくく、流動性も高いため、食物逆流の原因になりやすい。一方、半固形タイプの栄養剤では、粘度もあり胃からの逆流なども起こしにくいため、使用を推奨する。

▶正　解◀ (5)

33回－127

腸疾患に関する記述である。正しいのはどれか。1つ選べ。

(1) 潰瘍性大腸炎では、白血球数の低下がみられる。
(2) クローン病では、チャイルド分類で、重症度を評価する。
(3) イレウスでは、経腸栄養法を選択する。
(4) たんぱく漏出性胃腸症では、高たんぱく質食とする。
(5) 過敏性腸症候群では、抗TNF－α抗体製剤が用いられる。

▶正解へのアプローチ◀

潰瘍性大腸炎に対して、炎症を抑えるために白血球除去を行う治療法がある。血液を透析のように体外循環させてカラムに通し、特定の血球を吸着除去する。クローン病では、抗TNF－α抗体製剤が用いられる。イレウス（腸閉塞）や腸捻転では食物が消化管を通過できないため、静脈栄養法を用いる。

▶選択肢考察◀

×(1)　潰瘍性大腸炎では、白血球数の上昇がみられる。
×(2)　クローン病で用いられるのは、クローン病活動性分類（CDAI）である。チャイルド[Child]（もしくはチャイルド・ピュー[Child－Pugh]）分類は、肝硬変の重症度評価である。
×(3)　イレウスでは、経腸栄養法は禁忌である（▶正解へのアプローチ◀参照）。
○(4)　たんぱく漏出性胃腸症では、漏出するたんぱく質を、高たんぱく質食で補給する。
×(5)　過敏性腸症候群では、炎症はみられないため、抗TNF－α抗体製剤は用いない。

▶正　解◀　**(4)**

▶要　点◀

抗TNF－α抗体製剤

クローン病や潰瘍性大腸炎の患部では、大量のTNF－α（アディポサイトカインの一種）が生じており、炎症の一因となっている。抗TNF－α抗体製剤を投与することにより炎症は治まるが、抵抗力の低下も起こるとされている。

34回－124

潰瘍性大腸炎に対して、サラゾスルファピリジンを使用することで、吸収が低下する栄養素である。最も適当なのはどれか。1つ選べ。

(1)　ビタミンK
(2)　ビタミンB_1
(3)　葉酸
(4)　パントテン酸
(5)　ビタミンC

▶正解へのアプローチ◀

サラゾスルファピリジンはサラゾピリンともいわれ、腸内細菌の作用により抗炎症作用を有する5-アミノサリチル酸を生成する。添付文書（医薬品の説明書）には、「作用機序は不明であるが葉酸の吸収が低下し、大赤血球症、汎血球減少をきたす葉酸欠乏症を起こすおそれがあるので、葉酸欠乏症が疑われる場合は、葉酸を補給すること」とある。なお、他のビタミンの吸収は、低下させない。

▶選択肢考察◀

×(1)　ビタミンKは、ワルファリンカリウムの作用を減弱する。ビタミンKは、肝臓での血液凝固因子（Ⅱ、Ⅶ、Ⅸ、Ⅹ）の活性化作用に関与する。ワルファリンは、このビタミンKの作用に拮抗するため、虚血性心疾患（狭心症、心筋梗塞）や脳梗塞などの患者で、血栓形成の予防に用いられる。よって、この薬物服用時は、ビタミンKを多く含む食品（ブロッコリー、春菊、クロレラ、納豆など）の過剰摂取を控える。
×(2)　ビタミンB_1はアルカリ性で分解されるため、重曹と併用するとビタミンB_1作用が減弱する。
○(3)　▶正解へのアプローチ◀参照。
×(4)　サラゾスルファピリジンとの併用で、パントテン酸の吸収低下はみられない。
×(5)　サラゾスルファピリジンとの併用で、ビタミンCの吸収低下はみられない。

▶正　解◀　**(3)**

▶要 点◀

サラゾスルファピリジン

潰瘍性大腸炎、限局性腸炎、非特異性大腸炎に用いられる抗炎症薬である。

腸内細菌の作用で5-アミノサリチル酸とスルファピリジンに分解され、5-アミノサリチル酸が活性代謝物と考えられている。

腸管の粘膜下結合組織に蓄積し、抗炎症作用を発現する。また、T細胞及びマクロファージにも作用して炎症を抑制することで抗リウマチ作用も示す。

活性酸素の消去、LTB_4生合成の抑制、肥満細胞からのヒスタミン遊離抑制、血小板活性化因子の生合成抑制、インターロイキン1-βの産生抑制の関与が認められている。

37回－122 *NEW*

消化器疾患の栄養管理に関する記述である。最も適当なのはどれか。１つ選べ。

(1) 胃食道逆流症では、高脂肪食とする。
(2) 短腸症候群では、脂肪を制限する。
(3) 潰瘍性大腸炎寛解期では、たんぱく質を制限する。
(4) 偽膜性腸炎では、水分を制限する。
(5) 回腸ストマ（人工肛門）の管理では、水分を制限する。

▶正解へのアプローチ◀

脂質は胃の運動を抑制し、胃排出に時間がかかるため、胃酸の分泌が促進され、腸に負担がかかる。よって、消化管疾患の多くが、脂質の摂取を制限して消化管の負担を軽減することが多い。

▶選択肢考察◀

×(1) 胃食道逆流症では、低脂肪食とする。脂肪は、胃の運動を抑制し胃排出に時間がかかり、胃酸の分泌が促進されるため脂肪は控えめとする。

◯(2) 腫瘍などで腸を切除したため、残存する小腸が短いと短腸症候群を生じる。腸での吸収面積が減少し、消化管ホルモンの分泌の喪失、消化吸収不十分となるため、経口摂取は、複合炭水化物を多くし、脂肪の摂取を制限する。脂質源として中鎖脂肪酸を含むトリグリセリドを用いる。

×(3) 潰瘍性大腸炎の寛解期では、高たんぱく質食とする。病変部が大腸に限局されているため、寛解期では厳しい食事制限はない。

×(4) 偽膜性腸炎は、腸壁に炎症による小さい円形の膜（偽膜）を形成する病態をいい、抗生物質の耐性菌が産生する毒素が原因となる。下痢、腹痛、発熱、嘔吐などがみられるため、脱水を予防する必要があるため、水分は十分摂取する。

×(5) 回腸ストマ（人工肛門）の管理では、水分は制限しない。回腸で排泄し大腸を利用しないため、水分の吸収が不十分となるため、脱水を生じやすい。ただし、過剰な水分により漏れる可能性があるため、適量を調節する必要があるが、制限はしない。

▶正 解◀ (2)

34回－125

C型慢性肝炎患者に対する鉄制限食の主な目的である。最も適当なのはどれか。1つ選べ。

(1) C型肝炎ウイルスの除去
(2) 活性酸素の産生抑制
(3) 夜間の低血糖予防
(4) 肝性脳症の予防
(5) 腹水の予防

正解へのアプローチ

鉄は、肝臓内でFe^{2+}からFe^{3+}に変換される際、フリーラジカルが産生され、活性酸素の産生を促進する。このフリーラジカルや活性酸素は、細胞膜やDNAを傷害し、肝炎を進行させる。よって、血清フェリチン値が正常であれば、鉄の制限を行う。ただし、血清フェリチン値に低下がみられれば、貯蔵鉄の減少を生じており、鉄欠乏状態であるため、鉄は制限しない。

選択肢考察

×(1) 肝炎ウイルスの除去には、インターフェロンγなどの抗ウイルス薬を用いる。
○(2) 正解へのアプローチ 参照。
×(3) 夜間の低血糖予防には、LES食を用いる。
×(4) 肝性脳症の予防には、たんぱく質の摂取制限、便秘の予防に食物繊維の十分な摂取、ラクツロースを用いる。なお、肝性脳症は、高アンモニア血症が原因で生じ、非代償期の肝硬変で生じる。
×(5) 腹水の予防には、水分の制限を行う。ただし、腹水がみられない場合は、水分制限は行わない。

正　解 (2)

33回－128

非代償性肝硬変で上昇する項目である。正しいのはどれか。1つ選べ。

(1) 血清総コレステロール値
(2) 血中アンモニア値
(3) フィッシャー比
(4) 血漿膠質浸透圧
(5) 早朝空腹時の呼吸商

正解へのアプローチ

非代償性肝硬変では、肝予備能が不足して肝不全症状がみられる。肝臓ではコレステロール合成、アルブミン合成、尿素回路（オルニチンサイクル）やグリコーゲン貯蔵などの様々な代謝反応が行われるため、肝不全症状は多様な徴候を示す。

選択肢考察

×(1) 肝機能低下により、コレステロールの合成能力低下から血清コレステロール値は低下する。
○(2) 肝機能低下により、血中アンモニアの処理能力が低下し、血中アンモニア値が上昇する。これにより肝性脳症を生じる。
×(3) 肝機能低下により、アミノ酸代謝に異常が起こり、分枝アミノ酸以外のアミノ酸が代謝されずに蓄積する。分枝アミノ酸は、筋肉で代謝されるため減少する。よって、フィッシャー比は低下する。
×(4) 肝機能低下により、アルブミンの合成能力低下から血漿膠質浸透圧は低下し、浮腫が起こる。

×(5) 肝グリコーゲン貯蔵量低下から就寝による長時間の絶食に対して血糖を維持することが難しくなり、脂質の燃焼割合が高まり、呼吸商は糖質中心時の1.0付近から脂質中心の0.7付近に低下する。

▶正　解◀ (2)

▶要　点◀

肝硬変非代償期の主な症状

門脈圧亢進、脾臓腫大	組織の線維化により肝臓へ血液が流れにくくなることにより門脈圧が亢進。脾臓への血流増加。
腹部静脈の怒張 (メドゥーサの頭)	門脈圧亢進のため、へその周辺の静脈に血液がうっ滞、拡張。
黄　疸	肝臓のビリルビン代謝低下、血中ビリルビン増加で、皮膚や眼球強膜が黄染。皮膚掻痒感。血中総ビリルビン：2.0～3.0mg/dLでみられる。
耐糖能低下；血糖値上昇	肝細胞でのグリコーゲン合成や糖の脂肪への変換ができない。
くも状血管腫、手掌紅斑	胸や肩、腕、手、指の皮膚に、赤い斑紋が現れる。
女性化乳房（男性のみ）	女性ホルモンの代謝異常のため。
出血傾向	① 肝臓のトロンボポエチン合成能低下による血小板の減少のため。 ② 肝臓での血液凝固因子合成能低下や第Ⅱ、Ⅶ、Ⅸ、Ⅹ因子の活性化障害のため。
腹　水	① 低アルブミン血症；膠質浸透圧が低下するため。 ② 門脈圧亢進の影響；肝内静脈圧や門脈圧や類洞内静水圧が上昇し、水分を組織中に押し出す。
消化管出血の危険 (胃・食道静脈瘤)	側副血行路（門脈大循環シャント）の発達で、胃・食道静脈瘤が形成されやすいことと出血傾向による。
肝性脳症	尿素回路におけるアンモニア処理機能の低下と門脈-大循環シャントのためアミノ酸代謝の障害が起こり、高アンモニア血症となり肝性脳症を起こす。 骨格筋におけるアンモニア代謝が亢進し、骨格筋の疲弊を促進して全身のエネルギー代謝を悪化させる。 精神神経症状→羽ばたき振戦（アステレキシス）→昏睡。 フィッシャー比（BCAA／AAA）低下が指標（正常値3以上）。

34回－112

代償性肝硬変患者の栄養モニタリング項目である。**最も適切な**のはどれか。1つ選べ。

(1) 肝性脳症の有無
(2) 浮腫の有無
(3) 筋肉量
(4) ウエスト／ヒップ比

▶正解へのアプローチ◀

肝硬変では、肝細胞が障害により繊維化し、偽小葉がみとめられ、肝臓でのアミノ酸代謝に障害がみられる。細胞の再生にたんぱく質やエネルギーが必要となるため、これらが不足していないかを栄養モニタリングする必要がある。

▶選択肢考察◀

×(1) 肝性脳症は、非代償期に移行後、更に悪化した場合にみられる。よって、非代償期で肝性脳症が無かった患者が、悪化したかどうかを見分けるためにモニタリングする。
×(2) 代償期では浮腫は生じていないが、非代償期へ移行すると浮腫を生じる。よって、代償性肝硬変患者が悪化して非代償期に移行するのを見分けるためにモニタリングする。
○(3) 代償期の肝硬変では、たんぱく質を補給する。よって、たんぱく質の不足やエネルギーの不足により筋肉量が減少するため、栄養モニタリングの項目となる。

×(4) ウエスト/ヒップ比は、腹囲(ウエスト)が腰囲(ヒップ)よりも大きいと1.0を超え、男性で1.0以上、女性で0.8以上となれば、内臓脂肪が蓄積していると推定される。0.7以下であれば、皮下脂肪か蓄積していると推定される。この患者では、それほど関係がない。

▶正 解◀ (3)

37回−123 NEW

53歳、男性。標準体重64kgの肝硬変患者。血清アルブミン値2.2g/dL、血清フェリチン値200ng/mL(基準値15〜160ng/mL)、腹水・浮腫あり、肝性脳症が認められる。この患者に肝不全用経腸栄養剤630kcalを投与した際の、食事から摂取する1日当たりの目標栄養量に関する記述である。最も適当なのはどれか。1つ選べ。

(1) エネルギーは、600kcalとする。
(2) たんぱく質は、40gとする。
(3) 食塩は、8gとする。
(4) 鉄は、12mg以上とする。
(5) 食物繊維は、10g以下とする。

▶正解へのアプローチ◀

本症例は、肝硬変であるため、肝硬変診療ガイドライン2020年を参照する。

腹水、浮腫があり、肝性脳症が認められるため、たんぱく不耐症がある。

肝臓のフェリチンと連動している血清フェリチン値が高値であるため、鉄は蓄積しており、鉄の摂取を増加する必要はない。

▶選択肢考察◀

×(1) エネルギーは、25〜35kcal/kg標準体重/日とするため、(25〜35)×64＝1,600〜2,240kcalとなる。耐糖能異常のある場合でも25kcak/kg標準体重/日であるため、600kcalは少ない。

○(2) たんぱく不耐症があるため、たんぱく質は0.5〜0.7g/kg/日とするため、(0.5〜0.7)×64＝32〜44.8gとなり、40gは適している。

×(3) 腹水があるため、食欲を損なわない程度として5〜7g/日とし、8gは多い。

×(4) 鉄の蓄積が考えられるため、12mg以上は過剰摂取となる。

×(5) 食物繊維は便秘を解消し、腸内細菌により発酵分解されると腸内を酸性にするため、腸内でのアンモニアの酸性を抑制し、吸収を抑制し、便とともに排泄できる。よって、食物繊維は十分摂取する必要があり、10g以下は少ない。日本人の食事摂取基準2020年版でも男性は食物繊維の摂取は21gを目標量としている。

▶正 解◀ (2)

▶要 点◀

肝硬変の食事療法(肝硬変診療ガイドライン2020年・改訂第3版 日本消化器病学会)

①エネルギー:	食事摂取基準を目安として25〜35kcal/kg標準体重/日。ただし、耐糖能異常のある場合は25kcal/kg標準体重/日とされており、飢餓状態を短くするために分割食(1日4回)として、約200kcalの就寝前軽食(late evening snack:LES)が推奨されている。
②たんぱく質:	たんぱく不耐症がない場合は、1.0〜1.5g/kg/日(BCAA製剤を含む)、たんぱく不耐症がある場合は0.5〜0.7g/kg/日＋BCAA高含有肝不全用経腸栄養剤。
③肝硬変に伴う腹水に対して、食欲を損なわない程度(5〜7g/日)の緩やかな食塩摂取制限。	
④アルコール性肝硬変では、基本禁酒。	

36回－123

膵炎の栄養管理に関する記述である。最も適当なのはどれか。1つ選べ。

(1) 急性膵炎の初期には、血清アミラーゼ値が低下する。
(2) 急性膵炎発症後の経口摂取開始時には、高たんぱく質食とする。
(3) 慢性膵炎代償期の再燃時には、血清リパーゼ値が低下する。
(4) 慢性膵炎非代償期には、疼痛が増強する。
(5) 慢性膵炎非代償期には、脂肪摂取量の制限を緩和できる。

▶正解へのアプローチ◀

膵炎は、多くが膵臓内で消化酵素が活性化され、自己消化されることにより生じる。突発的に炎症が発生し、数日～数か月以内に治まる急性膵炎と、炎症が持続することで徐々に膵臓が破壊される慢性膵炎がある。慢性膵炎は、膵臓の機能は保たれるが疼痛発作を生じる代償期と、疼痛は軽減するが病態が進行し膵臓の機能が低下する非代償期に分けられる。

急性膵炎と慢性膵炎を比較して覚えておくこと。慢性膵炎では、長期の脂質制限により必須脂肪酸の欠乏を生じるおそれがある。よって、慢性膵炎非代償期で、疼痛が軽減する時期に脂肪摂取量の制限を緩和する。ただし、過剰摂取には注意が必要である。

▶選択肢考察◀

×(1) 急性膵炎では、膵臓から十二指腸へ外分泌される消化酵素が膵臓内で活性化することにより、膵臓自体が自己消化される。よって、産生・貯蔵されていたアミラーゼやリパーゼなどの消化酵素が血中へ逸脱し、発症後数時間（初期）で値が上昇する。3～4日後に正常化する。

×(2) 急性膵炎発症後は、消化管の安静を保ち、膵液の分泌を抑えるため絶食とし、経静脈栄養法を行う。その後、経口摂取の開始時では、消化管に負担がかからないようたんぱく質量は少なめにし、徐々にたんぱく質量を増やしていく。

×(3) 慢性膵炎は、慢性的な膵臓の炎症により線維化がみられる。代償期の再燃時には、多少の回復により膵酵素の合成がみられるが、炎症により血中へ逸脱するため、血清リパーゼ値は上昇する。また、疼痛発作も生じる。

×(4) 慢性膵炎の非代償期では、回復が不能となり、膵臓の機能低下が生じている。よって、消化酵素による自己消化も減少するため疼痛は軽減する。

○(5) 慢性膵炎では、膵炎発作誘発リスクの低減、腹痛軽減策として、脂質摂取量の制限が基本であるが、長期間過度な脂肪制限により必須脂肪酸欠乏が生じる。よって、疼痛が軽減される非代償期に脂肪摂取の制限を緩和し、必須脂肪酸の摂取を行う。ただし、過剰な摂取は行わない。

▶正　解◀ (5)

37回－124 NEW

慢性膵炎の病態と栄養管理に関する記述である。最も適当なのはどれか。1つ選べ。

(1) 代償期の間欠期では、たんぱく質摂取量を0.8g/kg標準体重/日とする。
(2) 代償期の再燃時では、血清アミラーゼ値が低下する。
(3) 非代償期では、腹痛が増強する。
(4) 非代償期では、インスリン分泌が低下する。
(5) 非代償期では、脂肪摂取量を10g/日とする。

▶正解へのアプローチ◀

慢性膵炎では、炎症が持続することで徐々に膵臓が破壊され、膵臓の機能が保たれるが疼痛発作を生じる代償期と、疼痛が軽減するが病態が進行して膵臓の機能が低下する非代償期がある。代償期は更に再燃期と間欠期に分けられる。間欠期では間欠的に疼痛が発症する。

▶選択肢考察◀

×(1) 代償期では、脂肪摂取量の制限は行うが、たんぱく質の摂取制限は行わないため、0.8g/kg標準体重/日は少ない。ただし、長期の過度な脂肪摂取制限により必須脂肪酸の欠乏を生じるおそれがある。

×(2) 代償期では膵臓の機能が保たれるため、アミラーゼなどの消化酵素の産生は起こっており、炎症が再燃すると酵素を産生している腺房細胞が破壊され血中へ酵素が逸脱するため、血清アミラーゼ値は上昇する。

×(3) 非代償期では、疼痛が軽減している。線維化により膵臓での消化酵素の産生が減少し、自己消化も生じにくいため疼痛は軽減する。この時に必須脂肪酸の摂取目的で脂肪の摂取量を増加する。

◯(4) 非代償期では線維化により、膵臓でのインスリンの産生も減少するため分泌も低下する。

×(5) 非代償期では疼痛が軽減されるため、脂質の摂取制限を緩和できる。30g/日以内に制限していた摂取量を増加できるため、10g/日は少ない。ただし、脂肪の過剰摂取は行わない。

▶正　解◀ (4)

33回－129

消化器疾患に関する記述である。正しいのはどれか。1つ選べ。

(1) 脂肪肝では、肝細胞内にコレステロールが過剰に蓄積する。
(2) 非アルコール性脂肪肝炎(NASH)では、インスリン抵抗性が増大する。
(3) 急性胆嚢炎では、血清CRP(C反応性たんぱく質)値が低下する。
(4) 急性膵炎急性期では、尿中アミラーゼ値が低下する。
(5) 慢性膵炎非代償期では、グルカゴン分泌が亢進する。

▶正解へのアプローチ◀

可逆性の単純な脂肪肝から非アルコール性脂肪性肝疾患(NAFLD)、さらに非可逆性の疾患である非アルコール性脂肪肝炎(NASH)に進展することがある。これらの疾患はインスリン抵抗性を増大させる。

▶選択肢考察◀

×(1) 脂肪肝では、肝細胞内に中性脂肪が過剰に蓄積する。

◯(2) ▶正解へのアプローチ◀参照。

×(3) 急性胆嚢炎では、炎症により血清CRP値は上昇する。

×(4) 急性膵炎急性期では、腺房細胞が破壊され、血中にアミラーゼが逸出する。よって、血中アミラーゼ値、尿中アミラーゼ値は共に上昇する。

×(5) 慢性膵炎非代償期では、ランゲルハンス島の各細胞が障害されるため、ホルモン合成が低下している。よって、グルカゴン分泌、インスリン分泌は共に低下する。

▶正　解◀ (2)

35回－123
消化器疾患と栄養管理の組合せである。最も適当なのはどれか。1つ選べ。
(1) 胃食道逆流症 ―――――― カリウム制限
(2) たんぱく漏出性胃腸症 ――― カルシウム制限
(3) 慢性膵炎代償期 ―――――― 脂肪制限
(4) 胆石症 ――――――――― 糖質制限
(5) 過敏性腸症候群 ―――――― たんぱく質制限

▶選択肢考察◀

×(1) 胃食道逆流症では、胃の内容物が食道側へ逆流することで生じる。よって、胃内停滞時間が長くなる脂質や甘い菓子類（チョコレートなど）の過剰摂取を避ける。下部食道括約筋圧（LES圧）を低下させるアルコール、刺激物、酸味の強い果物、香辛料、コーヒーなどのカフェイン飲料、炭酸飲料を避ける。カリウムの制限は行わない。
×(2) たんぱく漏出性胃腸症では、腸粘膜の障害により血中のアルブミンなどのたんぱく質が消化管腔側へ漏出する。たんぱく質だけでなく、脂質や脂溶性ビタミン、ミネラルも漏出し、血中濃度が低下する。血中のカルシウムは、アルブミンに結合しているため、一緒に漏出してしまう。また、粘膜の障害により栄養素の吸収も低下している。よって、カルシウムや鉄などのミネラルや脂溶性ビタミンの十分な補給が必要である。
◯(3) 慢性膵炎の代償期では、膵臓を刺激しないよう高脂肪食や香辛料を避け、アルコールや炭酸飲料、カフェイン飲料も制限し、炭水化物を多めに摂取することが推奨されている。よって、脂肪は制限する。ただし、長期の脂肪摂取制限により必須脂肪酸の欠乏を起こすおそれがある。
×(4) 胆石症では、胆嚢や胆管の収縮を防ぐため、脂質を制限する。炭水化物の過剰摂取は、胆石症のリスク因子ではあるが、糖質制限まではしない。また、アルコール、カフェイン飲料なども控える。急性期は絶食とする。回復期に絶食から食事を開始する場合は、刺激の少ない糖質の流動食から徐々に増量し、疼痛がないことを確認した後、たんぱく質や脂質を少量ずつ増やしていく。
×(5) 過敏性腸症候群は、腸の運動機能異常、知覚異常が原因で、下痢や便秘、腹痛などを生じるが、消化・吸収は正常であるため、栄養障害などはみられない。よって、食事制限は必要ない。ただし、食生活（食事時間の乱れ）、ストレスなどで症状が悪化するため、規則正しい食生活を続ける。

▶正　解◀ (3)

37回－125 NEW
高血圧患者の食塩摂取量を推定するために、24時間蓄尿を行ったところ、尿量が1.2L、尿中ナトリウム濃度が170 mEq/Lであった。尿中食塩排泄量（g/日）として、最も適当なのはどれか。1つ選べ。
(1) 8
(2) 10
(3) 12
(4) 14
(5) 16

▶正解へのアプローチ◀

24時間蓄尿中の尿中ナトリウム濃度より尿中食塩排泄量および推定食塩摂取量を計算する問題は、第34回、第30回国家試験でも出題されている。

1日の推定食塩摂取量は、以下の通り算出する。なお、体内のナトリウム量はほぼ一定であると仮定し、推定食塩摂取量（g/日）≒尿中食塩排泄量（g/日）として推定する。なお、食塩1gは、ナトリウム17mmol（mEq）に相当する（**P 534：34回－129：▶要　点◀参照**）。

推定食塩摂取量（g/日）＝24時間尿中ナトリウム排泄量（mmol/日）÷17

＝24時間尿中ナトリウム濃度（mEq/L）×尿量（L）÷17

したがって、患者の尿中食塩排泄量（g/日）は、170mEq/L×1.2L÷17＝12g/日となる。

▶選択肢考察◀

×(1)、(2)、(4)、(5)

○(3)　▶正解へのアプローチ◀参照。

▶正　解◀　**(3)**

34回－126

高血圧患者の栄養食事指導のため、24時間蓄尿を行ったところ、尿量が2L、尿中ナトリウム濃度が85mEq/Lであった。算出した1日尿中食塩排泄量として、最も適当なのはどれか。1つ選べ。

(1)　8g
(2)　10g
(3)　12g
(4)　14g
(5)　16g

▶正解へのアプローチ◀

第30回国家試験でも、同様の計算が出題されている。

推定食塩摂取量（g/日）＝1日の蓄尿でのNa排泄量（mmol/日）÷17

＝1日の尿中ナトリウム濃度（mEq/L）×尿量（L）÷17

＝85mEq/L/日×2L÷17＝10g/日

※食塩1gは、ナトリウム17mmol（mEq）に相当する（**P 534：34回－129：▶要　点◀参照**）。

▶選択肢考察◀

×(1)、(3)、(4)、(5)

○(2)　▶正解へのアプローチ◀参照。

▶正　解◀　**(2)**

36回－93

高血圧予防のために、健常者に対して積極的な摂取が推奨される栄養素である。**誤っているのはどれか。**1つ選べ。

(1) 食物繊維
(2) カリウム
(3) カルシウム
(4) マグネシウム
(5) ヨウ素

▶正解へのアプローチ◀

ヨウ素は、甲状腺ホルモンの材料となる。そのため、ヨウ素の過剰摂取により甲状腺ホルモンが増加し、そのホルモンの作用として心拍数が増加し、血圧上昇につながるため、摂取には注意する必要がある。

▶選択肢考察◀

○(1) 食物繊維の中でも果実、海藻類などの水溶性食物繊維には、ナトリウムを包み込み、便中へ排泄させる働きがある。また、脂質異常症、高血圧、便秘などの解消に有効であるため、十分に摂取するようにする。

○(2)、(3)、(4) カリウムは、腎臓からのナトリウムの排泄を促進させる利尿作用により降圧効果がある。カルシウム、マグネシウムは血管や筋肉の収縮に関係があり、どちらも不足すると高血圧の発生率が高まるという報告があるため、腎不全などの問題がなければ、カリウム・カルシウム・マグネシウムを十分に摂取するようにする。

×(5) ▶正解へのアプローチ◀参照。

▶正　解◀ (5)

33回－130

合併症のない女性の高血圧症患者の栄養管理に関する記述である。**誤っているのはどれか。**1つ選べ。

(1) 食塩6g/日未満とする。
(2) 魚（魚油）の摂取を推奨する。
(3) 飽和脂肪酸の摂取を控える。
(4) カリウムの摂取を制限する。
(5) エタノールは、10～20mL/日以下とする。

▶正解へのアプローチ◀

合併症のない高血圧患者の栄養管理は、「高血圧治療ガイドライン2019」に示されている「高血圧における生活習慣の修正項目」に沿って実施する（▶要　点◀参照）。

▶選択肢考察◀

○(1) 食塩（NaCl）を過剰に摂取すると、Na^+が血液に移動し、水分を引き付けて血液量を増加させるため、血圧が上昇する。よって、食塩摂取は6g/日未満と制限する。

○(2) 魚油には、EPAやDHAが多く含まれており、動脈硬化を予防できる。動脈が硬化すると血圧は上昇するため、魚（魚油）の摂取を推奨する。

○(3) 飽和脂肪酸の過剰摂取は、動脈硬化などの循環器系のリスクを上昇させるため、摂取を控える。

×(4)　合併症のない高血圧症患者であるため、カリウムは積極的に摂取する。カリウムには血圧を低下させる作用があり、野菜や果物に含まれているため、摂取を推奨する。ただし、重篤な腎障害を伴う場合は、尿中に過剰なカリウムを排泄できないため、高カリウム血症となり、生命の危険性があるため積極的な摂取は推奨しない。

○(5)　少量のアルコールは、血管拡張作用があり血圧を低下させるが、多量の飲酒や長期の飲酒では、交感神経興奮による心拍数増加や血管収縮を生じるため血圧を上昇させる。よって、エタノールは女性では10～20mL/日以下に摂取する。なお、男性の場合は、20～30mL/日以下となる。

正　解　(4)

要　点

高血圧における生活習慣の修正項目（「高血圧治療ガイドライン2019」より抜粋）

1. 食塩制限6g/日未満
2. 野菜・果物積極的摂取*
   飽和脂肪酸、コレステロールの摂取を控える
   多価不飽和脂肪酸、低脂肪乳製品の積極的摂取
3. 適正体重の維持：BMI（体重(kg)÷［身長(m)］^{2}）が25未満
4. 運動療法：軽強度の有酸素運動（動的および静的筋肉負荷運動）を毎日30分、または180分/週以上行う
5. 節酒（エタノールとして男性20～30mL/日以下、女性10～20mL/日以下に制限する）
6. 禁煙

＊カリウム制限が必要な腎障害患者では、野菜・果物の積極的摂取は推奨しない
肥満や糖尿病患者などエネルギー制限が必要な患者における果物の摂取は80kcal/日程度にとどめる

35回－124
慢性心不全に関する記述である。最も適当なのはどれか。1つ選べ。
(1)　重症度評価には、ボルマン（Borrmann）分類が用いられる。
(2)　脳性ナトリウム利尿ペプチド（BNP）は、重症化とともに低下する。
(3)　進行すると、悪液質となる。
(4)　エネルギー摂取量は、40kcal/kg標準体重/日とする。
(5)　水分摂取量は、50mL/kg標準体重/日とする。

正解へのアプローチ

慢性の炎症でみられる炎症性サイトカインにより起こる代謝異常症候群を、悪液質という。食欲不振、骨格筋量の減少を特徴とし、身体機能を低下させ、症状を悪化させる要因となる。悪性腫瘍、心不全、呼吸不全、肝不全、腎不全、感染症、免疫疾患などの終末期にも、悪液質がみられる。

選択肢考察

×(1)　心不全の自覚症状から重症度を示す分類には、NYHA心機能分類がある。その他に血行動態指標によるForrester分類もある。ボルマン（Borrmann）分類は、進行性胃がんの肉眼型分類である。

×(2)　脳性ナトリウム利尿ペプチド（BNP）は、ヒトでは主に心室で合成されており、慢性心不全で心機能が低下し、心臓への負担が大きくなると合成が促進される。よって、慢性心不全の重症化とともに脳性ナトリウム利尿ペプチド（BNP）の血中濃度が上昇する。

○(3)　慢性心不全の進行により、終末期には悪液質となる（正解へのアプローチ参照）。

×(4)　体内の循環血液量が増加すると、心臓に負担をかけるため、過剰なエネルギー摂取は控える。よって、40kcal/kg標準体重/日は多い。なお、肥満の場合は25～30kcal/kg標準体重/日とする。

×(5) 水分摂取により血液量が増加すると心臓へ負担がかかるため、水分は制限する。ただし、浮腫や尿量で調節する。50mL/kg標準体重/日とすると、50kgの場合は2,500mL/日となり、水分摂取量は過剰となる。健常成人の体内に取り入れる水分量は、1日約2,000～2,500mLである。

正　解　(3)

36回－124

うっ血性心不全患者において、前負荷を減らす栄養管理である。最も適当なのはどれか。1つ選べ。

(1) たんぱく質制限
(2) 乳糖制限
(3) 食物繊維制限
(4) 食塩制限
(5) カリウム制限

正解へのアプローチ

うっ血性心不全は、心機能が低下し、血液循環が低下している。血管内の水分が組織へ漏れ出るため、むくみや息切れなどが起こる。前負荷は心臓に流入する血液による負荷のことをいい、血流量を減少させることにより軽減される。

うっ血性心不全の食事療法では、食塩や水分は摂取制限、脂質やアルコールは過剰摂取を避ける。たんぱく質、食物繊維、カリウムは十分摂取する。

選択肢考察

×(1) 心不全では、血液中の水分量が増加し、腸管へアルブミンの漏出、肝臓でのアルブミンの合成障害などにより、低アルブミン血症を生じやすい。よって、良質のたんぱく質の十分な摂取を行う。
×(2) 乳糖の制限は必要ない。
×(3) 食物繊維は、腸内でナトリウムを吸着し、便へ排泄するため、積極的に摂取する。
○(4) 食塩により循環血液量が増加し、前負荷が大きくなるため、摂取は制限する。6g/日未満とし、重症時は3g/日まで制限する。
×(5) カリウムは、利尿作用により、循環血液量を減少させ、前負荷を減らすため、十分摂取する。3,000mg/日とし、野菜や果物などで摂取する。

正　解　(4)

34回－127

うっ血性心不全が増悪した時の病態と栄養管理に関する記述である。最も適当なのはどれか。1つ選べ。

(1) 心胸郭比は、小さくなる。
(2) 交感神経系は、抑制される。
(3) 血漿BNP（脳性ナトリウム利尿ペプチド）値は、上昇する。
(4) 水分摂取量は、50mL/kg標準体重/日とする。
(5) 食塩摂取量は、8g/日とする。

▶正解へのアプローチ◀

うっ血性心不全では、心筋の収縮機能が低下しているため、心室からの血液の排出が減少する。よって、心臓内に血液が貯留し、心臓が大きくなる。これを改善しようとして、交感神経は興奮し心臓から血液を送り出そうとする。腎流入血流量も減少するため、腎臓からのレニンの分泌も増加する。一方、心室では、BNP（脳性ナトリウム利尿ペプチド）の分泌量を増加して、尿量を増加することにより、循環血液量を減少させる。

▶選択肢考察◀

×(1) 心胸郭比とは、胸部X線写真の正面像を撮影し、心臓の幅/胸郭の幅で表される（▶要　点◀参照）。成人男性で50％以下、成人女性や小児は55％以下と小さい方が正常値である。心機能が低下すると心臓内に血液が貯留するため、心臓の幅が大きくなり、心胸郭比は大きくなる。

×(2) 心機能の低下が生じているため、改善しようとして交感神経系は興奮する。

○(3) BNP（脳性ナトリウム利尿ペプチド）は、ブタの脳で発見されたため「脳性」とあるが、ヒトでは主に心室から分泌されるホルモンである。腎臓でのナトリウムの排泄促進により循環血流量を減少させ、尿量を増加させる。また、血管拡張作用も有するため、心臓への負担を軽減し心筋を保護する。よって、うっ血性心不全が増悪すると、改善しようとして血漿BNP値は上昇する。

×(4) 軽度では水分制限を行わないが、増悪時では水分制限を行う。重症心不全で希釈性低ナトリウム血症が生じている場合、1,000mL/日以下とする。50mL/kg標準体重/日では、標準体重50kgのヒトの場合、2,500mL/日となり、多い。

×(5) 軽度では、食塩を6g/日未満に制限し、重症では3g/日とする。

▶正　解◀（3）

▶要　点◀

心胸郭比

胸部X線　正面像（心肥大時の肺）

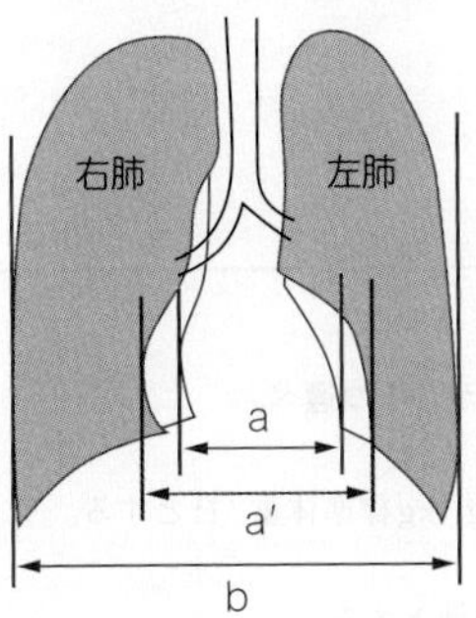

a：心臓の幅（正常時）
a′：心臓の幅（心肥大時）
b：胸郭の幅
心胸郭比

$$\frac{a}{b} < \frac{a'}{b}$$

36回－125

70歳、男性。くも膜下出血後、意識がなく、経腸栄養剤のみにて3週間経過したところで、血清ナトリウム値150mEq/L、ヘマトクリット値55%、ツルゴール（皮膚の緊張度）の低下を認めた。投与エネルギー量の設定を変更せずに対処した栄養管理に関する記述である。最も適当なのはどれか。1つ選べ。

(1) 1.0kcal/mLから2.0kcal/mLの栄養剤に変更した。
(2) たんぱく質エネルギー比率の低い栄養剤に変更した。
(3) 脂肪エネルギー比率の高い栄養剤に変更した。
(4) 投与するナトリウム量を増やした。
(5) 投与する水分量を増やした。

▶正解へのアプローチ◀

「ツルゴール（皮膚の緊張度）の低下」が脱水状態を指すことを理解できれば、正解が選べる。手の甲の皮膚をつまんでから離す時、皮膚が引き締まって緊張状態にあると、元に戻るまでに2秒以上かかる。この時、「ツルゴールが低下した」と判断し、脱水の可能性を疑う。

くも膜下出血後、意識がないため、脱水を起こしていても水分補給を患者自身が行えない。よって、経腸栄養剤の水分量を増やす必要がある。

▶選択肢考察◀

×(1) 投与エネルギー量の設定を変更せずに対処するため、栄養剤の濃度を2倍濃くすると、投与水分量が減少し、脱水が悪化するため不適切である。
×(2)、(3) たんぱく質や脂肪のエネルギー比率を変化させても水分量は変わらないため、脱水は改善しない。
×(4) ナトリウムの投与量を増加すると、血漿浸透圧が上昇し、水分欠乏性脱水となり、脱水は改善されない。
○(5) 脱水を改善するには、投与する水分量を増やす。

▶正　解◀ (5)

36回－126

腎疾患の病態と栄養管理に関する記述である。最も適当なのはどれか。1つ選べ。

(1) 急性糸球体腎炎では、エネルギーを制限する。
(2) 微小変化型ネフローゼ症候群では、たんぱく質摂取量を0.8g/kg標準体重/日とする。
(3) 急性腎不全では、利尿期の後に乏尿期となる。
(4) 慢性腎不全では、血中1α,25-ジヒドロキシビタミンD値が低下する。
(5) 尿路結石では、水分を制限する。

▶正解へのアプローチ◀

腎臓では、ビタミンDの活性化（P321：36回－76：▶要　点◀参照）が行われており、慢性腎不全によりこれが障害されると、活性型ビタミンD（1α,25-ジヒドロキシビタミンD）が減少する。活性型ビタミンDは、消化管でのカルシウムの吸収を促進するため、慢性腎不全ではカルシウムの吸収低下により二次性骨粗鬆症を合併する。

選択肢考察

×(1) 急性糸球体腎炎では、血尿、乏尿、浮腫、高血圧を生じる。よって、水分や塩分、たんぱく質の制限は症状により行うが、エネルギー摂取量は維持する。十分なエネルギー摂取を行わないと、たんぱく質の異化（分解）が促進され、筋肉量が減少するおそれがある。

×(2) 微小変化型ネフローゼ症候群では、アレルギーなどにより糸球体からのアルブミンの濾過が生じる。ただし、それ以外の血中のたんぱく質は濾過されず、老廃物の排泄も行われるため、たんぱく質制限は行わず、1.0〜1.1g/kg標準体重/日とする。ただし、微小変化型以外のネフローゼ症候群では、0.8g/kg標準体重/日に制限する（P532：33回−131：要 点参照）。

×(3) 急性腎不全は、数時間から数日の経過で腎機能に重篤な障害が生じる。発症期の後、乏尿期となり尿量が減少し、老廃物が蓄積し尿毒症の症状が発現する。その後、腎機能の回復により貯留していた水分や老廃物の排泄が促進され多尿がみられる利尿期となる。やがて、回復期で腎機能が正常に近づく。よって、乏尿期の後に利尿期となる。

○(4) ビタミンDは、先に肝臓で25位が、その後、腎臓で1α位が水酸化され、活性型となる。よって、慢性腎不全では腎臓での活性化が低下するため、血中1α,25-ジヒドロキシビタミンD値が低下する。

×(5) 尿路結石は、尿が濃くなると尿中の成分（カルシウムやシュウ酸など）が結晶化して生じる。水分を十分摂取して尿量を増加し、結石が生じるのを防ぐことが重要である。

正　解 (4)

33回−131

微小変化型ネフローゼ症候群に関する記述である。正しいのはどれか。1つ選べ。

(1) エネルギー摂取量は、20〜25kcal/kg標準体重/日とする。
(2) たんぱく質摂取量は、1.5g/kg標準体重/日とする。
(3) 浮腫がみられる時の水分摂取量は、前日尿量＋500mLとする。
(4) LDL-コレステロール値は、低下する。
(5) ステロイド薬の反応は、微小変化型以外のネフローゼ症候群に比べて悪い。

正解へのアプローチ

ネフローゼ症候群では、たんぱく質が尿中に喪失してしまうため、これを補うために肝臓ではアルブミン合成が亢進する。このとき、肝臓はVLDLとLDLの合成も亢進させてしまうため、脂質異常症が起こることがある。また、微小変化型ネフローゼ症候群はステロイド薬によく反応し、炎症が抑えられる。

選択肢考察

×(1) エネルギー摂取量は、35kcal/kg標準体重/日とする。エネルギーが不足すると、筋肉などの体たんぱく質の分解が促進され、エネルギー源として利用される。よって、さらにたんぱく質が不足しやすくなるため、エネルギー制限はしない。

×(2) たんぱく質摂取量は、1.0〜1.1g/kg標準体重/日とする。微小変化型ネフローゼは、糸球体膜上の電荷の変化により、アルブミンが濾過されてしまう。ただし、アルブミン以外の大きな血中たんぱく質は濾過されないため、それほどたんぱく質を制限する必要はないが、過剰な摂取は行われない。

○(3) 低アルブミン血症により、浮腫がみられる場合は、水分を制限することがある。食事中の水分を含んだ総水分摂取量として、前日尿量に不感蒸泄量（約800mL）を足し、代謝水量（約300mL）を差し引いた（800 − 300 = 500mL）量が目安となる。

×(4) LDL-コレステロール値は、上昇することがある（正解へのアプローチ参照）。

×(5) 微小変化型ネフローゼ症候群は、ステロイド薬によく反応する。

正　解 (3)

要　点

成人ネフローゼ症候群の食事療法（「エビデンスに基づくネフローゼ症候群診療ガイドライン」より）

	総エネルギー（kcal/kg*/日）	たんぱく質（g/kg*/日）	食塩（g/日）	カリウム（g/日）	水分
微小変化型ネフローゼ以外	35	0.8	3以上6未満	血清K値により増減	制限せず**
治療反応性良好な微小変化型ネフローゼ	35	1.0～1.1	0～6	血清K値により増減	制限せず**

*標準体重。**高度の難治性浮腫の場合には水分制限を要する場合もある。

34回－128

58歳、男性、事務職。身長165cm、体重63kg（標準体重60kg）の糖尿病腎症患者である。持続性たんぱく尿（0.8g/gクレアチニン）がみられ、推算糸球体濾過量（eGFR）50mL/分/1.73m²。この患者の1日当たりの目標エネルギー量とたんぱく質量の組合せである。最も適当なのはどれか。1つ選べ。

	エネルギー量（kcal/日）	たんぱく質量（g/日）
(1)	1,200	50
(2)	1,600	30
(3)	1,600	50
(4)	2,200	30
(5)	2,200	50

正解へのアプローチ

患者は、推算糸球体濾過量（eGFR）50mL/分/1.73m²で持続性たんぱく尿がみられることから、糖尿病腎症第3期と判定できる（**要　点**参照）。

「糖尿病治療ガイド2018－2019」に示されている糖尿病腎症第3期の食事療法は、エネルギー：25～30kcal/kg標準体重/日、たんぱく質：0.8～1.0g/kg標準体重/日である。患者の標準体重が60kgであることから、1日当たりの目標エネルギー量は1,500～1,800kcal、目標たんぱく質量は48～60gとなる。

なお、「糖尿病治療ガイド2022－2023」では、病期別の食事療法基準が示されていない。

選択肢考察

×(1)、(2)、(4)、(5)

○(3)　**正解へのアプローチ**参照。

正　解　(3)

要　点

糖尿病腎症の病期分類（「糖尿病治療ガイド2022－2023」より抜粋）

病　期	尿アルブミン（mg/gCr）あるいは尿たんぱく値（g/gCr）	GFR（eGFR）（mL/分/1.73m²）
第1期（腎症前期）	正常アルブミン尿（30未満）	30以上
第2期（早期腎症期）	微量アルブミン尿（30～299）	30以上
第3期（顕性腎症期）	顕性アルブミン尿（300以上）あるいは持続性たんぱく尿（0.5以上）	30以上
第4期（腎不全期）	問わない	30未満
第5期（透析療法期）	透析療法中	

糖尿病腎症の食事について（「糖尿病治療ガイド2022-2023」より抜粋）

- 腎症進展の予防には、肥満是正、禁煙とともに、厳格な血糖、血圧、脂質の管理が最も重要であり、早期の介入によって寛解も期待できる。
- 腎症の発症や進展予防の観点からは、たんぱく質摂取量の上限をエネルギー摂取量の20％未満とすることが望ましいとされている。ただし、栄養障害/サルコペニア・フレイルのリスクを有する症例（とくに高齢者）では、重度の腎機能障害がなければ十分なたんぱく質を摂る。
- 顕性腎症（糖尿病腎症第3期）の場合、たんぱく質制限食（0.8〜1.0g/kg目標体重/日）を考慮してもよい。たんぱく質制限食を実施する際には、エネルギー摂取量（普通の労作：30〜35kcal/kg目標体重）の十分な確保が必要であり、より大きいエネルギー係数を考慮する。
- 食塩摂取量は、高血圧合併や顕性腎症（糖尿病腎症第3期）の場合、1日6g未満が推奨される。

34回－129

CKD（慢性腎臓病）の栄養アセスメントに関する記述である。最も適当なのはどれか。1つ選べ。

(1) 推算糸球体濾過量（eGFR）の算出には、血清クレアチニン値を用いる。
(2) 重症度分類には、尿潜血を用いる。
(3) たんぱく質摂取量の推定には、1日尿中尿酸排泄量を用いる。
(4) ビタミンD活性化障害の評価には、血清カリウム値を用いる。
(5) エリスロポエチン産生障害の評価には、血清マグネシウム値を用いる。

正解へのアプローチ

CKD（慢性腎臓病）の重症度判定に用いられるのは「原疾患」、「尿たんぱく定量」、「尿たんぱく/Cr比」および「糸球体濾過量（GFR）」である。また、24時間蓄尿による検査から、たんぱく質摂取量、食塩摂取量、カリウム摂取量の推定が可能である。

選択肢考察

○(1) 推算糸球体濾過量（eGFR）の算出には、血清クレアチニン値、年齢、性別を用いる。
×(2) CKDの重症度分類には、原疾患、腎機能（GFR）、たんぱく尿（アルブミン尿）を用いる。
×(3) たんぱく質摂取量の推定には、1日尿中尿素窒素排泄量を用いる。
×(4) CKDでは、腎臓でのビタミンD活性化が障害され、副甲状腺ホルモン（PTH）分泌が亢進し、骨代謝回転が高まる。ビタミンD活性化障害の評価には、血清リン値、血清カルシウム値、血清副甲状腺ホルモン濃度、血清アルカリホスファターゼ濃度を用いる。
×(5) CKDでは、比較的早期から腎でのエリスロポエチン産生が低下し、腎性貧血を発症する。エリスロポエチン産生障害の評価には、血清ヘモグロビン（Hb）値を用いる。

正　解　**(1)**

▶要　点◀

CKDのステージ分類と重症度分類（「CKD診療ガイド2012」より抜粋）

原疾患		蛋白尿区分		A1	A2	A3
糖尿病		尿アルブミン定量（mg/日） 尿アルブミン/Cr比（mg/gCr）		正　常 30未満	微量 アルブミン尿 30～299	顕性 アルブミン尿 300以上
高血圧 腎　炎 多発性嚢胞腎 移植腎 不　明 その他		尿蛋白定量（g/日） 尿蛋白Cr比（g/gCr）		正　常 0.15未満	軽度蛋白尿 0.15～0.49	高度蛋白尿 0.50以上
GFR区分（mL/分/1.73m²）	G1	正常または高値	≧90			
	G2	正常または軽度低下	60～89			
	G3a	軽度～中等度低下	45～59			
	G3b	中等度～高度低下	30～44			
	G4	高度低下	15～29			
	G5	末期腎不全（ESKD）	＜15			

※色が濃くなるほど、死亡、末期腎不全、心血管死亡発症のリスクは上昇する。

推定たんぱく質摂取量の計算式（Maroniの式）

1日のたんぱく質摂取量（g/day）＝［1日尿中尿素窒素排泄量（g）＋0.031×体重（kg）］×6.25＋尿たんぱく質量（g/日）

推定食塩摂取量の計算式

1日食塩摂取量（g/日）＝24時間尿中ナトリウム排泄量（mEq/日）÷17

推算糸球体濾過量（eGFR）の計算式

男性（mL/分/1.73m²）＝194×血清クレアチニン値（mg/dL）$^{-1.094}$×年齢（歳）$^{-0.287}$
女性（mL/分/1.73m²）＝男性のGFR値×0.739

37回－126 NEW

55歳、女性。標準体重55kgのCKD患者。eGFR 40mL/分/1.73m²。この患者の1日当たりの目標栄養量の組合せである。最も適当なのはどれか。1つ選べ。

	エネルギー（kcal/日）	たんぱく質（g/日）
(1)	1,700	30
(2)	1,700	40
(3)	2,100	30
(4)	2,100	40
(5)	2,400	40

7 臨床栄養学

▶正解へのアプローチ◀

CKD（慢性腎臓病）の栄養管理に関する問題は出題頻度が高いため、ステージ分類、ステージごとの栄養管理を確実に覚えること。CKDの成人の栄養管理は、慢性腎臓病に対する食事療法基準2014年版に基づく。

患者は、eGFR（推算糸球体濾過量）が40mL/分/1.73m^{2}であることから、CKDステージ3bである。CKDステージ3bの食事療法基準は、エネルギー：25〜35kcal/kg標準体重/日、たんぱく質：0.6〜0.8g/kg標準体重/日、食塩：3g/日以上6g/日未満、カリウム：2,000mg/日以下である。

よって、患者の標準体重が55kgであることから、

- エネルギー：55 ×（25〜35）= 1,375〜1,925kcal/日となり、1,700kcal/日が適している。
- たんぱく質：55 ×（0.6〜0.8）= 33〜44g/日となり、40g/日が適している。

となる。

▶選択肢考察◀

×(1)、(3)、(4)、(5)

◯(2) ▶正解へのアプローチ◀ 参照。

▶正　解◀ (2)

▶要　点◀

CKDステージによる食事療法基準（「慢性腎臓病に対する食事療法基準2014年版」より抜粋）

<table>
<tr><th>ステージ（GFR）</th><th>エネルギー
（kcal/kgBW/日）</th><th>たんぱく質
（g/kgBW/日）</th><th>食塩
（g/日）</th><th>カリウム
（mg/日）</th></tr>
<tr><td>ステージ1
（GFR≧90）</td><td rowspan="6">25〜35</td><td>過剰な摂取をしない</td><td rowspan="6">3≦　＜6</td><td>制限なし</td></tr>
<tr><td>ステージ2
（GFR 60〜89）</td><td>過剰な摂取をしない</td><td>制限なし</td></tr>
<tr><td>ステージ3a
（GFR 45〜59）</td><td>0.8〜1.0</td><td>制限なし</td></tr>
<tr><td>ステージ3b
（GFR 30〜44）</td><td>0.6〜0.8</td><td>≦2,000</td></tr>
<tr><td>ステージ4
（GFR 15〜29）</td><td>0.6〜0.8</td><td>≦1,500</td></tr>
<tr><td rowspan="2">ステージ5
（GFR＜15）
5D
（透析療法中）</td><td>0.6〜0.8</td><td>≦1,500</td></tr>
<tr><td colspan="4">別表（P538：37回－127：▶要　点◀ 参照）</td></tr>
</table>

注）エネルギーや栄養素は、適正な量を設定するために、合併する疾患（糖尿病、肥満など）のガイドラインなどを参照して病態に応じて調整する。性別、年齢、身体活動度などにより異なる。

注）体重は基本的に標準体重（BMI = 22）を用いる。

35回－125
CKD患者に対するたんぱく質制限（0.8～1.0g/kg標準体重/日）に関する記述である。最も適当なのはどれか。1つ選べ。
(1) 糸球体過剰濾過を防ぐ効果がある。
(2) 重症度分類ステージG1の患者に適用される。
(3) エネルギー摂取量を20kcal/kg標準体重/日とする。
(4) アミノ酸スコアの低い食品を利用する。
(5) 制限に伴い、カリウムの摂取量が増加する。

▶正解へのアプローチ◀

CKD（慢性腎臓病）患者は、過剰なたんぱく質摂取により糸球体過剰濾過が促進される。また、腎機能低下時には、たんぱく質の代謝産物が病毒症物質として血中に蓄積する。よって、たんぱく質の摂取制限を行う。ただし、たんぱく質の過剰な摂取制限は、低栄養やサルコペニア、フレイルを招くため、特に高齢者では腎臓専門医と管理栄養士を含む医療チームのもとで行われることが望ましい。

▶選択肢考察◀

○(1) たんぱく質の制限は、糸球体過剰濾過を防ぐ効果がある。
×(2) たんぱく質制限（0.8～1.0g/kg標準体重/日）は、重症度分類ステージG3aの患者に適用される（P535：37回－126：▶要　点◀参照）。
×(3) CKDでは、すべてのステージでエネルギー摂取量を25～35kcal/kg標準体重/日とする。
×(4) アミノ酸スコアの高い食品を利用する。たんぱく質を制限すると、不可欠アミノ酸の摂取量が減少するおそれがある。よって、アミノ酸スコアの高い肉、魚、卵を中心に摂取する。
×(5) たんぱく質の多い肉や魚はカリウムが多く含まれるため、たんぱく質の制限としてこれらを制限すると、カリウムの摂取量が減少する。

▶正　解◀ (1)

33回－132
55歳、女性。身長160cm、体重56kg、BMI 21.8kg/m²。血圧150/95mmHg、推算糸球体濾過量（eGFR）93mL/分/1.73m²、尿たんぱく量0.5g/日である。この患者の栄養管理として、食塩は5g/日とした。1日当たりのエネルギー量とたんぱく質量の組合せである。正しいのはどれか。1つ選べ。

	エネルギー量（kcal/日）	たんぱく質量（g/日）
(1)	1,200	60
(2)	1,200	80
(3)	1,600	45
(4)	1,600	60
(5)	2,100	45

▶正解へのアプローチ◀

本症例は、55歳、女性。血圧が150/95mmHgと高血圧であり、推算糸球体濾過量(eGFR)が93mL/分/1.73m^{2}と正常範囲内であるが、尿たんぱく質が0.5g/日と高度たんぱく尿がみられる。よって高血圧が原因で腎障害を起こしていると考えられる。

CKD(慢性腎臓病)の診断基準としては

①腎障害を示唆する所見(検尿異常、画像異常、血液異常、病理所見など)の存在
(特に、0.15g/gCr以上のたんぱく尿(30mg/gCr以上のアルブミン尿)が出ている)

②GFR 60mL/分/1.73m^{2}未満

①、②の片方または両方が3か月以上持続することにより診断する。

高血圧による腎障害が起こっており、分類としては、CKDステージ1のA3にあたると考えられ、CKDステージによる食事療法基準に準じて栄養管理を行う。

標準体重(kg)=身長(m)×身長(m)×22=1.6×1.6×22=56.32

エネルギー量(kcal/日)=(25～35kcal/kg標準体重/日)×56.32=1,408～1,971kcal/日
→選択肢より1,600kcal/日とする。

たんぱく質量(g/日)=(1.0～1.2g/kg標準体重/日)×56.32=56.32～67.584g/日
→選択肢より60g/日とする。

食塩(g/日)=3g以上6g未満とする。

▶選択肢考察◀

×(1)、(2)、(3)、(5) ▶正解へのアプローチ◀参照。

○(4) エネルギー量は1,600kcal/日、たんぱく質量は60g/日とする。

▶正 解◀ (4)

36回－127

標準体重50kgのCKD患者。血圧152/86mmHg、血清カリウム値4.8mEq/L、eGFR 37mL/分/1.73m^2。この患者の1日当たりの目標栄養量の組合せである。ただし、食塩は6g/日未満とする。最も適当なのはどれか。1つ選べ。

	エネルギー(kcal/日)	たんぱく質(g/日)	カリウム(mg/日)
(1)	1,200	40	1,000
(2)	1,200	50	2,000
(3)	1,600	40	2,000
(4)	1,600	50	2,500
(5)	1,800	60	3,000

▶正解へのアプローチ◀

CKD患者でeGFRが37mL/分/1.73m^{2}の場合、ステージ3bである。血清カリウム値は基準内(3.5～5.0mEq/L)である。よって、「慢性腎臓病に対する食事療法基準2014年版」よりCKDステージによる食事療法基準を用いる(P535:37回－126:▶要 点◀参照)。

エネルギーは25～35kcal/kg標準体重/日より、(25～35)×50=1,250～1,750kcal/日となり、1,200kcal/日は少なく、1,800kcal/日は多い。

たんぱく質は0.6～0.8g/kg標準体重/日より、(0.6～0.8)×50=30～40g/日となり、50g/日や60g/日は多い。

カリウムは2,000mg/日以下の制限となるため、2,500mg/日や3,000mg/日は多い。

▶選択肢考察◀

×(1)、(2)、(4)、(5) **▶正解へのアプローチ◀** 参照。
◯(3) エネルギーは1,600kcal/日、たんぱく質は40g/日、カリウムは2,000mg/日とする。

▶正 解◀ (3)

37回－127 NEW

血液透析患者の1日当たりの目標栄養量である。最も適当なのはどれか。1つ選べ。
(1) エネルギーは、25kcal/kg標準体重とする。
(2) たんぱく質は、1.5g/kg標準体重とする。
(3) カリウムは、3,000mgとする。
(4) リンは、たんぱく質量(g)×15mgとする。
(5) 飲水量は、2,000mLとする。

▶正解へのアプローチ◀

透析患者の食事療法は、毎年出題されており、血液透析と腹膜透析の食事療法基準の相違点を **▶要 点◀** で確認しておくこと。

慢性腎不全患者が末期の腎不全から血液透析に移行した際は、食事療法が大きく改変する。特に、たんぱく質は末期腎不全では厳格な制限が必要であったが、血液透析では、たんぱく質：0.9～1.2/kg標準体重/日となり、水分摂取制限、リン制限が加わる。

▶選択肢考察◀

×(1) 血液透析では、エネルギーは30～35kcal/kg標準体重/日であり、25kcal/kg標準体重/日は少ない。
×(2) 血液透析では、たんぱく質は0.9～1.2g/kg標準体重/日であり、1.5g/kg標準体重/日は多い。
×(3) 血液透析では、カリウムは2,000mg/日以下であり、3,000mg/日は多い。
◯(4) リンは、たんぱく質含有量の多い食品に含まれることから、たんぱく質量(g)×15で算出し、その値以下に制限する。
×(5) 飲水量はできるだけ少なくするが、これは、15mL/kgドライウエイト/日が目安である。ドライウエイトが記載されていないが、50kgとすると750mL/日、70kgとすると1,050mL/日となり、2,000mLは多い。

▶正 解◀ (4)

▶要 点◀

慢性透析患者の食事療法基準（「慢性腎臓病に対する食事療法基準2014年版」より抜粋）

ステージ5D	エネルギー (kcal/kgBW/日)	たんぱく質 (g/kgBW/日)	食塩 (g/日)	水分	カリウム (mg/日)	リン (mg/日)
血液透析 (週3回)	30～35注1,2)	0.9～1.2注1)	<6注3)	できるだけ少なく	≦2,000	≦たんぱく質(g)×15
腹膜透析	30～35注1,2,4)	0.9～1.2注1)	PD除水量(L)×7.5 +尿量(L)×5	PD除水量 +尿量	制限なし注5)	≦たんぱく質(g)×15

注1) 体重は基本的に標準体重(BMI=22)を用いる。
注2) 性別、年齢、合併症、身体活動度により異なる。
注3) 尿量、身体活動度、体格、栄養状態、透析間体重増加を考慮して適宜調整する。
注4) 腹膜吸収ブドウ糖からのエネルギー分を差し引く。
注5) 高カリウム血症を認める場合には血液透析同様に制限する。

35回－126

標準体重60kgの大動脈石灰化を認める維持血液透析患者に対して、1日当たりの摂取量の評価を行った。改善が必要な項目として、最も適当なのはどれか。1つ選べ。

(1) エネルギー2,100kcal
(2) たんぱく質60g
(3) 食塩5g
(4) カリウム1,500mg
(5) リン1,200mg

▶正解へのアプローチ◀

透析患者の食事療法は、毎年出題されており、血液透析と腹膜透析の相違点を確認すること（**P538：37回－127：▶要　点◀参照**）。

▶選択肢考察◀

×(1) 血液透析のエネルギー摂取量は30～35kcal/kg標準体重/日とするため、標準体重60kgでは(30～35)×60＝1,800～2,100kcal/日である。よって、エネルギー2,100kcalでは、改善は不要である。
×(2) 血液透析のたんぱく質摂取量は0.9～1.2g/kg標準体重/日とするため、(0.9～1.2)×60＝54～72g/日である。よって、たんぱく質60gでは、改善は不要である。
×(3) 血液透析の食塩は6g/日未満であり、5gでは改善は不要である。
×(4) 血液透析のカリウム摂取量は2,000mg/日以下であるため、1,500mgでは改善は不要である。
○(5) 血液透析のリンの摂取量は、たんぱく質(g)×15mg/日以下である。たんぱく質を(2)で算出した54～72gとすると、(54～72)×15＝810～1,080mg/日以下となり、選択肢(2)の60gとすると900mgとなる。リン1,200mgは多すぎるため、改善が必要である。

▶正　解◀ (5)

33回－133

63歳、女性。身長155cm、標準体重53kg。週3回の血液透析療法を受けている。ドライウエイト49kg。透析前血清カリウム値5.8mEq/L。この患者の1日当たり目標栄養量の組合せである。正しいのはどれか。1つ選べ。

	エネルギー量 (kcal/kg標準体重/日)	たんぱく質量 (g/kg標準体重/日)	カリウム量 (mg/日)
(1)	25	1.2	制限なし
(2)	30	1.0	2,000以下
(3)	30	1.5	1,500以下
(4)	35	0.6	2,000以下
(5)	35	1.0	制限なし

▶正解へのアプローチ◀

肥満はみられないが、高カリウム血症を認める血液透析患者の症例である。「慢性透析患者の食事療法基準」に準じて、エネルギー量は30～35 kcal/kg標準体重/日、たんぱく質量は0.9～1.2g/kg標準体重/日、カリウムは2,000mg/日以下とする（**P538：37回－127：▶要　点◀参照**）。

▶選択肢考察◀

×(1)、(3)、(4)、(5)
○(2) ▶正解へのアプローチ◀参照。

▶正　解◀ (2)

34回－130

52歳、女性。身長150cm、体重52kg（標準体重50kg）。血清カリウム値6.0mEq/L。腹膜透析を開始した。この患者の栄養管理に関する記述である。最も適当なのはどれか。1つ選べ。

(1) エネルギーの摂取量は、40kcal/kg標準体重/日とする。
(2) たんぱく質の摂取量は、0.6g/kg標準体重/日とする。
(3) カリウムの摂取量は、3,000mg/日とする。
(4) リンの摂取量は、1,500mg/日とする。
(5) 水分の摂取量は、前日尿量に除水量を加えた量とする。

▶正解へのアプローチ◀

腹膜透析の食事療法では、以下の点に注意が必要である。

- エネルギー量は、腹膜から吸収されるブドウ糖からのエネルギー分を差し引く。
- 水分摂取量は、腹膜透析による除水量と尿量の総和と等しいため、これを勘案した水分量とする。
- カリウム摂取量は、腹膜透析ではカリウムが排泄されてしまうため、不足に注意が必要なことから原則制限しないが、高カリウム血症（通常、血清カリウム値5.5mEq/L以上）を認める場合には血液透析同様に制限する（P538：37回－127：▶要　点◀参照）。

▶選択肢考察◀

×(1) エネルギーの摂取量は、30～35kcal/kg標準体重/日である。
×(2) たんぱく質の摂取量は、0.9～1.2g/kg標準体重/日とする。
×(3) カリウムの摂取量は、原則は制限しないが、高カリウム血症を認める場合は、2,000mg/日以下とする。
×(4) リンの摂取量は、たんぱく質(g)×15で算出する。たんぱく質は(0.9～1.2)×50＝45～60g/日となるため、リンは675～900mg/日とする。
○(5) 水分の摂取量は、前日尿量＋除水量とする。

▶正　解◀ (5)

34回－131

内分泌疾患の栄養管理に関する記述である。最も適当なのはどれか。1つ選べ。

(1) 甲状腺機能亢進症では、エネルギーの摂取量を制限する。
(2) 甲状腺機能亢進症では、たんぱく質の摂取量を制限する。
(3) 橋本病では、ヨウ素の摂取量を制限する。
(4) クッシング症候群では、ナトリウムの摂取量を制限する。
(5) クッシング症候群では、カルシウムの摂取量を制限する。

▶正解へのアプローチ◀

内分泌疾患では、分泌が過剰若しくは減少するホルモンを覚え、そのホルモンの作用が増強若しくは減弱するとどうなるのかを理解すると、栄養管理につながる。

副腎皮質ホルモンの一つであるコルチゾールの分泌過剰によるものをクッシング症候群といい、その中でも下垂体腺腫が主な原因で副腎皮質刺激ホルモン（ACTH）の過剰分泌によるものをクッシング病という。

コルチゾールには、血糖値上昇、腎臓でのナトリウムの再吸収とカリウム排泄促進による血圧上昇、骨形成の低下作用があるため、過剰に分泌されると高血糖や糖尿病、高ナトリウム血症や低カリウム血症、高血圧、骨粗鬆症などを生じる。よって、食事療法はこれらを改善するものを用いる。

▶選択肢考察◀

×(1)　甲状腺機能亢進症では、甲状腺ホルモンの分泌が過剰となり、基礎代謝が亢進し、食事エネルギーの補給が追いつかないため、体重が減少する。よって、エネルギーの摂取量を35～40kcal/kg標準体重/日とし、制限はしない。高炭水化物食とするため、代謝に必要なビタミンB_1、ビタミンB_2、ナイアシンなども推奨量以上に摂取する。

×(2)　糖質が不足すると、体たんぱく質の分解が促進し、筋肉量なども減少する。よって、たんぱく質の摂取量を1.2～1.5g/kg標準体重/日とし、制限はしない。

×(3)　橋本病は、主に自己免疫疾患による甲状腺腫をいい、原発性の甲状腺機能低下症の一種である。甲状腺ホルモンの合成が減少しているため、構成成分であるヨウ素は不足しないようにし、制限しない。ただし、過剰摂取でホルモン合成が抑制されるため、「日本人の食事摂取基準（2020年版）」の耐容上限量である成人3,000μg/日以下とする。

○(4)　クッシング症候群では、高ナトリウム血症を生じるため、ナトリウムの摂取量を制限する。高血圧の予防として、食塩を6g/日未満とする。

×(5)　クッシング症候群では、骨粗鬆症の予防としてカルシウムを700～1,000mg/日と十分摂取する。なお、「日本人の食事摂取基準（2020年版）」におけるカルシウムの推奨量は、成人男性：750～800mg/日，成人女性：650mg/日である。

▶正　解◀ (4)

▶要　点◀

内分泌疾患

内分泌疾患	ホルモン分泌の変化	身体の変化
甲状腺機能亢進症	血中T_3、T_4値↑ 血中甲状腺刺激ホルモン（TSH）値↓	甲状腺腫、頻脈、眼球突出、低コレステロール血症、体温上昇、発汗、下痢
甲状腺機能低下症	血中T_3、T_4値↓ 血中甲状腺刺激ホルモン（TSH）値↑	甲状腺腫、徐脈、全身倦怠感、嗄声、高コレステロール血症、低体温、皮膚乾燥、便秘
原発性副甲状腺機能亢進症	副甲状腺ホルモン↑	高カルシウム血症、尿路結石
副甲状腺機能低下症	副甲状腺ホルモン↓	低カルシウム血症、テタニー症状
クッシング症候群	血中コルチゾール値↑	中心性肥満、高血圧、高血糖、脂質異常症、満月様顔貌、骨粗鬆症
原発性アルドステロン症	血中アルドステロン値↑	低カリウム血症、高ナトリウム血症、高血圧、代謝性アルカローシス
アジソン病	血中副腎皮質ホルモン値↓	高カリウム血症、低ナトリウム血症、低血圧、色素沈着
褐色細胞腫	血中カテコールアミン値↑	代謝亢進、高血圧、高血糖
中枢性尿崩症	血中バソプレシン値↓	血漿浸透圧の上昇、口渇、多飲、多尿（低張尿）

33回－134

バセドウ病に関する記述である。正しいのはどれか。1つ選べ。

(1) 基礎代謝量が低下する。
(2) 腸管蠕動運動が減弱する。
(3) 血清甲状腺刺激ホルモン（TSH）値が上昇する。
(4) 血清遊離トリヨードサイロニン（FT_3）値が上昇する。
(5) 血清総コレステロール値が上昇する。

▶正解へのアプローチ◀

甲状腺機能亢進症の原因には、バセドウ病、TSH産生腫瘍、薬剤性がある。バセドウ病は特に女性に多い疾患で、甲状腺ホルモン（T_4、T_3）の分泌が過剰になり、頻脈、代謝亢進、易疲労感、眼球突出、甲状腺腫大などの症状がある。

▶選択肢考察◀

×(1) 基礎代謝が亢進するため、基礎代謝量は上昇する。
×(2) 腸管蠕動運動が亢進し、軟便や下痢、便通の頻発などがみられる。
×(3) 甲状腺ホルモン値が高いため、フィードバック制御（負のフィードバック）により血清TSH値の低下がみられる。
○(4) ▶要　点◀参照。甲状腺のTSH受容体を刺激する自己抗体が産生され、TSH同様、甲状腺ホルモンの分泌を促進させる。よって、甲状腺ホルモンの過剰分泌により、血清遊離トリヨードサイロニン（FT_3）値も上昇する。
×(5) 代謝（異化）が亢進しているため、コレステロールは分解され、血清総コレステロール値は低下する。

▶正　解◀ (4)

▶要　点◀

バセドウ病の診断ガイドライン（日本甲状腺学会）

a）臨床所見
　1．頻脈、体重減少、手指振戦、発汗増加等の甲状腺中毒症所見
　2．びまん性甲状腺腫大
　3．眼球突出または特有の眼症状
b）検査所見
　1．遊離T_4、遊離T_3のいずれか一方または両方高値
　2．TSH低値（0.1μU/mL以下）
　3．抗TSH受容体抗体（TRAb, TBII）陽性、または刺激抗体（TSAb）陽性
　4．放射性ヨード（またはテクネシウム）甲状腺摂取率高値、シンチグラフィでびまん性
診断
1）バセドウ病
　a）の1つ以上に加えて、b）の4つを有するもの
2）確からしいバセドウ病
　a）の1つ以上に加えて、b）の1、2、3を有するもの
3）バセドウ病の疑い
　a）の1つ以上に加えて、b）の1と2を有し、遊離T_4、遊離T_3高値が3か月以上続くもの

36回－128

30歳、女性、甲状腺機能亢進症。BMI 20kg／m^2、標準体重45kg。この患者の栄養管理に関する記述である。最も適当なのはどれか。１つ選べ。

(1) エネルギーは、20～25kcal／kg標準体重／日とする。
(2) たんぱく質は、0.8～1.0g／kg標準体重／日とする。
(3) カルシウムは、650～1,000mg／日とする。
(4) ヨウ素は、3,000μg／日以上とする。
(5) 水分の補給は、700mL／日以下とする。

▶正解へのアプローチ◀

甲状腺機能亢進症では、甲状腺ホルモンが過剰に分泌されるため、基礎代謝が亢進し、各種代謝が亢進している。よって、エネルギーが消費されるため、食事でエネルギーを十分補給し、高たんぱく質・高炭水化物食とする。甲状腺ホルモンの材料となるヨウ素（ヨード）は過剰に摂取しないようにする。体温が上昇し、下痢がみられるため脱水になりやすい。

▶選択肢考察◀

×(1) 代謝亢進期では、エネルギーを35～40kcal／kg標準体重／日とする。
×(2) たんぱく質は、1.2～1.5g／kg標準体重／日とする。
○(3) 甲状腺ホルモンは、骨吸収も骨形成も亢進するが、骨吸収の方がより亢進するため、二次性骨粗鬆症を合併する。よって、カルシウムは「日本人の食事摂取基準（2020年版）」における成人女性の推奨量（RDA）が650mg／日であるため、これ以上は摂取すべきであり、650～1,000mg／日とする。
×(4) ヨウ素は甲状腺ホルモンの成分であり、海藻やその加工品などに多く含まれているため、摂取を控える。日本人の食事摂取基準（2020年版）より、30歳女性におけるヨウ素の推定平均必要量130μg／日を超えない程度とする。3,000μg／日以上は耐用上限量を超えており、明らかに摂取過剰である。
×(5) 発汗や下痢により脱水を起こしやすいため、水分は十分に補給する。通常は、飲料水から1,000～1,200mL程度水分を摂取するため、700mL／日以下は少なすぎる。

▶正　解◀（3）

▶要　点◀

甲状腺機能亢進症・低下症の症状と栄養基準

<table>
<tr><th colspan="2">甲状腺機能亢進症</th><th rowspan="2">項目</th><th colspan="2">甲状腺機能低下症</th></tr>
<tr><th>栄養基準</th><th>症状</th><th>症状</th><th>栄養基準</th></tr>
<tr><td rowspan="8">〈栄養アセスメントより〉
• エネルギー35～40kcal／kg標準体重／日
• 高炭水化物、易消化食
• ビタミンB_1、B_2、ナイアシン推奨量以上
• 水分補給
• たんぱく質1.2～1.5g／kg標準体重／日
• カルシウム700～1,000mg／日
• アルコール、コーヒー、香辛料、刺激物は控える
• ヨード（海藻類）を控える</td><td>減少</td><td>体重</td><td>増加
肥満</td><td rowspan="8">〈栄養アセスメントより〉
• エネルギー25～30kcal／kg標準体重／日
• 脂質異常症の食事に準じた栄養基準
• 食物繊維の補強、分食
• ヨードは耐容上限量（3,000μg／日）以下とし、不足または過剰摂取とならないこと</td></tr>
<tr><td>上昇</td><td>体温</td><td>低下</td></tr>
<tr><td>多い</td><td>発汗</td><td>減少</td></tr>
<tr><td>亢進</td><td>食欲</td><td>低下
減退</td></tr>
<tr><td>下痢</td><td>消化管</td><td>便秘</td></tr>
<tr><td>脱毛</td><td>皮膚</td><td>乾燥
脱毛</td></tr>
<tr><td>頻脈
動悸</td><td>脈拍</td><td>徐脈</td></tr>
<tr><td>あり</td><td>手指
振戦</td><td>なし</td></tr>
</table>

35回－127

クッシング症候群で低下する検査値である。最も適当なのはどれか。1つ選べ。

(1) 血圧
(2) 血糖
(3) 血清コレステロール
(4) 尿中デオキシピリジノリン
(5) 骨密度

正解へのアプローチ

クッシング症候群では、主にコルチゾール（糖質コルチコイド）の分泌が過剰となっているため、コルチゾールの作用が増強されている。クッシング症候群の身体変化は出題頻度が高いため、確認すること。

選択肢考察

×(1) コルチゾールは、弱いながらもアルドステロン（鉱質コルチコイド）様作用を示し腎臓でのナトリウムの再吸収を促進し、水の再吸収を促進するため、循環血液量が増加し、血圧が上昇する。
×(2) コルチゾールは、肝臓での糖新生を促進し、血糖値を上昇させる。
×(3) コルチゾールの慢性的な過剰状態では、脂質の同化作用が進んで血清コレステロール値が上昇し、VLDLやLDLの合成も促進される。また、中心性肥満となる。
×(4) デオキシピリジノリンは、骨のコラーゲンに局在し、骨吸収が促進されると血中濃度が上昇するため、骨吸収のマーカーである。コルチゾールは、骨芽細胞を抑止し、腸管からのカルシウムの吸収を低下させるため、骨吸収が促進され、尿中デオキシピリジノリンの値は上昇する。
○(5) コルチゾールにより、骨形成が低下するため、結果、骨吸収が促進されて骨粗鬆症を起こす。よって、骨密度は低下する。

正　解　(5)

37回－128　NEW

パーキンソン病治療薬レボドパ（L‐ドーパ）の吸収に影響することから、昼食として摂取を控えるのが望ましい食事である。最も適当なのはどれか。1つ選べ。

(1) ジャムサンド
(2) シーフードドリア
(3) ざるそば
(4) わかめうどん
(5) 梅粥

正解へのアプローチ

食事・食品と医薬品の相互作用は、近年、出題実績の少ない組み合わせも多く出題されているため、確認が必要である（P487：36回－117：要　点 参照）。

レボドパ（L‐ドーパ）は、フェニルアラニン、チロシンから産生されるアミノ酸であり、脳内でドーパミンに変換されるため、パーキンソン病の治療に用いられている。

レボドパは、アミノ酸と同様の経路、輸送担体利用するため、高たんぱく食を服用時に摂取すると、消化により産生された多量のアミノ酸と担体を取り合うため、レボドパの吸収が抑制される。しかし、1日のたんぱく質摂取量を制限することは低栄養やフレイルのリスクが上昇するため、1日の摂取量は変えず、薬物を服用する際の食事のたんぱく質量を控え、その他の食事でたんぱく質を多めに摂取する。

▶選択肢考察◀

×(1)　ジャムサンドのたんぱく質含有量は、食パン8g/100g、イチゴジャムなら0.4g/100g、ブルーベリージャムなら0.7g/100g含まれる。シーフードドリアほど、たんぱく質は多くない。

○(2)　シーフードドリアのたんぱく質含有量は、シーフードミックス13.8g/100g、ホワイトソース（ベシャメルソース）3.8g/100g、ご飯2.5g/100g含まれ、たんぱく質の多い食事である。よって、消化により生じたアミノ酸が、レボドパ（L－ドーパ）の吸収を抑制することから、昼食として摂取を控えるのが望ましい。

×(3)　ざるそばのたんぱく質含有量は、そば10g/100g含まれるが、シーフードドリアほど多くはない。

×(4)　わかめうどんのたんぱく質含有量は、うどん6g/100g、わかめ1.7g/100g含まれるが、シーフードドリアほど多くはない。

×(5)　梅粥のたんぱく質含有量は、全粥1.2g/100g、梅干し0.9g/100g含まれ、たんぱく質の少ない食事である。

▶正　解◀　**(2)**

37回－129 NEW

25歳、女性。BMI 15kg/m²。神経性やせ症（神経性食欲不振症）。心療内科に通院をしていたが、自己判断による食事摂取制限や下剤の常用、自己誘発性嘔吐を繰り返し、無月経が認められ入院となった。この患者のアセスメントの結果と関連する病態の組合せである。最も適当なのはどれか。1つ選べ。

(1)　BMI 15kg/m² ―――― 血圧の上昇
(2)　食事摂取制限 ―――― 除脂肪体重の増加
(3)　下剤の常用 ―――― 血清カリウム値の上昇
(4)　自己誘発性嘔吐 ―――― う歯の増加
(5)　無月経 ―――― 骨密度の上昇

▶正解へのアプローチ◀

摂食障害は、やせを主徴とする神経性やせ症（神経性食欲不振症）と、過食と嘔吐を繰り返す神経性大食症がある。

神経性やせ症（神経性食欲不振症）は、拒食症、思春期やせ症ともいわれ、心因性の摂食障害である。器質的疾患がないにもかかわらず、極端なやせ、食行動異常（腐食、夜食、隠れ食いなど）、やせ願望、無月経、徐脈、低血圧、低体温、脱毛、活動性の亢進などがみられる。

▶選択肢考察◀

×(1)　BMI 15kg/m²は18.5未満であるため、低体重（やせ）である。体重が軽いと血圧は低下する。

×(2)　食事摂取制限によりエネルギーやたんぱく質が不足する。これにより筋肉の分解が促進され、筋肉量が減少するため除脂肪体重は減少する。

×(3)　下剤の常用により下痢によるカリウムの排泄、脱水に伴うアルドステロン分泌増加がみられ、カリウムの排泄過多を生じ血清カリウム値は減少する。

○(4)　自己誘発性嘔吐により、胃の内容物が口腔内へ移動し、胃酸が歯牙エナメル質を障害するため、う蝕（虫歯）が発生しやすく、う歯の増加を生じる。

×(5)　無月経では、エストロゲンの分泌低下を生じており、破骨細胞の抑制が減弱するため、骨吸収が促進し骨密度は低下する。

▶正　解◀　**(4)**

34回－132

22歳、女性。神経性やせ症（神経性食欲不振症）。嘔吐や下痢を繰り返し、2週間以上ほとんど食事摂取ができず、入院となった。この患者の病態および栄養管理に関する記述である。最も適当なのはどれか。1つ選べ。

(1) インスリンの分泌が亢進する。
(2) 無月経がみられる。
(3) 高カリウム血症がみられる。
(4) エネルギーの摂取量は、35kcal/kg標準体重/日から開始する。
(5) 経腸栄養剤の使用は、禁忌である。

▶正解へのアプローチ◀

患者は自己誘発性嘔吐と下剤乱用を繰り返し、2週間以上ほとんど食事摂取ができず、入院となったとみられるため、低栄養状態であると推測できる。

▶選択肢考察◀

×(1) 絶食状態が続いているため、インスリン分泌が低下する。
○(2) 絶食状態が続いているため、鉄欠乏による続発性無月経が生じる。
×(3) 絶食状態が続いているため、低カリウム血症となる。
×(4)、(5) 患者は、2週間以上ほぼ絶食状態であり、低栄養状態を改善するためには、経腸栄養や経静脈栄養による強制的なエネルギー投与が必要となる。ただし、絶食状態が続いている患者に対して急激に高エネルギーを投与すると、リフィーディング症候群を起こす恐れがあるため、輸液の投与量は少量（500kcal/日）から開始する。

▶正　解◀ (2)

▶要　点◀

神経性食欲不振症の診断基準（神経性食欲不振症のプライマリケアのためのガイドライン（2007年））
1．標準体重の－20％以上のやせ（るいそう）
2．食行動の異常（不食、大食、隠れ食いなど）
3．体重や体型についての歪んだ認識（体重増加に対する極端な恐怖など）
4．発症年齢：30歳以下（思春期の女子）
5．（女性ならば）無月経（続発性無月経）
6．やせの原因として考えられる器質性疾患がない
※1．2．3．5は既往歴を含む。6項目全てを満たさないものは、疑診例として要観察。

33回－137

23歳、女性。身長150cm、体重34kg（標準体重50kg）、BMI 15.0kg/m²。2週間以上、ほとんど摂食できていない神経性やせ症の患者である。緊急入院させ、静脈栄養管理となった。輸液開始時に投与する1日当たりのエネルギー量である。**最も適切な**のはどれか。1つ選べ。

(1) 500kcal/日
(2) 1,000kcal/日
(3) 1,500kcal/日
(4) 2,000kcal/日

▶正解へのアプローチ◀

インスリンが受容体に結合すると、GLUT 4が骨格筋や脂肪細胞の血管側に移動する。GLUTは促進拡散（受動輸送）の担体であり、血糖（グルコース）をGLUT 4で細胞内に取り込む際、一緒にK^+、Mg^{2+}、リン酸も取り込む。

低栄養状態に急激に血糖値を上昇させる栄養補給を行うと、インスリンの分泌が過剰となり、GLUT 4によるグルコース取り込み過剰に伴い各イオンの血中濃度も低下し、低カリウム血症、低マグネシウム血症、低リン血症を起こし、心停止することがある。これらをリフィーディング症候群という。

よって、神経性やせ症（神経性食欲不振症）などは、低栄養状態に栄養補給を行う場合、リフィーディング症候群を起こさないよう、輸液の開始時の投与量は少量からとする。

▶選択肢考察◀

○(1) 低栄養状態に栄養補給を行う場合は、500～1,000kcal/日から開始するが、本症例では、2週間以上ほとんど摂食できていないため、静脈栄養で輸液開始を行うのであれば、500kcal/日から開始し、徐々に増加するほうが危険性が低い。

×(2) 1,000kcal/日から開始する場合も可能性としてはあるが、やはり2週間以上摂取できていない場合は、少量から始める。

×(3) 1,500kcal/日は、身長150cmの女性の通常のエネルギー量（25～30kcal/kg標準体重/日×50kg＝1,250～1,500kcal/日）であるため、2週間以上ほとんど摂取できていない神経性やせ症の患者には、開始時には投与しない。最終的な目標となる。

×(4) 2,000kcal/日は、高エネルギー量であり、開始時には投与しない。

▶正　解◀ (1)

33回－135

進行した慢性閉塞性肺疾患（COPD）患者の栄養アセスメントの結果である。正しいのはどれか。1つ選べ。

(1) 体重の増加
(2) 安静時エネルギー消費量の増加
(3) %1秒量の上昇
(4) 動脈血酸素分圧（PaO_2）の上昇
(5) 血清トランスサイレチン値の上昇

▶正解へのアプローチ◀

COPD（慢性閉塞性肺疾患）患者の多くは、体重減少がみられ、標準体重比（%IBW）80%未満の中等度体重減少患者では、積極的な栄養補給が必要となる。「COPD診断と治療のためのガイドライン（第4版）」（日本呼吸器学会）では、体重を増加させるには、実測安静時エネルギー消費量（REE）の1.5倍以上のエネルギー摂取が必要であり、高エネルギー、高たんぱく質食の指導を基本とするとしている。

▶選択肢考察◀

×(1)、○(2) 進行したCOPDでは、気管支などの閉塞により、気道が狭窄しており、息を吐き出すのが一気にできないため、安静時でも努力呼吸を行う。食欲低下による摂取エネルギー不足と安静時エネルギー消費量が増大するため、体重は減少している。

×(3) 気道の狭窄により、一気に吐き出すことができないため、%1秒量は減少する。

×(4) 気道の狭窄により、十分な換気ができず、動脈血（肺でのガス交換後の血液）の酸素分圧（PaO_2）は低下する。

×(5) 摂取エネルギーが減少し、消費エネルギーが増加すると、体内のたんぱく質をエネルギー源として分解し始める。よって、たんぱく質不足により、動的アセスメントの指標である血清トランスサイレチン値は低下する。

▶正　解◀ (2)

▶要　点◀

%肺活量

年齢や身長から算出した予測肺活量に対する実測肺活量の割合。80％以上が正常であり、胸部の運動障害や肺の伸展性に制限がある拘束性肺疾患（肺線維症など）で減少する。

37回－130 NEW

COPDの病態と栄養管理に関する記述である。最も適当なのはどれか。1つ選べ。

(1) 呼吸筋の酸素消費量は、減少する。
(2) 基礎代謝量は、減少する。
(3) 骨密度は、低下する。
(4) エネルギー摂取量は、制限する。
(5) BCAA摂取量は、制限する。

▶正解へのアプローチ◀

COPD（慢性閉塞性肺疾患）は、たばこ煙を主とする有害物質を長期吸入曝露することで生じる肺の炎症性疾患であり、気道が狭窄しており、肺でのガス交換が障害される。患者の多くは体重減少がみられ、安静時エネルギー消費量が増大し、気道狭窄や肺過膨張による換気効率の低下により呼吸筋酸素消費量が増大し、代謝が亢進する。栄養障害により脂肪の燃焼が亢進するため、呼吸商が低下する。

COPDは肺以外にも、骨粗鬆症やサルコペニア、全身性炎症、栄養障害、糖尿病などさまざまな全身疾患を合併する。

▶選択肢考察◀

×(1) COPDでは換気効率が低下しているため、これを上昇して戻そうと、呼吸筋の仕事量が増加し、酸素消費量は、増大する。

×(2) COPDでは、換気効率の低下により呼吸のエネルギー消費量が多くなり、基礎代謝量（BEE）、安静時エネルギー消費量（REE）共に増加する。

○(3) COPDでは、肺の過膨張により胃が圧迫され、食欲が低下し、摂取エネルギー不足、カルシウムやビタミンDなどの栄養素不足を生じるため、骨密度が低下し、骨粗鬆症になりやすく骨折を生じやすい。

×(4) COPDでは、エネルギー代謝亢進のため、高エネルギー食とする。体重増加を目的とする場合は、実測安静時エネルギー消費量（REE）の約1.5倍もしくは基礎代謝量（BEE）の約1.7倍のエネルギーが必要である。

×(5) BCAA（分枝アミノ酸）は、骨格筋のエネルギー源であり、COPDでの筋肉量減少を予防するためにBCAAを多く含む食品を積極的に摂取することが推奨されている。

▶正　解◀ (3)

▶要　点◀

COPD（慢性閉塞性肺疾患）の食事療法

- 高エネルギー・高たんぱく質食の指導が基本であり、投与エネルギー量は実測安静時エネルギー消費量（REE）の約1.5倍もしくは基礎代謝量（BEE）の約1.7倍を目標とする。
- BCAA（分枝アミノ酸）を多く含む食品を積極的に摂取する。

- 食後の腹部膨満感や呼吸困難を訴えることが多いため、少量頻回食とする。
- 消化管でのガス（CO_2ガス）を発生しやすい食品や炭酸飲料は避ける。
- 高CO_2血症の場合、CO_2産生を抑えるため、呼吸商（$RQ = CO_2/O_2$）の小さい脂質を増やし、RQの大きい糖質を減らした食事（高脂質・低糖質食）とする。
- 骨粗鬆症合併率が高いため、カルシウムを十分に摂取する。
- 経腸栄養剤を補充する場合、人工呼吸管理を考慮するような高CO_2血症があれば、高脂質含有経腸栄養剤が有用となる可能性がある。

36回－129

COPDの病態と栄養管理に関する記述である。最も適当なのはどれか。１つ選べ。

(1) １秒率は、上昇する。
(2) 動脈血酸素分圧は、低下する。
(3) 除脂肪体重は、増加する。
(4) 投与エネルギー量を制限する。
(5) たんぱく質を制限する。

▶正解へのアプローチ◀

COPD（慢性閉塞性肺疾患）は、気道が狭窄しており、肺でのガス交換が障害されるため、動脈血酸素分圧は低下する。安静時エネルギー消費量が増大しているため、エネルギーやたんぱく質が不足しやすく、筋肉などの体たんぱく質の異化（分解）が亢進し、除脂肪体重が減少する。これを予防するため、エネルギーやたんぱく質は十分補給する。

▶選択肢考察◀

×(1) COPDでは、気道の狭窄により、一気に肺内の空気を吐き出せないため、１秒率は低下する。ただし、肺胞は十分伸展できるため、％肺活量は基準内である。
○(2) COPDでは、肺でのガス交換が不十分となり、換気障害がみられるため、動脈血中の酸素分圧が低下する。
×(3) COPDでは、エネルギー源として貯蔵していたグリコーゲンや脂肪を利用し始めるが、やがて、筋たんぱく質の異化（分解）が亢進するため、除脂肪体重が減少する。
×(4) 筋たんぱく質の減少によるサルコペニア予防では、投与エネルギー量は制限しない。ただし、炭水化物は、呼吸商（$RQ = CO_2/O_2$）が、三大栄養素中最大の1.0であり、二酸化炭素の産生を増加させ、換気の負担になるため、過剰な投与は避ける。炭水化物の代わりに脂質を増やすことで、エネルギー量の増加を図る。
×(5) たんぱく質の異化（分解）が亢進しているため、たんぱく質は十分摂取する。

▶正　解◀ (2)

35回－129

70歳、男性。高CO_2血症を認めるCOPD患者である。この患者の栄養管理に関する記述である。最も適当なのはどれか。1つ選べ。

(1) たんぱく質摂取量は、0.5g/kg標準体重/日とする。
(2) 脂肪の摂取エネルギー比率は、40％Eとする。
(3) 炭水化物の摂取エネルギー比率は、80％Eとする。
(4) カルシウム摂取量は、300mg/日とする。
(5) リン摂取量は、500mg/日とする。

正解へのアプローチ

高CO_2血症を認めるCOPD患者では、できるだけ二酸化炭素の産生を抑えるために呼吸商の小さい脂質を増やし、呼吸商の大きい糖質を減らした食事（高脂質・低糖質食）とする。また、たんぱく質・エネルギー栄養失調症（PEM）を起こすおそれがあるため、高エネルギー・高たんぱく質食とする。

選択肢考察

×(1) COPDでは高たんぱく質食とするため、1.0～2.0g/kg標準体重/日とする。
○(2)、×(3) 「日本人の食事摂取基準（2020年版）」で示されている70歳男性の摂取エネルギー比率は、脂質：20～30％E、炭水化物：50～65％Eであるが、高脂質・低糖質とするため、摂取エネルギー比率を脂質：30～40％E、炭水化物：50％E程度とする。
×(4)、(5) COPDでは、ミネラルを制限する必要はない。「日本人の食事摂取基準（2020年版）」で示されている70歳男性のカルシウムの推定平均必要量は600mg/日、推奨量が750mg/日であり、300mg/日は少なすぎる。リンの目安量は1,000mg/日であり、500mg/日では少なすぎる。

正　解 (2)

35回－128

93歳、女性。身長150cm、体重50kg、BMI22.2kg/m^2。2年前に認知症と診断され、その頃から誤嚥性肺炎を繰り返し、胃瘻を造設した。この患者の栄養管理に関する記述である。**誤っている**のはどれか。1つ選べ。

(1) 嚥下機能検査を行う。
(2) 栄養剤投与時は、仰臥位とする。
(3) 目標エネルギー量は、1,300kcal/日とする。
(4) 半消化態栄養剤の投与速度は、25mL/時とする。
(5) 半固形栄養剤を用いる。

正解へのアプローチ

2年前に認知症と診断され、その頃から誤嚥性肺炎を繰り返し、胃瘻を増設している。「日本人の食事摂取基準（2020年版）」で示されている70歳以上が目標とするBMIの範囲は21.5～24.9kg/m^2であり、BMI22.2kg/m^2は低栄養状態ではない。よって、本設問では、誤嚥と胃瘻について注視する必要がある。

選択肢考察

○(1) 誤嚥性肺炎を繰り返しているため、嚥下機能検査を行い、経口投与への移行ができるか、確認する。
×(2) 胃瘻ではチューブの先端が胃内であるため、栄養剤を投与すると胃内に栄養剤が貯留する。よって、投与時の姿勢は、仰臥位にすると逆流による誤嚥を起こすおそれがあるため、上半身を挙上させておく。

○(3)　標準体重に近いため、過剰なエネルギー補給は必要ないが、低栄養ではサルコペニアやフレイルを招くため、軽労作（25～30kcal／kg標準体重／日）程度のエネルギーは必要である。よって、（25～30kcal／kg標準体重／日）×標準体重（1.5×1.5×22）＝1,238～1,485kcal／日となり、1,300kcal／日は範囲内である。

○(4)　半消化態栄養剤などの経腸栄養剤は浸透圧が高いため、下痢などを予防するために投与速度は1時間に20～50mLから始め、徐々に上げていき、100mL／時までとする。よって、25mL／時は範囲内である。

○(5)　半固形栄養剤は、液状の栄養剤に比べて粘度が高いため、より生理的な消化管運動を促し、消化管ホルモンの分泌も通常の食事に近い反応が得られる。また、胃食道逆流症や下痢などを起こしにくく、液状の栄養剤よりも注入時間が短くなり、栄養剤投与時の座位や上半身挙上の時間が短縮され、褥瘡予防に有効であり、介護者の負担が軽減する。

正　解　(2)

36回－130

60歳、男性。胃全摘術後10年を経過し、貧血と診断された。ヘモグロビン値10.2g／dL、フェリチン値200ng／mL（基準値15～160ng／mL）、MCV 110fL（基準値79～100fL）、MCHC 31％（基準値26.3～34.3％）。この貧血の原因として考えられる栄養素である。最も適当なのはどれか。1つ選べ。

(1)　ビタミンB_1
(2)　ビタミンB_{12}
(3)　ビタミンC
(4)　カルシウム
(5)　鉄

正解へのアプローチ

胃酸は、カルシウムや鉄などのミネラル類をイオン化し、消化管での吸収を促進している。胃の壁細胞から分泌される内因子（キャッスル因子）は、回腸（小腸下部）でのビタミンB_{12}の吸収に必要である。

胃を全摘術で切除すると、胃酸や内因子の欠乏により、カルシウム、鉄などのミネラル類やビタミンB_{12}の吸収が減少し、欠乏症を生じる。

カルシウムと鉄は体内で数か月分貯蔵されているため、切除後、数か月後に欠乏症（鉄欠乏性貧血、骨粗鬆症）がみられる。ビタミンB_{12}は肝臓で約2年分貯蔵されているため、切除後、数年で欠乏症（巨赤芽球性貧血）がみられる。

本症例では、胃全摘術後10年を経過しており、貧血ではあるが、血清フェリチン値（肝臓の貯蔵鉄のフェリチンと連動）が基準値以上である。また、MCV（赤血球1個の大きさ）が110fLと基準より大きい。MCHCは1個の赤血球内のヘモグロビン濃度であり、基準値内である。

これらのことより、鉄欠乏は認められず、ビタミンB_{12}の欠乏による巨赤芽球性貧血と考えられる。

選択肢考察

×(1)　ビタミンB_1の欠乏では、乳酸アシドーシスや脚気、ウェルニッケ・コルサコフ症候群がみられるが、貧血は生じない。

○(2)　胃全摘術後10年で発症した貧血であり、MCVが基準値より大きいためビタミンB_{12}の欠乏による巨赤芽球性貧血と考えられる。

×(3)　ビタミンCの欠乏では壊血病がみられる。壊血病では血管が破れやすくなり、出血傾向を示すが、貧血は生じない。

×(4)　カルシウムの欠乏により、骨粗鬆症を生じるが、貧血は生じない。

×(5) 胃全摘術後に鉄欠乏性貧血を生じるが、小球性低色素性貧血であるため、MCVが基準値より小さくなり、MCHCが基準値より低下するはずである。また、術後数か月で出現しやすい。

▶正　解◀（2）

> **35回－130**
> 胃潰瘍で出血を起こすと、上昇する血液検査値である。最も適当なのはどれか。1つ選べ。
> (1) 平均赤血球容積（MCV）
> (2) ヘマトクリット
> (3) 尿素窒素
> (4) HbA1c
> (5) PSA

▶正解へのアプローチ◀

胃潰瘍で出血を起こすと、貧血が認められる。血液量を増量しようとして水分の増加が起こるが、骨髄での血球の増殖が間に合わず、鉄の欠乏、ヘモグロビンの減少、ヘマトクリット値の低下がみられる。出血した血液成分は、腸内で分解され、たんぱく質からアンモニアが生成される。このアンモニアは腸管で吸収されるため、肝臓で尿素回路により尿素となり、血液中の尿素窒素値（BUN）が上昇する。

▶選択肢考察◀

×(1) 初期の出血では、赤血球の大きさは正常であり、慢性化すると鉄の欠乏がみられるため、赤血球は小さくなる。よって、平均赤血球容積（MCV）は、初期では正常、慢性化すると低下する。上昇するのは、葉酸やビタミンB_{12}の欠乏による巨赤芽球性貧血の場合である。

×(2) ヘマトクリットは、全血液に対する血球の量の割合をいい、胃潰瘍による出血の場合は、失われた血液を補充するため、血漿（水分）は増加するが血球の増加が間に合わず、ヘマトクリット値は低下する。

○(3) 胃潰瘍で出血した血液は、消化管内で分解される。血漿中のたんぱく質や血球のたんぱく質が消化されアンモニアを生成すると、このアンモニアが吸収され、肝臓で尿素回路により尿素となる。よって、血中の尿素窒素は上昇する。

×(4) ヘモグロビンとグルコースが結合したものの1つにHbA1cがあり、出血によりヘモグロビンが減少すると、HbA1cも減少する。

×(5) PSAは前立腺がんの腫瘍マーカーであり、前立腺の上皮細胞から分泌されるたんぱく質である。よって、胃潰瘍で出血しても値は上昇しない。

▶正　解◀（3）

> **33回－136**
> 新生児の頭蓋内出血を予防するために補給する栄養素である。正しいのはどれか。1つ選べ。
> (1) ビタミンA
> (2) ビタミンK
> (3) ビタミンB_1
> (4) ビタミンB_{12}
> (5) ビタミンC

▶正解へのアプローチ◀

血管が破れた際、血液凝固因子による血栓形成で二次止血される。この血液凝固因子の活性化に肝臓でのビタミンKの作用が必要である。よって、新生児の頭蓋内出血や新生児メレナ（消化管出血）は、ビタミンKの欠乏によるものであり、予防にはビタミンK_2シロップなどを用い、ビタミンKを補給する。

ビタミンCの欠乏症である壊血病でも皮下出血や紫斑病、粘膜出血などはみられるが、頭蓋内出血はみられない。

▶選択肢考察◀

×(1) ビタミンAは、視覚物質であるロドプシンの合成に関与しており、欠乏すると夜盲症（暗いと見えにくくなる）を起こす。また、皮膚や粘膜の形成に必要なビタミンであるため、欠乏すると角化生皮膚疾患や眼球結膜角膜乾燥症などを起こす。また、妊婦が過剰に摂取すると、胎児に奇形を起こす危険性がある。また、過剰摂取により脳脊髄液圧の上昇、頭蓋内圧亢進、脱毛などの中毒症状が出現する。

◯(2) ▶正解へのアプローチ◀参照。

×(3) ビタミンB_1は、糖質の代謝に必要なビタミンであり、欠乏すると乳酸が蓄積され、乳酸アシドーシスを引き起こす。

×(4) ビタミンB_{12}は、核酸（DNA、RNA）の合成に必要であり、欠乏すると細胞分裂回数が減少し、巨赤芽球性貧血などがみられる。また、血小板や白血球数も減少する汎血球減少も起こる。ホモシステインの代謝にも関与しているため、欠乏すると血中ホモシステイン値が上昇する。

×(5) ビタミンCは、コラーゲンの合成に必要であり、欠乏するとコラーゲンの合成阻害が生じる。コラーゲンは、血管の壁や、骨のたんぱく質として存在しているため、これらのコラーゲンが減少すると、血管が破れやすくなる壊血病、骨粗鬆症などを引き起こす。

▶正　解◀ (2)

33回－138

骨粗鬆症に関する記述である。正しいのはどれか。1つ選べ。

(1) 骨吸収は、閉経後に低下する。
(2) 骨型アルカリホスファターゼは、骨吸収マーカーである。
(3) 低カルシウム血症となる。
(4) 食塩摂取過剰は、リスク因子である。
(5) 治療には、ステロイド薬が用いられる。

▶正解へのアプローチ◀

骨は常に骨形成と骨吸収（骨破壊）の相反する骨代謝によって作り変わっている。骨型アルカリホスファターゼやオステオカルシンは骨形成マーカーであり、成長期で高値となるが、骨吸収が盛んになるときにも代償的に高値を示すことがある。

▶選択肢考察◀

×(1) エストロゲンが破骨細胞を抑制して、骨吸収を抑制しているが、閉経後はエストロゲン分泌が減少するため、骨吸収は閉経後に上昇する。

×(2) 骨型アルカリホスファターゼは、骨形成マーカーである。よって、骨型アルカリホスファターゼ活性は、骨軟化症では上昇するが、骨粗鬆症では正常もしくは軽度の上昇となる。

×(3) 骨粗鬆症では、破骨細胞による骨吸収の方が、骨芽細胞による骨形成よりも亢進しているため、血中のカルシウムは増加しやすい。ただし、過剰な血中カルシウムは尿中に排泄したり、他のホルモンの制御があるため、高カルシウム血症や低カルシウム血症となりにくく、正常値を示す場合が多い。

○(4)　過剰なナトリウムは、尿細管のCa再吸収を低下させ、骨密度低下のリスクとなる。
×(5)　ステロイド薬は、骨密度を低下させるため用いない。

▶正　解◀（4）

▶要　点◀

骨代謝マーカーの種類

骨形成マーカー	骨型アルカリホスファターゼ（BAP） Ⅰ型プロコラーゲン架橋N-プロペプチド（PINP） Ⅰ型プロコラーゲン架橋C-プロペプチド（PICP） 低カルボキシル化オステオカルシン（ucOC）
骨吸収マーカー	デオキシピリジノリン（DPD） Ⅰ型コラーゲン架橋N-テロペプチド（NTX） Ⅰ型コラーゲン架橋C-テロペプチド（CTX） 酒石酸抵抗性酸フォスファターゼ（TRACP-5b）

36回－131

70歳、女性。体重48kg、標準体重50kg。自宅療養中の骨粗鬆症患者である。1日当たりの栄養素等摂取量の評価を行った。改善が必要な項目として、最も適当なのはどれか。1つ選べ。

(1)　エネルギー1,500kcal
(2)　たんぱく質60g
(3)　ビタミンD4μg
(4)　ビタミンK300μg
(5)　カルシウム700mg

▶正解へのアプローチ◀

70歳の女性で、自宅療養中の骨粗鬆症患者、体重が標準体重よりも少ない。エネルギーを制限する必要はなく、たんぱく質を十分摂取する。ただし、たんぱく質の過剰摂取はカルシウムの尿中排泄量を増加させるため、注意が必要である。その他の注意点としては、リン、食塩、カフェイン、アルコールの過剰摂取を控え、カルシウム、ビタミンD、ビタミンK、ビタミンCを十分摂取する（▶要　点◀参照）。

▶選択肢考察◀

×(1)　エネルギーは適正摂取とし、25～35kcal/kg標準体重/日×50kg＝1,250～1,750kcal/日より、1,500kcal/日は改善する必要はない。
×(2)　たんぱく質は筋肉の他、骨の成分でもあるため十分摂取する。1.0～1.2g/kg標準体重/日×50kg＝50～60g/日となり、60g/日は改善する必要はない。
○(3)　ビタミンDは消化管でのカルシウムの吸収に必要であり、十分摂取する。骨粗鬆症患者の推奨摂取量は、10～20μg/日であるため、4μg/日は少ない。よって、改善が必要である。
×(4)　ビタミンKは骨たんぱく質のオステオカルシンの合成に必要であり、十分摂取する。骨粗鬆症患者の推奨摂取量は、250～300μg/日であるため、十分摂取しており改善する必要はない。
×(5)　カルシウムは骨の成分であり、十分摂取する。骨粗鬆症患者の推奨摂取量は、700～800mg/日であるため、十分摂取しており改善する必要はない。

▶正　解◀（3）

▶要　点◀

骨粗鬆症時の推奨摂取量（「骨粗鬆症の予防と治療ガイドライン2015年版」より）

栄養素	1日当たりの摂取量
カルシウム	食品から700～800 mg （サプリメント、カルシウム剤を使用する場合には注意が必要である）
ビタミンD	10～20 μg（400～800 IU）
ビタミンK	250～300 μg

37回－131 NEW

骨粗鬆症の治療時に摂取を推奨する栄養素と、その栄養素を多く含む食品の組合せである。最も適当なのはどれか。1つ選べ。

(1) ビタミンD ―― しろさけ
(2) ビタミンD ―― ささみ
(3) ビタミンK ―― じゃがいも
(4) ビタミンK ―― 木綿豆腐
(5) カルシウム ―― しいたけ

▶正解へのアプローチ◀

骨粗鬆症は骨強度の低下を特徴とし、骨折リスクが増大しやすくなる骨疾患であり、骨吸収が骨形成を上回ることで生じる骨密度の低下が原因となる。

骨基質には、コラーゲン、オステオカルシンなどのたんぱく質と、カルシウム、マグネシウム、リンなどのミネラルがあり、骨粗鬆症ではこれらたんぱく質やミネラルの摂取が推奨される。

コラーゲンの合成にビタミンCが、オステオカルシンの合成にビタミンKが、カルシウムの吸収にビタミンDが関与しているため、これらのビタミンの摂取も推奨される。

▶選択肢考察◀

○(1) しろさけは、いわゆる鮭であり、ビタミンDを豊富に含む。
×(2) ささみは、たんぱく質やリンを多く含むが、ビタミンD含有量は少ない。
×(3) じゃがいもはビタミンCが含まれるが、ビタミンKの含有量は少ない。
×(4) 納豆は納豆菌による発酵でビタミンKを豊富に含むが、豆腐のビタミンK含有量は少ない。木綿豆腐の凝固剤としてすまし粉（硫酸カルシウム）を用いると、カルシウムの含有量が多くなる。
×(5) しいたけは、カルシウムの含有量は少ない。干しシイタケはビタミンDが多く含まれる食品である。天日干しによる紫外線照射で、干しシイタケ中のビタミンD_2が増加する。

▶正　解◀ (1)

▶要　点◀

骨粗鬆症の治療時に推奨される食品、過剰摂取を避けた方がよい食品
（「骨粗鬆症の予防と治療ガイドライン2015年版」より抜粋）

推奨される食品	過剰摂取を避けた方がよい食品
• カルシウムを多く含む食品（牛乳・乳製品、小魚、緑黄色野菜、大豆・大豆製品） • ビタミンDを多く含む食品（魚類、きのこ類） • ビタミンKを多く含む食品（納豆、緑色野菜） • 果物と野菜 • たんぱく質（肉、魚、卵、豆、牛乳、乳製品など）	• リンを多く含む食品（加工食品、一部の清涼飲料水） • 食塩 • カフェインを多く含む食品（コーヒー、紅茶） • アルコール

34回－133
くる病に関する記述である。最も適当なのはどれか。1つ選べ。
(1) 日光曝露が制限されていると、発症リスクが高い。
(2) 完全母乳栄養に比べて、混合栄養では、発症リスクが高い。
(3) 血清副甲状腺ホルモン値が低下する。
(4) 血清アルカリホスファターゼ（ALP）値が低下する。
(5) 低リン食を指導する。

正解へのアプローチ

生体内でアセチルCoAからコレステロールを合成する経路の途中に、7-デヒドロコレステロール（プロビタミンD_3）が生成される。皮膚でこれに紫外線（UV）を照射するとステロイド骨格が切断され、コレカルシフェロール（ビタミンD_3）となる。その後、肝臓で25位が、腎臓で1位が水酸化され、カルシトリオール（活性型ビタミンD_3）となる。この活性型は、細胞膜を単純拡散で通過し、核内受容体に結合してカルシウム結合たんぱく質の合成を促進する。このたんぱく質は、Ca^{2+}の消化管吸収に必要な担体であり、このたんぱく質合成促進によりカルシウムの吸収量が増加する。よって、日光曝露が制限されると紫外線照射が不十分となり、皮膚で生成されるビタミンDの量が減少し、カルシウムの吸収が減少し、くる病を発症しやすくなる。

選択肢考察

○(1) 正解へのアプローチ 参照。
×(2) 完全母乳栄養に比べて、混合栄養に用いられる人工乳にはビタミンDが配合されているため、くる病の発症リスクは低い。
×(3) 副甲状腺ホルモン（PTH）は、腎臓でのビタミンDの活性化を促進する。よって、カルシウム吸収を促進するため、このホルモンの分泌は増加しており、血清副甲状腺ホルモン値は上昇する。
×(4) 血清アルカリホスファターゼ（ALP）は、骨形成のマーカーである。くる病による石灰化障害を改善するため、骨形成が亢進しているため、血清アルカリホスファターゼ値は、上昇する。
×(5) リンは、骨や歯のミネラル（無機質）の主成分であるハイドロキシアパタイト（リン酸カルシウム）の構成成分である。欠乏すると石灰化が障害されるため、補給する。ただし、過剰に摂取すると消化管内で不溶性のリン酸カルシウムを形成し、吸収が悪くなる。また、腎機能が悪化するため、取りすぎには注意する。

正　解 (1)

要　点

くる病の原因別分類

ビタミンD作用の低下	•ビタミンD欠乏症：摂取不足、日光照射不足、吸収障害 •ビタミンDの活性化障害：肝障害、腎障害による活性化障害 •ビタミンDの反応性障害：受容体親和性低下など
カルシウム、リンの低下	•カルシウム：摂取不足、胃切除による吸収低下など •リン：摂取不足、腎臓での再吸収の低下など
アシドーシスに伴うもの	•アシドーシスにより尿中へのカルシウム排泄促進

37回－132 NEW

食物アレルギーに関する記述である。最も適当なのはどれか。1つ選べ。

(1) オボムコイドは、加熱により抗原性が低下する。
(2) オボアルブミンは、加熱により抗原性が増大する。
(3) ピーナッツは、炒ることで抗原性が低下する。
(4) 小麦アレルギーでは、米粉を代替食品として用いることができる。
(5) 鶏肉は、特定原材料として表示が義務づけられている。

▶正解へのアプローチ◀

食物アレルギーは、特定の食物を摂取することにより、抗原特異的な免疫学的機序を介して生体にとって不利益な症状が惹起される現象である。食物アレルギーについては、それぞれ食品の特性についての出題が多いため、アレルギー機序、治療方法なども理解しておく必要がある。

▶選択肢考察◀

×(1) オボムコイドは卵白のたんぱく質であり、加熱に対して安定であるため抗原性は低下しない。
×(2) オボアルブミンは卵白のたんぱく質であり、加熱による変性で抗原性が低下する。
×(3) ピーナッツ（落花生）は、ローストする（炒る）ことで抗原性が増大する傾向にある。
○(4) 小麦アレルギーはグリアジンやグルテニンなどの小麦たんぱく質が主な抗原（アレルゲン）であり、米には含まれないため米粉を代替食品として用いることができる。
×(5) 特定原材料として表示が義務づけられているのは、小麦、乳、卵、そば、落花生（ピーナッツ）、くるみ、えび、かにであり、鶏肉は特定原材料に準ずる原材料として、表示が奨励されている（P 247：35回－58：▶要　点◀参照）。

▶正　解◀ (4)

▶要　点◀

食品とアレルギー特性

食品	主なアレルゲン	特性
小麦	グリアジン、グルテニン （グルテンの構成物質）	麦茶を除去するのは稀である。
鶏卵	（卵白） オボムコイド オボアルブミン オボトランスフェリン	卵白が主原因。 加熱によりアレルゲン性が低下する。
牛乳	カゼイン ラクトアルブミン ラクトグロブリン	加熱によるアレルゲン性の変化を受けにくい。 ヨーグルトも避ける必要がある。

35回－131
食物アレルギーに関する記述である。最も適当なのはどれか。1つ選べ。
(1) 乳糖不耐症は、Ⅰ型アレルギーである。
(2) オボアルブミンは、加熱により抗原性が低下する。
(3) グルテンは、加熱により抗原性が増大する。
(4) 鶏卵アレルギーでは、鶏肉を除去する。
(5) 大豆は、特定原材料として表示する義務がある。

▶正解へのアプローチ◀

たんぱく質は、アミノ酸配列の一次構造がαヘリックスやβシートなどの二次構造を形成し、これが折りたたまれて三次構造となる。加熱による熱変性で二次構造や三次構造が変化すると、アレルゲンとしての抗原性が減弱する。ただし、完全に抗原性がなくなるわけではない。

▶選択肢考察◀

×(1) 乳糖不耐症は、乳糖（ラクトース）の消化酵素であるラクターゼの先天的な欠損や成長によるラクターゼの活性低下、腸管粘膜の傷害によるラクターゼ減少などが原因であり、抗体の産生は行われない。よって、アレルギーではない。Ⅰ型アレルギーでは、IgE抗体が産生される。
○(2) オボアルブミンは、卵白中のたんぱく質であり、加熱による熱変性で立体構造が変化するため、抗原性が低下する。ただし、抗原性がなくなるわけではない。
×(3) グルテンは、小麦などのたんぱく質であるグルテニンとグリアジンに水を加えてこねることによって形成される編目状の構造をもつ物質である。加熱により熱変性で立体構造が変化するため、抗原性は低くなる。
×(4) 鶏卵アレルギーは、卵の成分（オボムコイドやオボアルブミンなどのたんぱく質）をアレルゲンとして反応しており、鶏肉のたんぱく質が原因ではないため、除去する必要はない。
×(5) 大豆は、表示が推奨されている「特定原材料に準ずるもの」であり、可能な限り表示をするよう努めることとされている。特定原材料に指定されているのは、乳、卵、小麦、えび、かに、そば、落花生（ピーナッツ）の7品目である（P 247：35回－58：▶要 点◀参照）。

▶正 解◀ (2)

36回－132
鶏卵アレルギー患者が、外食時に避ける必要のない食べ物である。最も適当なのはどれか。1つ選べ。
(1) ポテトサラダ
(2) 焼きはんぺん
(3) シュークリーム
(4) エビフライ
(5) 鶏肉の照り焼き

▶正解へのアプローチ◀

鶏卵のアレルギーであるため、鶏卵を使用している加工食品の摂取を避ける必要がある。設問は、「避ける必要のない食べ物」とあるため、鶏卵を使用していない食物を選択する。鶏卵のアレルギーがあっても、鶏肉への交差アレルギーはないため、基本的に除去する必要はない。

▶選択肢考察◀

×(1) ポテトサラダには基本的にマヨネーズが使用されており、卵が含まれる可能性が高いため、避ける必要がある。

×(2) 焼きはんぺんは、白身魚のすり身から製造されるが、つなぎとして卵白を使用している可能性があるため、避ける必要がある。

×(3) シュークリームは、シュー生地やカスタードクリームなどに鶏卵が使用されており、避ける必要がある。

×(4) エビフライは、パン粉をつける前につなぎとして鶏卵を使用するため、避ける必要がある。

○(5) 鶏肉の照り焼きは、鶏卵を使用していないため、避ける必要はない。しかしながら、外食時には原材料や調理工程の確認は必須である。

▶正　解◀ (5)

35回－132

入院2日目の敗血症患者の病態と栄養管理に関する記述である。最も適当なのはどれか。1つ選べ。

(1) 基礎代謝は、亢進する。
(2) 体たんぱく質の異化は、抑制される。
(3) 血糖値は、低下する。
(4) 糸球体濾過量は、増加する。
(5) 静脈栄養法は、禁忌である。

▶正解へのアプローチ◀

敗血症は、体内のどこかに感染巣が存在し、その部位で細菌が増殖して血中に流出し、発熱、ショック、意識障害などの激しい臨床症状を起こした病態をいう。

入院2日目では、初期の病態であり、炎症性サイトカインが産生され、様々な炎症反応を引き起こす。

▶選択肢考察◀

○(1) 炎症性サイトカインにより、エネルギー代謝が亢進し、基礎代謝は亢進する。

×(2)、(3) エネルギー代謝が亢進しているため、エネルギー源として血糖が利用されることから、低血糖の予防として体たんぱく質の異化が亢進し、アミノ酸が糖新生の材料として利用されるため、結果として血糖値は上昇する。

×(4) 炎症性サイトカインにより末梢の血管が拡張し、血液が血管内に留まる。血圧が低下し、血液の流れが遅くなるため、糸球体濾過量は減少し、尿量が減少する。

×(5) 患者の病状により、経腸栄養法や経静脈栄養法を選択することもある。

▶正　解◀ (1)

36回－133
がん患者の病態と栄養管理に関する記述である。最も適当なのはどれか。1つ選べ。
(1) 悪液質では、食欲が亢進する。
(2) 悪液質では、除脂肪体重が増加する。
(3) 不可逆的悪液質では、35～40kcal/kg標準体重/日のエネルギー投与が必要である。
(4) がんと診断された時から、緩和ケアを開始する。
(5) 緩和ケアでは、心理社会的問題を扱わない。

正解へのアプローチ

がん患者が病状の進行に伴って体重減少、低栄養、筋肉量の低下（二次性サルコペニア）等を示しながら消耗していく状態を「悪液質（カヘキシー）」という。サイトカインが関与すると考えられている。

緩和ケアは、生命を脅かす疾患による問題に直面している患者とその家族に対して、痛みやその他の身体的問題、心理社会的問題、スピリチュアルな問題を早期に発見し、的確なアセスメントと対処（治療・処置）を行うことによって、苦しみを予防し、和らげることで、生活の質（QOL）を改善するアプローチである。よって、がん患者に対しての緩和ケアは、がんと診断を受けた時から、身体的、精神的な苦痛を和らげ、患者やその家族のQOLを考慮し病態に応じた対応を行う。

選択肢考察

×(1) 悪液質では食欲不振となり、食欲は低下する。
×(2) 悪液質では、炎症性サイトカインの活性増強による種々の代謝異常や食欲不振により、筋たんぱく質の分解が亢進し、除脂肪体重が減少する。これにより、サルコペニアなどもみられる。
×(3) 不可逆的悪液質がみられない場合でも、摂取エネルギー量は30～35kcal/kg/日、寝たきり患者では20～25kcal/kg/日を推奨している。悪液質が進展した不可逆的悪液質は、がんが進行した状態であり、生命予後3か月以内の病態である。深刻な食欲低下などがみられるため、無理なエネルギー投与をせずに、患者のQOLを考慮した栄養管理を行う。
○(4) 緩和ケアは、がんと診断されたときから開始されるべきであり、患者のみならず患者の家族を含めた複合的な支援が望まれる。
×(5) 緩和ケアは、心理社会的問題も扱う。

正解 (4)

37回－133 NEW
進行大腸がん患者に対し、4週間の放射線療法を開始したところ、イレウスをきたした。治療を継続するため長期の栄養管理が必要である。この患者に対して、現時点で選択すべき栄養投与方法として、最も適当なのはどれか。1つ選べ。
(1) 経口栄養
(2) 経鼻胃管による経腸栄養
(3) 胃瘻造設による経腸栄養
(4) 末梢静脈栄養
(5) 中心静脈栄養

▶正解へのアプローチ◀

栄養補給法には、経腸栄養法と経静脈栄養法がある。経腸栄養法は経口、経鼻、経瘻があり、いずれも消化管で吸収が可能な病態に用いられる。経静脈栄養法は中心静脈栄養法と末梢静脈栄養法があり、2週間以上の長期の栄養療法の場合は中心静脈栄養法で管理する。

イレウスでは、腸の運動が麻痺などで正常に動かず、腸管内の食物や水分などが移動できなくなっている。患者はイレウスがあることから、経腸栄養法は使用できない。長期の栄養療法が必要であることから、中心静脈栄養法を選択する。

▶選択肢考察◀

×(1) イレウスのため、消化管を利用する経口栄養は行わない。

×(2)、(3) イレウスのため、消化管を利用する経鼻胃管や胃瘻造設による経腸栄養は行わない。

×(4) 末梢静脈栄養は、2週間未満の短期での適用や、栄養障害が軽度な場合、経口摂取が可能であるが補助的に栄養補給を行う場合に用いられる。本症例は、4週間と長期の補給であるため、末梢静脈栄養は行わない。

◯(5) イレウスであり、4週間の放射線治療を継続するため長期の栄養療法が必要であることから中心静脈栄養法を選択する。

▶正　解◀ (5)

▶要　点◀

経腸栄養補給法の適応条件

- 消化管に閉塞がない。
- 消化・吸収機能が維持されている。
- 経口摂取が不可能または不十分である。
- 消化管の安静を必要としない病態である。
- 経腸チューブが留置可能である。
- 経腸チューブの留置部位より遠位に消化管の瘻孔，出血などがない。

経腸栄養補給法の禁忌疾患

麻痺性イレウス、腸閉塞、消化管穿孔、消化管出血、炎症性腸疾患増悪期、短腸症候群（術直後）、重症下痢、重症急性膵炎、ショックなど

35回－133

がん患者の病態と栄養管理に関する記述である。最も適当なのはどれか。1つ選べ。

(1) 悪液質では、筋たんぱく質の同化が優位になる。
(2) 化学療法施行時には、食欲が増進する。
(3) 胃切除術後は、カルシウムの吸収が亢進する。
(4) 上行結腸にストマ（人工肛門）を造設した後は、脱水に注意する。
(5) 終末期には、経口摂取は禁忌である。

▶正解へのアプローチ◀

大腸のうち、上行結腸ではそれほど水分吸収が行われておらず、この部分にストマ（人工肛門）を造設すると、水分吸収が不十分となり、脱水を起こすおそれがある。

▶選択肢考察◀

×(1) 悪液質では、筋たんぱく質の異化（分解）が優位になる。よって、筋肉量が減少し、サルコペニアを起こす。

×(2) 化学療法は抗がん剤を用いる療法であり、施行時には抗がん剤の副作用により食欲は低下する。抗がん剤は、悪性腫瘍の細胞増殖を抑制する作用があるが、同時に正常細胞の増殖も抑制する。特に、消化管は細胞増殖が激しく、粘膜などに影響が出やすい。悪心・嘔吐などを生じ、食欲は低下する。

×(3) 食品中のカルシウムは、胃酸によりイオン化された後、消化管で吸収される。胃を切除すると、胃酸の分泌量が減少するため、カルシウムのイオンが減少し、吸収は抑制される。

○(4) 大腸は、盲腸→上行結腸→横行結腸→下行結腸→S状結腸→直腸→肛門の順で存在しており、徐々に水分が吸収されていく。よって、上行結腸にストマ（人工肛門）を造設すると、その部分で腸の内容物は排泄されるため、十分な水分吸収が行われない。よって、脱水に注意する。

×(5) がん患者の終末期では、完全治癒が見込まれない場合、緩和療法や終末期医療（ターミナルケア）を行う。悪液質に至るまでは可能な限り経口栄養を中心とした管理を行い、悪液質が出現・進行してからは症状緩和、気力の獲得、食事の楽しみや心地よさなどを目的とする。また、嚥下能力が低下していても、患者が望むのであれば経口摂取も行う。

正　解 (4)

37回－134 NEW

胃切除患者における術前・術後の病態と栄養管理に関する記述である。最も適当なのはどれか。1つ選べ。

(1) 経口補水は、術前2～3時間まで可能である。
(2) 術後の早期経腸栄養法の開始は、腸管バリア機能を障害する。
(3) 早期ダンピング症候群では、低血糖症状が認められる。
(4) 胃全摘術後は、カルシウムの吸収量が増加する。
(5) 胃全摘術後は、再生不良性貧血が認められる。

正解へのアプローチ

胃の壁細胞から胃酸と内因子が分泌されており、胃酸はカルシウムや鉄をイオン化し、内因子はビタミンB_{12}の吸収に必要である。

胃切除による内因子不足によりビタミンB_{12}吸収障害が生じるため、経口的にビタミンB_{12}を摂取していても数年後には巨赤芽球性貧血が起こる。また胃酸分泌の低下によりカルシウムや鉄のイオン化が減少し吸収も障害され、骨粗鬆症や鉄欠乏性貧血が数か月後に起こりやすい。

ダンピング症候群は胃切除後に起きる症状のことで、胃切除により食物が急速に腸へ流れ込んでいき、腸内の浸透圧上昇による循環血液量の減少（早期ダンピング症候群）や血糖の急上昇（高血糖）、これを改善するためのインスリン分泌過剰による血糖の急低下（低血糖症状）（後期ダンピング症候群）など、様々な不快な症状が発現する。

選択肢考察

○(1) 絶飲食により術後合併症としての脱水を予防するためと、水やお茶であれば、胃の中での停滞時間が約2～3時間であるため、水分摂取は麻酔の2時間程度前までは誤嚥のリスクが少ないことから経口摂取してよいとされている。

×(2) 術後の早期栄養管理は、腸粘膜の萎縮を抑え、腸管のバリア機能を保守する。

×(3) 早期ダンピング症候群では、食物が一気に腸に流入することで腸内の浸透圧が上昇し、消化管周囲の血中の水分が腸内に移動することにより循環血漿量が減少したり、腸壁からセロトニン、ヒスタミンなどが分泌され、血管拡張、動悸や冷や汗などを生じる。また、糖質の吸収も一気に行われるため、高血糖になりやすい。低血糖症状が認められるのは、後期ダンピング症候群である。

×(4)　カルシウムは胃酸によってイオン化されCa^{2+}になり、溶けたものが単体により吸収されるため、胃切除による胃酸分泌の減少によりカルシウムの吸収量が減少する。

×(5)　鉄は胃酸によりイオン化され、Fe^{2+}やFe^{3+}となる。また、ビタミンB_{12}は、胃の内因子とともに吸収される。胃切除により鉄やビタミンB_{12}の吸収量が減少するため、鉄欠乏性貧血や巨赤芽球性貧血が起こるが、再生不良性貧血は生じない。

正　解　(1)

要　点

早期ダンピング症候群と後期ダンピング症候群の比較

	早期ダンピング症候群	後期ダンピング症候群
発症機序	食物（高張物）物入 → 細胞外液が腸管内腔に移動 → 循環血液量↓ → 消化管ホルモン↑ → 末梢循環血液量↑ 小腸運動の亢進	食事による一過性高血糖 ↓ インスリン分泌過剰 ↓ 反応性低血糖
発症時期	食後30分以内	食後2～3時間
症　状	腹痛、嘔吐、発汗、頻脈、顔面紅潮	めまい、脱力感、動悸・頻脈、冷汗、手指振戦
治　療	食事療法（低炭水化物食、少量頻回食）	

36回－134

消化器疾患術後及びその合併症と栄養管理の組合せである。最も適当なのはどれか。1つ選べ。

(1)　食道全摘術後反回神経麻痺 ―――― 嚥下調整食
(2)　胃全摘術後後期ダンピング症候群 ―――― 高炭水化物食
(3)　膵頭十二指腸切除術後 ―――― 高脂肪食
(4)　小腸広範囲切除術後 ―――― カルシウム制限
(5)　大腸全摘術後 ―――― 水分制限

正解へのアプローチ

消化器疾患の手術では、咀嚼や嚥下機能の障害、消化・吸収の障害などが関与するため、食事内容を理解すること。

反回神経は、声帯や嚥下機能を司る神経であり、食道の全摘術後、この神経が障害されると声が枯れたり（嗄声）、誤嚥を起こす。

選択肢考察

○(1)　食道全摘術後の反回神経麻痺は、嚥下障害を伴うため、嚥下調整食を用いる。

×(2)　胃全摘術後の後期ダンピング症候群は、一過性の高血糖が原因で生じるため、低炭水化物食とする。ただし、症状は低血糖症状であり、この症状が出た場合は飴などを摂取し、血糖値を上昇させる。

×(3)　膵頭は、十二指腸と接しており、この部分とその周囲を切除する手術である。よって、胆嚢、十二指腸、膵頭部、胃の幽門や胃前庭部分を切除し、残存する胃と空腸を直接つなぐ。これにより、胆汁の分泌が不十分となり、脂質の消化や吸収が不十分となるため、一度に多量の脂肪を摂取すると、下痢などを引き起こす。

×(4)　小腸は栄養素の多くを吸収する部位である。そこで、小腸を広範囲に切除すると、三大栄養素の消化・吸収障害、ビタミンやミネラルの吸収障害を生じる。カルシウムの吸収も減少するため、十分摂取する必要がある。

×(5)　大腸では、小腸で吸収された後の食塊から水分を吸収する。そこで、大腸を全摘すると、水分の吸収が不十分となり脱水を生じやすいため、水分は制限しない。ただし、過剰に水分を摂取すると、人工肛門（ストーマ）から漏れ出てしまうため、注意が必要である。

正　解　(1)

34回－134

消化器手術と、それにより引き起こされる障害リスクの組合せである。最も適当なのはどれか。1つ選べ。

(1)　食道切除 ——— ビタミンAの吸収障害
(2)　胃全摘 ——— 骨粗鬆症
(3)　直腸切除 ——— 巨赤芽球性貧血
(4)　大腸切除 ——— ダンピング症候群
(5)　胆囊摘出 ——— ビタミンB_1の吸収障害

正解へのアプローチ

栄養素の吸収過程を理解する必要がある。消化器を手術で切除したことにより、どの栄養素の吸収が障害を受けるのか、欠乏により出現する障害リスクも覚えておくこと。

選択肢考察

×(1)　食道の切除部位にもよるが、嚥下に障害を生じやすいため、誤嚥による肺炎のリスクが高くなる。

○(2)　胃の全摘により、胃酸分泌が減少し、酸によるカルシウムや鉄のイオン化が起こりにくくなるため、消化管吸収量が減少する。切除後、数か月後に骨粗鬆症や鉄欠乏性貧血を発症しやすい。胃の壁細胞からの内因子分泌も減少するため、ビタミンB_{12}の吸収量が減少し、切除後、数年後に欠乏症である巨赤芽球性貧血を発症しやすい。胃での食物の貯留ができなくなるため、ダンピング症候群を起こしやすくなる。よって、少量頻回食とし、低糖質、高たんぱく質、高脂質食とする。
なお、ビタミンB_1やビタミンB_2などは、小腸上部に吸収部位が限局しているため、胃内からの排出速度が遅い方が吸収されやすいため、胃の全摘により小腸上部を通過する速度が速くなり、ビタミンB_1の吸収障害を起こす。

×(3)、(4)　大腸や大腸の一部である直腸を切除すると水分や電解質（ナトリウムやカリウムなど）の吸収障害を生じる。よって、下痢を生じて脱水を起こしやすい。また、人工肛門（ストーマ）を造設すると、下痢や便秘を起こしやすいため、摂取水分量を調節する必要がある。

×(5)　胆囊を摘出すると、胆汁の貯留、濃縮機能が障害され、食事刺激による胆汁の分泌機能を喪失する。よって、脂肪の消化不良・吸収不良を起こし、脂肪便や脂肪性下痢を生じやすい。このため、脂肪の摂取を制限するが、長期に渡ると、必須脂肪酸や脂溶性ビタミンの吸収が不十分となり、欠乏するおそれがある。

正　解　(2)

33回－139

消化器手術とその合併症の組合せである。正しいのはどれか。1つ選べ。

(1) 食道切除 ――― 脂肪吸収障害
(2) 胃全摘 ――― 巨赤芽球性貧血
(3) 胆嚢摘出 ――― 低血糖
(4) 膵臓切除 ――― 嚥下障害
(5) 直腸切除 ――― ダンピング症候群

▶正解へのアプローチ◀

消化管の構造と機能が理解できていれば、容易に正解を選択できる。

胃全摘によって内因子不足によるビタミンB_{12}吸収障害が起こるため、経口的にビタミンB_{12}を摂取していても胃全摘の数年後に巨赤芽球性貧血が起こると考えられている。葉酸欠乏でも巨赤芽球性貧血が起こるが、神経症状（四肢のしびれなど）が伴えばビタミンB_{12}欠乏、伴わなければ葉酸欠乏と判断できる。

▶選択肢考察◀

×(1) 脂肪吸収障害や脂肪便は、膵臓切除の合併症である。また、吸収部位である腸の切除でもみられる。

○(2) 胃全摘の数年後に巨赤芽球性貧血が起こる（▶正解へのアプローチ◀参照）。

×(3) 胆嚢摘出の合併症には胆汁漏などがあげられるが、頻度は稀である。胆汁の減少により、脂肪の吸収が減少する。

×(4) 膵臓切除から数年後に起こり得る合併症として、糖尿病や脂肪便、脂肪肝がある。外分泌線からの三大栄養素の消化酵素分泌減少により、消化・吸収障害、内分泌腺からのインスリン、グルカゴン、ソマトスタチンの分泌減少を生じる。血糖値はグルカゴン以外でも上昇できるが、低下作用はインスリンのみのため、糖尿病を生じる。

×(5) ダンピング症候群は、胃幽門部切除の合併症である。

▶正　解◀ (2)

▶要　点◀

消化管周術期の栄養管理に影響する各症状および問題点

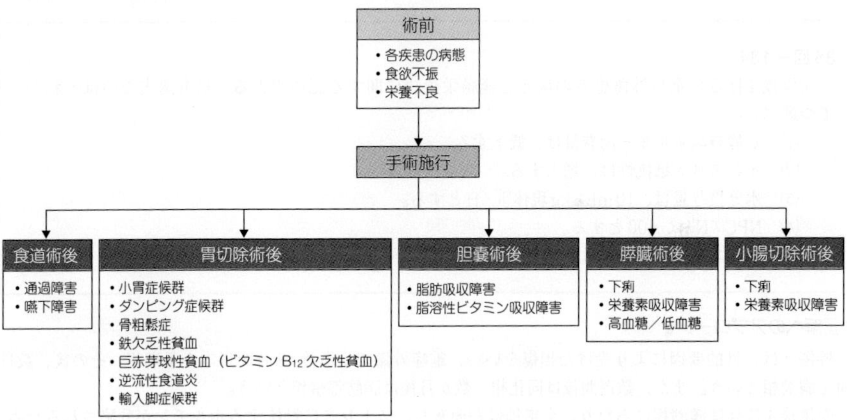

37回－135 NEW

消化管機能が保たれている重症外傷患者である。受傷後2日目から経腸栄養法を開始した。**誤っているのはどれか**。1つ選べ。

(1) 投与ルートは、経鼻胃管とする。
(2) 経腸栄養剤は、半消化態栄養剤とする。
(3) 投与目標量は、25～30kcal/kg標準体重/日とする。
(4) 開始時の投与速度は、200mL/時とする。
(5) 血糖値の目標は、180mg/dL以下とする。

正解へのアプローチ

経腸栄養法では、栄養剤などの流入速度は徐々に速めることになっているが、100mL/時程度までとし、下痢などの症状がみられた場合は、一般的に下痢がみられなかった速度まで戻すこととしている（P482：34回－113：要 点参照）。

選択肢考察

○(1) 重症外傷ではあるが、消化管機能が保たれているため経腸栄養を用いる。4週間以上の長期に及ぶかは、今現在では不明であるため、まずは、経鼻胃管での投与を開始する。
○(2) 経管栄養となるため、流動性が必要である。また、浸透圧が高くなると下痢を生じやすい。ある程度、栄養素を消化したものの方が、胃や腸に負担がかかりにくい。これらのことを踏まえ、脂質が含まれている半消化態栄養剤を用いる。
○(3) 侵襲初期では、過剰栄養により身体へ悪影響を及ぼすことがあるため、25～30kcal/kg標準体重/日×ストレス係数×活動係数で求める値より少なくすることが推奨されている。本症例では、受傷後2日目からの投与であるため、25～30kcal/kg標準体重/日とする。
×(4) 開始時の投与速度は20～50mL/時程度から、徐々に速度を上げる。投与速度が速いと下痢を起こしやすいため、100mL/時程度までとする。
○(5) 高血糖を生じると高血糖高浸透圧症候群を起こす場合があり、死に至ることがある。よって、投与速度や投与エネルギーなどを調節して、血糖値を180mg/dL以下とする。

正　解 (4)

35回－134

受傷後4日目の重症外傷患者の病態と経腸栄養法に関する記述である。最も適当なのはどれか。1つ選べ。

(1) 安静時エネルギー消費量は、低下する。
(2) インスリン抵抗性は、増大する。
(3) 水分投与量は、10mL/kg現体重/日とする。
(4) NPC/Nは、400とする。
(5) 脂肪エネルギー比率は、50％Eとする。

正解へのアプローチ

外傷とは、外的要因により受けた損傷をいい、重症外傷で受傷後48時間以内を干潮相、その後、数日間を満潮相という。また、数週間後は同化相、数か月後は脂肪蓄積相という。

受傷後4日目は満潮相にあたり、交感神経が興奮し、ストレスに対抗するホルモンが分泌されるため、エネルギー代謝が亢進し、血糖値が上昇している。

▶選択肢考察◀

×(1) 受傷後4日目の満潮相では、炎症性サイトカインやアドレナリン、グルカゴン、コルチゾールなどのホルモンにより、安静時エネルギー消費量は上昇する。

○(2) 外傷による侵襲で交感神経が興奮し、アドレナリン、グルカゴン、コルチゾールなどのホルモン分泌が促進される。これらのホルモンには、末梢性のインスリン抵抗性を増大させる作用があり、血糖値を上昇させる。

×(3) 脱水を起こさないよう十分量の水分を摂取する必要がある。健常時でも約2L/日の水分量を摂取しており、水分制限時でも前日の尿量＋500mLは、水分を摂取する。体重が50kgの場合、10mL/kg現体重/日では500mL/日となり、かなり少ない。血液透析の水分制限でも15mL/kg標準体重/日である。

×(4) NPC/N比は、たんぱく質の摂取量により変化し、通常150程度である。400では、低たんぱく質食となり、外傷には不適切である。外傷部分の治癒にたんぱく質が必要であるため、高たんぱく質食とする必要があり、NPC/N比は100～140程度を用いる。

×(5) 高エネルギー食とするが、それほど高脂肪食にする必要はない。よって、脂肪エネルギー比率は20～30％Eとする。

▶正　解◀ **(2)**

34回－135

受傷後3日目の広範囲熱傷患者における病態と栄養管理に関する記述である。**誤っている**のはどれか。1つ選べ。

(1) 熱傷面積の推定には、9の法則を用いる。
(2) 水分喪失量は、増加している。
(3) 高血糖をきたしやすい。
(4) 消化管が使用可能な場合は、経腸栄養法が推奨される。
(5) NPC/N比（非たんぱく質カロリー窒素比）は、500とする。

▶正解へのアプローチ◀

体表面積の約20％を超えるものを広範囲の熱傷といい、重症管理の適応となる。NPC/N比（非たんぱく質カロリー窒素比）は、日常食で150～200である。広範囲の熱傷の場合、回復・修復するためにたんぱく質が必要であり、150よりも小さい値（100～120程度）の高たんぱく質食の栄養剤を用いる。

受傷後48時間以内を熱傷ショック期、48時間以降のショック期離脱後から創部閉鎖が完了するまでを異化亢進期、創部の閉鎖後から機能整容的な治療を経て社会復帰するまでを回復期という。受傷後3日目（72時間目）は、異化亢進期に相当する。

▶選択肢考察◀

○(1) 熱傷面積の推定は、成人の場合、「9の法則」を用いる。なお、幼小児の場合は「5の法則」を用いる（▶要　点◀参照）。

○(2) 熱傷により皮膚表面の角質層が障害を受けるため、水分の蒸発が増加し、水分喪失量は増加している。

○(3) 異化亢進期では、体内でのたんぱく質の分解、脂質の分解、グリコーゲンの分解が促進されてエネルギーを産生している。また、糖新生も促進されているため、高血糖をきたしやすい。

○(4) 消化管を長期にわたり使用しないと、上皮細胞が萎縮し、腸内細菌や産生毒素が体内に入りやすくなり、バクテリアルトランスロケーションを起こすおそれがある。よって、消化管が使用可能な場合は、できるだけ経腸栄養法を用いる。

×(5) ▶正解へのアプローチ◀参照。なお、NPC/N比が200以上（500～600程度）のものは低たんぱく質食であり、腎不全用などの栄養剤として用いる。

▶正　解◀　(5)

▶要　点◀

「9の法則」と「5の法則」

9の法則	成人の体表面積を9％ずつ11等分し、陰部を1％として算出する方法。
5の法則	幼小児の体表面積を5％刻みで表し、頭部前後を15％、左右の上肢前後を10％ずつ、胸部と腹部を合わせて20％、背部と臀部を合わせて15％、左右の下肢前後を15％ずつとして算出する方法。

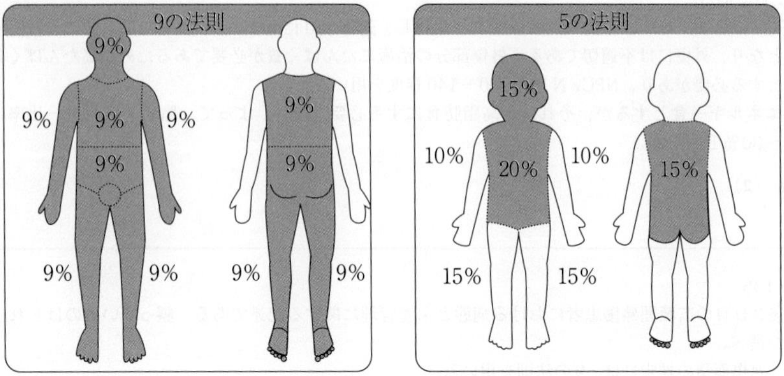

33回－140

重症嚥下障害患者の直接訓練に用いる嚥下訓練食品である。**最も適切な**のはどれか。1つ選べ。

(1)　お茶をゼリー状に固めたもの
(2)　牛乳にとろみをつけたもの
(3)　ヨーグルト
(4)　りんごをすりおろしたもの

▶正解へのアプローチ◀

重症嚥下障害患者の直接訓練は、実際の水や食品を用いる。「日本摂食嚥下リハビリテーション学会嚥下調整食分類2021（学会分類2021）」では、嚥下訓練食品としてたんぱく質含有量が少ないゼリーやとろみ水を用いる（**P570：34回－95：▶要　点◀参照**）。

▶選択肢考察◀

○(1)　お茶はたんぱく質の含有が少ないため、これをゼリー状に固めて用いる。
×(2)　牛乳はたんぱく質の含有が多いため、嚥下訓練食品としては不適切である。
×(3)　ヨーグルトはたんぱく質の含有が多いため、嚥下訓練食品としては不適切である。
×(4)　りんごをすりおろしたものは繊維などが残っており、さらに水分そのものも多く含まれるため、粘度が低く誤嚥する可能性があり、嚥下訓練食品としては不適切である。

▶正　解◀　(1)

34回－95

嚥下機能が低下している高齢者において、最も誤嚥しやすいものはどれか。1つ選べ。

(1) 緑茶
(2) ミルクゼリー
(3) 魚のムース
(4) 野菜ペースト

▶正解へのアプローチ◀

液状でサラサラした飲食物は誤嚥しやすいため、嚥下機能の低下しているものには、「とろみをつける」、「ムース状やペースト状にして、口腔内でまとまりやすく嚥下しやすい形態にする」などの誤嚥を防止する方法をとる。

▶選択肢考察◀

○(1) 緑茶など液体の物はサラサラしており誤嚥しやすいため、とろみをつけるなどして誤嚥を防ぐようにする。

×(2) ゼラチンなどを使用したゼリーは、まとまりやすく、体温で溶けるため嚥下機能が低下している者に適している。しかし、寒天を使用したものは、まとまりにくく体温で溶けないため、嚥下機能の低下している者には適していない。

×(3)、(4) ▶正解へのアプローチ◀ 参照。

▶正　解◀ (1)

要　点

日本摂食嚥下リハビリテーション学会嚥下調整食分類2021(学会分類2021)食事早見表

コード【I-8項】		名　称	形　態	目的・特色	主食の例	必要な咀嚼能力	他の分類との対応
0	j	嚥下訓練食品0j	均質で、付着性・凝集性・かたさに配慮したゼリー 離水が少なく、スライス状にすくうことが可能なもの	重度の症例に対する評価・訓練用 少量をすくってそのまま丸呑み可能 残留した場合にも吸引が容易 たんぱく質含有量が少ない		(若干の送り込み能力)	嚥下食ピラミッドL0 えん下困難者用食品許可基準Ⅰ
	t	嚥下訓練食品0t	均質で、付着性・凝集性・かたさに配慮したとろみ水 (原則的には、中間のとろみあるいは濃いとろみ*のどちらかが適している)	重度の症例に対する評価・訓練用少量ずつ飲むことを想定 ゼリー丸呑みで誤嚥したりゼリーが口中で溶けてしまう場合 たんぱく質含有量が少ない		(若干の送り込み能力)	嚥下食ピラミッドL3の一部 (とろみ水)
1	j	嚥下調整食1j	均質で、付着性・かたさ、離水に配慮したゼリー・プリン・ムース状のもの	口腔外で既に適切な食塊状となっている(少量をすくってそのまま丸呑み可能) 送り込む際には多少意識して口蓋に舌を押しつける必要がある 0jに比し表面のざらつきあり	おもゆゼリー、ミキサー粥のゼリーなど	(若干の食塊保持と送り込み能力)	嚥下食ピラミッドL1・L2 えん下困難者用食品許可基準Ⅱ UFD区分　かまなくてもよい(ゼリー状) (UFD:ユニバーサルデザインフード)
2	1	嚥下調整食2-1	ピューレ・ペースト・ミキサー食など、均質でなめらかで、べたつかず、まとまりやすいもの スプーンですくって食べることが可能なもの	口腔内の簡単な操作で食塊状となるもの(咽頭では残留、誤嚥をしにくいように配慮したもの)	粒がなく、付着性の低いペースト状のおもゆや粥	(下顎と舌の運動による食塊形成能力および食塊保持能力)	嚥下食ピラミッドL3 えん下困難者用食品許可基準Ⅲ UFD区分　かまなくてもよい
	2	嚥下調整食2-2	ピューレ・ペースト・ミキサー食などで、べたつかず、まとまりやすいもので不均質なものも含む スプーンですくって食べることが可能なもの		やや不均質(粒がある)でもやわらかく、離水もなく付着性も低い粥類	(下顎と舌の運動による食塊形成能力および食塊保持能力)	嚥下食ピラミッドL3 えん下困難者用食品許可基準Ⅲ UFD区分　かまなくてもよい
3		嚥下調整食3	形はあるが、押しつぶしが容易、食塊形成や移送が容易、咽頭でばらけず嚥下しやすいように配慮されたもの 多量の離水がない	舌と口蓋間で押しつぶしが可能なもの押しつぶしや送り込みの口腔操作を要し(あるいはそれらの機能を賦活し)、かつ誤嚥のリスク軽減に配慮がなされているもの	離水に配慮した粥など	舌と口蓋間の押しつぶし能力以上	嚥下食ピラミッドL4 UFD区分　舌でつぶせる
4		嚥下調整食4	かたさ、ばらけやすさ、貼りつきやすさなどのないもの 箸やスプーンで切れるやわらかさ	誤嚥と窒息のリスクを配慮して素材と調理方法を選んだもの 歯がなくても対応可能だが、上下の歯槽堤間で押しつぶすあるいはすりつぶすことが必要で舌と口蓋間で押しつぶすことは困難	軟飯・全粥など	上下の歯槽堤間の押しつぶし能力以上	嚥下食ピラミッドL4 UFD区分　舌でつぶせる　および UFD区分歯ぐきでつぶせる　および UFD区分容易にかめるの一部

学会分類2021は、概論・総論、学会分類2021(食事)、学会分類2021(とろみ)から成り、それぞれの分類には早見表を作成した。
本表は学会分類2021(食事)の早見表である。本表を使用するにあたっては必ず「嚥下調整食学会分類2021」の本文を熟読されたい。
*上記0tの「中間のとろみ・濃いとろみ」については、学会分類2021(とろみ)を参照されたい。
本表に該当する食事において、汁物を含む水分には原則とろみを付ける。
ただし、個別に水分の嚥下評価を行ってとろみ付けが不要と判断された場合には、その原則は解除できる。
他の分類との対応については、学会分類2021との整合性や相互の対応が完全に一致するわけではない。

日本摂食嚥下リハビリテーション学会嚥下調整食分類2021（学会分類2021）とろみ早見表

	段階1薄いとろみ	段階2中間のとろみ	段階3濃いとろみ
英語表記	Mildly thick	Moderately thick	Extremely thick
性状の説明（飲んだとき）	「drink」するという表現が適切なとろみの程度口に入れると口腔内に広がる液体の種類・味や温度によっては、とろみが付いていることがあまり気にならない場合もある飲み込む際に大きな力を要しないストローで容易に吸うことができる	明らかにとろみがあることを感じ、かつ「drink」するという表現が適切なとろみの程度口腔内での動態はゆっくりですぐには広がらない舌の上でまとめやすいストローで吸うのは抵抗がある	明らかにとろみが付いていて、まとまりがよい送り込むのに力が必要スプーンで「eat」するという表現が適切なとろみの程度ストローで吸うことは困難
性状の説明（見たとき）	スプーンを傾けるとすっと流れ落ちるフォークの歯の間から素早く流れ落ちるカップを傾け、流れ出た後には、うっすらと跡が残る程度の付着	スプーンを傾けるととろとろと流れるフォークの歯の間からゆっくりと流れ落ちるカップを傾け、流れ出た後には、全体にコーティングしたように付着	スプーンを傾けても、形状がある程度保たれ、流れにくいフォークの歯の間から流れ出ないカップを傾けても流れ出ない（ゆっくりと塊となって落ちる）
粘度（mPa・s）	50－150	150－300	300－500
LST値（mm）	36－43	32－36	30－32
シリンジ法による残留量（mL）	2.2－7.0	7.0－9.5	9.5－10.0

学会分類2021は、概説・総論、学会分類2021（食事）、学会分類2021（とろみ）から成り、それぞれの分類には早見表を作成した。本表は学会分類2021（とろみ）の早見表である。本表を使用するにあたっては必ず「嚥下調整食学会分類2021」の本文を熟読されたい。

粘度：コーンプレート型回転粘度計を用い、測定温度20℃、ずり速度$50s^{-1}$における1分後の粘度測定結果。

LST値：ラインスプレッドテスト用プラスチック測定板を用いて内径30mmの金属製リングに試料を20mL注入し、30秒後にリングを持ち上げ、30秒後に試料の広がり距離を6点測定し、その平均値をLST値とする。

注1. LST値と粘度は完全には相関しない。そのため、特に境界値付近においては注意が必要である。

注2. ニュートン流体ではLST値が高く出る傾向があるため注意が必要である。

注3. 10mLのシリンジ筒を用い、粘度測定したい液体を10mLまで入れ、10秒間自然落下させた後のシリンジ内の残留量である。

33回－142

褥瘡に関する記述である。**誤っている**のはどれか。１つ選べ。

(1) 大転子部は、好発部位である。
(2) 貧血は、内的因子である。
(3) 十分なたんぱく質の摂取量が必要である。
(4) 亜鉛の摂取量を制限する。
(5) 30度側臥位は、予防となる。

▶正解へのアプローチ◀

褥瘡は、体位の変換が不十分で、姿勢が一定を保っている場合、持続的な圧迫を受けるため、皮膚や皮下組織への血流が滞り、損傷することにより生じる。寝たきりの低栄養患者の骨突出部に多くみられる。また、糖尿病、血液循環不全、貧血なども内因性の原因となる。

▶選択肢考察◀

○(1) 褥瘡の好発部位は、筋肉層が薄く、骨が突出している部分で、圧迫によりうっ血しやすい部分である。大転子部は、大腿骨の外側にある骨が突出している部分で、横向きに寝そべった場合、褥瘡ができやすい。ほかに、足のくるぶしや腰の部分、仰向けで寝そべった場合は、仙骨部や肩甲骨部、後頭部などにも生じやすい。

○(2) 貧血は、赤血球数が減少しており、酸素の運搬が不十分となり、褥瘡を起こしやすい内的因子である。

○(3) 褥瘡部分からのたんぱく質の漏出でたんぱく質が不足しており、細胞の再生のための材料として必要であるたんぱく質は、十分量摂取する必要がある。

×(4) 亜鉛は、核酸の合成に必要であり、皮膚組織の増殖時に大量に必要となる。よって、亜鉛の不足は治癒を遅らせるため、十分量摂取する。

○(5) 長い時間、同じ部分の圧迫を避けるため、定期的に体位変換を行う。骨の突き出しがない広い面積の臀部の筋肉で体重を受けることができる「30度側臥位」が予防となる。この体位をとる場合はクッションなどを活用して、できるだけ広い接触面積で姿勢を保てるようにする。ただし、個人差があるため、「30度」はあくまでも目安である。

正　解　(4)

> **34回－136**
> 先天性代謝異常症とその食事療法の組合せである。最も適当なのはどれか。1つ選べ。
> (1) フェニルケトン尿症 ――― 乳糖制限食
> (2) メープルシロップ尿症 ――― フェニルアラニン制限食
> (3) ガラクトース血症 ――― 分枝アミノ酸制限食
> (4) ホモシスチン尿症 ――― メチオニン制限食
> (5) 糖原病Ⅰ型 ――― 糖質制限食

正解へのアプローチ

先天性代謝疾患に関する問題は、「人体の構造と機能及び疾病の成り立ち」や「応用栄養学」でも出題される。

ホモシスチン尿症では、治療として乳児期にメチオニン除去ミルクや低メチオニンミルクを使用し、幼児期以降は低メチオニン食とする。また、シスタチオニンβ合成酵素の補酵素としてピリドキシン（ビタミンB_6）が必要なため、治療に用いられる。

選択肢考察

×(1) フェニルケトン尿症は、アミノ酸の代謝異常であり、フェニルアラニンを制限し、チロシンを補給する。

×(2) メープルシロップ尿症は、分枝アミノ酸を制限する。

×(3) ガラクトース血症は、糖質の代謝異常であり、ガラクトース、これを構成糖とするラクトース（乳糖）を制限する。

○(4) ホモシスチン尿症は、メチオニンを制限し、シスチンを補給する（要　点参照）。

×(5) 糖原病Ⅰ型は、ガラクトースやフルクトース、これらを構成糖とするラクトース（乳糖）やスクロース（ショ糖）を制限するが、低血糖を生じるため、グルコース（ブドウ糖）やグルコースのみを構成糖とするでんぷんを用いた高糖質の少量頻回食とする。すべての糖質を制限するのではない。

正　解　(4)

要　点

新生児マススクリーニング対象の先天性代謝疾患の特徴と栄養管理

	疾　患	概　要	治　療
先天性代謝異常症	フェニルケトン尿症	フェニルアラニンをチロシンに代謝する酵素の欠損により、血中のフェニルアラニン濃度が上昇する。	低フェニルアラニン（または除去）ミルクや制限食
	ホモシスチン尿症	メチオニンの中間代謝産物であるホモシスティンを代謝する酵素（シスタチオニンβ合成酵素）の欠損により、尿中にホモシスチンが大量に排泄され、血中のホモシスチン、メチオニンが上昇する。	低メチオニン（または除去）・シスチン強化ミルクやメチオニン制限食
	メープルシロップ尿症	分岐鎖α-ケト酸脱水素酵素複合体の異常により、分枝アミノ酸の代謝が障害されて、α-ケト酸と分枝アミノ酸が体内に増加する。	分枝アミノ酸除去ミルクや制限食
	ガラクトース血症	ガラクトースの代謝に関与する酵素の欠損により、ガラクトースおよびガラクトース1-リン酸が体内に蓄積する。	乳糖除去ミルクや乳糖・ガラクトース制限食
先天性内分泌疾患	先天性副腎過形成症	副腎のステロイドホルモン合成に関係する酵素の欠損により、ホルモンの産生、分泌に異常をきたす。	副腎皮質ホルモン剤の投与
	先天性甲状腺機能低下症（クレチン症）	甲状腺ホルモンの分泌不足によるネガティブフィードバックにより、甲状腺刺激ホルモン（TSH）の濃度が上昇する。	甲状腺ホルモン剤の投与

ホモシスチン尿症の機序

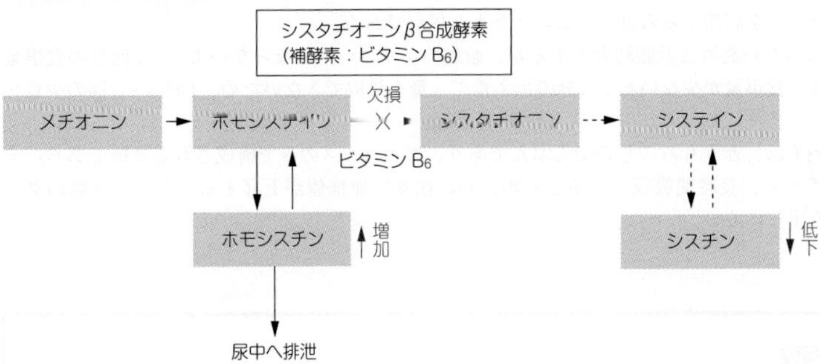

35回－135
糖原病Ⅰ型の幼児の栄養管理に関する記述である。最も適当なのはどれか。1つ選べ。
(1) エネルギーを制限する。
(2) たんぱく質を制限する。
(3) フェニルアラニンを制限する。
(4) 食事を1日2回に減らす。
(5) コーンスターチを利用する。

▶正解へのアプローチ◀

糖原病Ⅰ型では、グルコース-6-ホスファターゼの欠損がみられる。グルコース6-リン酸は生成されるが、6位のリン酸を外す酵素であるグルコース-6-ホスファターゼが欠損しているため、グリコーゲン分解によるグルコース生成は起こらず、低血糖を生じる。ただし、余剰のグルコースをグリコーゲンとして肝臓に貯蔵することは可能であるため、肝臓にグリコーゲンが貯蔵され障害を生じる。また、ガラクトースやフルクトースをグルコースに変換する際にもこの酵素が必要であり、ラクトース（乳糖）やスクロース（ショ糖）を過剰に摂取すると、グルコース6-リン酸までは変換され、その後、解糖系で乳酸に変換されるため、乳酸アシドーシスを引き起こす。よってグルコースのみで構成され、ゆっくり吸収されるでんぷん（スターチ）が適している。

▶選択肢考察◀

×(1) 低血糖を生じるため、エネルギーは制限する必要はない。
×(2) たんぱく質は制限する必要はなく、通常の摂取量でよい。
×(3) フェニルアラニンを制限するのは、フェニルケトン尿症である。
×(4) 低血糖を生じるため高糖質低脂肪食とするが、余剰のグルコースにならないよう、1回分の食事量は少なくする。食事量が少ないと1日分のエネルギー量を摂取できないため、1日5～6回の少量頻回食とする。
○(5) コーンスターチは、とうもろこしのでんぷんであり、グルコースのみで構成される多糖である。消化に時間がかかり、長時間吸収される。そのため、徐々に血糖値が上昇することで、余剰のグルコースを生み出しにくい。

▶正　解◀ (5)

37回－136 NEW
ホモシスチン尿症の治療で制限するアミノ酸である。最も適当なのはどれか。1つ選べ。
(1) ロイシン
(2) バリン
(3) メチオニン
(4) シスチン
(5) フェニルアラニン

▶正解へのアプローチ◀

ホモシスチン尿症で制限するアミノ酸については、第34回、第31回、第29回、第28回国家試験と複数回出題されている。

ホモシスチン尿症は、肝臓でのメチオニンの代謝経路であるホモシステインからシステインへの合成酵素（シスタチオニンβ合成酵素）が欠損しているため、体内でメチオニンやホモシステインが上昇し、システインやシスチンが減少する。そのため、メチオニンの制限とシスチンの強化が必要である（P 573：34回－136：▶要　点◀参照）。

◗選択肢考察◖

×(1)、(2) ロイシン、バリンは分枝アミノ酸であり、メープルシロップ尿症で代謝が阻害され蓄積するため、摂取を制限するが、ホモシスチン尿症では制限しない。

◯(3) メチオニンは、ホモシスチン尿症で蓄積されるため、摂取を制限する。

×(4) シスチンは、ホモシスチン尿症で減少するため、摂取を増量する。

×(5) フェニルアラニンは、フェニルケトン尿症で代謝が阻害され蓄積するため、摂取を制限するが、ホモシスチン尿症では制限しない。

◗正　解◖ (3)

36回－135

フェニルケトン尿症の治療用ミルクで除去されているアミノ酸である。最も適当なのはどれか。1つ選べ。

(1) シスチン
(2) メチオニン
(3) アラニン
(4) フェニルアラニン
(5) チロシン

◗正解へのアプローチ◖

フェニルケトン尿症では、フェニルアラニンをチロシンに変換する酵素の欠損が生じており、フェニルアラニンが蓄積し、チロシンが減少する。よって、治療用ミルクでは、フェニルアラニンを除去している（P 573：34回－136：◗要　点◖参照）。

◗選択肢考察◖

×(1) シスチンは、ホモシスチン尿症の治療用ミルクで添加されている。

×(2) メチオニンは、ホモシスチン尿症の治療用ミルクで除去されている。

×(3) アラニンは、フェニルケトン尿症とは関係のないアミノ酸である。

◯(4) フェニルアラニンは、フェニルケトン尿症の治療用ミルクで除去されている（◗正解へのアプローチ◖参照）。

×(5) チロシンは、フェニルケトン尿症ではむしろ不足するため、治療用ミルクで除去されない。

◗正　解◖ (4)

36回－116

メープルシロップ尿症患者の食事療法中のモニタリング指標である。最も適当なのはどれか。1つ選べ。

(1) 血中チロシン値
(2) 血中ロイシン値
(3) 血中ガラクトース値
(4) 尿中ホモシスチン排泄量
(5) 尿中メチオニン排泄量

◗正解へのアプローチ◖

メープルシロップ尿症は、分枝アミノ酸が代謝障害により蓄積されるため、血中濃度が上昇する。したがって、分枝アミノ酸除去ミルクや摂取を制限する（P 573：34回－136：◗要　点◖参照）。

▶選択肢考察◀

×(1) 血中チロシン値は、メープルシロップ尿症では変動しない。フェニルケトン尿症で、フェニルアラニンからチロシンへの変換酵素の欠損によりチロシンが減少するため、血中濃度が低下する。

○(2) ロイシンは分枝アミノ酸であり、メープルシロップ尿症では代謝障害により血中ロイシン値が上昇するため、モニタリング指標である。

×(3) 血中ガラクトース値は、メープルシロップ尿症では変動しない。ガラクトース血症で、代謝酵素の欠損により蓄積し、血中濃度は上昇する。

×(4)、(5) 尿中ホモシスチン排泄量や尿中メチオニン排泄量は、メープルシロップ尿症では変動しない。メチオニンの中間代謝物であるホモシスティンの代謝酵素の欠損により、ホモシスティンやメチオニンが蓄積し、尿中への排泄量が増加する。

▶正　解◀ (2)

33回－141

メープルシロップ尿症の栄養管理に関する記述である。正しいのはどれか。１つ選べ。

(1) エネルギーの摂取量を制限する。
(2) 分枝アミノ酸の摂取量を制限する。
(3) シスチンの補充を行う。
(4) 食事療法の評価は、血中チロシン値を用いる。
(5) 食事療法は、成人期には不要となる。

▶正解へのアプローチ◀

メープルシロップ尿症では、α-ケト酸の代謝酵素の欠損により、分枝アミノ酸の代謝で産生されるα-ケト酸が蓄積し、分枝アミノ酸も増加する。これによりけいれん、嘔吐、呼吸障害などがみられるため、分枝アミノ酸の摂取量を制限する。この酵素欠損は先天性のため、治療は一生継続する必要がある。

▶選択肢考察◀

×(1) エネルギーの摂取量を制限すると、カロリー不足により、体内に蓄積していた脂質や糖質を使用すると共に、筋肉のたんぱく質を分解してエネルギー源として利用し始める。筋肉のたんぱく質には、分枝アミノ酸が含まれており、これらの代謝も起こる。しかし、メープルシロップ尿症では、分枝アミノ酸の代謝が阻害されているため、症状が悪化する。よって、エネルギーの摂取量は制限しない。

○(2) 体内に分枝アミノ酸が蓄積され、症状が発症するため、食事での摂取を制限する。

×(3) シスチンの補充は必要ない。ホモシスチン尿症でシスチンが欠乏するため、補充する。

×(4) 食事療法の評価は、血中ロイシン値などの分枝アミノ酸の量を用いる。血中チロシン値を用いるのは、フェニルケトン尿症である。フェニルケトン尿症では、フェニルアラニンがチロシンに代謝される酵素が欠損しており、血中チロシン値が低下する。

×(5) 先天性の代謝酵素の欠損であるため、食事療法は成人期以降も必要である。

▶正　解◀ (2)

35回－136

妊娠16週の妊婦、35歳。身長165cm、体重73kg、BMI 26.8kg/m^2、標準体重60kg、非妊娠時体重72kg。妊娠糖尿病と診断された。この妊婦の栄養管理に関する記述である。最も適当なのはどれか。1つ選べ。

(1) エネルギー摂取量は、2,200kcal/日とする。
(2) たんぱく質摂取量は、40g/日とする。
(3) 食物繊維摂取量は、10g/日とする。
(4) 朝食前血糖値の目標は、70～100mg/dLとする。
(5) 血糖コントロール不良時は、1日2回食とする。

▶正解へのアプローチ◀

本患者は、妊娠中期（14週0日～27週6日）の肥満妊婦である。「糖尿病治療ガイド2018－2019」における妊娠糖尿病の血糖コントロールは、朝食前血糖値70～100mg/dLを目標としていたが、「糖尿病治療ガイド2022－2023」では、空腹時血糖値95mg/dL未満となっており、出題当時と目標が変更されている。今後の出題は注意が必要である（▶要　点◀参照）。

▶選択肢考察◀

×(1) 肥満妊婦の場合は、付加量（妊娠中期：＋250kcal）は不要である。よって、エネルギー摂取量は30kcal/kg目標体重/日×60kg＝1,800kcal/日となり、2,200kcal/日は多い。
×(2) たんぱく質摂取量は通常でよいため、1.0～1.2g/kg標準体重/日×60kg＝60～72g/日となり、40g/日は少ない。
×(3) 糖質の吸収を抑制する食物繊維は十分量摂取する必要があり、「日本人の食事摂取基準（2020年版）」における35歳女性の食物繊維摂取量の目標量は18g/日以上であり、10g/日は少ない。
○(4) 「糖尿病治療ガイド2018－2019」における妊娠中の血糖コントロールは、朝食前血糖値70～100mg/dLとする。
×(5) 血糖コントロール不良時は1回分の食事量を減らし、食事回数を増やす。よって、1日6回食に分食し、少量頻回食とする。

▶正　解◀　(4)

▶要　点◀

妊娠中の血糖コントロール目標（「糖尿病治療ガイド2018－2019」より抜粋）

- 朝食前血糖値：70～100mg/dL
- 食後2時間血糖値：120mg/dL未満
- HbA1c：6.2%未満

妊娠中の血糖コントロール目標（「糖尿病治療ガイド2022－2023」より抜粋）

- 空腹時血糖値95mg/dL未満
- 食後1時間値140mg/dL未満または食後2時間値120mg/dL未満
- HbA1c6.0～6.5%未満

（妊娠週数や低血糖のリスクなどを考慮し、個別に設定する）

36回－136

妊娠20週の妊婦、34歳。身長151cm、体重56kg、非妊娠時体重52kg（BMI 22.8kg/m^2）、標準体重50kg、妊娠高血圧症候群と診断された。心不全および腎不全は見られない。この妊婦の栄養管理に関する記述である。最も適当なのはどれか。1つ選べ。

(1) エネルギー摂取量は、1,700kcal/日とする。
(2) たんぱく質摂取量は、40g/日とする。
(3) 食塩摂取量は、3g/日とする。
(4) 水分摂取量は、500mL/日以下とする。
(5) 動物性脂肪は、積極的に摂取する。

▶正解へのアプローチ◀

日本人産婦人科学会は、平成30年に妊娠高血圧症候群を新たに定義した。ただし、食事療法は「妊娠高血圧症候群の生活指導および栄養指導」（日本産婦人科学会、1998年）を用いている（▶要 点◀参照）。

▶選択肢考察◀

○(1) 非妊娠時のBMIが24以下であるため、エネルギー摂取量は30kcal×理想体重kg＋200kcal＝30×50＋200＝1,700kcal/日となる。
×(2) たんぱく質は、理想体重×1.0g/日＝50×1＝50g/日となり、40g/日は少ない。
×(3) 極端な塩分制限は、胎児への悪影響を考えると勧められないため、食塩は、7～8g/日程度に制限する。3g/日は少なすぎる。
×(4) 水分制限は、1日尿量が500mL以下や肺水腫では制限するが、心不全や腎不全はみられないため、水分制限する必要はない。水分制限する場合でも、前日尿量＋500mLであるため、500mL/日以下には制限しない。
×(5) 動物性脂肪と糖質は制限し、高ビタミン食とすることが望ましい。

▶正　解◀ (1)

7 臨床栄養学

要　点

妊娠高血圧症候群の定義（日本妊娠高血圧学会）

妊娠時に高血圧を認めた場合、妊娠高血圧症候群とする。妊娠高血圧症候群は妊娠高血圧腎症、妊娠高血圧、加重型妊娠高血圧腎症、高血圧合併妊娠に分類される。

妊娠高血圧症候群の分類（日本妊娠高血圧学会）

妊娠高血圧腎症	1）妊娠20週以降に初めて高血圧を発症し、かつ、蛋白尿を伴うもので、分娩12週までに正常に復する場合。 2）妊娠20週以降に初めて発症した高血圧に、蛋白尿を認めなくても以下のいずれかを認める場合で、分娩12週までに正常に復する場合。 i）基礎疾患の無い肝機能障害（肝酵素上昇【ALTもしくはAST>40IU/L】、治療に反応せず他の診断がつかない重度の持続する右季肋部もしくは心窩部痛） ii）進行性の腎障害（Cr>1.0mg/dL、他の腎疾患は否定） iii）脳卒中、神経障害（間代性痙攣・子癇・視野障害・一次性頭痛を除く頭痛など） iv）血液凝固障害（HDPに伴う血小板減少【<15万/μL】・DIC・溶血） 3）妊娠20週以降に初めて発症した高血圧に、蛋白尿を認めなくても子宮胎盤機能不全（※1胎児発育不全【FGR】、※2 臍帯動脈血流波形異常、※3死産）を伴う場合。
妊娠高血圧	妊娠20週以降に初めて高血圧を発症し、分娩12週までに正常に復する場合で、かつ妊娠高血圧腎症の定義に当てはまらないもの。
加重型妊娠高血圧腎症	1）高血圧が妊娠前あるいは妊娠20週までに存在し、妊娠20週以降に蛋白尿、もしくは基礎疾患の無い肝腎機能障害、脳卒中、神経障害、血液凝固障害のいずれかを伴う場合。 2）高血圧と蛋白尿が妊娠前あるいは妊娠20週までに存在し、妊娠20週以降にいずれかまたは両症状が増悪する場合。 3）蛋白尿のみを呈する腎疾患が妊娠前あるいは妊娠20週までに存在し、妊娠20週以降に高血圧が発症する場合。 4）高血圧が妊娠前あるいは妊娠20週までに存在し、妊娠20週以降に子宮胎盤機能不全を伴う場合。
高血圧合併妊娠	高血圧が妊娠前あるいは妊娠20週までに存在し、加重型妊娠高血圧腎症を発症していない場合。

補足：※1　FGRの定義は、日本超音波医学会の分類「超音波胎児計測の標準化と日本人の基準値」に従い胎児推定体重が−1.5SD以下となる場合とする。染色体異常のない、もしくは、奇形症候群のないものとする。
※2　臍帯動脈血流波形異常は、臍帯動脈血管抵抗の異常高値や血流途絶あるいは逆流を認める場合とする。
※3　死産は、染色体異常のない、もしくは、奇形症候群のない死産の場合とする。

妊娠高血圧症候群※の生活指導および栄養指導（日本産科婦人科学会周産期委員会 1998）

1. 生活指導
 • 安静
 • ストレスを避ける
 （予防には軽度の運動、規則正しい生活が勧められる）
2. 栄養指導（食事指導）
 a) エネルギー摂取（総カロリー）
 非妊時BMI 24以下の妊婦：30kcal×理想体重（kg）＋200kcal
 非妊時BMI 24以上の妊婦：30kcal×理想体重（kg）
 ［予防には妊娠中の適切な体重増加が勧められる：
 BMI＝体重（kg/（身長（m））^{2}
 BMI<18では、10〜12kg増
 BMI 18〜24では、7〜10kg増
 BMI>24では、5〜7kg増］
 b) 塩分摂取
 7〜8g/日程度に制限する（極端な塩分制限は勧められない）
 ［予防には10g/日以下が勧められる］
 c) 水分制限
 1日尿量500mL以下や肺水腫では前日尿量に500mLを加える程度に制限するが、それ以外は制限しない。口渇を感じない程度の摂取が望ましい
 d) たんぱく質摂取量
 理想体重×1.0g/日
 ［予防には理想体重×1.2〜1.4g/日が望ましい］
 e) 動物性脂肪と糖質は制限し、高ビタミン食とすることが望ましい
 ［予防には食事摂取カルシウム（1日900mg）に加え、1〜2g/日のカルシウム摂取が有効との報告がある。また、海草中のカリウムや魚油、肝油（不飽和脂肪酸）、マグネシウムを多く含む食品に高血圧予防効果があるとの報告もある］
注）重症、軽症ともに基本的には同じ指導で差し支えない。混合型ではその基礎疾患の病態に応じた内容に変更することが勧められる

※発表当時は「妊娠中毒症」であったが、2005年から「妊娠高血圧症候群」に変更された。
なお、理想体重は定義されていないため、標準体重を参照。
BMIを24で分類しているのは、1998年当時のままである。

7 臨床栄養学

1 公衆栄養の概念

36回－137
わが国の公衆栄養活動の歴史に関する記述である。最も適当なのはどれか。1つ選べ。
(1) 海軍の脚気対策は、森林太郎による。
(2) 私立栄養学校の最初の設立は、鈴木梅太郎による。
(3) 第二次世界大戦前の栄養行政は、栄養改善法による。
(4) 1945年の東京都民栄養調査の実施は、連合国軍総司令部（GHQ）の指令による。
(5) ララ物資の寄贈は、国連世界食糧計画（WFP）による。

▶正解へのアプローチ◀
国民栄養調査（現在の国民健康・栄養調査）の始まりは、戦後の貧困状態にあった1945年（昭和20年）に、海外からの食糧援助を受けるための基礎資料を得る目的で連合国軍司令部（GHQ）の指令に基づく調査を実施したことに端を発している。初回の調査は、1945年（昭和20年）12月に東京都民6,000世帯、約30,000人を対象としたものであったが、翌年の1946年（昭和21年）からは9都市、27都道府県、4鉱山・炭坑地区および1鉄道局で実施されている。1948年（昭和23年）からは全国調査となり、層別無作為抽出法により調査地区が選定された。

▶選択肢考察◀
×(1) 明治時代に海軍の脚気対策を行ったのは、海軍軍医であった高木兼寛であり、ビタミン発見のきっかけとなった。一方、陸軍の脚気対策を行ったのは、陸軍軍医であった森林太郎（森鴎外）であるが、脚気伝染病説を強く唱え、軍人に白米の摂取を強く推奨したため、陸軍では大量の脚気患者が出た。
×(2) わが国における最初の栄養学の教育機関は、佐伯矩が1924年（大正13年）に開設した栄養学校である（現在の佐伯栄養専門学校）。鈴木梅太郎は、米ぬかの抗脚気因子をオリザニンと命名した。
×(3) 第二次世界大戦終戦前の栄養行政は、国民体力法（1940年（昭和15年）制定）による。栄養改善法は、第二次世界大戦終戦後の1952年（昭和27年）に制定された。
○(4) ▶正解へのアプローチ◀参照。
×(5) ララ物資とは、1946年（昭和21年）から1952年（昭和27年）まで提供が行われていたLARA（アジア救援公認団体）による日本向けの援助物資のことである。

▶正　解◀ (4)

37回－137 NEW
公衆栄養活動に関する記述である。最も適当なのはどれか。1つ選べ。
(1) エンパワメントとは、地域の人々の結束力を示すものである。
(2) ハイリスクアプローチでは、対象を限定せず、全体への働きかけを行う。
(3) ヘルスプロモーション活動の一環として行われる。
(4) コミュニティオーガニゼーションは、自治体が行う。
(5) 医療機関に通院中の者は、対象としない。

▶正解へのアプローチ◀
公衆栄養活動の主目的は、集団の健康の維持・増進と疾病の予防を図るものである。地域における公衆栄養活動は、住民の主体的な参加によって、健康な地域づくりを目指すという認識のもとで展開される。
近年、生活習慣病罹患者の増加に伴い、生活習慣病を予防するための積極的な施策の展開が望まれている。このような状況のもと、地域における公衆栄養活動では地域住民のニーズや健康および栄養状態を把握し、それに対応した事業を展開することが最も重要であると考えられる。

▶選択肢考察◀

×(1) エンパワメントとは、「個人、組織、コミュニティが、参加を促進し、自分たちのコミュニティやより大きな社会に対するコントロールを獲得する社会的活動のプロセス」と定義されている。地域の人々の結束力を示すものは、ソーシャルキャピタルである。

×(2) 対象を限定せず、全体への働きかけを行うのは、ポピュレーションアプローチである。ハイリスクアプローチは、危険因子を有する人々を対象とした支援である（P637：33回－160：▶正解へのアプローチ◀参照）。

○(3) ヘルスプロモーションとは、「人々が自らの健康をコントロールし、改善できるようにするプロセス」であり、まさに公衆栄養の概念である。

×(4) コミュニティオーガニゼーションは住民主導で行うため、コミュニティオーガニゼーションの推進には、住民の主体的な活動が必要である（P623：36回－149：▶正解へのアプローチ◀参照）。

×(5) 公衆栄養活動には、生活習慣病を含めた疾病の発症予防に限らず重症化予防も含むため、対象には医療機関に通院中の者も含まれる。

▶正　解◀ (3)

> **35回－137**
>
> 公衆栄養活動に関する記述である。最も適当なのはどれか。1つ選べ。
>
> (1) 個人は、対象としない。
> (2) 傷病者の治療を目的とする。
> (3) ハイリスクアプローチでは、対象を限定せずに集団全体への働きかけを行う。
> (4) ソーシャル・キャピタルを活用する。
> (5) 生態系への影響を配慮しない。

▶正解へのアプローチ◀

ソーシャル・キャピタルとは、人々の協調行動を活発にすることによって、社会の効率性を高めることのできる、「信頼」「規範」「ネットワーク」といった社会組織の特徴である。「健康日本21（第二次）」において、ソーシャル・キャピタルと健康との関連が示唆されており、ソーシャル・キャピタルの水準を上げることは、健康づくりに貢献すると考えられている。

▶選択肢考察◀

×(1)、(2) 公衆栄養活動は、個人または集団を対象として、健康の保持増進と疾病の予防（一次予防）を目的とした社会の組織的活動のことである。

×(3) 対象を限定せずに集団全体への働きかけを行うのは、ポピュレーションアプローチである。ハイリスクアプローチは危険因子を有する人々を対象とした支援である（P637：33回－160：▶正解へのアプローチ◀参照）。

○(4) 地域における公衆栄養活動では、ソーシャル・キャピタルの広域的な醸成・活用、ソーシャル・キャピタルの核となる人材の育成など、ソーシャル・キャピタルを活用した健康づくりの推進がある。

×(5) 人間の社会生活は、自然環境や生態系の影響を大きく受け、同時に生態系に影響を及ぼしている。開発途上国における爆発的な人口増加や、環境破壊、都市化などの問題は、生態系の微妙な均衡を崩す要因となり、様々な食料問題を引き起こしている。そこで、生態系への影響を配慮するためには、自然環境の保全が重要である。

▶正　解◀ (4)

34回－137

公衆栄養活動に関する記述である。**誤っている**のはどれか。1つ選べ。

(1) 生活習慣病の重症化予防を担う。
(2) 医療機関で栄養管理がなされている患者は対象としない。
(3) ヘルスプロモーションの考え方を重視する。
(4) ポピュレーションアプローチを重視する。
(5) 住民参加による活動を推進する。

▶選択肢考察◀

○(1) 公衆栄養活動には、生活習慣病の発症予防と重症化予防の徹底のための施策の推進がある。
×(2) 公衆栄養活動には、生活習慣病を含めた疾病の発症予防に限らず重症化予防も含むため、対象には医療機関で栄養管理がなされている患者も含まれる。
○(3) ヘルスプロモーションとは、「人々が自らの健康をコントロールし、改善できるようにするプロセス」であり、まさに公衆栄養の概念である。
○(4) 公衆栄養活動は、対象をハイリスク者に限定しない集団全体へアプローチし、集団全体でリスクを下げるというポピュレーションアプローチを重視している。
○(5) 公衆栄養活動は、地域住民の主体的、自主的参加を基本とし、必要に応じて行政機関や専門家が支援する。

▶正　解◀ (2)

33回－143

地域における公衆栄養活動の進め方に関する記述である。**誤っている**のはどれか。1つ選べ。

(1) PDCAサイクルに基づいた活動を推進する。
(2) 住民のニーズを把握するため、自治会を活用する。
(3) 活動を効果的に推進するため、関係機関と連携する。
(4) 住民の参加は、事業評価段階から行う。
(5) 行政栄養士は、コーディネータとして活動する。

▶正解へのアプローチ◀

地域レベルでの公衆栄養活動は、住民参加を基本とする。

▶選択肢考察◀

○(1) 地域における公衆栄養活動は、PDCAサイクル（Plan→Do→Check→Act）に基づいて進める。
○(2) 地域における公衆栄養活動では、住民のニーズを把握するため、自治会などの住民集団を活用し情報を得る。
○(3) 地域における公衆栄養活動を効果的に推進するためには、医師会、栄養士会などの関連機関との連携が必要である。
×(4) 地域における公衆栄養活動では、事業計画策定段階から住民に参加を求める。
○(5) 地域における公衆栄養活動は、住民主導で進めるためにも、行政栄養士はコーディネータという役割に終始し、食生活改善推進員などのボランティアを活用しながら事業を実施していく。

▶正　解◀ (4)

37回－138 NEW

国民健康・栄養調査（国民栄養調査）結果における、脂質の食品群別摂取構成比率の推移である（図）。図のa～dに該当する食品群の組合せとして、最も適当なのはどれか。1つ選べ。

	a	b	c	d
(1)	魚介類	乳類	肉類	油脂類
(2)	魚介類	肉類	油脂類	乳類
(3)	肉類	魚介類	油脂類	乳類
(4)	乳類	魚介類	肉類	油脂類
(5)	油脂類	魚介類	肉類	乳類

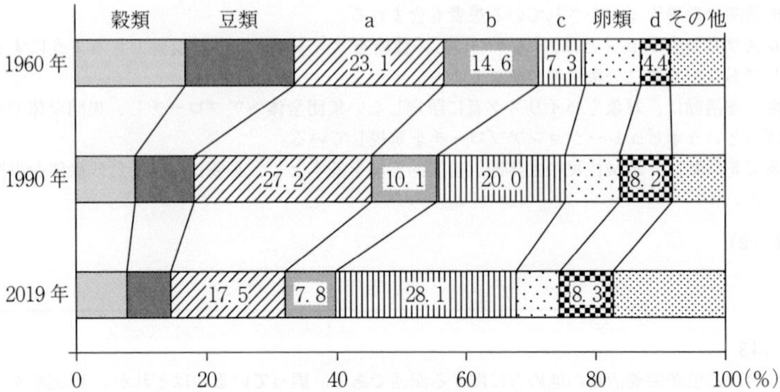

図　脂質の食品群別摂取構成比率

▶正解へのアプローチ◀

脂質の食品群別摂取構成比率の推移は、第28回国家試験でも出題されており、起点となる1960年のデータについては、同じである。

脂質の食品群別摂取構成比率の推移の特徴は、食品群別摂取量の推移とほぼ相関する点である。

aは、「バブル全盛期」である1990年に比率が最も高く、その後比率が低下しているのが特徴であり、油脂類といえる。

bは、1960年以降、比率が低下し続けているという特徴から、魚介類であるといえる。

cは、1960年以降、比率が上昇し続けているという特徴から、肉類であるといえる。

dは、1960年に比べ1990年代の方が約2倍高く、他の食品群より比率が低いという特徴から、脂質含有率が低い乳類といえる。

▶選択肢考察◀

×(1)、(2)、(3)、(4)

○(5)　▶正解へのアプローチ◀参照。

▶正　解◀　(5)

36回－138

国民健康・栄養調査（国民栄養調査）結果の栄養素等摂取量について、年次推移を図に示した。図のa～dに該当する組合せとして、最も適当なのはどれか。１つ選べ。

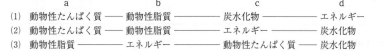

	a	b	c	d
(1)	動物性たんぱく質	動物性脂質	炭水化物	エネルギー
(2)	動物性たんぱく質	動物性脂質	エネルギー	炭水化物
(3)	動物性脂質	エネルギー	動物性たんぱく質	炭水化物
(4)	動物性脂質	動物性たんぱく質	エネルギー	炭水化物
(5)	動物性脂質	動物性たんぱく質	炭水化物	エネルギー

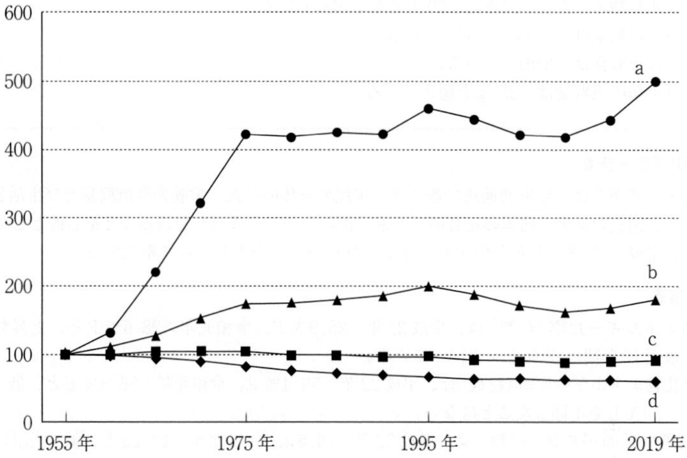

図　栄養素等摂取量の推移

１人１日当たり平均値

1955 年を 100 とした場合

正解へのアプローチ

第二次世界大戦後のわが国の食生活は、1950年頃には食料消費水準や栄養素摂取水準が改善しはじめ、1955年には戦前とほぼ同水準まで回復した。1955年以降の高度経済成長期には、食品工業の発展や食の欧米化により食生活は多様化し、食品の摂取状況は乳類、肉類、油脂類が増加し、栄養素では動物性たんぱく質、脂質、カルシウム、ビタミン類の摂取増加をもたらした。

aは、動物性脂質である。国民健康・栄養調査（国民栄養調査）によると、動物性脂質摂取量は1955年が6.5gに対し、2019年は32.4g（約５倍）である。

bは、動物性たんぱく質である。国民健康・栄養調査（国民栄養調査）によると、動物性たんぱく質摂取量は1955年が22.3gに対し、2019年は40.1g（約1.8倍）である。

cは、エネルギーである。国民健康・栄養調査（国民栄養調査）によると、エネルギー摂取量は1955年が2,104kcalに対し、2019年は1,903kcal（約0.9倍）である。

dは、炭水化物である。国民健康・栄養調査（国民栄養調査）によると、炭水化物摂取量は1955年が411.2gに対し、2019年は248.3g（約0.6倍）である。

8 公衆栄養学

▶選択肢考察◀

×(1)、(2)、(3)、(5)

○(4) **▶正解へのアプローチ◀** 参照。

▶正　解◀ (4)

35回－138

最近10年間の国民健康・栄養調査結果における成人の1日当たりの平均摂取量の傾向に関する記述である。最も適当なのはどれか。1つ選べ。

(1) 脂肪エネルギー比率は、30％Eを下回っている。
(2) 炭水化物エネルギー比率は、50％Eを下回っている。
(3) 食塩摂取量は、7.5gを下回っている。
(4) 米の摂取量は、増加している。
(5) 野菜類の摂取量は、350gを超えている。

▶正解へのアプローチ◀

国民健康・栄養調査は、健康増進法に基づき、国民の身体の状況、栄養素等摂取量及び生活習慣の状況を明らかにし、国民の健康の増進の総合的な推進を図るための基礎資料を得ることを目的としている。

本設問は、平成22年調査から令和元年調査までの10年間の推移について解説する。

▶選択肢考察◀

○(1) 脂肪エネルギー比率（総数）は、平成22年：25.9％E、令和元年：28.6％Eと、上昇傾向にあるが、最近10年間は30％Eを下回っている。

×(2) 炭水化物エネルギー比率（総数）は、平成22年：59.4％E、令和元年：56.3％Eと、低下傾向にあるが、50％Eを下回ったことはない。

×(3) 食塩摂取量の平均値（総数）は、平成22年：10.6g、令和元年：10.1gと、減少傾向にあるが、7.5gを下回ったことはない。

×(4) 米の摂取量（総数）は、平成22年：327.2g、令和元年：297.0gと、減少している。

×(5) 野菜摂取量の平均値（総数）は、平成22年：281.7g、令和元年：280.5gと、増減はみられないが、350gを超えたことはない。

▶正　解◀ (1)

34回－138

最近の国民健康・栄養調査結果に関する記述である。正しいのはどれか。1つ選べ。

(1) 低栄養傾向（BMI 20kg/m^{2}以下）の高齢者の割合は、男性より女性で高い。
(2) 20歳代の脂肪エネルギー比率の平均値は、女性より男性で高い。
(3) 食塩摂取量の平均値は、20歳以上の女性では8g未満である。
(4) 魚介類の摂取量は、50歳以上より49歳以下で多い。
(5) 野菜類の摂取量は、50歳以上より49歳以下で多い。

▶正解へのアプローチ◀

国民健康・栄養調査結果に関する問題では、50歳以上と49歳以下の食品摂取量および栄養素摂取量を比較する問題の出題頻度が高い。

本書では、原則として令和元年調査結果をもとに解説する。

選択肢考察

○(1)　低栄養傾向（BMI 20kg/m^{2}以下）の高齢者の割合は、男性：12.4％、女性：20.7％と、女性の方が高い。

×(2)　20歳代の脂肪エネルギー比率の平均値は、男性：29.5％、女性：30.9％と、女性の方が高い。

×(3)　食塩摂取量の平均値は、20歳以上女性で8.3gであり、8gより多い。

×(4)　魚介類の摂取量は70歳代が最も多く、2番目に60歳代が多く、3番目に80歳以上が多い。したがって、50歳以上が49歳以下より多い。

×(5)　野菜類の摂取量は70歳代が最も多く、2番目に60歳代が多く、3番目に80歳以上が多い。したがって、50歳以上が49歳以下より多い。

正　解　(1)

33回－144

最近の国民健康・栄養調査結果からみた、成人の栄養素等および食品群別の摂取状況に関する記述である。正しいのはどれか。1つ選べ。

(1)　鉄の摂取量は、50歳以上より49歳以下で多い。
(2)　食物繊維の摂取量は、50歳以上より49歳以下で多い。
(3)　脂肪エネルギー比率が30％E以上の者の割合は、女性より男性で高い。
(4)　果実類の摂取量は、男性より女性で多い。
(5)　乳類の摂取量は、女性より男性で多い。

選択肢考察

×(1)　鉄の摂取量は70歳代が最も多く、2番目に60歳代が多く、3番目に80歳以上が多い。したがって、50歳以上より49歳以下で少ない。

×(2)　食物繊維の摂取量は70歳代が最も多く、2番目に60歳代が多く、3番目に80歳以上が多い。したがって、50歳以上より49歳以下で少ない。

×(3)　脂肪エネルギー比率が30％E以上の者の割合は、男性：35.0％、女性：44.4％であり、女性の方が高い。

○(4)　果実摂取量は、男性：87.5g、女性：111.2gで、女性の方が多い。

×(5)　乳類の摂取量は、男性：103.1g、女性：117.4gで、女性の方が多い。

正　解　(4)

33回－145

最近の国民健康・栄養調査結果からみた、成人の食塩摂取量に関する記述である。正しいのはどれか。1つ選べ。

(1)　過去10年間では、減少している。
(2)　男性の摂取量は、10g未満である。
(3)　女性が男性より多い。
(4)　20～29歳が60～69歳より多い。
(5)　都道府県の上位群と下位群では、3gの差がある。

正解へのアプローチ

最近の国民健康・栄養調査結果における成人の食塩摂取量の特徴は、摂取量の平均値が減少傾向にあることであり、必ず知らなければならない。

▶選択肢考察◀

◯(1)　食塩摂取量の平均値の推移は、平成21年：11.6g、令和元年：10.9gと、減少傾向である。
×(2)、(3)　男性の食塩摂取量の平均値は10.9gと、10gより多い。一方、女性の食塩摂取量の平均値は9.3gと、10gより少ない。
×(4)　20歳代の食塩摂取量の平均値は、男性：10.6g、女性：8.3gである。一方、60歳代の食塩摂取量の平均値は、男性：11.5g、女性：10.0gで、年代別で最も多い。
×(5)　平成28年調査によると、都道府県別の食塩摂取量の平均値の上位群（上位25%）と下位群（下位25%）の差は、男性：1.5g、女性：1.1gである。

▶正　解◀　(1)

36回－139

食品の生産と流通、消費に関する記述である。最も適当なのはどれか。1つ選べ。

(1)　フードバランスシート（食料需給表）の作成は、国連世界食糧計画（WFP）の作成の手引きに準拠している。
(2)　品目別食料自給率は、各品目における自給率を重量ベースで算出している。
(3)　わが国の食料自給率（カロリーベース）は、先進諸国の中で高水準である。
(4)　食料品が入手困難となる社会状況を、フードファディズムという。
(5)　食料自給率の向上に向けた取組として、スマート・ライフ・プロジェクトがある。

▶正解へのアプローチ◀

わが国の食料需給表（フードバランスシート）は、国連食糧農業機関（FAO）の作成の手引きに準拠して毎年度農林水産省が作成しており、食料需給の全般的動向、栄養量の水準とその構成、食料消費構造の変化などを把握するため、わが国で供給される食料の生産から最終消費に至るまでの総量を明らかにするとともに、国民1人当たりの供給純食料及び栄養量を示したものであり、食料自給率の算出の基礎となるものである。

本設問は、食料需給表および食料自給率の基本的な知識を問うとともに、「フードファディズム」や「スマート・ライフ・プロジェクト」といった、食や健康についてのトレンドの理解についても問われている。

▶選択肢考察◀

×(1)　フードバランスシート（食料需給表）の作成は、国連食糧農業機関（FAO）の作成の手引きに準拠している。
◯(2)　品目別食料自給率は、各品目における自給率を重量ベース（品目別国内生産量÷品目別国内消費仕向量×100）で算出している。
×(3)　わが国の食料自給率（カロリーベース）は、先進諸国の中で低水準である。2018年の比較では、日本：37%に対し、アメリカ：132%、フランス：125%と、圧倒的に低い。
×(4)　食料品が入手困難となる社会状況を、フードデザートという。フードファディズムとは、食べ物や栄養が健康に与える影響を、過大に信じたり、評価したりすることである。
×(5)　食料自給率の向上に向けた取組として、FOOD ACTION NIPPONがある。スマート・ライフ・プロジェクトとは、「健康寿命をのばそう!」をスローガンに、国民全体が人生の最後まで元気で健康で楽しく毎日が送れることを目標とした国民運動である。「運動」、「食生活」、「禁煙」の3分野を中心に、具体的なアクションの呼びかけを、プロジェクトに参画する企業・団体・自治体と協力・連携をしながら推進するプロジェクトである。

▶正　解◀　(2)

35回－139

わが国における食品の生産と流通・消費に関する記述である。最も適当なのはどれか。1つ選べ。

(1) フードバランスシート（食料需給表）には、国民が摂取した食料の総量が示されている。
(2) フードマイレージとは、生産地から消費地までの輸送手段のことである。
(3) フードデザートとは、生鮮食品などを購入するのが困難な状態のことである。
(4) スマート・ライフ・プロジェクトとは、国産農産物の消費拡大を目指す国民運動である。
(5) 家庭系食品ロス量は、事業系食品ロス量より多い。

正解へのアプローチ

本設問は、食品の生産・流通などに関する用語の意味を理解しているかを問う問題である。

「フードマイレージ」や「フードデザート」「食品ロス」については、食を取り巻く社会情勢を知るためにも理解が必要な用語である。

選択肢考察

×(1) フードバランスシート（食料需給表）に示されているのは、わが国で供給される食料の生産・輸入から最終消費に至る総量であり、国民が摂取した食料の総量は示されていない。

×(2) フードマイレージ（t・km）は、食料の輸送量（t）に輸送距離（km）を乗じて算出される。

○(3) フードデザートとは「食の砂漠化」を意味し、従来型の商店街や駅前のスーパーなどの店舗が閉店することで、その地域の住民が食料品や生活用品などの購入が困難になる社会問題である。

×(4) スマート・ライフ・プロジェクトとは、「健康寿命をのばそう!」をスローガンに、国民全体が人生の最後まで元気で健康で楽しく毎日が送れることを目標とした国民運動である。「運動」、「食生活」、「禁煙」の3分野を中心に、具体的なアクションの呼びかけを、プロジェクトに参画する企業・団体・自治体と協力・連携をしながら推進するプロジェクトである。

×(5) 農林水産省と環境省が公表している「食品ロス量（平成29年度推計値）」では、事業系食品ロス量：328万トン、家庭系食品ロス量：284万トンで、事業系食品ロス量のほうが多い。

正　解 (3)

33回－146

食料問題に関する記述である。正しいのはどれか。1つ選べ。

(1) 食料安全保障では、経済的事由による入手可能性は考慮しない。
(2) わが国の総合食料自給率（供給熱量ベース）は、50％前後で推移している。
(3) 食料自給力とは、輸入される食料も含めた潜在的供給能力をいう。
(4) 食品ロスは、賞味期限切れによって廃棄された食品を含む。
(5) フードマイレージは、食料の輸送量に作業従事者数を乗じて算出される。

正解へのアプローチ

わが国の健康・栄養問題は、栄養摂取や生活習慣の問題だけでなく、食環境についても課題が山積している。食品ロス削減や食料自給率の増加・輸入農産物関連など、食環境を整備することも公衆栄養活動の重要なテーマとなるため、海外の動向も含めて最新の状況を理解しておく必要がある。

選択肢考察

×(1) 国連食糧農業機関（FAO）が示す食料安全保障の定義は、「全ての人が、いかなる時にも、活動的で健康的な生活に必要な食生活上のニーズと嗜好を満たすために、十分で安全かつ栄養ある食料を、物理的、社会的及び経済的にも入手可能であるときに達成される状況。」である。

×(2)　わが国の総合食料自給率（供給熱量ベース）は、平成22年以降39％で推移し、令和3年には38％となった。
×(3)　食料自給力とは、「我が国の農林水産業が有する食料の潜在生産能力」を表すものである。
○(4)　食品ロスは、食べられるのに捨てられてしまう食品のことであり、売れ残りや食べ残しだけでなく、賞味期限切れ食品等も含まれる。
×(5)　フードマイレージは、食品の輸送量（t）×輸送距離（km）で算出する。

▶正　解◀　**(4)**

34回－139
わが国の食料自給率に関する記述である。最も適当なのはどれか。1つ選べ。
(1)　フードバランスシート（食料需給表）の結果を用いて算出されている。
(2)　食品安全委員会によって算出・公表されている。
(3)　品目別自給率は、食料の価格を用いて算出されている。
(4)　最近10年間のカロリーベースの総合食料自給率は、50％以上である。
(5)　生産額ベースの総合食料自給率は、先進国の中では高水準にある。

▶選択肢考察◀
○(1)　フードバランスシート（食料需給表）は、わが国で供給される食料の生産から最終消費に至るまでの総量を明らかにしたものであり、食料自給率の算出の基礎となるものである。
×(2)　食料自給率は、農林水産省によって算出・公表される。
×(3)　食料自給率には、カロリー（供給熱量）ベース自給率、生産額ベース自給率、重量ベース自給率があるが、品目別自給率は重量ベース自給率を用いている。
×(4)　カロリーベース自給率は、近年、40％程度で推移しており、令和3年度は38％であった。
×(5)　生産額ベースの総合食料自給率は、先進国の中では低水準である。これは、先進国の中にはアメリカやフランスといった農業大国が含まれるためである。

▶正　解◀　**(1)**

37回－139 NEW

食料需給表から算出された、わが国の食料自給率のうち、品目別自給率（重量ベース）の年次推移である（図）。図のa～dに該当する食品の組合せとして、最も適当なのはどれか。１つ選べ。

	a	b	c	d
(1)	野菜	鶏卵	小麦	果実
(2)	野菜	小麦	鶏卵	果実
(3)	果実	野菜	小麦	鶏卵
(4)	鶏卵	野菜	果実	小麦
(5)	鶏卵	果実	野菜	小麦

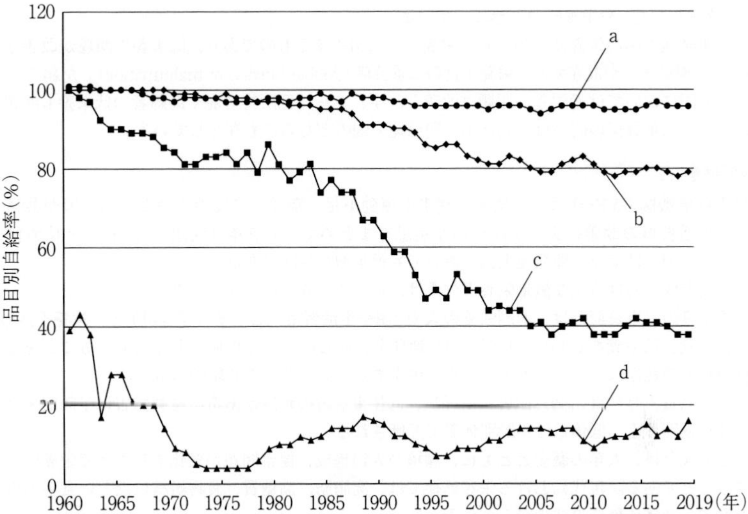

図　品目別自給率（重量ベース）の推移

▶正解へのアプローチ◀

aは、鶏卵である。鶏卵は、米、みかんとともに品目別自給率が高いのが特徴である（近年95％以上で推移）。

bは、野菜である。野菜は、生産・消費の変化に伴い、1965年には約100％であったが、近年は80％程度で推移しているのが特徴である。

cは、果物である。果物は、生鮮ではみかん、りんごなどの国産果実の消費が減る中、バナナやキウイフルーツ、パインアップルなど輸入果実の消費が増えたことから、自給率の低下が進んだが、近年はオレンジ果汁やりんご果汁の輸入が減少しているため、40％前後の横ばいで推移しているのが特徴である。

dは、小麦である。小麦は、大豆、とうもろこしとともに、第二次世界大戦終戦後から輸入が定着し、自給率が低いのが特徴である。

▶選択肢考察◀

×(1)、(2)、(3)、(5)

○(4)　▶正解へのアプローチ◀参照。

▶正　解◀　(4)

36回－140

世界の健康・栄養問題および栄養状態に関する記述である。最も適当なのはどれか。1つ選べ。

(1) 開発途上国には、NCDsの問題は存在しない。
(2) ビタミンA欠乏症は、開発途上国の多くで公衆栄養上の問題となっている。
(3) 栄養不良の二重負荷とは、発育阻害と消耗症が混在する状態をいう。
(4) 小児の発育阻害の判定には、身長別体重が用いられる。
(5) 栄養転換では、食物繊維の摂取量の増加がみられる。

正解へのアプローチ

開発途上国では、一部地域や一部階層で肥満、循環器疾患、糖尿病、がんなどのNCDsが増加し、疫学転換（疾病構造の変化）や栄養転換が起こっている。

一方で、開発途上国の栄養問題の多くが栄養不良に由来するものであり、低栄養の問題が改善されずに「低栄養」と「過栄養」が混在する「栄養不良の二重負荷（double burden of malnutrition）」が起こっている。

また、先進国においては過栄養の問題は改善されず、さらに低所得者層や高齢者の低栄養も問題となっており、栄養の二重負荷の問題は、先進国、開発途上国のどちらにも存在している。

選択肢考察

×(1) 世界保健機関（WHO）は、不健康な食事や運動不足、喫煙、過度の飲酒などの原因が共通しており、生活習慣の改善により予防可能な疾患をまとめて「非感染性疾患（NCDs）」と位置付けており、先進国だけでなく開発途上国においても近年増加傾向にある。
◯(2) 開発途上国における主な微量栄養素欠乏は、ビタミンA、鉄、ヨウ素である。
×(3) 栄養不良の二重負荷とは、過剰栄養の人（肥満や生活習慣病と、その予備群）と、栄養不良の人（やせ、拒食、低栄養など）の両方が、同じ地球上、同じ国、同じ地域に混在していることを指す。発育阻害と消耗症は、どちらも栄養不良に由来する「低栄養」の問題である。
×(4) 小児の発育不良には、発育阻害、消耗症、低体重などの形態がある。発育阻害は年齢別身長、消耗症は身長別体重、低体重は年齢別体重で評価される。
×(5) 栄養転換とは、人類の歴史とともに、環境や人口構成、健康問題が変化することで栄養問題も変化することである。現代における栄養転換では、高脂肪、高糖質、食物繊維に乏しい食事の摂取機会の増加、身体活動量の減少がみられる。

正　解　(2)

34回－140

世界の健康・栄養問題に関する記述である。最も適当なのはどれか。1つ選べ。

(1) 先進国では、NCDによる死亡数は減少している。
(2) 障害調整生存年数（DALYs）は、地域間格差は認められない。
(3) 栄養不良の二重負荷（double burden of malnutrition）とは、発育阻害と消耗症が混在する状態をいう。
(4) 開発途上国の妊婦には、ビタミンA欠乏症が多くみられる。
(5) 小児における過栄養の問題は、開発途上国には存在しない。

選択肢考察

×(1) 世界保健機関（WHO）は、不健康な食事や運動不足、喫煙、過度の飲酒などの原因が共通しており、生活習慣の改善により予防可能な疾患をまとめて「非感染性疾患（NCD）」と位置付けており、わが国も含め先進国では、NCDによる死亡数は増加している。

×(2)　障害調整生存年数（Disability adjusted life years；DALYs）は、疾病の有病率や予後などの保健統計を用いた、疾病や障害に対する負担を総合的に勘案できる指標である。DALYsは、「早死にすることによって失われた年数」と「障害を有することによって失われた年数」を足すことで算出できる。したがって、早死が多いアフリカ地域は、先進国に比べDALYsが高い。
×(3)　栄養不良の二重負荷とは、エネルギーの過剰摂取と不足の両面をもつ栄養不良状態のことである。
◯(4)　開発途上国における主な微量栄養素欠乏は、ビタミンA、鉄、ヨウ素である。これは、妊婦においても同様である。
×(5)　飢餓や低栄養の子どもが多い開発途上国でも、過食による過栄養の者が増加しており、栄養不良の二重負荷が起こっている。

▶正　解◀　(4)

33回－147

開発途上国における健康・栄養問題の現状に関する記述である。**誤っている**のはどれか。１つ選べ。

(1)　欠乏症が多く認められる栄養素に、ヨウ素がある。
(2)　栄養不足人口は、増加傾向である。
(3)　栄養不足人口が最も多いのは、アジア・太平洋地域である。
(4)　５歳未満児の死亡率は、減少傾向である。
(5)　NCDは、増加傾向である。

▶選択肢考察◀

◯(1)　開発途上国における主な微量栄養素欠乏は、ビタミンA、鉄、ヨウ素である。
◯(2)　国連食糧農業機関（FAO）によると、世界栄養不足人口は、2003年以降減少傾向にあったが、2015年以降増加傾向である。
◯(3)　FAOの報告では、全世界の６億5,000万人の栄養不足人口のうち、３分の２は、アジア・太平洋地域でみられると推計されている。
◯(4)　５歳未満児の死亡数は、1990年時点で年間1,240万人であったが、2018年には年間530万人と減少している。
◯(5)　NCD（非感染性疾患）は、先進国だけでなく開発途上国においても近年上昇傾向にある。

▶正　解◀　解なし

※出題当時は正解が(2)であった。

37回－140 NEW

開発途上国における5歳未満の子どもの栄養状態に関する記述である。最も適当なのはどれか。1つ選べ。

(1) 過栄養の問題は、みられない。
(2) 低体重は、身長別体重で評価される。
(3) 発育阻害は、年齢別体重で評価される。
(4) 消耗症は、年齢別身長で評価される。
(5) 低栄養の評価指標として、WHOのZスコアがある。

正解へのアプローチ

開発途上国では、一部地域や一部階層で肥満、循環器疾患、糖尿病、がんなどのNCDsが増加し、疫学転換（疾病構造の変化）や栄養転換が起こっている。

一方で、開発途上国の栄養問題の多くが栄養不良に由来するものであり、低栄養の問題が改善されずに「低栄養」と「過栄養」が混在する「栄養不良の二重負荷（double burden of malnutrition）」が起こっている。

これは、5歳未満の子どもにも言えることで、国連児童基金（UNICEF）の基幹報告書である「世界子供白書2019」では、世界の5歳未満児の少なくとも3人に1人に相当する2億人が、栄養不足や過体重であると報告している。

選択肢考察

×(1) 開発途上国では、近年、5歳未満児においても、過栄養による過体重、肥満が問題となっている。
×(2) 低体重は、年齢別体重（weight－for－age）で評価される。
×(3) 発育阻害は、年齢別身長（height－for－age）で評価される。
×(4) 消耗症は、身長別体重（weight－for－height）で評価される。
○(5) 開発途上国において、中等度・軽度の栄養不良の蔓延が大きな問題となっている。これら中等度・軽度の栄養不良の判定には、身長と体重を測定し、年齢データをもとにして、身長別体重、年齢別身長、年齢別体重を算出する方法が用いられている。その結果、各指標のZスコアが－2未満の小児をそれぞれ、急性栄養不良（Wasting）、慢性栄養不良（Stunting）、低体重（underweight）と判定している。

正　解　(5)

35回－140

栄養不良の二重負荷に関する記述である。**誤っている**のはどれか。1つ選べ。

(1) 1つの国の中に、2型糖尿病とやせの問題が同時に存在している。
(2) 1つの地域の中に、肥満とやせの問題が同時に存在している。
(3) 1つの地域の中に、クワシオルコルの子どもとマラスムスの子どもが同時に存在している。
(4) 1つの家庭の中に、父親の過体重と子どもの発育阻害が同時に存在している。
(5) 同一個人において、肥満と亜鉛欠乏が同時に存在している。

正解へのアプローチ

栄養不良の二重負荷とは、過剰栄養の人（肥満や生活習慣病と、その予備群）と、栄養不良の人（やせ、拒食、低栄養など）の両方が、同じ地球上に、同じ国に、同じ地域に混在していることを指す。また、一人の人生の中で、壮年期、中年期は生活習慣病や肥満症を患いながら、老化とともにフレイル（虚弱）や低栄養状態となってしまうことも、栄養不良の二重負荷であるといわれている。

▶選択肢考察◀

○(1) 1つの国の中に、過剰栄養による2型糖尿病と栄養不良によるやせの問題が同時に存在しているため、栄養不良の二重負荷といえる。

○(2) 1つの地域の中に、過剰栄養による肥満と栄養不良によるやせの問題が同時に存在しているため、栄養不良の二重負荷といえる。

×(3) 1つの地域の中に、クワシオルコルの子どもとマラスムスの子どもが同時に存在しているということは、どちらも栄養不良が問題である（P 495：33回－123：▶要　点◀参照）。

○(4) 1つの家庭の中に、過剰栄養による父親の過体重と栄養不良による子どもの発育阻害が同時に存在しているため、栄養不良の二重負荷といえる。

○(5) 同一個人において、過剰栄養による肥満と栄養不良による亜鉛欠乏が同時に存在しているため、栄養不良の二重負荷といえる。

▶正　解◀（3）

3 栄養政策

33回－148

わが国の行政組織における公衆栄養活動業務に関する記述である。**誤っている**のはどれか。1つ選べ。

(1) 食品の安全性確保の推進は、内閣府が担っている。
(2) 食育推進基本計画の策定は、農林水産省が担っている。
(3) 特定保健用食品の表示許可業務は、厚生労働省が担っている。
(4) 飲食店によるヘルシーメニューの提供の促進は、都道府県が行っている。
(5) 疾病予防のための栄養指導は、市町村が行っている。

▶正解へのアプローチ◀

平成27年に食育基本法が改正され、食育推進会議が農林水産省に移管し、会長は農林水産大臣となった。食育推進基本計画の策定は食育推進会議が行うため、現在は農林水産省が担当している。

▶選択肢考察◀

○(1) 食品の安全性確保は、内閣府の食品安全委員会が担っている。
○(2) 食育推進基本計画の策定は、平成28年度より農林水産省が担っている。
×(3) 特定保健用食品の表示許可業務は、内閣府の消費者庁が担っている。
○(4) 飲食店によるヘルシーメニューの提供の促進は、都道府県が行う食環境整備の一つである。
○(5) 疾病予防のための栄養指導は、住民サービスとして市町村が行っている。

▶正　解◀（3）

33回－149

公衆栄養関連法規の内容と法規名の組合せである。正しいのはどれか。1つ選べ。

(1) 特定健康診査の実施 ―― 医療法
(2) 食品表示基準の策定 ―― JAS法
(3) 食生活指針の策定 ―― 学校給食法
(4) 低体重児の届出 ―― 母子保健法
(5) 学校給食実施基準の策定 ―― 健康増進法

正解へのアプローチ

管理栄養士国家試験対策における「公衆栄養学」の柱の一つに、公衆栄養活動の根拠となる法規と関連の諸制度及び健康・栄養行政と具体的施策についての学習がある。

選択肢考察

×(1) 特定健康診査の実施 ―― 高齢者の医療の確保に関する法律
×(2) 食品表示基準の策定 ―― 食品表示法
×(3) 食生活指針の策定 ―― 根拠法なし
◯(4) 低体重児の届出 ―― 母子保健法
×(5) 学校給食実施基準の策定 ―― 学校給食法

正　解 (4)

37回－142 NEW

健康増進法に規定されているものである。**誤っている**のはどれか。1つ選べ。

(1) 都道府県健康増進計画の策定
(2) 健康診査等指針の策定
(3) 生活習慣病の発生状況の把握
(4) 受動喫煙防止の対策
(5) 食品表示基準の策定

正解へのアプローチ

過去の国家試験では、健康増進法の規定内容が多く出題されているため、健康増進法については、法規全般について確認する必要がある。

平成30年に健康増進法の一部が改正され、望まない受動喫煙の防止を図るため、多数の者が利用する施設等の区分に応じ、当該施設等の一定の場所を除き喫煙を禁止するとともに、当該施設等の管理について権限を有する者が講ずべき措置等について定められた。なお、本改正は、令和2年4月から全面施行となっている。

選択肢考察

◯(1) 都道府県健康増進計画の策定は、健康増進法第8条に規定されている。
◯(2) 健康診査等指針の策定は、健康増進法第9条に規定されている。
◯(3) 生活習慣病の発生状況の把握は、健康増進法第16条に規定されている。
◯(4) 受動喫煙防止の対策は、健康増進法第29条に規定されている。
×(5) 食品表示基準の策定は、食品表示法第4条に規定されている。

正　解 (5)

34回－142
健康増進法に定められている事項である。正しいのはどれか。1つ選べ。
(1) 食品表示基準の策定
(2) 幼児の健康診査の実施
(3) 特別用途表示の許可
(4) 学校給食栄養管理者の配置
(5) 保健所の設置

▶選択肢考察◀

×(1) 食品表示基準の策定は、食品表示法に規定されている。
×(2) 幼児の健康診断の実施は、母子保健法に規定されている。
○(3) 特別用途表示の許可は、健康増進法に規定されている。
×(4) 学校給食栄養管理者の配置は、学校教育法に規定されている。
×(5) 保健所の設置は、地域保健法に規定されている。

▶正　解◀ (3)

33回－153
健康増進法に定められている事項である。正しいのはどれか。**2つ選べ。**
(1) 市町村保健センターの設置
(2) 市町村健康増進計画の策定
(3) 市町村食育推進計画の策定
(4) 特定保健指導の実施
(5) 生活習慣病の発生状況の把握

▶選択肢考察◀

×(1) 市町村保健センターの設置を規定しているのは、地域保健法である。
○(2) 都道府県健康増進計画および市町村健康増進計画の策定を規定しているのは、健康増進法である。
×(3) 都道府県食育推進計画および市町村食育推進計画の策定を規定しているのは、食育基本法である。
×(4) 特定健康診査および特定保健指導の実施を規定しているのは、高齢者の医療の確保に関する法律である。
○(5) 国及び地方公共団体による生活習慣病の発生状況の把握について規定しているのは、健康増進法である。

▶正　解◀ (2)、(5)

36回－141
健康増進法で定められている事項のうち、厚生労働大臣が行うものである。正しいのはどれか。1つ選べ。
(1) 都道府県健康増進計画の策定
(2) 国民健康・栄養調査における調査世帯の指定
(3) 特定給食施設に対する勧告
(4) 特別用途表示の許可
(5) 食事摂取基準の策定

▶正解へのアプローチ◀
健康増進法に規定されている施策の実施者は、内閣総理大臣、厚生労働大臣、都道府県知事である。
健康増進法において、内閣総理大臣、厚生労働大臣、都道府県知事それぞれが有する許可権限等は、▶要　点◀の通りである。

▶選択肢考察◀
×(1) 都道府県健康増進計画の策定は、都道府県知事の権限である。
×(2) 国民健康・栄養調査における調査世帯の指定は、都道府県知事の権限である。
×(3) 特定給食施設に対する勧告は、都道府県知事の権限である。
×(4) 特別用途表示の許可は、内閣総理大臣の権限である。
○(5) 食事摂取基準の策定は、厚生労働大臣の権限である。

▶正　解◀ (5)

▶要　点◀
健康増進法における内閣総理大臣、厚生労働大臣、都道府県知事が有する許可権限等

内閣総理大臣	特別用途表示の許可
厚生労働大臣	基本方針の策定、国民健康・栄養調査の実施および調査地区の選定、健康診査等指針の策定、食事摂取基準の策定
都道府県知事	都道府県健康増進計画の策定、国民健康・栄養調査の調査世帯の選定、国民健康・栄養調査員の任命、栄養指導員の任命、特定給食施設への指導・助言・勧告・命令、特定施設等への受動喫煙防止のための指導・助言・勧告・命令

35回－141
健康増進法に定められている施策とその実施者の組合せである。正しいのはどれか。1つ選べ。
(1) 国民の健康の増進の総合的な推進を図るための基本的な方針の決定 ―――― 内閣総理大臣
(2) 特別用途表示の許可 ―――― 農林水産大臣
(3) 食事摂取基準の策定 ―――― 厚生労働大臣
(4) 国民健康・栄養調査員の任命 ―――― 厚生労働大臣
(5) 栄養指導員の任命 ―――― 厚生労働大臣

▶選択肢考察◀
×(1) 国民の健康の増進の総合的な推進を図るための基本的な方針の決定 ―――― 厚生労働大臣
×(2) 特別用途表示の許可 ―――― 内閣総理大臣

○(3)　食事摂取基準の策定 ―――――――――― 厚生労働大臣
×(4)　国民健康・栄養調査員の任命 ――――― 都道府県知事
×(5)　栄養指導員の任命 ―――――――――― 都道府県知事

▶正　解◀（3）

37回－141 NEW

食育基本法に関する記述である。最も適当なのはどれか。１つ選べ。

(1)　食育推進会議の会長は、厚生労働大臣が務める。
(2)　食育の推進に当たって、国民の責務を規定している。
(3)　子ども食堂の設置基準を規定している。
(4)　特定保健指導の実施を規定している。
(5)　栄養教諭の配置を規定している。

▶正解へのアプローチ◀

食育基本法は、食育によって国民が生涯にわたって健全な心身を培い、豊かな人間性を育むことを目的としている。さらに、食育とは生きるための基本的な知識であり、知識の教育、道徳教育、体育教育の基礎となるべきものと位置づけて食育推進基本計画を示している。

なお、平成27年に食育基本法が改正され、食育推進会議が農林水産省に移管し、会長は農林水産大臣となった。また、令和３年度から第４次食育推進基本計画がスタートしているため、確認が必要である。第４次食育推進基本計画のコンセプトは、「SDGsの実現に向けた食育の推進」となっている。

▶選択肢考察◀

×(1)　食育推進会議の会長は、農林水産大臣が務める。
○(2)　食育の推進に当たって、国民の責務を「国民は、家庭、学校、保育所、地域その他の社会のあらゆる分野において、基本理念にのっとり、生涯にわたり健全な食生活の実現に自ら努めるとともに、食育の推進に寄与するよう努めるものとする。」と規定している。
×(3)　子ども食堂の設置基準を規定している法律は、存在しない。
×(4)　特定保健指導の実施を規定しているのは、高齢者の医療の確保に関する法律である。
×(5)　栄養教諭の配置を規定しているのは、学校教育法である。

▶正　解◀（2）

37回－143 NEW

栄養士法に関する記述である。最も適当なのはどれか。１つ選べ。

(1)　第二次世界大戦後に制定された。
(2)　栄養士は、傷病者に対する療養のために必要な栄養の指導を行うことを業とする者と規定している。
(3)　管理栄養士免許は、都道府県知事が与える。
(4)　食生活改善推進員の業務内容を規定している。
(5)　保健所における管理栄養士の配置基準を規定している。

▶正解へのアプローチ◀

栄養士法は、栄養士、管理栄養士全般の職務・資格などに関して規定した法律である。管理栄養士を「傷病者に対する療養のため必要な栄養の指導」や「個人の身体の状況、栄養状態等に応じた高度の専門的知識及び技術を要する健康の保持増進のための栄養の指導」等を行う者として位置づけている。

▶選択肢考察◀

◯(1) 現行の栄養士法は、第二次世界大戦後の1947年（昭和22年）に制定された。
×(2) 栄養士は、都道府県知事の免許を受けて、栄養士の名称を用いて栄養の指導に従事することを業とする者と規定している。
×(3) 管理栄養士免許は、厚生労働大臣が与える。
×(4) 食生活改善推進員の業務内容を規定している法律は、存在しない。
×(5) 保健所における管理栄養士の配置基準を規定しているのは、地域保健法である。

▶正　解◀ (1)

35回－142

栄養士法に関する記述である。正しいのはどれか。1つ選べ。

(1) 管理栄養士の免許は、都道府県知事が管理栄養士名簿に登録することにより行う。
(2) 管理栄養士は、傷病者に対する療養のために必要な栄養の指導を行う。
(3) 管理栄養士には、就業の届出が義務づけられている。
(4) 行政栄養士の定義が示されている。
(5) 医療施設における栄養士の配置基準が規定されている。

▶選択肢考察◀

×(1) 管理栄養士の免許は、厚生労働大臣が管理栄養士名簿に登録することによって行う。
◯(2) 栄養士法で規定されている管理栄養士の定義に、「傷病者に対する療養のため必要な栄養の指導」を行うことを業とする者とある。
×(3) 栄養士法には、栄養士・管理栄養士の就業届出に関する規定はない。
×(4) 行政栄養士の定義を示す法律は存在しない。
×(5) 医療施設における栄養士の配置基準を規定しているのは、医療法である（病床数100床以上の病院は栄養士１名必置）。

▶正　解◀ (2)

33回－150

栄養士法に規定された管理栄養士に関する記述である。正しいのはどれか。1つ選べ。

(1) 健康の保持増進のための栄養の指導を行う。
(2) 免許は、内閣総理大臣が与える。
(3) 就業届出制度が規定されている。
(4) 特定給食施設への必置が規定されている。
(5) 専門管理栄養士に関する規定がある。

▶選択肢考察◀

◯(1) 栄養士法で規定されている管理栄養士の定義に、「健康の保持増進のための栄養の指導」を行うことを業とする者とある。
×(2) 管理栄養士の免許は、管理栄養士国家試験に合格した者に対して、厚生労働大臣が与える。
×(3) 栄養士法では、栄養士・管理栄養士の就業届出制度を規定していない。
×(4) 特定給食施設の管理栄養士必置要件を規定しているのは、健康増進法である。
×(5) 栄養士法には、専門管理栄養士に関する規定はない。

▶正　解◀ (1)

36回－142
栄養士法に規定されている内容である。正しいのはどれか。1つ選べ。
(1) 特定給食施設における管理栄養士の配置
(2) 特定機能病院における管理栄養士の配置
(3) 栄養指導員の定義
(4) 管理栄養士の定義
(5) 食品衛生監視員の任命

選択肢考察

×(1) 特定給食施設における管理栄養士の配置を規定するのは、健康増進法である。
×(2) 特定機能病院における管理栄養士の配置を規定するのは、医療法である。
×(3) 栄養指導員の定義を規定するのは、健康増進法である。
○(4) 管理栄養士の定義を規定するのは、栄養士法である。
×(5) 食品衛生監視員の任命を規定するのは、食品衛生法である。

正　解 (4)

34回－144
栄養士法に関する記述である。正しいのはどれか。1つ選べ。
(1) 管理栄養士名簿は、都道府県に備えられている。
(2) 食事摂取基準の策定について定めている。
(3) 栄養指導員の任命について定めている。
(4) 管理栄養士の名称の使用制限について定めている。
(5) 特定保健指導の実施について定めている。

正解へのアプローチ

栄養士法第6条第1項では「栄養士でなければ、栄養士又はこれに類似する名称を用いて第1条第1項に規定する業務を行ってはならない。」、第2項では「管理栄養士でなければ、管理栄養士又はこれに類似する名称を用いて第1条第2項に規定する業務を行ってはならない。」と、栄養士、管理栄養士の名称独占について規定している。なお、栄養士、管理栄養士の業務独占は規定されていない。

選択肢考察

×(1) 栄養士名簿は都道府県、管理栄養士名簿は厚生労働省に備えられている。
×(2) 食事摂取基準の策定について規定しているのは、健康増進法である。
×(3) 栄養指導員の任命について規定しているのは、健康増進法である。
○(4) 栄養士法では、栄養士及び管理栄養士の名称の使用制限（名称独占）について定めている。
×(5) 特定保健指導の実施について規定しているのは、高齢者の医療の確保に関する法律である。

正　解 (4)

36回－144
健康日本21（第二次）で示されている目標項目である。正しいのはどれか。１つ選べ。
(1) 成人期のう蝕のない者の増加
(2) 食品中の食塩や脂肪の低減に取り組む食品企業及び飲食店の登録数の増加
(3) 主食・主菜・副菜を組み合わせた食事が１日１回以上の日がほぼ毎日の者の割合の増加
(4) 妊娠中の飲酒量の減少
(5) 郷土料理や伝統料理を月１回以上食べている者の割合の増加

正解へのアプローチ

健康日本21（第二次）に関する問題は、目標項目の正誤を問う問題がほとんどである。特に、「栄養・食生活」に関する目標項目を問う問題が多い。

選択肢考察

×(1) 正しくは、乳幼児・学齢期のう蝕のない者の増加である。
○(2) 食品中の食塩や脂肪の低減に取り組む食品企業及び飲食店の登録数の増加は、目標項目の１つである。
×(3) 正しくは、主食・主菜・副菜を組み合わせた食事が１日２回以上の日がほぼ毎日の者の割合の増加である。
×(4) 正しくは、妊娠中の飲酒をなくすである。
×(5) 郷土料理や伝統料理を月１回以上食べている国民の割合の増加は、第４次食育推進基本計画の目標項目である。

正　解 (2)

35回－144
健康日本21（第二次）の目標項目のうち、中間評価で「改善している」と判定されたものである。最も適当なのはどれか。１つ選べ。
(1) 適正体重の子どもの増加
(2) 適正体重を維持している者の増加
(3) 適切な量と質の食事をとる者の増加
(4) 共食の増加
(5) 食品中の食塩や脂肪の低減に取り組む食品企業及び飲食店の登録数の増加

正解へのアプローチ

平成30年に厚生労働省より「健康日本21（第二次）」中間報告書が発表された。

中間評価では、各目標項目について策定時の値と直近値を比較し、「a　改善している」「b　変わらない」「c　悪化している」「d　評価困難」の４段階で評価した。

すべての目標項目に対する評価内容を覚えることは難しいが、国家試験では「栄養・食生活」に関する目標項目を出題する傾向があるため、「栄養・食生活」に関する目標項目の評価結果は把握しておきたい。

なお、目標項目のうち唯一「悪化している」と評価されたのは、「歯周病を有する者の割合の減少」であった。

選択肢考察

×(1) 「適正体重の子どもの増加」は、「変わらない」と評価された。
×(2) 「適正体重を維持している者の増加」は、「変わらない」と評価された。
×(3) 「適切な量と質の食事をとる者の増加」は、「変わらない」と評価された。

×(4) 「共食の増加」は、「変わらない」と評価された。

○(5) 「食品中の食塩や脂肪の低減に取り組む食品企業及び飲食店の登録数の増加」は、「改善している」と評価された。

▶正　解◀ (5)

▶要　点◀

健康日本21（第二次）中間評価における評価の結果

〈評価〉a：改善している（*現状のままでは最終目標到達が危ぶまれるもの）　b：変わらない　c：悪化した　d：評価困難

全体目標	① 健康寿命の延伸と健康格差の縮小	a：改善している・健康寿命の延伸・健康格差の縮小

② 生活習慣病の発症予防と重症化予防の徹底	③ 社会生活を営むために必要な機能の維持及び向上	④ 健康を支え、守るための社会環境の整備
a：改善している • 75歳未満のがんの年齢調整死亡率の減少* • がん検診の受診率の向上* • 脳血管疾患・虚血性心疾患の年齢調整死亡率の減少 • 高血圧の改善 • 特定健康診査・特定保健指導の実施率の向上* • 血糖コントロール指標におけるコントロール不良者の割合の減少	a：改善している • 自殺者の減少 • メンタルヘルスに関する措置を受けられる職場の割合の増加* • 小児人口10万人当たりの小児科医・児童精神科医師の割合の増加 • 健康な生活習慣（栄養・食生活、運動）を有する子どもの割合の増加* • ロコモティブシンドロームを認知している国民の割合の増加 • 低栄養傾向の高齢者の割合の増加の抑制 • 足腰に痛みのある高齢者の割合の減少*	a：改善している • 地域のつながりの強化 • 健康づくりに関する活動に取り組み、自発的に情報発信を行う企業登録数の増加 • 健康づくりに関して身近で専門的な支援・相談が受けられる民間団体の活動拠点数の増加 • 健康格差対策に取り組む自治体の増加
b：変わらない • 脂質異常症の減少 • メタボリックシンドロームの該当者及び予備群の減少 • 糖尿病合併症（糖尿病腎症による年間新規透析導入患者数）の減少 • 糖尿病の治療継続者の割合の増加 • 糖尿病有病者の増加の抑制 • COPDの認知度の向上	b：変わらない • 気分障害・不安障害に相当する心理的苦痛を感じている者の割合の減少 • 適正体重の子どもの増加 • 介護保険サービス利用者の増加の抑制 • 高齢者の社会参加の促進（就業又は何らかの地域活動をしている高齢者の割合の増加）	b：変わらない • 健康づくりを目的とした活動に主体的に関わっている国民の割合の増加
	d：評価困難 • 認知機能低下ハイリスク高齢者の把握率の向上	

⑤ 栄養・食生活、身体活動・運動、休養、飲酒、喫煙及び歯・口腔の健康に関する生活習慣及び社会環境の改善に関する目標					
栄養・食生活	身体活動・運動	休　養	飲　酒	喫　煙	歯・口腔の健康
a：改善している • 食品中の食塩や脂肪の低減に取り組む食品企業及び飲食店の登録数の増加 • 利用者に応じた食事の計画、調理及び栄養の評価、改善を実施している特定給食施設の割合の増加*	a：改善している • 住民が運動しやすいまちづくり・環境整備に取り組む自治体数の増加	a：改善している • 週労働時間60時間以上の雇用者の割合の減少*	a：改善している • 未成年者の飲酒をなくす • 妊娠中の飲酒をなくす*	a：改善している • 成人の喫煙率の減少* • 未成年者の喫煙をなくす • 妊娠中の喫煙をなくす* • 受動喫煙の機会を有する者の割合の減少*	a：改善している • 歯の喪失防止 • 乳幼児・学齢期のう蝕のない者の増加 • 過去1年間に歯科検診を受診した者の割合の増加
b：変わらない • 適正体重を維持している者の増加 • 適切な量と質の食事をとる者の増加 • 共食の増加	b：変わらない • 日常生活における歩数の増加 • 運動習慣者の割合の増加	b：変わらない • 睡眠による休養を十分とれていない者の割合の減少	b：変わらない • 生活習慣病のリスクを高める量を飲酒している者の割合の減少		b：変わらない • 口腔機能の維持・向上 c：悪化した • 歯周病を有する者の割合の減少

34回－143
わが国の食育推進に関する記述である。正しいのはどれか。1つ選べ。
(1) 食育基本法は、栄養教諭の配置を規定している。
(2) 食育推進会議は、内閣府に設置されている。
(3) 食育推進基本計画の実施期間は、10年である。
(4) 市町村は、食育推進計画を策定しなければならない。
(5) 第3次食育推進基本計画のコンセプトは、「実践の環を広げよう」である。

正解へのアプローチ

第3次食育推進基本計画のコンセプトは「実践の環を広げよう」であったが、令和3年度より開始された第4次食育推進基本計画のコンセプトは「SDGsの実現に向けた食育の推進」となっている。

選択肢考察

×(1) 栄養教諭の配置を規定しているのは、学校教育法である。
×(2) 平成27年の食育基本法の改正により、食育推進会議は農林水産省に設置されている。
×(3) 食育推進基本計画の実施期間は、5年である（第3次食育推進基本計画：平成28年度～令和2年度、第4次食育推進基本計画：令和3年度～令和7年度）。
×(4) 都道府県、市町村ともに、食育推進計画の策定は努力目標である。
○(5) 正解へのアプローチ 参照。

正　解 (5)

37回－144 NEW
国民健康・栄養調査に関する記述である。最も適当なのはどれか。1つ選べ。
(1) 地域保健法に基づき実施される。
(2) 健康日本21（第二次）の評価に用いられる。
(3) 調査の企画・立案は、都道府県が行う。
(4) 栄養摂取状況調査の対象には、乳児が含まれる。
(5) 栄養摂取状況調査の結果は、世帯当たりの平均摂取量として示される。

正解へのアプローチ

わが国の健康づくり施策を推進するためには、科学的根拠に基づいた施策の企画立案及び評価は必須であり、この国民健康・栄養調査は、健康増進法を根拠とし、施策推進のための基礎資料を得るために厚生労働省が毎年1回11月に実施している。なお、無作為抽出で抽出された世帯及び世帯員のうち、対象外となる者もいる。

選択肢考察

×(1) 国民健康・栄養調査は、健康増進法に基づき実施される。
○(2) 国民健康・栄養調査は、健康日本21（第二次）の中間評価および最終評価に用いられた。
×(3) 調査の企画・立案は、厚生労働省が行う。
×(4) 栄養摂取状況調査の対象は、1歳以上である。したがって、1歳未満である乳児は含まれない。
×(5) 栄養摂取状況調査の結果は、世帯員ごとの案分比率で算出される。

正　解 (2)

▶要　点◀

国民健康・栄養調査の概要（令和元年）

調査の目的	国民の身体の状況、栄養素等摂取量及び生活習慣の状況を明らかにし、国民の健康の増進の総合的な推進を図るための基礎資料を得ることを目的とする。
調査の根拠法令	健康増進法
調査の対象及び抽出方法	調査の対象は、令和元年国民生活基礎調査（約11,000単位区内の世帯約30万世帯及び世帯員約72万人）において設定された単位区から層化無作為抽出した300単位区内のうち、令和元年東日本台風の影響により4単位区を除いた全ての世帯及び世帯員で、令和元年11月1日現在で1歳以上の者とした。
調査項目	1　身体状況調査票（身長、体重、腹囲、血圧測定、血液検査、問診）
	2　栄養摂取状況調査票（世帯状況、食事状況、食物摂取状況、1日の身体活動量〈歩数〉）
	3　生活習慣調査票（食生活、身体活動、休養（睡眠）、飲酒、喫煙、歯の健康等に関する生活習慣全般）令和元年は重点項目として、社会環境の整備について把握 ※令和元年よりオンライン調査が導入された。
調査の時期	11月中
調査体制	厚生労働省 — 都道府県・政令市・特別区 — 保健所 — 調査員 — 対象者

34回－145

国民健康・栄養調査の方法に関する記述である。正しいのはどれか。1つ選べ。

(1)　調査の企画立案は、各都道府県が行う。
(2)　調査世帯の指定は、厚生労働大臣が行う。
(3)　栄養摂取状況調査には、食物摂取頻度調査法を用いている。
(4)　栄養摂取状況調査の対象者は、1歳以上である。
(5)　栄養素等摂取量の算出において、調理による変化を考慮していない。

▶選択肢考察◀

×(1)　国民健康・栄養調査の企画立案は、厚生労働省が行う。
×(2)　調査地区の選定は厚生労働大臣、調査世帯の指定は都道府県知事が行う。
×(3)　栄養摂取状況調査には、秤量記録法を用いている。
◯(4)　令和元年調査の栄養摂取状況調査の対象は、1歳以上である。
×(5)　栄養素等摂取量は、調理後（ゆで、油いため等）の成分値が成分表に収載されている食品は、成分値を用い、その他の食品については、成分表に収載されている調理による「重量変化率」を加味して算出する。

▶正　解◀　**(4)**

33回－151

国民健康・栄養調査に関する記述である。正しいのはどれか。1つ選べ。

(1) 調査は、3年ごとに実施される。
(2) 国民健康・栄養調査員は、厚生労働大臣が任命する。
(3) 栄養摂取状況調査は、非連続の2日間実施する。
(4) 調査結果は、健康日本21（第二次）の評価に用いられる。
(5) 海外に居住する日本人も対象となる。

▶選択肢考察◀

×(1) 国民健康・栄養調査は、毎年実施される。
×(2) 国民健康・栄養調査員は、都道府県知事が任命する。
×(3) 栄養摂取状況調査は、調査年の11月中の日曜日及び祝祭日を除く任意の1日に実施する。
○(4) 「健康日本21（第二次）中間評価」において、多くの調査項目の評価に平成27年国民健康・栄養調査結果が用いられた。
×(5) 調査対象世帯の世帯員のうち、海外居住などの別居中の者は調査対象外となる。

▶正　解◀ (4)

36回－143

国民健康・栄養調査の栄養摂取状況調査に関する記述である。最も適当なのはどれか。1つ選べ。

(1) 3日間行われる。
(2) 調査日は、参加が得られやすいよう、日曜日を設定できる。
(3) 調理による食品中の栄養素量の変化は、考慮しない。
(4) 対象世帯の個人の摂取量は、案分比率で把握する。
(5) 対象者は、20歳以上である。

▶正解へのアプローチ◀

国民健康・栄養調査では、身体状況、栄養摂取状況、生活習慣について調査している。具体的な実施方法は、各年次調査の「調査の概要」で示されている（P605：37回－144：▶要　点◀参照）。

▶選択肢考察◀

×(1)、(2) 栄養摂取状況調査は、11月中の日曜日及び祝祭日を除く任意の1日で実施する。
×(3) 栄養素等摂取量は、調理後（ゆで、焼き等）の成分値が日本食品標準成分表2015年版（七訂）に収載されている食品は、これを用いる。また、その他の食品については、日本食品標準成分表2015年版（七訂）に収載されている調理による「重量変化率」を加味して算出する。
○(4) 対象世帯の個人別栄養素等摂取量の推定には、案分比率を用いて算出する。
×(5) 栄養摂取状況調査の対象者は、1歳以上である。

▶正　解◀ (4)

33回－152

食生活指針（2016年一部改定）に関する記述である。**誤っている**のはどれか。1つ選べ。

(1) 生活の質（QOL）の向上を目的としている。
(2) 食品の組合せは、SV（サービング）を用いて示している。
(3) 「脂肪は質と量を考えて」としている。
(4) 「郷土の味の継承を」としている。
(5) 「食料資源を大切に」としている。

▶正解へのアプローチ◀

「食生活指針」は、2000（平成12）年に厚生省（現・厚生労働省）、農林水産省、文部省（現・文部科学省）により、国民が日常生活の中で「何を、どれだけ、どのように食べたらよいか」を具体的に実践できる目標として策定された。国民の健康増進、生活の質（QOL）の向上および食糧の安定供給の確保などを図るため、10項目の指針からなっている。

2016年6月に食生活指針の改定が行われたため、確認が必要である（▶要　点◀参照）。

▶選択肢考察◀

○(1) 食生活指針は、「生活の質（QOL）の向上」「適度な運動と食事」「バランスのとれた食事内容」「食料の安定供給や食文化への理解」「食料資源や環境への配慮」で構成され、具体的な指針が10項目設定されている。

×(2) 食品の組合せをSV（サービング）を用いて示しているのは、食事バランスガイドである。

○(3) 「バランスのとれた食事内容」の指針として「食塩は控えめに、脂肪は質と量を考えて。」がある。

○(4) 「食料の安定供給や食文化への理解」の指針として「日本の食文化や地域の産物を生かし、郷土の味の継承を。」がある。

○(5) 「食料資源や環境への配慮」の指針として「食料資源を大切に、無駄や廃棄の少ない食生活を。」がある。

▶正　解◀（2）

▶要　点◀

食生活指針（2016年改定）の項目（文部科学省、厚生労働省、農林水産省）

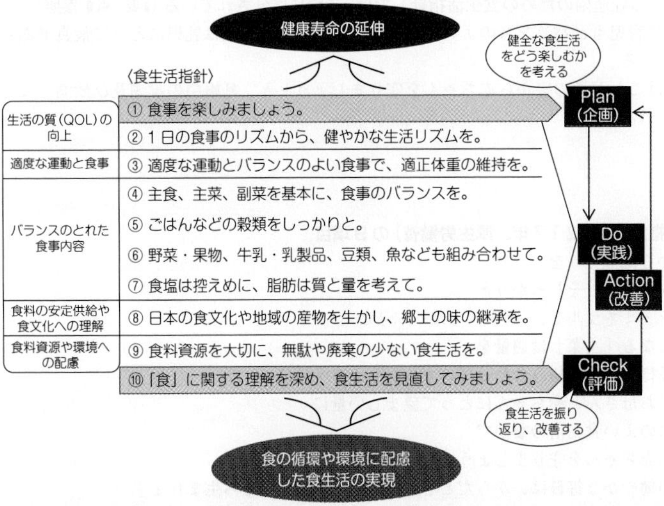

35回－143
妊産婦のための食生活指針に関する記述である。**誤っている**のはどれか。1つ選べ。
(1) 妊娠前の女性も対象にしている。
(2) 栄養機能食品による葉酸の摂取を控えるよう示している。
(3) 非妊娠時の体格に応じた、望ましい体重増加量を示している。
(4) バランスのよい食生活の中での母乳育児を推奨している。
(5) 受動喫煙のリスクについて示している。

▶正解へのアプローチ◀

近年、若い女性において食事の偏りや低体重者の増加等が健康上の問題として指摘されており、妊娠期および授乳期においても、母子の健康のために適切な食習慣の確立を図ることが極めて重要な課題となっているが、妊娠期の食生活という観点から集約された情報として提供されるものは少ない。

そこで、妊娠前からの食生活の重要性が再認識されることも視野に入れ、厚生労働省は平成17年に「妊産婦のための食生活指針」、「妊娠期の至適体重増加チャート」、「妊産婦のための食事バランスガイド」を策定した。

本指針のポイントは、妊産婦にとって具体的でわかりやすい内容とすることを基本とする一方で、保健医療従事者等の指導者が活用する際の参考になるよう、科学的根拠に基づく解説を加えている。また、対象は妊産婦としているが、妊娠前からの食生活の重要性が再認識されることも視野に入れた内容となっている。

なお、「妊産婦のための食生活指針」は令和3年より「妊娠前からはじめる妊産婦のための食生活指針」に改定されたため、確認が必要である（▶要　点◀参照）。

▶選択肢考察◀

○(1) 本指針では、「妊娠前から、健康なからだづくりを」と、妊娠前の女性も対象にしている。
×(2) 本指針では、「不足しがちなビタミン・ミネラルを、「副菜」でたっぷりと」としているが、妊娠によって葉酸の必要量は増大するため、食品からの葉酸摂取に加えていわゆる栄養補助食品（栄養機能食品も含む）から1日0.4mg以上の葉酸を摂取すれば、神経管閉鎖障害の発症リスクが低減することが期待できる旨、情報提供を行う。
○(3) 妊娠期間中の体重増加量は、非妊娠時の体格区分をもとに3つに区分されている。なお、改定後の「妊娠前からはじめる妊産婦のための食生活指針」では、4つに区分されている（▶要　点◀参照）。
○(4) 本指針では、「母乳育児も、バランスのよい食生活のなかで」と、母乳は乳児にとって最良であることを前提としている。
○(5) 本指針では、「たばことお酒の害から赤ちゃんを守りましょう」と、妊娠中の喫煙及び飲酒をなくすことを示唆している。

▶正　解◀ (2)

▶要　点◀

「妊産婦のための食生活指針」（平成17年、厚生労働省）の９項目
①妊娠前から、健康なからだづくりを
②「主食」を中心に、エネルギーをしっかりと
③不足しがちなビタミン・ミネラルを、「副菜」でたっぷりと
④からだづくりの基礎となる「主菜」は適量を
⑤牛乳・乳製品などの多様な食品を組み合わせて、カルシウムを十分に
⑥妊娠中の体重増加は、お母さんと赤ちゃんにとって望ましい量に
⑦母乳育児も、バランスのよい食生活のなかで
⑧たばことお酒の害から赤ちゃんを守りましょう
⑨お母さんと赤ちゃんの健やかな毎日は、からだと心にゆとりのある生活から生まれます

「妊娠前からはじめる妊産婦のための食生活指針」（令和３年、厚生労働省）の１０項目

①妊娠前から、バランスのよい食事をしっかりとりましょう
②「主食」を中心に、エネルギーをしっかりと
③不足しがちなビタミン・ミネラルを、「副菜」でたっぷりと
④「主菜」を組み合わせてたんぱく質を十分に
⑤乳製品、緑黄色野菜、豆類、小魚などでカルシウムを十分に
⑥妊娠中の体重増加は、お母さんと赤ちゃんにとって望ましい量に
⑦母乳育児も、バランスのよい食生活のなかで
⑧無理なくからだを動かしましょう
⑨たばことお酒の害から赤ちゃんを守りましょう
⑩お母さんと赤ちゃんのからだと心のゆとりは、周囲のあたたかいサポートから

妊娠中の体重増加指導の目安＊1（「妊娠前からはじめる妊産婦のための食生活指針」より）

妊娠前の体格＊2		体重増加量指導の目安
低体重（やせ）	18.5未満	12～15kg
普通体重	18.5以上25.0未満	10～13kg
肥満（1度）	25.0以上30.0未満	7～10kg
肥満（2度以上）	30.0以上	個別対応（上限5kgまでが目安）

＊1「増加量を厳格に指導する根拠は必ずしも十分ではないと認識し、個人差を考慮したゆるやかな指導を心がける。」産婦人科診療ガイドライン産科編 2020 CQ 010 より
＊2日本肥満学会の肥満度分類に準じた。

37回－145 NEW

食事バランスガイドに関する記述である。最も適当なのはどれか。１つ選べ。

(1) 食育推進基本計画を具体的に行動に結びつけるものである。
(2) 運動の重要性が示されている。
(3) 摂取すべき水分の量が示されている。
(4) 菓子は主食に含まれる。
(5) １食で摂るサービング（SV）の数が示されている。

▶正解へのアプローチ◀

食事バランスガイドは、2000年（平成12年）に策定された「食生活指針」を具体的な行動に結びつけるものとして、1日に「何を」「どれだけ」食べたらよいかの目安を分かりやすくイラストで示したものであり、厚生労働省と農林水産省の共同により2005年（平成17年）に策定された。

▶選択肢考察◀

×(1) 食事バランスガイドは、2000年（平成12年）に策定された食生活指針を具体的に行動に結びつけるツールとして、2005年（平成17年）に策定された。
○(2) イラストでは、運動することによって「コマ」が安定して回転することを表現している。
×(3) イラストでは、水分を「コマ」の軸とし、食事の中で欠かせない存在であることを強調しているが、摂取すべき水分の量は示していない。
×(4) イラストでは、菓子・嗜好飲料はヒモで表現している。
×(5) 食事バランスガイドは、1日に「何を」「どれだけ」食べたらいいのかを、コマの形と料理のイラストで表現したものであり、1日で摂るサービング（SV）の数で示している。

▶正　解◀ (2)

▶要　点◀

食事バランスガイド

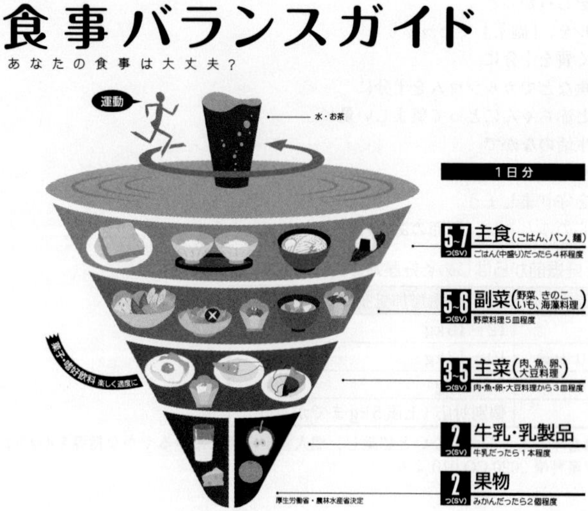

34回－152

わが国の「食事バランスガイド」に関する記述である。最も適当なのはどれか。１つ選べ。

(1) 「食生活指針」を具体的な行動に結びつけるためのツールである。
(2) 生活習慣病予防のためのハイリスクアプローチを目的として、つくられた。
(3) 推奨される１日の身体活動量を示している。
(4) 年齢によって、サービングサイズを変えている。
(5) １食で摂る、おおよその量を示している。

▶選択肢考察◀

○(1) 食事バランスガイドは、2000年に策定された「食生活指針」を具体的な行動に結びつけるツールとして、2005年に策定された。

×(2) 食事バランスガイドの目的は、「食生活指針」の目的である健康で豊かな食生活の実現であるといえる。つまり、ポピュレーションアプローチである。

×(3) 食事バランスガイドのイラストでは、コマが回転（運動）することによって初めて安定するということで運動の必要性を示しているが、身体活動量など運動の量的基準は示していない。

×(4) サービングサイズ（1SV相当量）は、料理区分ごとに決まっているが、年齢による違いはない。

×(5) 食事バランスガイドは、１日に「何を」「どれだけ」食べたらよいかの目安を分かりやすくイラストで示したものである。

▶正　解◀ (1)

33回－154

国際的な公衆栄養活動に関する記述である。正しいのはどれか。1つ選べ。

(1) 持続可能な開発目標（SDGs）は、国際連合（UN）が発表している。
(2) 栄養表示ガイドラインは、国連世界食糧計画（WFP）が策定している。
(3) フードセキュリティの達成は、国連教育科学文化機関（UNESCO）の設立目的である。
(4) 自然災害被災地への緊急食料援助は、コーデックス委員会（CAC）が担っている。
(5) フードバランスシートの策定基準は、世界保健機関（WHO）が定めている。

▶正解へのアプローチ◀

持続可能な開発目標（SDGs）は、ミレニアム開発目標（MDGs）の後継として、2015年に開催された「国連持続可能な開発サミット」で採択された。

持続可能な開発目標では、17項目の目標と169のターゲットが示されており、2030年までの達成を目指している。

持続可能な開発目標（SDGs）については、現在わが国でも積極的に取組が行われているため、確認が必要である。

▶選択肢考察◀

○(1) ▶正解へのアプローチ◀参照。
×(2) 栄養表示に関するガイドラインは、コーデックス委員会（CAC）が策定している。
×(3) フードセキュリティの達成は、国連食糧農業機関（FAO）の設立目的である。
×(4) 自然災害被災地への緊急食料援助は、国連世界食糧計画（WFP）が担っている。
×(5) フードバランスシートの策定基準は、国連食糧農業機関（FAO）が定めている。

▶正　解◀（1）

36回－145

国際的な公衆栄養活動とその組織の組合せである。最も適当なのはどれか。1つ選べ。

(1) 国際的な栄養表示ガイドラインの策定 ―――― 国連世界食糧計画（WFP）
(2) 母子栄養に関する世界栄養目標（Global Nutrition Targets）の設定 ―――― 世界保健機関（WHO）
(3) NCDsの予防と対策のためのグローバル戦略の作成 ―――― 国連児童基金（UNICEF）
(4) 世界栄養会議（International Conference on Nutrition）の主催 ―――― 国連教育科学文化機関（UNESCO）
(5) 食物ベースの食生活指針の開発と活用に関する提言 ―――― 国連開発計画（UNDP）

▶正解へのアプローチ◀

近年、公衆栄養活動に関する国際的な施策とその組織を問われる問題が多く出題されているため、組合せを覚えておくこと。

▶選択肢考察◀

×(1) 国際的な栄養表示ガイドラインの策定 ―――― コーデックス委員会（CAC）
○(2) 母子栄養に関する世界栄養目標（Global Nutrition Targets）の設定 ―――― 世界保健機関（WHO）
×(3) NCDsの予防と対策のためのグローバル戦略の作成 ―――― 世界保健機関（WHO）

×(4) 世界栄養会議（International Conference on Nutrition）の主催 ——— 国連食糧農業機関（FAO）／世界保健機関（WHO）

×(5) 食物ベースの食生活指針の開発と活用に関する提言 ——— 国連食糧農業機関（FAO）／世界保健機関（WHO）

▶正　解◀（2）

▶要　点◀

国際的な組織とその活動内容

UN（国際連合）	持続可能な開発目標（SDGs）の策定
WHO（世界保健機関）	国際的な保健対策の実施 「すべての人々が可能な最高の健康水準に到達すること」 アルマ・アタ宣言 ⇒ プライマリ・ヘルスケア オタワ憲章 ⇒ ヘルスプロモーション UHC（ユニバーサル・ヘルス・カバレッジの提唱）
FAO（国連食糧農業機関）	食糧・農業に関する広範囲な活動 「世界の食糧安全保障の確保」 フードバランスシートの手引き
WFP（国連世界食糧計画）	貧困地域への食糧支援 学校給食プログラムの実施 自然災害地への食糧支援
ICDA（国際栄養士連盟）	栄養士業務の国際基準の検討 各国の栄養士活動に関する交流の場（国際栄養士会議の主催）
UNICEF（国連児童基金）	すべての子どもの権利を守るための活動 保健、栄養、教育活動など
UNESCO （国連教育科学文化機関）	義務教育の普及 世界遺産の登録
UNHCR （国連難民高等弁務官事務所）	紛争や迫害による難民や避難民の保護や支援
ILO（国際労働機関）	労働条件と生活水準の改善
CAC（コーデックス委員会）	消費者の健康保護と食品取引における公平性の確保 栄養表示ガイドラインの策定

35回－145

公衆栄養活動に関係する国際的な施策とその組織の組合せである。最も適当なのはどれか。1つ選べ。

(1) 持続可能な開発目標（SDGs）の策定 ——— 国際連合（UN）
(2) 食品の公正な貿易の確保 ——— 国連世界食糧計画（WFP）
(3) 栄養表示ガイドラインの策定 ——— 国連児童基金（UNICEF）
(4) 食物ベースの食生活指針の開発と活用のガイドラインの作成 ——— コーデックス委員会（CAC）
(5) 母乳育児を成功させるための10か条の策定 ——— 国連食糧農業機関（FAO）

▶選択肢考察◀

○(1) 持続可能な開発目標（SDGs）の策定 ——— 国際連合（UN）
×(2) 食品の公正な貿易の確保 ——— コーデックス委員会（CAC）
×(3) 栄養表示ガイドラインの策定 ——— コーデックス委員会（CAC）
×(4) 食物ベースの食生活指針の開発と活用のガイドラインの作成 ——— 国連食糧農業機関（FAO）／世界保健機関（WHO）

×(5)　母乳育児を成功させるための10か条の策定 ―――― 世界保健機関（WHO）／国連児童基金（UNICEF）

▶正　解◀（1）

> **34回－146**
>
> 公衆栄養活動に関係する国際的な施策とその組織の組合せである。最も適当なのはどれか。1つ選べ。
>
> (1)　持続可能な開発目標（SDGs）の策定 ―――― 国連児童基金（UNICEF）
>
> (2)　母乳育児を成功させるための10か条の策定 ―――― 国連食糧農業機関（FAO）
>
> (3)　難民キャンプへの緊急食料支援の実施 ―――― コーデックス委員会（CAC）
>
> (4)　NCDsの予防と対策のためのグローバル戦略の策定 ―――― 世界保健機関（WHO）
>
> (5)　食物ベースの食生活指針の開発と活用の提言 ―――― 国連世界食糧計画（WFP）

▶選択肢考察◀

×(1)　持続可能な開発目標（SDGs）の策定 ―――― 国際連合（UN）

×(2)　母乳育児を成功させるための10か条の策定 ―――― 世界保健機関（WHO）／国連児童基金（UNICEF）

×(3)　難民キャンプへの緊急食料支援の実施 ―――― 国連難民高等弁務官事務所（UNHCR）

○(4)　NCDsの予防と対策のためのグローバル戦略の策定 ―――― 世界保健機関（WHO）

×(5)　食物ベースの食生活指針の開発と活用の提言 ―――― 国連食糧農業機関（FAO）／世界保健機関（WHO）

▶正　解◀（4）

4 栄養疫学

> **36回－146**
>
> 食事調査における食事摂取量の変動と誤差に関する記述である。最も適当なのはどれか。1つ選べ。
>
> (1)　個人内変動は、集団内における個人の違いを示す。
>
> (2)　日間変動は、個人内変動の1つである。
>
> (3)　系統誤差は、調査日数を増やすことで小さくすることができる。
>
> (4)　偶然誤差とは、結果が真の値から一定方向へずれることをいう。
>
> (5)　過小申告の程度は、BMIが低い者ほど大きい。

▶正解へのアプローチ◀

食事調査などを行う際には、必ずデータの偏り（誤差）が生じる。この誤差には、偶然誤差と系統誤差が存在する。

偶然誤差は、偶然起こったデータの偏りであり、調査日数や人数を増やすことでこの誤差を小さくすることができる。

一方、系統誤差は、調査の手法に偏りがあるため、調査日数や人数を増やしても誤差は小さくならない。系統誤差を小さくするためには、調査の手法から見直す必要がある。

▶選択肢考察◀

×(1) 集団内における個人の違いを示すのは、個人間変動である。

◯(2) 同一人物であっても日によって摂取量にばらつきがある。このことを日間変動といい、個人内変動の1つである。

×(3) 系統誤差とは、偶然ではなくある一定の傾向が存在するために起こってしまうデータの偏りである(季節変動など)。そのため、その傾向を除去しないまま調査人数や調査日数を増やしても、誤差は小さくならない。

×(4) 偶然誤差は、偶然により起こってしまうデータの偏りである。偶然起こってしまう誤差のため、その方向は一定ではない。

×(5) 食事調査における過小申告や過大申告を申告誤差といい、「BMIが低い者ほど過大申告の程度が大きく、BMIが高い者ほど過小申告の程度が大きい」という傾向がみられる。

▶正　解◀ (2)

▶要　点◀

偶然誤差と系統誤差の違い

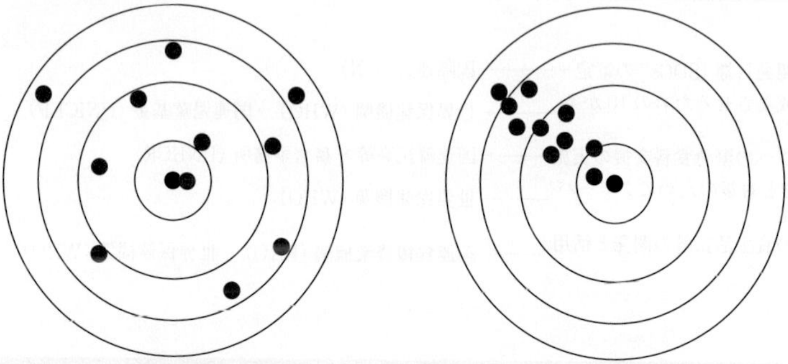

偶然誤差
(日間変動や個人間変動など)
ばらつきに規則性がない

系統誤差
(季節変動など)
ばらつきに一定の傾向がみられる

34回－147
食事調査における摂取量の変動に関する記述である。最も適当なのはどれか。1つ選べ。
(1) 摂取量の分布の幅は、1日調査と比べて、複数日の調査では大きくなる。
(2) 標本調査で調査人数を多くすると、個人内変動は小さくなる。
(3) 個人内変動の一つに、日間変動がある。
(4) 変動係数(%)は、標準誤差/平均×100で表される。
(5) 個人内変動の大きさは、栄養素間で差はない。

▶正解へのアプローチ◀

食事調査などを行う際には、必ずデータの偏りが生じる。データの偏りを表す指標として、標準偏差と標準誤差がある。標準偏差は、平均値と比較してデータにどの程度ばらつきがあったのかを示すものである。標準誤差は、標本調査集団が母集団を正しく反映しているかを示すものである。

選択肢考察

×(1) 分布の幅は平均値±標準偏差で表す。1日調査では、データのばらつきが大きく標準偏差が大きくなりがちだが、調査日数を増やすことで真の値に近づき、ばらつきが小さくなり、標準偏差も小さくなるため、分布の幅も小さくなる。

×(2) 調査人数を多くすると個人間の変動は小さくなるが、個人内の変動には影響がない。個人内変動を小さくするためには、調査日数を増やすなどする。

○(3) 同一人物であっても、日によって栄養素摂取量にばらつきがある。このばらつきの事を日間変動と呼び、調査日数を増やすなどすると、この誤差は小さくなる。

×(4) 変動係数とは、平均値に対するデータのばらつきの比率を表すものであり、標準偏差÷平均値×100で表される。

×(5) 個人内変動は、栄養素間で差はある。一般的には、ビタミンやミネラルなどの微量栄養素では個人内変動が大きくなる。

正　解　(3)

35回－146

集団を対象とした食事調査における精度に関する記述である。最も適当なのはどれか。1つ選べ。

(1) 対象者の過小申告を小さくするために、調査日数を増やす。
(2) 栄養素摂取量の季節変動の影響を小さくするために、対象者の人数を増やす。
(3) 摂取量の平均値の標準誤差は、対象者の人数の影響を受ける。
(4) 個人内変動は、集団の摂取量の分布に影響しない。
(5) 日間変動の大きさは、栄養素間で差がない。

選択肢考察

×(1) 過小申告の頻度は、BMIが大きい者ほど高いため、過小申告を小さくするためには、対象者のBMIを測定し、肥満の者（BMI≧25）を除くなどの対応をする必要がある。

×(2) 季節変動は系統誤差のため、対象人数を増やしても影響は小さくならない。季節変動の影響を小さくするためには、調査日を季節ごとに設けるなど調査手法を変更する。

○(3) 平均値の標準誤差は偶然誤差のため、対象者の人数を増やした方が標準誤差は小さくなる。

×(4)、(5) 個人内変動は日間変動ともいい、同一人物であっても日によって摂取栄養素量が異なる。特に、ビタミンやミネラルなどの微量栄養素は日間変動が大きくなりやすく、集団の摂取量の分布に影響する。

正　解　(3)

37回－146 NEW
食事調査法に関する記述である。最も適当なのはどれか。1つ選べ。
(1) 24時間食事思い出し法は、高齢者の調査に適している。
(2) 食事記録法は、食物摂取頻度調査法に比べて、対象者の負担が小さい。
(3) 食事記録法において、目安量法は秤量法に比べて、摂取量推定の誤差が小さい。
(4) 食物摂取頻度調査法の再現性は、同一集団を対象として検討される。
(5) 陰膳法により推定した栄養素等摂取量は、食品成分表の影響を受ける。

正解へのアプローチ

食事摂取状況に関する調査法には、食事記録法（秤量法、目安量法）、24時間食事思い出し法、陰膳法、食物摂取頻度調査法、食事歴法、生体指標などがあり、それぞれの特徴（長所・短所）が「日本人の食事摂取基準（2020年版）」に示されている（P617：35回－147：要　点 参照）。

選択肢考察

×(1) 24時間食事思い出し法は、記憶に依存するため、高齢者や小児の調査には適していない。
×(2) 食品や食事の記録が必要な食事記録法は、食物摂取頻度調査法に比べて、対象者の負担が大きい。
×(3) 食事記録法において、目安量（ポーションサイズ）を記録する目安量法は、秤量した食品の重量を記録する秤量法に比べて、摂取量推定の誤差が大きい。
○(4) ある集団で妥当性や再現性が確認された調査票を、別の集団に用いる場合がある。調査票の妥当性は、特定の集団を念頭において開発・評価されており、既存の調査票を質的に異なる集団に適用する際は、調査票の妥当性・再現性も変わる可能性がある。
×(5) 陰膳法は、分析機器を使用して栄養素等摂取量を化学分析する調査法であり、陰膳法により推定した栄養素等摂取量は、食品成分表の影響を受けない。陰膳法以外の食事調査法では、栄養素等摂取量の算出に食品成分表を使用するため、食品成分表の影響を受ける。

正　解 (4)

35回－147
食事調査法に関する記述である。最も適当なのはどれか。1つ選べ。
(1) 食事記録法において、目安量法は秤量法に比べて摂取量推定の誤差が小さい。
(2) 食事記録法は、食物摂取頻度調査法に比べて個人の記憶に依存する。
(3) 食物摂取頻度調査法は、24時間食事思い出し法に比べて調査者の負担が大きい。
(4) 半定量食物摂取頻度調査法の質問票の開発では、妥当性の検討が必要である。
(5) 陰膳法は、習慣的な摂取量を把握することに適している。

選択肢考察

×(1) 食事記録法には、秤で食品の重量を測定する秤量法（秤量記録法）と、目安量を記入する目安量法（目安量記録法）がある。秤で食品の重量を測定する秤量法のほうが正確性が高い。
×(2) 食物摂取頻度調査法は個人の記憶に依存するが、食事記録法は食事の際に食品の重量または目安量を記録するため、個人の記憶に依存しない。
×(3) 調査者の負担は、24時間食事思い出し法が圧倒的に大きい。
○(4) 半定量食物摂取頻度調査法では、質問票の精度を評価するために、質問内容の妥当性研究を行う必要がある。
×(5) 陰膳法は、特定の1日ないし数日の調査となるため、習慣的な摂取量を把握する能力は乏しい。

正　解 (4)

▶要　点◀

食事摂取状況に関する調査法（「日本人の食事摂取基準（2020年版）」より抜粋）

	概　要	長　所	短　所	習慣的な摂取量を評価できるか	利用に当たって特に留意すべき点
食事記録法	•摂取した食物を調査対象者が自分で調査票に記入する。重量を測定する場合（秤量法）と、目安量を記入する場合がある（目安量法）。食品成分表を用いて栄養素摂取量を計算する。	•対象者の記憶に依存しない。 •ていねいに実施できれば精度が高い。	•対象者の負担が大きい。 •対象者のやる気や能力に結果が依存しやすい。 •調査期間中の食事が、通常と異なる可能性がある。 •データ整理に手間がかかり、技術を要する。 •食品成分表の精度に依存する。	•多くの栄養素で長期間の調査を行わないと不可能。	•データ整理能力に結果が依存する。 •習慣的な摂取量を把握するには適さない。 •対象者の負担が大きい。
24時間食事思い出し法	•前日の食事、又は調査時点からさかのぼって24時間分の食物摂取を、調査員が対象者に問診する。フードモデルや写真を使って、目安量を尋ねる。食品成分表を用いて、栄養素摂取量を計算する。	•対象者の負担は、比較的小さい。 •比較的高い参加率を得られる。	•熟練した調査員が必要。 •対象者の記憶に依存する。 •データ整理に時間がかかり、技術を要する。 •食品成分表の精度に依存する。	•多くの栄養素で複数回の調査を行わないと不可能。	•聞き取り者に特別の訓練を要する。 •データ整理能力に結果が依存する。 •習慣的な摂取量を把握するには適さない。
陰膳法	•摂取した食物の実物と同じものを、同量集める。食物試料を化学分析して、栄養素摂取量を計算する。	•対象者の記憶に依存しない。 •食品成分表の精度に依存しない。	•対象者の負担が大きい。 •調査期間中の食事が通常と異なる可能性がある。 •実際に摂取した食品のサンプルを、全部集められない可能性がある。 •試料の分析に、手間と費用がかかる。		•習慣的な摂取量を把握する能力は乏しい。
食物摂取頻度法	•数十～百数十項目の食品の摂取頻度を、質問票を用いて尋ねる。その回答を基に、食品成分表を用いて栄養素摂取量を計算する。	•対象者1人当たりのコストが安い。 •データ処理に要する時間と労力が少ない。 •標準化に長けている。	•対象者の漠然とした記憶に依存する。 •得られる結果は質問項目や選択肢に依存する。 •食品成分表の精度に依存する。 •質問票の精度を評価するための、妥当性研究を行う必要がある。	•可能。	•妥当性を検証した論文が必須。また、その結果に応じた利用に留めるべき。 （注）ごく簡易な食物摂取頻度調査票でも妥当性を検証した論文はほぼ必須。
食事歴法	•上記（食物摂取頻度法）に加え、食行動、調理や調味などに関する質問も行い、栄養素摂取量を計算に用いる。				
生体指標	•血液、尿、毛髪、皮下脂肪などの生体試料を採取して、化学分析する。	•対象者の記憶に依存しない。 •食品成分表の精度に依存しない。	•試料の分析に、手間と費用がかかる。 •試料採取時の条件（空腹か否かなど）の影響を受ける場合がある。摂取量以外の要因（代謝・吸収、喫煙・飲酒など）の影響を受ける場合がある。	•栄養素によって異なる。	•利用可能な栄養素の種類が限られている。

34回－148
栄養素等摂取量の測定方法に関する記述である。最も適当なのはどれか。１つ選べ。
(1) 食物摂取頻度調査法では、目安量食事記録法に比べ、調査員の熟練を必要とする。
(2) 秤量食事記録法は、他の食事調査法の精度を評価する際の基準に用いられる。
(3) 食物摂取頻度調査法の質問票の再現性は、生体指標（バイオマーカー）と比較して検討される。
(4) 24時間食事思い出し法は、高齢者に適した調査法である。
(5) 陰膳法による調査結果は、食品成分表の精度の影響を受ける。

▶選択肢考察◀

×(1) 食物摂取頻度調査法や、目安量記録法では対象者自らが記入を行うため、調査員の熟練は関係ない。調査員の熟練が必要なのは、面接形式で行う24時間食事思い出し法である。
○(2) 秤量食事記録法は、国民健康・栄養調査でも使われている方法で、食事調査法のゴールドスタンダードとして、他の食事調査法の基準となる。
×(3) 生体指標は、ミネラル（ナトリウムやカリウム）などでは、有用な調査方法であるが、その他の栄養素では、食事以外の要因（飲酒や喫煙）の影響が大きいため、再現性の比較には向かない。
×(4) 24時間食事思い出し法は、過去24時間にさかのぼって食事内容を思い出してもらい、面接形式で聞き出す方法である。記憶能力の低下している高齢者に適している調査法とはいえない。
×(5) 陰膳法は、対象者の摂取した食事内容と同じものを用意し、化学分析を行う方法である。各々の栄養素を化学分析で測定するため、食品成分表を用いる必要がないため、食品成分表の精度の影響を受けない。

▶正　解◀ (2)

36回－147
24時間食事思い出し法に関する記述である。最も適当なのはどれか。１つ選べ。
(1) 対象者の記憶に依存しない。
(2) 栄養素等摂取量の結果は、食品成分表の精度に依存しない。
(3) 食事記録法（秤量法）に比べて、対象者の負担が大きい。
(4) 食物摂取頻度調査法に比べて、調査者の熟練を必要とする。
(5) 陰膳法に比べて、調査費用が高い。

▶正解へのアプローチ◀

24時間食事思い出し法とは、対象者と面接形式で過去24時間の食事内容を調査者が聞き取っていく食事調査法である。食事内容を思い出してもらうため、対象者の記憶に大きく依存する。

▶選択肢考察◀

×(1) 24時間食事思い出し法などの聞き取り調査は、対象者の記憶に依存する。そのため小児や高齢者には適さない。
×(2) 聞き取りで調査した食事内容は、食品成分表のデータから栄養素等摂取量を推定するため、食品成分表の精度に依存する。
×(3) 食事記録法(秤量法)と比べて、聞き取り調査のため対象者への負担が小さい。
○(4) 調査者によって聞き取る内容（例：コーヒーを飲む際に砂糖やミルクは入れるのかまで聞くのか）に差異が出ると、結果に大きく影響してしまうため、調査者の熟練、もしくは事前に調査内容を標準化する必要がある。

×(5)　陰膳法は、対象者の摂取した食事と同じものを用意し、化学分析を行う方法である。同じ内容の食事を用意したり、分析機器などを用いるため、24時間食事思い出し法よりも調査費用や時間がかかる。

▶正　解◀　(**4**)

33回－155

K市において、50歳代女性1,000人を対象とした個人の習慣的なカルシウム摂取量を把握するために、食事調査を行いたい。この調査法として、**最も適切な**のはどれか。1つ選べ。

(1)　食事記録法（秤量法）
(2)　24時間食事思い出し法
(3)　半定量式食物摂取頻度調査法
(4)　陰膳法

▶正解へのアプローチ◀

食事調査法には複数の方法があり、それぞれに長所、短所があるため、特徴を覚えておくこと。特に問われるのが、「対象者の負担の大きさ」、「調査者の熟練度」、「習慣的な栄養素摂取量の把握」であり、この違いはおさえておくこと。

半定量式食物摂取頻度調査法は、注目する栄養素を供給する食品の摂取頻度について、ポーションサイズや模型などを用いて半定量的に調査する方法で、個人の習慣的な栄養素の摂取状況の把握に適している。

▶選択肢考察◀

×(1)　食事記録法（秤量法）では、食事内容の変更が生じやすく、習慣的な栄養素の摂取量については、長期間の調査を行わないと把握できない。
×(2)　24時間食事思い出し法は、調査時から24時間前までの食事摂取状況しか把握できないため、習慣的な摂取量の把握には適さない。
○(3)　▶正解へのアプローチ◀参照。
×(4)　陰膳法は、対象者が摂取した食品と同じものを科学的に分析する方法である。この方法で習慣的な栄養素の摂取量の把握は難しい。

▶正　解◀　(**3**)

33回－156

集団を対象とした食事調査によって得られた栄養素摂取量のデータ解析に及ぼす影響と、その解決法に関する記述である。［　　］に入る正しいものの組合せはどれか。1つ選べ。

食事調査によって得られた栄養素摂取量について、［ a ］の影響を取り除く方法の一つとして、栄養素摂取量を［ a ］で除し、単位当たりの栄養素摂取量を算出する方法がある。この方法を［ b ］という。また、データの解析段階では、交絡因子の影響を取り除くため、一般的に［ c ］が行われている。

	a	b	c
(1)	総エネルギー摂取量	栄養素密度法	マッチング
(2)	総エネルギー摂取量	栄養素密度法	層化
(3)	総エネルギー摂取量	残差法	マッチング
(4)	総たんぱく質摂取量	残差法	層化
(5)	総たんぱく質摂取量	栄養素密度法	マッチング

▶正解へのアプローチ◀

食事調査によって得られた栄養素摂取量について、総エネルギー摂取量の影響を取り除く方法として、栄養素摂取量を総エネルギー摂取量で除し単位当たりの栄養素摂取量を算出する方法がある。この方法を栄養素密度法という。また、データの解析段階では、交絡因子を取り除くため、一般的に層化が行われる。マッチングとは、対象者を選定する段階で行われる交絡因子の除去方法である。

▶選択肢考察◀

×(1)、(3)、(4)、(5)

◯(2) ▶正解へのアプローチ◀ 参照。

▶正　解◀ (2)

35回－148

食事調査における栄養素摂取量のエネルギー調整に関する記述である。最も適当なのはどれか。1つ選べ。

(1) ある特定の栄養素摂取量と疾病との関連を検討する際に有用である。
(2) 過小申告の程度を評価することができる。
(3) エネルギー産生栄養素以外の栄養素には、用いることができない。
(4) 脂肪エネルギー比率は、残差法によるエネルギー調整値である。
(5) 密度法によるエネルギー調整値は、観察集団のエネルギー摂取量の平均値を用いて算出する。

▶正解へのアプローチ◀

食事調査などから栄養素摂取量を比較する場合、たんぱく質、脂質、炭水化物量といった摂取エネルギー量の影響を受けやすい栄養素は、単純に摂取量だけでは比較することはできない。そこで、エネルギーによる影響を除くため、摂取エネルギー量による調整をした上で比較を行う必要がある。エネルギー調整法には栄養素密度法と残差法があるため、その方法を理解しておくこと。

▶選択肢考察◀

○(1) 摂取エネルギー量の影響を除くことで、特定栄養素摂取量と疾病との関連をより明確に検討することができる。

×(2) 過小申告は、BMIが高い者ほど頻度が高くなる傾向があるため、過小申告の評価には、調査対象者の肥満者の割合などを用いる。

×(3) 摂取エネルギー量の影響を受けやすいエネルギー産出栄養素には特に有効であるが、非エネルギー産出栄養素に関しても用いることができる。

×(4) エネルギー比率によるエネルギー調整法は、栄養素密度法である。

×(5) 観察集団のエネルギー摂取量の平均値（予測値）を用いて算出するのは、残差法である。

▶正　解◀（1）

▶要　点◀

残差法と栄養素密度法

残差法	•調査を行った集団の総エネルギー摂取量を独立変数（x軸）、当該栄養素摂取量を従属変数（y軸）として一次回帰式を作成し、個々の対象者の実際摂取量と回帰式から算出した予測摂取量との差（残差）により求める。 長所：①集団内での相対的な特徴をつかみやすい。 ②エネルギー調整栄養素摂取量は、総エネルギー摂取量と相関しない指標となる。 短所：①調べる集団が異なると、エネルギー調整栄養素摂取量の値は変わる。 ②比較のための値であって、対象者への栄養指導や結果説明には適さない。
栄養素密度法	•エネルギー産生栄養素：総エネルギー摂取量に対する％で表示する（例：PFC比率）。 •エネルギー非産生栄養素：総エネルギー摂取量1,000kcal当たりの量として表示する（例：ビタミン）。 栄養素摂取量÷総エネルギー摂取量×1,000 （単位；g/1,000kcal、mg/1,000kcalなど）

36回－148

食物摂取頻度調査法を用いた栄養疫学研究を行った。残差法における残差の記述として、最も適当なのはどれか。1つ選べ。

(1) 総エネルギー摂取量当たりの栄養素摂取量
(2) 総エネルギー摂取量と栄養素摂取量の相関係数
(3) 栄養素摂取量の測定値とEARとの差
(4) 栄養素摂取量の測定値と平均値との差
(5) 栄養素摂取量の測定値と総エネルギー摂取量からの予測値との差

▶正解へのアプローチ◀

残差法とは、栄養素摂取量を総エネルギー摂取量の一次回帰式から求める方法であり、集団における一次回帰式からその集団に属する個人の栄養素摂取量の期待（予測）値を算出し、比較する。

▶選択肢考察◀

×(1) エネルギー調整法の説明であり、残差に対する記述ではない。

×(2) 総エネルギー摂取量と栄養素摂取量の相関関係を表すものは、残差法で用いられる一次回帰式である。

×(3)、(4)、○(5) 残差法で用いる残差とは、対象者が実際に摂取した「実測値」と対象者の総エネルギー摂取量から推測される「予測値」の差のことである。

▶正　解◀（5）

37回－147 NEW

学生100人を対象に、7日間の食事調査を実施し、個人の平均的な摂取量を把握した。その結果を基に、集団としての平均値と標準偏差を算出した（表）。変動係数が最小のものである。最も適当なのはどれか。1つ選べ。

(1) エネルギー
(2) たんぱく質
(3) 脂肪エネルギー比率
(4) ビタミンB_{12}
(5) ビタミンC

表　栄養素等摂取量調査の結果（n=100）

	平均値	標準偏差
エネルギー（kcal/日）	1,903	594
たんぱく質（g/日）	71.4	25.1
脂肪エネルギー比率（%E）	28.6	7.8
ビタミンB_{12}（μg/日）	6.3	6.0
ビタミンC（mg/日）	94	71

▶正解へのアプローチ◀

変動係数（%）は、標準偏差÷平均値×100で算出する。

集団の各栄養素等摂取量の変動係数は、以下のとおりである。

- エネルギー：594 ÷ 1,903 × 100 ≒ 31.2%
- たんぱく質：25.1 ÷ 71.4 × 100 ≒ 35.2%
- 脂肪エネルギー比率：7.8 ÷ 28.6 × 100 ≒ 27.3%
- ビタミンB_{12}：6.0 ÷ 6.3 × 100 ≒ 95.2%
- ビタミンC：71 ÷ 94 × 100 ≒ 75.5%

したがって、変動係数が最小のものは、脂肪エネルギー比率である。

▶選択肢考察◀

×(1)、(2)、(4)、(5)

○(3) ▶正解へのアプローチ◀参照。

▶正　解◀　**(3)**

5 地域診断と公衆栄養マネジメント

36回－149

公衆栄養マネジメントに関する記述である。**誤っている**のはどれか。1つ選べ。

(1) プリシード・プロシードモデルの最終目標は、栄養状態の改善である。
(2) 目的設定型アプローチでは、目指す姿を住民参加によって検討する。
(3) コミュニティオーガニゼーションの推進には、住民の主体的な活動が必要である。
(4) パブリックコメントでは、住民の意見を公募する。
(5) 地域の社会資源には、町内会が含まれる。

▶正解へのアプローチ◀

公衆栄養プログラムの計画段階では、計画策定委員会への住民参加や、パブリックコメントの実施などにより、偏りなく意見を求め、運営面、政策面のアセスメントを十分に行う。

公衆栄養プログラムの実施においては、住民主導で行われるコミュニティオーガニゼーションによって問題が解決されることが望ましいが、活動資金や専門知識に限界があるため、公的機関や専門家によるバックアップと連携が重要となる。

▶選択肢考察◀

×(1) プリシード・プロシードモデルの最終目標は、QOL（Quality of Life）の向上である。

◯(2) 目的設定型アプローチでは、住民を含めた参加者全体で、目的となる理想の姿を協議する。

◯(3) コミュニティオーガニゼーションは、住民主導で行うため、コミュニティオーガニゼーションの推進には、住民の主体的な活動が必要である。

◯(4) パブリックコメントは、自治体が施策の策定にあたり、原案を事前に公表して住民から意見や情報を求め、意見公募をすることである。

◯(5) 地域の社会資源とは、各分野や地域社会の専門であり、地域の中心的役割を担う組織でもある。したがって、地域の社会資源には、自治会や町内会も含まれる。

▶正　解◀（1）

34回－149

公衆栄養マネジメントに関する記述である。**誤っている**のはどれか。１つ選べ。

(1) 公衆栄養活動は、PDCAサイクルに従って進める。
(2) 活動計画の策定段階では、住民参加を求めない。
(3) アセスメントでは、既存資料の有効活用を図る。
(4) 目標値は、改善可能性を考慮して設定する。
(5) 評価では、投入した資源に対する効果を検討する。

▶正解へのアプローチ◀

公衆栄養活動は、計画の策定（Plan）、実施（Do）、評価（Check）、改善（Action）という過程を踏んで実施する。これをPDCAサイクルと呼ぶ。

▶選択肢考察◀

◯(1) 地域における公衆栄養活動は、PDCAサイクル（Plan→Do→Check→Act）に基づいて進める。

×(2) 公衆栄養マネジメントでは、活動計画の策定段階から住民参加を求める。

◯(3) 公衆栄養アセスメントでは、国が作成した既存資料などの有効活用を図る。

◯(4) 公衆栄養マネジメントで設定する目標は、改善可能性のある数値を設定する必要がある。

◯(5) 公衆栄養マネジメントの評価では、投入した様々な資源（人的資源、物的資源、資金的資源など）の効果について検討かつ評価する必要がある。

▶正　解◀（2）

33回－159
公衆栄養マネジメントに関する記述である。**誤っている**のはどれか。1つ選べ。
(1) マネジメントは、対象集団の特性に合わせて行う。
(2) 課題解決型アプローチでは、目的設定は専門家主導で行う。
(3) 計画策定時には、必要な社会資源を確認する。
(4) 評価は、マネジメントサイクルの各段階について行う。
(5) 目標で取り上げなかった項目は、評価の対象外である。

▶正解へのアプローチ◀
目的設定型アプローチと課題解決型アプローチの違いについての理解が必要である（P630：37回－150：▶正解へのアプローチ◀参照）。

▶選択肢考察◀
○(1) 公衆栄養マネジメントでは、対象集団を明確にし、対象集団の特性に合わせて実施する。
○(2) 公衆栄養プログラムの目的設定は、課題解決型アプローチでは専門家主導で、目的設定型アプローチでは住民主導で行う。
○(3) 計画策定時には、実現要因に該当する社会資源が存在するか、あるいは社会資源が活用されているかを確認する。
○(4) 公衆栄養マネジメントは、プリシード・プロシードモデルに沿って行われ、評価は第6段階（プロセス評価）、第7段階（影響評価）、第8段階（成果評価）で行う（P447：37回－106：▶要　点◀参照）。
×(5) 設定する目標には優先順位があるが、プログラム実施によって明らかになった課題があれば、目標に設定していなくても評価対象とする。

▶正　解◀ (5)

37回－149 NEW
日本人の食事摂取基準（2020年版）を用いた、成人集団における食事摂取状況の評価とその指標の組合せである。最も適当なのはどれか。1つ選べ。
(1) エネルギーの過剰摂取 ――― 推定エネルギー必要量（EER）を超えて摂取している者の割合
(2) エネルギーの摂取不足 ――― BMIの平均値と目標とするBMIの範囲の下限値との差
(3) 栄養素の摂取不足 ――――― 栄養素の平均摂取量とRDAの差
(4) 栄養素の摂取不足 ――――― EARを下回る者の割合
(5) 栄養素の過剰摂取 ――――― AIを上回る者の割合

▶正解へのアプローチ◀
集団の食事改善を目的として「日本人の食事摂取基準（2020年版）」を活用する場合の基本的考え方は、▶要　点◀に示す通りである。

▶選択肢考察◀
×(1) エネルギーの過剰摂取 ――― BMIが目標とするBMIの範囲を上回っている者の割合
×(2) エネルギーの摂取不足 ――― BMIが目標とするBMIの範囲を下回っている者の割合
×(3) 栄養素の摂取不足 ――――― 摂取量の中央値とAI（目安量）を比較
○(4) 栄養素の摂取不足 ――――― EAR（推定平均必要量）を下回る者の割合
×(5) 栄養素の過剰摂取 ――――― UL（耐容上限量）を上回る者の割合

▶正　解◀ (4)

▶要　点◀

集団の食事改善を目的として食事摂取基準を活用する場合の基本的事項
（「日本人の食事摂取基準（2020年版）」より抜粋）

目　的	用いる指標	食事摂取状況のアセスメント	食事改善の計画と実施
エネルギー摂取の過不足の評価	体重変化量 BMI	• 体重変化量を測定 • 測定されたBMI の分布から、BMI が目標とするBMI の範囲を下回っている、あるいは上回っている者の割合を算出	• BMI が目標とする範囲内に留まっている者の割合を増やすことを目的として計画を立案 〈留意点〉一定期間をおいて2回以上の評価を行い、その結果に基づいて計画を変更し、実施
栄養素の摂取不足の評価	推定平均必要量 目安量	• 測定された摂取量の分布と推定平均必要量から、推定平均必要量を下回る者の割合を算出 • 目安量を用いる場合は、摂取量の中央値と目安量を比較し、不足していないことを確認	• 推定平均必要量では、推定平均必要量を下回って摂取している者の集団内における割合をできるだけ少なくするための計画を立案 • 目安量では、摂取量の中央値が目安量付近かそれ以上であれば、その量を維持するための計画を立案 〈留意点〉摂取量の中央値が目安量を下回っている場合、不足状態にあるかどうかは判断できない
栄養素の過剰摂取の評価	耐容上限量	• 測定された摂取量の分布と耐容上限量から、過剰摂取の可能性を有する者の割合を算出	• 集団全員の摂取量が耐容上限量未満になるための計画を立案 〈留意点〉耐容上限量を超えた摂取は避けるべきであり、超えて摂取している者がいることが明らかになった場合は、問題を解決するために速やかに計画を修正、実施
生活習慣病の発症予防を目的とした評価	目標量	• 測定された摂取量の分布と目標量から、目標量の範囲を逸脱する者の割合を算出する。ただし、発症予防を目的としている生活習慣病が関連する他の栄養関連因子並びに非栄養性の関連因子の存在と程度も測定し、これらを総合的に考慮した上で評価	• 摂取量が目標量の範囲内に入る者または近づく者の割合を増やすことを目的とした計画を立案 〈留意点〉発症予防を目的としている生活習慣病が関連する他の栄養関連因子並びに非栄養性の関連因子の存在とその程度を明らかにし、これらを総合的に考慮した上で、対象とする栄養素の摂取量の改善の程度を判断。また、生活習慣病の特徴から考え、長い年月にわたって実施可能な改善計画の立案と実施が望ましい

36回－150
日本人の食事摂取基準（2020年版）に基づいた集団の食事摂取状況の評価に関する記述である。最も適当なのはどれか。1つ選べ。
(1) エネルギー摂取の過不足の評価では、集団のBMIの平均値が目標とする範囲外にあるかを確認する。
(2) 栄養素の摂取不足の評価では、摂取量がRDAを下回る者の割合を算出する。
(3) 栄養素の摂取不足の評価では、摂取量がAIを下回る者の割合を算出する。
(4) 栄養素の過剰摂取の評価では、摂取量がULを上回る者の割合を算出する。
(5) 生活習慣病の発症予防を目的とした評価では、集団の摂取量の平均値がDGの範囲外にあるかを確認する。

▶選択肢考察◀
×(1) エネルギー摂取の過不足の評価では、測定されたBMIの分布から、BMIが目標とするBMIの範囲を下回っている、あるいは上回っている者の割合を算出する。
×(2) 栄養素の摂取不足の評価では、摂取量がEAR（推定平均必要量）を下回る者の割合を算出する。
×(3) 栄養素の摂取不足の評価では、摂取量の中央値とAI（目安量）を比較し、不足していないことを確認する。
○(4) 栄養素の過剰摂取の評価では、摂取量がUL（耐容上限量）を上回る者の割合を算出する。
×(5) 生活習慣病の発症予防を目的とした評価では、測定された摂取量の分布とDG（目標量）から、DGの範囲を逸脱する者の割合を算出する。

▶正　解◀　(4)

35回－150
集団における栄養調査データを、日本人の食事摂取基準（2020年版）を用いて評価した。評価項目とその指標の組合せである。最も適当なのはどれか。1つ選べ。
(1) エネルギーの摂取不足 ――― 推定エネルギー必要量（EER）を下回る者の割合
(2) エネルギーの過剰摂取 ――― 推定エネルギー必要量（EER）を上回る者の割合
(3) 栄養素の摂取不足 ――― EARを下回る者の割合
(4) 栄養素の摂取不足 ――― RDAを下回る者の割合
(5) 栄養素の過剰摂取 ――― AIを上回る者の割合

▶選択肢考察◀
×(1) エネルギーの摂取不足 ――― BMIが目標範囲を下回る者の割合
×(2) エネルギーの過剰摂取 ――― BMIが目標範囲を上回る者の割合
○(3)、×(4) 栄養素の摂取不足 ――― EAR（推定平均必要量）を下回る者の割合
×(5) 栄養素の過剰摂取 ――― UL（耐容上限量）を上回る者の割合

▶正　解◀　(3)

8 公衆栄養学

34回－150

日本人の食事摂取基準（2015年版）を活用して、成人集団の食事改善計画を立案する際の目標設定である。最も適当なのはどれか。1つ選べ。

(1) 目標とするBMIの範囲にある者の割合を増やす。
(2) エネルギー摂取量の平均値を、推定エネルギー必要量付近にする。
(3) 栄養素摂取量の平均値を、推定平均必要量付近にする。
(4) 栄養素摂取量の平均値を、推奨量付近にする。
(5) 栄養素摂取量の平均値を、耐容上限量付近にする。

▶正解へのアプローチ◀

食事摂取基準を活用した集団の評価や食事改善の計画と実施においては、推定エネルギー必要量と推奨量は用いない。

▶選択肢考察◀

○(1)、×(2) エネルギー摂取の過不足を防ぐため、BMI が目標とする範囲内に留まっている者の割合を増やすことを目的として計画を立案する。

×(3)、(4) 栄養素の摂取不足を防ぐため、推定平均必要量（EAR）を下回って摂取している者の集団内における割合をできるだけ少なくするための計画を立案する。

×(5) 栄養素の過剰摂取を防ぐため、集団全員の摂取量が耐容上限量（UL）未満になるための計画を立案する。

▶正　解◀ (1)

33回－157

日本人の食事摂取基準（2015年版）を用いた集団における食事摂取量の評価とその方法の組合せである。正しいのはどれか。1つ選べ。

(1) エネルギーの過剰摂取の評価 ―――― 推定エネルギー必要量（EER）を超えて摂取している人の割合
(2) エネルギーの摂取不足の評価 ―――― BMIの平均値と目標とするBMIの範囲の下限値との差
(3) 栄養素の摂取不足の評価 ―――― 目安量（AI）を下回る人の割合
(4) 栄養素の過剰摂取の評価 ―――― 推奨量（RDA）を上回る人の割合
(5) 生活習慣病の予防を目的とした評価 ―――― 目標量（DG）の範囲を逸脱する人の割合

▶選択肢考察◀

×(1) エネルギーの過剰摂取の評価 ―――― BMIが目標とするBMIの範囲を上回っている者の割合
×(2) エネルギーの摂取不足の評価 ―――― BMIが目標とするBMIの範囲を下回っている者の割合
×(3) 栄養素の摂取不足の評価 ―――― 推定平均必要量（EAR）を下回る者の割合
×(4) 栄養素の過剰摂取の評価 ―――― 耐容上限量（UL）を上回る者の割合
○(5) 生活習慣病の予防を目的とした評価 ―――― 目標量（DG）の範囲を逸脱する者の割合

▶正　解◀ (5)

37回－148 NEW

公衆栄養アセスメントに用いる情報と、その出典の組合せである。最も適当なのはどれか。1つ選べ。

(1) 出生率 ―――――――― 国勢調査
(2) 児童の発育状況 ―― 学校保健統計調査
(3) 食中毒の患者数 ――― 感染症発生動向調査
(4) 世帯の食料費 ―――― 国民生活基礎調査
(5) 健康診断受診の状況 ―― 患者調査

▶正解へのアプローチ◀

公衆栄養活動に用いられる統計調査として、人口動態調査や患者調査、国民生活基礎調査、国民健康・栄養調査、食中毒統計調査、学校保健統計調査、家計調査、食料需給表などを統計データとともに整理しておく必要がある。

▶選択肢考察◀

×(1) 出生率 ―――――――― 人口動態調査
○(2) 児童の発育状況 ―― 学校保健統計調査
×(3) 食中毒の患者数 ――― 食中毒統計調査
×(4) 世帯の食料費 ―――― 家計調査
×(5) 健康診断受診の状況 ―― 国民生活基礎調査

▶正　解◀ (2)

▶要　点◀

公衆栄養アセスメントに用いられる主な統計資料

調　査	関係省庁	内　容
国勢調査	総務省	年齢階級別人口、世帯数など
人口動態調査	厚生労働省	出生、死亡、死産、婚姻、離婚
国民生活基礎調査	厚生労働省	世帯、健康（通院者率、有訴者率、検診・人間ドック受診状況）、所得、貯蓄、年金、福祉
患者調査	厚生労働省	受療率、患者数、平均在院日数など
食中毒統計調査	厚生労働省	食中毒患者数、死者数など
国民健康・栄養調査	厚生労働省	栄養摂取量、生活習慣の状況など
学校保健統計調査	文部科学省	幼児・児童・生徒の発育、健康状況
乳幼児身体発育調査	厚生労働省	乳幼児の身体発育の状況、母の状況（妊娠中の喫煙率、飲酒率など）
乳幼児栄養調査	厚生労働省	母乳育児（授乳）および離乳食・幼児食の現状、子どもの生活習慣、健康状態など
食料需給表	農林水産省	食料自給率、供給エネルギー量・栄養素量など
家計調査	総務省	世帯収入、食費や居住費などの消費支出、税金などの非消費支出、貯蓄、負債など

33回－158

保健・栄養関連統計に関する記述である。正しいのはどれか。1つ選べ。

(1) 食料需給表は、衛生行政報告例から作成される。
(2) 食中毒の患者数は、食品安全委員会が取りまとめている。
(3) 乳幼児身体発育曲線は、国民健康・栄養調査から作成される。
(4) 学校給食実施率は、学校保健統計調査によって把握される。
(5) 介護が必要となった原因は、国民生活基礎調査によって把握される。

▶選択肢考察◀

×(1) 食料需給表は、国連食糧農業機関（FAO）の手引きに準拠して、農林水産省が毎年作成している。
×(2) 食中毒の患者数は、厚生労働省が食中毒統計調査によって取りまとめている。
×(3) 乳幼児身体発育曲線は、厚生労働省が行う乳幼児身体発育調査から作成される。
×(4) 学校給食実施率は、文部科学省が行う学校給食実施状況等調査によって把握される。
○(5) 介護が必要になった原因は、厚生労働省が行う国民生活基礎調査の大規模調査によって把握される。

▶正　解◀ (5)

35回－149

公衆栄養アセスメントに用いる情報と、その出典の組合せである。最も適当なのはどれか。1つ選べ。

(1) 人口構造の変化 ――――――― 生命表
(2) 食中毒の患者数 ――――――― 患者調査
(3) 世帯における食品ロスの実態 ――― 食料需給表
(4) 乳幼児の身体の発育の状態 ―――― 乳幼児栄養調査
(5) 介護が必要な者の状況 ――――― 国民生活基礎調査

▶正解へのアプローチ◀

公衆栄養アセスメントに用いる主な既存資料については頻出であるため、整理しておく必要がある。なお、食品ロス統計調査は、平成27年度をもって終了している。

▶選択肢考察◀

×(1) 人口構造の変化 ――――――― 国勢調査
×(2) 食中毒の患者数 ――――――― 食中毒統計調査
×(3) 世帯における食品ロスの実態 ――― 食品ロス統計調査
×(4) 乳幼児の身体の発育の状態 ―――― 乳幼児身体発育調査
○(5) 介護が必要な者の状況 ――――― 国民生活基礎調査

▶正　解◀ (5)

37回－150 *NEW*

公衆栄養プログラムの目標設定に関する記述である。**誤っている**のはどれか。1つ選べ。

(1) 目標は、地域の現状を評価した上で設定する。
(2) 候補となる目標が複数ある場合は、重要度と改善可能性がいずれも高いものを最優先とする。
(3) 目標達成までの取組期間を明示する。
(4) 課題解決型アプローチでは、目標値は住民が設定する。
(5) 目標値は、対象集団から得られた調査結果を参考に設定する。

正解へのアプローチ

公衆栄養活動には、住民参加が大切である。

課題解決型アプローチは、計画策定に住民が参加するものの、専門家（実施者）が理想の姿を提示する、行政主導型である。

一方、目的設定型アプローチは、住民を含めた参加者全体で理想の姿を協議し、問題を明確化して住民主導型で計画を策定していく。

選択肢考察

○(1) プログラムの目標は、地域の現状をアセスメントし、全国や他の地域との比較などによって評価した上で設定する。
○(2) プログラムの優先順位を決定する基準は、課題の必要性または重要度と、改善可能性（実施可能性）を基本とする。これらの基準を用いて、優先順位付けをする際にはマトリックスを作成し、このマトリックスに各項目を位置づけ、最も重要度が高くかつ改善可能性が高いものを選ぶ（P780：35回－189参照）。
○(3) プログラムの目標を設定したら、いつまでにどのくらい改善するのかを決定し、期間を明示する必要がある。
×(4) 課題解決型アプローチでは、目的設定は公的機関や専門家が行う。一方、目的設定型（問題設定型）アプローチでは、住民を含めた参加者が目的設定を行う。
○(5) プログラムの目標値は、対象集団から得られた調査結果を参考に、実行可能性のある値を設定する。

正　解 (4)

35回－151

K市では、血圧が高い者の割合が増加しており、脳卒中の死亡率が高いことがわかった。個人の行動変容を目指した減塩キャンペーンを企画する際の事業評価の指標である。最初に変化がみられる指標として、**最も適切な**のはどれか。1つ選べ。

(1) 健康寿命
(2) 収縮期血圧の平均値
(3) 食塩摂取量の平均値
(4) 減塩を心がけている者の割合

▶正解へのアプローチ◀

公衆栄養プログラムの評価には、経過評価、影響評価、結果評価がある。

経過（過程）評価は、プログラムの実施状況に関する評価である。

影響評価は、プログラムの直接的な効果に関する評価であり、短期目標、中期目標に対する評価である。

結果評価は、プログラム対象者の健康状態の変化に関する評価であり、長期目標に対する評価である。

短期目標は、短期間（1～2年程度）で改善可能な目標を設定するため、最初に変化がみられる評価指標は、短期目標に対する評価指標といえる。

▶選択肢考察◀

×(1) 健康寿命はQOL（Quality of Life）に関係するため、長期目標に対する評価指標である。

×(2) 収縮期血圧の平均値は健康状態に関係するため、中期目標に対する評価指標である。

×(3) 食塩摂取量の平均値は栄養素摂取状況に関係するため、中期目標に対する評価指標である。

○(4) 減塩を心がけている者の割合は意識に関係するため、短期目標に対する評価指標である。したがって、早期に変化を確認できる。

▶正　解◀ (4)

▶要　点◀

公衆栄養プログラムの評価指標

結果評価	影響評価		経過（過程）評価
長期目標に対する評価	中期目標に対する評価	短期目標に対する評価	プログラムの進捗状況
健康寿命の変化 罹患率の変化 有病率の変化 死亡率の変化 QOLの変化　など	健診受診率の変化 受療行動の変化 生活習慣の変化 栄養素摂取量の変化　など	身体所見の変化 意識の変化 知識の変化　など	
	周囲の理解度の変化 社会資源の利用度の変化		プログラムの進捗状況 プログラムの参加状況 対象者の満足度 スタッフのスキル スタッフの満足度 地域住民のプログラム理解度

36回－151

プリシード・プロシードモデルに基づいた、成人を対象とした肥満改善プログラムを実施した。プログラム終了時の評価項目である。経過評価の指標として、最も適当なのはどれか。1つ選べ。

(1) 肥満者（BMI 25 kg/m^2 以上）の割合
(2) 脂質異常症の者の割合
(3) 主食・主菜・副菜がそろった食事をする者の割合
(4) 食品購入時に栄養成分表示を見る者の割合
(5) プログラムに継続して参加した者の割合

▶正解へのアプローチ◀

公衆栄養プログラムの評価は、プリシード・プロシードモデルに基づき、プログラムの進捗状況に対するプロセス（経過）評価（第6段階）、プリシード・プロシードモデルの第3段階および第2段階の行動とライフスタイル、環境に対する影響評価（第7段階）、第2段階の健康および第1段階に対する結果評価（第8段階）と進めていく（P 447：37回－106：▶要　点◀参照）。

具体的な評価指標の例は、P 631：35回－151：▶要　点◀を参照すること。

▶選択肢考察◀

×(1)　肥満者（BMI 25 kg/m² 以上）の割合は、結果評価の指標である。
×(2)　脂質異常症の者の割合は、結果評価の指標である。
×(3)　主食・主菜・副菜がそろった食事をする者の割合は、影響評価の指標である。
×(4)　食品購入時に栄養成分表示を見る者の割合は、影響評価の指標である。
○(5)　プログラムに継続して参加した者の割合は、経過評価の指標である。

▶正　解◀　(5)

34回－151

高齢者の介護予防を目的とした公衆栄養プログラムの評価項目と、評価の種類の組合せである。正しいのはどれか。1つ選べ。

(1)　プログラムの参加人数が増加しているか ―――― 経過評価
(2)　目標設定は適切だったか ―――― 経過評価
(3)　企画の通りに進行しているか ―――― 企画評価
(4)　共食の頻度が増加したか ―――― 結果評価
(5)　フレイルの者の割合が減少したか ―――― 影響評価

▶選択肢考察◀

○(1)　プログラムの参加人数が増加しているか ―――― 経過評価
×(2)　目標設定は適切だったか ―――― 企画評価
×(3)　企画の通りに進行しているか ―――― 経過評価
×(4)　共食の頻度が増加したか ―――― 影響評価
×(5)　フレイルの者の割合が減少したか ―――― 結果評価

▶正　解◀　(1)

6 公衆栄養プログラムの展開

34回－141

市町村（保健所設置市を除く）が実施する公衆栄養活動である。**誤っている**のはどれか。1つ選べ。

(1)　地域の栄養改善業務の企画調整
(2)　地域住民に対する対人サービス
(3)　特定給食施設に対する指導
(4)　食生活改善推進員の育成
(5)　健康危機管理への対応

▶正解へのアプローチ◀

都道府県、保健所設置市及び特別区、市町村それぞれの公衆栄養活動は、「地域における行政栄養士による健康づくり及び栄養・食生活の改善の基本指針」を参考にする。

▶選択肢考察◀

○(1)、(2)、(4)、(5)　いずれも市町村の行政栄養士の業務に該当する。
×(3)　特定給食施設に対する指導・助言、勧告・命令といった業務は、都道府県及び保健所設置市、特別区の行政栄養士の業務である。

▶正　解◀　(3)

37回－151 NEW

地域包括ケアシステムに関する記述である。最も適当なのはどれか。１つ選べ。

(1) 地域包括ケアシステムの構築は、地域保健法に基づく。
(2) 介護保険施設入所者は、対象としない。
(3) 地域ケア会議は、三次医療圏ごとに設置しなければならない。
(4) 地域包括支援センターの設置者は、都道府県である。
(5) 地域支援事業は、介護予防を目的とした事業である。

▶正解へのアプローチ◀

団塊の世代が75歳以上となる2025年を目途に、重度な要介護状態となっても住み慣れた地域で自分らしい暮らしを人生の最後まで続けることができるよう、住まい・医療・介護・予防・生活支援が一体的に提供される地域包括ケアシステムの構築が必要である。今後、認知症高齢者の増加が見込まれることから、認知症高齢者の地域での生活を支えるためにも、地域包括ケアシステムの構築が重要となる。人口が横ばいで75歳以上人口が急増する大都市部、75歳以上人口の増加は緩やかだが人口は減少する町村部等、高齢化の進展状況には大きな地域差が生じている。地域包括ケアシステムは、保険者である市町村や都道府県が、地域の自主性や主体性に基づき、地域の特性に応じて作り上げていくことが必要である。

地域包括支援センターは、地域住民の心身の健康の保持及び生活の安定のために必要な援助を行うことにより、その保健医療の向上及び福祉の増進を包括的に支援することを目的とする施設として介護保険法で定められている。つまり、地域包括ケアの中核拠点といえる。地域包括支援センターの設置責任者は市区町村であるが、社会福祉法人などへの委託も認められている。

▶選択肢考察◀

×(1) 地域包括ケアシステムの構築は、介護保険法に基づく。
×(2) 地域包括ケアシステムの対象者の居住地は、自宅とは限定せず、介護保険施設やサービス付き高齢者向け住宅入所者も対象とする。
×(3) 地域ケア会議は、市区町村ごとに設置しなければならない。
×(4) 地域包括支援センターの設置主体は、市区町村である。なお、運営はアウトソーシング（委託）が可能である。
◯(5) 地域支援事業は、介護保険法に基づき、被保険者の要介護状態等となることの予防又は要介護状態等の軽減若しくは悪化の防止及び地域における自立した日常生活の支援のための施策を総合的かつ一体的に行うものである。地域支援事業には、介護予防・日常生活支援総合事業、包括的支援事業、任意事業がある。

▶正　解◀ (5)

要　点

地域包括ケアシステム（厚生労働省ホームページより）

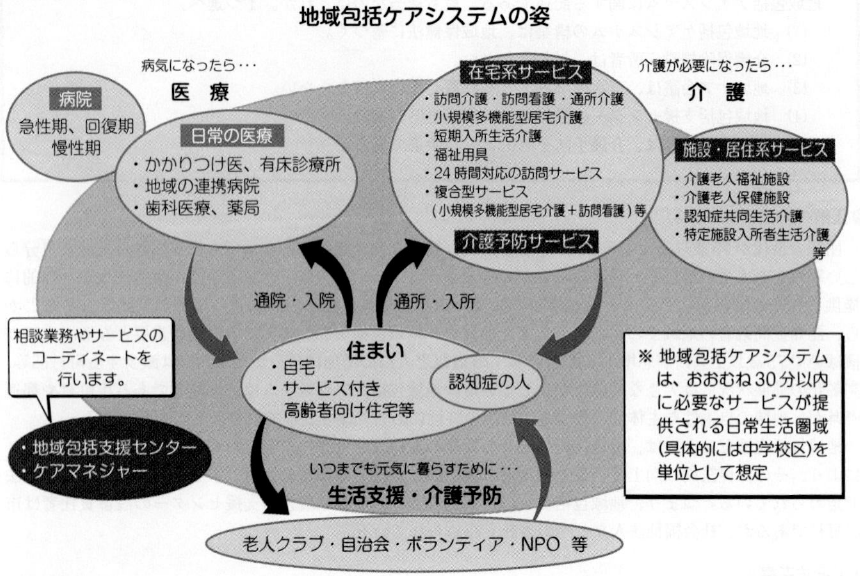

地域包括支援センターの機能

①共通的支援基盤構築	地域に総合的・重層的なサービスネットワークを構築する。
②総合相談支援・権利擁護	高齢者の相談を総合的に受け止めるとともに、訪問して実態を把握し、必要なサービスに繋ぐ。 虐待防止など高齢者の権利擁護に努める。
③包括的・継続的ケアマネジメント支援	高齢者に対し包括的かつ継続的なサービスが提供されるよう、地域の多様な社会資源を活用したケアマネジメント体制の構築を支援する。
④介護予防ケアマネジメント支援	介護予防事業、新予防給付が効果的かつ効率的に提供されるよう適切なケアマネジメントを行う。

35回－152

地域包括ケアシステムに関する記述である。最も適当なのはどれか。１つ選べ。

(1)　高齢者の医療の確保に関する法律に基づいて行われる。
(2)　多様な医療・介護資源のネットワーク化を重視する。
(3)　地域支援事業の実施主体は、都道府県である。
(4)　地域包括支援センターには、管理栄養士の配置が義務づけられている。
(5)　地域包括支援センターには、配食サービスが義務づけられている。

選択肢考察

×(1)　地域包括ケアシステムの定義は、地域における医療及び介護の総合的な確保を推進するための関係法律の整備等に関する法律（医療介護総合確保推進法）に示されている。

○(2)　地域包括ケアシステムは、住まい・医療・介護・予防・生活支援が一体的に提供されるシステムの構築を目指している。
×(3)　地域支援事業の実施主体は、市区町村である。
×(4)　地域包括支援センターには、包括的支援事業を適切に実施するため、原則として保健師、社会福祉士、主任介護支援専門員を置くこととする。
×(5)　地域包括支援センターには、配食サービスなどの具体的な介護予防・日常生活支援サービスは行わない。

▶正　解◀　(2)

36回－152
「避難所における食事提供の計画・評価のために当面の目標とする栄養の参照量」に示されている栄養素である。正しいのはどれか。１つ選べ。
(1)　ビタミンA
(2)　ビタミンD
(3)　ビタミンE
(4)　ビタミンB_1
(5)　ビタミンB_6

▶正解へのアプローチ◀

避難所における食事提供の計画・評価のために当面の目標とする栄養の参照量（2011年、厚生労働省）に示されている栄養素等は、エネルギー、たんぱく質、ビタミンB_1、ビタミンB_2、ビタミンCである（▶要　点◀参照）。これらの栄養素等は、短期間で欠乏が生じやすいため重点が置かれている。

▶選択肢考察◀

×(1)、(2)、(3)、(5)
○(4)　▶正解へのアプローチ◀参照。

▶正　解◀　(4)

▶要　点◀

避難所における食事提供の計画・評価のために当面の目標とする栄養の参照量（2011年、厚生労働省）

（1歳以上、1人1日当たり）

エネルギー	2,000kcal
たんぱく質	55g
ビタミンB_1	1.1mg
ビタミンB_2	1.2mg
ビタミンC	100mg

※日本人の食事摂取基準（2010年版）で示されているエネルギー及び各栄養素の摂取基準値をもとに、平成17年国勢調査結果で得られた性・年齢階級別の人口構成を用いて加重平均により算出。なお、エネルギーは身体活動レベルⅠ及びⅡの中間値を用いて算出。

37回－152 NEW

K市の地図である（図）。A地区は、学生を中心とした若い世代の一人暮らし世帯が多く、中食・外食の利用頻度が高く、野菜摂取量が少ない。B地区は、野菜の生産が盛んである。K市における、A地区の若い世代の野菜摂取量増加に向けた、食物へのアクセスと情報へのアクセスを統合させた効果的な取組に関する記述である。**最も適切な**のはどれか。1つ選べ。

(1) A地区内のスーパーマーケットやコンビニエンスストアの店内に、野菜摂取量の増加を推奨するポスターを掲示する。

(2) A地区の駅構内の特設コーナーにおいて、B地区の生産者組合と協働して、地元野菜の直売所を開設し販売するとともに、1日当たりの野菜摂取量の目標として350gの野菜の実物展示を行う。

(3) A地区において、各大学食堂や外食店と協働して、月替わりで、B地区産の野菜たっぷりメニューの提供と、野菜料理の簡単レシピ集の配布を行う。

(4) A地区の七夕祭りにおいて、B地区の生産者組合と協働して、栄養バランスのとれた食生活に関する講話と地元野菜の無料配布会を行う。

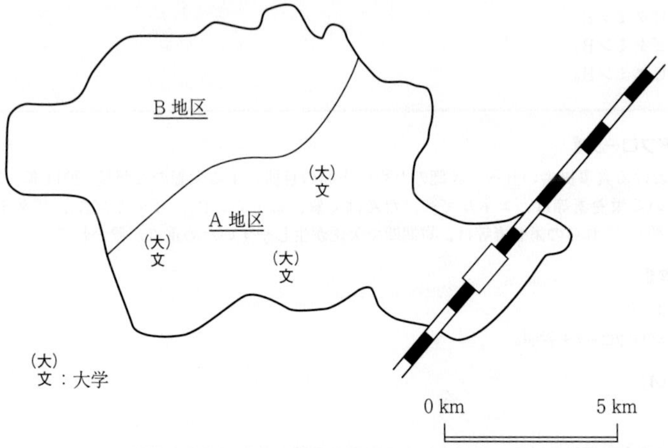

図 K市地図

正解へのアプローチ

「健康づくりのための食環境整備に関する検討会報告書」(2004年、厚生労働省) では、食環境とは食物へのアクセス、情報へのアクセスならびに両者の統合を意味すると定義された。

食物へのアクセスの整備とは、より健康的な食物選択を可能にする食物生産・加工・流通・提供システムを整備することである。

情報へのアクセスの整備とは、より健康的な食物選択を可能にする情報提供システムを整備することである。

食物へのアクセスと情報へのアクセスの統合とは、より健康的な食物が、わかりやすく正しい情報を伴って提供されるような仕組みづくり、すなわち、食物へのアクセスと情報へのアクセスの両面を統合した取組のことである。

選択肢考察

×(1) 店舗内に野菜摂取量の増加を推奨するポスターを掲示することは、情報へのアクセスの整備に該当する。

×(2)　野菜の直売所を開設し販売と実物展示は、食物へのアクセスの整備に該当する。
○(3)　野菜たっぷりメニューの提供は食物へのアクセスであり、野菜料理の簡単レシピ集の配布は情報へのアクセスであるため、両者を一緒に行うことは、食物へのアクセスと情報へのアクセスの統合に該当する。
×(4)　イベントにおける栄養バランスのとれた食生活に関する講話は情報へのアクセスであり、地元野菜の無料配布会は食物へのアクセスであるが、イベント会場内の別の場所で行っている可能性があり、食物へのアクセスと情報へのアクセスの統合とはいえない。

▶正　解◀　(3)

33回－108
大学における食環境づくりに関する記述である。食物へのアクセスの整備として、正しいのはどれか。1つ選べ。
(1)　大学内の学生掲示板に、食事バランスガイドのポスターを貼る。
(2)　大学ホームページに、食堂のメニューとその栄養成分値を掲載する。
(3)　食堂のモニターに、朝食用の簡単レシピを紹介する動画を流す。
(4)　食堂のメニューに地場野菜使用と表示し、その野菜を食堂で販売する。
(5)　大学のSNSに、学生が考案したバランスランチメニューを配信する。

▶選択肢考察◀
×(1)　食事バランスガイドのポスター掲示は、情報へのアクセスの整備である。
×(2)　ホームページへのメニューと栄養成分値の掲載は、情報へのアクセスの整備である。
×(3)　モニターでレシピ動画を流すことは、情報へのアクセスの整備である。
○(4)　食堂のメニューに使用した地場野菜の販売は、食物へのアクセスの整備である。
×(5)　SNSへのメニュー配信は、情報へのアクセスの整備である。

▶正　解◀　(4)

33回－160
地域における生活習慣病に対するハイリスクアプローチである。正しいのはどれか。1つ選べ。
(1)　スーパーマーケットにおける減塩キャンペーンの実施
(2)　広報紙による情報提供
(3)　市民公開講座の開催
(4)　特定保健指導における積極的支援
(5)　公共施設におけるポスターの掲示

▶正解へのアプローチ◀
疾病予防のための公衆栄養活動の実践方法には、疾病の危険因子をもつ集団のうち、より高い危険度を有する者に対して働きかけを行うハイリスクアプローチと、集団全体に働きかけを行うポピュレーションアプローチがある。公衆栄養活動は、両者を適切に組み合わせて対策を進めることが重要である。
地域レベルで行う住民対象の一次予防活動は、ポピュレーションアプローチに該当する。したがって、各選択肢の活動がポピュレーションアプローチかハイリスクアプローチかを判断すれば、容易に解答できる。

▶選択肢考察◀

×(1) スーパーマーケットにおける減塩キャンペーンの実施は、スーパーマーケットを利用するお客さん全員を対象としており、ポピュレーションアプローチに該当する。

×(2) 広報誌による情報提供は、広報誌を配布する住民全員を対象としており、ポピュレーションアプローチに該当する。

×(3) 市民公開講座の開催は、市民全員を対象としており、ポピュレーションアプローチに該当する。

○(4) 特定保健指導における積極的支援は、生活習慣病のハイリスク層のみ対象としており、ハイリスクアプローチに該当する。

×(5) 公共施設におけるポスターの掲示は、公共施設を利用する住民全員を対象としており、ポピュレーションアプローチに該当する。

▶正　解◀　**(4)**

1 給食の概念

33回－161
特定給食施設で提供される給食に関する記述である。**誤っている**のはどれか。1つ選べ。
(1) 利用者の生活習慣に配慮する。
(2) 利用者の身体状況に配慮する。
(3) 利用者の嗜好に配慮する。
(4) 利用者の望ましい食習慣の形成を目指す。
(5) 利用者は全地域住民を対象とする。

▶正解へのアプローチ◀
特定給食施設で提供される給食は、健康増進法施行規則第9条に規定されている「特定給食施設の栄養管理の基準」に基づいて実施される。

▶選択肢考察◀
○(1)、(2) 利用者の身体の状況、栄養状態、生活習慣等（以下「身体の状況等」という。）を定期的に把握し、これらに基づき、適当な熱量及び栄養素の量を満たす食事の提供に努める。
○(3) 給食で提供する食事は、身体の状況等のほか、利用者の日常の食事の摂取量、嗜好等に配慮する。
○(4) 給食の目的には、利用者およびその家族や地域住民の望ましい食習慣を形成することがある。
×(5) 給食は、特定かつ多数の者が対象となる。全住民といった不特定多数は対象としていない。

▶正　解◀ (5)

35回－153
特定給食施設で提供される給食が担うことのできる役割である。**誤っている**のはどれか。1つ選べ。
(1) 健康寿命の延伸に寄与する。
(2) 地産地消の推進に寄与する。
(3) 利用者の食環境を整える。
(4) 不特定多数の人々の栄養管理を行う。
(5) 栄養教育の教材として活用できる。

▶正解へのアプローチ◀
給食の目的は、給食施設の種類によって異なるが、どの施設にも共通する目的は以下の通りである。
①喫食者（利用者）の健康の保持増進、疾病の予防・治療、QOLの向上を図る。
②喫食者（利用者）およびその家族や地域住民の望ましい食習慣を形成する。
また、健康増進法では、特定給食施設を「特定かつ多数の者に対して、継続的に食事を供給する施設のうち栄養管理が必要なものとして厚生労働省令で定めるもの」と定義している。

▶選択肢考察◀
○(1) 給食の目的には、喫食者（利用者）の健康の保持増進、疾病の予防・治療、QOLの向上を図るとあり、結果的に喫食者（利用者）の健康寿命の延伸に寄与することになる。
○(2) 特定給食施設において地場産物を積極的に活用することにより、地産地消の推進に寄与することができる。

○(3)　給食の目的には、喫食者（利用者）およびその家族や地域住民の望ましい食習慣を形成するとあり、これは食環境整備を意味する。

×(4)　特定給食施設は、特定かつ多数の者に対して、継続的に食事を供給する施設のうち栄養管理が必要なものとして厚生労働省令で定めるものと定義されている。

○(5)　特定給食施設で喫食者（利用者）に提供する食事は、それ自体が栄養教育の教材となる。

▶正　解◀　(4)

37回－153　NEW

特定給食施設の設置者が取り組むことで、利用者の適切な栄養管理につながるものである。**誤っているの**はどれか。１つ選べ。

(1)　利用者の身体状況を共有する多職種協働チームの設置
(2)　品温管理された食事を提供するための設備の導入
(3)　給食の生ごみのリサイクルの推進
(4)　施設の栄養管理システムのデジタル化の推進
(5)　衛生管理に関する責任者の指名

▶正解へのアプローチ◀

特定給食施設の設置者は、健康増進法第21条第3項の規定により、健康増進法施行規則第９条の基準（栄養管理基準）に従って適切な栄養管理を行わなければならないこととされている。

さらに、特定給食施設の設置者及び管理者は、栄養管理基準の運用上の留意点を示した「特定給食施設が行う栄養管理に係る留意事項について」に基づき、適切な栄養管理がなされるよう、体制を整える必要がある。

▶選択肢考察◀

○(1)　どの職域においても、特定給食施設の利用者への適切な栄養管理を行うためには関連分野との連携を図ることが重要となる。そこで、施設の設置者は、積極的に利用者の栄養状態を多職種で共有できる仕組みづくりに取り組む必要がある。なお、「特定給食施設における栄養管理に関する指導・支援等について」では、病院・介護老人保健施設等については、栄養管理を行うために必要な連携体制が構築され、適切に機能しているかを確認することとしている。

○(2)　大量調理施設衛生管理マニュアルでは、加熱調理時の温度、提供までの保管温度、加熱調理後の冷却温度が定められており、温度管理には加熱機器、保温機器、冷却機器の整備が不可欠である。

×(3)　給食で発生する生ごみは、生ごみ処理機などを用いてリサイクルすることが推奨されているが、これは温室効果ガス削減が目的であり、利用者の適切な栄養管理にはつながらない。

○(4)　現在の給食経営管理では、種々のソフトによってコンピュータ化が進み、医療施設においては、オーダリングシステムや電子カルテとの一体化が進んでいる。

○(5)　大量調理施設衛生管理マニュアルでは、衛生管理体制の確立のため、調理施設運営管理責任者（責任者）は、施設の衛生管理に関する責任者（衛生管理者）を指名することとしている。

▶正　解◀　(3)

36回－153
特定給食施設の設置者が取り組むことで、利用者の適切な栄養管理につながる取組である。**誤っているの**はどれか。1つ選べ。

(1) 管理栄養士や栄養士の配置
(2) 利用者の栄養状態を多職種で共有できる仕組みづくり
(3) 食料自給率向上のためのシステム構築
(4) 食中毒を防止するための施設設備の整備
(5) 自然災害の発生を想定した地域連携

選択肢考察

○(1) 健康増進法では、特定給食施設の設置者に対し、適切な栄養管理を行うために、特別の栄養管理が必要な施設には管理栄養士の配置を義務付け、それ以外の施設には栄養士又は管理栄養士の配置を努力目標としている。つまり、特定給食施設への管理栄養士や栄養士の配置は、利用者の適切な栄養管理につながる取組である。
○(2) どの職域においても、特定給食施設の利用者への適切な栄養管理を行うためには関連分野との連携を図ることが重要となる。そこで、施設の設置者は、積極的に利用者の栄養状態を多職種で共有できる仕組みづくりに取り組む必要がある。
×(3) 特定給食施設における適切な栄養管理は、食料自給率向上を目的としていない。
○(4) 給食の運営は、衛生的かつ安全に行われることが大前提である。具体的には、食品衛生法、「大規模食中毒対策等について」の別添「大量調理施設衛生管理マニュアル」その他関係法令等の定めるところによる。
○(5) 災害等発生時であっても栄養管理基準に沿った適切な栄養管理を行うため、平時から災害等発生時に備え、食料の備蓄や対応方法の整理など、体制の整備に努める。

正　解 (3)

37回－154 NEW
健康増進法に基づく、特定給食施設と管理栄養士の配置に関する組合せである。最も適当なのはどれか。1つ選べ。

(1) 朝食、昼食、夕食の合計で300食を提供する児童自立支援施設 ―― 配置しなければならない。
(2) 朝食300食、夕食300食を提供する学生寮 ―― 配置しなければならない。
(3) 昼食400食を提供する学生食堂 ―― 配置しなければならない。
(4) 朝食150食、昼食450食、夕食150食を提供する事業所 ―― 配置するよう努めなければならない。
(5) 1回300食を提供する病院 ―― 配置するよう努めなければならない。

正解へのアプローチ

管理栄養士の配置が義務付けられる特定給食施設は、健康増進法施行規則で以下の通り規定されている。
①医学的な管理を必要とする者に食事を供給する特定給食施設であって、継続的に1回300食以上又は1日750食以上の食事を供給する施設（健康増進法施行規則第7条第1項第1号）
②管理栄養士による特別な栄養管理を必要とする特定給食施設であって、継続的に1回500食以上又は1日1,500食以上の食事を供給する施設（健康増進法施行規則第7条第1項第2号）
①に該当する施設は、病院、介護老人保健施設、介護医療院である。②に該当する施設は、①以外の特定給食施設のほとんどである。

選択肢考察

×(1) 朝食、昼食、夕食の合計で300食を提供する児童自立支援施設 ――― 配置するよう努めなければならない。
×(2) 朝食300食、夕食300食を提供する学生寮 ――― 配置するよう努めなければならない。
×(3) 昼食400食を提供する学生食堂 ――― 配置するよう努めなければならない。
○(4) 朝食150食、昼食450食、夕食150食を提供する事業所 ――― 配置するよう努めなければならない。
×(5) 1回300食を提供する病院 ――― 配置しなければならない。

正　解 (4)

36回－154

健康増進法に基づき、管理栄養士を置かなければならない特定給食施設である。最も適当なのはどれか。1つ選べ。

(1) 3歳以上の児に昼食100食を提供する保育所
(2) 朝食、夕食でそれぞれ250食を提供する社員寮
(3) 朝食30食、昼食300食を提供する大学の学生食堂
(4) 朝食50食、昼食450食、夕食100食を提供する社員食堂
(5) 朝食、昼食、夕食合わせて800食を提供する病院

選択肢考察

×(1) 保育所は、1回500食以上の食事を提供する場合は管理栄養士を置かなければならない。
×(2) 社員寮は、1日1,500食以上の食事を提供する場合は管理栄養士を置かなければならない。
×(3) 大学の学生食堂は、1日1,500食以上の食事を提供する場合は管理栄養士を置かなければならない。
×(4) 社員食堂は、1日1,500食以上の食事を提供する場合は管理栄養士を置かなければならない。
○(5) 病院は、1日750食以上の食事を提供する場合は管理栄養士を置かなければならない。

正　解 (5)

34回－153

健康増進法に基づく、特定給食施設と管理栄養士の配置に関する組合せである。正しいのはどれか。1つ選べ。

(1) 1回300食を提供する病院 ――― 配置するよう努めなければならない
(2) 1回300食を提供する特別養護老人ホーム ――― 配置しなければならない
(3) 1回500食を提供する社員寮 ――― 配置するよう努めなければならない
(4) 1日750食を提供する介護老人保健施設 ――― 配置しなければならない
(5) 1日1,500食を提供する社員食堂 ――― 配置するよう努めなければならない

選択肢考察

×(1) 病院は、1回300食以上又は1日750食以上を提供する場合に管理栄養士必置となる。
×(2) 特別養護老人ホームは、1回500食以上又は1日1,500食以上を提供する場合に管理栄養士必置となる。

×(3)　社員寮は、1回500食以上又は1日1,500食以上を提供する場合に管理栄養士必置となる。
○(4)　介護老人保健施設は、1回300食以上又は1日750食以上を提供する場合に管理栄養士必置となる。
×(5)　社員食堂は、1回500食以上又は1日1,500食以上を提供する場合に管理栄養士必置となる。

正　解　(4)

35回－155
給食を提供する施設の種類と給食運営に関わる法規の組合せである。正しいのはどれか。1つ選べ。
(1)　児童養護施設 ―――― 学校給食法
(2)　乳児院 ―――――― 児童福祉法
(3)　母子生活支援施設 ――― 労働安全衛生法
(4)　介護老人保健施設 ――― 老人福祉法
(5)　介護老人福祉施設 ――― 医療法

正解へのアプローチ
児童養護施設、乳児院、母子生活支援施設は、いずれも児童福祉法に基づく児童福祉施設である。なお、児童養護施設、乳児院には、栄養士の配置規定がある。
介護老人保健施設、介護老人福祉施設は、いずれも介護保険法に基づく介護保険施設であるが、介護老人保健施設はリハビリテーションという限定的な医療行為を行うため、医療法で医療提供施設に定義されている。介護老人福祉施設は、老人福祉法では特別養護老人ホームと呼ぶ。

選択肢考察
×(1)　児童養護施設 ―――― 児童福祉法
○(2)　乳児院 ―――――― 児童福祉法
×(3)　母子生活支援施設 ――― 児童福祉法
×(4)　介護老人保健施設 ――― 介護保険法、医療法
×(5)　介護老人福祉施設 ――― 介護保険法、老人福祉法

正　解　(2)

要　点

「児童福祉施設の設備及び運営に関する基準」に基づく児童福祉施設の栄養士配置基準

<table>
<tr><th>施設名</th><th colspan="2">根拠法令</th><th>栄養士配置</th></tr>
<tr><td>乳児院（乳幼児10名以上）</td><td rowspan="8">児童福祉法</td><td></td><td>必置</td></tr>
<tr><td>児童養護施設</td><td></td><td>入所児童41名以上で必置</td></tr>
<tr><td>福祉型障害児入所施設</td><td></td><td>入所児童41名以上で必置</td></tr>
<tr><td>医療型障害児入所施設</td><td>医療法</td><td>病床数100床以上で必置</td></tr>
<tr><td>福祉型児童発達支援センター</td><td></td><td>入所児童41名以上で必置</td></tr>
<tr><td>医療型児童発達支援センター</td><td>医療法</td><td>病床数100床以上で必置</td></tr>
<tr><td>児童心理治療施設（情緒障害児短期治療施設）</td><td></td><td>必置</td></tr>
<tr><td>児童自立支援施設</td><td></td><td>入所児童41名以上で必置</td></tr>
</table>

※保育所、母子生活支援施設は栄養士の配置規定がない。

34回－156

給食施設の種類と給食の目的に関する組合せである。最も適当なのはどれか。1つ選べ。

(1) 学校 ―――――――― 食に関する正しい理解の醸成
(2) 事業所 ――――――― 日常生活の自立支援
(3) 保育所 ――――――― 治療の一環
(4) 介護老人保健施設 ――― 心身の育成
(5) 病院 ―――――――― 生活習慣病の予防

▶正解へのアプローチ◀

各種給食施設は、施設ごとに制度上の位置付けに沿った給食の意義が存在する（▶要　点◀参照）。

▶選択肢考察◀

○(1) 学校 ―――――――― 食に関する正しい理解の醸成
×(2) 事業所 ――――――― 生活習慣病の予防
×(3) 保育所 ――――――― 心身の育成
×(4) 介護老人保健施設 ――― 日常生活の自立支援
×(5) 病院 ―――――――― 治療の一環

▶正　解◀　(1)

▶要　点◀

各種給食施設のおける給食の意義

施設の種類	制度上の位置付け	給食の意義
医療施設	医療	• 患者の栄養状態の改善 • 治療 • 疾病予防 • 食習慣の形成
高齢者福祉施設・介護保険施設	高齢者福祉 介護	• 介護と介護予防 • 生活支援 • 栄養改善 • 自立支援
児童福祉施設	児童福祉	• 心身の健全な成長 • 生活支援 • 望ましい食習慣の形成 • 自立支援
障害者福祉施設	障害者福祉	• 生活支援 • 健康の保持増進 • 自立支援
学校	教育	• 健康の保持増進と体位の向上 • 望ましい食習慣の形成 • ふれあいの場 • 集団生活を通じた共同・協調の精神の醸成
事業所	福利厚生	• 従業員の健康の保持増進 • 望ましい食習慣の形成 • 生活習慣病の予防

33回－164
特定給食施設とそこで働く管理栄養士の業務の組合せである。正しいのはどれか。１つ選べ。
(1) 学校給食センター ――― 栄養改善加算に基づく栄養管理
(2) 事業所 ――――――― 栄養サポートチームへの参画
(3) 病院 ――――――― 栄養指導員としての給食施設の指導
(4) 介護老人保健施設 ――― 医学的な管理を必要とする利用者の栄養管理
(5) 児童養護施設 ―――― 栄養食事指導料の算定

正解へのアプローチ

各職域における管理栄養士業務の理解を問う問題である。
介護老人保健施設は、介護保険法に規定される介護保険施設であると同時に、医療法に基づき医療提供施設と定義されている。

選択肢考察

×(1) 指定通所介護事業所 ――― 栄養改善加算に基づく栄養管理
×(2) 病院 ――――――― 栄養サポートチームへの参画
×(3) 保健所 ―――――― 栄養指導員としての給食施設の指導
○(4) 介護老人保健施設 ――― 医学的な管理を必要とする利用者の栄養管理
×(5) 病院・診療所 ――― 栄養食事指導料の算定

正　解 (4)

37回－156 NEW
健康日本21（第二次）では、特定給食施設における適切な栄養管理の実施状況に関して、管理栄養士・栄養士の配置割合を評価指標とし、目標値を80％としている。この目標値に達していない施設である。最も適当なのはどれか。１つ選べ。
(1) 病院
(2) 介護老人保健施設
(3) 社会福祉施設
(4) 老人福祉施設
(5) 事業所

正解へのアプローチ

令和元年衛生行政報告例によると、施設の種類別にみた特定給食施設の管理栄養士・栄養士の配置割合について、健康日本21（第二次）の目標値80％を達成したのは、病院、介護老人保健施設、老人福祉施設、自衛隊、社会福祉施設のみであり、それ以外の特定給食施設は目標に達していなかった（**要　点** 参照）。

選択肢考察

×(1)、(2)、(3)、(4) **正解へのアプローチ** 参照。
○(5) 事業所の栄養士・管理栄養士の配置割合は、50％を下回っており、特定給食施設の種類別でみると最も低い。

正　解 (5)

▶要　点◀

管理栄養士・栄養士を配置している特定給食施設の割合の推移（施設の種類別）
（「健康日本２１（第二次）最終評価」より抜粋）

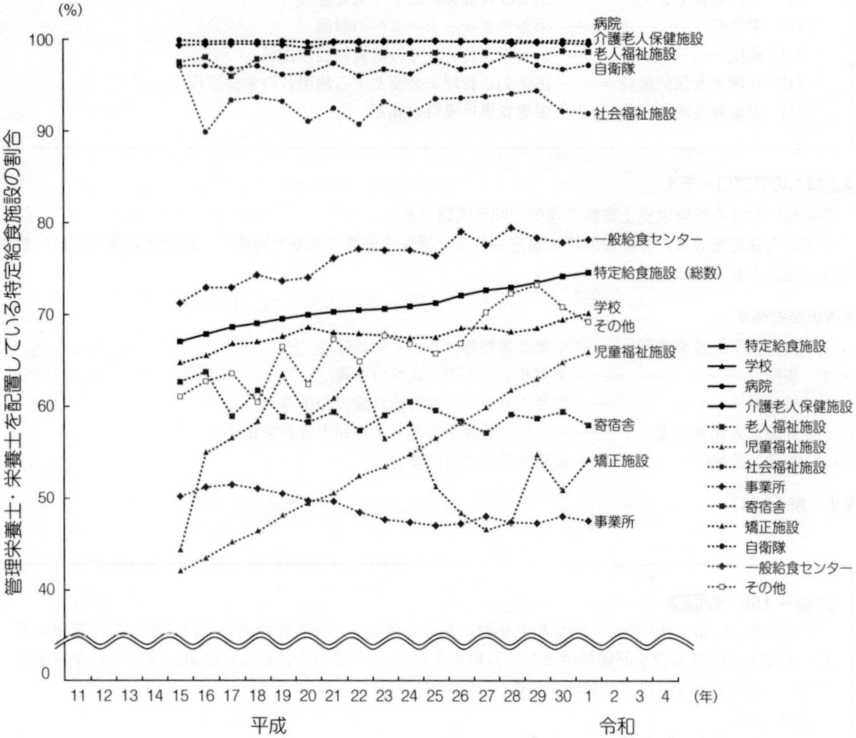

> **35回－111**
> 入院時食事療養（Ⅰ）の届出を行った保険医療機関において、特別食加算が算定できる治療食に関する記述である。正しいのはどれか。１つ選べ。
> (1)　痛風の患者に、痛風食を提供した。
> (2)　黄疸のない胆石症の患者に、肝臓食を提供した。
> (3)　摂食・嚥下機能が低下した患者に、嚥下調整食を提供した。
> (4)　高血圧の患者に、食塩相当量6g/日未満の減塩食を提供した。
> (5)　８歳の食物アレルギー患者に、小児食物アレルギー食を提供した。

▶正解へのアプローチ◀

入院時食事療養（Ⅰ）の届出を行った保険医療機関が算定できる特別食加算の算定対象疾患は、▶要　点◀の通りである。

▶選択肢考察◀

○(1)　痛風患者に対する痛風食は、特別食加算の算定対象である。

×(2) 特別食加算の算定対象となる肝・胆疾患食は、肝庇護食、肝炎食、肝硬変食、閉鎖性黄疸食（胆石症と胆嚢炎による閉鎖性黄疸を含む）である。
×(3) 摂食・嚥下機能が低下した患者に対する嚥下調整食は、特別食加算の算定対象外である。
×(4) 高血圧患者に対する食塩相当量6g/日未満の減塩食は、特別食加算の算定対象外である。
×(5) 小児食物アレルギー食は、特別食加算の算定対象外である。

正　解 (1)

要　点

特別食加算の算定対象

食種名	適応症および食種
胃・腸疾患食	胃・十二指腸潰瘍食、クローン病および潰瘍性大腸炎などにより腸管の機能が低下している患者に対する低残渣食
肝・胆疾患食	肝庇護食、肝炎食、肝硬変食、閉鎖性黄疸食（胆石症と胆嚢炎による閉鎖性黄疸を含む）
膵臓疾患食	急性・慢性膵炎
心臓疾患食	食塩総量6.0g未満の減塩食
腎臓疾患食	急性・慢性腎炎、急性・慢性腎不全、ネフローゼ症候群、透析
貧血症食	血中Hb濃度10g/dL以下（鉄欠乏由来）
糖尿病食	糖尿病
肥満症食	高度肥満症（肥満度＋70%またはBMI 35以上）
脂質異常症食	空腹時LDL－C値140mg/dL以上、またはHDL－C値40mg/dL未満、もしくはTG値150mg/dL以上
痛風食	痛風
てんかん食	難治性てんかん（外傷性のものを含む）の患者に対する炭水化物制限及び高脂質食
先天性代謝異常食	フェニルケトン尿症食、楓糖尿症食、ホモシスチン尿症食、ガラクトース血症食
妊娠高血圧症候群食	食塩総量7.0～8.0gの減塩食
治療乳	乳児栄養障害症に対する酸乳、バター穀粉乳など
術後食	侵襲の大きな消化管手術の術後食（胃潰瘍食に準じる）
検査食	潜血食、大腸X線検査・大腸内視鏡検査のための低残渣食
無菌食	無菌治療室管理加算算定患者が対象

33回－165
通所介護における栄養管理に関する介護報酬の加算である。正しいのはどれか。1つ選べ。
(1) 栄養マネジメント加算
(2) 経口移行加算
(3) 経口維持加算
(4) 療養食加算
(5) 栄養改善加算

正解へのアプローチ

(1)～(4)は、いずれも施設サービス費に該当する（要　点参照）。

栄養改善加算は、指定通所介護事業所が利用者に対し通所で栄養改善サービスを実施した際に算定できる（1回200単位）。

▶選択肢考察◀

×(1)、(2)、(3)、(4)　いずれも施設サービス費に該当する。
○(5)　栄養改善加算は、通所介護費に該当する。

▶正　解◀　**(5)**

▶要　点◀

指定施設サービスでの栄養管理に対する介護報酬（施設サービス費）

経口移行加算 （1日につき加算、180日間）	• 28単位 • 医師の指示に基づき、医師・歯科医師・管理栄養士・看護師・言語聴覚士・介護支援専門員等が共同で、経管摂取の入所者毎に経口摂取を進めるための経口移行計画を作成。 • 医師の指示を受けた管理栄養士又は栄養士による栄養管理及び言語聴覚士又は看護職員による支援が行われた場合に算定。 • 栄養マネジメント加算を算定していない場合は算定できない。
経口維持加算 （1月につき加算）	• 加算（Ⅰ）：400単位、加算（Ⅱ）：100単位 • 加算（Ⅰ）： • 現に経口摂取する者であって、摂食機能障害を有し、誤嚥が認められる入所者に対して、医師又は歯科医師の指示に基づき、医師・歯科医師・管理栄養士・看護師・介護支援専門員等が共同で、入所者の栄養管理をするための食事の観察及び会議等を行い、経口維持計画を作成。 • 医師又は歯科医師の指示を受けた管理栄養士または栄養士が特別な管理を行う。 • 経口移行加算を算定している場合、栄養マネジメント加算を算定していない場合は算定できない。 • 加算（Ⅱ）： • 協力歯科医療機関を定めている指定介護老人福祉施設が、経口維持加算（Ⅰ）を算定している場合であって、入所者の経口摂取を支援するための食事の観察及び会議等に医師、歯科医師、歯科衛生士又は言語聴覚士が加わった場合に算定。
療養食加算 （1食につき加算）	• 6単位 • 食事提供：管理栄養士または栄養士が管理を行う。 • 経口移行加算、経口維持加算との併算定ができる。 • 療養食の対象：・糖尿病食　・腎臓病食　・肝臓病食 • 胃潰瘍食（流動食は除く）　・貧血食　・膵臓病食 • 脂質異常症食　・痛風食 • 特別な場合の検査食（経口または経管の別は問わない）
再入所時栄養連携加算 （1回を限度）	• 200単位 • 別に厚生労働大臣が定める基準に適合する指定介護老人福祉施設に入所（一次入所）している者が退所し、当該者が病院又は診療所に入院した場合であって、当該者が退院した後に再度当該指定介護老人福祉施設に入所（二次入所）する際、二次入所において必要となる栄養管理が、一次入所の際に必要としていた栄養管理とは大きく異なるため、当該指定介護老人福祉施設の管理栄養士が当該病院又は診療所の管理栄養士と連携し当該者に関する栄養ケア計画を策定した場合に、入所者1人につき1回を限度として所定単位数を加算する。 • 栄養ケア・マネジメントの未実施により14単位/日が減算されている場合は、算定しない。

※令和3年度介護報酬改定により、栄養マネジメント加算は施設サービスに包括化、低栄養リスク改善加算は廃止された。
※栄養ケア・マネジメントの未実施の場合は、14単位/日減算（3年の経過措置期間を設ける）。

36回－155

小・中学校における給食の栄養・食事計画に関する記述である。最も適当なのはどれか。1つ選べ。

(1) 学校給食摂取基準は、性・年齢別の基準が設定されている。
(2) 献立は、食に関する指導の全体計画を踏まえて作成する。
(3) 残菜量を抑制するために、児童生徒が苦手とする食品の使用を避ける。
(4) 調理従事者の労務費を抑えるために、献立に地場産物を積極的に取り入れる。
(5) 献立作成業務は、学校給食の趣旨を十分に理解した業者に委託する。

正解へのアプローチ

学校給食の栄養管理は、学校給食法第8条に基づき、「学校給食実施基準」を参照し実施することが求められている。

「学校給食実施基準」は令和3年に改正され、日本人の食事摂取基準(2020年版)を参考とした「学校給食摂取基準」が示されている。

選択肢考察

×(1) 学校給食摂取基準は、年齢別の基準が設定されているが、性別は考慮していない。

○(2) 学校給食の食事内容については、学校における食育の推進を図る観点から、学級担任や教科担任と栄養教諭等とが連携しつつ、給食時間はもとより、各教科等において、学校給食を活用した食に関する指導を効果的に行えるよう配慮すること。また、食に関する指導の全体計画と各教科等の年間指導計画等とを関連付けながら、指導が行われるよう留意すること。

×(3) 献立作成に当たっては、常に食品の組合せ、調理方法等の改善を図るとともに、児童生徒のし好の偏りをなくすよう配慮すること。

×(4) 学校給食に地場産物を使用し、食に関する指導の「生きた教材」として使用することは、児童生徒に地域の自然、文化、産業等に関する理解や生産者の努力、食に関する感謝の念を育む上で重要であるとともに、地産地消の有効な手段であり、食料の輸送に伴う環境負荷の低減等にも資するものであることから、その積極的な使用に努め、農林漁業体験等も含め、地場産物に係る食に関する指導に資するよう配慮すること。

×(5) 学校給食調理業務の民間委託では、献立作成業務は委託できない。

正　解 (2)

要　点

学校給食の食事内容について（「学校給食実施基準の一部改正について」（令和3年）より抜粋）

学校給食の食事内容については、学校における食育の推進を図る観点から、学級担任や教科担任と栄養教諭等とが連携しつつ、給食時間はもとより、各教科等において、学校給食を活用した食に関する指導を効果的に行えるよう配慮すること。また、食に関する指導の全体計画と各教科等の年間指導計画等とを関連付けながら、指導が行われるよう留意すること。

①献立に使用する食品や献立のねらいを明確にした献立計画を示すこと。

②各教科等の食に関する指導と意図的に関連させた献立作成とすること。

③学校給食に地場産物を使用し、食に関する指導の「生きた教材」として使用することは、児童生徒に地域の自然、文化、産業等に関する理解や生産者の努力、食に関する感謝の念を育む上で重要であるとともに、地産地消の有効な手段であり、食料の輸送に伴う環境負荷の低減等にも資するものであることから、その積極的な使用に努め、農林漁業体験等も含め、地場産物に係る食に関する指導に資するよう配慮すること。

④我が国の伝統的食文化について興味・関心を持って学び、郷土に関心を寄せる心を育むとともに、地域の食文化の継承につながるよう、郷土に伝わる料理を積極的に取り入れ、児童生徒がその歴史、ゆかり、食材などを学ぶ取組に資するよう配慮すること。また、地域の食文化等を学ぶ中で、世界の多様な食文化等の理解も深めることができるよう配慮すること。

⑤児童生徒が学校給食を通して、日常又は将来の食事作りにつなげることができるよう、献立名や食品名が明確な献立作成に努めること。

⑥食物アレルギー等のある児童生徒に対しては、校内において校長、学級担任、栄養教諭、学校栄養職員、養護教諭、学校医等による指導体制を整備し、保護者や主治医との連携を図りつつ、可能な限り、個々の児童生徒の状況に応じた対応に努めること。なお、実施に当たっては、公益財団法人日本学校保健会で取りまとめられた「学校生活管理指導表（アレルギー疾患用）」及び「学校のアレルギー疾患に対する取り組みガイドライン」並びに文部科学省が作成した「学校給食における食物アレルギー対応指針」を参考とすること。

2 給食経営管理の概念

37回－155 NEW

給食経営管理におけるトータルシステムに関する内容である。最も適当なのはどれか。1つ選べ。

(1) 食材料に関する情報をコンピュータ端末から入力し、発注する仕組み
(2) 給食経営の管理業務ごとにマネジメントサイクルを回し、それらを連動させて機能させる仕組み
(3) 複数の施設に食事を供給するために、1か所の調理施設で集中して調理できる機能をもたせる仕組み
(4) 給食を、クックチルとクックサーブを統合させて運営する仕組み
(5) 配膳方法に適した配膳設備を活用して、出来上がった食事を利用者に適切な状態で提供する仕組み

正解へのアプローチ

給食システムは、システム構築において全体を網羅するトータルシステムと、トータルシステムを構成する各機能別の管理業務であるサブシステムから構成されており、各サブシステムが相互に連携し、機能しながら一つのシステムとして遂行される。

選択肢考察

×(1) 食材料に関する情報をコンピュータ端末から入力し、発注する仕組みは、サブシステムの情報処理システムである。
○(2) 給食経営の管理業務ごとにマネジメントサイクルを回し、それらを連動させて機能させる仕組みは、トータルシステムである。
×(3) 複数の施設に食事を供給するために、1か所の調理施設で集中して調理できる機能をもたせる仕組みは、オペレーションシステムのセントラルキッチンシステムである。
×(4) 給食を、クックチルとクックサーブを統合させて運営する仕組みは、サブシステムの生産管理システムである。
×(5) 配膳方法に適した配膳設備を活用して、出来上がった食事を利用者に適切な状態で提供する仕組みは、サブシステムの提供管理システムである。

正　解 (2)

要　点

給食システムの構築

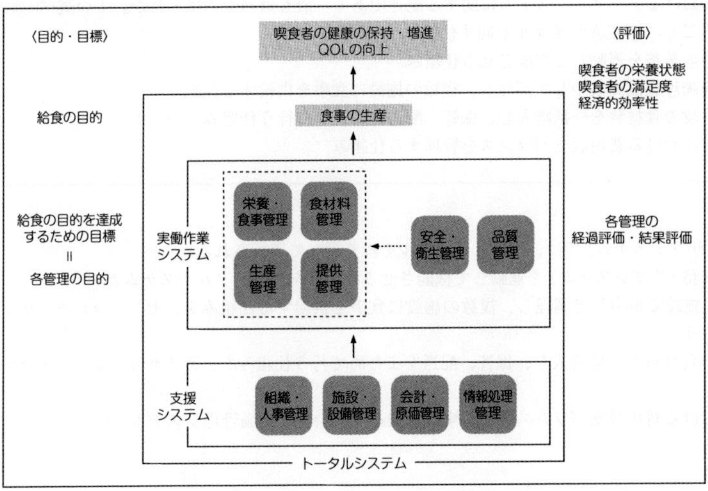

35回－154
給食経営管理におけるトータルシステムに関する記述である。最も適当なのはどれか。1つ選べ。
(1)　食材料を資源として投入し、食事に変換するシステムである。
(2)　資源を組織的に組み合わせるシステムである。
(3)　オペレーションシステムである。
(4)　管理業務を単独で機能させるシステムである。
(5)　7原則と12手順からなるシステムである。

選択肢考察

×(1)　食材料を資源として投入し、食事に変換するシステムは、サブシステムの生産管理システムである。
○(2)　給食資源を組織的に組み合わせるシステムを、トータルシステムという。
×(3)　オペレーションシステムとは、生産システムのことである。オペレーションシステムには、コンベンショナルシステム（クックサーブ）やレディフードシステム（クックチル、クックフリーズ、真空調理）などがある。
×(4)　管理業務を単独で機能させるシステムを、サブシステムという。
×(5)　7原則と12手順からなるシステムは、HACCPシステムである。

正　解　**(2)**

34回－154
給食経営管理におけるトータルシステムに関する記述である。最も適当なのはどれか。1つ選べ。
(1) 管理業務ごとにPDCAサイクルを回す仕組み
(2) 複数の管理業務を連動して機能させる仕組み
(3) 1か所の調理施設で集中して調理し、複数の施設に食事を供給する仕組み
(4) 複数の施設の食材料を一括購入し、保管、配送をまとめて行う仕組み
(5) 給食運営における費用収支バランスを管理する仕組み

▶選択肢考察◀
×(1) 各管理業務（サブシステム）では、PDCAサイクルを繰り返して遂行される。
○(2) 複数の管理業務（サブシステム）を連動して機能させる仕組みを、トータルシステムという。
×(3) 1か所の調理施設で集中して調理し、複数の施設に食事を供給する仕組みを、セントラルキッチンシステムという。
×(4) 複数の施設の食材料を一括購入し、保管、配送をまとめて行う仕組みを、カミサリーシステムという。
×(5) 給食運営における費用収支バランスを管理する仕組みを、会計・原価管理システムという。

▶正　解◀（2）

34回－155
給食経営管理におけるサブシステムとその業務の組合せである。最も適当なのはどれか。1つ選べ。
(1) 栄養・食事管理 ──── 調理従事者の健康チェック
(2) 食材料管理 ───── 調味の標準化
(3) 品質管理 ────── 労働生産性の分析
(4) 生産管理 ────── 調理作業の標準化
(5) 施設・設備管理 ──── 在庫食品の棚卸し

▶正解へのアプローチ◀
サブシステムに該当する管理業務には、栄養・食事管理、食材料管理、生産管理、提供管理、安全・衛生管理、品質管理、組織・人事管理、施設・設備管理、会計・原価管理、情報処理管理がある（P651：37回－155：▶要　点◀参照）。各管理業務の内容を理解していれば、確実に解答できる。

▶選択肢考察◀
×(1) 衛生管理 ───── 調理従事者の健康チェック
×(2) 品質管理 ───── 調味の標準化
×(3) 生産管理 ───── 労働生産性の分析
○(4) 生産管理 ───── 調理作業の標準化
×(5) 食材料管理 ──── 在庫食品の棚卸し

▶正　解◀（4）

33回－162

給食経営管理におけるサブシステムとその主な目的の組合せである。正しいのはどれか。１つ選べ。

(1) 栄養・食事管理 ―― 調理従事者の労働安全性を確保する。
(2) 献立管理 ―――― 具体的な栄養量の基準を設定する。
(3) 品質管理 ―――― 計画した食事・サービスを実現させる。
(4) 安全・衛生管理 ―― 生産のためのハードウェアの購入を計画する。
(5) 施設・設備管理 ―― 作業工程に沿った食事の生産を行う。

選択肢考察

×(1) 人事・労務管理 ―― 調理従事者の労働安全性を確保する。
×(2) 栄養・食事管理 ―― 具体的な栄養量の基準を設定する。
○(3) 品質管理 ―――― 計画した食事・サービスを実現させる。
×(4) 施設・設備管理 ―― 生産のためのハードウェアの購入を計画する。
×(5) 生産管理 ―――― 作業工程に沿った食事の生産を行う。

正　解 (3)

33回－163

給食経営管理におけるサブシステムとその管理業務の組合せである。正しいのはどれか。１つ選べ。

(1) 栄養・食事管理 ―― 遊離残留塩素濃度検査
(2) 食材料管理 ―――― 在庫量調査
(3) 品質管理 ―――― 備品調査
(4) 安全・衛生管理 ―― 残菜調査
(5) 施設・設備管理 ―― 提供時の品温調査

選択肢考察

×(1) 安全・衛生管理 ―― 遊離残留塩素濃度検査
○(2) 食材料管理 ―――― 在庫量調査
×(3) 施設・設備管理 ―― 備品調査
×(4) 品質管理 ―――― 残菜調査
×(5) 品質管理 ―――― 提供時の品温調査

正　解 (2)

34回－157

病院の給食経営における業務の効率化につながる取組と、その際に考慮すべき事項の組合せである。**誤っている**のはどれか。１つ選べ。

(1) 生鮮野菜からカット野菜への切替え ―― 食材料費
(2) 食事箋の電子化 ―― 調理従事者の能力
(3) 配膳方式の変更 ―― 調理従事者数
(4) 最新機能の厨房機器の配置 ―― 作業動線
(5) 生産システムの変更 ―― 厨房設備

▶正解へのアプローチ◀

病院の給食経営における作業の効率化には、カット野菜の導入やレディフードシステムの導入といった調理業務そのものの効率化のほかに、オーダリングシステムや電子カルテの導入といったコンピューターによる事務作業の効率化についても検討する必要がある。

▶選択肢考察◀

○(1) 生鮮野菜からカット野菜に切り替えると、価格が高騰するため、食材料費への影響を考慮する必要がある。
×(2) 食事箋の電子化では、事務担当者のコンピュータースキルを考慮する必要がある。
○(3) 配膳方式の変更では、現状の調理従事者数で対応が可能かを考慮する必要がある。
○(4) 最新機能の厨房機器を導入することにより、その稼働率が高くなるため、最新機能の厨房機器の配置による作業動線の変更を考慮する必要がある。
○(5) クックサーブシステムからクックチルシステムへの変更といったオペレーションシステムの変更をする際には、既存の厨房設備の使用の可否などを考慮する必要がある。

▶正　解◀　(2)

36回－156

コンベンショナルシステムからセントラルキッチンシステムに移行することになった。移行計画と経営管理のプロセスとの組合せである。最も適当なのはどれか。１つ選べ。

(1) 経営方針に基づく移行計画の策定 ―― 指揮
(2) 移行計画を実行するための担当業務の明確化 ―― 計画
(3) 移行計画の目標に向けた指導 ―― 調整
(4) 移行計画進行中に発生した問題の担当者間での協議 ―― 組織化
(5) 移行計画進行中の、経営方針に適合しない実施活動の制限 ―― 統制

▶正解へのアプローチ◀

経営管理のプロセスは、経営方針に沿って、具体的に必要な諸活動（生産、販売、会計など）を円滑に行っていくために、経営管理の機能である計画、組織化、指揮・命令、調整、統制を行っていく。

▶選択肢考察◀

×(1) 経営方針に基づく移行計画の策定 ―― 計画
×(2) 移行計画を実行するための担当業務の明確化 ―― 組織化
×(3) 移行計画の目標に向けた指導 ―― 指揮
×(4) 移行計画進行中に発生した問題の担当者間での協議 ―― 調整
○(5) 移行計画進行中の、経営方針に適合しない実施活動の制限 ―― 統制

正　解 (5)

要　点

管理要素の定義

計画	目標を達成するために、目標を設定し、データを集め、分析し、経営戦略を立てる。
組織化	業務相互の関係を合理的に編成して、業務分担、権限、責任を明確にする。
指揮・命令	目標達成のために、活動を行わせる。
調整	実施活動の実績について、計画に適合しているかをチェックし、必要ならば是正を行う。
統制	計画の進捗状況に応じ、方針に従い、実施活動の指導・制限をする。

37回－161 NEW

Ｋ病院栄養部門（図）の組織・人事管理に関する記述である。最も適当なのはどれか。１つ選べ。

(1) 栄養課長が、全ての調理従事者に調理作業を指示する。
(2) 栄養課主任が、トレイメイクの最終確認を行う。
(3) 給食課長が、調理師のための衛生研修会を企画する。
(4) 給食課長が、栄養課の業務配置を決定する。
(5) 調理師長が、食事形態について看護部門長と調整を行う。

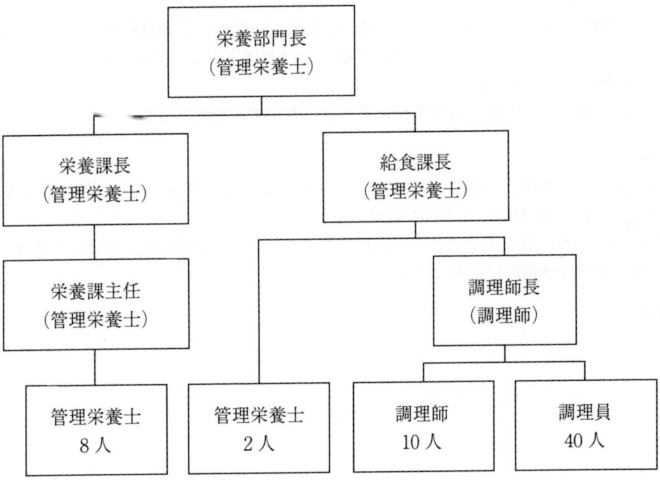

図　Ｋ病院栄養部門の組織図

正解へのアプローチ

図の組織は、ファンクショナル組織である。ファンクショナル組織は、組織を職能別の区分した組織形態であり、中規模組織に適している。

図の組織は、栄養課と給食課に区分されており、各課の責任者は、栄養課長と給食課長ということになる。

▶選択肢考察◀

×(1)　全ての調理従事者に調理作業を指示するのは、給食課長が適する。
×(2)　トレイメイクの最終確認を行うのは、給食課長が適する。
○(3)　調理師のための衛生研修会を企画するのは、給食課長が適する。
×(4)　栄養課長から提案された栄養課の業務配置を決定するのは、栄養部門長が適する。
×(5)　食事形態についての看護部門長と調整は、部門長同士で行う必要があり、栄養部門長が適する。

▶正　解◀　(3)

37回－157　NEW

病院において給食の運営業務を外部委託することで、委託側が軽減できる業務である。最も適当なのはどれか。1つ選べ。

(1)　嗜好調査の実施
(2)　食事療養に関する会議の開催
(3)　食事箋の管理
(4)　給食従事者の労務管理
(5)　検食の実施

▶正解へのアプローチ◀

病院における患者給食業務は、「医療法の一部を改正する法律の一部の施行について」により第三者への委託が認められている。ただし、病院が自ら実施しなければならない業務が示されており（▶要　点◀参照）、当該業務は第三者に委託できない。

なお、問題文の「委託側」とは、給食業務を第三者に委託する病院を指す。

▶選択肢考察◀

×(1)、(2)、(3)、(5)　いずれも、病院が自ら実施しなければならない業務であり、第三者に委託できない。したがって、委託側（病院）は業務を軽減できない。
○(4)　給食業務を第三者に委託することで、給食従事者を雇用する必要がなくなる。したがって、給食従事者の労務管理は飛躍的に軽減できる。

▶正　解◀　(4)

▶要　点◀

病院が自ら実施すべき業務

区　分	業務内容	備　考
栄養管理	病院給食運営の総括 栄養管理委員会の開催・運営 院内関係部門との連絡・調整 献立表管理基準の作成 献立表の確認 食数の注文・管理 食事せんの管理 嗜好調査・喫食調査等の企画・実施 検食の実施・評価 関係省庁等に提出する給食関係の書類の確認・提出・保管管理	 受託責任者等の参加を求めること 治療食等を含む 受託責任者等の参加を求めること
調理管理	作業仕様書の確認 作業実施状況の確認 管理点検記録の確認	治療食の調理に対する指示を含む
材料管理	食材の点検 食材の使用状況の確認	病院外の調理加工施設を用いて調理する場合を除く
施設等管理	調理加工施設・主要な設備の設置・改修 使用食器の確認	病院内の施設・設備に限る
業務管理	業務分担・従事者配置の確認	
衛生管理	衛生面の遵守事項の作成 衛生管理簿の点検・確認 緊急対応を要する場合の指示	
労働衛生管理	健康診断実施状況等の確認	

33回－168

給食の運営業務を委託している病院が、給食業務受託事業者の参加を求めて実施すべき業務である。正しいのはどれか。1つ選べ。

(1)　献立表作成基準の作成
(2)　食数の注文・管理
(3)　食事箋の管理
(4)　嗜好調査の企画・実施
(5)　検食の実施・評価

▶正解へのアプローチ◀

患者給食の業務委託は、「医療法の一部を改正する法律の一部の施行について」で規定されており、委託可能な業務の範囲ならびに病院が自ら実施しなければならない業務が示されている（▶要　点◀参照）。

病院が自ら実施しなければならない業務のうち、栄養管理委員会の開催・運営と嗜好調査・喫食調査等の企画・実施については、受託責任者等の参加を求めることとしている。

▶選択肢考察◀

×(1)、(2)、(3)、(5)　いずれも病院が自ら実施しなければならない業務であるが、受託責任者等の参加は求めていない。

○(4)　▶正解へのアプローチ◀参照。

▶正　解◀　**(4)**

35回－156
保育所の給食運営において、認められていない事項である。最も適当なのはどれか。１つ選べ。
(1) 昼食とおやつ以外の食事の提供
(2) 主食の提供
(3) 献立作成業務の委託
(4) 検食業務の委託
(5) ３歳児以上の食事の外部搬入

正解へのアプローチ

保育所における食事の提供について、児童福祉法に基づく「児童福祉施設の設備及び運営に関する基準」では、保育所に調理室を設けることとされており、自園調理を行うことが原則である。

しかし、平成10年「保育所における調理業務の委託について」が通知され、調理業務の委託が可能となり、平成16年には、構造改革特別区域法の特例により公立で一定の条件を満たす場合に給食の外部搬入方式が可能となった。さらに、平成22年より、公私立問わず満３歳以上児には給食の外部搬入方式が可能となっている。

選択肢考察

×(1) 延長保育などを実施している保育所では、夕食の提供も想定される。
×(2) 保育所の給食では、主食も提供できる。
×(3) 保育所が調理業務を外部に委託する際は、献立作成業務は受託業者に委託できるが、入所児童の栄養基準及び献立の作成基準の作成と献立表の確認は、施設が自ら行う。
○(4) 保育所が調理業務を外部に委託する際は、毎回の検食は、施設が自ら行う。
×(5) 当該保育所の満３歳以上の幼児に対する食事の提供について、当該保育所外で調理し搬入する方法（外部搬入）により行うことができる。ただし、調理業務を外部に委託している場合は、食事の外部搬入は原則認められない。

正　解 (4)

34回－160
事業所給食におけるマーケティング・ミックスの4Pとその内容の組合せである。最も適当なのはどれか。１つ選べ。
(1) プロダクト（Product）―――― 料理紹介のポップを食堂入口に設置
(2) プライス（Price）―――― ヘルシーメニューの割引
(3) プレイス（Place）―――― 減塩フェア開催のポスターを食堂に掲示
(4) プロモーション（Promotion）―― 真空調理を用いた新メニューの開発
(5) プロモーション（Promotion）―― 食堂のテーブルの増設

正解へのアプローチ

給食にマーケティングを活用する際は、マーケティング・ミックスの4Pに該当する活動を取り入れる必要がある。設問中の各取組がどの機能に該当するのかを照合できるようにする必要がある。

選択肢考察

×(1) プロモーション（Promotion）―― 料理紹介のポップを食堂入口に設置
○(2) プライス（Price）―――― ヘルシーメニューの割引
×(3) プロモーション（Promotion）―― 減塩フェア開催のポスターを食堂に掲示

×(4)　プロダクト（Product）――――――― 真空調理を用いた新メニューの開発
×(5)　プレイス（Place）――――――――― 食堂のテーブルの増設

▶正　解◀　(2)

▶要　点◀

マーケティングミックスの4P

Product	商品戦略	品質・サービス向上、商品のブランド化
Place	流通戦略	流通経路の合理化、立地条件
Promotion	プロモーション戦略	広告・宣伝、販売促進、人的販売、パブリシティ
Price	価格戦略	低価格設定、値下げ、支払い条件

35回－160

マーケティングの4Cと事業所給食での活用方法の組合せである。最も適当なのはどれか。1つ選べ。

(1)　顧客価値（Customer Value）―――――― 利用者がメニューの特徴を確認できるよう、SNSで情報を発信する。
(2)　顧客価値（Customer Value）―――――― 利用者が食塩摂取量を抑えられるよう、ヘルシーメニューを提供する。
(3)　顧客コスト（Customer Cost）―――――― 利用者が選択する楽しみを広げられるよう、メニュー数を増やす。
(4)　利便性（Convenience）――――――――― 利用者が話題の人気メニューを食べられるよう、イベントを実施する。
(5)　コミュニケーション（Communication）―― 利用者が健康的な食事を安価に利用できるよう、割引クーポンを発行する。

▶正解へのアプローチ◀

企業が消費者に製品を理解してもらうための具体的戦略としてのマーケティング・ミックスの諸要素は多岐にわたるが、製品（Product）、価格（Price）、流通（Place）、販売促進（Promotion）の4Pと呼ばれる4つのカテゴリーに分類される。

また、4Pを消費者視点で再定義したものを4Cと呼ぶ。4Cとは、顧客価値（Customer Value）、顧客コスト（Customer Cost）、利便性（Convenience）、コミュニケーション（Communication）の4つの要素を表す用語である。

▶選択肢考察◀

×(1)　コミュニケーション（Communication）―― 利用者がメニューの特徴を確認できるよう、SNSで情報を発信する。
○(2)　顧客価値（Customer Value）―――――― 利用者が食塩摂取量を抑えられるよう、ヘルシーメニューを提供する。
×(3)　利便性（Convenience）――――――――― 利用者が選択する楽しみを広げられるよう、メニュー数を増やす。
×(4)　顧客価値（Customer Value）―――――― 利用者が話題の人気メニューを食べられるよう、イベントを実施する。
×(5)　顧客コスト（Customer Cost）―――――― 利用者が健康的な食事を安価に利用できるよう、割引クーポンを発行する。

▶正　解◀　(2)

▶要　点◀

マーケティング・ミックスの4Pと4C

4P：事業者視点		4C：消費者視点	
製品 (Product)	料理、メニュー、店舗コンセプト、ブランドなど	顧客価値 (Customer value)	購入することで得られる価値、満足度や欲求の充足、課題解決につながるなど
価格 (Price)	原価、販売価格など	顧客コスト (Customer cost)	購入金額以外にも購入にかかる時間や手配の負担など
流通 (Place)	店舗の立地、商圏、食材の調達、配達エリアなど	利便性 (Convenience)	購入への手軽さや利便性、営業時間や立地など 通信販売やE-コマースの場合は、機能、金額などの必要な情報、決済手段・配送手段など
販売促進 (Promotion)	広告宣伝、PR、チラシ、DM（ダイレクトメール）など	コミュニケーション (communication)	購入のための情報の入手しやすさ、対面販売やメディアの露出時の情報開示、Webサイトの機能やデザインなど

37回－158 NEW

給食経営における資源に関する記述である。最も適当なのはどれか。1つ選べ。

(1) オール電化された厨房は、人的資源に当たる。
(2) ABC分析に基づいてAグループの食材を重点管理することは、物的資源の有効活用に当たる。
(3) 調理従事者に衛生教育を実施することは、資金的資源の有効活用に当たる。
(4) 新しい大量調理機器の情報は、方法的資源に当たる。
(5) 省エネルギー調理機器の導入は、情報的資源の有効活用に当たる。

▶正解へのアプローチ◀

給食の経営資源については、P661：34回－158：▶要　点◀を参照すること。
各経営資源の具体的内容を理解していれば、その活用についても判断できる。

▶選択肢考察◀

×(1) 厨房を含めた施設・設備は、物的資源に該当する。
○(2) 食材は物的資源に該当し、ABC分析に基づいてAグループの食材を重点管理することは、物的資源の有効活用に当たる。
×(3) 調理従事者は人的資源に該当し、調理従事者に衛生教育を実施することは、人的資源の有効活用に当たる。
×(4) 各種調理機器に関する情報は、情報的資源に該当する。
×(5) 調理機器は物的資源に該当し、省エネルギー調理機器の導入は、物的資源の有効活用に当たる。

▶正　解◀ (2)

34回－158
特定給食施設における経営資源に関する記述である。資金的資源の管理として、最も適当なのはどれか。1つ選べ。
(1) 盛付け時間短縮のための調理従事者のトレーニング
(2) 調理機器の減価償却期間の確認
(3) 業者からの食材料情報の入手
(4) 利用者ニーズの把握による献立への反映
(5) 調理従事者の能力に応じた人員配置

▶正解へのアプローチ◀

給食の経営資源には、人的資源、物的資源、資金的資源といった有形資源と、情報資源、時間資源、技術・ブランド資源といった無形資源がある。

各経営資源の具体的な内容については、▶要　点◀を参照すること。

▶選択肢考察◀

×(1) 盛付け時間短縮のための調理従事者のトレーニングは、技術・ブランド資源の管理に該当する。
○(2) 調理機器の減価償却期間の確認は、資金的資源の管理に該当する。
×(3) 業者からの食材料情報の入手は、情報資源の管理に該当する。
×(4) 利用者ニーズの把握による献立への反映は、情報資源の管理に該当する。
×(5) 調理従事者の能力に応じた人員配置は、人的資源の管理に該当する。

▶正　解◀ (2)

▶要　点◀

給食の資源

有形資源	人的資源	経営者、管理栄養士、栄養士、調理師、調理補助者
	物的資源	厨房、事務所、食堂、食材、食器、機器
	資金的資源	食材料費、人件費（労務費）、経費
無形資源	情報的資源	食材・顧客（喫食者）・健康・委託化などの情報
	時間資源	作業・提供時刻、調理時間、配送時間、リードタイム、対応スピード
	技術・ブランド資源	調理・サービスの技術、従業員モラール、企業ブランド、安心・安全、信頼

35回－157
事業所給食における情報資源とその活用の組合せである。最も適当なのはどれか。1つ選べ。
(1) 対象集団の人員構成 ―――――― 食材料費の算出
(2) 健康診断による有所見者の割合 ――― メニューの見直し
(3) 料理別販売実績 ―――――― 調理従事者の衛生講習会の計画
(4) 食材の卸売市場の価格動向 ―――― 給与栄養目標量の見直し
(5) 食中毒統計データ ―――――― 食品構成の見直し

▶正解へのアプローチ◀

情報資源は、食材・顧客（喫食者）・健康・委託化などの情報全般であり、主に栄養・食事管理、食材料管理に活用される。

▶選択肢考察◀

×(1) 対象集団の人員構成 ―――――― 給与栄養目標量の見直し、食品構成の見直し
◯(2) 健康診断による有所見者の割合 ――― メニューの見直し
×(3) 料理別販売実績 ―――――――― メニューの見直し
×(4) 食材の卸売市場の価格動向 ―――― 食材料費の算出
×(5) 食中毒統計データ ――――――― 調理従事者の衛生講習会の計画

▶正 解◀ (2)

33回－167
給食施設における経営資源とその課題の組合せである。正しいのはどれか。１つ選べ。
(1) 人的資源 ――― 施設・設備の老朽化
(2) 物的資源 ――― 労務費の増大
(3) 資金的資源 ―― 利用者情報の不足
(4) 情報的資源 ―― 調理従事者の不足
(5) 時間的資源 ―― 労働生産性

▶正解へのアプローチ◀

本設問は、給食施設における様々な課題を、経営資源別に整理し、経営資源の活用に反映させることを目的としている。

▶選択肢考察◀

×(1) 物的資源 ――― 施設・設備の老朽化
×(2) 資金的資源 ―― 労務費の増大
×(3) 情報的資源 ―― 利用者情報の不足
×(4) 人的資源 ――― 調理従事者の不足
◯(5) 時間的資源 ―― 労働生産性

▶正 解◀ (5)

34回－159
給食に関わる費用と原価の組合せである。最も適当なのはどれか。１つ選べ。
(1) 盛付け用アルミカップの購入費 ―― 販売費
(2) 食器洗浄用洗剤の購入費 ―――― 一般管理費
(3) 調理機器の修繕費 ――――――― 経費
(4) 調理従事者の検便費 ―――――― 人件費
(5) 調理従事者の研修費 ―――――― 人件費

▶正解へのアプローチ◀

製造原価は、材料費、人件費、経費で構成される。製造原価と販売経費および一般管理費の合計が総原価であり、総原価に利益を加えたものが販売価格となる。

▶選択肢考察◀

×(1) 盛付け用アルミカップの購入費 ―― 材料費
×(2) 食器洗浄用洗剤の購入費 ―――― 経費

○(3) 調理機器の修繕費 ―――――――――― 経費
×(4) 調理従事者の検便費 ―――――――――― 経費
×(5) 調理従事者の研修費 ―――――――――― 経費

▶正　解◀ (3)

▶要　点◀

給食の製造原価

	費　目
材料費	食材料費、調理で使用する食品以外の材料など
労務費（人件費）	調理従事者の賃金・賞与・諸手当・退職金・福利厚生費など
経費	水光熱費、減価償却費、消耗品費（文具・洗剤など）、修繕費、衛生費（検便・健診）、リネン費、研修旅費、通信費、会議費、教育・訓練費など

33回－172

給食の原価管理に関する記述である。正しいのはどれか。１つ選べ。

(1) 原価は、生産・販売およびサービス提供のために要した費用である。
(2) 損益計算書の売上原価には、間接経費が含まれる。
(3) 損益分岐点比率が高いほど、収益が高い。
(4) 減価償却費は、変動費に含まれる。
(5) パートタイム労働者の賃金は、固定費に含まれる。

▶正解へのアプローチ◀

損益分岐点分析を理解するためには、固定費、変動費に該当する項目を知らなければならない。

▶選択肢考察◀

○(1) 原価は給食原価を指しており、給食原価には製造原価だけでなく販売経費や一般管理費も含まれる。したがって、給食原価は、給食の生産と販売・サービス提供に要した費用といえる。
×(2) 損益計算書の売上原価には、材料費、人件費、外注費、減価償却費などが含まれるが、販売経費や一般管理費は含まれない。
×(3) 損益分岐点比率が高い状態は、利益が出にくい状態である。
×(4) 減価償却費は、固定費に計上する。
×(5) パートタイム労働者（パートタイマー）の人件費は、変動費に計上する。一方、正社員の人件費は、固定費に計上する。

▶正　解◀ (1)

▶要　点◀

損益分岐点分析

- 損益分岐点＝［固定費÷（1－変動費率）］
  ※変動費率＝変動費÷売上高

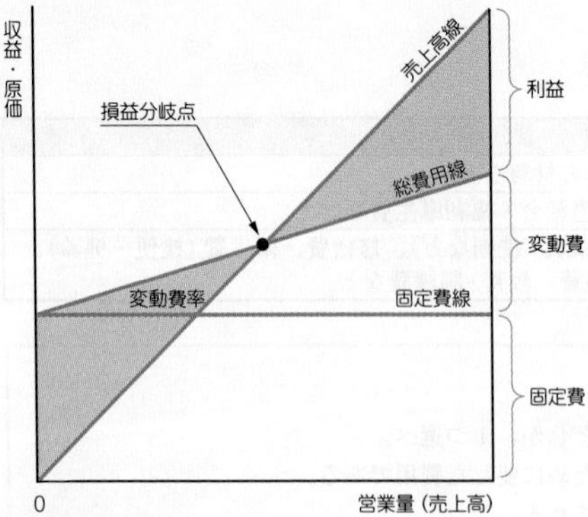

固定費と変動費

固定費	売上高にかかわらず発生する費用 （施設・設備費、減価償却費、水光熱費の基本料金、管理費、正社員の人件費など）
変動費	売上高によって増減する費用 （食材費、消耗品費、パートタイマーの人件費、水光熱費の使用料など）

37回－159 *NEW*

K社員食堂における月間の売上高は400万円、固定費160万円、変動費200万円である。損益分岐点売上高（万円）として、最も適当なのはどれか。1つ選べ。

(1)　180
(2)　200
(3)　240
(4)　320
(5)　360

▶正解へのアプローチ◀

損益分岐点売上高の計算式は、以下の通りである。

- 損益分岐点売上高＝固定費÷［1－（変動費÷売上高）］

そこで、K社員食堂の損益分岐点売上高は、以下の通り算出する。

- 損益分岐点売上高＝160万円÷［1－（200万円÷400万円）］
  ＝160万円÷（1－0.5）
  ＝160万円÷0.5
  ＝320万円

▶選択肢考察◀

×(1)、(2)、(3)、(5)

○(4)　▶正解へのアプローチ◀参照。

▶正　解◀　**(4)**

36回－157

クックサーブシステムで、直営で給食の運営を行っている病院である。調理従事者にはパートタイマーが含まれる。朝食をアッセンブリーサーブシステムに変更することになった。このことにより、削減が期待できない項目である。最も適当なのはどれか。1つ選べ。

(1) 調理機器の使用時間
(2) 大型調理機器の減価償却費
(3) 直接労務費
(4) 調理従事者の作業量
(5) 水道使用量

▶正解へのアプローチ◀

アッセンブリーサーブシステムは、出来上がった料理として購入し、トレイセット前に調理室で再加熱されたのち提供されるため、下処理や加熱調理といった調理作業がなくなる（**P685：36回－165：▶要　点◀参照**）。

▶選択肢考察◀

×(1) アッセンブリーサーブシステムで調理機器を使用するのは、トレイセット前の料理の再加熱のみとなり、調理機器の使用時間は短縮される。
○(2) 減価償却費は、施設・設備などの固定資産の購入費用を、使用可能期間（耐用年数）に応じて配分し、その期に相当する金額を費用に計上する時に使う勘定科目である。したがって、大型調理機器の減価償却費は、使用頻度で変動するものではない。
×(3) アッセンブリーサーブシステムでは、下処理や加熱調理といった調理作業がなくなるため、調理従事者を減員することができる。したがって、直接労務費は削減される。
×(4) アッセンブリーサーブシステムでは、下処理や加熱調理といった調理作業がなくなるため、調理従事者の作業量は削減される。
×(5) アッセンブリーサーブシステムでは、下処理や加熱調理といった調理作業がなくなるため、水の使用は再加熱後の調理機器などの洗浄のみとなり、水道使用量は削減される。

▶正　解◀ (2)

35回－158

事業所の給食運営を食単価契約で受託している給食会社が、当該事業所の損益分岐点分析を行った。その結果、生産食数に変化はないが、損益分岐点が低下していた。その低下要因である。最も適当なのはどれか。1つ選べ。

(1) 食材料費の高騰
(2) パートタイム調理従事者の時給の上昇
(3) 正社員調理従事者の増員
(4) 食堂利用者数の減少
(5) 売れ残り食数の減少

▶正解へのアプローチ◀

損益分岐点分析は、「どの位の費用」で「どの位の売上」を上げて「どの位の利益」を得るかを計画的に管理する方法であり、販売価格の設定や、経営状態の把握、経営企画における収益性の予想に活用する。さらに、収益性を高めるためには、固定費・変動費の内容を把握・分析し、損益分岐点を低くする対策を検討する。

損益分岐点を低くすることで、利益が出やすい構造になる。そのためには、売上高の増加とともに変動費の抑制を目指す。

なお、本設問は食単価契約の事例であり、食堂利用者数の増加がそのまま売上増加につながる。

▶選択肢考察◀

×(1) 食材料費は変動費に計上され、変動費の大半を占めるため、損益分岐点が低下していれば食材料費が抑制されたと考える。
×(2) パートタイマーの人件費は変動費に計上されるため、損益分岐点が低下していればパートタイマーの人件費が低下したと考える。
×(3) 正社員の人件費は固定費に計上されるが、固定費の抑制によっても損益分岐点は低下するため、正社員調理従事者の減員も損益分岐点低下の要因と考えられる。
×(4) 損益分岐点が低下しているときは利益が出やすい状態であり、食堂利用者数の増加が考えられる。
○(5) 損益分岐点が低下しているときは利益が出やすい状態であり、さらに生産食数に変化がないため、食堂利用者数の増加による売れ残り食数の減少が考えられる。

▶正　解◀ (5)

37回－160 NEW

社員食堂の現行メニューの販売戦略を立てるため、PPM（プロダクト・ポートフォリオ・マネジメント）を行った（図）。売上成長率は今期以前の売上に対する成長率を示す。分析結果を踏まえた販売戦略として、最も適当なのはどれか。１つ選べ。

(1) カテゴリーＡに分類されたメニューは、売上構成比が低いため、廃止する。

(2) カテゴリーＢに分類されたメニューは、売上成長率および売上構成比が高いため、積極的な販売促進活動を行う。

(3) カテゴリーＣに分類されたメニューは、売上成長率および売上構成比が低いため、販売価格を上げる。

(4) カテゴリーＤに分類されたメニューは、売上構成比が高く安定した収益が得られるため、販売価格を下げる。

(5) カテゴリーＤに分類されたメニューは、売上成長率が低く、今後の成長が見込めないため、廃止する。

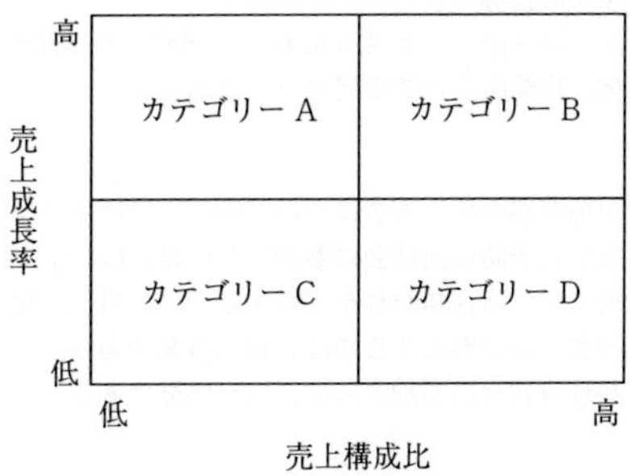

図　PPM マトリックス

正解へのアプローチ

プロダクト・ポートフォーリオ・マネジメント（PPM）は、売上成長率を縦軸に、売上構成比を横軸に取り、4つのカテゴリーに当てはめたものであり、給食施設においてメニュー分析や顧客満足度分析などに用いられる。

選択肢考察

×(1) カテゴリーＡに分類されたメニューは、売上成長率は高いが売上構成比が低いため、メニューの改善を行い、将来的に人気メニューになることを目指す。

○(2) カテゴリーＢに分類されたメニューは、売上成長率および売上構成比が高いため、売上に大きく貢献できるため、積極的な販売促進活動を行う。

×(3) カテゴリーＣに分類されたメニューは、売上成長率および売上構成比が低く、今後の成長が見込めないため、廃止を検討する。

×(4)、(5) カテゴリーＤに分類されたメニューは、売上構成比が高く安定した収益が得られるため、販売価格を上げる。

正　解　(2)

34回－161
調理従事者のOJT（on the job training）に関する記述である。最も適当なのはどれか。１つ選べ。
(1) 調理作業中に、職場の厨房機器の操作方法について指導を受ける。
(2) 保健所で開催される、食中毒予防の研修会に参加する。
(3) 自らの意志で、厨房設備に関する通信教育を受講する。
(4) 休日を利用し、厨房機器展示会に参加する。
(5) 参加費を自己負担し、料理講習会に参加する。

▶正解へのアプローチ◀

給食業務従事者への教育方法には、OJT（on－the－job training）、Off－JT（off－the－job training）、自己啓発がある。OJT（on－the－job training）は、日常業務を通じて上司・先輩（トレーナー）が部下・新人（トレーニー）に、業務に必要な知識・技能を重点的に指導する、具体的かつ実践的な教育である。したがって、職場内でのマンツーマンの指導となる。

一方、Off－JT（off－the－job training）は、職場を離れて、研修所や外部施設に集合して実施する教育であり、例として社内階層別研修、保健所主催衛生研修などがある。

▶選択肢考察◀

○(1) 調理作業中に、職場の厨房機器の操作方法について指導を受けるのは、OJTである。
×(2) 保健所で開催される、食中毒予防の研修会に参加するのは、Off－JTである。
×(3) 自らの意志で、厨房設備に関する通信教育を受講するのは、自己啓発である。
×(4) 休日を利用し、厨房機器展示会に参加するのは、自己啓発である。
×(5) 参加費を自己負担し、料理講習会に参加するは、自己啓発である。

▶正　解◀（1）

36回－158
社員食堂に配属され、初めて調理業務を担当する調理従事者に対する初期教育の内容である。**最も適切な**のはどれか。１つ選べ。
(1) 衛生的な作業環境の改善方法
(2) 効率化を目指した調理方法
(3) 調理機器の安全な使用方法
(4) 社員食堂の経営計画の策定方法

▶正解へのアプローチ◀

新人の初期教育では、まずはトレーナーを配置して、給食現場での業務に必要な知識や技能をマンツーマンで教育するのが適切である。つまりOJT（on－the－job training）の手法で具体的、実践的な教育を行うことを優先する。

▶選択肢考察◀

×(1) 衛生的な作業環境の改善方法は、中間管理者層（ミドルマネジメント）や監督者層（ローワーマネジメント）に対する教育内容である。
×(2) 効率化を目指した調理方法は、監督者層（ローワーマネジメント）に対する教育内容である。
○(3) 調理機器の安全な使用方法は、初期教育の内容である。
×(4) 社員食堂の経営計画の策定方法は、経営者層（トップマネジメント）に対する教育内容である。

▶正　解◀（3）

37回－162 NEW
保育所における3歳以上児の栄養・食事計画に関する記述である。最も適当なのはどれか。1つ選べ。
(1) 給与栄養目標量は、身長・体重の測定結果を参照して定期的に見直す。
(2) たんぱく質の給与目標量は、日本人の食事摂取基準におけるEARを用いて設定する。
(3) カルシウムの給与目標量は、昼食とおやつの合計が1日の給与栄養目標量の1/3を超えないよう設定する。
(4) 1回の昼食で使用する肉の重量は、食品構成表にある肉類の使用重量と一致させる。
(5) 児の嗜好に配慮し、濃い味付けとする。

正解へのアプローチ
保育所における栄養・食事計画は、「児童福祉施設における「食事摂取基準」を活用した食事計画について」をもとに行うことが求められる。

選択肢考察
○(1) 給与栄養目標量は、定期的に実施している身体計測から得られる身長・体重の測定結果を参照して、定期的に見直す必要がある。
×(2) たんぱく質の給与目標量は、エネルギー比率で13～20％の範囲を確保できるよう設定する。
×(3) カルシウムの給与目標量は、推奨量の最大値を参考に設定する。
×(4) 保育所の給食で優先すべきなのは、児童の心身の健全育成や、望ましい食習慣の形成である。
×(5) 保育所給食は食育の実践の場であることを考慮し、児童の心身の健全育成や、望ましい食習慣の形成に好ましい食事内容にするべきである。当然ながら、味付けは適切な濃度を目指すべきである。

正　解 (1)

34回－162
社員食堂の給与栄養目標量を見直す際のアセスメント項目である。給食の運営を受託している事業者自らが把握する項目として、最も適当なのはどれか。1つ選べ。
(1) 社員の人員構成
(2) 利用者の作業労作
(3) 昼食の摂取状況
(4) やせの者と肥満者の割合
(5) 健診での有所見者の割合

正解へのアプローチ
社員食堂の業務委託では、受託業者が給与栄養目標量の設定を含めた献立作成を担当することは可能であるが、その際には、委託側（施設側）からの様々な情報提供（社員の性・年齢構成、社員の健康診断結果など）が必要となる。ただし、食堂利用者の昼食摂取状況については、受託業者が直接把握することができる。

選択肢考察
×(1) 社員の人員構成は、委託側からの情報提供により把握できる。

×(2) 利用者の作業労作とは、職種ごとの身体活動レベルと考えられるが、これについても委託側からの情報提供により把握できる。

◯(3) 昼食摂取状況は、受託業者が直接把握できる。

×(4) やせの者と肥満の者の割合とは、社員のBMIの分布と考えられるが、これは委託側から提供される社員の健康診断結果から把握できる。

×(5) 健診での有所見者の割合は、委託側から提供される社員の健康診断結果から把握できる。

▶正　解◀ (3)

33回－169

介護老人保健施設における入所者のモニタリングに関する記述である。正しいのはどれか。1つ選べ。

(1) BMIを生活習慣から把握する。
(2) 摂食・嚥下機能を栄養管理報告書により把握する。
(3) 嗜好を食札により把握する。
(4) 食事摂取状況を喫食量により把握する。
(5) 排便の情報を残菜率により把握する。

▶選択肢考察◀

×(1) BMIは、身体計測から把握する。
×(2) 摂食・嚥下機能は、診療録（カルテ）などから把握する。
×(3) 嗜好は、嗜好調査より把握する。
◯(4) 喫食量より、実際の食事摂取状況が把握できる。
×(5) 排便の状況は、看護記録より把握する。

▶正　解◀ (4)

33回－170

K小学校に勤務する学校給食栄養管理者である。児童が林間学校に行くにあたり、宿泊施設の予定献立の確認を行う際に、事前に把握が必要な項目である。**最も適切な**のはどれか。1つ選べ。

(1) 地場産食品
(2) 児童の食物アレルギーの有無
(3) 児童の嗜好
(4) 児童の給与エネルギー量

▶正解へのアプローチ◀

宿泊を伴う校外活動は、すべての児童生徒にとって貴重な体験となるため、医師から参加を禁止されない限りできるだけ参加できるよう配慮する。

そこで、食物アレルギーを有する児童生徒も参加するが、主治医から食物除去を指導されている児童生徒がいる場合は、事前に宿泊先の担当者と食事メニューや対応を相談する。

▶選択肢考察◀

×(1)、(3)、(4)
◯(2) ▶正解へのアプローチ◀ 参照。

▶正　解◀ (2)

35回－161

食品構成表に関する記述である。最も適当なのはどれか。１つ選べ。

(1) 料理区分別に提供量の目安量を示したものである。
(2) １食ごとの献立の食品使用量を示したものである。
(3) 一定期間における１人１日当たりの食品群別の平均使用量を示したものである。
(4) 使用頻度の高い食品のリストである。
(5) 利用者の食事形態の基準を示したものである。

▶正解へのアプローチ◀

食品構成とは、１人１日当たりの食品群別食品の使用料（目安量）を示したものであり、使用量に対するエネルギー・栄養素量を求めて一覧表にしたものが食品構成表である。食品構成を活用することで献立作成が容易となり、作業時間の短縮を図れる。

なお、1日（1回）ごとの献立作成で食品構成に示された量を充足することは難しく、また変化に富んだ献立内容にするためにも、ある一定期間（1～２週間程度）の平均が給与栄養目標量に近付くよう調整する。

▶選択肢考察◀

×(1)、(2) 食品構成は、１人１日当たりの食品群別食品の使用料（目安量）を示したものである。料理区分ごとの主材料のおおよその使用頻度と使用１回あたりの量を示したものは、献立作成基準である。

○(3) 食品構成は、一定期間における１人１日当たりの食品群別の平均使用量を示したものであるといえる。

×(4) 使用頻度の高い食品のリストは、ABC分析により作成する。

×(5) 利用者の食事形態の基準は、献立作成基準に示される。

▶正　解◀ (3)

33回－166

サイクルメニュー導入の利点に関する記述である。**誤っている**のはどれか。１つ選べ。

(1) 献立作成業務が軽減できる。
(2) 食材料発注業務が簡素化できる。
(3) 調理作業が標準化できる。
(4) 棚卸し業務が省略できる。
(5) 食数管理が効率化できる。

▶正解へのアプローチ◀

サイクルメニューは、一定期間の献立が重複しないよう、回転させるようにしながら使い回しをしていく献立作成の方法で、2～4週間を１サイクルとするのが一般的である。

サイクルメニューを導入することにより、食品の計画購入、調理作業の標準化が容易となり、調理作業の効率化が図れる。また、献立作成に要する時間が軽減されるという利点もある。

▶選択肢考察◀

○(1) 新しい献立を作成する際には、栄養計算などに時間を要するため、サイクルメニューを導入することで同じ献立を何度も使い回すことができ、献立作成業務は確実に軽減できる。

○(2) 食材料を発注する際には、各食材料の発注量の計算が必要であるが、サイクルメニューを導入することで発注量の計算作業が軽減されるため、食材料発注業務は確実に簡素化できる。

○(3) サイクルメニューを導入することで、同じメニューの調理作業を繰り返し経験することになり、調理作業の標準化が容易になる。
×(4) サイクルメニューを導入しても、食材料の在庫量が同じになるとは限らないため、月末の在庫量調査（棚卸し）は省略できない。
○(5) サイクルメニューを導入することで、各メニューの売上状況が集積されていくため、食数管理が効率化され、ロスを減らすことができる。

正 解 (4)

37回－163 NEW

表は、単一献立を提供している学生寮の夕食の期間献立である。表の（a）に入る主菜として、**最も適切な**のはどれか。１つ選べ。

(1) 白身魚のムニエル
(2) 回鍋肉
(3) 豆腐の豆乳グラタン
(4) ポークソテー

表 学生寮の夕食の期間献立

曜日	主菜
月	豚のしょうが焼き
火	白身魚のフライ
水	麻婆豆腐
木	鮭のホイル焼き
金	かに玉
月	鶏のクリーム煮
火	揚げ出し豆腐
水	八宝菜
木	（a）
金	さばの味噌煮

正解へのアプローチ

期間献立を作成する際には、食事の料理様式（和、洋、中華など）、主食の種類（飯、パン、麺など）、主菜の主材料（肉、魚、卵、大豆製品など）、調理法（煮る、焼く、揚げる、炒めるなど）などの配置を計画し、具体的な料理を決定する。

表より、２週目には焼き物がないため、「白身魚のムニエル」か「ポークソテー」のいずれかを選択するのが妥当だが、「白身魚のムニエル」を選択すると魚料理が２日連続となるため、「ポークソテー」を選択すると考える。

ただし、「ポークソテー」を選択すること、「白身魚のムニエル」「回鍋肉」「豆腐の豆乳グラタン」を選択しないことについて、科学的根拠はない。

選択肢考察

×(1) 白身魚のムニエルを選択すると、魚料理が２日連続となる。
×(2) 回鍋肉を選択すると、中華料理の炒め物が２日連続となる。

×(3)　豆腐の豆乳グラタンを選択すると、豆腐料理が２週目で２回目、煮物料理が２週目で２回目となる。
○(4)　▶正解へのアプローチ◀参照。

▶正　解◀（4）

36回－160
一汁二菜の定食方式で運営している事業所給食において、個別対応の方法を検討した。調理工程が増えるものとして、最も適当なのはどれか。１つ選べ。
(1)　飯を大盛り、中盛り、小盛りから選択できるようにする。
(2)　飯を白米と雑穀米から選択できるようにする。
(3)　シチューにスモールサイズを作り、選択できるようにする。
(4)　汁物を付けるか付けないかを選択できるようにする。
(5)　調味料コーナーに市販のノンオイルドレッシングを追加する。

▶正解へのアプローチ◀
本設問は、調理工程と提供（盛り付け）工程を区別して考える必要がある。

▶選択肢考察◀
×(1)　飯を大盛り、中盛り、小盛りから選択できるようにすることで、盛り付け作業の手間が増えるが、盛り付ける飯の種類は同じであり、調理工程は増えない。
○(2)　飯を白米と雑穀米から選択できるようにすることで、白米と雑穀米をそれぞれ炊飯することになるため、調理工程が増える。
×(3)　シチューにスモールサイズを作り、選択できるようにすることで、盛り付け作業の手間が増えるが、盛り付けるシチューの種類は同じであり、調理工程は増えない。
×(4)　汁物を付けるか付けないかを選択できるようにすることで、盛り付ける汁物の量が減るため、提供（盛り付け）工程が減る。もちろん、調理工程は増えない。
×(5)　調味料コーナーに市販のノンオイルドレッシングを追加することで、サラダにドレッシングをかける作業がなくなるため、調理工程は減る。

▶正　解◀（2）

34回－163
給食運営の評価に関する記述である。最も適当なのはどれか。１つ選べ。
(1)　出来上がり重量から、満足度を評価する。
(2)　利用者ごとの残菜量調査から、摂取量を評価する。
(3)　満足度調査から、栄養状態を評価する。
(4)　検食簿の記録から、摂取量を評価する。
(5)　栄養管理報告書から、嗜好を評価する。

▶正解へのアプローチ◀
本設問は、いずれの項目も品質管理の評価項目であり、品質管理の観点から考える（P677：36回－162：▶要　点◀参照）。

▶選択肢考察◀
×(1)　出来上がり重量から、適合品質を評価する。

○(2) 利用者ごとの残菜量を調べることで、提供量と残菜量の差から摂取量（喫食量）を算出することができる。
×(3) 満足度調査は、設計品質の評価方法である。
×(4) 検食は、適合品質の評価方法である。
×(5) 栄養管理報告書から、一定期間の栄養管理状況や水準を評価する。

▶正　解◀ (2)

36回－161

給食管理で用いる帳票とその評価項目の組合せである。最も適当なのはどれか。1つ選べ。

(1) 食材料費日計表 ――― 食品群別の使用量
(2) 食品受払簿 ――――― 食品構成
(3) 検食簿 ――――――― 給食利用者の栄養状態
(4) 栄養出納表 ――――― 一定期間の給与栄養素量
(5) 栄養管理報告書 ――― 個人の食事摂取量

▶正解へのアプローチ◀

給食管理の評価項目は、サブシステムにより異なる。本設問は、各評価項目はどのサブシステムに対する評価か、各帳票はどのサブシステムで使用するかの判断を問う問題といえる。

▶選択肢考察◀

×(1) 食材料費日計表 ――― 日々の食材料費
×(2) 食品受払簿 ――――― 常備食品の入庫量・出庫量
×(3) 検食簿 ――――――― 出来上がり料理の品質（適合品質）
○(4) 栄養出納表 ――――― 一定期間の給与栄養素量
×(5) 栄養管理報告書 ――― 一定期間の栄養管理実施状況

▶正　解◀ (4)

36回－159

介護保険施設における、目測法による個人の食事摂取量の評価に関する記述である。最も適当なのはどれか。1つ選べ。

(1) 正確な摂取量を把握できる。
(2) 食べ残し量で摂取量を評価する。
(3) 評価は、評価者個人の基準を用いて行う。
(4) 食べ残したお浸しの汁は、残菜に含める。
(5) 食べこぼした食品は、残菜に含めない。

▶正解へのアプローチ◀

目測法による個人の食事摂取量の評価は、他の食事調査法よりも迅速に評価できるという利点があるが、秤量法などの実測法よりも精度で劣るため、評価者による誤差を少なくするためにも共通の基準を設定する必要がある。

▶選択肢考察◀

×(1) 目測法は、実測法に比べ正確な食事摂取量の把握は難しい。

○(2) 病院や高齢者施設などは、盛り付け量に対する食べ残し量（残菜量）から食事摂取量を個人単位で把握・評価できる。
×(3) 評価者個人の基準を用いて評価を行うと、誤差が生じやすいため、全評価者が共通の評価基準を使用して評価する必要がある。
×(4) 食べ残したお浸しの汁は、残菜には含めない。
×(5) 食べこぼした食品は、実際に食べていないため残菜に含まれる。

▶正　解◀ (2)

37回－164 *NEW*

社員証で電子決済ができるカフェテリア方式の社員食堂における、栄養・食事管理の評価に関する記述である。最も適当なのはどれか。1つ選べ。

(1) 利用者集団の料理選択行動の課題を、料理の組合せに関する販売記録から評価する。
(2) 利用者個人のエネルギー摂取量を、残食数から評価する。
(3) 利用者集団の栄養状態を、食堂の利用率から評価する。
(4) 利用者個人の給食に対する満足度を、検食簿から評価する。
(5) 微量栄養素の給与目標量を、社員のBMIの分布から評価する。

▶正解へのアプローチ◀

社員食堂の支払い方式は多岐にわたり、現金方式、食券方式が一般的であったが、近年はICカード方式（QRコード決済を含む）のニーズが高まっている。また、大企業の社員食堂ではIDカード（身分証明書）方式を導入する例もある。本設問は、IDカード方式に関する問題である。

IDカード方式の利点は、社員（利用者）にとっては食事代の支払いが給与からの天引きになる点であり、企業にとっては社員の栄養素等摂取量が把握でき、そのデータを健康診断結果に基づく保健指導等に活用できるという点である。

▶選択肢考察◀

○(1) IDカード方式では、販売記録から利用者個々の料理選択パターンを把握することができ、利用者集団の料理選択行動の課題を評価することができる。
×(2) 利用者個人のエネルギー摂取量は、販売記録から評価することができる。
×(3) 利用者集団の栄養状態は、販売記録から評価することができる。
×(4) 利用者個人の給食に対する満足度は、満足度調査によって評価する。
×(5) 微量栄養素の給与目標量は、社員の健康診断で得られた血液性化学検査結果から評価する。

▶正　解◀ (1)

4 給食経営における品質管理、生産管理、提供管理

37回－165 NEW

給食の品質管理に関する記述である。最も適当なのはどれか。1つ選べ。

(1) 設計品質は、ABC分析で評価する。
(2) 適合（製造）品質は、期末在庫量で評価する。
(3) 適合（製造）品質は、検食で評価する。
(4) 総合品質は、ISO 14001で評価する。
(5) 総合品質は、給与栄養目標量で評価する。

正解へのアプローチ

品質管理の要素である設計品質、適合（製造）品質、総合品質について理解する必要がある。設計品質は、栄養・食事計画において決定する食事やサービスの品質を、適合品質は、設計品質と出来上がりの食事の品質の適合度を、総合品質は、利用者から見た総合的な品質（満足度）を示す。

選択肢考察

×(1) 設計品質は、満足度調査や残食調査の結果で評価する。ABC分析で評価できるのは、食材の購入量や購入金額などである。

×(2)、○(3) 適合（製造）品質は、検食で評価する。期末在庫量で評価できるのは、月間の食材使用量や食材料費である。

×(4)、(5) 総合品質は、利用者の満足度で評価する。ISO 14001は、環境マネジメントシステムであり、二酸化炭素排出量などを評価する。給与栄養目標量で評価できるのは、栄養に関する適合品質である。

正　解 (3)

要　点

給食における品質管理

設計品質	栄養・食事計画において、設計の段階で定められた品質。 献立や作業指示書（レシピ）に示される。
適合（製造）品質	設計品質に基づいて製造された食事の品質。 献立や作業指示書（レシピ）通りに製造されたかを示す。
総合品質	設計品質と適合（製造）品質を合わせたもので、利用者の満足度を示す。

34回－165

給食の品質管理に関する記述である。**誤っている**のはどれか。1つ選べ。

(1) 設計品質は、作業指示書で示される。
(2) 適合（製造）品質は、検食で評価する。
(3) 適合（製造）品質は、損益分岐点で評価する。
(4) 総合品質は、利用者の満足度で評価する。
(5) 総合品質の改善には、PDCAサイクルを活用する。

選択肢考察

○(1) 設計品質は、献立、レシピ、工程表といった作業指示書で示される。

○(2)、×(3) 適合（製造）品質の評価方法は、検食である。

○(4)　総合品質は、利用者から見た総合的な品質、つまり利用者の満足度のことである。
○(5)　総合品質の改善には、目標を設定し、その目標到達のための改善策の決定（plan）、実行（do）、計画通り実行できたかの確認（check）、目標到達していない場合は改善行動をとる（act）という、PDCAサイクルを活用する。

▶正　解◀（3）

36回－162
給食の品質管理における評価項目と品質の種類の組合せである。最も適当なのはどれか。1つ選べ。
(1)　出来上がった汁物の調味濃度 ――― 設計品質
(2)　盛り残した量 ――――――――― 設計品質
(3)　提供時の温度 ――――――――― 適合（製造）品質
(4)　利用者の満足度 ―――――――― 適合（製造）品質
(5)　献立の栄養成分値 ――――――― 総合品質

▶選択肢考察◀
×(1)　出来上がった汁物の調味濃度 ――― 適合（製造）品質
×(2)　盛り残した量 ――――――――― 適合（製造）品質
○(3)　提供時の温度 ――――――――― 適合（製造）品質
×(4)　利用者の満足度 ―――――――― 総合品質
×(5)　献立の栄養成分値 ――――――― 設計品質

▶正　解◀（3）

▶要　点◀
品質評価の指標

指　標	内　容	要　素	評価方法
味	予定の味の濃度：喫食者に好まれる味の設定であったか	設計品質	満足度調査
	実際の味の濃度：予定の味の濃度に再現できたか	適合品質	検食
外　観	予定の色・形状：喫食者に好まれる色・形状の設定であったか	設計品質	満足度調査
	実際の色・形状：予定の色・形状に仕上がったか	適合品質	検食
温　度	予定の提供温度・喫食温度：喫食者に好まれる温度設定であったか	設計品質	満足度調査
	実際の提供温度・喫食温度：予定の提供温度に仕上がったか 予定の喫食温度で配食できたか	適合品質	検食 温度調査
量	予定の量：残食・不足のない量の設定であったか	設計品質	満足度調査 残食調査
	実際の量：予定の量に盛り付けられたか	適合品質	検食 盛付量調査
栄　養	予定給与栄養量：喫食者の健康の維持・増進・改善に適切な栄養量設定であったか	設計品質	栄養状態調査
	実施給与栄養量：予定給与栄養量を提供できたか	適合品質	栄養出納表

33回－171

事業所給食の汁物の食塩濃度が設計品質と一致しなかった。この適合品質の低下要因である。**誤っているの**はどれか。１つ選べ。

(1) 材料洗浄時の付着水
(2) 加熱機器のレイアウト
(3) 調味のタイミング
(4) 調理員の熟練度
(5) ウォーマーテーブルでの保温時間

正解へのアプローチ

本設問は、出来上がりの料理の味に対する評価であり、水分量の変動、作業工程、調理員のスキル、料理の保管方法が適合品質の低下要因と考えられる。

選択肢考察

○(1) 材料洗浄時の付着水が多くなると、汁物の出来上がりの水分量が増えるため、食塩濃度は薄くなる。
×(2) 加熱機器のレイアウトは、汁物の食塩濃度に影響を与えるとは考えにくい。
○(3) 調味のタイミングは、汁物の具材への味の浸透に影響を与える。
○(4) 調理員の熟練度は、汁物の適合品質に影響を与える。
○(5) ウォーマーテーブルでの保温時間が長いほど、汁物の水分が蒸発し、食塩濃度が高くなる。

正　解 (2)

35回－163

ポークソテーの検食時の品質の評価結果に問題が認められた。評価項目と見直すべき事柄との組合せである。最も適当なのはどれか。１つ選べ。

(1) 量 ―――― 肉の産地
(2) 焼き色 ―― 肉の種類
(3) 固さ ――― 中心温度の測定回数
(4) 味 ―――― 塩の調味濃度
(5) 温度 ――― 加熱機器の設定温度

正解へのアプローチ

適合品質は、設計品質と出来上がりの食事の品質の適合度であり、検食によって評価する。

適合品質の評価項目には、味、外観、温度、量、栄養などがあるが、栄養以外は検食で評価する。

設問は、ポークソテーの適合品質の低下に関する出題であり、肉料理の品質に影響を与える要因を考える必要がある。

選択肢考察

×(1) 量 ―――― 肉の下処理作業
×(2) 焼き色 ―― 加熱機器の設定温度
×(3) 固さ ――― 肉の種類
○(4) 味 ―――― 塩の調味濃度
×(5) 温度 ――― 保温機器の設定温度

正　解 (4)

35回－162

鮭フライ（付け合わせ：せんキャベツ、トマト、レモン、ソース）の作業指示書における食材の記載順である。最も適当なのはどれか。１つ選べ。

(1) 鮭（切り身）、キャベツ、トマト、油、ソース、レモン、パン粉、卵、小麦粉、塩、こしょう
(2) 鮭（切り身）、卵、キャベツ、トマト、小麦粉、パン粉、ソース、レモン、塩、こしょう、油
(3) 鮭（切り身）、塩、こしょう、小麦粉、卵、パン粉、油、キャベツ、トマト、レモン、ソース
(4) 小麦粉、パン粉、キャベツ、トマト、レモン、鮭（切り身）、卵、油、塩、こしょう、ソース
(5) キャベツ、トマト、レモン、鮭（切り身）、卵、塩、こしょう、小麦粉、パン粉、ソース、油

正解へのアプローチ

作業指示書とは調理作業の指示書であり、レシピともいう。料理単位の食品の純使用量（１人分と仕込み食数分）、調味割合（調味パーセント）、調理手順、料理の出来上がりの形態や重量、衛生上の留意点などを記載したものである。

鮭フライの調理手順は、概ね以下の通りである。

①鮭（切り身）に塩、コショウをする。
②鮭（切り身）に小麦粉をまぶし、溶き卵にくぐらせ、パン粉をまぶす。
③衣をつけた鮭（切り身）を油で揚げる。
④揚げたら、付け合わせ（せんキャベツ、トマト、レモン、ソース）とともに盛り付ける。

鮭フライの作業指示書における食材の記載順は、調理手順に示した順番である。

選択肢考察

×(1)、(2)、(4)、(5)
○(3) 正解へのアプローチ 参照。

正　解 (3)

33回－176

大量調理における品質向上のための留意点に関する記述である。**誤っている**のはどれか。１つ選べ。

(1) でんぷんの多い食品の煮物では、加熱時間を少量調理より短く設定する。
(2) 揚げ物では、油への食品の１回投入量を、低下した油温の回復時間が短くなるよう設定する。
(3) 汁物の最初の水量は、加熱中の蒸発率が少量調理より大きいことを考慮して決定する。
(4) 和え物の調味では、供食までの時間が短くなるよう食材の全体量を分割する。
(5) 炒め物の野菜の洗浄開始時刻は、洗浄後の水切り時間を確保し決定する。

正解へのアプローチ

大量調理における食品の水分量の変化は、流水洗浄時の付着水、蒸発率に依存する。付着水により重量は増加し、加熱により重量は減少する。

選択肢考察

○(1) じゃがいもなどのでんぷんの多い食品の煮物で煮崩れしやすいため、余熱時間が長い大量調理では加熱時間を少量調理より短くする。
○(2) 大量調理では、水や油の温度上昇が緩慢であり、一度温度が低下すると適温に戻るまで時間がかかる。そこで、揚げ物調理の際は、油への食品の１回投入量は、適温までの温度上昇時間が短くなるような量に設定する。

×(3) 大量調理では、水や油の温度上昇が緩慢であり、少量調理に比べ蒸発率が低い。したがって、汁物の最初の水量は、加熱中の蒸発率が低いことを考慮して少なめにする。

○(4) 和え物の調味では調味料による脱水が起こるため、調味は提供直前になるよう、提供時間に合わせて食材の全体量を分割する。

○(5) 大量調理では野菜の洗浄による付着水が増えるため、しっかり水切りをしないと水分量が多くなる。したがって、炒め物に使用する野菜の下処理時間には、洗浄後の水切り時間を確保する必要がある。

▶正　解◀ (3)

▶要　点◀

大量調理の品質への影響

	原　因	影　響	対　策
廃棄量の変動	廃棄率は食材の状態や用途だけでなく、用いる機器や調理従事者の技術によって変動する。	発注量の算出、出来上がり重量に影響する。 仕込み重量が予定と異なると味にも影響する。	調理操作の標準化により廃棄率の変動を小さくする。
加熱時の温度変化	温度上昇が緩慢である。 →水から沸騰まで →揚げ油が適温になるまで	加熱時間に影響する。 味などの品質に差が生じる。	1回の食材の投入量を調節して、加熱温度と時間を標準化する。 →温度と時間は衛生面に配慮する。
水分量の変動	洗浄による付着・吸収水が多くなる。	出来上がり重量が予定と異なり、味の濃度に影響する。	洗浄による付着水を少なくする方法を検討する。
水分量の変動	加熱中の蒸発率が低い。 →蒸発量は加熱時間と火力によって変動する。	煮物・汁物の場合は味だけでなく外観にも影響する。	適正な水分量となるように蒸発量を予測して加水量を決定し、加熱方法を標準化する。
調味濃度の変化	調理操作による脱水量の違い、加熱温度の違い、火力の差により、調味料の浸透・付着に差が生じる。	味の濃度が変化する。	調味料を数量化し（調味パーセント）、調理工程中の重量変化を一定にして標準化する。
調味濃度の変化	料理の出来上がりから喫食までの時間が長いと、調理の重量が変化する。	味の濃度が変化する。	調味料を数量化し（調味パーセント）、調理工程中の重量変化を一定にして標準化する。

36回－163

300食のキャベツのソテー（1人当たりの純使用量60g）を、容量70Lの回転釜1台で調理する際の留意点である。最も適当なのはどれか。1つ選べ。

(1) 水洗後、水切りせずに加熱する。
(2) 強火で短時間加熱する。
(3) 複数回に分けず、一度に調理する。
(4) 蓋を閉めて加熱する。
(5) 回転釜の中央に集めて加熱する。

▶正解へのアプローチ◀

大量調理では、食材料の使用量が多くなるため調理作業に要する時間は長時間になる。また少量調理における加熱時間、蒸発量、付着水量などは、大量調理には当てはまらないことが多い。

18kgのキャベツを一度に回転釜で炒めることは難しいため、複数回に分けて炒めるのが適当である。そこで、炒め作業の回数が増えること、さらに回転釜は火力が強く焦げやすいことから、強火で短時間で炒めるのが適当である。

▶選択肢考察◀

×(1) 大量調理では、水洗後の付着水が多くなるため、水切りせずに加熱すると水分が多くなり炒めにくい。

○(2) ▶正解へのアプローチ◀参照。

×(3) 18kgのキャベツを一度に回転釜で炒めることは難しい。

×(4) 蓋を閉めると混ぜることができないため、焼きムラが生じる。

×(5) 回転釜での炒め作業は、面積を広く使うよう心掛ける。

▶正　解◀ **(2)**

34回－164

回転釜を用いたじゃがいもの煮物の品質管理に関する記述である。**誤っている**のはどれか。1つ選べ。

(1) じゃがいもは、大きさをそろえて切る。

(2) じゃがいもに対するだし汁の割合は、少量調理より高くする。

(3) 調味料の使用量は、じゃがいもの重量に対する割合で計算する。

(4) 加熱時間は、じゃがいもでんぷんの糊化に必要な時間を考慮する。

(5) 消火のタイミングは、余熱を考慮する。

▶選択肢考察◀

○(1) 回転釜は加熱ムラが生じやすいため、じゃがいもの大きさをそろえて切る必要がある。

×(2) 大量調理は、少量調理に比べ温度上昇が緩慢なため、蒸発率が低い。したがって、じゃがいもに対するだし汁の割合は、少量調理より低くする。

○(3) 調味料の使用量は、じゃがいもの重量に対する割合、つまり調味パーセントを使用して計算する。

○(4) 加熱時間は、じゃがいもでんぷんの糊化に必要な時間を考慮することで、中心温度の基準（75℃、1分間以上）に達することになる。

○(5) じゃがいもなどのでんぷんの多い食品は、温度上昇は遅いが保温性が高いため、余熱を考慮して早めに火を止め、煮え過ぎに注意する必要がある。

▶正　解◀ **(2)**

35回－164
　給食施設で利用されている、生鮮カット野菜に関する記述である。最も適当なのはどれか。1つ選べ。
(1)　一次加工品である。
(2)　1週間分の一括購入に適している。
(3)　価格は変動しない。
(4)　保管には冷凍設備を要する。
(5)　品質の劣化は起こりにくい。

▶正解へのアプローチ◀

　生鮮カット野菜とは、料理形態に合わせて切裁した状態で流通する野菜のことであり、野菜の廃棄部分の処理、洗浄・殺菌、切り込みの工程を終えて納入される。生鮮カット野菜の製造工程では、洗浄による異物除去、金属探知機による異物混入の防止、工場内の空気清浄化及び低温保持、肌を出さない衣服の着用、低温水の使用など、衛生管理上の配慮が行われている。

　生鮮カット野菜導入の利点は、下処理作業の軽減、下処理担当者の人件費の削減などがある。一方で、生鮮カット野菜は生野菜より販売価格が高いため、食材料費の高騰につながる。

▶選択肢考察◀

○(1)　一次加工品とは、農・畜・水産物を可食部分と廃棄部分に分ける操作をし、得られた可食部分のことである。生鮮カット野菜は、廃棄部分を取り除き可食部分を切裁したものであり、一次加工品に該当する。
×(2)　生鮮カット野菜は保存性が低いため、一括購入および一括納品には適さない。なお、「大量調理施設衛生管理マニュアル」では、食肉類、魚介類、野菜類等の生鮮食品については1回で使い切る量を調理当日に仕入れるようにすることとしている。
×(3)　生鮮野菜の価格変動に応じて、生鮮カット野菜の価格も変動する。近年、天候不順による生鮮野菜の価格変動が顕著であり、生鮮カット野菜も価格変動しやすくなっている。
×(4)　生鮮カット野菜は、冷蔵保存をする。冷凍保存をするのは、冷凍野菜である。
×(5)　野菜はカットすることにより傷みやすくなるため、生鮮カット野菜は生野菜に比べて劣化しやすい。したがって、生鮮カット野菜は冷蔵（5℃以下）で保存する。

▶正　解◀　(1)

36回－164
　食材料管理に関する記述である。最も適当なのはどれか。1つ選べ。
(1)　生鮮食品の納品量は、食品受払簿に記録する。
(2)　在庫食品は、発注から納品までの期間に不足しない量を確保する。
(3)　植物油は、当日消費量を発注する。
(4)　米の棚卸し金額は、予定献立表の使用量から算出する。
(5)　砂糖の期首在庫量は、当月の購入量から算出する。

▶正解へのアプローチ◀

　食材料管理に関する問題では、発注量の計算式、検収、生鮮食品の納品、食材料の月間使用量および月間食材料費の計算式などが頻出である。

▶選択肢考察◀

×(1) 食品受払簿に記録するのは、常温保存が可能な常備食品の納品量である。生鮮食品は納品当日に使用することを前提としており、食品受払簿には納品量を記載しない。

○(2) 在庫食品は、下限量に近付いたら上限量を満たす量を発注し、発注から納品までの期間に不足しない量を確保する。

×(3) 植物油は、ボトルや一斗缶といった発注規格の単位（1本、1缶など）で発注する。

×(4) 棚卸しとは在庫量調査のことであり、一般的に月末に行う。したがって、米の棚卸し金額は、月末在庫量と購入単価の積で算出する。

×(5) 砂糖の期首（月初）在庫量は、前月の期末（月末）在庫量から算出する。

▶正　解◀ (2)

33回－173

給食の食材管理に関する記述である。正しいのはどれか。1つ選べ。

(1) 廃棄部のある食材料は、1人分の純使用量に予定食数を乗じて発注する。
(2) 即日消費する生鮮食品の納品は、食品受払簿に記録する。
(3) 冷凍食品の検収では、化学的検査法による鑑別を行う。
(4) 在庫品の棚卸しは、不定期に行う。
(5) 期末在庫金額は、期間の食材料費の算定資料となる。

▶選択肢考察◀

×(1) 廃棄部のある食材料の発注量の計算式は、1人分の純使用量÷可食部率×食数である。

×(2) 即日消費する生鮮食品は在庫が発生しないと考え、食品受払簿への記録は省略できる。

×(3) 冷凍食品も含め、検収時に化学的検査法による鑑別は不可能である。

×(4) 在庫品の棚卸しは、定期的に行うべきであり、一般的に月末に行う。

○(5) 期間の食材料費の計算式は、期首在庫金額＋期間支払金額－期末在庫金額である。

▶正　解◀ (5)

34回－166

1人当たりの純使用量40gで、れんこんのきんぴらを調理する（廃棄率は20％）。100人分の発注量として、最も適当なのはどれか。1つ選べ。

(1) 3.2kg
(2) 4.0kg
(3) 4.8kg
(4) 5.0kg
(5) 5.8kg

▶正解へのアプローチ◀

発注量は、1人分の純使用量÷可食部率×食数で算出する。可食部率は、1－廃棄率で算出する。
そこで、れんこんの発注量の計算式は、以下の通りである。

- 発注量 $= 40 \div (1 - 0.2) \times 100$
$= 40 \div 0.8 \times 100$
$= 50 \times 100$
$= 5{,}000\text{g}$

したがって、れんこんの発注量は、5.0kgとなる。

選択肢考察

×(1)、(2)、(3)、(5)

○(4) **正解へのアプローチ** 参照。

正　解　(4)

36回－165

給食のオペレーションシステムに関する記述である。最も適当なのはどれか。1つ選べ。

(1) コンベンショナルシステムは、サテライトキッチンで盛付け作業を行う。
(2) クックサーブシステムは、調理後、冷凍保存するシステムである。
(3) クックチルシステムは、クックサーブシステムに比べ、労働生産性が低下する。
(4) クックフリーズシステムは、前倒し調理による計画生産が可能である。
(5) アッセンブリーサーブシステムでは、調理従事者の高い調理技術が必要である。

正解へのアプローチ

給食の生産・提供サービスシステムには、コンベンショナルシステム、レディフードシステム、セントラルキッチンシステム、アッセンブリーサーブシステムなどがある。コンベンショナルシステムはクックサーブシステムの調理システムが該当し、レディフードシステムは、クックチル、クックフリーズ、真空調理などの調理システムが該当する。いずれもHACCPの概念に基づく適切な衛生管理のもとで調理を実施しなければならない。クックチルシステム、クックフリーズ、真空調理システム（真空パック）の新調理システムのそれぞれの特徴や作業手順、それに関わる衛生管理や人員配置などについて、十分に理解しておくことが重要である。

選択肢考察

×(1) コンベンショナルシステムは、食事提供時間に合わせて、調理・提供作業を同一施設内で行うオペレーションシステムであり、サテライトキッチンを持たない。

×(2) 調理後、冷凍保存するシステムは、クックフリーズシステムである。

×(3) クックチルシステムは、調理業務と提供業務が別日に行われるため、少ない人数で多くの料理を作ることができる。したがって、労働生産性は高まる。

○(4) クックフリーズシステムは、前倒し調理による計画生産が可能である。

×(5) アッセンブリーサーブシステムは、出来上がった料理として購入し、トレイセット前に調理室で再加熱されたのち提供されるため、調理作業がない。

正　解　(4)

要　点

給食のオペレーションシステム

システム	システムの概要	対応する調理システム
コンベンショナルシステム	生産と提供が同一施設で実施される。当日調理、当日喫食。	クックサーブシステム
レディフードシステム	計画的に事前に調理し、保管し、喫食時間に合わせて再加熱し、提供する。	クックチルシステム クックフリーズシステム 真空調理システム
セントラルキッチンシステム	食材料の調達、調理、保管が1か所に集中して実施され、複数の施設のサテライトキッチンに配送され、最終的な準備と提供がなされる。	—
アッセンブリーサーブシステム	出来上がった料理として購入し、トレイセット前に調理室で再加熱し、提供する。	—

35回－165

給食の生産・提供システムに関する記述である。最も適当なのはどれか。1つ選べ。

(1) コンベンショナルシステムでは、加熱調理後に急速冷却した料理を提供日まで冷蔵保存するための設備を要する。

(2) セントラルキッチンシステムでは、サテライトキッチンで調理した料理をセントラルキッチンで盛り付ける。

(3) レディフードシステムでは、食材料の納品を提供日当日とする。

(4) クックチルシステムでは、加熱調理後に急速冷凍し、－18℃以下で保存する。

(5) アッセンブリーシステムでは、下処理室での作業は不要である。

選択肢考察

×(1) 加熱調理後に急速冷却した料理を提供日まで冷蔵保存するための設備を要するのは、レディフードシステムである。コンベンショナルシステムでは、調理終了後2時間以内に提供される。

×(2) セントラルキッチンシステムでは、セントラルキッチンで調理した料理をサテライトキッチンで盛り付ける。

×(3) レディフードシステムでは、食材料の納品を調理日当日とする。

×(4) クックチルシステムでは、加熱調理後に中心温度を90分以内に3℃以下まで急速冷却し、3℃以下で保存する。

○(5) アッセンブリーシステムは、出来上がった料理として購入し、トレイセット前に調理室で再加熱され、提供されるため、下処理の作業がない。

正　解　(5)

33回－174

給食のオペレーションシステムとそれに関連する事項の組合せである。正しいのはどれか。2つ選べ。

(1) レディフードシステム ―――― クックサーブ
(2) コンベンショナルシステム ―――― クックフリーズ
(3) セントラルキッチンシステム ―― サテライトキッチン
(4) セルフサービスシステム ―――― トレイメイク
(5) POSシステム ―――――――― マーケティング

▶正解へのアプローチ◀

給食の提供方式には、フルサービス、ハーフセルフサービス、セルフサービスがある（▶要　点◀参照）。

POSシステム（Point of Sales system）とは、商品が販売されるごとに販売時の情報を記録（商品名・価格・時間帯）・管理し、売上実績を単品単位で集計できるシステムのことである。通常は、バーコードなどでデータを読み取り、販売データを収集している。

▶選択肢考察◀

×(1) コンベンショナルシステム ―――― クックサーブ
×(2) レディフードシステム ―――― クックフリーズ
○(3) セントラルキッチンシステム ―― サテライトキッチン
×(4) フルサービスシステム ―――― トレイメイク
○(5) POSシステム ―――――――― マーケティング

▶正　解◀ (3)、(5)

▶要　点◀

提供方式

フルサービス	トレイメイクを含めた配膳および下膳を食事提供側が行う。
ハーフセルフサービス	喫食者がカウンターで食事を受け取り、食事提供側が下膳する。
セルフサービス	喫食者がカウンターで食事を受け取り、食後は喫食者自ら食器を返却する。

37回－166 NEW

クックチルシステムに関する記述である。最も適当なのはどれか。1つ選べ。

(1) クックサーブシステムに比べ、多くの調理従事者が必要である。
(2) 前倒し調理により、調理作業の閑忙の平準化が可能である。
(3) 加熱調理後は、90分以内に中心温度5℃まで冷却する。
(4) クックフリーズシステムに比べ、保存日数が長い。
(5) 提供直前の再加熱は、中心温度65℃、1分間以上加熱する。

▶正解へのアプローチ◀

クックチルシステムは、加熱調理の直後に急速冷却（90分以内に中心温度3℃以下）し、チルド冷蔵庫で保管後、提供直前に再加熱（中心温度75℃、1分間以上）する調理システムである。

調理冷却日と消費日を含んで最長5日間の保管が可能で、提供する日以前に加熱調理が可能で、調理作業の繁閑の平準化が可能になる。

なお、導入に際しては、衛生管理の徹底と専用の設備が必要となる。

▶選択肢考察◀

×(1)　クックチルシステムは、クックサーブシステムに比べ、少ない調理従事者で作業が可能である。
◯(2)　クックチルシステムは、調理日と提供日が異なるため、前倒し調理により調理作業の繁閑の平準化が可能である。
×(3)　クックチルシステムでは、加熱調理後は、ブラストチラーなどを用いて90分以内に中心温度3℃以下まで冷却する。
×(4)　3℃以下で料理を保存するクックチルシステムは、－18℃以下で料理を保存するクックフリーズシステムに比べ、保存日数が短い。
×(5)　クックチルシステムでは、提供直前の再加熱は、中心温度75℃、1分間以上加熱する。

▶正　解◀　**(2)**

34回－167

クックチルシステムに関する記述である。最も適当なのはどれか。1つ選べ。

(1)　調理済み食品を購入し、提供するシステムである。
(2)　クックサーブシステムに比べ、労働生産性が低くなる。
(3)　提供日より前倒しで、計画生産が可能である。
(4)　加熱調理後は、90分以内に10℃まで冷却する。
(5)　調理した料理の保存期間は、最長10日である。

▶選択肢考察◀

×(1)　調理済み食品を購入し、再加熱して提供するシステムは、アッセンブリーシステムである。
×(2)　クックチルシステムは、調理業務と提供業務が別日に行われるため、少ない人員で多くの料理を作ることが可能となり、労働生産性は高くなる。一方、クックサーブシステムは、調理業務と提供業務が連動しているため、作業に要する人員が増える。したがって、労働生産性は低くなる。
◯(3)　クックチルシステムは、提供する日以前に加熱調理が可能なのが特徴である。
×(4)　クックチルシステムでは、加熱調理後に90分以内に3℃以下まで急速冷却を行う。
×(5)　クックチルシステムでは、調理した料理の保存期間は、最長5日間である。

▶正　解◀　**(3)**

35回－166

1日1,000食（朝食・昼食）をクックサーブ方式で提供する事業所給食施設において、労働生産性を高めるための検討事項に関する記述である。最も適当なのはどれか。1つ選べ。

(1)　献立を見直し、調理機器の稼働率が高くなるようにする。
(2)　下処理作業を見直し、食材料を加工度の低いものに変更する。
(3)　献立の種類数を見直し、多品目少量生産に切り替える。
(4)　作業の標準時間を見直し、作業時間を長く設定する。
(5)　調理従事者の雇用を見直し、パートタイム従事者を減らしてフルタイム従事者を増やす。

▶正解へのアプローチ◀

労働生産性は、従業員1人当たりがどのくらいの生産量を生み出したかを表す指標であり、生産量÷労働投入量（従業員数または労働時間）で算出する。

生産量は1日1,000食と決まっているため、労働生産性を高めるためには労働投入量の削減を検討する必要がある。

▶選択肢考察◀

○(1) 大型調理機器の稼働率を高くすると、少ない人数で多くの食事を調理することができるため、労働生産性は高くなる。
×(2) 労働生産性を高めるためには、下処理作業を見直し、食材料を加工度の高いものに変更する必要がある。
×(3) 労働生産性を高めるためには、少品目大量生産に切り替える必要がある。
×(4) 労働生産性を高めるためには、作業の標準時間を見直し、作業時間を短く設定する必要がある。
×(5) 労働生産性を高めるためには、調理従事者の雇用を見直し、パートタイム従事者を増やしてフルタイム従事者を減らす必要がある。

▶正　解◀ (1)

37回－167 *NEW*

1日の食数が1,200食の特定給食施設における調理従事者数は、正社員（8時間／人／日）5人とパートタイマー（4時間／人／日）15人である。この場合の労働生産性（食／時間）として、最も適当なのはどれか。1つ選べ。

(1)　12
(2)　50
(3)　60
(4)　100
(5)　150

▶正解へのアプローチ◀

労働生産性は、従業員1人当たりがどのくらいの生産量を生み出したかを表す指標であり、生産量÷労働投入量（従業員数または労働時間）で算出する。

本設問では、労働生産性（食／時間）で算出するため、1日当たりの全従業員の労働時間の合計を労働投入量とする。

正社員5人の1日の労働時間の合計は、8時間×5人＝40時間となる。

パートタイマー15人の1日の労働時間の合計は、4時間×15人＝60時間となる。

したがって、労働生産性（食／時間）は、以下の通り算出する。

労働生産性（食／時間）＝1,200食÷（40時間＋60時間）
＝1,200食÷100時間
＝12食／時間

▶選択肢考察◀

○(1) ▶正解へのアプローチ◀ 参照。
×(2)、(3)、(4)、(5)

▶正　解◀ (1)

36回－166

給食の生産計画の立案時に確認すべき項目と作成する帳票類の組合せである。最も適当なのはどれか。１つ選べ。

(1) 調理における付帯作業 ――― 作業指示書
(2) 調理従事者ごとの作業量 ――― 作業指示書
(3) 調理機器の使用時間帯 ――― 作業工程表
(4) 使用食材の切り方 ――― 作業工程表
(5) 調理作業の所要時間 ――― 作業動線図

▶正解へのアプローチ◀

作業指示書（レシピ）には、料理名、材料名、重量、調理作業の指示内容、食事の品質管理基準などを示す。

作業工程表には、料理ごとに作業内容、作業区域、使用機器などのタイムテーブルが記されている。調理作業以外に付帯作業などのスケジュールも示すことができる。

作業動線図は、厨房のレイアウト図に食材の動線、調理従事者の動線、食器の動線、厨芥（ゴミ）の動線などを示したものである。

▶選択肢考察◀

×(1) 調理における付帯作業 ――― 作業工程表
×(2) 調理従事者ごとの作業量 ――― 作業工程表
○(3) 調理機器の使用時間帯 ――― 作業工程表
×(4) 使用食材の切り方 ――― 作業指示書
×(5) 調理作業の所要時間 ――― 作業工程表

▶正　解◀ (3)

33回－175

給食における調理作業の人員配置のために必要な情報である。**誤っている**のはどれか。１つ選べ。

(1) 調理機器の処理能力
(2) 作業ごとの標準時間
(3) 料理ごとの調理時間
(4) 調理従事者の能力
(5) 購入食材料の履歴

▶正解へのアプローチ◀

工程管理では、労働生産性を高めることを重視した人員配置を計画する必要がある。人員配置を計画する際には、調理従事者数だけでなく調理従事者の能力・技術も考慮し、さらに調理従事者の疲労度にも配慮する必要がある。

さらに、調理施設の規模、調理機器の性能にも考慮しなければならない。

▶選択肢考察◀

○(1)、(4) ▶正解へのアプローチ◀ 参照。

○(2)、(3) 調理作業計画では、各調理操作の調理時間と調理作業時間を予測し、時間に見合った人員の配分をする必要がある。

×(5) 購入食材料の履歴は、調理作業そのものには影響しない。

▶正　解◀ (5)

36回－167

予定食数300食の給食施設の献立として、鮭の塩焼き（使用量70g、1人1切）、付け合わせとして大根おろし（大根の純使用量30g）を計画した。発注から盛り付けまでの作業として、最も適当なのはどれか。1つ選べ。

(1) 鮭は、総重量で発注する。
(2) 検収時に、納品された大根を本数で確認する。
(3) 下処理時に、大根を人数分に切り分ける。
(4) 大根おろしの出来上がり量から、1人分の盛り付けの目安量を把握する。
(5) 鮭は、計量しながら盛り付ける。

正解へのアプローチ

生鮮食品の発注は、廃棄率を考慮し、発注量を算出する（1人分の純使用量÷可食部率×食数）。ただし、魚や肉は、1人当たりの重量を指定すると、切り身やスライスに加工した状態で納品してくれるため、その場合は廃棄率を考慮する必要がない。

選択肢考察

×(1) 鮭は、1切れあたりの重量と個数で発注する。
×(2) 検収時に、納品された大根を重量で確認する。
×(3) 下処理時に、大根は切り分ける必要はなく、全てまとめておろしにする。
○(4) 大根おろしの出来上がり量を人数で除し、1人分の盛り付けの目安量を把握する。
×(5) 鮭は、1切れずつ盛り付ける。

正　解 (4)

33回－180

事業所給食の食堂に関する記述である。**誤っている**のはどれか。1つ選べ。

(1) 食堂の床面積は、1人について1m²とする。
(2) 食堂スペースは、提供方式を考慮して決める。
(3) 利用者のすれ違いがある場合は、テーブル間の間隔を80cmとする。
(4) 食堂内では、受動喫煙防止に配慮する。
(5) サンプルケースの照度は、食堂より高いことを目安とする。

正解へのアプローチ

食事環境の整備には、以下の事項を考慮する。

①清潔性、②適度な広さ、③スムーズな人の動線の確保、④床、壁、天井、テーブル、椅子などの色・材質、⑤適度な照明、⑥空調、⑦その他（BGMなど）

なお、平成27年に労働安全衛生法が改正され、受動喫煙の防止について規定された。

選択肢考察

○(1) 労働衛生安全規則により、食堂の床面積は、食事の際の1人について、1m²以上と規定されている。
○(2) 食堂のスペースは、食卓の形状と配列、配膳のサービス形式などの要素にあわせて設計する。
×(3) テーブル間の通路は、90cm以上が必要である。
○(4) 労働安全衛生法では、事業者は、労働者の受動喫煙を防止するため、当該事業者及び事業場の実情に応じ適切な措置を講ずるよう努めるものとすると規定している。

○(5) 日本工業規格（JIS規格）に基づき、照度は食堂が200～500ルクス、サンプルケースが750～1,500ルクスとする。

正 解（**3**）

5 給食の安全・衛生

36回－170

給食施設におけるHACCPシステムに関する記述である。最も適当なのはどれか。1つ選べ。

(1) HACCPシステムは、危害発生後の状況を分析することを目的とする。
(2) HACCPシステムによる衛生管理の前提条件として、一般的衛生管理プログラムを整備する。
(3) HACCPチームは、外部の専門家のみで編成する。
(4) 危害分析（HA）は、原材料の購入から利用者が喫食を終えるまでを対象とする。
(5) HACCPプランの検証のために、重要管理点（CCP）を設定する。

正解へのアプローチ

HACCPとは食品等事業者自らが食中毒菌汚染や異物混入等の危害要因を把握した上で、原材料の入荷から製品の出荷に至る全工程の中で、それらの危害要因を除去又は低減させるために特に重要な工程を管理し、製品の安全性を確保しようとする衛生管理の手法のことである。

選択肢考察

×(1) HACCPシステムは、危害の発生を事前に防止することを目的とする。
○(2) 一般的衛生管理プログラム（PP）は、HACCPシステムによる衛生管理の基礎として整備しておくものである。
×(3) HACCPチームは、施設の運営責任者、衛生管理者（管理栄養士）、調理統括責任者、セクション責任者等で編成する。
×(4) 危害分析（HA）は、各々の調理工程ごとに行う。喫食時の衛生管理は、一般的衛生管理プログラムで対応する。
×(5) HACCPプランの検証方法の設定は、重要管理点（CCP）を設定した後である。

正 解（**2**）

要　点

HACCPシステムの７原則

原則1	危害分析の実施	食品の原材料から最終製品に至る一連の工程の中で、発生する恐れのある危害の発生条件や危害の内容、程度を明らかにする。それを解析し、危害の発生要因や防止措置等を明らかにする。
原則2	重要管理点の決定	危害分析により特定された危害の除去、または一般的な衛生管理では制御できない危害を防止するために必要な重要管理点（CCP）を決定する。一連の工程の中で、コントロールできる点や重点的に管理するポイントを設定する。
原則3	管理基準の設定	重要管理点が適正に管理されていることを確認するため、適合しなければならないモニタリングパラメータ（pH、温度、時間、圧力、流量など）の管理目標または管理基準を設定する。
原則4	監視（モニタリング）方法の設定	重要管理点が適正に機能し、パラメータ（基準）を逸脱していないかを連続的に監視することで安全性が確保される。重要管理点が正しくコントロールされているかを監視する方法を設定する。
原則5	改善措置の設定	モニタリングの結果、パラメータを逸脱していた場合、事故発生を事前に食い止めるための改善措置を設定する。 不慮の事故等あらゆる状況を想定し、安全性を確保するための改善措置を事前に設定しておく必要がある。
原則6	検証方法の決定	HACCPに従って実施されているか、有効に活用できているか、計画全体の修正が必要か、などを判定するための方法を設定する。
原則7	記録（保管）方法の設定	モニタリング、改善措置、検証結果などの記録・保管方法を設定する。具体的には、製品名、ロット番号、製造年月日、責任者、危害の種類、改善内容などである。

一般的衛生管理プログラム（Prerequisite Programs ; PP）

①	施設設備の衛生管理
②	施設設備、機械器具の保守点検
③	そ族（ねずみ）・昆虫の防除
④	使用水の衛生管理
⑤	排水及び廃棄物の衛生管理
⑥	従業者の衛生管理
⑦	従業者の衛生教育
⑧	原材料の受け入れ、食品等の衛生的取扱い
⑨	製品の回収手段の設定
⑩	製品等の試験検査に用いる機械器具の保守点検

34回－170

クックサーブシステムの給食施設における、ほうれん草のお浸しの調理工程に関する記述である。HACCPシステムの重要管理点（CCP : critical control point）として、正しいのはどれか。１つ選べ。

(1) 納品後のほうれん草は、10℃前後で保存する。
(2) ほうれん草は、流水で３回洗浄する。
(3) ほうれん草を茹でる際は、中心部が75℃で１分間以上加熱する。
(4) お浸しの盛り付け後は、10℃以下で保管する。
(5) お浸しの盛り付け後は、２時間以内に喫食する。

9 給食経営管理論

▶正解へのアプローチ◀

平成30年（2018年）の食品衛生法改正に伴い、原則として、すべての食品等事業者（製造・加工・調理・販売）に、一般的衛生管理に加え、HACCP（Hazard Analysis and Critical Control Point）に沿った衛生管理の実施を求め、令和2年（2020年）までにすべての食品等事業者を対象に、一般的衛生管理プログラム（Prerequisite Programs；PP）とHACCPプログラムによる食品衛生管理計画の策定が義務付けられた。

HACCPシステムは、事業者が食中毒菌汚染等の危害要因を把握した上で、原材料の入荷から製品出荷までの全工程の中で、危害要因を除去低減させるために特に重要な工程を管理し、安全性を確保する衛生管理システムで、危害分析（HA）と重要管理点（CCP）からなる。

一般的衛生管理プログラムは、HACCPシステムを効果的に機能させるための前提となる食品取扱施設の衛生管理プログラムで、コーデックス委員会が示した「食品衛生の一般的原則」の規範が基本になっている。

つまり、HACCPシステムは一般的衛生管理プログラムが存在して初めて機能するシステムであり、一般的衛生管理プログラムではコントロールできない危害（ハザード）をコントロールするためのシステムと考える必要がある。

本設問は、HACCPシステムの重要管理点（CCP）なのか、一般的衛生管理プログラムの管理点なのかを判断する問題であり、重要管理点（CCP）に該当するのは、加熱温度および時間（中心温度75°、1分間以上）である。

▶選択肢考察◀

×(1)　ほうれん草の保存温度の管理は、一般的衛生管理プログラム（PP）に該当する。
×(2)　ほうれん草の加熱前の洗浄・殺菌は、一般的衛生管理プログラム（PP）に該当する。
◯(3)　食品の中心部75°、1分間以上の加熱は、重要管理点（CCP）に該当する。
×(4)　お浸しの盛り付け後の保管温度の管理は、一般的衛生管理プログラム（PP）に該当する。
×(5)　調理終了後の喫食時間の管理は、一般的衛生管理プログラム（PP）に該当する。

▶正　解◀　**(3)**

▶要　点◀

危害分析（HA）による食品の衛生管理方法の決定の流れ

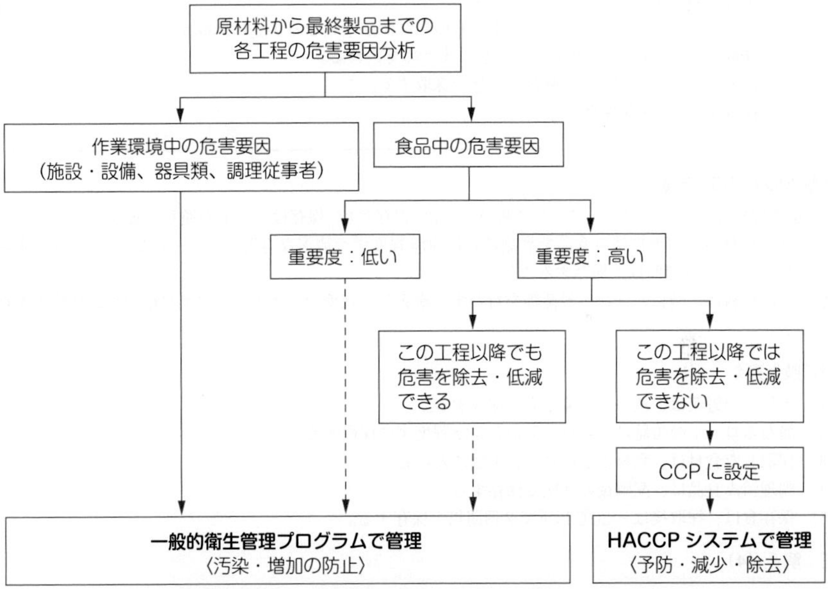

9
給食経営管理論

33回－177
大量調理施設における衛生管理に関する記述である。正しいのはどれか。1つ選べ。
(1) 施設の衛生管理者を指名するのは、都道府県知事である。
(2) 調理施設の点検表の結果は、6か月ごとに報告する。
(3) 検便検査には、腸管出血性大腸菌を含めない。
(4) 手指に化膿創がある調理従事者は、手袋を着用して調理作業に従事する。
(5) 納入業者は、原材料の微生物検査結果を提出する。

▶正解へのアプローチ◀
大量調理施設の衛生管理は、「大量調理施設衛生管理マニュアル」に準じて行う。

▶選択肢考察◀
×(1) 施設の衛生管理者（施設の衛生管理に関する責任者）を指名するのは、責任者（施設の経営者又は学校長等施設の運営管理責任者）である。
×(2) 責任者は、衛生管理者に点検表に基づく点検作業を行わせるとともに、そのつど点検結果を報告させ、適切に点検が行われたことを確認すること。
×(3) 月1回以上行う検便検査には、腸管出血性大腸菌の検査を含めること。
×(4) 手指に化膿創がある調理従事者には、調理作業に従事させない。
○(5) 原材料について納入業者が定期的に実施する微生物及び理化学検査の結果を提出させること。

▶正　解◀ (5)

35回－169
検食（保存食）に関する記述である。最も適当なのはどれか。1つ選べ。
(1) 土付きの野菜は、洗ってから採取する。
(2) 異なるロットの缶詰は、各ロットからの合計が50gになるように採取する。
(3) 採取した食材は、1つのビニール袋にまとめて入れる。
(4) 出来上がりの料理は、配膳後の状態で採取する。
(5) 採取後は、1週間保存する。

▶正解へのアプローチ◀
「大量調理施設衛生管理マニュアル」に基づく検食（保存食）の保存は、以下の通りである。
検食は、原材料及び調理済み食品を食品ごとに50g程度ずつ清潔な容器（ビニール袋等）に入れ、密封し、－20℃以下で2週間以上保存すること。
なお、原材料は、特に、洗浄・殺菌等を行わず、購入した状態で、調理済み食品は配膳後の状態で保存すること。

▶選択肢考察◀
×(1) 土付きの野菜は、洗浄・殺菌せずに採取する。
×(2) 異なるロットの缶詰は、各ロットから50g程度ずつ採取する。
×(3) 採取した食材は、食材ごとにビニール袋に入れる。
○(4) 調理済み食品は、配膳後の状態で保存する。
×(5) 保存食は、採取後は－20℃以下で2週間以上保存する。

▶正　解◀ (4)

34回－169

大量調理施設衛生管理マニュアルに従った、調理従事者の衛生管理に関する記述である。最も適当なのはどれか。１つ選べ。

(1) 検便検査は、２か月に１回の頻度で行う。
(2) 腸管出血性大腸菌の検便検査は、年に４回の頻度で行う。
(3) 作業開始前の健康状態の記録は、週１回の頻度で行う。
(4) 下痢がある場合には、調理作業に従事せず、医療機関を受診する。
(5) ノロウイルスに感染した場合には、症状の消失をもって復帰させる。

▶正解へのアプローチ◀

「大量調理施設衛生管理マニュアル」では、調理従事者等が留意すべき衛生管理項目について、▶要　点◀の通り示している。

▶選択肢考察◀

×(1)、(2) 調理従事者等は臨時職員も含め、定期的な健康診断及び月に１回以上の検便を受けること。検便検査には、腸管出血性大腸菌の検査を含めることとし、10月から３月までの間には月に１回以上又は必要に応じてノロウイルスの検査に努めること、としている。

×(3) 調理従事者等は、毎日作業開始前に、自らの健康状態を衛生管理者に報告し、衛生管理者はその結果を記録すること。

○(4) 下痢又は嘔吐等の症状がある調理従事者等については、直ちに医療機関を受診し、感染性疾患の有無を確認すること。

×(5) ノロウイルスを原因とする感染性疾患による症状と診断された調理従事者等は、検便検査においてノロウイルスを保有していないことが確認されるまでの間、食品に直接触れる調理作業を控えるなど適切な処置をとることが望ましい。

▶正　解◀　(4)

▶要　点◀

調理従事者等の衛生管理（「大量調理施設衛生管理マニュアル」より）

① 調理従事者等は、便所及び風呂等における衛生的な生活環境を確保すること。また、ノロウイルスの流行期には十分に加熱された食品を摂取する等により感染防止に努め、徹底した手洗いの励行を行うなど自らが施設や食品の汚染の原因とならないように措置するとともに、体調に留意し、健康な状態を保つように努めること。
② 調理従事者等は、毎日作業開始前に、自らの健康状態を衛生管理者に報告し、衛生管理者はその結果を記録すること。
③ 調理従事者等は臨時職員も含め、定期的な健康診断及び月に１回以上の検便を受けること。検便検査には、腸管出血性大腸菌の検査を含めることとし、10月から３月までの間には月に１回以上又は必要に応じてノロウイルスの検便検査に努めること。
④ ノロウイルスの無症状病原体保有者であることが判明した調理従事者等は、検便検査においてノロウイルスを保有していないことが確認されるまでの間、食品に直接触れる調理作業を控えるなど適切な措置をとることが望ましいこと。
⑤ 調理従事者等は下痢、嘔吐、発熱などの症状があった時、手指等に化膿創があった時は調理作業に従事しないこと。
⑥ 下痢又は嘔吐等の症状がある調理従事者等については、直ちに医療機関を受診し、感染性疾患の有無を確認すること。ノロウイルスを原因とする感染性疾患による症状と診断された調理従事者等は、検便検査においてノロウイルスを保有していないことが確認されるまでの間、食品に直接触れる調理作業を控えるなど適切な処置をとることが望ましいこと。

⑦ 調理従事者等が着用する帽子、外衣は毎日専用で清潔なものに交換すること。
⑧ 下処理場から調理場への移動の際には、外衣、履き物の交換等を行うこと。(履き物の交換が困難な場合には履き物の消毒を必ず行うこと。)
⑨ 便所には、調理作業時に着用する外衣、帽子、履き物のまま入らないこと。
⑩ 調理、点検に従事しない者が、やむを得ず、調理施設に立ち入る場合には、専用の清潔な帽子、外衣及び履き物を着用させ、手洗い及び手指の消毒を行わせること。
⑪ 食中毒が発生した時の原因究明を確実に行うため、原則として、調理従事者等は当該施設で調理された食品を喫食しないこと。ただし、原因究明に支障を来さないための措置が講じられている場合はこの限りでない。(試食担当者を限定すること等)

35回－168
大量調理施設衛生管理マニュアルに基づき、施設の衛生管理マニュアルを作成した。その内容に関する記述である。最も適当なのはどれか。1つ選べ。
(1) 冷凍食品は、納入時の温度測定を省略し、速やかに冷凍庫に保管する。
(2) 調理従事者は、同居者の健康状態を観察・報告する。
(3) 使用水の残留塩素濃度は、1日1回、始業前に検査する。
(4) 加熱調理では、加熱開始から2分後に、中心温度を測定・記録する。
(5) 冷蔵庫の庫内温度は、1日1回、作業開始後に記録する。

▶正解へのアプローチ◀

「大量調理施設衛生管理マニュアル」は、集団給食施設における食中毒を予防するために、HACCPの概念に基づき作成されたものである。「大量調理施設衛生管理マニュアル」の理解は、食中毒予防の最低限のルールの理解と直結するため、細かい基準まで正確に覚える必要がある。

▶選択肢考察◀

×(1) 冷凍食品の保存温度は－15℃以下と定められており、納入時の温度測定は必須である。
◯(2) 調理従事者等は、毎日作業開始前に、自らの健康状態を衛生管理者に報告することになっているが、同居者に食中毒が疑われる症状(下痢、嘔吐、発熱など)がみられる場合は、その旨も報告する必要がある。
×(3) 貯水槽を設置している場合や井戸水等を殺菌・ろ過して使用する場合には、遊離残留塩素が0.1mg/L以上であることを始業前及び調理作業終了後に毎日検査し、記録すること。
×(4) 加熱調理では、調理の途中で適当な時間を見計らって食品の中心温度を測定・記録する。
×(5) 冷蔵庫の庫内温度は、食品の搬入時および搬出時に測定・記録する。

▶正　解◀ (2)

37回－169 NEW
トンカツ(付け合わせ：せんキャベツ)を調理する過程で、大量調理施設衛生管理マニュアルに基づいて実施した作業に関する記述である。最も適当なのはどれか。1つ選べ。
(1) 肉の検収時の表面温度が7℃であったため、受け取った。
(2) 同じ調理台で、割卵作業とキャベツの切裁作業を行った。
(3) フライヤーの横の調理台で、肉に衣を付けた。
(4) 揚がったトンカツの表面温度が75℃であったため、出来上がりとした。
(5) 盛付けを、前の作業に使用した手袋をはめたまま行った。

正解へのアプローチ

本設問は、大量調理施設衛生管理マニュアルの各基準を正確に理解できているかを問う問題である。基準を間違えると、食中毒のリスクが高まるということを肝に銘じる必要がある。

選択肢考察

○(1) 肉の検収では、表面温度計を使用して品温が10℃以下であることを確認しなければならない。表面温度が10℃以上の場合は返品の対象となる。
×(2) 割卵作業と野菜の切裁作業は、別の調理台で行う。
×(3) 肉に衣を付ける作業は、下処理室で行う。
×(4) 加熱調理では、中心温度が75℃、1分間以上であることを確認する。
×(5) 作業で使用する使い捨て手袋は、作業内容が変わる際に交換する。

正　解 (1)

36回－168

衛生管理上、望ましい大量調理施設の構造と設備に関する記述である。最も適当なのはどれか。1つ選べ。

(1) 床は、汚れが目立たない色にする。
(2) 排水溝には、勾配をつけない。
(3) 球根皮むき機は、主調理室に設置する。
(4) 壁と床の境目は、R構造にする。
(5) グリストラップは、配膳室に設置する。

正解へのアプローチ

施設・設備管理において、生産工程の計画に基づいた品質が保持された供食サービスを提供するためには、作業が安全かつ衛生的に行われ、さらに効率的に行えるように環境を整備することが必要である。施設・設備の基準に関する内容や「大量調理施設衛生管理マニュアル（平成29年6月16日改定）」についても十分に理解しておくことが望ましい。

選択肢考察

×(1) 壁や天井の色は、白やクリーム色といった明るい色が望ましく、床の色は、壁、天井、機器との調和を考える。
×(2) 排水溝は、水が流れるように勾配（100分の2から4程度）を設ける。
×(3) 球根皮むき機（ピーラー）は下処理の機器であるが、泥や野菜くずが飛散しやすいため、衛生管理の観点から検収室に設置するのが望ましい。
○(4) 大量調理施設衛生管理マニュアルでは、施設の床面（排水溝を含む）と床面から1mまでの部分及び手指の触れる場所は1日に1回以上清掃するとしている。壁と床の境目をR（アール）構造にすることで、境目にゴミがたまりにくく、清掃がしやすくなる。
×(5) グリストラップは、厨房から出る排水に含まれる油や食品くずが、直接下水に流れこまないよう防止するために設けられたものであり、排水溝末端に設置する。

正　解 (4)

33回－179
給食の安全・衛生管理に配慮した施設・設備に関する記述である。正しいのはどれか。１つ選べ。
(1) 窓は、十分な換気を行うために、開けておく。
(2) 排水中の油分を除去するためには、グレーチングを設置する。
(3) シンクの排水口は、排水が飛散しない構造のものとする。
(4) 配膳室の床は、排水のために勾配を設ける。
(5) 調理従事者専用トイレの手洗いは、厨房の手洗い設備と併用できる。

▶正解へのアプローチ◀

給食施設における施設・設備管理は、食材の搬入・保管、調理、配膳、配食、喫食、下膳、食器洗浄・消毒・保管、厨芥処理までの一連の作業が円滑に行われるための基本となるものであり、その良否・活用法が給食経営全体に影響を及ぼす。そのため施設設備を計画する際は、関連法規、生産ラインと作業動線、レイアウト、機器の選定も考慮する必要がある。

▶選択肢考察◀

×(1) 厨房が地上であれば、採光用の窓を設置する。しかし、採光が目的であり、開放は厳禁である。
×(2) 排水中の油分を除去するためには、グリストラップを設置する。グレーチングは、排水溝に設置する格子状の蓋である。
○(3) 排水が飛散すると、跳ね水が料理に混入するリスクがあるため、シンクの排水溝は排水が飛散しない構造のものを選ぶ。
×(4) 配膳室は、跳ね水の混入防止のためにも床に水を撒くことはない。したがって、配膳室の床はわずかな勾配で問題ない。
×(5) 調理従事者専用のトイレは、厨房から3m以上離れた場所に設置するため、トイレの手洗い設備と厨房の手洗い設備を併用することはできない。

▶正　解◀ (3)

34回－168
1回500食を提供する特定給食施設のHACCP対応の調理室における動線に関する記述である。正しいのはどれか。１つ選べ。
(1) 納品後の野菜は、準清潔作業区域で洗浄し、清潔作業区域で切さいする。
(2) 加熱前の食肉は、準清潔作業区域で調味後、汚染作業区域で保管する。
(3) 出来上がった料理は、準清潔作業区域で保管し、清潔作業区域で配膳する。
(4) 加熱調理担当者は、切さい後の野菜を、清潔作業区域を経由して回転釜まで運搬する。
(5) 野菜の下処理を担当した調理従事者は、前室を経由して準清潔作業区域に移動する。

▶正解へのアプローチ◀

本設問は、HACCPの概念に基づき、食中毒予防のための調理工程における重要管理事項を示している「大量調理施設衛生管理マニュアル」に準じて解説する。

「大量調理施設衛生管理マニュアル」では、食品の各調理過程ごとに、汚染作業区域（検収場、原材料の保管場、下処理場）、非汚染作業区域（さらに準清潔作業区域（調理場）と清潔作業区域（放冷・調製場、製品の保管場）に区分される。）を明確に区別することとしている。さらに、調理従事者が汚染作業区域から非汚染作業区域に移動する場合は、「手洗いマニュアル（別添2）」に従い、必ず流水・石けんによる手洗いによりしっかりと2回手指の洗浄及び消毒を行うこととしている。

▶選択肢考察◀

×(1)　納品後の野菜は、汚染作業区域（下処理室）で洗浄し、汚染作業区域（下処理室）で切さいする。

×(2)　加熱前の食肉は、汚染作業区域（下処理室）で調味後、汚染作業区域（下処理室）と準清潔作業区域（主調理室）の間に設置するパススルー冷蔵庫で保管する。

×(3)　出来上がった料理は、清潔作業区域（配膳室）で保管し、清潔作業区域（配膳室）で配膳する。

×(4)　切さいした野菜は、下処理担当者が汚染作業区域（下処理室）からパススルー冷蔵庫に投入し、加熱調理担当者が準清潔作業区域（主調理室）から受け取る。

○(5)　本来、汚染作業区域の担当者と非汚染作業区域の担当者は明確に区別する必要があるが、もし汚染作業区域（下処理室）で野菜の下処理を担当した調理従事者が準清潔作業区域（主調理室）に入室する場合は、前室を経由し、入室前に手洗いをして準清潔作業区域（主調理室）に入室する必要がある。

▶正　解◀　(5)

35回－159

冷気の強制対流によって、急速冷却を行う調理機器である。最も適当なのはどれか。１つ選べ。

(1)　真空冷却機
(2)　タンブルチラー
(3)　ブラストチラー
(4)　コールドテーブル
(5)　コールドショーケース

▶正解へのアプローチ◀

食品の急速冷却を行う調理機器には、ブラストチラー、タンブルチラー、真空冷却機などがある。

ブラストチラーは、加熱調理済み食品を安全な冷蔵温度までできるだけ早く冷却するための、冷風吹き付けタイプの急速冷却機である。クックチルシステムに利用され、中心温度を90分以内に3℃以下に到達させることによって最大5日間の保存が可能になる。ホテルパンに食品を入れて使用するのが一般的であり、多くは速やかに出し入れができるように、加熱機器と共通のカートイン方式である。

▶選択肢考察◀

×(1)　真空冷却機は、加熱調理済み食品を真空（減圧状態）に置くことにより、食品内部に含まれている水分を蒸発させ、その際の気化熱を利用して食品を急速に冷却する調理機器である。

×(2)　タンブルチラーは、氷温の冷却水を循環させたタンク内のドラムに、袋に密閉した加熱調理済み食品を入れ、ドラムを回転させながら食品を急速に冷却する調理機器である。クックチルシステムに利用され、90分以内に3℃以下に到達させることによって最大45日間の保存が可能になる。

○(3)　▶正解へのアプローチ◀ 参照。

×(4)、(5)　コールドテーブルやコールドショーケースは、庫内温度を10℃以下に保つ保冷機器で、冷蔵庫のことである。調理作業台の台下が冷蔵庫になっているタイプがコールドテーブルで、扉がペアガラスで庫内が外から見えるタイプがコールドショーケースである。

▶正　解◀　(3)

35回－167
介護老人保健施設の給食における危機管理対策である。最も適当なのはどれか。1つ選べ。
(1) 毛髪の異物混入事故を防止するため、髪をヘアピンで留めてから帽子を被る。
(2) 調理従事者の調理場内での転倒防止のため、床には傾斜を設けない。
(3) 災害・事故発生を想定し、他施設との連携体制を確保する。
(4) 自然災害時の備蓄食品を、1日分確保する。
(5) インシデント報告者名を、施設内に掲示する。

正解へのアプローチ

給食施設の事故には、食中毒や異物混入などの衛生事故と、作業中に起こる給食従事者のやけど、切り傷、火災、ガス爆発などの人為的災害がある。災害には、地震、台風、洪水などの自然災害があり、自然災害が人為的災害につながる場合もある。

平常時の事故対策では、特に食中毒事故の対策が必要であり、事故発生時の代行業者をあらかじめ定めて代行契約を結ぶなど、給食が滞ることがないよう必要な措置を講じておく必要がある。

平常時の災害時対策では、地域の防災対策や災害時体制等を確認しておくことと、市町村災害対策本部、ボランティアセンター、所属する団体、系列施設、保健所などの連絡先のリストを作成して明確にしておく必要がある。

選択肢考察

×(1) 毛髪の異物混入事故を防止するためには、髪をネットに収めてから帽子を被る。
×(2) 調理従事者の調理場内での転倒は、床に水や油がたまっていると起こりやすい。そこで、床をできるだけドライに保つためにも、床の傾斜は必要である。
◯(3) 正解へのアプローチ 参照。
×(4) 自然災害時の備蓄食品は、ライフラインの停止を想定し、2~3日分程度を確保する。
×(5) インシデント報告者を公表することは、個人情報保護の観点から不適切である。

正　解 (3)

36回－169
給食施設におけるインシデントレポートに関する記述である。最も適当なのはどれか。1つ選べ。
(1) 給食利用者に危害が及んだ事故について報告する。
(2) 作業観察を行って作成する。
(3) 報告者の責任を問うことに活用する。
(4) 分析結果は、給食従事者に公開しない。
(5) 給食従事者の危機管理に対する意識向上につながる。

正解へのアプローチ

事故に至らないミスのことをインシデント、事故に至るミスのことをアクシデントいう。

インシデントが発生した際は、その当事者がインシデントレポートを作成する。インシデントレポートの作成は、当事者の意識向上が目的であり、インシデントレポートを収集し分析することが、アクシデントの未然防止につながる。

選択肢考察

×(1) 給食利用者に危害が及んだ事故についての報告は、アクシデントレポートである。

×(2) 作成したインシデントレポートに基づいて、他の給食従事者の作業観察を行い、インシデントが潜在していないかを確認する。

×(3) インシデントレポート作成の目的が報告者の責任であれば、報告者は責任を軽減するために報告内容を改ざんする可能性が生じる。

×(4) 事故防止の観点から、インシデントレポートの情報は給食従事者で共有する必要があり、分析結果は給食従事者に必ず公開する。

○(5) インシデントレポート作成の目的は、給食従事者の危機管理に対する意識向上である。

正 解 (5)

37回－168 NEW

給食施設において、インシデントレポートを分析したところ、毛髪の混入が最も多かった。その改善策に関する記述である。**誤っている**のはどれか。1つ選べ。

(1) ネット帽を被ってから、帽子を被るようにした。
(2) 毛髪の乱れが起こらないように、調理従事者はヘアピンを使用するようにした。
(3) 調理開始前に調理従事者同士で、着衣（帽子、調理服）に粘着ローラーをかけることにした。
(4) 盛付け開始時に複数の調理従事者で、着衣（帽子、調理服）を確認し合うことにした。
(5) インシデント発生時間帯を分析し、着衣（帽子、調理服）を見直す時間帯を決めた。

正解へのアプローチ

給食における異物混入では、毛髪の混入が多く発生するため、その対策は絶対に必要である。

注意点は、正確な着衣、着帽が必要であるが、作業中に着衣の乱れが生じやすいことも前提とした対策が必要となる。また、着衣前面に毛髪が付着している場合は自身で確認できるが、着衣背面や頭部に付着している場合は確認できないため、第三者のチェックや第三者による粘着ローラーなどでの毛髪の除去をルールとして設定する必要がある。

選択肢考察

○(1) 帽子の着用だけでは毛髪の混入のリスクが高いため、ネット帽（ヘアネット）と帽子を併用することが適切である。

×(2) ヘアピンは外れやすく、それ自体が異物混入のリスクとなるため、使用しない。ネット帽（ヘアネット）に適切に毛髪を収納することが必要となり、そのためにヘアゴムを使用することは差し支えない。

○(3) 調理開始前に調理従事者同士で、床掃除などに使用するような粘着ローラーを着衣（帽子、調理服）にかけることは適切である。調理室入場時にも調理従事者自身が粘着ローラーを着衣（帽子、調理服）にかけることも必要だが、手が届かない、見えない箇所（後頭部、肩、背中など）は他の調理従事者に粘着ローラーをかけてもらうことが適切である。

○(4) 調理時間の経過に伴い、着衣（帽子、調理服）の乱れが生じるため、盛付け開始時に複数の調理従事者で着衣（帽子、調理服）を確認し合うことは適切である。

○(5) 調理時間の経過に伴い、着衣（帽子、調理服）の乱れが生じるため、インシデント発生時間帯を分析し、着衣（帽子、調理服）を見直す時間帯を決め、周知徹底することが必要である。

正 解 (2)

35回－170
給食施設において、インシデントレポートを分析したところ、手袋の破損・破片に関する報告が多かった。その改善策に関する記述である。最も適当なのはどれか。1つ選べ。
(1) 手袋の使用をやめる。
(2) 手袋の交換回数を減らす。
(3) 手袋を青色から白色に変える。
(4) 手袋を着脱しやすい余裕のあるサイズに変える。
(5) はめている手袋の状態の確認回数を増やす。

▶正解へのアプローチ◀

給食の異物混入には、髪の毛の混入以外にも金属、土砂、昆虫、卵殻、紙片、ビニール片、調理器具破片など様々な原因がある。

なかでも、使い捨て手袋の破損による給食への破片の混入は起こりやすい。給食業務での使い捨て手袋の着用は欠かせないが、特に下処理作業での破損が多い。そこで、使い捨て手袋は破損しやすいことを想定した異物混入対策が必要となる。

▶選択肢考察◀

×(1) 手袋の破損・破片に関する報告が多かったからといって、手袋の使用をやめるのは論外である。
×(2)「大量調理施設衛生管理マニュアル」において、使い捨て手袋を交換する場合は、①作業開始前及び用便後、②汚染作業区域から非汚染作業区域に移動する場合、③食品に直接触れる作業にあたる直前、④生の食肉類、魚介類、卵殻等微生物の汚染源となるおそれのある食品等に触れた後、他の食品や器具等に触れる場合、⑤配膳の前、としている。つまり、調理作業中は必要に応じて適宜交換する必要があり、交換回数を減らすのは不適切である。
×(3) 透明または白色の使い捨て手袋は、破片を食品中から見つけるのが難しい。そこで、食品中から破片を見つけやすくするためには、手袋の色は青色が適している。
×(4) 手袋のサイズに余裕があると、調理作業時に包丁などでカットしてしまい、それが食品中に混入してしまう。
○(5) 使い捨て手袋の破損や食品中への破片の混入は、気付かないことが多い。そこで、定期的に手袋の状態を確認することで、破損や食品中の破片混入を発見しやすくなる。

▶正　解◀ (5)

37回－170 NEW
食中毒の発生が疑われた場合に、その発生原因を特定するために必要なものと確認内容の組合せである。最も適当なのはどれか。1つ選べ。
(1) 検便結果表 ―――――――― 調理担当者の勤務状況
(2) 加熱調理の中心温度記録簿 ―― 食材料の保管温度
(3) 原材料の検食（保存食）――― 調理食数
(4) 検収簿 ―――――――――― 食材料の納品温度
(5) 調理工程表 ――――――――― 食材料の購入先

▶正解へのアプローチ◀

食中毒発生時には、給食施設は、原因究明を目的として、食中毒発生2週間前からの献立表、検収簿、検食簿、さらに調理方法・供食方法・提供時刻・温度管理状況が確認できる資料、および2週間分の保存食を保健所へ提出する。

▶選択肢考察◀

×(1) 検便結果表 ―――― 調理担当者の細菌・ウイルス保有状況
×(2) 加熱調理の中心温度記録簿 ―― 料理の加熱調理温度
×(3) 原材料の検食（保存食）―――― 原材料の汚染状況
○(4) 検収簿 ―――― 食材料の納品温度
×(5) 調理工程表 ―――― 作業動線

▶正　解◀ (4)

▶要　点◀

食中毒発生時の初期行動

①関係各所への連絡窓口をつくる。
②対策会議を招集し、統括担当および渉外担当を決め、対応に当たらせる。
③管理責任者は事故発生確認後、速やかに保健所に届出をする。
④納入業者への納品停止の連絡をする。
⑤業務停止に関わる対策および立ち入り検査の準備を行う。
⑥患者の人数、患者の症状（下痢・嘔吐の有無および回数など）の確認および記録をする。
⑦食中毒発生２週間前からの献立表、検収簿、検食簿、さらに調理方法・供食方法・提供時刻・温度管理状況が確認できる資料を保健所へ提出する。
⑧２週間分の保存食を保健所へ提出する。
⑨従業員の健康状態のチェック状況、検便の実施状況を保健所へ提出する。
⑩保健所の立ち入り検査後、施設内を消毒する。
⑪保健所の指示が出るまで給食を停止する。
⑫喫食者（患者）に安全な食事提供をする。

33回－178

学校における食物アレルギー事故の防止に関わる者と、その役割の組合せである。正しいのはどれか。１つ選べ。

(1) 教育長 ―――― 校内の食物アレルギー対応委員会の組織化
(2) 学校給食栄養管理者 ―― 緊急措置方法の立案
(3) 養護教諭 ―――― 給食における作業手順の整理
(4) 保護者 ―――― 学校生活管理指導表の提出
(5) 学級担任 ―――― 原因となる食品を除去した献立の作成

▶正解へのアプローチ◀

学校給食における食物アレルギー対応は、平成27年に文部科学省が作成した「学校給食における食物アレルギー対応指針」に準じて行われている。

▶選択肢考察◀

×(1) 校長 ―――― 校内の食物アレルギー対応委員会の組織化
×(2) 養護教諭 ―――― 緊急措置方法の立案
×(3) 学校給食栄養管理者 ―― 給食における作業手順の整理
○(4) 保護者 ―――― 学校生活管理指導表の提出
×(5) 学校給食栄養管理者 ―― 原因となる食品を除去した献立の作成

▶正　解◀ (4)

1 栄養管理（A　個人）

35回－174、175、176
次の文を読み「174」、「175」、「176」に答えよ。

K病院に勤務する管理栄養士である。緊急入院した患者の栄養管理計画を作成している。

患者は、65歳、男性。独居、60歳で定年後無職である。普段は1日に市販弁当1個程度しか摂っておらず、1週間前からは体調不良もあり、食事はほとんど摂れていなかった。ベッドに横になっているところを、訪問した民生委員に発見された。半年前の体重は58kgであった。

身長172cm、体重50kg、BMI16.9kg/m^2、血圧96/58mmHg、心拍数94回/分。空腹時血液検査値は、赤血球数380 × 10^4/μL、ヘモグロビン9.2g/dL、ヘマトクリット38％、アルブミン3.3g/dL、血糖81mg/dL、総コレステロール90mg/dL、トリグリセリド45mg/dL、尿素窒素24mg/dL、クレアチニン0.45mg/dL。明らかな浮腫、腹水、神経学的な異常は認められなかった。

174 この患者の栄養アセスメントの結果である。**最も適切な**のはどれか。1つ選べ。
(1) 必要なエネルギー量は、確保できている。
(2) たんぱく質摂取量は、不足している。
(3) 腎機能は、低下している。
(4) 脱水は、認められない。

175 入院時、患者は意識レベルが低く、静脈栄養によって栄養補給を行うことになった。投与開始時のエネルギー量である。**最も適切な**のはどれか。1つ選べ。
(1) 2,000kcal/日
(2) 1,500kcal/日
(3) 1,000kcal/日
(4) 500kcal/日

176 1か月後、体重は53kg、ヘモグロビン10.2g/dL、アルブミン3.5g/dLまで回復し、1日3食摂る意思が確認できたので、退院することになった。退院後の食事に関して、患者と相談して決めた目標である。**最も適切な**のはどれか。1つ選べ。
(1) 卵、大豆製品、魚、肉のおかずを食べる。
(2) 野菜、きのこ、海藻、いものおかずを食べる。
(3) 果物を食べる。
(4) 水やお茶などの水分を控える。

正解へのアプローチ

問174

患者は、普段から食事の摂取量が少なく、1週間前から体調不良により、食事がほとんど摂れていない。体重は半年前（58kg）から8kgの体重減少、現在50kgでBMI16.9kg/m^2と低体重。血圧96/58mmHgと低く、心拍数は94回/分と速い。空腹時血液検査値は赤血球数が少なく、ヘモグロビン値やヘマトクリット値が低い。アルブミン値は低下しているが、尿素窒素（BUN）は若干高い。これらから栄養不良と判断でき、体たんぱく質の分解が促進されていると考えられる。

問175

患者は、入院時に食事がほとんど摂れていなかったことから、低栄養状態が疑われる。そこで、静脈栄養で栄養を補給する場合、リフィーディング症候群を起こすおそれがあるため、投与開始時のエネルギー量は500kcal/日からとする。

問176

患者は、入院1か月後に体重が3kg増加して53kgとなり、ヘモグロビン値もアルブミン値も回復している。退院後の食事として高たんぱく質の食品を摂取することを目標とする。脱水を起こさないよう水分摂取も心掛ける。

選択肢考察

問174

×(1) 必要なエネルギー量が確保できていないことから、体重が減少し、低体重となり、体たんぱく質の分解による尿素窒素の増加を生じている。

○(2) たんぱく質摂取量が不足していることから、血中のアルブミン値が低下している。それにより、血球の増殖も遅いため、貧血を生じている。

×(3) クレアチニン値は基準範囲内（男性1.2mg/dL以下）であり、明らかな浮腫、腹水は認められていないため、腎機能は低下していない。

×(4) 問題文からは、脱水の有無の判断が難しい。脱水では、赤血球数が増加し、ヘモグロビン値やヘマトクリット値が上昇するが、この患者では減少しているため脱水がない可能性もある。しかし、食事をほとんど摂っておらず、ベッドに横になっているところを発見されており、また、脱水ではこの患者のように尿素窒素は上昇することから、脱水が認められないとは言い切れない。

問175

×(1)、(2)、(3)

○(4) 低栄養状態に栄養補給を行う場合、急激に血糖値を上昇させるとリフィーディング症候群を起こし、低カリウム血症、低マグネシウム血症、低リン血症を引き起こす。これらは生命に危険が及ぶため、開始時は500～1,000kcal/日で開始する。この患者は1週間ほど食事がほとんど摂れていないため、500kcal/日から開始するのが妥当である。

問176

○(1) 卵、大豆製品、魚、肉のおかずには、たんぱく質が多く含まれるため、積極的に摂取することを勧める。

×(2) たんぱく質摂取量の増加を目的とする場合、野菜、きのこ、海藻、いものおかずは、適切ではない。また、食物繊維が多く含まれるため、肥満の場合は摂取を勧めるが、グルコースやコレステロールの吸収を抑制するため、患者には適していない。

×(3) 果物は、たんぱく質が余り含まれていない。また、フルクトース（果糖）は吸収後、すぐに代謝され、過剰の場合はトリグリセリドに変換して脂肪を蓄積する。よって、患者には適していない。

×(4) 水やお茶などの水分を控えると脱水を起こし、血栓を形成するおそれがある。よって、十分量摂取する必要がある。

正　解

問174　(2)
問175　(4)
問176　(1)

37回－174、175、176 NEW
次の文を読み「174」、「175」、「176」に答えよ。

Kクリニックに勤務する管理栄養士である。患者は、42歳、女性。2型糖尿病と診断された。身長155cm、体重62kg、BMI25.8kg/m^2。標準体重53kg。血圧136/82mmHg。空腹時の血液検査値は、HbA1c7.0％、血糖130mg/dL、AST30U/L、ALT40U/L、LDLコレステロール144mg/dL、トリグリセリド280mg/dL。医師から、1日の指示エネルギー量を1,800kcal、炭水化物エネルギー比率を50％Eとして栄養食事指導を行うよう指示があった。

174 この患者に普段の食事を聞き取った(表1)。この患者の優先すべき栄養上の問題である。**最も適切なのはどれか。1つ選べ。**
(1) たんぱく質の摂取量が多い。
(2) 脂肪の摂取量が多い。
(3) 炭水化物の摂取量が多い。
(4) 食塩の摂取量が多い。

表1 患者の普段の食事内容

朝食 7時	昼食 12時	間食 17時	夕食 20時
食パン(4枚切り)1枚 マーマレード1匙 バナナ1本 カフェオレ1杯	親子丼(並盛) たくあん2枚 味噌汁1杯	おにぎり1個	ごはん200g 餃子6個 ビール350mL アイスクリーム100g

175 設問174を踏まえ、栄養食事指導を行い、その1か月後に2回目の栄養食事指導を行った。2回目の指導時に、患者が持参した1日分の食事記録から、糖尿病食事療法のための食品交換表に基づき単位の計算を行った（表2）。1日の合計単位数は20.2単位であった。優先的に改善を指導する項目である。**最も適切な**のはどれか。1つ選べ。

(1)「表1」
(2)「表3」
(3)「表6」
(4)「調味料」

表2　2回目の栄養食事指導時に患者が持参した食事記録の内容

		表1	表2	表3	表4	表5	表6	調味料
朝食	食パン（4枚切り）1枚	3.0						
	スライスチーズ1枚			1.0				
	ハム1枚			0.5				
	目玉焼き			1.0		0.1		
	アボカドサラダ					1.0	80（g）	
	バナナ1/2本		0.5					
	カフェオレ1杯				0.5			0.2
	小計	3.0	0.5	2.5	0.5	1.1	80（g）	0.2
昼食	ごはん150g	3.0						
	鶏もも（皮なし）の照り焼き			2.0		0.2		0.2
	付け合わせ：キャベツ、トマト						30（g）	
	冷ややっこ			1.0				
	ほうれん草の胡麻和え					0.2	40（g）	0.1
	たまねぎの味噌汁						10（g）	0.3
	小計	3.0	0.0	3.0	0.0	0.4	80（g）	0.6
間食	加糖ヨーグルト120g				1.0			
	小計	0.0	0.0	0.0	1.0	0.0	0（g）	0.0
夕食	さしみ			1.5				
	つま：大根						20（g）	
	しょうゆ							
	きゅうりの酢の物						50（g）	0.1
	きんぴらごぼう					0.3	40（g）	0.1
	枝豆			1.0				
	りんご1/4個		0.5					
	小計	0.0	0.5	2.5	0.0	0.3	110（g）	0.2
	1日合計（単位）	6.0	1.0	8.0	1.5	1.8	0.9	1.0

176 患者が2回目の指導時に持参した食事記録の内容（表2）に対する、具体的なアドバイスである。**最も適切な**のはどれか。1つ選べ。

(1) 夕食で、昼食と同じくらいの量のごはんを食べましょう。
(2) 昼食の鶏肉を、皮つきにしましょう。
(3) 朝食のカフェオレを、市販の野菜ジュースにしましょう。
(4) 昼食の味噌汁を、コーンポタージュにしましょう。

正解へのアプローチ

問 174

本症例は、42歳、女性。2型糖尿病と診断されている。

BMIが25.8kg/m^{2}と肥満であり、肥満症である。LDLコレステロールが144mg/dLと高LDLコレステロール血症である。トリグリセリドが288mg/dLと高トリグリセリド血症である。

医師からは、エネルギーを1,800kcal、炭水化物を50％E（1,800 × 0.5 ÷ 4＝225g/日）として栄養食事指導を行うよう指示があった。

この患者の普段の食事内容を「糖尿病食事療法のための食品交換表」に当てはめると、以下の通りとなり、1日の合計が29.95単位となり、1単位が80kcalであるため、2,396kcalとなる。

		表1	表2	表3	表4	表5	表6	調味料	嗜好品	食塩
朝食	食パン（4枚切り）1枚	3.0								1.05
	マーマレード　1匙		1.0							
	バナナ　1本		1.0							
	カフェオレ　1杯				0.5			0.2		
	小計	3.0	2.0	0.0	0.5	0.0	0.0	0.2	0.0	1.05
昼食	親子丼（並盛）	4.5		2.5			0.2	0.3		3.6
	たくあん　2枚						0.2			0.46
	味噌汁　1杯							0.8		1.2
	小計	4.5	0.0	2.5	0.0	0.0	0.4	1.1	0.0	5.26
間食	おにぎり　1個	2.0								0.4
	小計	2.0	0.0	0.0	0.0	0.0	0.0	0.0	0.0	0.4
夕食	ごはん　200g	4.0								
	餃子　6個	1.0		1.5		0.5	1.0	1.5		1.0
	ビール　350mL									
	アイスクリーム　100g				2.5				1.75	
	小計	5.0	0.0	1.5	2.5	0.5	1.0	1.5	1.75	1.0
	1日合計（単位）	14.5	2.0	4.0	3.0	0.5	1.4	2.8	1.75	7.66

医師の指示は1,800kcalであるため、22.5（四捨五入して23）単位を目指すのであれば、表1を12単位、表2を1単位、表3を5単位、表4を1.5単位、表5を1.5単位、表6を1.2単位、調味料を0.8単位で嗜好品を0.0単位とすると、表1と表2は調味料が多く、表3と表4と表5が少ない。

食塩は7.71gであり、脂質異常症では6g/日未満に制限するため、少し多い。

問 175

問174で炭水化物の摂取量が多いと栄養食事指導を行い、その1か月後に2回目の栄養食事指導を行った。

患者が持参した記録から糖尿病食事療法のための食品交換表に基づき単位計算を行った結果、総単位が20.2となり、中でも表1が6.0とかなり少なく、表3が8.0と多くなった。よって、主食の炭水化物が少なく、たんぱく質が多くなった。

問 176

総単位数を増やし、表1を増やして、表3を減らし、表6を多少増やし、調味料を多少減らして食塩量を多少減らす。

朝食・昼食・夕食をバランス良く摂取するため、夕食の表1を増やす。

選択肢考察

問174

×(1) たんぱく質を多く含む食品は、表3と表4で表されており、合わせて6.5単位程度を目標とするが、実際は7.0単位で少し多い。

×(2) 脂肪を多く含む食品は、表5で表されており、1.5単位を目標とし、実際は0.5であるため、多くはない。

○(3) 炭水化物を多く含む食品は、表1と表2で表されており、合わせて12単位程度を目標とするが、実際は16.5単位とかなり多い。

×(4) 食塩の摂取量は、脂質異常症があるため、6g/日未満とするため、7.71gは少し多い。

問175

○(1) 表1の単位が少ないため、総単位数も少ない。よって、優先的に改善し、増やす必要がある。

×(2) 表3の単位は多いため、減らす必要があるが、これを優先的に減らすと、総単位数も少なくなるため、表1を増やしてから表3を減らす。

×(3) 表6は多少少ないが、優先的に増やすほどではない。

×(4) 調味料は多少多いが、優先的に減らすほどではない。

問176

○(1) 夕食の表1を増やし総単位数も増やすため、夕食で昼食と同じくらいの量のごはんを食べることを勧める。

×(2) 昼食の鶏肉を皮つきにすると、エネルギー量が増加し、表3が更に多くなるため、勧めない。

×(3) カフェオレは乳製品として摂取し、表4に相当する。これを野菜ジュースに変更すると、表4が少なくなる。また、野菜ジュースは食物線維や栄養素が、野菜そのものよりも減少しているため、単純に表6が増えることにはならない。

×(4) 味噌汁を減らすと調味料の単位が減少し食塩量が減少する。代わりのコーンポタージュはとうもろこしが含まれており、表1が2単位ほど増加するが、昼食で摂取する表1の単位が多いため、勧めない。

正　解 問174　(3)
問175　(1)
問176　(1)

34回－183、184
次の文を読み「183」、「184」に答えよ。

Kクリニックに勤務する管理栄養士である。外来患者の栄養食事指導を行っている。
患者は、41歳、男性。今朝から右第一中足趾節関節に激痛を伴う発赤、腫脹を認め来院。
BMI 25.8 kg/m^2、腹囲92 cm、血圧120/76 mmHg。空腹時血液検査値は、血糖112 mg/dL、HbA1c 6.0%、尿酸8.5 mg/dL、CRP 5.6 mg/dL。ビールが好きで、ほぼ毎日欠かさずに飲んでいる。20歳時と比較して、10 kg程度体重が増加していた。減量と節酒することを目標に具体的な食事計画を提示した。

183 半年後、同様の症状で来院し、再度、栄養食事指導の依頼があった。「体重は少しずつ減量することができ、薬の内服は守れたが、食事制限は難しく、ビールも止められなかった」という。発作の再発防止に向け、具体的な行動に導くための栄養カウンセリングにおける対応である。**最も適切なの**はどれか。1つ選べ。
(1) 「再発防止には、食事制限とビールを止めることは必須ですよ」と、再度説明する。
(2) 「ビールはなかなか止められないですよね」と、共感的理解を示す。
(3) 「服薬は守れているのだから、食事もビールも頑張ればできますよ」と、励ます。
(4) 「つい食べ過ぎたり、ビールを飲んでしまうのは、どんな時ですか」と、行動分析を行う。

184 栄養食事指導中に、普段の食事内容を聞き取った。よく食べていた食品である。控えるべき食品の助言として、**最も適切なの**はどれか。1つ選べ。
(1) 目玉焼き
(2) さつま揚げ
(3) ボンレスハム
(4) 鶏レバーの焼き鳥

▶正解へのアプローチ◀

問183
痛風発作を伴う高尿酸血症患者の症例である。
患者は、減量と節酒の指示に対して、「体重は少しずつ減量することができ、薬の内服は守れたが、食事制限は難しく、ビールも止められなかった」と話しており、行動変容ステージは実行期と考えられる。ただし、減量の指示については実行できたが、節酒の指示については実行できていない。
そこで、具体的な行動変容に導くためには、行動分析により飲酒行動のきっかけとなる先行刺激を把握し、先行刺激を除去することで飲酒行動を抑制する「刺激統制」を活用することを目指す（**P435：37回－103：▶要　点◀参照**）。

問184
アデニンやグアニンは、プリン塩基であり、体内で代謝されると尿酸となり、尿中へ排泄されている。よって、高尿酸血症の患者では、水分を十分摂取し、プリン体の多い食品を控えるべきである。プリン体の1日の摂取量が400 mgを超えないようにする。

▶選択肢考察◀

問183

×(1) 痛風発作の再発防止について再度説明しても、説明の内容は既に理解できており、理解できても食事制限や節酒ができないというのが現状である。

×(2) 患者の発言に対して共感的理解を示すことは、栄養カウンセリングにおいて重要であるが、具体的な行動変容に導くための前提である信頼関係の構築までとなってしまう。

×(3) 励ましにより患者の認知を修正しようとする認知再構成を活用した対応であるが、患者は食事制限と節酒についてはほぼ実行できていないと考えられ、認知再構成では具体的な行動変容に導くことは難しい。

○(4) **▶正解へのアプローチ◀** 参照。

問184

×(1) 目玉焼きの鶏卵は、プリン体含有量が100gあたり0.0mgと、プリン体の極めて少ない食品であり、控える必要はない。

×(2) さつま揚げは、魚のすり身に卵や片栗粉、山芋などのつなぎを入れ、ひじきやにんじんなどの副材料を混ぜ込み、油で揚げたものである。さつま揚げのプリン体含有量は21.4mg/100gである。100gあたり0～50mgのプリン体の極めて少ない食品であるため、控える必要はない。

×(3) ボンレスハムのプリン体含有量は、74.2mg/100gである。100gあたり50～100mgのプリン体の少ない食品であり、控える必要はない。

○(4) 鶏レバーの焼き鳥に用いられる鶏レバーのプリン体含有量は、312.2mg/100gである。100gあたり300mg以上のプリン体を含有するため、プリン体の極めて多い食品である。よって、控えるべきと助言する。

▶正　解◀ **問183　(4)**
問184　(4)

▶要　点◀

食品中のプリン体含有量（100gあたり）（「高尿酸血症・痛風の治療ガイドライン第３版」より）

極めて多い (300mg～)	鶏レバー、干物（マイワシ）、白子（イサキ、ふぐ、たら）、あんこう（肝酒蒸し）、太刀魚、健康食品（DNA/RNA、ビール酵母、クロレラ、スピルリナ、ローヤルゼリー）など
多い (200～300mg)	豚レバー、牛レバー、カツオ、マイワシ、大正エビ、オキアミ、干物（マアジ、サンマ）など
中程度 (100～200mg)	肉（豚・牛・鶏）類の多くの部位や魚類など ほうれんそう（芽）、ブロッコリースプラウト
少ない (50～100mg)	肉類の一部（豚・牛・羊）、魚類の一部、加工肉類など ほうれんそう（葉）、カリフラワー
極めて少ない (0～50mg)	野菜類全般、米などの穀類、卵（鶏・うずら）、乳製品、豆類、きのこ類、豆腐、加工食品など

35回－171、172、173
次の文を読み「171」、「172」、「173」に答えよ。

K総合病院に勤務する管理栄養士である。
患者は、18歳、男性、大学生。身長172cm、体重63kg、BMI 21.3kg/m^2。1か月前から腹痛、下痢があり、近医では胃腸炎の疑いとして投薬されていたが、症状は軽快しなかった。1週間前あたりから、腹痛が増強、38℃程度の発熱があり、朝から数回の嘔吐、少量の下血もあったため、当院の救急外来を受診、イレウス状態であり入院した。

171 入院当日の栄養投与法である。**最も適切な**のはどれか。1つ選べ。
(1) 経口からの流動食
(2) 経鼻チューブからの経腸栄養剤
(3) 末梢静脈からの維持輸液
(4) 中心静脈からの高カロリー輸液

172 精査の結果、クローン病と診断され、数週間の内科的治療が奏効して、寛解状態になった。1日600kcalの食事と成分栄養剤を併用した栄養療法を開始することになった。エネルギー600kcal、たんぱく質30g、脂質10gの食事を構成するための、たんぱく質源となる食品の目安である。**最も適切な**のはどれか。1つ選べ。
(1) 白身魚50g、鶏肉（皮なし）30g、鶏卵30g、豆腐50g
(2) 青魚50g、鶏肉（皮なし）30g、鶏卵30g、豆腐50g
(3) 白身魚50g、鶏卵60g、豆腐50g、普通牛乳100g
(4) 鶏肉（皮なし）50g、鶏卵60g、豆腐100g

173 その後、成分栄養剤は利用しつつ、退院後に向けて栄養食事指導を行った。患者の母親から、弁当として望ましいおかずを教えてほしいとの希望があった。具体的な組合せ例である。**最も適切な**のはどれか。1つ選べ。
(1) あじ竜田揚げ、高野豆腐煮物、コーンサラダ
(2) 卵焼き、筑前煮、きんぴらごぼう
(3) 蒸し鶏、鮭塩焼き、白菜おかか和え
(4) ハンバーグ、しゅうまい、ポテトサラダ

正解へのアプローチ

問171
患者はイレウス状態であり、腸での栄養素の吸収が利用できないため、入院当日の栄養投与法は経静脈栄養補給法となる。ただし、入院当日のため、中心静脈からの栄養補給までは必要ない。

問172
概算では各選択肢ともたんぱく質は25g前後となるため、脂質の含有量から判断する。特にクローン病では、消化管に負担のかかる脂質摂取量に注意が必要である。

問173
その後、成分栄養剤を利用しつつ、退院後の弁当の望ましいおかずとして、クローン病の寛解期では、脂質を減らし、低残渣（食物繊維少なめ）とする。

選択肢考察

問171

×(1)、(2) 患者はイレウス状態であり、腸からの吸収が利用できないため、経口や経鼻経管（経腸）での投与は行わない。

○(3)、×(4) 患者はイレウス状態であるため、経静脈栄養法を用いるが、入院当日ではどの程度経静脈であるかは決定していない。そのため、中心静脈からの高カロリー輸液までは行わず、まずは、末梢静脈からの維持輸液を行う。

問172

○(1) 白身魚や鶏肉（皮なし）、豆腐に比べ、青魚や鶏卵は脂質含有量が多い。よって、他の選択肢と比較すると、脂質含有量の少ない白身魚や鶏肉（皮なし）、豆腐を摂取し、鶏卵を30gに控えているため、脂質の摂取量が少なくなり、最も適切な食品の目安である。

×(2) 選択肢(1)と比較すると、白身魚を脂質含有量の多い青魚に変更している。よって、脂質の摂取量が増加するため、適していない。

×(3) 選択肢(1)と比較すると、鶏肉（皮なし）の代わりに鶏卵を30g増量し、普通牛乳を追加している。普通牛乳100gは、鶏肉（皮なし）30gに比べて脂質含有量は多い。よって、脂質の摂取量が増加するため、適していない。

×(4) 選択肢(1)と比較すると、白身魚の代わりに鶏肉（皮なし）20gと鶏卵30gと豆腐50gに増量している。鶏卵30gは、白身魚50gに比べて脂質含有量が多い。よって、脂質の摂取量が増加するため、適していない。

問173

×(1) あじの竜田揚げは揚げ物であり、脂質が多くなるため、適していない。

×(2) 筑前煮やきんぴらごぼうは食物繊維が豊富であるため、適していない。

○(3) 蒸し鶏や鮭塩焼きは、脂質を抑えた調理法であり、白菜もそれほど食物繊維が多い野菜ではないため、適している。

×(4) ハンバーグやシュウマイの挽肉は脂質が多く、また、ポテトサラダはマヨネーズを用いており脂質が多くなるため、適していない。

正　解 問171 (**3**)
問172 (**1**)
問173 (**3**)

36回－177、178、179
次の文を読み「177」、「178」、「179」に答えよ。

Kクリニックの管理栄養士である。
患者は、38歳、男性。事務職。健康診断で肝機能異常を指摘され、受診した。精査の結果、非アルコール性脂肪性肝疾患（NAFLD）と診断された。
身長170cm、体重79kg、BMI 27.3kg/m^2、腹囲92cm。AST 66U/L、ALT 88U/L。1年前の健康診断時は、体重72kg、BMI 24.9kg/m^2、腹囲87cmであった。
飲酒は、缶ビール350mLを週3回程度。喫煙習慣なし。運動習慣なし。朝は食欲がなく、ヨーグルト（脱脂加糖）を1個食べて出勤する。間食として毎日3回程度、缶コーヒー（乳成分入り・加糖）を飲む。この1年間は仕事が忙しく、残業が増えて帰宅時間が遅くなり、夕食を遅く摂ることが多かった。

177 主治医と相談し、まず3か月間の食事療法と生活習慣の改善を試みることになり、栄養食事指導を行うことになった。3か月後の目標である。**最も適切な**のはどれか。1つ選べ。
(1) 3kgの減量
(2) BMI 22kg/m^2への減量
(3) 腹囲85cm未満の達成
(4) AST、ALTの正常化

178 目標達成を目指した食事改善のアドバイスである。**最も適切な**のはどれか。1つ選べ。
(1) 朝のヨーグルトに、バナナなど果物を入れて食べるよう助言する。
(2) 間食の缶コーヒーを、無糖のものに替えるよう提案する。
(3) 帰宅が20時を過ぎたときは、夕食を抜くことを提案する。
(4) 禁酒を勧める。

179 3か月後再診し、目標は達成されていた。さらに3か月後にフォローアップする予定であったが、以降来院しなくなった。翌年の健康診断では、体重、腹囲はほぼ前年の状態にまでリバウンドしており、肝機能異常も再燃したため来院した。再度、栄養食事指導を行う際、患者との信頼関係を構築するための声掛けである。**最も適切な**のはどれか。1つ選べ。
(1) せっかく目標達成したのに、リバウンドしてしまいましたね。
(2) お仕事が忙しくて、来られなかったのですね。
(3) ご自分では、リバウンドの原因をどのようにお考えですか。
(4) 脂肪肝の怖さを、理解されていますか。

正解へのアプローチ

問177
本患者はBMIが25以上30未満であるため、肥満（肥満Ⅰ度）である。よって、肥満に非アルコール性脂肪性肝疾患（NAFLD）を生じているため、肥満症と判断できる（**P115：34回－27：要　点**、**P500：37回－118：要　点**参照）。
肥満症では、3～6か月を目安に、現体重の3%以上の減量を目標に設定し、25kcal/kg標準体重/日の肥満症治療食と運動療法を行う。

問178

問177で、3か月後の目標を「3kgの減量」としたため、エネルギー摂取量や糖質、脂質の摂取量を調整して、食事改善を行う。肥満の改善として食事時間や3食のバランスなども考慮する。規則正しい食事を勧めるが、仕事なども考慮し、アドバイスを行う。

問179

カウンセリングを円滑に進めていくためには、クライアントとの間にラポール（信頼関係）を形成することが重要である。信頼関係を構築するためには、クライアントと同じ立場に立ち、一緒になって感じたり考えたりすること（共感的理解）が必要である。

選択肢考察

問177

○(1) 現体重79kgの3%（$79 \times 0.03 = 2.37$kg）以上の減量を目標とするため、3か月後の目標として3kgの減量は適している。

×(2) まずは肥満を改善するため、BMIが25kg/m^2未満を目指し、その後、標準体重の維持（BMI 22kg/m^2）とする。よって、長期的な目標であり、3か月後の目標としては適していない。

×(3) 腹囲が92cmであるため、内臓脂肪が多いと思われ、メタボリックシンドロームの可能性が高い。よって、内臓脂肪を減少させ腹囲85cm未満を目標とするが、長期的な目標であり、3か月後の目標としては適していない。

×(4) ASTやALTは肝機能の指標であり、肝障害により血中濃度が上昇する。脂肪性肝疾患であるため、減量により改善されるが、正常化は長期的な目標であり、3か月後の目標としては適していない。

問178

×(1) 果物はフルクトース（果糖）が多く含まれている。フルクトースは、体内でトリグリセリドに変換されやすく、脂肪として蓄積されやすい。また、朝のヨーグルト（脱脂加糖）に追加するため、エネルギー摂取量を増加させることとなり、適していない。

○(2) 間食の缶コーヒーは、「乳成分入り・加糖」を選択しているため、無糖のものに替えることにより、糖質の摂取量を減らすことができる。また、置き換えであるため金銭的な負担がかからず、助言として最も適している。

×(3) 残業により夕食を遅く摂ることにより、食後から就寝までの時間が短くなる。よって、摂取したエネルギーを消費しにくく、肝臓への脂肪の蓄積が促進されやすい。ただし、夕食を抜くことは、適していない。

×(4) 患者は非アルコール性脂肪性肝疾患であり、缶ビール350mLを週3回程度と、アルコールはそれほど多く摂取していない。よって、禁酒をしても改善される期待は低いため、助言としては適していない。

問179

×(1) 信頼関係を構築する（ラポールの形成）発言とはいえない。

○(2) 来院できなかったことを責めるのではなく、「仕事が忙しかったのですね」と共感的理解を示した発言であり、信頼関係の構築に繋がるといえる。

×(3) 栄養食事指導を行うにあたって、原因を追究することは大切ではあるが、信頼関係の構築に繋がる発言とはいえない。

×(4) 患者に恐怖を与えるような発言であり、信頼関係の構築には繋がらない。

正　解　**問177（1）**
問178（2）
問179（2）

34回－174、175、176
次の文を読み「174」、「175」、「176」に答えよ。

K総合病院に勤務する管理栄養士である。消化器内科病棟を担当して、入院患者の栄養管理を行っている。

患者は、55歳、男性、単身赴任。慢性膵炎で通院していたが、食生活は改善されないままであった。このたび、激しい上腹部痛と背部痛のために緊急入院となった。意識障害および汎発性腹膜炎が認められ、精査の結果、慢性膵炎の急性憎悪と診断された。胆石は認められなかった。

身長171cm、体重63kg、血圧128/79mmHg、空腹時血液検査値は、白血球15,000/μL、HbAlc5.8%、血清アミラーゼ1,200IU/L（基準値32～104IU/L）、CRP18.2mg/dL。

これまでの食生活は、朝食欠食、昼食はラーメンとチャーハン、夕食はほぼ毎日外食。飲酒は、毎日3合、30年間続けている。

174 入院当日の栄養投与法である。**最も適切な**のはどれか。1つ選べ。
(1) 流動食による経口栄養法を行う。
(2) 経鼻胃管による経腸栄養法を行う。
(3) 胃瘻を造設して、経腸栄養法を行う。
(4) 絶食として、静脈栄養法を行う。

175 数週間後、上腹部痛と背部痛は無くなり、退院に向けて栄養食事指導を行っている。退院後の食生活で、遵守すべき重要事項として伝える内容である。**最も適切な**のはどれか。1つ選べ。
(1) 禁酒する。
(2) 1日3回規則正しく食事する。
(3) 昼食のラーメンとチャーハンをやめる。
(4) 外食では、野菜を多く食べる。

176 退院2か月後の外来受診時、時々腹部痛や脂肪便を認めるとの訴えがあり、医師より栄養食事指導の依頼があった。この患者が、近所のスーパーマーケットで販売されている惣菜を買って食事を準備する場合、主菜として勧める料理である。**最も適切な**のはどれか。1つ選べ。
(1) 和風オムレツ（鶏卵80g）
(2) すずき（80g）の塩焼き
(3) いわし（80g）の梅干し煮
(4) アボカド（30g）入りささ身（80g）のサラダ

▶正解へのアプローチ◀

問174

慢性膵炎の急性増悪期では、消化酵素を分泌させないように絶食とし、静脈栄養法を行う。

問175

数週間後、上腹部痛と背部痛が無くなったのは、腹膜炎が回復に向かったと思われる。ただし、退院後も、膵液分泌を促進するアルコールの摂取は厳禁とし、脂質制限、過度な香辛料の使用を避け、炭酸飲料やカフェイン飲料も制限する。

問176

退院2か月後、時々腹部痛や脂肪便を認めるとの訴えがあるため、主菜として脂質の少ないものを勧める。鶏卵の卵黄には脂質が多く含まれており、アボカドも脂質の多い果実である。青魚であるいわしの方が、白身魚のすずきより脂質の含有量が多い。また、調理法では、焼き物や煮物など油を使わないほうが脂質を減らすことができる。よって、すずきの塩焼きを勧める。

▶選択肢考察◀

問174

×(1)、(2)、(3) 経口栄養法や経腸栄養法などの消化管内に流動食や栄養剤を投与すると、消化液の分泌が促進され、膵炎が悪化する。よって絶食とする。

○(4) ▶正解へのアプローチ◀ 参照。消化管を用いないよう、静脈栄養法で栄養を補給する。

問175

○(1) 禁酒は、遵守すべき重要事項である。

×(2) 1日3回規則正しく食事をすることも重要であり、まとめ食いを避ける必要があるが、最も適切なのは、禁酒である。

×(3) ラーメンとチャーハンは脂質が多いため、昼食を他の食事に変更することは重要であるが、急性膵炎の再発を防ぐため、最も適切なのは禁酒である。

×(4) 消化能力が低下しているため、脂質を減らす目的で野菜を多く食べるのはいいが、消化が悪い食物繊維が多くなるため、あまり推奨はされていない。脂質を過剰に摂取しないようにするため、調理方法を煮物、蒸し物とし、揚げ物や炒め物を避ける。

問176

×(1) 鶏卵80g中に8.6g程度の脂質を含有している。また、和風ではあるがオムレツは油を使用する調理法である。

○(2) すずきは白身魚で、80g中3.4g程度の脂質を含有する。他の選択肢よりも脂質含有量が少ない。また、塩焼きでは余分な油が落ち、油を使用しない調理法である。この総菜を主菜として勧める。

×(3) 梅干し煮は油を使用しない調理法であるが、いわしは青魚で80g中7.4g程度の脂質を含有する。

×(4) アボカドは脂質の多い果実であり、30g中5.6g程度の脂質を含有している。鶏肉のささみは脂質の少ない部位であるが、80g中0.9g程度は脂質を含有しており、アボカドと合わせると6.5g程度の脂質となる。また、サラダにドレッシングやマヨネーズを用いると、より脂質を多く摂取することになる。

▶正　解◀ **問174 (4)**
問175 (1)
問176 (2)

33回－188、189、190
次の文を読み「188」、「189」、「190」に答えよ。

K診療所に勤務する管理栄養士である。居宅療養管理指導を行っている。
患者は、75歳、女性。脳梗塞を発症し、左片麻痺を患いながら自宅療養している。意識ははっきりしており、嚥下障害は認めない。食事は買ってきてもらったレトルト粥、パン、牛乳などを自分で選んで食べているが、摂取エネルギー量が500kcal/日と少ない。
身長146cm、体重35kg、空腹時血液検査値は、ヘマトクリット33%、赤血球380万/μL、アルブミン2.6g/dL、血糖96mg/dL、トリグリセリド80mg/dL、尿素窒素11mg/dL、クレアチニン0.6mg/dL。

188 今後の栄養管理である。**最も適切な**のはどれか。1つ選べ。
(1) このままの食事を継続し、モニタリングを続ける。
(2) 主食をめしに変更して、1日の摂取エネルギー量を1,500kcalとする。
(3) 食事以外の水分摂取として、現状より500mL増やす。
(4) 間食として栄養補助食品(200kcal、たんぱく質7g)を追加する。

189 1週間後に再訪問したところ、体重が2kg増加していた。考えられる理由として、**最も適切な**のはどれか。1つ選べ。
(1) 浮腫の増悪
(2) 便秘
(3) 脱水の改善
(4) 体脂肪量の増加

190 再訪問後の栄養管理である。**最も適切な**のはどれか。1つ選べ。
(1) たんぱく質摂取量を増やす。
(2) 食物繊維摂取量を増やす。
(3) 増加させた水分摂取量500mLを継続する。
(4) 脂肪摂取量を減らす。

正解へのアプローチ

問188
患者は片麻痺を患うことから、箸の使用や現状より煩雑な食事準備を提案するのは避けるべきである。検査所見では腎障害は認められないが、低アルブミン血症と低体重を認める。全粥食を維持しながら、エネルギーとたんぱく質の摂取量を高める提案を行う。

問189
1週間で2kgの体重増加をみるケースとしては、便秘や体脂肪の増加ではなく、浮腫を疑うべきである。低栄養状態と低アルブミン血症が背景にあり、先の栄養療法の実施による低体重の改善とは考えにくい。

問190
問188、問189の設問と同様に、低アルブミン血症の改善を念頭に置いた栄養管理を行うべきである。

▶選択肢考察◀

問188

×(1) エネルギーとたんぱく質の摂取量を高める栄養療法を提案する。

×(2) 軟菜食から常食へ変更する意義は少ない。また、摂取エネルギー量を急に1,500 kcal (3倍) と設定するのは、現実的ではない。

×(3) 浮腫や脱水の所見は認められない。

◯(4) 軟菜食に区分される栄養補助食品を追加すべきである。

問189

◯(1) ▶正解へのアプローチ◀ 参照。

×(2) 食事摂取量の現状からみて、本症例の便秘による体重増加とは考えにくい。

×(3) 1週間前に脱水を示す所見はなかった。

×(4) 食事摂取量の現状からみて、本症例の体脂肪の増加による体重増加とは考えにくい。

問190

◯(1) たんぱく質摂取量を増やし、低アルブミン血症の改善を図ることが重要である。

×(2) 食物繊維の摂取も重要であるが、最も適切な栄養管理項目とはいえない。

×(3) 水分摂取量は付加しない。

×(4) 脂肪摂取量を減ずると、低栄養状態は改善しない。

▶正　解◀ 問188 (4)
問189 (1)
問190 (1)

35回－180、181、182

次の文を読み「180」、「181」、「182」に答えよ。

Kクリニックに勤務する管理栄養士である。

患者は、70歳、女性。重度の関節痛と体力低下によって数年前から通院できなくなり、医師が往診している。この度、腎機能低下が認められたため、医師からエネルギー1,400kcal/日、たんぱく質40g/日、食塩6g/日未満の食事について、在宅患者訪問栄養食事指導の指示があった。屋内での生活はかろうじて自力で行えるが、買い物や食事の準備は近所に住む娘に頼んでいる。摂食嚥下機能に問題はない。

身長150cm、体重44kg、BMI 19.6kg/m^2、血圧145/90mmHg。空腹時血液検査値は、ヘモグロビン11.2g/dL、アルブミン3.6g/dL、血糖82mg/dL、尿素窒素26mg/dL、クレアチニン0.80mg/dL、eGFR54.1mL/分/1.73m^2。

180 初回の在宅患者訪問栄養食事指導の時に、娘からいつも作っている食事内容のメモをもらい摂取量を把握した（表）。準備された食事はほぼ摂取し、間食はほとんどしない。この内容から優先すべき問題点である。**最も適切な**のはどれか。1つ選べ。

(1) エネルギー摂取量が少ない。
(2) たんぱく質摂取量が少ない。
(3) 野菜摂取量が少ない。
(4) 食塩摂取量が多い。

表　食事メモ

1日目

朝	昼	夕
食パン 6枚切半分 牛乳 1杯（150mL） ヨーグルト 1個（100g） バナナ 半分	ごはん 茶碗小1杯（100g） 納豆 1パック（40g） 茹で野菜、小鉢半分 （ブロッコリー、人参） ポン酢 わかめのみそ汁 1/2杯	ごはん 茶碗小1杯（100g） かれい煮魚 小1切 野菜類の煮物 小鉢半分

2日目

朝	昼	夕
食パン 6枚切半分 牛乳 1杯（150mL） ヨーグルト 1個（100g） みかん 1個	ごはん 茶碗小1杯（100g） 奴豆腐（100g） 白菜のおかか和え 小鉢半分 大根のみそ汁 1/2杯	ごはん 茶碗小1杯（100g） 肉団子（小5個）と 野菜の洋風煮 （カリフラワー、人参 50g程度） きゅうり酢の物 小鉢半分

（　）内は、管理栄養士が記載した内容

181 今後の食事に対する具体的なアドバイスである。**最も適切な**のはどれか。１つ選べ。
(1) 煮物を炒め物に替えるなど、油脂類の摂取を増やしましょう。
(2) 朝食に卵１個程度を追加しましょう。
(3) 朝食にトマト1/2個程度の野菜を追加しましょう。
(4) 昼食のみそ汁をやめましょう。

182 翌月に、再び在宅患者訪問栄養食事指導を行った。娘より、「最近、母の食欲が低下してきたようだ。」との訴えがあった。対策を相談していたところ、患者から「昔のように、パンにバターをたっぷり塗って食べたい。」と言われた。これに対する返答である。**最も適切な**のはどれか。１つ選べ。
(1) はい、たっぷり塗ってもらいましょう。
(2) バターを5gに決めて、塗ってもらいましょう。
(3) バターではなく、マーガリンをたっぷり塗ってもらいましょう。
(4) たっぷり塗ってもらうのは、週２回にしましょう。

正解へのアプローチ

問180

患者の腎機能低下の程度は、空腹時血液検査の結果から判断する。尿素窒素（BUN）は高値、クレアチニン値は基準範囲内、eGFR（推算糸球体濾過量）は低値（60mL/分/1.73m^{2}以下）である。

医師の指示は、エネルギー1,400kcal/日、たんぱく質40g/日、食塩6g/日未満であり、1日目の食事から摂取量を算出すると、エネルギーは約850kcalと少なく、たんぱく質は約45gと多く、食塩は約4.2gで指示通りである。

高血圧を有し、腎機能が低下しているため、最も優先すべき問題点は、医師の指示よりエネルギー摂取量が少ない点と、たんぱく質摂取量が多い点である。ただし、高齢者ではたんぱく質を制限しすぎた上にエネルギー摂取量が少ないと、サルコペニアやフレイルのリスクが高くなるため、エネルギー摂取量の確保が重要である。

問181

今後の食事に対する具体的なアドバイスとしては、エネルギー摂取量を増やすことである。よって、調理方法を煮物中心から油炒めに変更するなど、油脂類の摂取を増やすことが簡単で変更しやすい。

問182

食欲が低下している患者に対しては、まずエネルギー摂取量を増やすことが重要である。バターをたっぷり塗ったパンで食欲が増進し、エネルギー摂取量も確保できるのであれば、積極的に摂取してもらうのが望ましい。

選択肢考察

問 180

○(1) エネルギー源となる脂質や炭水化物（食パンやごはん）、果物の摂取量が少ないため、エネルギー摂取量は少ない。1日目で計算すると、食パン6枚切り半分は約80kcal、牛乳150mLは約104kcal、ヨーグルト100gは62kcal、バナナ半分は約86kcal、ごはん100g×2回は168×2＝336kcal、納豆40gは約80kcal、かれい煮魚小1切れ（約100gとする）は約103kcalで、合計約851kcalとなる。これに茹で野菜やわかめのみそ汁、野菜類の煮物のエネルギーを加えても1,400kcalには到達せずかなり少ない。エネルギー摂取量が少ないことは、優先すべき問題点である。

×(2) たんぱく質源として、牛乳、ヨーグルト、納豆、かれいの煮魚など十分量摂取している。1日目で計算すると食パン6枚切り半分は約2.3g、牛乳150mLは約5.0g、ヨーグルト100gは3.6g、バナナ半分は約0.5g、ごはん100g×2回は約2.5g×2＝5.0g、納豆40gは約6.6g、わかめのみそ汁1/2杯は約1.1g、かれい煮魚小1切れ（約100gとする）は約21.4gで、合計約45.5gとなる。これに茹で野菜や野菜類の煮物のたんぱく質量を加えるため、40gを超える。よって、腎機能が低下している場合、たんぱく質の摂取量が多いことが問題点となる。ただし、高齢者でたんぱく質の摂取量を制限しすぎると、サルコペニアやフレイルのリスクが高くなる。

×(3) 野菜は、ビタミンやミネラル、食物繊維を多く含む食品である。よって、高血圧の場合は、血圧を低下させるため、野菜の摂取量を増やすよう指導するが、腎機能が低下している場合、カリウムは摂り過ぎないように制限される。ただし、現在の状態では、腎機能の低下が大きいわけではないためカリウム制限はない。よって、優先すべき問題点ではない。

×(4) 納豆の付属のたれや茹で野菜のポン酢、みそ汁、かれいの煮魚、野菜類の煮物などに食塩が含まれているが、摂取量は多くない。1日目で計算すると食パン6枚切り半分は約0.4g、牛乳150mLは約0.2g、ヨーグルト100gは0.1g、バナナとごはんは0g、納豆（付属のたれを使用する）1パックは約0.8g、茹で野菜のポン酢（大さじ1杯とする）で約1.4g、みそ汁1/2杯で約0.6g、かれい煮魚小1切れは約0.3g、野菜類の煮物小鉢半分は約0.4gとすると合計約4.2gとなり、食塩摂取量は6g未満に制限されている。

問 181

○(1) 煮物を炒め物に変更するだけで、炒め油によりエネルギーが摂取できるため、実行しやすい具体的なアドバイスである。

×(2) たんぱく質の摂取量を増やすために卵を加えることはあるが、腎機能が低下しているため、積極的にたんぱく質を増やす必要はない。

×(3) 野菜の摂取量を増やす目的は、食物繊維の摂取と思われる。トマトは、それほど食物繊維が多くないため、追加しても効果は余りない。また、カリウムも含まれるため、高血圧には効果があるが、腎機能低下ではカリウムは積極的に摂取する必要がない。

×(4) 水分摂取やミネラル補給、不可欠アミノ酸の補給として、昼食のみそ汁をやめる必要はない。

問 182

○(1) この患者の場合、エネルギー摂取量を増加させるためにバターの摂取量を増加させることは問題ない。さらに、パンにバターをたっぷり塗ることが食欲増進にもつながると期待できるため、「はい、たっぷり塗ってもらいましょう」と返答する。

×(2) バター5gは1/2欠片程度で、たっぷりではない。患者の要望には応えていない。5gのエネルギーは37.25kcalであり、500kcal以上不足している患者の場合、たっぷり塗っても摂り過ぎではない。

×(3) マーガリンは、植物性の油に水素ガスを吹き込んで製造される硬化油が原料である。バターに比べマーガリンの方が、エネルギーが低い。また、硬化油にはトランス脂肪酸が含まれるため、過剰な摂取は血中のHDLコレステロールを減少させ、LDLコレステロールを増加させて動脈硬化を促進する。そのため、返答としては適していない。

×(4) 毎日のエネルギー摂取量が不足しているため、週2回にする必要はない。

▶正　解◀ **問180　(1)**
問181　(1)
問182　(1)

33回－191、192
次の文を読み「191」、「192」に答えよ。

地域密着型介護老人福祉施設K荘に勤務する管理栄養士である。食事介助を担当している介護スタッフからの質問に対応している。
入所者は、76歳、男性。1年前より入所しており、CKD（慢性腎臓病）に対するケアを行ってきた。しかし、病態が悪化して、人工血液透析に移行した。
身長169cm、体重58kg、アルブミン値3.6g/dL、尿量ほとんど無し。

191 施設ではこれまで、透析中の入所者に対応したことがなかったため、介護スタッフから透析移行後の食事の留意点を質問された。その回答として、**最も適切な**のはどれか。1つ選べ。
(1) 魚類と肉類の摂取量を少なくする。
(2) 生野菜の摂取量を多くする。
(3) 水分摂取を控える。
(4) 間食を止める。

192 数日後、施設レクリエーションで、バス旅行が決まった。その日の昼食はレストランで天ぷら定食を食べることが決まっており、介護スタッフより配慮すべき点を質問された。その回答として、**最も適切な**のはどれか。1つ選べ。
(1) ごはんを半分量にする。
(2) 魚介類の天ぷらを全量残す。
(3) 野菜料理を追加する。
(4) 汁物と漬物を控える。

▶正解へのアプローチ◀
人工血液透析患者（CKDステージ5D）に対しては、水分を「できる限り少なく」する食事療法を提案する。たんぱく質の摂取量についてはCKDステージ4もしくはステージ5とは異なり、標準体重1kg当たり0.9～1.2g/日とする。
CKDステージによる食事療法基準については、P535：37回－126：▶要　点◀を確認すること。

▶選択肢考察◀
問191
×(1) たんぱく質摂取量は、標準体重1kg当たり0.9～1.2g/日とする。
×(2) カリウムを制限するため、生野菜の積極的な摂取は推奨しない。
◯(3) ▶正解へのアプローチ◀ 参照。飲水量は、15mL/kgドライウェイト/日以下に制限する。
×(4) 間食についての情報がないため、一概に禁止することはできない。

問 192

×(1) エネルギー量が不足するような指導は適切でない。

×(2) たんぱく質を極端に制限するような指導は適切でない。また、初めから天ぷら定食を予定しているのにも関わらず、メインとなる天ぷらを全量残させるのは、酷である。

×(3) カリウムを制限するため、野菜を多く摂取するような指導は適切でない。

○(4) 水分と塩分を控える指導を行うことが重要である。天ぷらの時点で塩分摂取が確定しているため、汁物と漬物は控えるよう伝えるべきである。

正 解 問 191 (3)
問 192 (4)

36回－180、181、182

次の文を読み「180」、「181」、「182」に答えよ。

K透析クリニックに勤務する管理栄養士である。

患者は、47歳、女性。糖尿病腎症により、週3回の血液透析を行うため通院している。

身長150cm、ドライウエイト50kg、標準体重50kg、尿量200mL/日、透析間体重増加量4kg(中2日)。透析前の血液検査値は、HbA1c7.6%、尿素窒素53mg/dL、クレアチニン8.5mg/dL、ナトリウム139mEq/L、カリウム4.8mEq/L、リン4.8mg/dL。普段の食事内容を聞き取った(表1)。

180 聞き取った食事内容から、1日当たりの栄養素等摂取量を概算した値である。改善すべき点として、**最も適切な**のはどれか。1つ選べ。

(1) エネルギー1,500kcal
(2) たんぱく質50g
(3) カリウム2,000mg
(4) 水分2,100mL

表1 患者の普段の食事内容

朝食	クロワッサン	2個
	目玉焼き	卵1個分
	生野菜サラダ(キャベツ・トマト)	小鉢1杯分
	オニオンスープ	カップ1杯
	黄桃(缶詰)	1切れ
	紅茶(ストレート)	マグカップ1杯
間食	コーヒー(ブラック)	マグカップ1杯
昼食	ごはん	小茶碗1杯
	焼き鮭	2/3切れ
	里芋と根菜の煮物	小鉢1杯分
	とろろ昆布のすまし汁	汁椀1杯
	緑茶	湯飲み(大)1杯
間食	クッキー	小2枚
	牛乳	コップ1/2杯
夕食	ごはん	小茶碗1杯
	鶏もも肉の照り焼き	1/6枚
	ほうれん草の胡麻和え	小鉢1杯分
	グレープフルーツ	中1/6個
	緑茶	湯飲み(大)1杯

181 まず取り組んでもらう具体的な内容を伝えた。**最も適切な**のはどれか。１つ選べ。
(1) ごはんは、毎食、半分量にしましょう。
(2) 主菜の肉や魚は、半分量にしましょう。
(3) 生野菜サラダの代わりに、野菜は煮物にしましょう。
(4) 飲み物のお茶やコーヒーは、半分量にしましょう。

182 半年後、再び食事内容を聞き取った（表2）。主菜の量が少ないことが気になった。1日当たりの摂取量を概算したところ、エネルギー1,400kcal、たんぱく質35g、脂質40gであった。聞き取った主菜に対する助言である。**最も適切な**のはどれか。１つ選べ。
(1) 肉や魚の量を、倍にすると良いですよ。
(2) 朝食のソーセージは、ポトフにすると良いですよ。
(3) 昼食の豚肉は、野菜と一緒に炒めると良いですよ。
(4) 夕食のさわらは、衣をつけて揚げると良いですよ。

表２　半年後の患者の食事内容（主菜と主材料）

朝食	ソーセージ炒め	ソーセージ１本（25g）
昼食	豚の生姜焼き	豚ロース30g
夕食	さわらの幽庵焼き	さわら30g

正解へのアプローチ

問180

血液透析を行っている糖尿病腎症患者の症例である。血液透析の食事療法（P538：37回－127：要 点 参照）により、エネルギーは30～35kcal/kg標準体重/日とし、たんぱく質は0.9～1.2g/kg標準体重/日、カリウムは2,000mg/日以下に制限し、水分はできるだけ少なく（15mL/kgドライウェイト/日）する。

聞き取った食事内容から、1日当たりの栄養素等摂取量を概算した値のうち、改善すべき点を選択するため、食事療法に適していないものを選ぶ。

問181

問180で、改善すべき点として「水分量の減量」となったため、具体的な内容も「水分量を減らす」選択肢を選ぶ。

問182

問182では、半年後に時間が経過している。時系列については注意が必要である。

再び食事内容を聞き取り、主菜の量が少ないことが気になり、1日当たりの摂取量を概算した。問180で算出した値と比較すると、

エネルギー1,400kcalは、1,500～1,750kcal/日より少ない。

たんぱく質35gは、45～60g/日より少ない。

よって、たんぱく質量を増加し、エネルギー量の増加となるような主菜の選択を助言する。

選択肢考察

問 180

×(1) エネルギーは、(30～35) × 50 = 1,500～1,750 kcal/とするため、1,500 kcalは少なめではあるが、改善する必要はない。

×(2) たんぱく質は、(0.9～1.2) × 50 = 45～60 g/日とするため、50 gは適しており、改善する必要はない。

×(3) カリウムは2,000 mg/日以下に制限するため、2,000 mgはやや多いが基準内であるため、改善する必要はない。

○(4) 水分は、「できるだけ少なく」とし、これは、15 mL/kgドライウエイト/日を意味する。よって、15 × 50 = 750 mL/日となり、2,100 mLは多い。よって、改善すべきである。

問 181

×(1) エネルギーは適切な量を摂取できているため、ご飯を毎食半分量に減量する必要はない。

×(2) たんぱく質は適切な量を摂取できているため、主菜の肉や魚を半分量に減量する必要はない。

×(3) 生野菜サラダの代わりに野菜を煮物にすることでカリウム摂取量の減少にはつながるが、塩分の増量となる。血液透析では、食塩を6 g/日未満に制限しているため、適していない。

○(4) 飲み物のお茶やコーヒーを半分量にすると、水分量の制限につながるため、具体的な内容として最も適している。

問 182

○(1) 肉や魚の量を倍にすることで、たんぱく質量・エネルギー量が増加するため、適切である。

×(2) 朝食のソーセージをポトフにしても、たんぱく質量の増加にはつながらない。また、水分量が増加するため、適切ではない。

×(3) 昼食の豚肉の生姜焼きを変更して、野菜と一緒に炒めて摂取するということは、野菜の量が増加し、カリウムの摂取量が増加する。血液透析ではカリウムは2,000 mg/日未満に制限する必要があるため、適切ではない。

×(4) 夕食のさわらの幽庵焼きを変更して衣をつけて揚げると、エネルギー量が増加するが、たんぱく質量はそれほど増加しないため、適切ではない。

正　解 **問 180 (4)**
問 181 (4)
問 182 (1)

37回－177、178、179 NEW

次の文を読み「177」、「178」、「179」に答えよ。

K病院に勤務する管理栄養士である。患者は、58歳、男性。COPDで、3年前より吸入薬を使用していた。風邪がきっかけで呼吸困難となり救急搬送された。入院後、気管支拡張薬、ステロイド薬が投与され、酸素療法を行っている。入院時、身長170cm、体重50kg、BMI 17.3kg/m^2。血圧132/90mmHg、心拍数135回/分、血清アルブミン値3.8g/dL、安静時エネルギー消費量1,440kcal/日。

177 この患者の1日当たりの必要エネルギー量(kcal)を算出した。最も適当なのはどれか。1つ選べ。

(1) 1,200
(2) 1,440
(3) 1,800
(4) 2,200
(5) 2,600

178 入院1日目は呼吸苦や腹部膨満感により食事を摂取できなかった。入院2日目に、静脈栄養法と併せて、経口摂取による栄養補給を行った。用いる栄養補助食品である。**最も適切な**のはどれか。1つ選べ。

(1) 嚥下困難者用ゼリー(9kcal/150g)
(2) MCT含有ゼリー(200kcal/80g)
(3) 低リンミルク(90kcal/100mL)
(4) 低カリウムミルク(85kcal/100mL)

179 入院7日目、呼吸状態の改善に従い、食欲の改善も見られ、常食(3回)と栄養補助食品(1回)で、エネルギー目標量の5割を摂取できるようになった。リハビリテーションを開始するため、栄養管理計画を見直した。**最も適切な**のはどれか。1つ選べ。

(1) 1回当たりの食事量を増やす。
(2) 脂肪エネルギー比率を下げる。
(3) 常食を嚥下調整食に変更する。
(4) 1回当たりの食事提供量を減らして、食事の回数を増やす。

正解へのアプローチ

問177

本症例は、58歳、男性。COPD(慢性閉塞性肺疾患)と診断されている。BMIが17.3kg/m^2と低体重である。血圧が132/90mmHgと拡張期血圧が高く、高血圧症である。

COPDでは、気道が閉塞して息を吐き出しにくく、痰を伴う咳をしているためエネルギー消費量が多くなり、実測安静時エネルギー消費量(REE)の1.5～1.7倍のエネルギー摂取を目標とする。

必要エネルギー量=REE×(1.5～1.7)=1,440×(1.5～1.7)=2,160～2,448kcal/日となる。

問 178

入院時、呼吸困難のために酸素療法を行っているが、咀嚼や嚥下に障害はみられない。また、入院1日目は食事を摂取できていないが、血清アルブミン値が3.0g/dL未満とはなっていないため低栄養状態ではないことから、リフィーディング症候群や腎障害のおそれも少ない。

したがって、本症例は、静脈栄養法と経口摂取による栄養補給が適切である。

問 179

入院7日目で、呼吸状態が改善し、食欲の改善もみられている。常食（3回）と栄養補助食品（1回）で、エネルギー目標量の5割を摂取できている。

リハビリテーションを開始すると、消費エネルギー量も増加するため、摂取量を徐々に増加していくことを勧める。ただし、肺内の残気量が多く、胃が圧迫され、それほど多くの食事を一度に摂取できないため、少量頻回食とする。

選択肢考察

問 177

×(1)、(2)、(3)　2,000kcal/日以下では少ないため、不適切である。

◯(4)　正解へのアプローチ 参照。

×(5)　2,600kcal/日は多すぎるため、不適切である。

問 178

×(1)　嚥下障害は生じていないため、嚥下困難者用ゼリーを用いる必要はない。

◯(2)　MCT（中鎖脂肪酸トリグリセリド）含有ゼリーは脂質であるため、呼吸商が糖質よりも少なく、二酸化炭素の産生量が、炭水化物より少ないため、肺でのガス交換が不十分なCOPDに適している。

×(3)　腎障害は起こっていないと推察されるため、リンを制限する必要はない。

×(4)　拡張期血圧が高く、腎障害がないと推察されることから、カリウムは摂取する方がよい。

問 179

×(1)　肺内の残気量の増加により、胃が圧迫されているため、一度に多くの食物は摂取できない。よって、1回当たりの食事量は減らす。

×(2)　呼吸商の少ない脂肪のエネルギー比率を上げる。産生される二酸化炭素が、糖質より脂肪の方が少ないため、ガス交換が不十分なCOPDでは、低糖質食、高脂質食が適している。

×(3)　嚥下障害はみられないため、常食を嚥下調整食に変更する必要はない。

◯(4)　1回当たりの食事摂取量を減らして、食事回数を増やし、エネルギー摂取量を増加させる。

正　解　**問 177　(4)**
問 178　(2)
問 179　(4)

34回－180、181、182
次の文を読み「180」、「181」、「182」に答えよ。

K総合病院に勤務する管理栄養士である。外来患者の栄養食事指導を行っている。

患者は、70歳、男性。歩行時の呼吸困難感を主訴に来院した。精査の結果、中等度に進行したCOPD（慢性閉塞性肺疾患）と診断された。食欲が低下し、この半年間で5kgやせた。20歳から現在まで、40本/日の喫煙歴がある。

身長160cm、標準体重56.3kg、体重44kg。空腹時血液検査値は、アルブミン3.7g/dL、尿素窒素16mg/dL、クレアチニン0.5mg/dL。基礎代謝量1,050kcal/日、間接熱量計を用いて測定した安静時エネルギー消費量1,400kcal/日。

180 患者の栄養アセスメントとして、最も適当なのはどれか。1つ選べ。

(1) 上腕三頭筋皮下脂肪厚が高値である。
(2) 除脂肪体重が増加している。
(3) クワシオルコル型栄養障害である。
(4) マラスムス型栄養障害である。
(5) エネルギー代謝は亢進していない。

181 1日当たりのエネルギー指示量である。**最も適切な**のはどれか。1つ選べ。

(1) 1,000kcal/日
(2) 1,400kcal/日
(3) 2,100kcal/日
(4) 3,000kcal/日

182 食事摂取不良が続き、1か月後にやせが進行していたため、経腸栄養剤を補充することにした。**最も適切な**のはどれか。1つ選べ。

(1) 標準タイプの半消化態栄養剤
(2) 低脂質の半消化態栄養剤
(3) 高脂質の半消化態栄養剤
(4) 低たんぱく質の半消化態栄養剤

正解へのアプローチ

問180

患者は、20歳から現在までの50年間、40本/日の喫煙が原因でCOPDを発症したと考えられる。

空腹時血液検査で、アルブミンが3.7g/dLはあり、やや低いが、栄養不足（3.5g/dL以下）には至っておらず、たんぱく質の不足はそれほど重篤には起こっていない。よって、エネルギー欠乏が主体のマラスムス型である。クワシオルコル型では、たんぱく質の不足が主体であり、低アルブミン血症（3.0g/dL未満）を生じているはずである。

問181

COPD患者では、実測安静時エネルギー消費量の1.5〜1.7倍のエネルギー摂取を目標とする。よって、エネルギー指示量は、1,400kcal/日×（1.5〜1.7）＝2,100〜2,380kcal/日となる。

問182

COPD患者では、肺でのガス交換が不十分であるため、呼吸商（産生CO_2量/消費O_2量）の小さい方がよい。糖質のみの時の呼吸商が1.0と最大であり、次いでたんぱく質のみが0.8、脂質のみが0.7と小さくなる。

また、肺の過膨張（ビール樽状胸郭）による胃の圧迫や、嚥下時の呼吸停止による息苦しさなどから、食欲が低下している場合が多いため、少量でエネルギーの多い脂質を多くし、たんぱく質の異化が亢進しているため、高たんぱく質食とする。

よって、高エネルギー・高脂質・高たんぱく質食とする。

選択肢考察

問180

×(1)　健常人の安静時エネルギー消費量は、基礎代謝量の約1.1倍である。この患者の安静時エネルギー消費量は、基礎代謝量の約1.3倍（1,400/1,050 ≒ 1.33）と多く、また、食欲低下でエネルギーの摂取量が少ないため、体内に貯蔵していた脂肪の分解が亢進していると考えられる。よって、皮下脂肪も減少し、上腕三頭筋皮下脂肪厚は低値になる。

×(2)　脂肪も減少するが、体たんぱく質もエネルギー源として利用されるため、除脂肪体重（内臓や筋肉など、脂肪以外）も減少する。

×(3)、○(4)　**正解へのアプローチ** 参照。マラスムス型栄養障害である。

×(5)　気道が狭くなっているため、呼吸をするためのエネルギー必要量が増加する。よって、体内でエネルギー代謝を亢進させている。

問181

×(1)、(2)　1,000 kcal/日や1,400 kcal/日は、少ない。

○(3)　**正解へのアプローチ** 参照。2,100～2,380 kcal/日であるため、2,100 kcal/日が最も適切である。

×(4)　3,000 kcal/日は、多い。

問182

×(1)　標準タイプではなく、高エネルギー、高たんぱく質、高脂質の半消化態栄養剤がよい。

×(2)、○(3)　**正解へのアプローチ** 参照。高脂質の半消化態栄養剤がよい。

×(4)　高たんぱく質の半消化態栄養剤がよい。

正　解　問180　(4)
問181　(3)
問182　(3)

36回－183、184、185
次の文を読み「183」、「184」、「185」に答えよ。

K病院に勤務する管理栄養士である。
患者は、84歳、女性。基礎疾患はない。自宅で娘夫婦と同居していたが、家の中で転倒し、大腿骨頸部を骨折したため、入院し手術を受けた。
入院時の身長140cm、体重35kg、BMI 17.9kg/m^2。標準体重43kg。筋肉および皮下脂肪の喪失がみられた。血液検査値は、ヘモグロビン9.7g/dL、総たんぱく質6.3g/dL、アルブミン3.0g/dL。咀嚼・嚥下障害はない。自宅での食事は娘が作っており、家族と同じものを食べていた。

183 患者の入院時に開始する食事である。**最も適切な**のはどれか。1つ選べ。
(1) 常食1,200kcal/日
(2) 常食1,600kcal/日
(3) 軟菜食1,200kcal/日
(4) 軟菜食1,600kcal/日

184 リハビリの開始日から、1日当たりの給与目標エネルギー量を200kcal増やすこととした。間食として経腸栄養剤1パック（200kcal/200mL）を提供したが、「おなかが、いっぱいになるので飲めない。」と、摂取が進まなかった。その場合の対応である。**最も適切な**のはどれか。1つ選べ。
(1) 現在の経腸栄養剤の提供を続け、飲める範囲で飲んでもらう。
(2) 異なる味の経腸栄養剤に変更する。
(3) 200kcal/125mLの経腸栄養剤に変更する。
(4) 経腸栄養剤の代わりに、みかんを1日1個提供する。

185 リハビリが進み、自宅への退院の目途が立ったため、患者とその家族に対し栄養食事指導を行うこととなった。優先すべき指導内容である。**最も適切な**のはどれか。1つ選べ。
(1) エネルギー摂取
(2) ビタミンD摂取
(3) カルシウム摂取
(4) 鉄摂取

▶正解へのアプローチ◀

問183
患者は、筋肉および皮下脂肪の喪失がみられ、BMIが17.9kg/m^2とかなり低い。
血液検査値のヘモグロビン9.7g/dLは低く（基準値：女性：12～16g/dL）、貧血が疑われるが、総たんぱく質（基準値：6.5～8.3g/dL）やアルブミン（基準値：3.8～5.3g/dL）も値が低い。よって、低栄養状態、サルコペニアが疑われる。
「日本人の食事摂取基準（2020年版）」における75歳以上が目標とするBMIは、21.5～24.9kg/m^2である（**P359：33回－86：▶要 点◀ 参照**）。よって、エネルギーやたんぱく質の摂取量を増量し、やせを改善する必要がある。

問184

経腸栄養剤1パック（200kcal／200mL）では量が多いという訴えのため、200mLよりも容量の少ない栄養剤で、200kcalを摂取できるものを選択する。

問185

食事を作る娘（家族）に対する栄養食事指導として、まずはエネルギー摂取量の増量、たんぱく質の増量を伝える。また、骨折したため、骨形成を促進するよう、カルシウムの摂取、カルシウムの吸収を促進するビタミンDの摂取を勧めることも必要である。

ヘモグロビン低値で貧血が疑われるが、これは低栄養、低たんぱく質によるグロビン（ヘモグロビンを構成するたんぱく質）形成の減少に伴うものと思われ、鉄の欠乏に伴う所見は記載されていないことから、優先する必要はない。

選択肢考察

問183

○(1)、×(2)　咀嚼や嚥下の障害はないため、常食とし、術後の摂取エネルギー量として（25〜35kcal／kg標準体重／日）×43kg＝1,075〜1,505kcal／日となる。よって、1,200kcal／日とし、1,600kcal／日は多い。

×(3)、(4)　咀嚼障害がある場合は、軟菜食とするが、本症例では常食でよい。

問184

×(1)　現在の経腸栄養剤を飲める範囲で飲んでもらうことでは、200kcalの増量にはならない。よって、適切ではない。

×(2)　味を変えても、おなかはいっぱいで飲み切ることはできない。よって、適切ではない。

○(3)　200kcal／125mLの経腸栄養剤に変更すると、200mLを125mLに減量でき、投与エネルギー量はそのままになるため、最も適している。

×(4)　みかんは100g当たり44.9kcalであり、1個あたりのエネルギー量は大きいもの（130g）でも58.37kcalとなり、200kcal取るためには3個以上摂取する必要がある。また、たんぱく質の補填の観点からも適していない。

問185

○(1)　エネルギー摂取量を多くし、低栄養を改善する。また、サルコペニアを予防する必要があるため、最も優先すべき指導内容である。

×(2)、(3)　骨折の回復にカルシウムの吸収を促進するビタミンDの摂取やカルシウムの摂取を増量させる指導行うことはよいが、最優先ではない。

×(4)　貧血が疑われるが、低たんぱく質によるグロビン形成の減少が原因と思われるため、鉄摂取については優先して指導する必要はない。

正　解　**問183（1）**
問184（3）
問185（1）

35回－177、178、179

次の文を読み「177」、「178」、「179」に答えよ。

K介護老人保健施設に勤務する管理栄養士である。多職種で栄養管理を行い、栄養マネジメント加算を算定している。

入所者は、85歳、男性。徐々に嚥下障害が進行し、誤嚥性肺炎も認められるようになり、3か月前から胃瘻で栄養管理が行われていた。

「口から食べられるようになりたい」と本人の意向があり、医師の指示で言語聴覚士による嚥下訓練（間接訓練）が開始された。

身長165cm、体重48kg、BMI17.6kg/m^2、血圧90/48mmHg。空腹時血液検査値は、ヘモグロビン11.8g/dL、アルブミン3.7g/dL。

177 多職種でミーティングを行っている。嚥下訓練（間接訓練）によって、嚥下機能が改善してきたため、食物を使って直接訓練を開始することにした。最初に用いるものである。**最も適切な**のはどれか。1つ選べ。

(1) おもゆ
(2) 牛乳
(3) ゼラチンゼリー
(4) かぼちゃペースト

178 嚥下機能に合わせて、訓練用の食事形態の段階を上げてきた。3か月経った頃、少しむせるようになったので、言語聴覚士より、パン粥ぐらいの段階に戻してほしいと依頼があった。この依頼に合った料理である。**最も適切な**のはどれか。1つ選べ。

(1) バナナペースト
(2) 炒り卵
(3) ふろふき大根
(4) 茶碗蒸し（具無し）

179 この入所者に行った栄養管理の計画と実施に対して、算定できる介護報酬である。最も適当なのはどれか。1つ選べ。

(1) 療養食加算
(2) 経口移行加算
(3) 経口維持加算
(4) 栄養改善加算
(5) 栄養スクリーニング加算

正解へのアプローチ

問177

嚥下訓練食品の特徴は、たんぱく質含有量の少ないものが望ましく、付着性・凝集性・かたさに配慮したゼリーやとろみ水が用いられる（P570：34回－95：要　点　参照）。

問 178

言語聴覚士より依頼のあったパン粥ぐらいの段階というのは、日本摂食嚥下リハビリテーション学会嚥下調整食分類2021（学会分類2021）に示されている嚥下調整食の2-2くらいの段階であるため、「ピューレ・ペースト・ミキサー食などで、べたつかず、まとまりやすいもので不均質なものも含む」食品を用いる。

問 179

経口移行加算は、経管栄養の介護保険施設入所者を対象に、経口での食事摂取を再開することを目的に、専門職が共同して入所者ごとに計画を作成し、医師の指示を受けた管理栄養士又は栄養士による栄養管理及び言語聴覚士又は看護職員による支援が行われた場合に算定される。

介護報酬のうち施設サービス費については、**P648：33回－165：**◗要　点◖を参照すること。なお、栄養改善加算と栄養スクリーニング加算は、施設サービス費には該当しない。

◗選択肢考察◖

問 177

×(1)　おもゆはたんぱく質含有量は少ないが、粘度が低く、誤嚥するおそれがあるため、適していない。
×(2)　牛乳はたんぱく質を含み、粘度も低いため、適していない。
◯(3)　ゼラチンを使用したゼリーは、たんぱく質含有量が少なく、体温で溶けてとろみ液状となるため、嚥下訓練食に適している。液状となり誤嚥につながるリスクはあるが、唾液や分泌物とともに誤嚥時の喀出や吸引が可能という逆の利点もあるため利用されている。
×(4)　かぼちゃペーストは嚥下調整食であり、訓練食品ではない。ある程度嚥下訓練が進んでいる場合に用いられる。嚥下調整食の2-1に相当する。

問 178

◯(1)　バナナをペースト状にしたものは、不均質なものも含まれており、嚥下調整食の2-2に相当するため、適している。
×(2)　炒り卵は固形物であり、嚥下調整食では4に相当する。かなり嚥下機能が高い場合に用いられる。
×(3)　ふろふき大根は固形物であり、嚥下調整食では4に相当する。
×(4)　茶碗蒸し（具無し）は均質であり、嚥下調整食の1jに相当する。

問 179

×(1)、(3)、(4)、(5)
◯(2)　◗正解へのアプローチ◖参照。

◗正　解◖　**問 177　(3)**
問 178　(1)
問 179　(2)

37回－183、184 NEW

次の文を読み「183」、「184」に答えよ。

Kリハビリテーション病院に勤務する管理栄養士である。患者は、88歳、女性。数日前から、ろれつが回らなくなったため、急性期病院を受診した。頭部MRIの結果、脳梗塞と診断され入院した。意識はおおむね清明であったが、右片麻痺が認められた。入院翌日、38℃台の発熱、咳、痰を認め、急性肺炎と診断された。肺炎は軽快し、当院へ転院となった。

183 精査の結果、患者は嚥下障害が認められたため、摂食嚥下支援チームで対応することになった。日本摂食嚥下リハビリテーション学会嚥下調整食分類のコード0jから、摂食嚥下リハビリテーションを開始することになった。その時の患者の姿勢である。**最も適切な**のはどれか。1つ選べ。

(1) 右側臥位、頸部後屈
(2) 左側臥位、頸部後屈
(3) 右側臥位、頸部前屈
(4) 左側臥位、頸部前屈

184 嚥下調整食分類のコード3の食事まで食べられるようになった時点で、自宅へ退院することになった。患者の家族から、朝食の卵料理を質問された。患者の嚥下機能に適した卵料理として、**最も適切な**のはどれか。1つ選べ。

(1) ゆで卵
(2) 目玉焼き
(3) スクランブルエッグ
(4) 炒り卵

正解へのアプローチ

問183

本症例は、88歳、女性、脳梗塞と診断され入院した。意識はおおむね清明であったが、右片麻痺が認められる。

入院翌日、38℃台の発熱、咳、痰を認め、急性肺炎と診断された。肺炎は軽快し、当院（Kリハビリテーション病院）へ転院となった。

精査の結果、患者は嚥下障害が認められ、日本摂食嚥下リハビリテーション学会嚥下調整食分類2021のコード0j（**P570：34回－95：要 点 参照**）から開始することとなった。

問184

嚥下調整食分類のコード3の食事まで食べられるようになった時点で退院し、自宅療養となった。その際の食事形態は、コード3の形態を参考とする。

形はあるが、押しつぶしが容易、食塊形成や移送が容易、咽頭でばらけず嚥下しやすいように配慮されたもの、多量の離水がない、舌と口蓋間で押しつぶしが可能なもの、押しつぶしや送り込みの口腔操作を要し（あるいはそれらの機能を賦活し）、かつ誤嚥のリスク軽減に配慮がなされているものが適している。

条件を満たしていれば、つなぎを工夫したやわらかいハンバーグの煮込みや、あんかけをした大根や瓜のやわらかい煮物、やわらかく仕上げた卵料理など、一般の料理でも素材の選択や調理方法に配慮されたものが含まれる。また、刻んだり一口大にしたりほぐしたりしたものにあんをかけたものも、コード3にしばしば含まれるが、固い食材を刻んであんをかけただけではコード3には該当しないことがある。

選択肢考察

問 183

×(1)、(2)、(3)

◯(4) 誤嚥を予防するため、胃へ逆流しないよう、左側臥位で頸部前屈させる。左半身を下にして横になると、胃底部へ胃の内容物が貯留するため、食道側へ流入しにくいが、右側臥位では胃底部よりも手前に噴門があるため、胃内容物が食道へ流入する。頸部を後屈すると顎があがり、喉頭蓋が挙上し、喉頭から気道へ流入しやすい。よって、頸部は前屈して顎を引き、喉頭蓋を塞ぎやすくする。

問 184

×(1) ゆで卵は、白身は固く舌で押しつぶしにくい。黄身はパサつき、口腔内の水分が必要であるため、適していない。

×(2) 目玉焼きは、白身が固く舌で押しつぶしにくい。黄身は半熟であれば大丈夫であるが、固焼きであれば、舌で押しつぶしにくいため、適していない。

◯(3) スクランブルエッグは、やわらかく仕上げているためコード3に相当し、適している。

×(4) いり卵は、完全に加熱されており、ある程度固さがあるため、適していない。

正 解 問 183 (**4**)
問 184 (**3**)

37回－180、181、182 NEW

次の文を読み「180」、「181」、「182」に答えよ。

K病院の管理栄養士である。患者は、72歳、女性。下部食道がん切除および胃管を用いた再建手術の目的で入院した。身長150cm、体重40kg、BMI17.8kg/m^2。標準体重50kg。基礎代謝量920kcal/日。入院前、食べ物がつかえる感じはあったが、通常量程度の食事は摂取できていた。入院後も、経口摂取を継続している。

180 患者は、放射線治療後に手術を受ける予定である。術直後からの栄養補給方法と、提供する食事または経腸栄養剤の組合せである。**最も適切な**のはどれか。1つ選べ。

(1) 経口栄養法 ―――――― 軟菜食
(2) 経管栄養法（食道瘻）――― 成分栄養剤
(3) 経管栄養法（胃瘻）―――― 成分栄養剤
(4) 経管栄養法（空腸瘻）――― 成分栄養剤

181 再建手術直後からの栄養投与目標量の組合せである。**最も適切な**のはどれか。1つ選べ。

	エネルギー（kcal/日）	たんぱく質（g/日）
(1)	600	30
(2)	600	50
(3)	1,200	30
(4)	1,200	50

182 手術と治療は順調に進み、術後2週間後から常食を開始することになった。食後の過ごし方について、優先的に指導する内容である。**最も適切な**のはどれか。1つ選べ。

(1) 食後1時間程度、仰臥位をとる。
(2) 食後1時間程度、右側臥位をとる。
(3) 食後1時間程度、座位を保つ。
(4) 食後すぐに、歩行訓練のリハビリテーションを始める。

正解へのアプローチ

問180

本症例は、72歳、女性。下部食道がんを切除および胃管を用いた再建手術を行うため入院した。BMIが17.8kg/m^{2}と低体重である。

入院後も、経口摂取を継続しているが、入院前に食べ物がつかえる感じがあったことから嚥下障害があり、経口での摂取は誤嚥を起こすおそれがあるため避ける。

問181

再建手術直後からの栄養投与は、入院前から入院後も摂取しており、リフィーディング症候群のおそれはないため、エネルギー摂取量を制限する必要はない。術後は、細胞の再生に必要なたんぱく質を十分摂取する必要がある。

手術直後はエネルギーを25～30kcal/kg標準体重/日とし、(25～30)×50＝1,250～1,500kcal/日とするため1,200kcal/日を選択する。十分なたんぱく質の摂取が必要であり、1.0～1.2g/kg標準体重/日×50＝50～60g/日とするため50g/日とする。

問182

胃管を用いた再建手術では、噴門は切除されて胃とつながっており、幽門はそのまま温存されているため、多少の胃内に食物を貯蔵できる。術後2週間後から常食を開始すると、ダンピング症候群は起こりにくいが、逆流性食道炎を生じやすい。

選択肢考察

問180

×(1) 誤嚥を起こすおそれがあるため、経口栄養法は適していない。
×(2) 経管栄養法は適しているが、下部食道がんで切除するため、食道瘻は避ける。
×(3) 経管栄養法は適しているが、胃管を用いた再建手術を行っているため、胃瘻は避ける。
○(4) 経管栄養法で、空腸瘻(小腸)への成分栄養剤の投与が適している。

問181

×(1)、(2)、(3)
○(4) 正解へのアプローチ 参照。

問182

×(1) 逆流性食道炎を生じやすいため、食後の姿勢は座位とする。仰臥位では胃内容物が逆流しやすい。
×(2) 右側臥位は、右半身を下にして寝そべっている状態をいい、胃液が逆流するとき正常な胃の場合は、すぐに食道側へ流入するため、避ける。また、左側臥位では、左半身を下にして寝そべっている状態をいい、胃液が胃底部へ溜まるため、右側臥位よりは逆流しにくいが、本症例では胃管を用いて再建しているため、仰臥位も左右側臥位も逆流を予防できないため、適していない。
○(3) 逆流予防は、座位とする。
×(4) 食後すぐに運動を行うと、逆流しやすいため、歩行訓練のリハビリテーションは、直後すぐには行わず、午前中に2時間、午後14時以降に2時間程度行うことが多い。

正　解 問180　(4)
問181　(4)
問182　(3)

34回－177、178、179

次の文を読み「177」、「178」、「179」に答えよ。

K総合病院に勤務する管理栄養士である。入院患者の栄養管理を行っている。

患者は、67歳、男性。無職、妻と二人暮らし。入院時身長170cm、体重65kg、BMI 22.5kg/m^2。胃前庭部の進行胃がん、幽門側胃切除術を受け、ビルロートⅠ法（Billroth Ⅰ法）で再建した。

177 退院後、食後10～30分に、腹痛、冷汗、動悸、めまいが頻発した。この症状の原因として、最も適当なのはどれか。1つ選べ。

(1) 胃食道逆流症
(2) 早期ダンピング症候群
(3) 後期ダンピング症候群
(4) 輸入脚症候群
(5) 術後イレウス

178 この症状を軽減させることを目的に栄養食事指導を行った。聞き取りによると、本人には調理経験がなく、妻がすべての食事を用意している。妻は勤務のため9時から17時まで不在。患者と妻に、家庭での食事状況を考慮して、具体的な食事の摂り方として献立例を示した（表）。**最も適切なのはどれか。1つ選べ。**

表 献立例

		献立1	献立2	献立3	献立4
食事時刻	8時	ごはん 80g たまご焼き 30g ゆで野菜サラダ 40g 豆腐みそ汁 1/2杯	ごはん 80g たまご焼き 30g ゆで野菜サラダ 40g 豆腐みそ汁 1/2杯	ごはん 100g あじ干物 40g ゆで野菜サラダ 40g 豆腐みそ汁 1/2杯	ごはん 150g たまご焼き 30g ゆで野菜サラダ 40g 豆腐みそ汁 1/2杯
	10時	ビスケット30g ヨーグルト 100g みかん缶詰 30g	ごはん 80g たまご焼き 30g ゆで野菜サラダ 40g 豆腐みそ汁 1/2杯		
	12時	ごはん 80g 蒸し鶏 40g ゆで野菜 30g 野菜スープ 1/2杯 バナナ 20g	ミルクパン 50g チーズ 20g 野菜ジュース 100mL ヨーグルト 50g	天ぷらうどん うどん 150g いかの天ぷら 40g ゆで野菜 30g ヨーグルト 100g キウイフルーツ 50g	トースト 60g チーズ 20g バナナ 50g ヨーグルト 50g
	15時	ごはん 80g 煮魚 40g 野菜煮物 40g 野菜スープ 1/2杯 バナナ 20g	ミルクパン 50g 魚肉ソーセージ 20g 野菜ジュース 100mL ヨーグルト 50g	クラッカー 20g ミックスナッツ 20g コーヒー牛乳 100mL	ビスケット 20g オレンジジュース 100mL
	18時	ごはん 100g 煮込みハンバーグ 50g ゆで野菜 30g コンソメスープ 1/2杯 ヨーグルト 50g	ごはん 100g 煮魚 40g 野菜煮物 40g みかん缶詰 50g	ごはん 150g ポークソテー 80g ごぼうサラダ 80g わかめスープ 1杯 ヨーグルト 50g	ごはん 150g 煮魚 80g 野菜煮物 80g 豆腐みそ汁 1/2杯
	21時	ごはん 60g 魚ホイル焼き 40g ゆで野菜 30g 野菜煮物 30g ヨーグルト 50g	ごはん 60g 煮魚 40g 野菜煮物 40g みかん缶詰 50g		

(1) 献立1
(2) 献立2
(3) 献立3
(4) 献立4

179 2か月後の栄養食事指導である。患者は指示どおり食事療法を行っており、退院後の症状は、ほとんどみられなくなった。少しずつ食事の量を増やし、体重は入院中に10kg減少したが、退院後に2kg増加した。患者から「腹痛は無いが、便が少し軟らかい」との発言があった。助言として、**最も適切な**のはどれか。1つ選べ。

(1) 現在の食事のままで、しばらく様子をみましょう。
(2) 食事の量を現在の半分にしましょう。
(3) 食事の回数を減らしましょう。
(4) 主食をお粥にしましょう。

◗正解へのアプローチ◖

問177

患者は、67歳、男性。BMI 22.5 kg/m^2 とほぼ標準体重である。

胃の前庭部の進行胃がん、幽門側胃切除術を受け、ビルロートⅠ法（Billroth Ⅰ法）で再建した。

退院後、食後10～30分に、腹痛、冷汗、動悸、めまいが頻発している。食後の発生時間と症状より、早期ダンピング症候群が疑われる。残存胃が小さくなり、食物が胃内で貯留しにくいため、一気に小腸へ流入し、腸内の浸透圧が上昇する。これにより腸の外の水分が腸内へ移動する。結果、循環血液量が減少し、血圧が下がることになるため、これを改善しようとして交感神経が興奮し、冷汗、頻脈による動悸、めまい、下痢を生じる。また、腸管壁が急速に伸展するため、腹痛も生じる。

問178

この症状は、早期ダンピング症候群によるものであり、予防するためには少量頻回食とする。聞き取りにより、本人には調理経験がなく、妻がすべての食事を用意しているが、勤務のため、9時から17時は不在となる。よって、家庭での食事状況を考慮して、具体的な食事の取り方としての献立例は、手間をかけずに済むように、8時と10時を、12時と15時を、18時と21時を同じ献立とした1日6回の分回食とする。

問179

2か月後では、指示通りの食事療法を行っており、退院後の症状はほとんどみられなくなった。少しずつ食事の量を増やし、退院後減った体重が増加している。患者から「腹痛は無いが、便が少し軟らかい」との発言があった。食事量や食事の回数は、現在のままでよいと思われるため、しばらく様子をみるように助言する。

◗選択肢考察◖

問177

×(1) 胃を切除しているが、幽門側を切除しているため、噴門は残存しており、食道側への逆流は起こりにくい。起こった場合は、胸焼け、胸痛などを生じる。

◯(2) 早期ダンピング症候群は、食後20～30分で生じ、腹痛、嘔吐、頻脈による動悸、めまい、顔面紅潮、下痢などの症状を呈する（◗正解へのアプローチ◖参照）。

×(3) 後期ダンピング症候群は、食後2～3時間で生じ、動悸、冷汗、手の振るえ、めまいなどを生じる。小腸へ食物が一気に流入し、一過性ではあるが、高血糖を生じる。これを改善しようとしてインスリンの分泌が過剰となる。その結果、低血糖の症状を呈する。

×(4) 輸入脚症候群は、ビルロートⅡ法（◗要　点◖参照）で再建した際に生じやすい。残胃と空腸を吻合するため、十二指腸側の輸入脚へ食物や消化液が貯留・停滞し、通過障害を起こす。内容物の貯留による嘔吐や腹痛、胆汁分泌の停滞による閉塞性黄疸、膵液分泌の停滞による脂質の消化不良による脂肪便などを生じる。

×(5) 術後腸の動きが悪くなり、内容物が停滞し、消化管通過障害を起こす。これを術後イレウスといい、腹痛、悪心、嘔吐、排ガスや排便の停止などを生じる。

問 178

×(1) 1日6食の分回食で、理想ではあるが、毎食、別々の主菜や副菜などを作る手間が必要であり、これを妻に用意してもらうことになる。

○(2) 3パターンの食事を2回に分け、1日6食の分回食とする。8時と10時に、12時と15時に、18時と21時に分けて食べる。3パターンの用意をするだけでよいため、妻の負担が軽くなる。

×(3)、(4) 1日3食＋15時の軽食では、通常の食事と同じであり、1回分の食事量が多くなり、早期ダンピング症候群を起こすおそれがある。

問 179

○(1) ▶正解へのアプローチ◀ 参照。便が少し軟らかいのは、腸内の浸透圧が若干高いためと思われる。ただし、減った体重を戻すためには、食事量をあまり減らしたくはない。よって、現状維持を勧める。

×(2) 食事量を多少減らす分には、下痢や軟便の改善につながると思われるが、半分は減らしすぎである。

×(3) 食事の回数を減らすと、1食の食事量が増加し、早期ダンピング症候群を起こしやすくなるため、勧めない。

×(4) 主食をお粥にすると、腸への負担は減るが、消化が良くなりすぎて、腸内の浸透圧が上昇する。これにより早期や後期ダンピング症候群を起こしやすくなるため、勧めない。

▶正 解◀ 問 177 (2)
問 178 (2)
問 179 (1)

▶要 点◀

ビルロートⅠ法とビルロートⅡ法の吻合部位

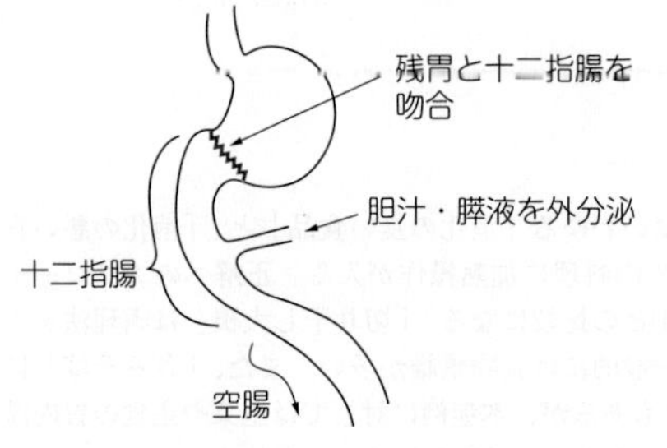

ビルロート Ⅰ法

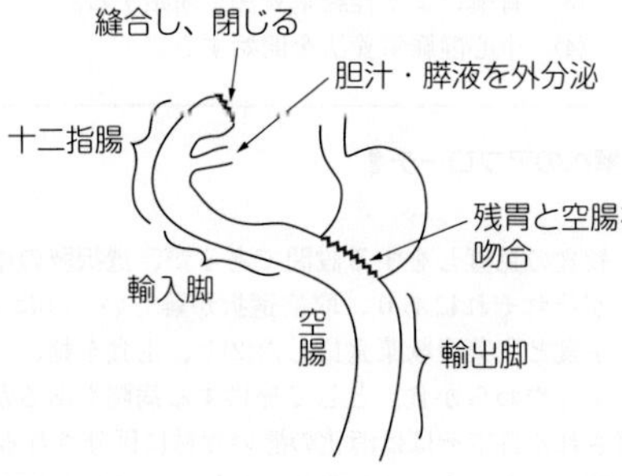

ビルロート Ⅱ法

33回－186、187

次の文を読み「186」、「187」に答えよ。

K総合病院に勤務する管理栄養士である。緩和ケアチームによるラウンドを行っている。

患者は、73歳、男性。昨年、膀胱がんに対して手術を行った。先月来院時に肺への転移が確認され、積極的治療を希望したため、再入院し、1か月の抗がん剤治療を開始した。

再入院時の身長165cm、体重60kg、血圧136/80mmHg、空腹時血液検査値は、赤血球410万/μL、アルブミン3.7g/dL、尿素窒素14mg/dL、クレアチニン1.1mg/dL。

186 治療開始後より、嘔気が出現し、食欲が低下してきたため、これまでの一般食の食事内容を見直した。見直し後の食事内容の1例として、**最も適切な**のはどれか。1つ選べ。

(1) ごはん、鮭のホイル焼き、肉じゃが、りんご
(2) 全粥、かれいの煮魚、切り干し大根の煮物、りんごゼリー
(3) ピザトースト、グラタン、コーンスープ、りんご
(4) ざるそば、冷奴、小松菜のお浸し、りんごゼリー

187 治療開始1週間後に、さらに嘔気が強くなり、食事摂取量が必要栄養量の1/3以下となり、体重も1週間で3%以上減少した。この時点での栄養管理の方針である。**最も適切な**のはどれか。1つ選べ。

(1) 嗜好を重視して食事摂取量の増加を図る。
(2) 経鼻胃管チューブによる経腸栄養法を開始する。
(3) 胃瘻による経腸栄養法を開始する。
(4) 中心静脈栄養法を開始する。

正解へのアプローチ

問186

一般食の見直しをする設問であるが、選択肢の中にはいわゆる「消化の良い食品」と、「消化の悪い食品」がそれぞれにあり、取捨選択が難しい。(2)はすべての料理に加熱操作が入る。正解へのアプローチは、主食と主菜を軟菜食にした(2)と、主食を麺にした(4)との比較になる。「切り干し大根」は調理法を工夫して「やわらか食」として提供する病院もあるが、一般的には食物繊維が多い。また、「ざるそば」に使用される日本そばは消化の悪い食材に区分されることもあるが、本症例に対しては主菜や主食の胃内滞留時間よりも、冷たさや喉ごしなど、食べやすさに配慮したものと考えられる。

問187

食事摂取量の低下と体重の低下が著しい（1週間で1～2%の体重減少がみられる場合、有意な体重減少と考えて良い）。食事内容を見直しても、食欲は改善しないため、経口摂取を一時中断する検討を行うべきである。この先、3週間の抗がん剤治療を行うこと、積極的治療を患者が望んでいることを勘案し、胃瘻造設、中心静脈栄養法に比べて侵襲の少ない経鼻胃管チューブを選択する。

▶選択肢考察◀

問186

×(1)　主食がごはんであり、肉じゃがには肉の脂身や糸こんにゃくが含まれる可能性があるため、一般食からの見直しメニューとして提案するのはふさわしくない。

×(2)　▶正解へのアプローチ◀ 参照。嘔気が出現している場合は、煮魚や煮物などの香りの強いものは、食べづらい場合もある。

×(3)　脂質を多く含むメニューが多く、ふさわしくない。

○(4)　ざるそばは、胃内滞留時間が他の主食と比べて長いが、喉越しが良い、香りが少ないなど、さっぱりとしていて、嘔気が出現している場合に食べやすい食品の一つである。

問187

×(1)、(3)、(4)

○(2)　▶正解へのアプローチ◀ 参照。

▶正　解◀　**問186　(4)**
　　　　　問187　(2)

▶要　点◀

栄養補給の経路に関する臨床的判定のアルゴリズム（ASPEN、1998年）

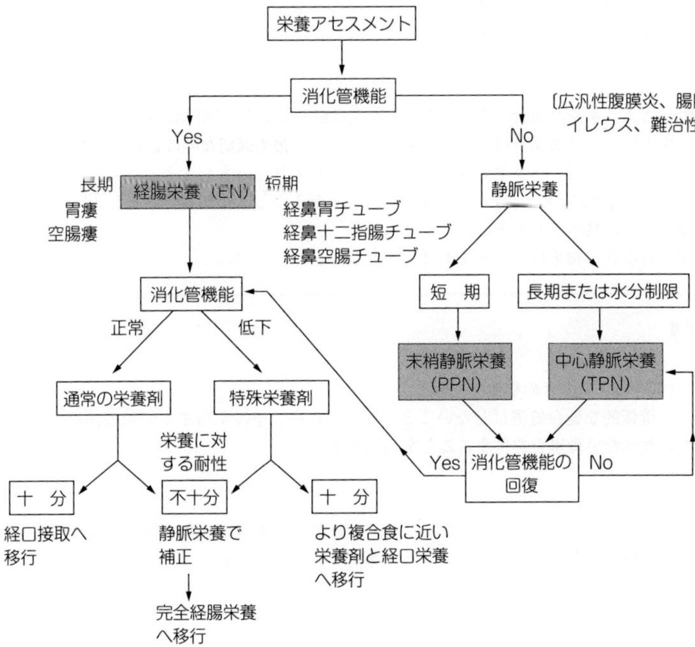

36回－186、187
次の文を読み「186」、「187」に答えよ。

K介護老人福祉施設に勤務する管理栄養士である。多職種で栄養ケア・マネジメントを実施している。
入所者は、90歳、女性。末期がんと診断されている。自分が食べられなくなったときには、胃瘻を造設しないと入所時から話していた。
以前は、軟菜食を自分で摂取していたが、1か月前から、介護者が食事介助している。食べ物を口に運ぶと、口を開けてゆっくり食べるが、食事の後半は疲労がみられ、傾眠やむせることもある。排便は1週間に1回、尿量は減少しており、口腔内や腋窩の乾燥がみられる。
身長153cm、体重37kg、体重減少2kg/3か月、血圧の低下、呼吸数の低下、下肢の浮腫あり。

186 本人および家族を交えたカンファレンスにおいて、予後を踏まえて栄養補給の方法について話し合った。本人の希望を尊重し、積極的な延命処置はしないことになった。栄養ケアの目標に関する記述である。**最も適切な**のはどれか。1つ選べ。
(1) 経鼻経管栄養法により栄養補給し、栄養状態を維持する。
(2) 嚥下訓練を行い、経口摂取の機能を維持する。
(3) 本人が食べたい食事を尊重し、対応する。
(4) 食事は提供せず、水分のみを提供する。

187 眠っている時間が増え、家族が面会に来たときにも本人は眠っていた。「好物だった干し柿を持ってきたので、食べさせたい。」と相談があった。その返答である。**最も適切な**のはどれか。1つ選べ。
(1) 眠っていらっしゃるので、ベッドを起こして、口に少し入れてみましょう。
(2) 今は眠っていらっしゃるので、起きたときに、召し上がるかどうか聞いてみましょう。
(3) 干し柿は硬いので、食べさせてあげられませんね。
(4) もっと栄養のある食べ物を持ってきてあげてください。

正解へのアプローチ

問186
終末期医療（ターミナルケア）の患者の症例である。
本人の希望を尊重し、積極的な延命処置はしないこととなったため、予後を踏まえて栄養補給の方法として、できる限り本人が食べたい食事を提供することを目標とする。

問187
終末期医療（ターミナルケア）であることから考えると、患者本人の希望する食べ物を摂取することが大切であるが、食事形態、摂取のタイミングについては、考慮する必要がある。

選択肢考察

問186

×(1) 胃瘻を造設しない、積極的な延命処置はしないことから、経鼻経管栄養法も行わない。鼻から管を入れることは、患者に負担がかかる。

×(2) 現在の患者の状態を考慮すると嚥下訓練は負担が大きいため、経口摂取の機能維持は積極的には行わない。

◯(3) むせることがあるため、誤嚥に注意する必要があるが、本人の希望を最優先とし、食べたい食事を尊重し、対応する。

×(4) 食事を摂取できる状態、摂取したい気持ちがあるのであれば、水だけの提供ではなく、食事を提供する。

問187

×(1) 無理に食べ物を口に入れるのは非常に危険であり、眠っている際に口に入れるなどは絶対に行ってはならない行為である。

◯(2) 終末期医療（ターミナルケア）では、患者本人のみではなく、患者の家族の精神的サポートも必要である。患者本人の意向を確認しつつ、家族の意向も尊重している発言といえる。

×(3)、(4) 患者の現状から考慮し、干し柿は摂取すべき食品とはいえないが、終末期医療ではまず患者や家族の意向を尊重すべきであり、否定するような発言は適切ではない。

正　解 問186 (**3**)
問187 (**2**)

35回－183、184
次の文を読み「183」、「184」に答えよ。

K小児病院に勤務する管理栄養士である。先天性代謝異常等検査でフェニルケトン尿症を指摘された患児の母親に、栄養食事指導を行うことになった。
患児は、生後1か月、男児。出生体重2,700g、身長48cm。身体・精神に明らかな所見を認めない。

183 治療用ミルクについて説明した後に、患児の母親から、「食事療法は一生続けることになりますか？とても心配です。」との質問があった。「一生続けることになります。私もお手伝いします。」の後に続く管理栄養士の助言である。**最も適切な**のはどれか。１つ選べ。
(1) 続けるためにはお母さんの頑張りが何より重要ですよ。
(2) 大変と思われるかもしれませんが、皆さん子どものためと頑張って続けられていますよ。
(3) 病気について説明したパンフレットを差し上げましょう。後で、ご自分で読んで勉強してくださいね。
(4) 同じ病気の子どもをもつ家族会をご紹介しましょう。悩みを相談できますよ。

184 治療用ミルクと並行して、離乳食を開始する時期となった。「舌でつぶせる固さ」の時期の離乳食献立として、**最も適切な**のはどれか。１つ選べ。
(1) つぶし粥、豆腐ペースト
(2) さつまいものマッシュ、卵黄ペースト
(3) じゃがいものマッシュ、煮たりんご
(4) 煮魚のほぐし、つぶしたバナナ

正解へのアプローチ

問183

不安を抱く対象者に対し、管理栄養士は共感的理解を示し、まずは安心させることが大前提である。
フェニルケトン尿症など発生頻度の低い疾患の場合、悩みを周囲に相談することが難しいため、同じ悩みや問題を理解している自助集団（セルフヘルプグループ）を紹介することが適切な対応である（P 445：33回－107：要 点 参照）。

問184

フェニルケトン尿症の患児の離乳食は、治療用ミルクを併用し、フェニルアラニン含有量の少ない食品を選択するよう心掛ける。
なお、食事形態の指示は「舌でつぶせる固さ」としているが、「煮たりんご」が舌でつぶせるかは疑問である。ただし、本設問では、フェニルアラニン含有量の少ない食品を選択することを優先する。

選択肢考察

問183

×(1) プレッシャーを感じている母親に対して、尚更プレッシャーを与える発言であり、適切ではない。
×(2) 不安を感じている母親の発言に対して、共感的理解を示していない発言であり、適切ではない。まずは、母親の発言を肯定的に受け止めること（受容）が重要である。
×(3) 資料を提供することは良いが、「後で自分で読んで」といった発言は、サポートする側の発言として適切ではない。提供と同時に、資料の内容を要約した説明が必要である。
○(4) 正解へのアプローチ 参照。

問184

×(1) 豆腐は、たんぱく質含有量が多く、フェニルアラニン含有量も多いため、使用を控えるべきである。

×(2) 卵黄は、たんぱく質含有量が多く、フェニルアラニン含有量も多いため、使用を控えるべきである。

○(3) ▶正解へのアプローチ◀ 参照。

×(4) 煮魚は、たんぱく質含有量が多く、フェニルアラニン含有量も多いため、使用を控えるべきである。

▶正　解◀ 問183 (4)
問184 (3)

34回－171、172、173
次の文を読み「171」、「172」、「173」に答えよ。

K産科クリニックに勤務する管理栄養士である。医師の指示のもと、妊婦の栄養カウンセリングを行うことになった。

妊婦Aさんは、36歳、事務職（身体活動レベル1.50）。妊娠8週目、経産婦。妊娠高血圧症候群の既往はあるが、現在は高血圧ではない。身長155cm、標準体重53kg、現体重63kg（妊娠前60kg）、BMI 26.2kg/m^2（妊娠前25.0kg/m^2）、血圧120/72mmHg。

171 エネルギー指示量として、**最も適切な**のはどれか。1つ選べ。
(1) 1,400kcal/日
(2) 1,800kcal/日
(3) 2,200kcal/日
(4) 2,600kcal/日

172 妊娠20週になって、現体重66kg、BMI 27.5kg/m^2、血圧145/90mmHg、ヘモグロビン12.0g/dL、クレアチニン0.8mg/dL、尿素窒素18mg/dL、尿蛋白（－）となり、栄養食事指導の依頼があった。降圧薬が処方されている。たんぱく質と食塩の指示量として、**最も適切な**のはどれか。1つ選べ。
(1) たんぱく質55g/日、食塩7g/日
(2) たんぱく質55g/日、食塩3g/日
(3) たんぱく質85g/日、食塩7g/日
(4) たんぱく質85g/日、食塩3g/日

173 妊娠39週で出産。出産直前の体重は70kg。産後8週目、現体重66kg、BMI 27.5kg/m^2、血圧124/82mmHg。再度、栄養食事指導を行うことになり、1日の食事内容を聞き取った（表）。ふだんも同じような食事をしているという。この結果を踏まえた行動目標である。**最も適切な**のはどれか。1つ選べ。

表　Aさんの1日の食事内容

朝食（8時）	昼食（12時30分）	間食（15時）	夕食（19時）
バタートースト （6枚切り）1枚	スパゲティ カルボナーラ （冷凍食品）1皿	牛乳 1本（200mL）	ごはん 1杯（150g）
スクランブルエッグ （鶏卵1個）	ポテトコロッケ （市販）2個	ドーナツ　1個	豚カツ 1枚（100g）
ヨーグルト 1カップ（100g）	レタス　1枚		付け合わせ キャベツ
オレンジジュース 1杯（150mL）			冷奴 1/4丁（100g）
			みそ汁 （大根、ねぎ）

(1) 野菜の摂取量を増やす。
(2) 果物を摂るようにする。
(3) 糖質の多い食べ物を減らす。
(4) 油脂の多い食べ物の品数を減らす。

正解へのアプローチ

問171

一人の妊婦を時間経過を追って出題されており、妊娠時期や妊娠高血圧症候群などに留意して解答する必要がある。

妊娠高血圧症候群（HDP）の定義および分類は2018年に改訂されているため、過去問に注意すること。

妊娠8週目は妊娠初期（～13週6日）であり、この時点では高血圧ではない。事務職で身体活動レベルが1.50の場合、低い（Ⅰ）に分類される。36歳の妊娠初期の妊婦のエネルギー摂取量を「日本人の食事摂取基準」を準拠し、算出する。

36歳、女性の推定エネルギー必要量は、身体活動レベルがⅠで1,750kcal/日。妊婦の付加量は、初期でⅠであれば＋50kcal/日。よって、エネルギー指示量は、1,750＋50＝1,800kcal/日となる。

問172

妊娠20週目は妊娠中期（14週0日～27週6日）であり、現体重が＋3kg（妊娠前＋6kg）増加、高血圧を生じ降圧薬が処方されている。

妊娠時に高血圧を認めたため、妊娠高血圧症候群に当てはまる。妊娠20週目で高血圧を生じ、問173にあるよう分娩8週目では血圧は正常に戻っており、尿蛋白は（－）の場合、妊娠高血圧に分類される。

（分類については**P579：36回－136：要　点 参照**）

日本産婦人科学会の周産期委員会が1998年に「妊娠中毒症の生活指導および栄養指導」を発表し、現在も利用されている（**P580：36回－136：要　点** 参照）。そのなかでは、たんぱく質は理想体重kg×1.0g/日以下、食塩は7～8g/日とある。

なお、理想体重は、定義されていないため標準体重を参考にする。

よって、たんぱく質は理想体重kg×1.0g/日≒標準体重kg×1.0g＝53g/日。

問173

妊娠39周は妊娠後期（28週0日～）であり、出産直前で体重が70kgまで増加した。

産後8週目の現体重は66kg、BMI 27.5kg/m²と肥満である。血圧は124/82mmHgと正常に復した。

食事内容は、脂質の過剰、食物繊維の不足がみられる。

選択肢考察

問171

×(1)、(3)、(4)

○(2) 正解へのアプローチ 参照。

問172

○(1) 正解へのアプローチ より、たんぱく質は53g/日、食塩は7～8g/日とするため、最も適切なのはたんぱく質55g/日、食塩7g/日となる。

×(2) 食塩は制限しすぎである。

×(3) たんぱく質が多い。

×(4) たんぱく質が多く、食塩は制限しすぎである。

問173

×(1) 食物繊維が少ないため、野菜の摂取を増やすように指導するが、普段も同じような食事をしているため、行動に移しにくい。よって、最も適切とはいえない。

×(2) 朝食にオレンジジュースを摂取しているため、果物を取るよう勧める必要はない。また、体重が多く、肥満であるため、果糖で摂取するよりも、でんぷんなどの多糖で糖質を摂取する方がよい。

×(3) 肥満であるため、糖質の過剰摂取は控える方がよいが、この食事内容は、それほど糖質が多いわけではない。エネルギー摂取量のうち、50～60％は炭水化物で摂取する必要があるため、最も適切とはいえない。

○(4) 肥満であるため、油脂の多い食べ物の品数を減らすことを勧めるのが最も適切である。

正　解 問171 **(2)**
問172 **(1)**
問173 **(4)**

36回－171、172、173
次の文を読み「171」、「172」、「173」に答えよ。

K市の子育て世代包括支援センターに勤務する管理栄養士である。
保健師から、妊婦Aさんが胎児の成長に必要な栄養が摂れているか心配しているので、相談にのってほしいと言われた。
Aさんは、18歳、妊娠8週目、初産婦。未婚、一人暮らし、接客業、年収180万円。
身長160cm、体重55kg、妊娠前体重54kg、喫煙習慣なし。飲酒習慣なし。つわりの症状はない。

171 1日の食事内容を聞き取った（表）。普段も同じような食事をしているという。「このような食事で大丈夫ですか。」というAさんに対する返事である。**最も適切な**のはどれか。1つ選べ。
(1) エネルギーはほぼ足りていますし、主食・主菜・副菜も摂れているので、大きな問題はないですよ。
(2) エネルギーは足りていますが、主菜が足りなく改善が必要ですね。
(3) エネルギーはかなり不足していますが、主食・主菜・副菜は摂れているので、問題はないですよ。
(4) エネルギーは不足していますし、主菜も足りなく改善が必要ですね。

表　Aさんの1日の食事内容

朝食 （9時、自宅）	昼食 （14時、職場）	間食 （17時、職場）	夕食 （21時、自宅）	間食 （22時、自宅）
牛乳（200mL）	手作りのお弁当 おにぎり（2個、ごはん200g） 卵焼き（卵80g） ウインナーのソテー（45g） 野菜炒め（もやし80g、にら10g、にんじん5g）	ヨーグルト（1個、83g）	カレーライス 作り置きのカレー（豚もも肉60g、じゃが芋65g、玉ねぎ65g、にんじん30g） ごはん（200g） ほうれん草のお浸し（80g）	アイスクリーム（1個、215kcal）

172 さらに、妊娠中期に向けて優先すべきアドバイスである。**最も適切な**のはどれか。1つ選べ。
(1) 葉酸のサプリメントを摂取しましょう。
(2) 間食に果物を食べましょう。
(3) 朝食に主食も食べましょう。
(4) 夜の間食はやめましょう。

173 Aさんから簡単にできる料理を教えてほしいと言われた。要望を踏まえ、さらにAさんの状況を考慮して提案する料理である。**最も適切な**のはどれか。1つ選べ。
(1) 1回で食べきれる料理
(2) 有機農産物を利用した料理
(3) 多様な食材を使った料理
(4) 食材費が安価な料理

▶正解へのアプローチ◀

問171

Aさんの妊娠前の体格は、BMI 21.1 kg/m²と普通であり、必要エネルギー量を考えると、55 kg × 30 kcal/kg/体重/日 + 50 kcal（妊娠初期付加量）= 1,700 kcalほどである。また「妊娠前からはじめる妊産婦のための食生活指針」では、妊娠初期は主食や副菜、主菜に対しての付加量は設定されていない。よって、Aさんは通常の成人女性の食事量が摂れていればほとんど問題ないと考えられる。

問172

妊娠中期では、妊娠初期に比べて付加エネルギー量が + 250 kcalと200 kcal増加するため、その不足分を補うようなアドバイスが必要となる。

問173

未婚、一人暮らし、接客業、年収180万円というAさんの状況を考慮すると、簡単にできる料理だけでなく、安価に作れるという点も考慮する必要がある。

▶選択肢考察◀

問171

○(1)、×(2)、(3)、(4)　表の食事内容を「妊産婦のための食事バランスガイド」に当てはめると、主食は4SV、副菜は5SV、主菜は5SVで、摂取エネルギー約1,600 kcalと概算できる（**P 754：33回－181、182：▶要　点◀** 参照）。主食は少し足りていないが、エネルギーはほぼ足りており体重も増加がみられるため、大きな問題はないと考えられる。むしろ細かい所まで指摘することで不安を増長させてしまうため、否定的な発言は控えるようにするべきである。

問172

×(1)　葉酸の摂取も重要であるが、特に重要なのは妊娠前や初期の摂取であり、妊娠中期のAさんに優先すべきアドバイスとはいえない。

×(2)　果物の摂取が全くないため、果物の摂取を勧めるのもよいが、果物だけで付加量の200 kcal分を補うのは難しい。

○(3)　妊娠中期では、エネルギー付加量が200 kcal増加するため、増加分を補うためにも朝食で摂っていない主食を摂るように勧めることを優先すべきである。

×(4)　夜の間食をやめさせると、摂取エネルギー量が減少するため、夜の間食をやめさせる必要はない。

問173

×(1)　Aさんは働いており、なかなか調理に時間が取れる状況ではないと考えられるため、調理の手間を省けるよう、むしろ1回の調理で複数回食べられるような料理を提案するべきである。

×(2)、(3)、○(4)　Aさんの現状から、簡単にできるだけでなく、なるべく安価にできる料理の方が適しているといえる。有機農産物や多様な食材を使った料理は、費用がかかるため適切ではない。

▶正　解◀　**問171　(1)**
問172　(3)
問173　(4)

33回－181、182
次の文を読み「181」、「182」に答えよ。

K産科クリニックに勤務する管理栄養士である。医師の指示のもと、妊婦の栄養カウンセリングを担当している。

妊婦は、30歳、妊娠28週目、初産婦。フルタイムの仕事（座位中心）をしている。

身長160cm、体重49.0kg（妊娠前45.0kg）、血圧132/80mmHg、空腹時血液検査値は、ヘモグロビン11.6g/dL、血糖88mg/dL、LDL-コレステロール120mg/dL、HDL-コレステロール60mg/dL、トリグリセリド100mg/dL。喫煙習慣なし。飲酒習慣なし。

前日の1日の食事内容を聞き取った（表）。平日はほぼこれに近い食事をしているという。

表　1日の食事内容

朝食（7時、家）	昼食（12時半、職場）	間食（16時、職場）	夕食（20時、家）
トースト（8枚切り1枚） スライスチーズ（1枚） ヨーグルト（1個） りんご（100g） カフェオレ（1杯）	豚しゃぶのパスタサラダ（1人前） 野菜サラダ（1人前） 飲むヨーグルト（1本）	ミルクティー（1杯） クッキー（2枚）	ごはん（軽く1杯100g） 納豆（1パック） ポテトコロッケ（1個） ゆで卵入野菜サラダ（1人前）

※夕食のポテトコロッケとゆで卵入野菜サラダはスーパーマーケットの惣菜

181 聞き取った内容を基に、栄養カウンセリングで、取り上げるべき重要課題である。**最も適切な**のはどれか。1つ選べ。

(1) 主食の摂取量を増やすこと。
(2) カルシウムの摂取量を増やすこと。
(3) 果物の摂取量を増やすこと。
(4) 野菜の摂取量を増やすこと。

182 妊婦は、自分の食生活について、特に課題はないと言う。栄養カウンセリングで、最初に行う内容である。**最も適切な**のはどれか。1つ選べ。

(1) 料理をすることのメリットとデメリットをあげてもらい、デメリットを減らすアドバイスをする。
(2) 食事調査の結果を、妊産婦の食事バランスガイドに照らして説明し、どのように思ったか意見を聞く。
(3) 夫に家事を手伝ってもらうなど、ソーシャルサポートの活用を話し合う。
(4) 特にアドバイスはせず、困ったことがあれば、問い合わせてもらうよう、連絡先を渡す。

▶正解へのアプローチ◀

問181

患者の食事内容を「妊産婦のための食事バランスガイド」を使って評価するために、SV数をカウントすると、以下の通りになる。

	料理名	料理区分	SV数
朝食	トースト(8枚切1枚)	主食	1SV
	スライスチーズ(1枚)	牛乳・乳製品	1SV
	ヨーグルト(1個)	牛乳・乳製品	1SV
	りんご(100g)	果物	2SV
	カフェオレ(1杯)	菓子・嗜好飲料	–
昼食	豚しゃぶのパスタサラダ	主食 副菜 主菜	1SV 1SV 1SV
	野菜サラダ(1人前)	副菜	1SV
	飲むヨーグルト(1本)	牛乳・乳製品	1SV
間食	ミルクティー(1杯)	菓子・嗜好飲料	–
	クッキー(2枚)	菓子・嗜好飲料	–
夕食	ごはん(軽く1杯100g)	主食	1SV
	納豆(1パック)	主菜	1SV
	ポテトコロッケ(1個)	副菜	2SV
	ゆで卵入野菜サラダ(1人前)	副菜 主菜	1SV 1SV

上記を料理区分別にまとめ、「妊産婦のための食事バランスガイド」の基準と比較すると、以下の通りとなる。なお、患者は妊娠中期と考え、付加量を設定する。

料理区分	患者のSV	基準(付加量込み)
主食	3SV	5〜7SV
副菜	5SV	6〜7SV
主菜	3SV	4〜6SV
牛乳・乳製品	3SV	2SV
果物	2SV	3SV

上記より、主食が大幅に少ないと評価できる。妊娠中期以降は適切な体重増加を目指す必要があり、体重増加のためにも主食摂取量を増やす必要がある。

問182

患者の食事内容より、料理の品数や野菜の摂取機会が多く、バランスを意識した食事をしていると考えられる。しかしながら、実際には「妊産婦のための食事バランスガイド」と比較すると、不足している料理区分があり、中でも主食が不足しているという評価ができる。

さらに、自身の食事について特に課題はないと発言していることから、食事摂取量が少ないという自覚がない。

そこで、この評価を患者に伝える際には、「妊産婦のための食事バランスガイド」と比較して自身の食事摂取量が少ないことを自覚してもらう必要がある。

▶選択肢考察◀

問181

○(1) 食事内容より、主食の摂取量を増やすことが優先される。
×(2) 牛乳・乳製品の摂取量は、基準よりも多い。
×(3) 果物の摂取量は不足しているが、主食の摂取量を増やすことが優先される。
×(4) 野菜の摂取量は不足しているが、主食の摂取量を増やすことが優先される。

問 182

×(1)　料理をすることが食事摂取量の増加につながるとは考えにくい。

◯(2)　▶正解へのアプローチ◀ 参照。

×(3)　食事内容より、患者の食事摂取量が少ない理由が家事の負担が大きいことであるという判断はできない。

×(4)　食事内容より、主食の摂取量を増やすというアドバイスは必要である。

▶正　解◀　問 181　(1)
　　　　　　問 182　(2)

▶要　点◀

妊産婦のための食事バランスガイド

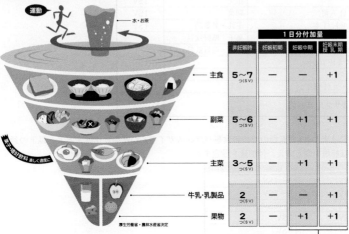

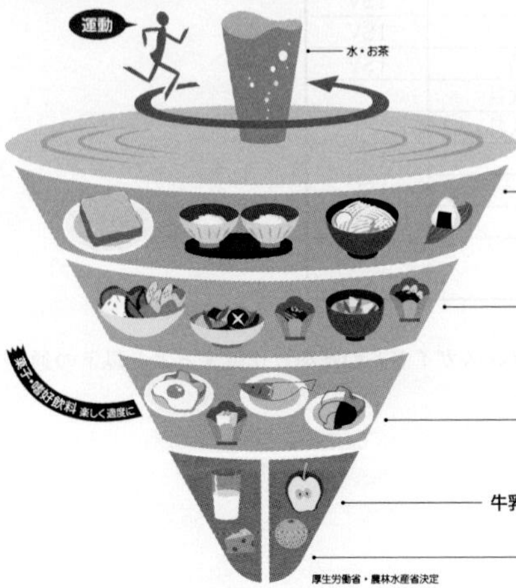

	非妊娠時	1日分付加量 妊娠初期	1日分付加量 妊娠中期	1日分付加量 妊娠末期 授乳期
主食	5〜7 つ(SV)	—	—	+1
副菜	5〜6 つ(SV)	—	+1	+1
主菜	3〜5 つ(SV)	—	+1	+1
牛乳・乳製品	2 つ(SV)	—	—	+1
果物	2 つ(SV)	—	+1	+1

非妊娠時、妊娠初期の１日分を基本とし、妊娠中期、妊娠末期・授乳期の方はそれぞれの枠内の付加量を補うことが必要です。

37回－171、172、173 NEW

次の文を読み「171」、「172」、「173」に答えよ。

K産科・小児科クリニックの管理栄養士である。相談者は、1歳1か月の女児とその母親。女児は、第一子、在胎40週、出生時体重は2,850g。1か月健診、4か月健診、いずれも成長・発達は順調で、同クリニックで1歳児健診を受けることとなった。1歳児健診の問診票に、1日3回離乳食を食べているが、子どもの気になる様子として、「偏食」、「肉や魚を食べない」と記載されていた。1歳児健診の身長73cm、体重9.0kg、歯は上下合わせて前歯4本が生えていた。

171 健診当日に個別相談を行った。女児は、棒状にした飯を手に持って口に入れ、顎を左右に動かして噛む動きがみられた。口の中の様子を見ると、飯粒を潰せないまま飲み込んでいた。女児の離乳の段階である。**最も適切な**のはどれか。1つ選べ。

(1) 離乳初期
(2) 離乳中期
(3) 離乳後期
(4) 離乳完了期

172 個別相談の際、母親は、「市販の鮭フレークを混ぜたごはんは食べるので、鮭は好きかもしれないと思ったのですが、一口大の焼き鮭は食べられませんでした。」と話した。母親が続けて話した女児の焼き鮭の食べ方である。**最も適切な**のはどれか。1つ選べ。

(1) 口に入れることを嫌がります。
(2) 口に入れるとすぐに吐き出します。
(3) 噛み潰さずに飲み込もうとして、おえっとして吐き出します。
(4) 口の中で、もぐもぐしたままでいます。

173 母親から、「肉や魚をあまり食べないので、その分、母乳を減らさずにあげています。どのようにしたら、肉や魚を食べるようになりますか。」と質問された。管理栄養士の応答である。**最も適切な**のはどれか。1つ選べ。

(1) 授乳回数を減らしてお腹が空けば、肉や魚も食べるかもしれませんね。
(2) 肉や魚を食べなくても、卵や豆腐、牛乳でたんぱく質を摂れていれば問題ないですよ。
(3) 前歯は生えているので、硬いものを食べて、噛む練習をしてみましょう。
(4) 肉や魚は、軟らかくして、ほぐしたら食べられるかもしれません。

▶正解へのアプローチ◀

問171

離乳の進め方については頻出であるため、「授乳・離乳の支援ガイド」で示されている各時期の特徴や定義を理解した上で、食べ方の目安、調理形態、食品の種類など確認しておくこと（P388：34回－91：▶要　点◀参照）。また、フォローアップミルク・牛乳・はちみつの使用、手づかみ食べについても確認すること。

問 172

離乳後期（生後9～11か月頃）になると、1日3回食となり、食材を歯ぐきで潰すことができるようになる。主食である米の形態が軟飯・ご飯、食材の種類や量も増えてくるが、その様子は個々に様々である。食べられるものが増えるが、食事に関しては経験不足のため、食べたり食べなかったりという食べムラがみられる状況になる。

問 173

離乳後期は、上記でも述べたように「食べムラ」がみられるようになるため、焦らず個々のペースに合わせ、形態や固さ、盛り付けなど調理工程においても工夫をして、離乳食を進めていく必要がある。

◗選択肢考察◖

問 171

×(1) 離乳初期（生後5～6か月頃）は、1日1回1さじずつ、なめらかにすりつぶした状態のものを与える。つぶしがゆから始め、野菜→豆腐→白身魚→卵黄（固ゆで）の順に、徐々に食品の種類・量を増やしていく。

×(2) 離乳中期（生後7～8か月頃）は、1日2回食、生活のリズムをつけていく時期。食材をつぶしたり、刻んだりして、舌でつぶせる固さのものを与える。調理においてもとろみをつけたりして工夫し、食べやすくする。

◯(3) 離乳後期（生後9～11か月頃）は、1日3回、歯ぐきでつぶせる固さのものを与える。舌を左右に動かし歯ぐきに食材をのせ、歯ぐきでつぶすことができるようになる。自分で食べたいという気持ちが高まり、棒状にした飯を手に持って口に入れる手づかみ食べが始まる時期である。食べられるものが増えるが、食べムラが出てくる時期でもある。

×(4) 離乳完了（生後12～18か月頃）は、1日3回、歯ぐきで噛める固さのものを与える。この時期は前歯4本が生えそろう（**P 387：34回－90：◗要　点◖参照**）。大人と同じものが食べられるようになり、必要な栄養素を食事からとることができる。手づかみ食べも積極的になり、自分で食べる食事へと移行してくる。

問 172

×(1) 離乳後期は自分で食べたいという意欲が高まる時期である。フレークから一口大の焼き鮭に大きさが変化しただけなので、口に入れることは嫌がらない。

×(2) 食材の大きさや固さ、食感の変化はあるが、鮭フレークを混ぜたごはんは食べるので、すぐに吐き出しはしない。

×(3) 離乳後期の時期であるが、一口大の焼き鮭を十分に潰すことが出来ず、その形状や大きさでは飲み込むことができない。

◯(4) 一口大の焼き鮭を十分に潰すことができず、飲み込まずに口の中でモグモグしている状態でいる。

問 173

×(1) 母乳は飲みたいだけ与えてよいので、減らす必要はない。管理栄養士の発言としては適切でない。

×(2) 肉や魚を食べなくても問題ないというのは、管理栄養士の発言としては適切でない。

×(3) 前歯で硬いものを食べて噛む練習というのは、管理栄養士の発言としては適切でない。硬いものを噛む練習は、離乳完了期（生後12～18か月頃）に萌出する乳臼歯を使う。

◯(4) 現在市販の鮭フレークは食べているため、肉や魚も軟らかくほぐしたフレーク状にすれば、食べることができる。

◗正　解◖ **問 171　(3)**
問 172　(4)
問 173　(4)

36回－174、175、176
次の文を読み「174」、「175」、「176」に答えよ。

K保育園に勤務する管理栄養士である。
保育園児は、2歳10か月、女児。0歳9か月のときに、小児クリニックで大豆アレルギーと診断された。2歳0か月のとき、自宅でアナフィラキシーを起こし、救急搬送されたことがある。
医師が記載した「保育所におけるアレルギー疾患生活管理指導表」をもとに、大豆・大豆製品を完全除去した給食を提供している。エピペン®を保育園に預けている。
身長90cm、体重13kg、成長の遅滞はみられない。父、母、兄（5歳）と暮らしている。

174 保育園で提供しているおやつである。女児のおやつとして、最も適当なのはどれか。1つ選べ。
(1) ドーナツ
原材料：バター、卵、砂糖、おからパウダー、小麦粉、植物油
(2) マカロニきな粉
原材料：マカロニパスタ、きな粉、砂糖、食塩
(3) プリン
原材料：豆乳、砂糖、寒天パウダー、バニラエッセンス
(4) クッキー
原材料：小麦粉、バター、砂糖、食塩、イースト
(5) せんべい
原材料：うるち米、植物油脂、食塩、もち米粉、調味料（アミノ酸等）、植物レシチン（一部に大豆を含む）

175 毎月1回行われる女児の保護者との献立確認の席で、女児が最近、兄の食べる市販のチョコレート菓子を口にしていることを保護者が相談した。「湿疹も出ています。ダメと注意すると、もっと食べたがって、どうしたらよいか困っています。」と訴えた。これに対する管理栄養士の発言である。**最も適切な**のはどれか。1つ選べ。
(1) チョコレート菓子が湿疹の原因ですね。お兄ちゃんが食べるのをやめさせましょう。
(2) お兄ちゃんが食べているのを見たら、食べたくなりますよね。お菓子の原材料表示を確認してみてください。
(3) お話も上手になってきたので、保育園で、お子さんに食物アレルギーについて話してみます。
(4) ご家庭でのおやつについては、保育園ではお答えできません。

176 翌月の保護者との献立確認時に、その後の状況を把握するための質問内容である。**最も適切な**のはどれか。1つ選べ。
(1) 兄は、チョコレート菓子を食べなくなったか。
(2) 大豆が含まれる菓子を家に置かなくなったか。
(3) 女児が、「ダメ」の注意を聞き入れるようになったか。
(4) 女児の湿疹はよくなったか。

▶正解へのアプローチ◀

問 174

大豆アレルギーをもつ女児の症例である。過去にアナフィラキシーを起こしたことがあるため、保育園では大豆・大豆製品を完全除去とする。大豆製品として、豆乳、おから、きな粉などがあり、これらが含まれない給食を提供する。

問 175

まだ2歳10か月の幼児であるため、自分が大豆アレルギーであり、それを食べることでどのような症状が出るかを理解させることは困難である。また、5歳の兄に女児の前でチョコレート菓子を食べるのをやめさせることも難しい。

まずは、管理栄養士として共感的理解を示す言葉かけを母親に行い、購入の段階で菓子に含まれる原材料表示の確認をお願いすることが望ましい。

問 176

前回の相談時に、菓子に含まれる原材料表示の確認をお願いした結果も踏まえ、女児のアレルギーの原因物質である大豆が含まれている菓子を家に置かないようにすることで、アレルギー症状を出さない環境をつくることが最も望ましいと考えられる。

▶選択肢考察◀

問 174

×(1) ドーナツの原材料に、おからパウダーが含まれているため提供しない。
×(2) マカロニきな粉の原材料に、きな粉が含まれているため提供しない。
×(3) プリンの原材料に、豆乳が含まれているため提供しない。
◯(4) クッキーの原材料に、大豆や大豆製品は含まれていないため、女児のおやつとして提供できる。
×(5) せんべいの原材料の植物レシチンに「一部に大豆を含む」とあるため、提供しない。

問 175

×(1)、◯(2) ▶正解へのアプローチ◀ 参照。
×(3) 話が上手になってきたという理由で、2歳10か月の幼児に食物アレルギーについて話し、理解させることは難しく、適切ではない。
×(4) 困って相談をしに来ている母親に対し、突き離すような対応であり、管理栄養士の発言としては適切ではない。

問 176

×(1) 5歳の兄にチョコレート菓子を食べることをやめさせるのは難しく、適切ではない。
◯(2) ▶正解へのアプローチ◀ 参照。
×(3) 大豆アレルギーについて理解をすることが難しい2歳10か月の女児に、「ダメ」の注意を聞き入れさせることは、適切ではない。
×(4) 女児の湿疹の状況を確認することも大切であるが、アレルギー症状が出ない環境をつくることが現状で適した対策のため、この質問は適切ではない。

▶正　解◀ 問 174 (4)
問 175 (2)
問 176 (2)

34回－187、188、189

次の文を読み「187」、「188」、「189」に答えよ。

Ｋ市保健センターの管理栄養士である。
相談者は、Ｋ市在住の35歳、女性。第１子妊娠中である。

187 プレママ・パパ教室の際に、「姉の子どもが卵アレルギーだったので、自分の子どもも心配です。今後、私や子どもの食事で気を付けることは何ですか。」と相談を受けて助言した内容である。**最も適切な**のはどれか。１つ選べ。
(1) 妊娠中の今から、あなた自身の卵の摂取を控えましょう。
(2) 出生後に母乳を与える際には、あなた自身の卵の摂取を控えましょう。
(3) 離乳食を開始する時期を遅らせましょう。
(4) 初めて卵を与える際には、よく加熱した卵黄にしましょう。

188 ７か月乳児健康診査の際に、「卵を初めて与えてしばらくしたら、湿疹がひどくなって心配です」との相談を受けた。最初にすべきこととして助言した内容である。**最も適切な**のはどれか。１つ選べ。
(1) 離乳食を一時中止してください。
(2) 卵を原料とした食品を全て除去してください。
(3) 湿疹の治療を含めて、医師に相談してください。
(4) 卵白特異的IgE抗体の検査を受けてください。

189 児が３歳になって、保育所に預けることが決まった。医師からは卵アレルギーの診断がなされている。この児を受け入れることが決まった民間保育所から、給食での対応をできる限り行いたいということで、Ｋ市保健センターに相談があった。助言内容として、**誤っている**のはどれか。１つ選べ。
(1) 家庭でこれまで摂取したことのある食品の種類を把握し、記録してください。
(2) 給食対応の単純化のために、完全除去を基本としてください。
(3) 調理室でアレルゲンの混入が起こりにくい献立にしてください。
(4) 除去食を開始した場合には、在園中は見直しの必要はありません。
(5) 月別の献立表に使用食品について記載し、家族に配布してください。

正解へのアプローチ

問187

食物アレルギーへの対応については理解しておく必要がある。特に「授乳・離乳の支援ガイド（2019年改定版）」に示されている内容を確認しておくこと。

問188

「授乳・離乳の支援ガイド（2019年改定版）」には、「離乳を進めるに当たり、食物アレルギーが疑われる症状がみられた場合、自己判断で対応せずに、必ず医師の診断に基づいて進めることが必要である。なお、食物アレルギーの診断がされている子どもについては、必要な栄養素等を過不足なく摂取できるよう、具体的な離乳食の提案が必要である。子どもに湿疹がある場合や既に食物アレルギーの診断がされている場合、または離乳開始後に発症した場合は、基本的には原因食物以外の摂取を遅らせる必要はないが、自己判断で対応することで状態が悪化する可能性も想定されるため、必ず医師の指示に基づいて行うよう情報提供を行うこと。」と記載してある。

問 189

食物アレルギーへの対応は保育所、学校など各施設でガイドライン等が示されている。保育所においては厚生労働省の「保育所におけるアレルギー対応ガイドライン（2019 年改訂版）」を参考にするとよい。

選択肢考察

問 187

×(1)、(2) 「授乳・離乳の支援ガイド（2019 年改定版）」には、妊娠および授乳中の母親が、「子どものアレルギー疾患予防のために、母親の食事は特定の食品を極端に避けたり、過剰に摂取する必要はない。バランスのよい食事が重要である。」と記載されていることからも、適切とはいえない。

×(3) 「授乳・離乳の支援ガイド（2019 年改定版）」には、「離乳の開始や特定の食物の摂取開始を遅らせても、食物アレルギーの予防効果があるという科学的根拠はない」と記載されていることから、適切とはいえない。

○(4) 「授乳・離乳の支援ガイド（2019 年改定版）」には、卵は卵黄の固ゆでから始め、卵黄から全卵へ進めていくように記載されている。これは、卵のアレルゲン性によるものである。卵のアレルゲン性は、卵黄より卵白が高く、加熱したものより生ものの方が高いという特徴がある。

問 188

×(1)、(2) 「授乳・離乳の支援ガイド（2019 年改定版）」にあるように、まずは医師の診断に基づいて対応することが必要である。

○(3) 医師への相談は、最初にすべきこととして適切である。

×(4) アレルゲンの特定よりも、まず医師に相談することが必要である。

問 189

○(1) 「保育所におけるアレルギー対応ガイドライン（2019 年改訂版）」には、「家庭で食べたことのない食物は、基本的に保育所では提供しない」と記載されている。

○(2) 「保育所におけるアレルギー対応ガイドライン（2019 年改訂版）」には、「保育所の食物アレルギー対応における原因食品の除去は、完全除去を行うことが基本」と記載されている。

○(3) 「保育所におけるアレルギー対応ガイドライン（2019 年改訂版）」では、安全を最優先した献立の作成や調理作業工程・環境の構築を重要としており、除去を意識した献立とするように記載されている。

×(4) 「保育所におけるアレルギー対応ガイドライン（2019 年改訂版）」に、「成長とともに治癒することが多いことから、除去については、定期的な見直しが必要」と記載されている。

○(5) 「保育所におけるアレルギー対応ガイドライン（2019 年改訂版）」では、アレルギー対応をする上で保護者との連携が重要としている。そのことから、保護者への給食での使用食品の連絡は重要となる。

正　解 問 187 **(4)**
問 188 **(3)**
問 189 **(4)**

33回－183、184、185

次の文を読み「183」、「184」、「185」に答えよ。

K市の市立保育園に勤務する管理栄養士である。保育園に通う女児A子（9か月）の母親への栄養の指導を行っている。

母親から、A子が家庭で離乳食をあまり食べないので心配との相談を受けた。

A子は、身長72.5cm、体重8.7kg。精神・運動機能の発達は良好である。

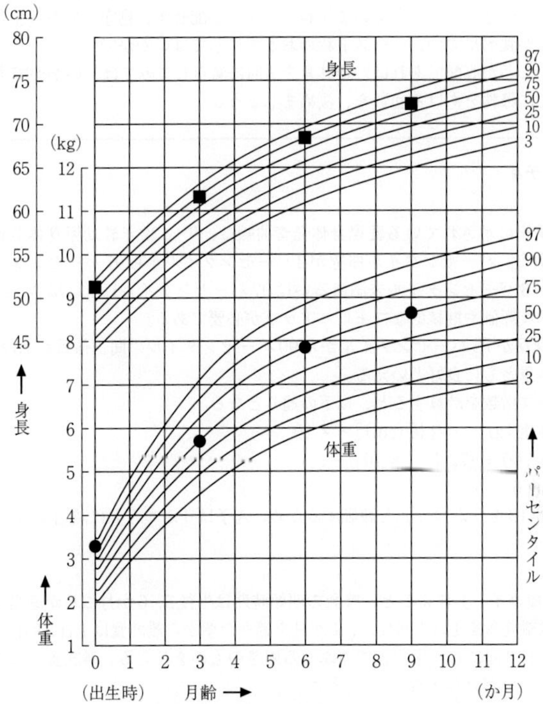

図　乳児身体発育曲線（女子）

183 A子の出生時からの身長と体重の変化を乳児身体発育曲線に示した（図）。A子の栄養アセスメントの結果である。**最も適切な**のはどれか。1つ選べ。

(1) 体重は標準的な発育曲線であるが、低身長である。

(2) 身長は標準的な発育曲線であるが、低体重である。

(3) 身長、体重ともに離乳食開始後の発育不良が懸念される。

(4) 身長、体重ともに標準的な成長状態である。

184 離乳食の与え方について、母親にたずねた。現在、離乳食は歯ぐきでつぶせる固さで1日3回与えており、母乳は欲しがるときに飲ませているという。この内容に対する栄養アセスメントである。**最も適切な**のはどれか。1つ選べ。
(1) 月齢に応じた離乳食の与え方である。
(2) 月齢に応じた離乳食の調理形態として、不適切である。
(3) 月齢に応じた離乳食の回数として、多すぎる。
(4) 母乳を与え過ぎている。

185 栄養アセスメントの結果を踏まえた管理栄養士の発言である。**最も適切な**のはどれか。1つ選べ。
(1) 月齢どおりの与え方ができていますね。あまり心配せず、見守ってあげましょう。
(2) お子さんが食べやすい、ペースト状のおかずにしてはいかがですか。
(3) 食べないことが心配であれば、離乳食を2回に減らしてみては、いかがですか。
(4) お子さんに母乳をあげる回数を、決めましょう。

正解へのアプローチ

問183

現在、母子健康手帳に示されている乳児身体発育曲線は、平成22年乳幼児身体発育調査結果に基づき作成されたものである。パーセンタイル曲線が3パーセンタイルから97パーセンタイルの間で示されており、身体発育値が3パーセンタイル未満あるいは97パーセンタイル以上の場合、病的な意味をもつ可能性があり、総合的な評価や継続的なフォローアップが必要である。

対象のA子は、身長が75パーセンタイルから90パーセンタイルの間、体重が75パーセンタイル付近に位置し、身長・体重ともに良好といえる。

また、A子のカウプ指数を計算すると、以下の通りとなる。

- カウプ指数：体重(g) ÷ [身長(cm)]^2 × 10
　= 8,700 ÷ (72.5)^2 × 10
　≒ 16.6

カウプ指数は15～19を「ふつう」と評価するため、A子は「ふつう」に該当する。

問184

「授乳・離乳の支援ガイド」によると、離乳の開始時期は生後5、6か月ごろが適当とされている。離乳開始後ほぼ1か月は離乳食を1日1回与え、1か月を過ぎた頃から離乳食は1日2回にしていく。生後9か月頃から離乳食は1日3回にし、歯ぐきでつぶせる固さのものを与える。離乳食とは別に、母乳や育児や育児用ミルクは飲みたいだけ与える。

離乳食の与え方に関する質問に対しての母親への回答は、離乳の支援のポイントに示されている離乳食回数、固さ、母乳を与えるタイミングと合うため、離乳食の対応は適切であることを母親に伝える必要がある。

問185

母親は、「A子が家庭で離乳食をあまり食べないので心配」と言っているが、乳児身体発育曲線に基づく身長・体重の評価、カウプ指数による評価に問題はなく、さらに、離乳食の与え方は適切であることから、心配の必要がないことを伝え、母親を安心させる必要がある。

選択肢考察

問183

×(1)、(2)、(3)
○(4) 乳児身体発育曲線に基づく身長・体重の評価、カウプ指数による評価はいずれも問題ない。

問 184

○(1)　離乳食回数、固さ、母乳を与えるタイミングは、いずれも月齢（9か月）に合っている。

×(2)、(3)、(4)

問 185

○(1)　母親は、A子が離乳食をあまり食べないと感じ、A子の成長に不安を抱いているが、離乳食の与え方やA子の成長に問題がないことを伝えて安心させる必要がある。

×(2)、(3)、(4)

正　解　**問 183　(4)**
問 184　(1)
問 185　(1)

35回－185、186、187

次の文を読み「185」、「186」、「187」に答えよ。

K大学クリニックに勤務している管理栄養士である。

患者は、21歳、女性。大学入学と同時に一人暮らしを始めた。中学生の時からダイエットを始め、大学入学後、おかずには野菜だけを食べる生活を続けている。最近、運動時に息切れするようになり、クリニックを受診した。また他院にて、舌炎を指摘されている。

BMI 18.5 kg/m^2。血液検査値は、アルブミン 4.2 g/dL、ALT 18 U/L、AST 20 U/L、総ビリルビン 0.8 mg/dL、尿素窒素 16 mg/dL、クレアチニン 0.7 mg/dL、赤血球 234 × 10^4/μL、ヘモグロビン 8.5 g/dL、MCV 112 fL（基準値 79～100 fL）、MCHC 32.4 %（基準値 26.3～34.3 %）。

185 この患者に行った追加の血液検査結果である。**最も適切な**のはどれか。1つ選べ。

(1)　不飽和鉄結合能（UIBC）高値
(2)　エリスロポエチン低値
(3)　ビタミンB_{12}低値
(4)　葉酸低値

186 この患者に認められる症候である。**最も適切な**のはどれか。1つ選べ。

(1)　匙状爪
(2)　たんぱく尿
(3)　血尿
(4)　神経障害

187 本人は、今回の受診の結果をきっかけに、これからは食生活を見直したいと思っている。この患者への初回の栄養食事指導である。**最も適切な**のはどれか。1つ選べ。

(1)　納豆や豆腐などの大豆製品を積極的に食べましょう。
(2)　肉、魚、卵、乳製品を、1食に1品以上食べましょう。
(3)　ほうれん草など、緑黄色野菜を積極的に食べましょう。
(4)　野菜は茹でこぼして食べましょう。

▶正解へのアプローチ◀

問185

血液検査値は、アルブミン、ALTやAST、総ビリルビン、尿素窒素（BUN）、クレアチニン値は基準範囲内である。よって、肝機能や腎機能は低下しておらず、溶血性貧血は起こっていないと考えられる。ただ、赤血球数は半分程度まで減少し、ヘモグロビン値も10g/dL以下に低下しており、MCV（赤血球1個の大きさ）は100fL以上と大球性を示している。MCHC（赤血球1個のヘモグロビンの濃度）は基準範囲内であるため、大球性正色素性貧血を生じていると考えられる。大球性正色素性貧血の原因として、葉酸の欠乏やビタミンB_{12}の欠乏が考えられるが、この患者はおかずを野菜のみとしており、また舌炎がみられることから、動物性食品（特に肝臓など）の摂取量が少なく、ビタミンB_{12}の欠乏による巨赤芽球性貧血と考えられる。

問186

ビタミンB_{12}の欠乏による巨赤芽球性貧血（大球性正色素性貧血）では、汎血球減少（赤血球や血小板、白血球のすべての血球が減少する）、ハンター舌炎、神経障害を伴う。

葉酸欠乏による巨赤芽球性貧血では神経障害はみられない。本患者は野菜を摂取しているため、葉酸の欠乏は生じていないと考えられる。

問187

本人は、今回の受診の結果をきっかけに、食生活を見直したいと意欲を持っており、初回の栄養食事指導としては、欠乏しているビタミンB_{12}を含む動物性食品を摂取することを勧める。

▶選択肢考察◀

問185

×(1) 不飽和鉄結合能（UIBC）が高値となるのは、鉄欠乏性貧血の場合である。鉄欠乏性貧血は、小球性低色素性貧血であるため、MCVやMCHCが基準範囲内より低値になるはずである。大球性正色素性貧血では、UIBCは高値にならない。

×(2) エリスロポエチンが低値となるのは、腎性貧血の場合で正球性正色素性貧血である。腎機能の低下によりエリスロポエチンが低値となり、赤血球の産生が減少する。ただし、産生される赤血球数は少ないが、大きさやヘモグロビン濃度は正常となるため、MCVは基準範囲内になるはずである。

◯(3) ビタミンB_{12}は、植物には含まれないため、野菜だけを食べていると不足するおそれがある。よって、血液検査で低値を呈する。ビタミンB_{12}の欠乏により巨赤芽球性貧血を生じ、大球性正色素性貧血となる。ハンター舌炎も生じる。

×(4) 野菜は摂取しており、葉酸が欠乏するとは思われないため、結果が低値にはならない。

問186

×(1) 匙状爪（スプーンネイル）は、鉄欠乏性貧血でみられる。ビタミンB_{12}欠乏では認められない。

×(2) たんぱく尿は、腎機能障害や高血圧などでみられる。本患者は、腎機能は低下していないため、たんぱく尿は認められない。

×(3) 血尿は腎機能障害や高血圧、尿路の損傷、尿路感染などでみられる。本患者では認められない。

◯(4) ビタミンB_{12}欠乏による巨赤芽球性貧血では、神経障害を伴う（▶正解へのアプローチ◀参照）。

問187

×(1) 納豆や豆腐などの大豆製品は、たんぱく質やイソフラボンが含まれており、女性が摂取することは好ましいが、初回の指導には適していない。

○(2) 肉、魚、卵、乳製品には、ビタミンB_{12}が含まれており、積極的な摂取を勧める。

×(3) ほうれん草などの緑黄色野菜には、β-カロテン、ビタミンC、鉄が多く含まれており、摂取する方がよいが、初回の指導には適していない。

×(4) 野菜を茹でこぼすと、水溶性ビタミンが溶出してしまうが、そもそも野菜にはビタミンB_{12}が含まれていないため、的外れな指導である。

正　解　問185　(3)
問186　(4)
問187　(2)

34回－185、186

次の文を読み「185」、「186」に答えよ。

全国健康保険協会（協会けんぽ）のK県支部に勤務し、中小企業の特定保健指導を担当している管理栄養士である。

被保険者Aさん、55歳、男性。昨年の特定健康診査で腹囲とトリグリセリドが基準を超え、動機づけ支援の対象となり、特定保健指導を受けた。半年後の評価時には行動目標が達成され、体重と腹囲の減少がみられた。

今年の特定健康診査結果は、身長170cm、体重70kg、BMI24.2kg/m^2、腹囲88cm、トリグリセリド165mg/dL。飲酒歴有、喫煙歴無、服薬治療無で、再び動機づけ支援の対象となった。

185 特定保健指導の初回面接における、管理栄養士の発言である。**最も適切な**のはどれか。１つ選べ。

(1) 昨年頑張って改善したのに、また保健指導の対象になりましたね。
(2) 今年の健診結果について、どのように思われますか。
(3) 昨年の指導内容と行動目標を覚えていますか。
(4) 昨年はうまく改善できたのですから、今年も頑張ってください。

186 初回面接の話し合いで、週２日休肝日をつくる、腹八分にする、今より10分多く歩く、という３つの行動目標を決めた。半年後の評価では、身体活動の目標は実行できていたが、「食事とお酒は仕事上の付き合いが多く、今の立場では無理」と訴えた。体重は変化していなかった。Aさんへの助言である。**最も適切な**のはどれか。１つ選べ。

(1) どんなに仕事が忙しくても、あなた自身の健康のためですよ。
(2) 昨年はできたのですから、今から気持ちを切り替えて、頑張ってください。
(3) 今回の目標は難しかったようですから、別の目標を自分で立ててください。
(4) 歩くことは続けて、来年も健診を必ず受けてください。

正解へのアプローチ

問185

特定保健指導の動機付け支援は、原則１回の支援であり、初回面接のみの対応となる。初回面接では目標設定を行うが、目標設定する上でまずは対象者の行動変容ステージを把握する必要がある。その際、最低でも対象者が「無関心期」か「関心期以上」かを把握できる質問をする。

問186

Aさんは、昨年の特定健康診査で動機付け支援の対象となり、今年の特定健康診査でも昨年同様、腹囲とトリグリセリドが基準以上で動機付け支援の対象となった。

Aさんは、初回面接で飲酒、食事、身体活動に関する行動目標を設定したが、半年後の評価時に実行できていたのは身体活動に関する目標だけであった。昨年は行動目標を達成しているため、昨年よりはモチベーションが低下している可能性があるが、実行できた目標があるため、Aさんの行動変容ステージは実行期と考える。

評価時の対応は、今後、どのようにしていきたいか確認し、取組がうまく進まない場合、状態の改善が見られない場合、悪化が想定される場面についての対応策を提示することと、次年度にも継続して健診を受診するよう勧めることである。

選択肢考察

問185

×(1)　この発言は嫌味であり、対象者のモチベーションを低下させる。

○(2)　対象者の現在の行動変容ステージが把握できる質問である。

×(3)　この質問は説教のようであり、対象者のモチベーションを低下させる可能性がある。

×(4)　昨年は、評価までの半年間では改善できたが、その後継続できなかったため、継続できなかった現状を踏まえたアドバイスが適切である。そのために、まずは行動変容ステージの把握をする。

問186

×(1)、(2)　Aさんは、今の立場では食事と飲酒に関する行動目標は実行できないと話しており、Aさんの現状を考慮する必要がある。

×(3)　新たな目標を設定するのは、来年も特定保健指導の対象になった場合である。また、目標はAさんと管理栄養士で話し合いながら決定するのが望ましい。

○(4)　実行できている行動目標の継続と、来年の健診の受診を勧めているため、適切な助言である。

正　解　問185　(2)
問186　(4)

37回－185、186 NEW

次の文を読み「185」、「186」に答えよ。

K保育園に勤務する管理栄養士である。園内で食事を作り提供している。3～5歳児の昼食で、野菜の残菜が目立った。そこで、園として食育を実施することにした。

185 野菜を残さず食べることを目的とした、3～5歳児向けの食育の内容である。**最も適切な**のはどれか。1つ選べ。

(1) 3色食品群の紙芝居を用いて、栄養を学ぶ。
(2) 実物の野菜を使って、1日に必要な野菜量を学ぶ。
(3) 食品カードを用いて、旬の野菜を知る。
(4) 園内の敷地で野菜を育てて、感謝の気持ちを育む。

186 保護者向けの食育だよりを発行することにした。子どもの野菜を食べるセルフ・エフィカシーを高める方法として、保護者に行ってほしい内容である。最も適当なのはどれか。1つ選べ。

(1) 野菜が入っているか分からないようにして、料理を提供すること
(2) 野菜の常備菜をいつも冷蔵庫に置いておくこと
(3) 野菜を食べることによる健康のメリットを伝えること
(4) 野菜を残すと作ってくれた農家の人が悲しむと伝えること
(5) 子どもの前で保護者がおいしそうに野菜を食べること

正解へのアプローチ

問185

「保育所保育指針」では、食育の推進のために食育の環境の整備を重視している。その中では、「子どもが自らの感覚や体験を通して、自然の恵みとしての食材や食の循環・環境への意識、調理する人への感謝の気持ちが育つように、子どもと調理員等との関わりや、調理室など食に関わる保育環境に配慮すること」としており、様々な食材に触れる機会を計画的に保育に取り入れていくことが重要であるとしている。

その例として、以下を挙げている。

①野菜などの栽培や収穫を通して、食べ物が土や雨、太陽の光などによって育つことに気付いていくことや、毎日運ばれてくる野菜や果物、肉や魚などの食材を日々の生活の中で目にしたり、触れたりする機会などを通して、子どもは自らの感覚で食材や食の環境を意識するようになる。

②育てた食材で調理活動を行うことや調理過程の一部を手伝うこと等の体験を通して、調理室における調理の様子をうかがい知ったり、調理員等と一緒に食べたりする経験などを通じて、食材や調理する人への感謝の気持ち、生命を大切にする気持ちなどが育まれていく。

実際に、野菜嫌いをなくすための取組として、菜園での野菜の栽培・収穫を取り入れる事例は多い。

問186

子どもが野菜嫌いである原因として、保護者の野菜嫌いの影響が考えられる。保護者が野菜嫌いであれば、日々の食事に野菜を使用する機会が減り、子どもが野菜を食べる機会は減る。結果として、保育所給食で野菜が出ても食べられないということにつながるということは想像できる。

食育の推進のためには、保育所だけでなく、家庭と連携して食育を進めていくことが大切である。保育所での子どもの食事の様子や、食育に関する取組とその意味などを保護者に伝えることは、家庭での食育の関心を高めていくことにつながり、さらに、家庭からの食に関する相談に対応できる体制を整え、助言や支援を行うことが重要である。

選択肢考察

問185

×(1)、(2)、(3)　いずれも、野菜に関する知識の向上を目指した取組であるが、知識の提供だけでは子どもの野菜嫌いの克服は難しいといえる。

○(4)　野菜などの栽培や収穫は、結果として食材や調理する人への感謝の気持ちが育まれる可能性が高い。

問186

×(1)　野菜を食べたことにはなるが、自身の意思ではないため、セルフ・エフィカシーが高まる可能性は低い。

×(2)　冷蔵庫に常に野菜があっても、野菜が嫌いであれば食べない。

×(3)　野菜を食べることのメリットを子どもが理解することは難しい。

×(4)　生産者への感謝の気持ちを育まれる可能性があるが、野菜を食べたいという意欲の向上には繋がりにくく、セルフ・エフィカシーが高まる可能性は低い。

○(5)　保護者がおいしそうに野菜を食べることは、代理的体験であり、セルフ・エフィカシーが高まる要因といえる。

正　解　問185　(**4**)
問186　(**5**)

36回－188、189、190
次の文を読み「188」、「189」、「190」に答えよ。

K小学校に勤務する栄養教諭である。児童の望ましい食習慣の形成を目的に、3年計画で、「朝食を毎日食べる子どもの割合の増加」を目標とした食育に取り組んでいる。評価の対象は、計画期間の3年間を通して在籍する1年生から4年生までの600人である。

188「朝食を毎日食べる子どもの割合の増加」の達成に向けて、設定した目標である（表）。表のa～cに入る目標の種類として、最も適当なのはどれか。1つ選べ。

	a	b	c
(1)	学習目標	学習目標	行動目標
(2)	学習目標	行動目標	環境目標
(3)	学習目標	学習目標	環境目標
(4)	学習目標	学習目標	学習目標
(5)	行動目標	行動目標	学習目標

表　食育の目標、取組内容および評価

目標の種類	目標	取組内容	目標値（%）	実績値（%） 開始時	1年目終了時	2年目終了時
（行動目標）	朝食を毎日食べる子どもの割合の増加	—	100	92	98	98
（ a ）	朝食の役割を理解している子どもの割合の増加	全クラスで、年1回、「朝食の役割」についての授業を行う。	100	88	98	99
（ b ）	簡単な朝食を作ることができる子どもの割合の増加	夏休み明けに、朝食メニューコンクールを実施する。	90	82	85	90
（ c ）	朝食摂取の大切さを理解している保護者の割合の増加	月1回、朝食をテーマとした食育だよりを全保護者に向け発行する。	100	95	98	98

K小学校評価対象児童600人

189 表に示す目標「朝食摂取の大切さを理解している保護者の割合の増加」の取組内容の経過評価である。目標達成のために重要な評価指標として、**最も適切な**のはどれか。1つ選べ。
(1) 食育だよりの発行部数
(2) 食育だよりの発行にかかった費用
(3) 食育だよりを読んだ保護者の割合
(4) 保護者の朝食欠食の割合

190 2年間同じ取組を実施した。2年目が終了し、3年目の取組内容を検討している。「朝食を毎日食べる子どもの割合の増加」の目標達成に向けて3年目に取り組むべき内容である。**最も適切な**のはどれか。1つ選べ。

(1) 朝食欠食の子どもとその保護者を対象に、個別的な相談指導を実施する。
(2) 食育の授業回数を、全クラスで年1回から年4回に増やす。
(3) 希望者を対象に、夏休みに子ども料理教室を開催する。
(4) 簡単朝食メニューのレシピを冊子にして、全児童に配布する。

▶正解へのアプローチ◀

問188

aは、知識に関する目標であり、学習目標に該当する。
bは、技術に関する目標であり、学習目標に該当する。
cは、家庭環境に関する目標であり、環境目標に該当する。
栄養教育の目標の種類については、**P453：37回－107：▶要　点◀**を確認すること。

問189

栄養教育プログラムにおける経過評価は、プログラムの実施状況に関する評価である（**P461：37回－109：▶要　点◀**参照）。

問190

「朝食を毎日食べる子どもの割合の増加」の目標達成率は、2年目終了時に98％であった。したがって、未達成はわずか2％であり、2％に対する個別対応で目標達成を目指す。

▶選択肢考察◀

問188

×(1)、(2)、(4)、(5)
○(3) ▶正解へのアプローチ◀参照。

問189

×(1) 食育だよりを計画通りの部数で発行できたかについての評価であるが、「朝食摂取の大切さを理解している保護者の割合の増加」という目標の達成には重要な評価項目とはいえない。
×(2) 食育だよりを予算内で発行できたかについての評価であるが、「朝食摂取の大切さを理解している保護者の割合の増加」という目標の達成には重要な評価項目とはいえない。
○(3) 保護者が朝食摂取の大切さを理解するためには、必要な情報提供と保護者が情報収集し理解することであり、「朝食摂取の大切さを理解している保護者の割合の増加」という目標の達成には重要な評価項目である。
×(4) 本プログラムでは、「朝食摂取の大切さ」について保護者の理解を高めることを目標としており、理解が高まった保護者自身が実際に朝食を摂取するようになるのは、影響評価の評価指標といえる。

問190

○(1) ▶正解へのアプローチ◀参照。
×(2)、(3)、(4) いずれも全体に対するアプローチであり、「朝食を毎日食べる子どもの割合の増加」の目標達成率が98％の現状、優先順位が低い取組である。

▶正　解◀ **問188　(3)**
問189　(3)
問190　(1)

37回－189、190、191 NEW

次の文を読み「189」、「190」、「191」に答えよ。

K社健康保険組合の管理栄養士である。社内の健康診断後、メタボリックシンドロームの予防を目的としたグループカウンセリングを呼びかけたところ、5人の男性社員が集まった。5人とも、通院、服薬なし。

189 自己紹介の後、グループカウンセリングの参加のきっかけを聞いた。表は5人の発言の一部である。この発言から行動変容の準備性を把握した。最も適当なのはどれか。1つ選べ。

(1) 行動変容ステージは、5人とも同じである。
(2) 無関心期（前熟考期）は、4人である。
(3) 準備期は、3人である。
(4) 実行期は、2人である。
(5) 維持期は、1人である。

表　参加者の年齢、BMI、喫煙状況、参加のきっかけ

氏名	年齢（歳）	BMI（kg/m^2）	喫煙状況	参加のきっかけ
A	36	27.7	非喫煙	どこも悪くないので、痩せる必要はないと思っていますが、上司から参加するよう言われ参加しました。
B	29	29.5	非喫煙	上司に勧められて参加しました。若い頃からずっとこの体型です。
C	32	25.7	非喫煙	昨年も参加しました。おかげで、3kg痩せました。もう少し頑張ろうと思い、今年も参加しました。
D	28	24.8	喫煙	もともと痩せ型です。最近体重が増え、血圧も高くなり、参加しました。減量した経験はありません。
E	37	26.3	非喫煙	結婚して体重が10kg増え、妻が心配するので参加しました。痩せたいと思っていますが、自信がありません。

190 参加者全員の行動変容と、その継続を促すグループカウンセリングの進め方である。優先される進め方として、**最も適切な**のはどれか。1つ選べ。

(1) AさんとBさんに、今の体型で良いと考えている理由を話してもらう。
(2) Cさんに、減量に取り組んだ工夫と、減量して良かったことを話してもらう。
(3) Dさんに、喫煙歴と禁煙の意思について話してもらう。
(4) Eさんに、結婚した年齢と、結婚後の生活習慣を話してもらう。

191 Aさんは、毎日間食として、ポテトチップス1袋（60g、325kcal）を食べていた。グループカウンセリングを受けて、Aさんは、間食について当面2週間、取り組む行動目標を設定した。達成できたかどうかを、毎日セルフモニタリングする目標として、**最も適切な**のはどれか。1つ選べ。

(1) ポテトチップスを食べないよう心がける。
(2) ポテトチップスを食べない。
(3) ポテトチップスは、1日小袋（30g）1つまでにする。
(4) ポテトチップスは、1日200kcalまでにする。

▶正解へのアプローチ◀

問 189

グループカウンセリングに参加した5名の行動変容ステージの判断は、**P 420：33回－100：▶要　点◀**を参照すること。

Aさんは、行動変容する気が全くないため、無関心期である。

Bさんは、自身の体型に対する関心がないため、無関心期である。

Cさんは、昨年から体重減少に取り組み、さらなる体重減少を目指して参加しているため、維持期である。

Dさんは、自身の体重増加や血圧上昇に関心があるため、関心期である。

Eさんは、痩せたいという意欲があるため、関心期または準備期である。

問 190

グループカウンセリングでは、1人または複数のカウンセラーに対し、食生活など共通の問題を持つ複数のクライアント集団を対象とし、集団の持つ相互作用などの特性や機能を活用して、個人の問題を解決に導く。そのために、他のクライアントと互いに観察し合いながら、悩みを分かち合い、情報を交換し、自己理解を深め、行動変容に対する自己効力感を高めることを目指す。

自己効力感は、①自己の成功体験、②代理的体験、③言語的説得、④情動的喚起などにより高まる。

本設問では、維持期であるCさんの成功体験が他者にとって代理的体験となれば、グループ全体の自己効力感が高まることが期待できる。

問 191

Aさんは無関心期であり、行動目標を設定する際は、スモールステップ法を活用し、実行可能性のある目標を設定する。

スモールステップ法とは、最初から高い目標を掲げるのではなく、目標を細分化し、小さな目標を達成する体験を積み重ねながら、最終目標に近づいていく方法であり、小さな目標でも達成すれば成功体験が得られ、自己効力感が高まることが期待できる。

▶選択肢考察◀

問 189

×(1)　行動変容ステージは、5人とも同じではない。
×(2)　無関心期（前熟考期）は、AさんとBさんの2人である。
×(3)　準備期は、Eさんが該当すれば1人である。
×(4)　実行期は、いない。
○(5)　維持期は、Cさんのみ1人である。

問 190

×(1)　無関心期であるAさんとBさんには、先にCさんの成功体験を聞いてから今の体型で良いと考えている理由を話してもらうと、チェンジトークを引き出しやすくなる。
○(2)　維持期であるCさんに、減量に取り組んだ工夫と、減量して良かったことを話してもらうと、他者にとって代理的体験となり、自己効力感が高まることが期待できる。
×(3)　喫煙者はDさんだけであり、Dさんの喫煙歴と禁煙の意思は他者の自己効力感には影響しない。
×(4)　Eさんの結婚した年齢は、他者のメタボリックシンドロームの予防とは全く関係のない話である。

問 191

×(1) 「ポテトチップスを食べないよう心がける。」という目標は、食べてもよいという解釈もでき、無関心期のAさんには適さない目標である。

×(2) 「ポテトチップスを食べない。」という目標は、無関心期のAさんにはハードルが高い。

◯(3) 「ポテトチップスは、1日小袋(30g) 1つまでにする。」という目標は、毎日ポテトチップスが食べられるため、取り組みやすい目標である。

×(4) 「ポテトチップスは、1日200kcalまでにする。」という目標では、食べたポテトチップスのエネルギーの計算が必要であり、セルフモニタリングは困難である。

正 解 問189 (5)
問190 (2)
問191 (3)

36回ー191、192、193

次の文を読み「191」、「192」、「193」に答えよ。

K社に勤務する管理栄養士である。これまでも、特定健康診査・特定保健指導を実施していたが、社員の脳・心血管疾患の罹患率は高い状態が続き、改善がみられない。そこで、健康保険組合と協議して、実施内容を見直すことになった。

191 特定健康診査の結果の一部である(表)。この結果から、健康管理の一環として、40歳以上の社員の保健指導の内容を見直した。その内容に関する記述である。**最も適切な**のはどれか。1つ選べ。

(1) 積極的支援期間の延長
(2) 動機付け支援回数の増加
(3) 情報提供内容の充実
(4) 非肥満のリスク保有者に対する保健指導の実施

表 保健指導判定値による
リスクありの者および喫煙者の割合

リスク評価項目	割合(%)
腹囲	20
BMI	15
血圧	40
脂質	10
血糖	20
喫煙	40

特定健康診査受診者500人(K社社員)

192 これまで保健指導を呼びかけても反応しなかった無関心層をターゲットとし、保健指導の利用を促すチラシを作成した。ナッジを活用したチラシとして、**最も適切な**のはどれか。１つ選べ。

(1)
昨年は、わが社の
保健指導対象者の
2人に1人
が保健指導を受けました。

(2)
わが社の昨年の
保健指導実施率は
50%でした。
目標の70%に
達していません。

(3)
保健指導を受けないと、
脳・心血管
疾患
のリスクが高まります。

(4)
保健指導を受けると、こんな
いいこと
があります。
・生活習慣改善のヒントを
お伝えします。
・管理栄養士による個別の
食事診断が受けられます。

193 特定健康診査受診者の70％が社員食堂を利用していたことから、社員食堂のメニューを見直すことにした。見直す内容として、**最も適切な**のはどれか。１つ選べ。
(1) メニューに無料で果物を付ける。
(2) メニューの食塩相当量を減らす。
(3) 低糖質のメニューを増やす。
(4) 野菜の小鉢を増やし、野菜から食べることを推奨する。

正解へのアプローチ

問 191

保険者は、特定健康診査の結果より、保健指導レベルを「積極的支援」「動機付け支援」「情報提供」と階層化し、「積極的支援」「動機付け支援」に階層化された者に対し、特定保健指導を実施する。また、特定健康診査受診者全員に対し、情報提供を実施する。

K社では、社員の脳・心血管疾患の罹患率は高い状態が続き、改善がみられないため、保健指導の内容を見直すこととした。特定保健指導対象者には積極的な介入を行えるが、特定保健指導非対象者には情報提供までとなる。一方、表より、腹囲、BMIがリスクありの者の割合に対し、血圧がリスクありの者（血圧リスク者）の割合が高く、血圧リスク者の割合と同程度に喫煙者がいることがわかる。つまり、社員の脳・心血管疾患の罹患率が高い理由として、「喫煙率の高さ」が考えられる。

ただし、血圧リスク者や喫煙者でも腹囲、BMIが基準範囲内であれば、特定保健指導の対象にはならない。したがって、特定保健指導非対象者への保健指導は、制度上「情報提供」までとなり、適切な情報提供が必要となる。

一方、厚生労働省は、「特定健康診査・特定保健指導の円滑な実施に向けた手引き（第3.2版）」の中で、保険者は、特定保健指導以外の保健指導の実施は義務付けられていないが、保険者の判断で自由に保健指導を行うことは可能であるとしており、特定健康診査の結果及び服薬歴、喫煙習慣の状況、運動習慣の状況、食習慣の状況、休養習慣の状況その他の生活習慣の状況に関する調査の結果（特定健康診査の質問票の結果）、健診結果からは特定保健指導の対象者に該当しなくとも、加入者の健康の保持増進のために必要があると認める時は加入者に対し、適切な保健指導を行うよう努めるとしている。

そこで、非肥満の高血圧リスク者や喫煙者に対して個別的に保健指導を実施することで、K社社員の脳・心血管疾患の罹患率の低下が期待できる。ただし、これは特定健康診査・特定保健指導の制度外の対応であり、保険者が十分な予算を持つことが条件となる。

問192

ナッジとは、無理やりでなく、人々が自然に望ましい行動をとるように仕向ける方法のことである。ナッジを活用し、自ずと健康的な行動をとるようなきっかけを作ることで、健康に対して無関心な人々も健康的な習慣を送ることができる。

厚生労働省は、特定健康診査や市町村の健康増進事業（がん検診などの各種検診）の受診率向上のためのナッジ理論の活用を推奨しており、厚生労働省ホームページで自治体の活用事例を紹介している。

その中で、高知県高知市の特定健康診査の受診勧奨メッセージにより受診率が向上したという事例を紹介しており、実際に紹介されたメッセージの事例の一つに以下がある。

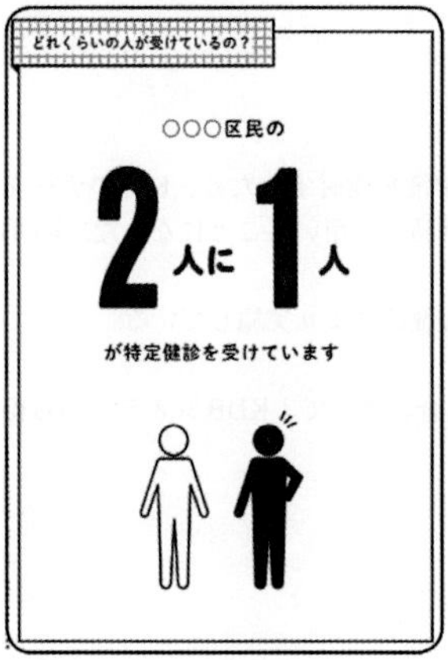

どれくらいの人が受けているの？
○○○区民の
2人に1人
が特定健診を受けています

したがって、本設問の正解は、(1)となる。

問193

特定健康診査受診者の多くが減塩に取り組むためには、効果的な対策が必要となるが、情報提供のような知識の普及は効果的とはいえない。そこで、受診者の70％が利用する社員食堂でメニューの食塩相当量を全体的に減らすことで、受診者の多くは食塩摂取量が減少することになる。

選択肢考察

問191

×(1)、(2)　いずれも特定保健指導の対象者に限定した対応である。

×(3)　情報提供は、特定健康診査受診者全員が対象となるが、情報提供のみでは効果が低い。

◯(4)　正解へのアプローチ 参照。

問 192
◯(1) ▶正解へのアプローチ◀ 参照。
×(2)、(3)、(4)

問 193
×(1) 果物摂取によりカリウム摂取量が増えるが、エネルギー摂取量も増える。
◯(2) ▶正解へのアプローチ◀ 参照。
×(3) 低糖質のメニューを増やしても、食塩摂取量への影響はない。また、メニューを増やしても、受診者全員が低糖質メニューを選ぶとは限らない。
×(4) 野菜の小鉢を増やすことで野菜摂取量が増えれば、カリウム摂取量と食物繊維摂取量が増えるが、受診者全員が小鉢を選ぶとは限らない。また、「野菜から食べる」という食べる順番の推奨は、効果が低い。

▶正　解◀ 問 191 (4)
問 192 (1)
問 193 (2)

34 回－195、196、197
次の文を読み「195」、「196」、「197」に答えよ。

K町健康増進課に勤める管理栄養士である。
K町は、脳血管疾患の標準化死亡比（SMR）が 147.5 と高い。対策を検討するため、K町のデータヘルス計画に用いられた国保データベース（KDB）システムの集計結果を用いることになった。KDBには、健診情報、医療情報、介護情報が収載されている。
K町では、国民健康保険被保険者を対象に、特定健康診査を集合健診により実施している。

195 脳血管疾患の予防対策を検討するために、高血圧の有病者割合に加えて、KDB システムから得られる重要な情報である。**最も適切な**のはどれか。1つ選べ。
(1) 特定健康診査受診率
(2) 特定保健指導実施率
(3) 受診勧奨者の医療機関受診率
(4) 要介護認定率

196 KDB システムを用いた検討の結果、50 歳代男性に高血圧の有病者割合が高いことが確認された。これまで一次予防対策としては、減塩に取り組んできたので、今後は、野菜摂取の対策に重点を置くことになった。具体的な対策を検討するため、町の特定健診受診者全員を対象に食事調査を実施し、いつ、どこで、どのように野菜を摂取しているかを把握することになった。食事調査法として、**最も適切な**のはどれか。1つ選べ。
(1) 陰膳法
(2) 食事記録法（秤量法）
(3) 24 時間思い出し法
(4) 半定量食物摂取頻度調査法

197 食事調査の結果、50歳代男性は地元の飲食店利用が多く、外食の場合、野菜料理が少ないことが明らかになった。そこで、野菜摂取量の増加が期待される食環境整備を計画した。**最も適切な**のはどれか。1つ選べ。

(1) 地元のケーブルテレビの協力を得て、野菜摂取に関する広報を行う。
(2) 地元の飲食店の協力を得て、メニュー表に、各メニューの野菜量を表示してもらう。
(3) 地元の飲食店の協力を得て、どの食事にも、野菜ミニ小鉢が付くサービスを行ってもらう。
(4) 地元の生産者団体の協力を得て、「道の駅」で地場産野菜を買うと、地域ポイントがつく仕組みを作る。

正解へのアプローチ

問195

国保データベース（KDB）システムは、国民健康保険団体連合会が保険者の委託を受けて行う各種業務を通じて管理する「特定健診・特定保健指導」「医療（後期高齢者医療含む）」「介護保険」等の情報を活用し、統計情報や「個人の健康に関する情報」を提供し、保険者の効率的かつ効果的な保健事業の実施をサポートすることを目的として構築されたシステムである。

KDBシステムを活用することにより、保険者等は、被保険者ごとの特定健診結果等の分析を行い、ハイリスク者を抽出したうえで、医療レセプトから医療機関への受診状況を確認して、個別保健指導の対象者と指導内容を決定できる。つまり、保険者等は被保険者個人の特定健診受診情報と医療機関受診情報の突合が可能となる。

また、KDBシステムを活用することにより、保険者等は、地区別、市町村別、県別及び全国の集計情報並びに同規模保険者の集計情報により、自らの集団としての特徴を把握して健康課題を明らかにし、それを踏まえた保健事業計画の策定が可能となる。

問196

本設問の実施する食事調査の目的は、「いつ」「どこで」「どのように」野菜を摂取しているかを具体的に把握することであり、面接により具体的に聞き取る24時間食事思い出し法が妥当となる。ただし、全国の町村の傾向では、人口約15,000人であれば国民健康保険加入者のうち特定健康診査対象者は3,000人以上にはなるため、もし自治体の管理栄養士1名が特定健康診査対象者全員に対して24時間食事思い出し法による食事調査を実施すると、終了まで1年近くを要する。

問197

飲食店利用者の野菜摂取量の増加を目的とした食環境整備を計画する際、飲食店の協力が必要となる。さらに、野菜摂取量の増加が期待できる取組は、飲食店を利用することで必然的に野菜が摂取できる方法が得策である。

選択肢考察

問195

×(1)、(2) 特定健康診査受診率および特定保健指導実施率は、いずれも特定健康診査・特定保健指導に関するデータシステムだけで把握できる。
○(3) 受診勧奨者の特定、さらに受診勧奨者の医療機関受診状況は、KDBシステムで得られる突合データにより把握できる。
×(4) 要介護認定率は、介護保険に関するデータシステムだけで把握できる。

問196

×(1)、(2)　陰膳法および食事記録法は、食品の重量しか把握できないため、「いつ」「どこで」「どのように」がわからない。

◯(3)　▶正解へのアプローチ◀参照。

×(4)　食物摂取頻度調査法は、習慣的な食物摂取状況を把握できるが、「いつ」「どこで」「どのように」がわからない。

問197

×(1)　50歳代男性が必ずしもケーブルテレビを視聴するとは限らない。

×(2)　飲食店のメニュー表に野菜量を表示することは、情報提供としては適切であるが、情報提供により必ずしも野菜摂取量が増加するとは限らない。

◯(3)　小鉢サービスは飲食店の負担が増えるため、多くの飲食店の協力を得られるとは考えにくいが、協力が得られれば、飲食店利用者は必然的に野菜摂取量が増加する。

×(4)　「道の駅」で地場産野菜の購入に対するポイント還元は、住民の野菜購入意欲を高める可能性があるが、飲食店利用が多い50歳代男性が「道の駅」で野菜を購入する可能性は低い。

▶正　解◀　問195　(3)
問196　(3)
問197　(3)

35回－188、189、190
次の文を読み「188」、「189」、「190」に答えよ。

K市の保育課に勤務する管理栄養士である。

市内の保育所では、園児の朝食内容に栄養面からみて問題が多いこと、また、朝食を欠食する児の割合も増加しているとの情報提供があった。そこで、K市内の市立保育所に通園する児（1～6歳）の保護者全員を対象に、児と保護者の朝食摂取に関する現状と課題を把握するために、質問紙調査を実施した。

188 図1は、児と保護者の朝食摂取状況に関する質問紙調査の結果である。正しいのはどれか。1つ選べ。

(1) 朝食をほとんど食べない児の割合は、17％である。
(2) 朝食を毎日食べる保護者の割合は、94％である。
(3) 朝食をほとんど食べない保護者の割合は、23％である。
(4) 朝食を毎日食べる児の保護者の94％は、朝食を毎日食べている。
(5) 朝食をほとんど食べない保護者の児の17％は、朝食をほとんど食べない。

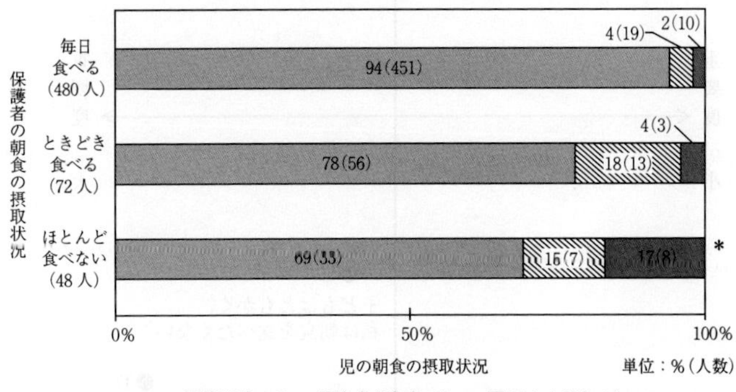

図1　K市立保育所に通園する児と保護者の朝食の摂取状況

＊％は、小数第1位を四捨五入して求めたため、合計は100％とはならない。

189 質問紙調査結果と、これまでの保護者との面談等からの情報を踏まえ、重要度と改善可能性のマトリクスを作成して、朝食摂取に関する課題の優先順位付けを行った（図2）。優先度の高いものとして、**最も適切な**のはどれか。１つ選べ。

(1) A「朝食の大切さがわからない」
(2) B「栄養バランスを考えて朝食を準備するのは大変」
(3) C「子どもはともかく、私は朝食を食べたくない」
(4) D「朝は忙しくて時間がない」

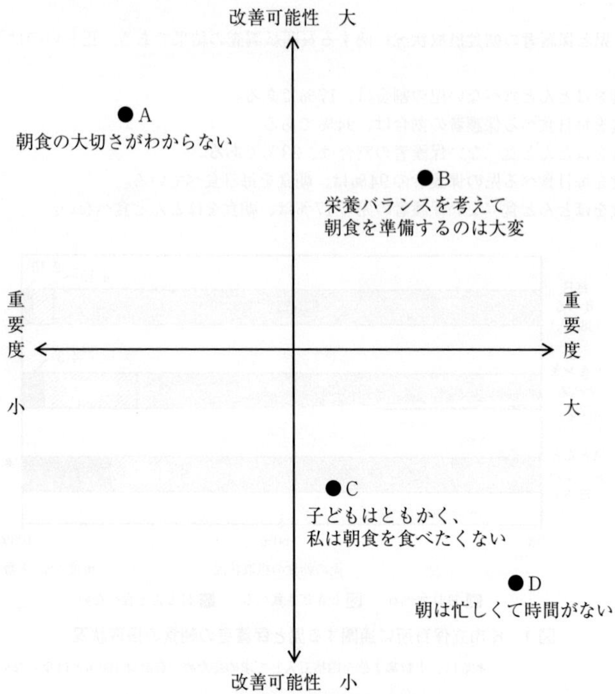

図2　朝食摂取に関する課題

190 課題の優先順位付けを踏まえ、その課題を解決するために、K市の保育課と保育所が連携して行う取組である。**最も適切な**のはどれか。１つ選べ。

(1) 朝食摂取の大切さをテーマに、著名な講師を招いて講演会を行う。
(2) 「朝食を摂るためには、ライフスタイルの見直しから」というメッセージを、SNSで保護者向けに発信する。
(3) 市販品を組み合わせるだけでできる、「栄養バランスがとれるお手軽朝食」というリーフレットを、保護者全員に配布する。
(4) 栄養バランスのよい朝食の作り方を教える調理実習を企画し、参加を呼びかける。

正解へのアプローチ

問 188

図１のような食生活に関するクロス集計（設問間クロス）は、「食育白書」（農林水産省）でも紹介されていることが多く、グラフを読み取る能力が問われている。

なお、図１の調査は、回答した保護者の合計が600人であり、各選択肢の計算に使用する。

問 189

公衆栄養プログラム計画において、課題の重要度と改善可能性のマトリクス（マトリックス）を作成し、課題の優先順位付けをすることがある。なお、この内容については、第31回国家試験でも出題されている。

図２より、優先順位が最も高いのは、重要度と改善可能性がともに大きいBであり、次にC、D、優先順位が低いのはAとなる。

問 190

優先順位が高い課題は「栄養バランスを考えて朝食を準備するのは大変」であるため、手軽にバランスの良い朝食を準備できる方法を提案することで、保護者の負担感の軽減を目指す。

そこで、市販品の活用を提案することは有効である。

選択肢考察

問 188

×(1)　朝食をほとんど食べない児の割合は、(10＋3＋8) ÷ 600 × 100 = 3.5％である。

×(2)　朝食を毎日食べる保護者の割合は、480 ÷ 600 × 100 = 80.0％である。

×(3)　朝食をほとんど食べない保護者の割合は、48 ÷ 600 × 100 = 8.0％である。

×(4)　朝食を毎日食べる児の保護者うち、朝食を毎日食べている保護者の割合は、451 ÷ (451＋56＋33) × 100 ≒ 83.5％である。

○(5)　朝食をほとんど食べない保護者の児のうち、朝食をほとんど食べない児の割合は、8 ÷ 48 × 100 ≒ 16.7％である。

問 189

×(1)　Aは、４つの課題の中では優先順位が低い。

○(2)　Bは、４つの課題の中では優先順位が最も高い。

×(3)、(4)　C、Dは、Bの次に優先順位が高い。ただし、改善可能性が小さいため、新たなプログラムでの実施を検討する必要がある。

問 190

×(1)　課題のうち、「朝食の大切さがわからない」ことよりも「栄養バランスを考えて朝食を準備するのは大変」の方が優先順位は高い。

×(2)　朝食を欠食している理由は、保護者のライフスタイルに問題があるからではなく、準備が大変だからである。

○(3)　市販品を活用した「お手軽朝食」の情報を提供することは、保護者の負担感の軽減につながる。

×(4)　朝食を欠食している理由は、栄養バランスの良い朝食が作れないからではなく、朝に準備することが難しいからである。

正　解　**問 188　(5)**
問 189　(2)
問 190　(3)

34回－190、191、192
次の文を読み「190」、「191」、「192」に答えよ。

K市の健康増進課に勤務する管理栄養士である。
市の教育委員会より、近年、新入学の児童における肥満傾向児の割合が増加していると情報提供があった。そこで、肥満に関連する要因を検討し、対策を講じたいと考えた。

190 小学校で新入学の児童に実施された身体計測の値を用い、肥満傾向児の割合を全国及び県全体と比較したい。そのための指標として、**最も適切な**のはどれか。１つ選べ。

(1) BMI
(2) ローレル指数
(3) 学校保健統計調査方式による肥満度判定
(4) 幼児身長体重曲線計算式による肥満度判定

191 K市における直近10年間の出生時の体格を確認したところ、変化していなかった。このことを踏まえ、幼児の肥満に関連する要因を検討する目的で、質問紙調査を実施する。調査対象として、**最も適切な**のはどれか。１つ選べ。

(1) 無作為抽出した20～30歳代の成人
(2) ３歳児健康診査を受診する児の保護者
(3) 妊産婦教室の参加者
(4) 市が開催する「子育てフェスタ」の参加者

192 質問紙調査の結果から、児と保護者及び家庭の実態が把握できた（表）。この結果を踏まえ、市内保育園の年中・年長児を対象とする、ポピュレーションアプローチのプログラムを計画した。重要度と実現可能性を考慮した場合の優先度の高いプログラムである。**最も適切な**のはどれか。1つ選べ。

表　質問紙調査の結果（肥満度の低い児については除く）

単位%

			肥満度	
			高い	ふつう
		人数	（100名）	（1,150名）
児の食行動	菓子の摂取頻度	日に2回以上	31.0	28.0
		日に1回以下	69.0	72.0
	甘い飲み物の摂取頻度	日に2回以上	54.0	38.0
		日に1回以下	46.0	62.0
	他の児と比べたときの食べる速度	速い	22.0	18.0
		ふつう	28.0	32.0
		遅い	8.0	12.0
		わからない	42.0	38.0
保護者の食行動	菓子の摂取頻度	日に2回以上	30.0	22.0
		日に1回以下	70.0	78.0
	甘い飲み物の摂取頻度	日に2回以上	47.0	24.0
		日に1回以下	53.0	76.0
	他の人と比べたときの食べる速度	速い	45.0	20.0
		ふつう	44.0	60.0
		遅い	11.0	20.0
家庭環境	間食の時間	決めている	51.0	64.0
		決めていない	49.0	36.0
	甘い飲み物の買い置き	あり	74.0	60.0
		なし	26.0	40.0

(1) 保育園の給食時間を長くして、児がよく噛んでゆっくり食べる習慣をつけるようにする。
(2) 菓子の適切な摂り方に関するリーフレットを作成し、全家庭に配布する。
(3) 甘い飲み物に含まれる砂糖量のリーフレットを作成し、全家庭に配布する。
(4) 肥満度の高い児の保護者に対し、家庭における甘い飲み物の買い置きを控えるように説明する。

▶正解へのアプローチ◀

問190

児童生徒の肥満傾向児の割合を調査しているのは、学校保健統計調査である。学校保健統計調査では、肥満傾向児とは、性別・年齢別・身長別標準体重を求め、肥満度が20％以上の者であるとしている。肥満度（％）は、［実測体重（kg）－身長別標準体重（kg）］÷身長別標準体重（kg）×100で求める。

問191

K市では、新入学児童の肥満傾向児の割合が増加しているものの、直近10年間の出生時の体格は変化していない。これは、幼児期の体重増加が影響していると考え、要因を検討する際には保護者に対するアンケートを実施するのが適切である。さらに、アンケートを実施する機会としては、幼児健診受診時が適切である。

問192

幼児期および学童期の肥満には、保護者の食嗜好や家庭の食環境が影響する場合がある。子育て世代である20歳代、30歳代の女性では、適切な食品選択や食品の準備のために必要な知識・技術が「あまりない」と回答するものが多いという調査結果もある。

質問紙調査の結果では、児と保護者がともに肥満度が高い児の群が普通の児の群より顕著に高い項目に注目すると、甘い飲み物の摂取頻度が「日に2回以上」と回答した者の割合が肥満度の高い児の群で顕著に高い。さらに、家庭環境でも甘い飲み物の買い置きが「あり」と回答した者の割合が肥満度の高い児の群で顕著に高い。

そこで、重要度と実現可能性を考慮した場合の優先度の高いプログラムは、家庭における甘い飲み物の摂取を控えるようなプログラムを実施する。

▶選択肢考察◀

問190

×(1)、(2)、(4)

○(3)　▶正解へのアプローチ◀ 参照。

問191

×(1)　無作為抽出した20～30歳代の成人の中には、独身者も含まれる。

○(2)　3歳児健康診査を受診する児の保護者全員を調査対象とすれば、幼児期の体重増加の要因を把握できる。

×(3)　妊産婦教室の参加者の中には初産婦も含まれる。

×(4)　「子育てフェスタ」の参加者は、3歳児健康診査を受診する児の保護者よりも人数が少ない。

問192

×(1)　肥満度の高い児の群の食べる速度が速い者の割合は、普通の児の群よりもわずかに高いが、優先度は高くない。

×(2)　肥満度の高い児の群の菓子の摂取頻度が日に2回以上の割合は、普通の児の群よりもわずかに高いが、優先度は高くない。

○(3)、×(4)　肥満度の高い児の群の甘い飲み物の摂取頻度が日に2回以上の割合は、普通の児の群よりも顕著に高い。さらに、対象の保護者を集めて説明するよりも、リーフレットの全家庭配布のほうが費用が少なく、実現可能性が高い。

▶正　解◀　**問190　(3)**
問191　(2)
問192　(3)

33回－193、194、195

次の文を読み「193」、「194」、「195」に答えよ。

K事業所に勤務する管理栄養士である。来年度から始める体重管理プログラムを検討している。K事業所の従業員は1,000人（男性：300人、平均年齢42歳、女性：700人、平均年齢37歳）であり、近年、高血圧と糖尿病の罹患者が増加している。表1はK事業所の従業員の今年度のBMIの分布である。なお、K事業所の来年度のプログラム実施の予算は100万円である。

表1　K事業所の今年度の男女別BMIの分布

	全体（1,000人）	男性（300人）	女性（700人）
やせ（18.5kg/m^{2}未満）	155（15.5%）	15（5.0%）	140（20.0%）
普通（18.5～25.0kg/m^{2}未満）	640（64.0%）	150（50.0%）	490（70.0%）
肥満（25.0kg/m^{2}以上）	205（20.5%）	135（45.0%）	70（10.0%）

193 K事業所が掲げる、来年度の健康づくりの結果目標である。**最も適切な**のはどれか。1つ選べ。

(1) 男性の肥満（25.0kg/m^{2}以上）の割合を減らす。
(2) 女性のやせ（18.5kg/m^{2}未満）の割合を減らす。
(3) 男女とも肥満（25.0kg/m^{2}以上）の割合を減らす。
(4) 男女ともやせ（18.5kg/m^{2}未満）の割合を減らす。

194 K事業所と同系列のA事業所とB事業所が先行して体重管理プログラムを実施していた。A事業所は集団学習の教室（プログラム総費用20万円）、B事業所はアプリを活用したプログラム（プログラム総費用100万円）である。表2-1と表2-2は、それぞれの取組前後のBMIの分布である。K事業所は、これら取組のいずれかを来年度実施することにした。どちらを選択するかの理由である。**最も適切な**のはどれか。1つ選べ。

(1) 実施後、参加者の肥満者は0人になっているため、A事業所の取組の方がよい。
(2) プログラム1回20万円でできるので、5回実施できることから、A事業所の取組の方がよい。
(3) アプリを使った取組は、実施者側の負担が少ないため、B事業所の取組の方がよい。
(4) 取組の費用効果が良いため、B事業所の取組の方がよい。

195 来年度に実施するプログラムを選択したK事業所が、そのプログラムを実施する上で、優先すべき注意点である。**最も適切な**のはどれか。1つ選べ。

(1) 参加者を増やすようにする。
(2) 男女の人数割合を同じようにする。
(3) やせを増やさないようにする。
(4) 費用をできるだけ安くするようにする。

表 2-1 体重管理教室実施前後のBMIの分布（A事業所）

	合計（30人）		男性（10人）		女性（20人）	
	事前	事後	事前	事後	事前	事後
やせ（18.5kg/m²未満）	2（6.7%）	3（10.0%）	0（0.0%）	0（0.0%）	2（10.0%）	3（15.0%）
普通（18.5～25.0kg/m²未満）	15（50.0%）	27（90.0%）	0（0.0%）	10（100.0%）	15（75.0%）	17（85.0%）
肥満（25.0kg/m²以上）	13（43.3%）	0（0.0%）	10（100.0%）	0（0.0%）	3（15.0%）	0（0.0%）

A事業所全体1,000人（男性300人、女性700人）、プログラム総費用20万円。

表 2-2 体重管理アプリ利用前後のBMIの分布（B事業所）

	合計（300人）		男性（100人）		女性（200人）	
	事前	事後	事前	事後	事前	事後
やせ（18.5kg/m²未満）	15（5.0%）	20（6.7%）	0（0.0%）	0（0.0%）	15（7.5%）	20（10.0%）
普通（18.5～25.0kg/m²未満）	165（55.0%）	260（86.7%）	10（10.0%）	90（90.0%）	155（77.5%）	170（85.0%）
肥満（25.0kg/m²以上）	120（40.0%）	20（6.7%）	90（90.0%）	10（10.0%）	30（15.0%）	10（5.0%）

B事業所全体1,000人（男性300人、女性700人）、プログラム総費用100万円。

正解へのアプローチ

問193

K事業所が実施を検討しているプログラムは、高血圧や糖尿病などの生活習慣病を予防するための体重管理プログラムであり、当然ながら全従業員が対象となるため、結果目標は男女の肥満の割合を減らすことになる。

問194

A事業所が実施した集団学習の教室と、B事業所が実施したアプリを利用したプログラムについて、それぞれ肥満者1名の肥満を改善するのに要した費用（プログラム総費用÷肥満改善者数）を算出すると、以下の通りとなる。

- A事業所：200,000円÷13人≒15,385円
- B事業所：1,000,000円÷100人＝10,000円

したがって、肥満者1名の肥満を改善するのに要した費用はB事業所のほうが少なく、B事業所の取組のほうが費用対効果が高いといえる。

また、A事業所、B事業所ともに従業員数が1,000人であるものの、A事業所の教室参加者は30人、B事業所のプログラム参加者は300人と、B事業所の取組を実施したほうが多くの参加者が見込まれる。

問 195

B事業所のアプリを活用したプログラムでは、肥満者の減少があるものの、女性のやせの増加もある。プログラムは全従業員を対象とするため、適正体重（普通）の参加者がプログラムの効果により適正体重を下回ってしまう可能性があるため、やせの参加者やBMIが18.5に近い参加者には注意を払う。

▶選択肢考察◀

問 193

×(1) K事業所は、男性の肥満者が多いのが特徴であり、特に男性の肥満者を減らすことに重点を置くべきであるが、女性の肥満者もいるため、男性だけに特化できない。

×(2)、(4) K事業所には、やせの者も存在するが、生活習慣病予防の観点からは肥満者を減らすことを優先するべきである。

○(3) ▶正解へのアプローチ◀ 参照。

問 194

×(1)、(2) A事業所の取組は、B事業所の取組に比べ費用対効果が低い。

×(3) アプリを使った取組は、プログラム総費用が高い。

○(4) ▶正解へのアプローチ◀ 参照。

問 195

×(1) B事業所の取組は、参加者は従業員1,000人中300人であったこと、さらにプログラム費用は参加者の増減で変化しないこと（全参加者が同じアプリをダウンロードするため）から、従業員1,000人のK事業所で実施する際は、参加者が増えるほど費用対効果が高くなることが予想できる。しかしながら、プログラム参加者が増えれば、やせの者も増えると予想されるため、実施の際はやせの者を増やさない対策を優先する。

×(2) K事業所の従業員の男女比は3：7であり、男女比を同じにすると最大600人しかプログラムに参加できないことになる。

○(3) ▶正解へのアプローチ◀ 参照。

×(4) B事業所のプログラム総費用は100万円で、K事業所のプログラム実施予算は100万円であることから、予算内での実施が可能である。

▶正　解◀ **問 193　(3)**
問 194　(4)
問 195　(3)

36回－194、195、196
次の文を読み「194」、「195」、「196」に答えよ。

K県健康増進課の管理栄養士である。
K県では5年ごとに国民健康・栄養調査に準じた方法で、統計的に十分な対象者数を得て、県民健康・栄養調査を11月に実施している。
これまでは1日間の食事記録法による食事調査を行い、県民摂取量の代表値を得て、前回調査からの変化を評価できるように実施してきた。今回の調査目的は、経年比較に加え、日本人の食事摂取基準を用いた摂取状況のアセスメントを行い、施策立案の資料を得ることである。

194 調査目的を達成するための食事調査方法である。**最も適切な**のはどれか。1つ選べ。
(1) 従来と同じ1日間の食事記録法
(2) 不連続の複数日の食事記録法
(3) K県で妥当性が確認された食物摂取頻度調査法
(4) 全国規模のコホート研究で実績のある食物摂取頻度調査法

195 1,000kcal当たりの食塩摂取量について、男女とも等分散の正規分布であることを確認した上で、今回と前回の平均値の差を成人男女別に比較したところ、表のような結果を得た。統計的な有意水準は両側5%とする。評価結果として、最も適当なのはどれか。1つ選べ。
(1) 男女とも、摂取量に有意な変化は見られなかった。
(2) 男女とも、摂取量は有意に減少した。
(3) 男性は、摂取量が有意に減少した。
(4) 女性は、摂取量が有意に減少した。
(5) 男女とも、変化を判断できなかった。

表　K県成人男女における食塩摂取量の経年比較

(g/1,000kcal)

	今回と前回の平均値の差	差の95%信頼区間
男性	－0.32	－0.68 ～ 0.04
女性	－0.22	－0.42～－0.02

196 年代別の検討の結果、40～60歳台男性で食塩を目標量以上摂取している者の割合が、85%と多いことがわかった。40～60歳台男性の食塩摂取量低減に向けて、1年間の食環境整備モデル事業を行うことになった。県内在住従業員が多く、社員食堂の利用率が80%と高い事業所から協力を得た。食塩摂取量の低減が期待できる取組である。**最も適切な**のはどれか。1つ選べ。
(1) 社内ウェブサイトで、栄養成分表示を活用した減塩食品の選び方や使い方を紹介する。
(2) 社員食堂で、調理に使用する調味料の量を少しずつ低減する。
(3) 社員食堂で、食塩量が2.5g未満の食事に「適塩マーク」をつける。
(4) 社員食堂で、県民の健康課題と食塩摂取の現状を伝えるポスターを掲示する。

▶正解へのアプローチ◀

問194

調査目的として経年比較もあげているため、調査方法は前回から変えるべきではない。また、1日間だけの食事調査では、誤差が大きくなる可能性があるため、県民摂取量の代表値を得るためには複数回行うことが望ましいと考えられる。

問195

95％信頼区間とは、母集団における真の平均値が95％の確率で存在する範囲である。本設問では、今回と前回の平均値の差を95％信頼区間で示している。つまり、95％信頼区間が「0」にまたがっていれば有意差はみられない、「0」を下回っていれば有意に減少、「0」を超えていれば有意に上昇していると判断できる。

問196

40～60歳代男性に食塩過剰摂取者が多いことから、この年代の人たちに効果的な取組を選択する。社員食堂の利用率が高く、協力を得られているため、社員食堂を通じて食塩摂取量を低減できるような働きかけを行う方法が、最も効果が期待できると考えられる。

▶選択肢考察◀

問194

×(1)、○(2)　前回調査からの変化を評価できるように実施しているため、変化を正しく比較できるよう従来と同じ食事調査法を用いるべきである。また、「日本人の食事摂取基準」は習慣的な摂取量（およそ1か月）として策定しており、県民の習慣的な摂取量を把握し、「日本人の食事摂取基準」を用いてアセスメントするためには、1日間ではなく不連続の複数日の食事記録を用いた方が誤差が小さく、より正確なデータを得ることができる。

×(3)、(4)　調査方法を変えてしまうと、経年のデータとの差異が生じてしまうため、経年のデータと比較するのであれば、精度が上がる方法であっても変更するべきではない。

問195

×(1)、(2)、(3)

○(4)　男性、女性ともに前回よりも平均値が下がっている。この差が偶然によるものなのか、統計的に意味のあるものなのかを判断するために、95％信頼区間を確認する。男性の場合、95％信頼区間が「0」にまたがっているため、平均値は下がっているが有意な低下とはいえない。女性の場合、95％信頼区間が「0」より下回っているため、有意な低下といえる。よって、今回の結果は、「男性では摂取量に有意な変化は見られなかったが、女性では摂取量が有意に減少した。」という結果が得られる。

問196

×(1)　社内ウェブサイトに情報を紹介しただけでは、閲覧してない人も多いと考えられ、食塩摂取量の低減は余り期待できない。

○(2)　社員食堂の利用率が高いことから、調味料の量を少しずつ低減していけば、結果的に食塩摂取量の低減が期待できる。

×(3)　減塩マークをつけただけでは、健康意識の低い人は選択しないため、食塩摂取量の低減は余り期待できない。

×(4)　ポスターを掲示するだけでは、無関心の人には影響がほとんどないため、食塩摂取量の低減は余り期待できない。

▶正　解◀　**問194　(2)**
問195　(4)
問196　(2)

37回－195、196、197 NEW

次の文を読み「195」、「196」、「197」に答えよ。

K県健康増進課に勤務する管理栄養士である。K県では、国の結果と比較できるように、国民健康・栄養調査と同じ方法で、県民健康・栄養調査を実施することになった。

195 調査員として非常勤の管理栄養士・栄養士を雇用する。調査の精度を高めるために行うべきことである。**最も適切な**のはどれか。１つ選べ。

(1) 栄養指導の実務経験10年以上の者を雇用する。
(2) 業務で食事調査の経験のある者を雇用する。
(3) 調査方法の手技を確認・練習する研修会を行う。
(4) 調査方法のポイントをまとめ、調査員に配布する。

196 食事調査の実施前に、世帯の代表者または世帯で主に調理を行う者に対して、説明会を行う。食事記録を行う際の留意点として説明する内容である。**誤っている**のはどれか。１つ選べ。

(1) 特別な行事などがない、普段の食事の記録をしてください。
(2) 単身赴任など離れて暮らす家族の食事も記録してください。
(3) 家庭外で飲食したものも、記録してください。
(4) 計量できるものは、計量してください。
(5) 計量が難しい場合は、目安量で記録してください。

197 食事記録内容の確認を行ったところ、飯の量が「茶碗１杯」と記録されていた。この場合に重量を推定するための対応である。**最も適切な**のはどれか。１つ選べ。

(1) あらかじめ設定された換算表を用いて推定する。
(2) 調査員の自宅で使用している茶碗の大きさから推定する。
(3) 口頭で、普通盛りか、大盛りかを、対象者に確認して推定する。
(4) フードモデルや実物大食品カードを用いて、対象者に確認して推定する。

正解へのアプローチ

問195

調査員に非常勤の管理栄養士・栄養士を雇用するという点は、国民健康・栄養調査の栄養摂取状況調査に従事する調査員の任命と同じである。

調査員の質を確保するためには、「調査必携」といったマニュアルにより調査方法を構造化、図式化して示すなど、調査の標準化を行う必要がある。同時に、栄養素等摂取状況の調査については、特に専門性を要することから、管理栄養士・栄養士の研修を充実させ、調査の精度を高める必要がある。

問196

国民健康・栄養調査では、栄養摂取状況調査の実施に際して、被調査者の積極的協力を得るため、調査開始前に被調査地区民に対し調査の趣旨を十分説明した上で実施している。県民健康・栄養調査についても、同様の対応が必要である。

そこで、本設問は、国民健康・栄養調査の調査概要に準じて解説する。

なお、国民健康・栄養調査の調査対象外となる者（世帯員）は、以下の通りであり、県民健康・栄養調査でも対象外となると考える。

- 1歳未満（乳児）
- 在宅患者で疾病等の理由により、流動状の食品や薬剤のみを摂取している又は投与されている場合など通常の食事をしない者
- 食生活を共にしていない者
- 世帯に不在の者（単身赴任者、出稼ぎ者、長期出張者（おおむね3か月以上）、遊学中の者、社会福祉施設（介護保険施設含む）の入所者、長期入院者、預けた里子、収監中の者、その他別居中の者）

問197

本調査は、秤量記録法で行われるのが原則であるが、計量が困難な場合などは食品の目安量（ポーションサイズ）を記録することもできる。

国民健康・栄養調査では、栄養摂取状況調査は秤量記録法で行われているが、目安量が記入されていることがあり、調査員が目安量からグラム重量に換算する際は、標準化するために、「食品番号表」の目安量・重量換算表を使用する。

ただし、被調査者が記入する目安量は、対象者によって誤差が生じることは当然想定される。そこで、目安量および摂取量の推定には、フードモデルや食品の写真、食器類を用いるのが適切である。

選択肢考察

問195

×(1)、(2)　栄養素等摂取状況の調査員は、管理栄養士・栄養士であることが望ましいが、栄養指導の実務経験や食事調査の経験を問う必要はない。

○(3)　正解へのアプローチ 参照。

×(4)　調査方法のポイントをまとめたマニュアルを作成し、調査員に配布するだけでなく、マニュアルに基づいた研修会などを実施し、調査の精度を高める必要がある。

問196

○(1)　調査日は、日曜、祝祭日以外で、冠婚葬祭その他特別に食物摂取に変化のある日を避け、被調査世帯においてなるべく普通の摂取状態にある日に実施してもらうようにするため、適切な説明である。

×(2)　単身赴任者は、調査の対象外である。

○(3)　外食や給食についても、そのことを明記した上で食事内容を記録してもらうため、適切な説明である。

○(4)、(5)　食事記録は、秤量記録法を原則とするが、計量が困難な場合には目安量で記録することも可能であり、いずれも適切な説明である。

問197

×(1)　目安量・重量換算表に示されている「茶碗1杯」の重量が、すべての対象者で同じになることはない。

×(2)　調査員の自宅で使用している茶碗の大きさから、目分量で「茶碗1杯」の重量を推定するのは、困難である。

×(3)　普通盛りや大盛りの基準は、対象者によって異なる。

○(4)　正解へのアプローチ 参照。

正　解　**問195　(3)**
問196　(2)
問197　(4)

34回－193、194
次の文を読み「193」、「194」に答えよ。

K県の健康増進課に勤務している管理栄養士である。
K県では5年ごとに国民健康・栄養調査に準じた方法で、K県健康・栄養調査を実施している。今回の調査では、栄養摂取状況調査の精度を高めるため、これまでの1日調査から、1週間のうち3日間の食事調査に変更した。

193 3日間の食事調査に変更することにより、小さくなる調査上の誤差である。**最も適切な**のはどれか。1つ選べ。
(1) 日間変動
(2) 季節間変動
(3) 過小申告
(4) 過大申告

194 3日間の摂取量データから、栄養素摂取量の分布を記述し、県民の食事摂取状況をアセスメントした。3日間調査に変更したことが、その結果に及ぼす影響である。**最も適切な**のはどれか。1つ選べ。
(1) 1日調査に比べ、たんぱく質摂取量の平均値が低くなる。
(2) 1日調査に比べ、たんぱく質摂取量の不足のリスクが高い者の割合が高くなる。
(3) 1日調査に比べ、食塩摂取量の平均値が高くなる。
(4) 1日調査に比べ、食塩摂取量が目標量を超えている者の割合が高くなる。

正解へのアプローチ

問193
食事調査を行う上では、誤差が生じることを想定する。誤差には偶然誤差と系統誤差がある。偶然生じるコントロールできない誤差を偶然誤差といい、測定回数を増やすことでこの誤差は小さくなる。一方、誤差に規則性がみられるのが系統誤差である。系統誤差は誤差に一定の傾向があり、回数やサンプル数を増やしてもなくならない誤差である。

問194
日本人の現在の食生活状況の傾向を知っておく必要がある。現在日本人の食生活状況においては、たんぱく質不足の者の割合は少なく、食塩は目標量を超えている者が多い。調査日数を増やすことで現代の食生活状況に近づくようになる。

選択肢考察

問193
○(1) 日間変動は偶然誤差であり、調査日数を増やすことで誤差は小さくなる。
×(2) 季節変動は系統誤差であり、調査日数を増やしても誤差は小さくならない。
×(3)、(4) 食事調査の多くは自己申告によるので、調査対象者のバイアスがかかりやすい。一般にBMIの大きいものほど過少申告しやすく、BMIの小さいものほど過大申告しやすい。これらは偶然による誤差でなく、意図的に報告されるもので系統誤差に当たる。この誤差を防ぐためには、身体計測などを行い、事前に対象者のBMIを把握しておく必要がある。

問194

×(1)、(3)　調査日数を増やすことで真の平均値の値に近づくことにはなるが、1日調査と比較して平均値が目に見えて変化するかは断定できない。

×(2)　調査日数を増やすと、たんぱく質摂取量の不足のリスクが高くなる者の割合は低くなる。

○(4)　調査日数を増やすと、食塩摂取量の目標量を超えている者の割合は高くなる。

▶正　解◀　**問193　(1)**
　　　　　　問194　(4)

▶要　点◀

調査日別に見た、栄養素摂取量が不足又は過剰している可能性のある者の割合 (%)

(「日本人の食事摂取基準(2020年版)」より)

(50～69歳の男女、各季節に3日間ずつ合計12日間にわたって行われた秤量食事記録調査による)[1]

栄養素	男性 (208人)				女性 (251人)			
	判別に用いた閾値	調査日数			判別に用いた閾値	調査日数		
		1	3	12		1	3[2]	12
たんぱく質 (g/日)	＜50	3.9	1.0	0	＜40	2.4	0	0
脂質 (g/日)	25≦	27.9	22.1	24.9	25≦	39.8	37.8	43.0
食塩 (g/日)	10≦	74.0	86.5	90.9	8≦	82.5	88.4	96.0
葉酸 (μg/日)	＜200	5.8	2.9	0.5	＜200	6.4	3.2	1.2
ビタミンC (mg/日)	＜85	27.9	21.6	19.7	＜85	25.1	17.1	15.1
カルシウム (mg/日)	＜600	48.6	47.1	46.2	＜600	48.2	48.6	45.0
鉄 (mg/日)	＜6	7.2	3.4	1.0	＜5.5	6.0	3.2	2.0

[1] 摂取量分布が正規分布に近くなるように関数変換を行った上で栄養素摂取量が不足又は過剰している可能性のある者の割合を計算した。

[2] 秋に実施した3日間調査による。

33回－196、197、198

次の文を読み「196」、「197」、「198」に答えよ。

K県の健康増進課の管理栄養士である。K県の健康増進計画を検討している。K県の健康課題は、脳血管疾患であり、死亡率は全国平均より高い。食生活の特徴では、野菜摂取量、果物摂取量（中央値）はそれぞれ5SV／日と1SV／日である。これまで、野菜摂取量の目標は5SV／日、果物摂取量の目標は2SV／日と設定してきている。また、食塩摂取量（平均値）は11g／日である。

196 食生活の目標を考えるうえで、脳血管疾患と野菜および果物摂取に関連する前向きコホート研究論文を参考にした。表は野菜および果物摂取による脳血管疾患罹患の相対危険の結果である。この結果の解釈である。正しいのはどれか。1つ選べ。

(1) 野菜は、2SV／日未満の摂取と比較し、2～5SV／日の摂取で、相対危険が有意に低下する。
(2) 野菜は、2SV／日未満の摂取と比較し、5SV／日超の摂取で、相対危険は低下するが、有意ではない。
(3) 果物は、2SV／日未満の摂取と比較し、2～5SV／日の摂取で、相対危険が有意に低下する。
(4) 果物は、2SV／日未満の摂取と比較し、5SV／日超の摂取で、相対危険は低下するが、有意ではない。
(5) 野菜と果物ともに、2SV／日未満の摂取で、相対危険が有意に低下する。

197 研究結果を参考に、K県の現状を踏まえ、野菜と果物の摂取に関する地域住民への推奨内容を考えた。推奨内容として、**最も適切な**のはどれか。1つ選べ。

(1) 野菜は現状維持で、果物を増やす。
(2) 野菜を増やし、果物は現状維持する。
(3) 野菜、果物ともに増やす。
(4) 野菜、果物ともに現状維持する。

198 野菜や果物の摂取に関する推奨を施策化する上で、考慮しなければならない事項である。**最も適切な**のはどれか。1つ選べ。

(1) 野菜の調理法
(2) 食事中の野菜摂取のタイミング
(3) 野菜の種類
(4) 1日の中での果物摂取のタイミング

表　野菜および果物摂取による脳血管疾患罹患の相対危険（95％信頼区間）

		食物摂取頻度調査による群分け		
		＜2SV／日†	2～5SV／日	＞5SV／日
野菜	相対危険 （95％信頼区間）	1.0	0.93 （0.82 - 1.06）	0.81 （0.72 - 0.90）
果物	相対危険 （95％信頼区間）	1.0	0.89 （0.82 - 0.98）	0.72 （0.66 - 0.79）

†基準群

正解へのアプローチ

問196

コホート研究において曝露効果の評価に用いられる指標には、相対危険と寄与危険がある。症例対照研究では、オッズ比が評価の指標（相対危険の近似値）として用いられる。

本設問では、曝露要因を野菜の摂取量と果物の摂取量とし、これらの要因が疾病の発症（脳血管疾患）のリスクとなりうるかを相対危険を用いて評価している。

相対危険の評価は、以下の通りである。

①相対危険＞1：曝露要因が疾病の発生率を高める。
（曝露要因のある人は、疾病にかかりやすい）

②相対危険＜1：曝露要因が疾病の発生率を低下させる（予防）。
（曝露要因のある人は、疾病にかかりにくい）

③相対危険＝1：曝露要因と疾病には関連がない。
（曝露要因と疾病の発生には、関連がない）

また、このような研究を行った場合、データには当然ばらつきがあり、算出された平均値は誤差を伴っている。そのばらつきを95％の範囲（同様の実験を100回行った場合、95回はその区間内に収まる）に示し、その範囲を信頼のおけるデータ、「95％信頼区間」と呼ぶ。

相対危険の95％信頼区間が「1をまたぐ」場合は、「曝露要因と疾病に関連はない」という評価になり、統計的に有意であるとはいえないが、95％信頼区間が「1より大きい」または「1より小さい」場合は「曝露要因が疾病の発生率を高めるまたは発生率を低下させる」ということが統計的に有意であるといえる。

問197

表より、野菜摂取に関しては5SV／日以上の摂取、果物に関しては2SV／日以上の摂取で、脳血管疾患罹患の相対危険が有意に低下している。そのため、脳血管疾患の罹患に関しては、野菜、果物のどちらも摂取量を増やすことで予防効果が期待できるといえる。そこで、住民には、野菜摂取量と果物摂取量のどちらも増やすことを推奨する。

問198

本設問の研究では、脳血管疾患罹患と野菜、果物の摂取量との因果関係について研究を行っている。脳血管疾患の発症と関係の深い項目として血圧が挙げられ、血圧の変化に大きく関与する栄養素としてナトリウムとカリウムがある。高血圧予防のためにはナトリウムの摂取量を減らし、カリウムの摂取量を増加させることが重要である。

選択肢考察

問196

×(1)、(2)　野菜の摂取では、2SV／日未満と比較して、2～5SV／日では相対危険は低下しているが、95％信頼区間が1をまたがっているため、統計的に有意とはいえない。一方、5SV／日以上の摂取では相対危険が低下し、95％信頼区間も1をまたいでいないため、統計的に有意に低下しているといえる。

○(3)、×(4)　果物の摂取では、2SV／日未満と比較して、2～5SV／日では相対危険は低下しており、95％信頼区間も1をまたいでいないため、統計的に有意に低下しているといえる。また、5SV／日以上の摂取でも相対危険が低下し、95％信頼区間も1をまたいでいないため、有意に低下しているといえる。

×(5)　今回は野菜、果物の摂取量別に2SV／日未満、2～5SV／日、5SV／日以上の3つの群分けで比較している。相対危険は2群間での比較のため、2SV／日未満群を基準群として脳血管疾患罹患の相対危険を1.0と設定しているので、野菜、果物の摂取量2SV／日未満の群の相対危険は1.0である。

問 197
×(1)、(2)、(4)
○(3) ◗正解へのアプローチ◖ 参照。

問 198
○(1) 野菜の摂取に関しては、その調理法が大切になる。例えば漬物などで摂取する量を増やすと、ナトリウムの過剰摂取につながり、ゆでるなどの調理を行うとカリウムが溶出してしまう。高血圧予防の観点からみると、単純に野菜の摂取量を増やすだけでなく、調理方法にも注意が必要である。
×(2)、(4) 野菜の摂取や果物の摂取のタイミングに関しては、大きく関わるものとして、食後の血糖値の上昇の変化が考えられるが、今回の設問では脳血管疾患の罹患に注目しているため、最も適切とはいえない。
×(3) 野菜の摂取に関しては、緑黄色野菜や淡色野菜のバランスなどを考慮する必要があるが、設問の脳血管疾患罹患のリスクに関しては、やはりナトリウムとカリウムの摂取量が重要となるため、最も適切とはいえない。

◗正 解◖ 問 196 (3)
問 197 (3)
問 198 (1)

37 回ー 198、199、200 NEW

次の文を読み「198」、「199」、「200」に答えよ。

K市健康増進課の管理栄養士である。K市（5万人）では健康増進計画の一環として、減塩の取組を行ってきた。取組開始時に、食塩摂取量と減塩に対する意識について調査を行っており、減塩に対する意識が高い者の方が食塩摂取量が少なかった。計画は10年計画で、5年目に中間評価を行った。表は過去4年間に行った取組である。

表　K市の4年間の減塩の取組

取組1	市のウェブサイトにおける減塩料理のレシピの掲載 計80レシピ掲載
取組2	減塩に関する市民公開講座の開催 年1回　200人参加
取組3	減塩料理の調理実習の開催 平日年4回　20人/回参加

198 取組開始時と中間評価時に、それぞれ市民1,000人ずつを無作為抽出し、横断調査を実施した（図1、2）。調査方法は同一である。市民の食塩摂取量の変化に関する記述である。最も適当なのはどれか。1つ選べ。

(1) 集団全体の食塩摂取量の平均値は下がったが、中央値は変わらなかった。
(2) 集団全体の食塩摂取量の平均値及びヒストグラム上の最頻値は下がった。
(3) 集団全体の食塩摂取量の分布のばらつきは大きくなったが、範囲（レンジ）は狭まった。
(4) 第1四分位点未満の者の食塩摂取量は下がったが、第3四分位点以上の者の食塩摂取量は上がった。
(5) 第1四分位点未満の者の人数は減ったが、第3四分位点以上の者の人数は増えた。

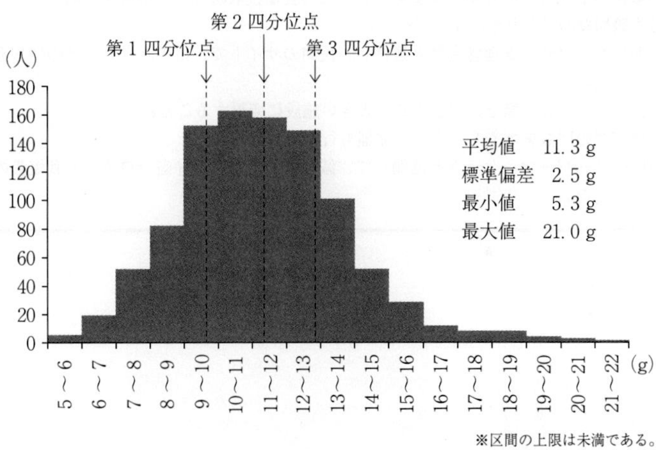

図1　取組開始時の食塩摂取量の分布（1,000人対象）

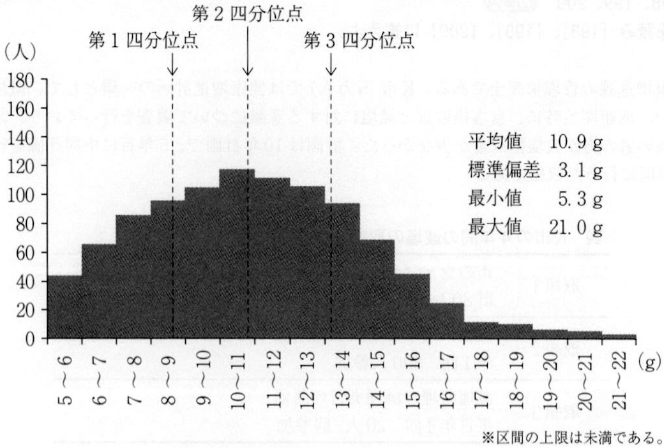

図2　中間評価時の食塩摂取量の分布（1,000人対象）

199 図1から図2に至った食塩摂取量の変化の理由について、表の4年間の取組から考察した。**最も適切な**のはどれか。1つ選べ。

(1)　減塩レシピを、市のウェブサイトで掲載したため
(2)　減塩に対する意識の高い人向けの取組になっていたため
(3)　参加者人数が限られていたため
(4)　実施頻度が少なかったため

200 食塩摂取量の変化とその考察を踏まえて、市民の食塩摂取状況の課題解決に向けて、取組を見直した。**最も適切な**のはどれか。1つ選べ。

(1)　民間のレシピサイト運営会社と連携し、民間のサイトで、市の減塩レシピの情報発信を行うことにした。
(2)　市民公開講座の会場を、収容人数が大きい施設に変更することにした。
(3)　調理実習の回数を増やし、土日の開催も行うことにした。
(4)　市内のスーパーマーケットと協働して、減塩をうたわず、弁当や惣菜中の食塩量の低減を行うことにした。

正解へのアプローチ

問198

図中の第1四分位点は25パーセンタイル値、第2四分位点は50パーセンタイル値（中央値）、第3四分位点は75パーセンタイル値のことである。

問199

調査開始時（図1）から中間評価時（図2）の食塩摂取量の変化の特徴は、第1四分位点（25パーセンタイル値）が減少、第3四分位点（75パーセンタイル値）が増加している。これは、4年間のプログラムにより、もともと食塩摂取量が少ない人はより摂取量が少なくなり、食塩摂取量が多い人はより摂取量が多くなったと推測できる。

「取組1」は、掲載されたレシピを閲覧した人は元々減塩に興味がある人（減塩に対する意識の高い人）が多いと考えられ、「取組2」「取組3」は、元々減塩に興味がある人（減塩に対する意識の高い人）が希望して参加したと考えられる。つまり、減塩に対する意識の高い人には効果的なプログラム（取組）であったが、減塩に対する意識の低い人には効果のないプログラム（取組）であったと考察できる。

問200

上記の通り、4年間の実施プログラム（取組）は、プログラムの内容を見直しても減塩に対する意識の低い人が参加する可能性は低い。

そこで、市民の食塩摂取量の減少を目指すのであれば、減塩に対する意識の低い人にプログラム（取組）に参加させる仕掛けよりも、外食・中食といった日常的に摂取する食事由来の食塩量を強制的に減らす仕掛けの方が効果的である。

選択肢考察

問198

×(1) 集団全体の食塩摂取量の平均値は調査開始時：11.3g、中間評価時：10.9gと下がったが、中央値（第2四分位点）も調査開始時：11～12g、中間評価時：10～11gと下がった。

×(2) 集団全体の食塩摂取量の平均値は調査開始時：11.3g、中間評価時：10.9gと下がったが、最頻値は調査開始時：10～11g、中間評価時：10～11gと変わらなかった。

×(3) 集団の分布のばらつきの指標は、標準偏差である。集団全体の食塩摂取量の分布の標準偏差は調査開始時：2.5g、中間評価時：3.1gと大きくなったが、範囲（レンジ）は調査開始時：5～22g、中間評価時：5～22gと変わらなかった。

○(4) 第1四分位点未満の者の食塩摂取量は調査開始時：9～10g、中間評価時：8～9gと下がったが、第3四分位点以上の者の食塩摂取量は調査開始時：12～13g、中間評価時：13～14gと上がった。

×(5) 第1四分位点は25パーセンタイル値、第3四分位点は75パーセンタイル値のことである。調査開始時も中間評価時も対象者は1,000人であるため、どちらも第1四分位点未満は250人未満、第3四分位点以上は250人以上といえる。

問199

×(1) 減塩レシピを掲載するウェブサイトを変えても、結果は変わらなかったと考えられる。

○(2) 3つのプログラム（取組）は、減塩に対する意識の高い人向けの取組になっていたといえ、減塩に対する意識の低い人には効果が低かったと考えられる。

×(3) 「取組2」「取組3」の参加定員を増やしても、減塩に対する意識の低い人は参加しなかったと考えられる。

×(4) 各プログラム（取組）の実施頻度が多くなっても、減塩に対する意識の低い人は参加しなかったと考えられる。

問200
×(1) レシピを掲載するウェブサイトを変えても、減塩に対する意識の低い人は閲覧しない。
×(2) 市民公開講座の参加定員・収容人数を増やしても、減塩に対する意識の低い人は参加しない。
×(3) 調理実習の回数を増やしたり、土日に開催しても、減塩に対する意識の低い人は参加しない。
○(4) 市内のスーパーマーケットと協働して、減塩をうたわず、弁当や惣菜中の食塩量の低減を行うと、購入者の食塩摂取量は減少する可能性が高い。

正 解 問198 (4)
問199 (2)
問200 (4)

35回－191、192、193
次の文を読み「191」、「192」、「193」に答えよ。

K市健康増進課に勤務する管理栄養士である。
K市は人口30万人の中核市である。市で策定した食育推進計画の期間が次年度末までとなっている。そこで、今期の評価と次期計画のための調査設計と、次期食育推進計画の目標値及びその期間におけるモニタリング方法について検討を行う。

191 5年前に、無作為抽出した市民3,000人を対象に食育推進に関する質問紙調査を郵送法で実施したところ、回収数は600であった。今期の評価と次期計画のための調査設計として、**最も適切な**のはどれか。1つ選べ。
(1) 前回の調査と比較するために、標本の抽出方法、対象者数、調査方法及び市民への広報活動は前回と同じにする。
(2) 標本の抽出方法、対象者数、調査方法は前回と同じとするが、市民への広報活動を前回より強化する。
(3) 標本抽出方法は同じだが、対象者数を前回の3倍の9,000人とし、同じ調査方法で実施する。
(4) 市内在住の食生活改善推進員とその家族を含む計600人を対象に、前回と同じ調査票を用いて調査を実施する。

192 調査の結果、市全体における「主食・主菜・副菜を組み合わせた食事を毎日摂っている者の割合」は、今期の目標値を達成した。しかし、性・年齢階級別にみると、目標値に達していない集団があった。また、全体では、県や近隣の市町村レベルには達していなかった。次期の目標値の設定方法として、**最も適切な**のはどれか。1つ選べ。
(1) 今期の達成状況を維持するため、同じ目標値を継続する。
(2) 目標値に達していない性・年齢階級集団の目標値を決め、それが達成された場合の市全体の数値を新たな目標値とする。
(3) 人口規模が近い近隣自治体の目標値を確認し、それらの平均値を目標値として設定する。
(4) 県レベルを目指すため、県の食育推進計画と同じ目標値に設定する。

193 次期計画の実施期間において、市民の「主食・主菜・副菜を組み合わせた食事」の状況を、市の既存の事業を活用してモニタリングする仕組みをつくることになった。**最も適切な**のはどれか。1つ選べ。
(1) 市のホームページに、市民の自由な意見を書き込める仕組みを導入する。
(2) 市が実施する各種健康診査の参加者を対象に、簡易な質問紙調査を実施する。
(3) 市が実施するママ・パパ教室の参加者を対象に、簡易な質問紙調査を実施する。
(4) 市の食育推進会議の委員を対象に、ヒアリング調査を実施する。

▶正解へのアプローチ◀

問191

食育推進計画の評価と次期計画のための調査設計として質問紙による調査を行った。より正確な評価や次期計画のためには、より多くの調査結果がデータとしてあった方がよいが、予算や人的資源の問題で調査できる数には限界がある。

問192

性・年齢階級別にみると、目標値に達している集団と達していない集団があるため、目標値に達している集団に対しては新たな目標を、目標値に達していない集団に対しては今期の目標達成度から新たに実現可能な目標値を設定して、併せて市全体の目標値を定めるべきである。

問193

食育推進計画の状況をモニタリング（中間評価）するためには、できる限り多くの市民からの意見を取り入れた方がよい。そのため、特定の年代や性別に限定せず、多く市民が参加するような既存の事業を活用するべきである。

▶選択肢考察◀

問191

×(1)、○(2)　標本の抽出方法、対象者数、調査方法は前回と同じとすると、予算や人的資源も前回と同様と予測できる。しかし、調査データはなるべく多い方が評価や次期計画の信頼性が上がるため、回収数はなるべく増やすような活動を行った方がよい。

×(3)　対象者数を増やした方がより多くの調査データが集められるため、数が多い方がよいが、予算や人的資源の問題から実現可能性を考慮する必要がある。また、前回の3倍の9,000人とする根拠が示されていない。

×(4)　無作為抽出ではなく、食生活改善推進委員とその家族を対象者とすると、選択バイアスがかかってしまい、正しい調査結果が得られない可能性がある。

問192

×(1)　到底実現不可能な目標を立てても効果がないため、今期の達成状況から必要があれば、実現可能な目標値に変更する必要がある。

○(2)　▶正解へのアプローチ◀参照。

×(3)、(4)　県や近隣自治体とは、人口構造や食育推進計画の達成度などが異なるため、無理に目標値を合わせる必要はない。

問193

×(1)　ホームページ上などインターネットを利用した意見は、インターネットをよく利用する若者などの意見が多く集まることになり、高齢者などの意見が反映されにくい。

○(2)　市が実施する各種健康診断では、乳幼児健診や学校健診、国民健康保険加入者、がん検診受診者など、幅広い年齢層から意見を取り入れることができる。

×(3)　ママ・パパ教室では、子育て世代の意見しか取り入れることができない。

×(4)　食育推進会議の委員のみの意見しか取り入れることができない。

▶正　解◀　**問191　(2)**
問192　(2)
問193　(2)

35回－194、195

次の文を読み「194」、「195」に答えよ。

K県の健康推進課に勤務する管理栄養士である。

K県では健康増進計画の一環として、5年計画で食環境整備事業を実施してきた。

5年目に評価を行ったところ、「食品中の食塩の低減に取り組む県内の食品製造企業登録数」は目標値を達成した。そこで、次の5年間の計画では、これらの商品の利用を増やすことを新たな目標として追加した。

194「県内登録企業の食品中の食塩を低減した商品（減塩商品）の利用を増やす」という目標に対する評価指標である。**最も適切な**のはどれか。1つ選べ。

(1) 国民健康・栄養調査の栄養摂取状況調査票における、県内登録企業の減塩商品の出現数
(2) 県内登録企業の減塩商品の、県内における販売数
(3) 県内の最大手スーパーマーケットにおける、県内登録企業の減塩商品の販売数
(4) 県内保健医療機関に勤務する管理栄養士が実施する、県内登録企業の減塩商品を活用した栄養指導の回数

195「県内登録企業の食品中の食塩を低減した商品（減塩商品）の利用を増やす」には、消費者である県民への働きかけも重要である。県民に、県内登録企業の商品を含む減塩商品の利用を促すポピュレーションアプローチとして、**最も適切な**のはどれか。1つ選べ。

(1) 県の保健所に減塩商品の利用を勧めるパンフレットを置く。
(2) 県内市町村が実施する高血圧教室で、減塩商品の利用を推奨してもらう。
(3) 県内のスーパーマーケットで、減塩商品の売場にPOPを掲示してもらう。
(4) 県内事業所の社員食堂で、卓上に減塩調味料を置いてもらう。

正解へのアプローチ

問194

「健康日本21（第二次）」の目標項目に「食品中の食塩や脂肪の低減に取り組む食品企業及び飲食店の登録数の増加」がある。

食品企業については、現在、「健康日本21」推進の一つの事業として、企業連携を主体としたスマート・ライフ・プロジェクト（Smart Life Project）において、食品中の食塩や脂肪の低減に取り組む企業が登録を行う仕組みを整備し、その登録企業数を把握し、評価している。飲食店については、自治体が実施している健康づくり支援店等の事業を通して把握している店舗数のうち、エネルギーや塩分控えめ、野菜たっぷり・食物繊維たっぷりといったヘルシーメニューの提供に取り組む店舗数とし、評価している。

都道府県および市町村についても、健康増進計画で同様の目標を設定し、取り組んでいる。

本設問は、「県内登録企業の食品中の食塩を低減した商品（減塩商品）の利用を増やす」であり、評価方法は住民が実際に購入しているかを把握することであり、スーパーマーケットなどの小売店での販売状況を把握し、評価する。

問195

ポピュレーションアプローチは、集団全体に働きかけ、集団全体の健康の向上を目的とした取組である。そこで、多くの住民をターゲットにした取組が適切である。

▶選択肢考察◀

問194

×(1)　国民健康・栄養調査の栄養摂取状況調査票から、特定の企業の商品の使用状況を把握することは難しい。

◯(2)　県内登録企業の減塩商品の県内販売数が増えれば、「県内登録企業の減塩商品の利用を増やす」という目標の達成が期待できる。

×(3)　県内登録企業の減塩商品は、県内の最大手スーパーマーケットで限定的に販売されるものではないため、全体像を把握することは難しい。

×(4)　保健医療機関での栄養指導で県内登録企業の減塩商品を活用することで、患者が必ずその商品を購入するとは断定できない。また、保健医療機関を受診する患者だけをターゲットにしており、ハイリスクアプローチといえる。

問195

×(1)　保健所を訪ねる住民は非常に少ないと考えられ、保健所にパンフレットを置いても、パンフレットを目にする住民はほとんどいない。

×(2)　市町村が実施する高血圧教室に参加するのはごく限られた住民であり、高血圧教室で減塩商品の利用を推奨してもほとんどの住民に情報は届かない。

◯(3)　スーパーマーケットを利用する住民は多いため、減塩商品の売場にPOP（購買時点広告）を掲示することで多くの住民に減塩商品の購入・利用を促進できる。

×(4)　事業所の社員食堂を利用できるのは事業所の従業員に限定されるため、社員食堂の卓上に減塩調味料を置いてもほとんどの住民は利用できない。

▶正　解◀　**問194　(2)**
問195　(3)

36回－197、198
次の文を読み「197」、「198」に答えよ。

K県保健所に勤務する管理栄養士である。食品表示に関する相談業務を担当することになった。管内に本社と工場を置く食品製造事業者から、販売を予定している商品の表示について相談があった。

197 食品表示基準に基づき、栄養成分表示（図1）の改善点の助言を行った。最も適当なのはどれか。1つ選べ。
(1) 栄養成分等の含有量は、100g当たりで表示する必要があります。
(2) 表示値は一定値にする必要があります。
(3) DHAは、栄養成分表示の枠外に区別して表示する必要があります。
(4) ポリフェノールは、栄養成分表示の枠内にその含有量を表示する必要があります。
(5) 「カルシウムたっぷり」と記載しているので、栄養機能食品であることの表示が必要です。

図1

〇〇食品　おさかなソーセージ
カルシウムたっぷり
××ポリフェノール入り！

栄養成分表示（1本50g当たり）

エネルギー	78～82kcal
たんぱく質	5.0g
脂質	4.0～4.4g
－DHA	700mg
炭水化物	5.6g
食塩相当量	0.8g
カルシウム	250mg

198 相談があった商品について、インターネットに図2の内容で広告を出したいと相談があった。健康増進法に基づいた回答として、**最も適切な**のはどれか。1つ選べ。
(1) 県では、この相談には応じられません。
(2) この内容の広告を出すには、医師や識者の談話の記載が必要です。
(3) この内容の広告を出すには、人を対象とした試験結果の記載が必要です。
(4) 消費者を著しく誤認させる可能性がある健康の保持増進効果は、記載できません。

図2

毎日1本食べるだけで、普段の生活を変えなくても、
1か月で5kgも減ります！

▶正解へのアプローチ◀

問 197

食品表示法第４条に基づく食品表示基準では、栄養成分表示について規定している。

栄養成分は、一般用加工食品の表示義務事項である。さらに、５項目（熱量、たんぱく質、脂質、炭水化物、食塩相当量）の表示は義務であり、表示順も決まっている。また、栄養成分表示が可能な５項目以外の栄養成分は食品表示基準に定められており、６番目以降に表示ができる。

栄養強調表示には、補給ができる旨の表示（「高い」「含む」「強化」）、適切な摂取ができる旨の表示（「含まない」「低い」「低減」）、添加していない旨の表示（無添加強調表示）がある。

問 198

健康増進法第65条第１項は、「何人も、食品として販売に供する物に関して広告その他の表示をするときは、健康の保持増進の効果その他内閣府令で定める事項（「健康保持増進効果等」）について、著しく事実に相違する表示をし、又は著しく人を誤認させるような表示をしてはならない」と定めている。

そこで、図２のように十分な実験結果等の根拠が存在しないにもかかわらず、「1か月で5kgも減ります!」と表示すれば、事実に相違する表示又は消費者を著しく誤認させる可能性がある表示として、健康増進法違反となる。

▶選択肢考察◀

問 197

×(1)　成分等の含有量は、販売される状態における可食部分の100g若しくは100mL又は１食分、１包装その他の１単位（以下「食品単位」）当たりの量を表示する。

×(2)　栄養成分等の含有量は、一定値又は下限値及び上限値（「○～△mg」など）で表示する。

○(3)、×(4)　食品表示基準に規定された栄養成分以外の成分（ポリフェノール、カテキン、β-カロテン、DHAなど）の表示は、科学的根拠に基づいたものである限り、事業者の責任において、任意に表示することができる。表示する際は、栄養成分表示の枠外に記載するなど、食品表示基準に規定された栄養成分とは異なることが分かるように表示する。

×(5)　本商品を栄養機能食品として販売する場合には、該当栄養成分（カルシウム）の機能を表示することができるが、量的な表現は強調表示ではなく、「栄養素等表示基準値に占める割合」で示す。

問 198

×(1)　健康増進法第65条第１項の規定に違反する広告その他の表示に対する勧告・命令は、消費者庁長官及び都道府県知事の権限である。

×(2)　新聞、雑誌等の記事、医師、学者等の談話やアンケート結果、学説、体験談などを引用又は掲載といった「健康保持増進効果等」を暗示的又は間接的に表現するものは、健康保持増進効果等について、著しく事実に相違する表示や著しく人を誤認させるものであり、虚偽誇大表示に該当する可能性がある。

×(3)　仮に人を対象とした試験結果を記載しても、保健機能食品以外の食品に健康保持増進効果等を表示することはできない。

○(4)　▶正解へのアプローチ◀参照。

▶正　解◀　**問 197　(3)**
問 198　(4)

35回－196、197、198
次の文を読み「196」、「197」、「198」に答えよ。

K町に勤務する管理栄養士である。
豪雨によりK町の4分の1が浸水し、道路の一部が寸断され、住民約100名が公民館に避難している。この避難所の栄養管理を担当することとなった。公民館には、小さな家庭用のシンクが2か所、プロパンガスの家庭用コンロが2つ設置されている。

196 避難所開設当日、避難所にかけつけた管理栄養士が、避難住民から最初に聞き取る項目である。**最も適切な**のはどれか。1つ選べ。
(1) 避難当日に食べた食事内容
(2) 食事の要配慮事項
(3) 食物の嗜好
(4) 日常の朝食摂取状況

197 避難所開設3日目、水道・電気は使用できないが、給水車により水の供給があり、プロパンガスは使用可能であることが確認された。4日目には、多様な食品の支援物資が届き、水と食品の保管場所を決定した。管理栄養士が行うべきこととして、**最も適切な**のはどれか。1つ選べ。
(1) 支援物資の使用計画表の作成
(2) 避難者個々の必要栄養量の算出
(3) 避難者の体重計測
(4) 大量調理器具の調達

198 避難所開設5日目、避難住民のうち、義歯の状態が悪く咀嚼機能が低下している住民10名に提供する昼食の献立である。昼食には缶入りお茶を配布している。**最も適切な**のはどれか。1つ選べ。
(1) アルファ化米、イワシの味付け缶、きゅうりとプチトマト
(2) アルファ化米、牛すき焼き缶、きんぴらごぼう缶
(3) レトルト粥、サバの味噌煮缶、レトルトさつま芋レモン煮
(4) レトルト粥、焼き鳥缶、ホールコーン缶とドレッシングパック

正解へのアプローチ

2011年の東日本大震災を機に、大型地震による大規模災害を想定した災害時対策が積極的に取り組まれ、その一環として、日本栄養士会は2014年に「日本栄養士会災害支援チーム（JDA－DAT）」を創設し、各種の支援活動を行っている。

また、近年は、2017年の九州北部豪雨、2018年の西日本豪雨、2019年の台風15号・19号、2020年の九州豪雨と、大規模な大雨災害が頻発している。

2018年の西日本豪雨の際には、厚生労働省は関係自治体に対して「避難所における食事の提供に係る適切な栄養管理の実施について」を通知している。通知では、避難所生活の長期化が見込まれる中で、避難所を利用する被災者（利用者）の健康・栄養状態等に配慮し、食事の提供や評価等、適切な栄養管理を行うに当たって留意することとして、①利用者の健康・栄養状態やニーズに応じた食事の提供及び評価、②健康・栄養管理のための情報提供等を示している（要点参照）。

大雨災害は、地震災害と同様にライフライン（水道・ガス・電気など）の停止を想定した平時の準備が必要だが、地震災害と違い浸水により使用できない備蓄食品が発生するため、食事の準備が非常に難しいことを想定する必要がある。ただし、食事の準備が困難な状況であっても、通知にある通り、被災者（利用者）の健康・栄養状態やニーズを把握し、計画的に食事が提供できるよう努めなければならない。

▶選択肢考察◀

問 196

×(1) 避難当日に食べた食事内容は確認する必要があるが、優先順位は低い。

◯(2) 避難住民の中には、糖尿病や高血圧など、食事管理の必要な利用者が含まれている場合がある。さらに、嚥下困難者や食物アレルギー患者など、食事の個別対応が必要な者も含まれている場合があるため、食事の要配慮事項を優先的に確認する。

×(3) 避難住民の食物の嗜好には配慮する必要があるが、避難という提供できる食事が限られている段階では優先順位は低い。

×(4) 避難住民の日常の朝食摂取状況は、確認する必要はない。

問 197

◯(1) 支援物資を無計画に提供すれば、栄養バランスが偏るだけでなく、物資の不足又は余剰につながるため、管理栄養士は避難所における食事の提供の調整者として、栄養・食事計画、調理・提供計画だけでなく、物資の使用計画の作成にも関与する。

×(2) 避難所で避難住民個々の必要栄養量を算出するのは時間が掛かり、適切な時間での食事提供に支障をきたす。そこで、「避難所における食事提供の評価・計画のための栄養の参照量について」（厚生労働省）などを参照する。

×(3) 避難所で最低限把握すべき情報は、避難住民の性別と年齢構成である。

×(4) 災害時は使用できる資源を有効活用し、食事提供に努める。

問 198

×(1) 咀嚼機能が低下している者に、飯、きゅうり、プチトマトは適さない。

×(2) 咀嚼機能が低下している者に、飯、牛肉、きんぴらごぼうは適さない。

◯(3) 咀嚼機能が低下している者には、噛みやすい軟らかい食品の提供を心掛ける。したがって、粥、煮魚、煮たさつまいもは適切である。

×(4) 咀嚼機能が低下している者に、鶏肉、ホールコーンは適さない。

▶正　解◀ **問 196 (2)**
問 197 (1)
問 198 (3)

▶要　点◀

避難所における食事の提供や評価等に係る留意事項について

(2018 年、厚生労働省健康局健康課栄養指導室長通知より抜粋)

避難所生活の長期化が見込まれる中で、避難所を利用する被災者（以下「利用者」）の健康・栄養状態等に配慮し、食事の提供や評価等、適切な栄養管理を行うに当たっては、以下の点に留意すること。

1　利用者の健康・栄養状態やニーズに応じた食事の提供及び評価

(1)　各避難所における食事の提供等の調整者を決め、食事の供給の過不足の状況や利用者の食事に関するニーズ等を把握し、栄養的な配慮がなされた食事を継続的かつ安定的に提供できる体制を確保すること。なお、食事の提供等の調整に当たっては、管理栄養士等行政栄養関係者が関与すること。

(2)　避難所における食事の提供のための栄養量の算定をはじめ、提供計画の立案に当たっては、利用者の性別及び年齢構成のほか、日中の作業量（片付け作業等）を把握するよう努めること。

(3) 提供する食事については、多様な食品を組み合わせ、主食、主菜、副菜を基本にバランスの取れたものとなるよう努めること。特に、野菜・果物、牛乳・乳製品、魚等は不足となりやすいので注意すること。

(4) 計画どおりの食事が提供されているかについて、日々確認を行うこと。提供した食事については、残食量、利用者の摂取状況等を観察・評価し、必要に応じ、提供量及び食事内容を定期的に見直すこと。

(5) 高齢者や病者等、個別対応が必要な利用者については、健康・栄養状態や食事に対するニーズの把握を定期的に行うとともに、特殊栄養食品の活用も含め、適切な支援を行うこと。なお、治療を目的とした栄養管理が必要な利用者には医療機関での専門的支援につなぐ体制を確保すること。

2 健康・栄養管理のための情報提供等

(1) 糖尿病や高血圧等、食事管理の必要な利用者が食事の内容や量の調整ができるよう、食事のエネルギー、食塩相当量等の含有量の表示を通じた情報提供やエネルギー量の異なる選択メニューの導入など、できる限り工夫すること。

(2) 利用者が適切な体重を維持できるように、提供する食事のエネルギーの調整を図るとともに、健康管理の観点から、避難所に体重計を用意するなどし、利用者自身が計測できる環境づくりに努めること。

(3) 避難所での食事の提供以外に、利用者自身が食品を購入できる環境にある場合には、避難所で提供される食事で不足しがちな食品を推奨するなど、健康管理につながる情報の提供につとめること。

3 その他

避難所生活の長期化が見込まれる中、利用者の栄養管理を適時かつ適切に行う必要がある一方で、栄養に係る通常業務の体制確保も求められることから、他県等の行政栄養士の派遣協力が必要な場合は、県から厚生労働省健康局健康課栄養指導室に対し、派遣に関する調整を依頼すること。

避難所における食事提供の評価・計画のための栄養の参照量
(2018年、厚生労働省健康局健康課栄養指導室長通知より抜粋)

目的	エネルギー・栄養素	1歳以上、1人1日当たり
エネルギー摂取の過不足の回避	エネルギー	1,800～2,200kcal
栄養素の摂取不足の回避	たんぱく質	55g以上
	ビタミンB_1	0.9mg以上
	ビタミンB_2	1.0mg以上
	ビタミンC	80mg以上

※日本人の食事摂取基準(2015年版)で示されているエネルギー及び各栄養素の値をもとに、平成27年国勢調査結果(愛媛県)で得られた性・年齢階級別の人口構成を用いて加重平均により算出。

37回－192、193、194 NEW

次の文を読み「192」、「193」、「194」に答えよ。

K事業所の社員食堂を運営する給食受託会社に勤務する管理栄養士である。給食はクックサーブ方式で運営され、1日昼食500食を提供している。昼食の営業時間は11時30分～13時30分で、提供メニューは2種の定食60％、丼物・カレー20％、麺類20％の構成である。汁物はウォーマーテーブルで温めている。

192 味噌汁は、定食2種と丼物・カレーの喫食者に提供される。給食受託会社の味噌汁のレシピは表に示した通りである。この社員食堂の味噌汁に使用する味噌の食塩濃度は、13％である。汁の食塩濃度（％）として、最も適当なのはどれか。1つ選べ。
(1) 0.6
(2) 0.8
(3) 1.0
(4) 1.2
(5) 1.3

表　味噌汁のレシピ

	1人分 純使用量（g）
味噌	8.0
だし汁	130
具※（碗盛り）	0.5

※具は麩、カットわかめ、乾燥ねぎの日替わり。

193 ある日、社員Aさんは喫食後に、味噌汁の味がいつもより塩辛かったと調理師に伝え、オフィスに戻った。調理師は作業終了後、管理栄養士にそのことを伝えた。調理師にAさんの喫食時間を聞いたところ、今日はいつもより遅く、13時30分近くであった。味噌汁の食塩濃度に影響を与えたと考えられる要因である。**最も適切な**のはどれか。1つ選べ。
(1) 具材の量
(2) 味噌汁の品質基準
(3) 出来上がり温度
(4) 保温時間

194 Aさんの意見を受けて、これまでの喫食者の満足度調査を行い、設問193で把握した要因を確認した。味噌汁を適切な品質で提供するための改善策である。**最も適切な**のはどれか。1つ選べ。
(1) 提供時に1杯ずつ食塩濃度を測定する。
(2) 味噌汁の品質基準を変更する。
(3) 保温温度を60℃に下げる。
(4) 営業時間の前半と後半に分けて調味する。

▶正解へのアプローチ◀

問 192

味噌汁１人分の味噌の使用量は8.0g、味噌の食塩濃度は13％であることから、味噌汁１人分の食塩量は、8.0×0.13＝1.04gである。

したがって、味噌汁１人分の汁の食塩濃度は、1.04÷138×100≒0.8％となる。

問 193

味噌汁の食塩濃度に影響を与える要因として、以下の要因が考えられる。

- 食塩濃度が高くなる：調理時の加熱温度・加熱時間、保管時の保管条件・保温時間など
- 食塩濃度が低くなる：下処理時の付着水の量、調理時の加熱温度・加熱時間など

本設問では、Ａさんは喫食時間がいつもより遅かったと回答しており、保温時間が食塩濃度に影響し、味噌汁の味がいつもより塩辛かったと考えられる。

問 194

調理後の味噌汁の食塩濃度は、保温時間が長くなるほど濃度は高くなる。そこで、味噌汁の保温時間をできるだけ短くするため、１回の調理で作る味噌汁の量を少なくし、味噌汁の調理を複数回行うことで食塩濃度への影響の軽減を目指す。

▶選択肢考察◀

問 192

×(1)、(3)、(4)、(5)

◯(2) ▶正解へのアプローチ◀参照。

問 193

×(1) 野菜などの具材の量が多いと、脱水による汁の増加により食塩濃度が低くなる可能性がある。

×(2) 味噌汁の品質基準（調味パーセントなど）を設定しても、保温中に調理終了後の食塩濃度を保つことは難しい。

×(3) 大量調理施設衛生管理マニュアルに準じて、出来上がり温度は、具材の中心温度が75℃、１分間以上の基準を必ず満たさなければならず、食塩濃度の変動を小さくするために出来上がり温度を低くすることはできない。

◯(4) ▶正解へのアプローチ◀参照。

問 194

×(1) 提供時に１杯ずつ食塩濃度を測定することは、作業効率を悪くするだけでなく、食塩濃度を一定にするために湯を加えるなどの操作を行うことは、現実的ではない。

×(2) 味噌汁の品質基準を変更しても、保温中に調理終了後の食塩濃度を保つことは難しい。

×(3) 大量調理施設衛生管理マニュアルに準じて、温かい状態で提供される食品については、65℃以上で管理する。

◯(4) 味噌汁を営業時間の前半と後半に分けて調味することで、保温時間が短縮でき、食塩濃度への影響を軽減できる。

▶正　解◀ 問 192 **(2)**
問 193 **(4)**
問 194 **(4)**

37回－187、188 NEW

次の文を読み「187」、「188」に答えよ。

K小学校に勤務する栄養教諭である。単独校方式で180食の給食を提供している。調理従事者は、栄養教諭を除いた3名とパートタイマー1名である。パートタイマーをもう1名募集しているが、適任者が見つからない。図は小学校の厨房の図面である。

187 焼き物機が老朽化したため、栄養教諭は調理作業の効率化を考慮し、機器購入を予定している。Aの場所に設置する機器である。**最も適切な**のはどれか。1つ選べ。

(1) 焼き物機
(2) スチームコンベクションオーブン
(3) ジェットオーブン
(4) コンベクションオーブン

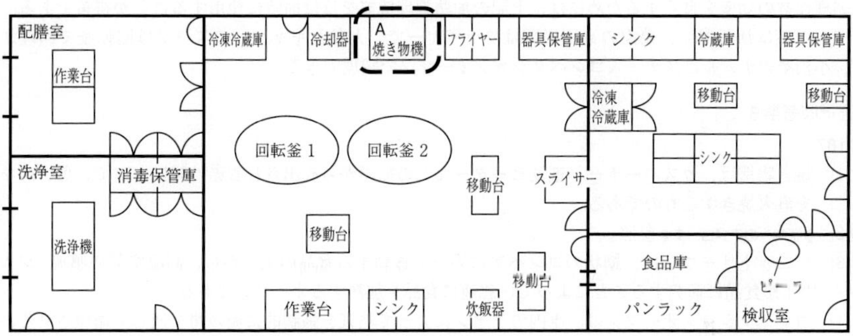

図　厨房の図面

188 その後、Aの場所に、購入した機器を設置した。この機器を積極的に活用するため、調理工程を見直した。翌日の献立は、ご飯、鶏肉の竜田揚げ、小松菜のナムル、人参とキャベツのスープ、牛乳である。購入した機器を用いることにより、調理作業の効率が良くなる料理である。**最も適切な**のはどれか。1つ選べ。

(1) ご飯
(2) 鶏肉の竜田揚げ
(3) 小松菜のナムル
(4) 人参とキャベツのスープ

▶正解へのアプローチ◀

問 187

各選択肢は、いずれも加熱調理機器である。なかでも、調理作業の効率化を考慮するなら、スチームコンベクションオーブンを選択するのが適切である。

スチームコンベクションオーブンは、強制対流式の多段型オーブンのコンベクションオーブンにスチーム機能を加えたものであり、熱風加熱、蒸気加熱、熱風加熱と蒸気加熱の複合加熱の3つの基本機能によって、「焼く」「蒸す」だけでなく、「茹でる」「煮る」「炊く」「炒める」「揚げる」などもできる多機能な加熱調理機器である。

スチームコンベクションオーブンの利点は、①複数の料理を同時に調理できる、②マニュアル通りに操作すれば誰でも簡単に調理できる、③調理時間を短縮できる、などがある。

大量調理における作業性、均一調理性、T（温度）－T（時間）管理、マニュアル化の容易性などの観点から考えれば、スチームコンベクションオーブンの導入が適切であるといえる。

問 188

厨房内には、炊飯器、フライヤー、回転釜、そしてスチームコンベクションオーブンと、複数の加熱調理機器が設置されている。

調理作業の効率を良くするためには、上記の加熱調理機器をほぼ同時に使用することが得策である。そこで、ご飯は炊飯器で、鶏肉の竜田揚げはフライヤーで、人参とキャベツのスープは回転釜で調理すれば、小松菜のナムルはスチームコンベクションオーブンで調理できる。

▶選択肢考察◀

問 187

×(1)　焼き物機は、ガスバーナー、電気ヒーターなどの熱源から放出される赤外線によって、魚、肉などを直火焼きするものである。

◯(2)　▶正解へのアプローチ◀参照。

×(3)　ジェットオーブンは、網状のコンベアに乗って移動する食品の上下から、高温空気の噴流（ジェット）が食品に衝突することによって、急速に食品を加熱するオーブンである。

×(4)　コンベクションオーブンは、庫内のファンによって熱気を強制的に棚の間を通して循環させる、強制対流式の多段型オーブンである。

問 188

×(1)　ご飯の料理にスチームコンベクションオーブンを使用すると、炊飯器を使用しないことになる。

×(2)　鶏肉の竜田揚げにスチームコンベクションオーブンを使用すると、フライヤーを使用しないことになる。

◯(3)　▶正解へのアプローチ◀参照。

×(4)　スチームコンベクションオーブンで180食分の人参とキャベツのスープを調理することは、現実的ではない。

▶正　解◀　**問 187　(2)**
問 188　(3)

35回－199、200

次の文を読み「199」、「200」に答えよ。

K病院に勤務する管理栄養士である。

K病院は300床である。給食管理業務は、直営方式によるクックサーブシステムで運営されている。調理従事者は正規雇用者8名である。

なお、調理場に設置されている主な機器は、回転釜、炊飯器、スチームコンベクションオーブン、ガステーブル、フライヤー、温蔵庫、冷凍庫、冷蔵庫、ブラストチラーである。

199 調理従事者Kが自宅で骨折し、提出された診断書により1か月の休職が決まった。臨時の人員補充のめどが立たないので、1人少ない人数での今後1か月間の対応を検討した。**最も適切な**のはどれか。1つ選べ。

(1) 調理従事者に勤務時間の延長を依頼し、献立を変更しないで対応する。
(2) 生鮮野菜を冷凍野菜に切り換え、献立を変更して対応する。
(3) 朝食をパン、ジャム、牛乳に変更し、昼食の料理数を増やす。
(4) クックサーブシステムにクックチルシステムを併用し、献立を変更しないで作業密度の低い時間に調理を行って対応する。

200 今回の給食管理業務の対応を行うに当たっての、重要な注意事項である。**最も適切な**のはどれか。1つ選べ。

(1) 過去のインシデントレポートから厨房内で滑りやすい場所を確認する。
(2) 食材料段階での異物混入の確認方法を再考する。
(3) 誤配食にならないように、トレーセット内容の確認方法を再考する。
(4) HACCPに基づいて、衛生管理マニュアルを再考する。

正解へのアプローチ

問199

調理従事者の欠員により、他の調理従事者の負担は確実に増える。ただし、食事の提供時間は遵守すべきであり、提供時間に確実に提供できるようにする作業管理が必要となる。

そこで、クックチルシステムを併用することで、献立を変更することなく調理作業の軽減を図ることができる。ただし、クックチルシステムの導入当初は調理作業量が増加するため、作業管理は慎重に計画しなければならない。

問200

クックサーブシステムとクックチルシステムを併用することで、衛生管理は複雑になる。そこで、クックチルシステムを考慮した衛生管理マニュアルを検討する必要がある。

選択肢考察

問 199

×(1) 調理従事者に勤務時間の延長を依頼することで、勤務時間の超過が発生するおそれがある。

×(2) 調理場にはフードカッターが設置されていないため、野菜の下処理は手作業で行われていることから、調理従事者の作業量を減らすことを優先するのであれば、生鮮野菜を冷凍野菜に切り換えることは得策であるが、献立の変更が必要となり、さらに食材料費の高騰も危惧される。

×(3) 朝食をパン、ジャム、牛乳にすることで朝食の作業量が軽減されるが、昼食の料理数を増やすことで昼食の作業量が増加し、提供時間に配膳できない可能性がある。なお、そもそも朝食の栄養バランスが悪すぎるため、論外である。

◯(4) **正解へのアプローチ** 参照。

問 200

×(1) 休職となった調理従事者は、厨房内で転倒・骨折した訳ではない。

×(2) 調理従事者の欠員により、食材料段階での異物混入のリスクを高める可能性は低い。

×(3) 調理従事者の欠員は作業ミスの原因となりやすいため、特に注意すべきことは、誤配食である。誤配食には、禁止食材の提供がある。禁止食材の提供には、食物アレルギーを有する患者へのアレルゲンの提供、特定の医薬品に対する禁忌食材の提供、宗教上の理由で摂取できない食材の提供などがあるが、いずれも重大アクシデントとなり得るため、避けなければならない。ただし、これは管理栄養士による配膳前チェックを厳重に行うことで、リスクを軽減できる。

◯(4) **正解へのアプローチ** 参照。

正　解 問 199 (4)
問 200 (4)

36 回－199、200

次の文を読み「199」、「200」に答えよ。

500床のK病院に勤務する管理栄養士である。直営で給食を運営している。昼食時に1名の患者から、主菜の付け合わせの、せんキャベツに金属片が入っていると苦情があり、病棟の看護師から管理栄養士に来てほしいと要請があった。病棟に見に行ったところ、その金属片は、せんキャベツに用いた生食用食材のフードスライサーの刃のようであった。

199 この後、管理栄養士が、最初に取るべき行動である。**最も適切な**のはどれか。1つ選べ。

(1) 代わりのせんキャベツを盛り付けた主菜を、病棟に届ける。
(2) せんキャベツが提供されている患者全員に、その皿の喫食を中止するように要請する。
(3) 金属片が混入していた患者が、他にいないか問い合わせる。
(4) 厨房の中の調理機器を確認する。

200 金属片は、生食用食材のフードスライサーの刃であることが判明し、フードスライサーを買い替えることにした。新品が届くまでの間に、生食用食材のフードスライサーを使用する料理が5回予定献立に入っていた。この間の対応である。**最も適切な**のはどれか。1つ選べ。

(1) フードスライサーを使用する生食用野菜を、予定献立から削除する。
(2) 加熱用食材のフードスライサーを使用する。
(3) 包丁を用い手作業で切る。
(4) 生食用カット野菜を使用する。

▶正解へのアプローチ◀

問199

喫食者が食事の中に異物を発見した場合は、アクシデント（事故）として取り扱う。本事例は、発見された異物がフードスライサーの金属片であったことから、苦情を訴えた患者の食事だけに異物が混入していたとは考えにくく、喫食者全員に対してせんキャベツの喫食を中止するよう、至急要請する必要がある。

問200

フードスライサーの故障により、買い替えが必要となれば、その間はフードスライサーを使用できない。そこで、カット野菜の使用が得策といえる。

▶選択肢考察◀

問199

×(1) せんキャベツに金属片が混入していた患者は、該当患者だけではない可能性があり、全患者に対応する必要がある。

○(2) ▶正解へのアプローチ◀参照。

×(3) せんキャベツに金属片が混入していた患者は、相当数いることが予想され、該当患者の問合せをしている間に金属片を食べてしまう患者が出る可能性がある。そこで、問合せをすることなく、せんキャベツの喫食を中止するよう至急要請する必要がある。

×(4) 厨房内の調理機器の確認は、せんキャベツをすべて回収した後で行う。

問200

×(1) フードスライサーを使用する生食用野菜を予定献立から削除すれば、献立全体の変更が必要となり、変更に時間を要する。

×(2) 加熱用食材のフードスライサーを生食用野菜に使用すれば、加熱用食材には使用できなくなる。

×(3) 生食用野菜の手作業での下処理は、下処理時間が長くなり、他の作業への影響が大きい。

○(4) ▶正解へのアプローチ◀参照。

▶正　解◀ **問199**　**(2)**
問200　**(4)**

33回－199、200

次の文を読み「199」、「200」に答えよ。

K小学校に勤務する栄養教諭である。単独校方式で600食の給食を提供している。その日の献立は、パン、鮭のムニエル、ブロッコリーのサラダ、じゃがいもとキャベツのスープ、牛乳である。図は、食品の動線図である。

199 作業工程で時間帯をずらして行った方が良い作業の組合せである。**最も適切な**のはどれか。1つ選べ。

(1) キャベツの洗浄作業 ―――― 鮭の調味作業
(2) ブロッコリーのゆで作業 ―― キャベツの切裁作業
(3) サラダの調味作業 ――――― 鮭の焼き作業
(4) スープの配缶作業 ――――― サラダの配缶作業

200 ピーラーが故障し、当日の作業工程の変更をしなければならなくなった。予定では、A班はじゃがいもの下処理と鮭のムニエルを、B班はサラダを、C班はスープを担当することになっていた。変更内容として、**最も適切な**のはどれか。1つ選べ。

(1) A班のみで、じゃがいもの皮むきを行い、鮭の焼き時間を遅らせる。
(2) B班が、ブロッコリーをゆでた後、冷却中にじゃがいもの皮むきを手伝い、その後サラダを仕上げる。
(3) C班が、キャベツの洗浄・切裁を終えた後、じゃがいもの皮むき手伝い、その後スープの加熱と調味を行う。
(4) A班、B班、C班の全員が、じゃがいもの皮むきを行い、その後それぞれ予定の作業を行う。

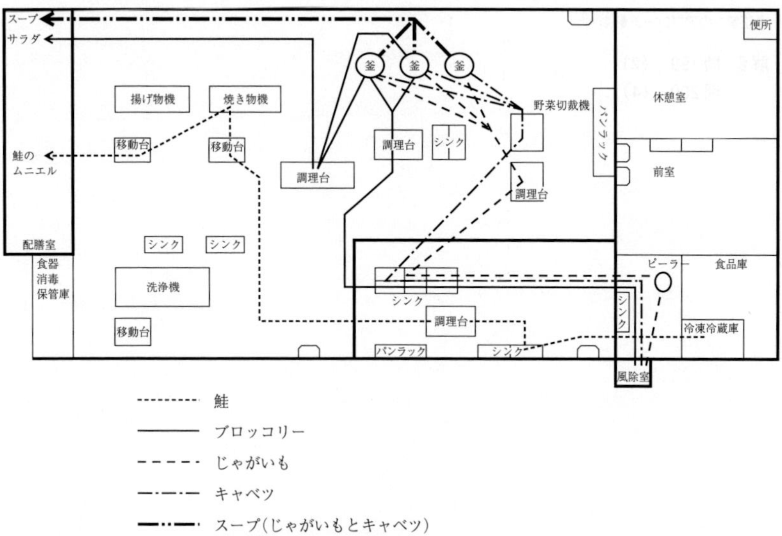

図　食品の動線図

▶正解へのアプローチ◀

問199

本設問は、「学校給食衛生管理基準の解説－学校給食における食中毒防止の手引－」（平成23年、独立行政法人日本スポーツ振興センター）に示されている作業工程表の作成例（▶要　点◀参照）を参考に作問されている。

作業工程表例では、献立別の作業工程、タイムスケジュール、担当者名、衛生管理点が示されており、さらに各作業の作業区域も示されている。

問200

問題中の図は、「学校給食衛生管理基準の解説－学校給食における食中毒防止の手引－」に示されている作業動線図の作成例（▶要　点◀参照）を引用している。

図の作業動線には、以下の注意点がある。

①作業区域を汚染作業区域と非汚染作業区域に区分しているが、「学校給食衛生管理基準」に従い野菜の下処理・洗浄作業は汚染作業区域、野菜の切裁作業は非汚染作業区域で行う。

②図は食品の動線を示しているが、献立別で担当者を分担しているため、各献立の下処理と主調理は同じ担当者が行っている（▶要　点◀参照）。

本来、野菜の切裁を非汚染作業区域で行うことや、1人の担当者が下処理作業と主調理作業を行うことは、「大量調理施設衛生管理マニュアル」に示されている衛生管理の基準を逸脱しているが、「学校給食衛生管理基準の解説－学校給食における食中毒防止の手引－」に示されている以上、適切な対応と判断する。

そこで、担当者は最初に全員が下処理作業から始めると考えれば、ピーラーが故障した場合に担当者全員でじゃがいもの皮むきをすることは、作業動線は一方通行という原則にしたがっているため適切と考える。

▶選択肢考察◀

問199

×(1)　キャベツの洗浄作業と鮭の調味作業は、ほぼ同じ時間帯（配缶の3時間以上前）に行う。

×(2)　ブロッコリーのゆで作業とキャベツの切裁作業は、配缶の約1時間前までに終了することを目安にするのであれば、同じ時間帯に作業しても問題ない。

○(3)　サラダの調味作業は、調味料による脱水を考慮し、配缶直前に行う（配缶の約30分前から）。一方、鮭の焼き作業は、配缶の約1時間前から始めないと配缶に間に合わない。

×(4)　配缶作業は、すべての料理を同時に行う。

問200

×(1)　鮭の焼き時間を遅らせれば、配缶に間に合わない。

×(2)　ブロッコリーをゆでた後にじゃがいもの皮むきを行うと、作業動線を逆行することになる。

×(3)　キャベツの切裁の後にじゃがいもの皮むきを行うと、作業動線を逆行することになる。

○(4)　▶正解へのアプローチ◀参照。

▶正　解◀　**問199　(3)**
問200　(4)

要　点

「学校給食衛生管理基準の解説－学校給食における食中毒防止の手引－」に示されている作業工程表の作成例

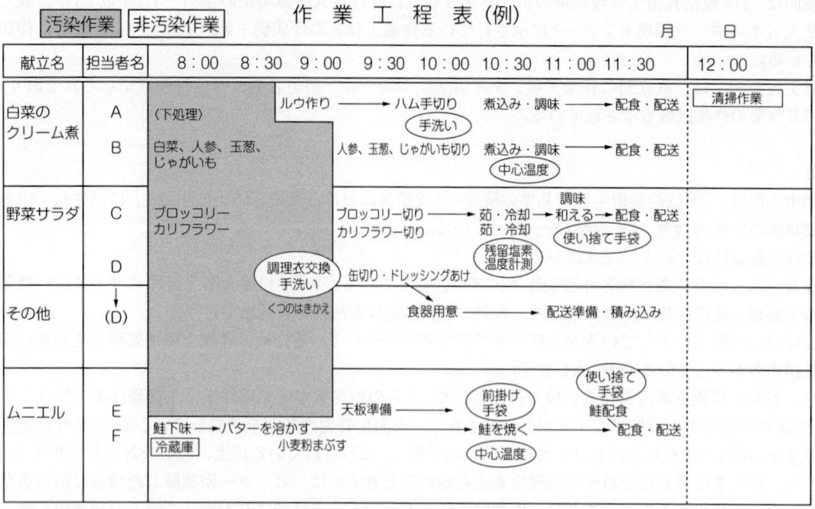

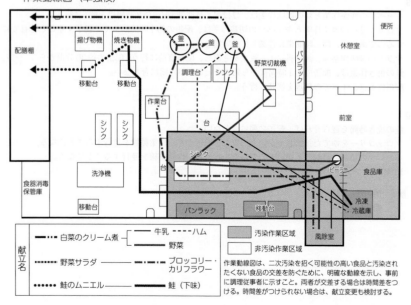

作業工程表を作成するに当たっては、献立名、担当者名、タイムスケジュール、衛生管理点が記載されていること。

「学校給食衛生管理基準の解説－学校給食における食中毒防止の手引－」に示されている作業動線図の作成例

作業動線図〈単独校〉

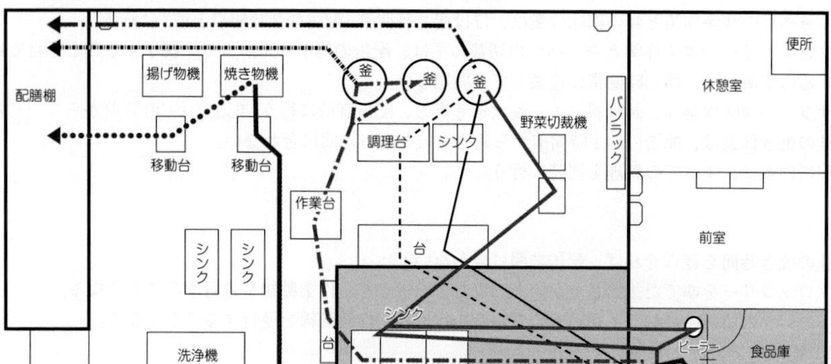

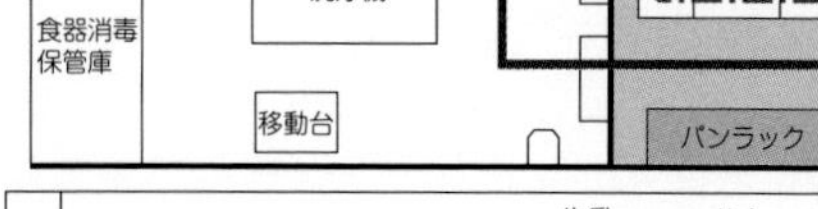

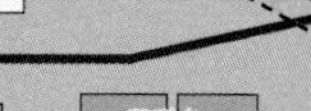

作業動線図は、二次汚染を招く可能性の高い食品と汚染されたくない食品の交差を防ぐために、明確な動線を示し、事前に調理従事者に示すこと。両者が交差する場合は時間差をつける。時間差がつけられない場合は、献立変更も検討する。

34回－198、199、200

次の文を読み「198」、「199」、「200」に答えよ。

K小学校に勤務する栄養教諭である。単独調理場方式で学校給食を提供し、1回の提供食数は500食である。調理は、A～Fの6人が担当する。図は、米飯、鶏のから揚げ、いんげんと人参のごま和え、けんちん汁の献立の作業工程表である。

作業工程表

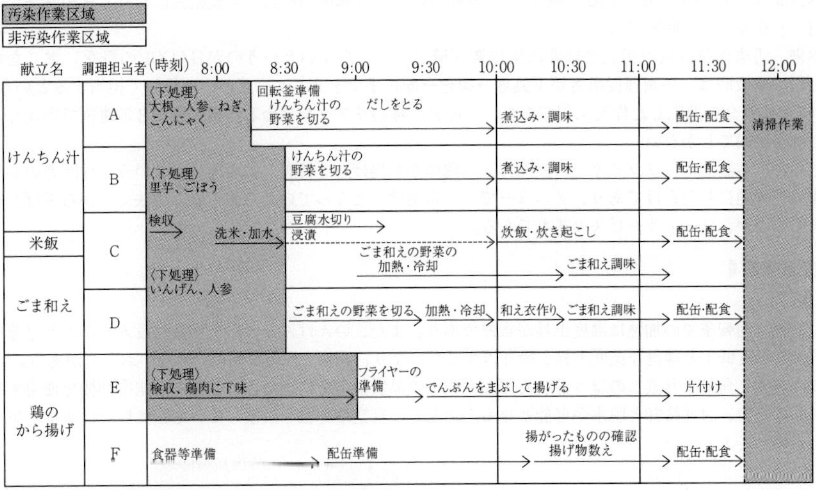

設置されている加熱調理機器：ガスレンジ2台、回転釜（満水量：110L）3台、フライヤー1台、
スチームコンベクションオーブン1台、立型炊飯器2台

198 ごま和えのいんげんと人参を加熱して冷却する調理の工程である。**最も適切な**のはどれか。1つ選べ。

(1) 回転釜で茹でて、水冷する。
(2) 回転釜で茹でて、真空冷却機で冷却する。
(3) スチームコンベクションオーブンで蒸して、真空冷却機で冷却する。
(4) スチームコンベクションオーブンで蒸して、冷蔵庫で冷却する。

199 フライヤーで鶏肉を揚げようとしたところ、揚げ油の温度が120℃までしか上がっていないと調理員から報告があり、フライヤーの故障が確認された。鶏肉を調理する対応策である。**最も適切な**のはどれか。1つ選べ。

(1) 中華鍋で揚げる。
(2) 回転釜で揚げる。
(3) 回転釜で炒める。
(4) スチームコンベクションオーブンで焼く。

200 今回の対応策で、鶏肉を調理する場合の担当者である。**最も適切な**のはどれか。1つ選べ。
(1) 予定通り、EとFが担当する。
(2) EとFに加え、Bも担当する。
(3) EとFに加え、Cも担当する。
(4) EとFに加え、BとCも担当する。

正解へのアプローチ

本設問は、33回－199、200に続き、「学校給食衛生管理基準の解説－学校給食における食中毒防止の手引－」を参照した問題である。

本来、汚染作業区域の担当者は非汚染作業区域に立ち入らないというのがHACCPの概念に準じた対応だが、本設問は、各調理従事者が下処理→調理→配缶までをメニューごとに一貫して担当するという、HACCPの概念を逸脱した作業工程であり、この食中毒のリスクを高める作業工程を2年連続で出題したことは、疑問でしかない。

さらに、本設問は、フライヤーの故障により鶏のから揚げを「焼き」に変更したという、作問者のレアな体験を問題にしただけであり、メニューで「から揚げ」となっていたらあらゆる方法で「から揚げ」を提供するのが、フードサービスの基本である。

選択肢考察

問198

×(1)、(2) 回転釜での加熱は温度上昇が緩慢であり、また、いんげんと人参を複数回投入することで急激な温度低下と緩慢な温度上昇を繰り返すことになり、調味、配缶に間に合わないおそれがある。

○(3)、×(4) 茹でより蒸しのほうがいんげんや人参の品質低下を防止でき、さらに真空冷却機を使用することで、急速冷却と脱水が可能となる。ただし、真空冷却機を設置している給食施設は非常に少ない。

問199

×(1) 中華鍋では、1度に揚げられる鶏肉の数が少なく、配缶に間に合わないおそれがある。

×(2) 回転釜での加熱は温度上昇が緩慢であり、配缶に間に合わないおそれがある。

×(3) でんぷんをまぶした500人分の鶏肉を回転釜で炒めると、衣同士がくっついてしまい、ボロボロになる可能性が高い。

○(4) スチームコンベクションオーブンで「コンビモード」を使用すれば、短時間で中心温度が基準に達する。

問200

○(1) スチームコンベクションオーブンで加熱すれば、調理終了まで付随する作業がなく、最小限の人数で対応可能である。

×(2)、(3)、(4) 他の料理担当者が加熱前の鶏肉に触れることで、食中毒のリスクが高まる。

正　解 **問198　(3)**
問199　(4)
問200　(1)

巻末付録

管理栄養士国家試験出題基準（ガイドライン）

1. 社会・環境と健康

大項目	中項目	小項目	出題傾向 37	36	35	34	33
1　社会と健康	A　健康の概念	a　健康の定義					
		b　健康づくりと健康管理					
	B　公衆衛生の概念	a　公衆衛生と予防医学の歴史					★
		b　公衆衛生の定義と目的					
		c　公衆衛生と予防医学；一次・二次・三次予防	★				
		d　プライマリヘルスケア					★
		e　ヘルスプロモーション					★
		f　公衆衛生活動の進め方：リスクアナリシス、マネジメントサイクル、地域診断		★			
		g　予防医学のアプローチ：ハイリスクアプローチ、ポピュレーションアプローチ、予防医学のパラドックス					
	C　社会的公正と健康格差の是正	a　社会的公正の概念					
		b　健康の社会的決定要因、健康格差		★			
2　環境と健康	A　生態系と人々の生活	a　生態系と環境の保全					
		b　地球規模の環境				★	
	B　環境汚染と健康影響	a　環境汚染；大気汚染、水質汚濁、土壌汚染					★
		b　公害			★		
	C　環境衛生	a　気候、季節					
		b　空気					
		c　温熱	★				
		d　放射線					
		e　上水道と下水道	★	★		★	★
		f　廃棄物処理					
		g　建築物衛生					
3　健康、疾病、行動に関わる統計資料	A　保健統計	a　保健統計の概要					
	B　人口静態統計	a　人口静態統計と国勢調査					★
		b　人口の推移：総人口、人口ピラミッド、人口指標				★	
		c　世界の人口					
	C　人口動態統計	a　人口動態統計と各指標の届出制度		★		★	
		b　出生	★		★	★	
		c　死亡		★		★	
		d　死因統計と死因分類（ICD）		★		★	★
		e　年齢調整死亡率；直接法、標準化死亡比		★	★	★	
		f　死産、周産期死亡、乳児死亡、妊産婦死亡					
	D　生命表	a　生命表					★
		b　平均余命と平均寿命	★		★		
		c　健康寿命			★	★	
	E　傷病統計	a　患者調査				★	
		b　国民生活基礎調査		★			★
	F　健康増進に関する統計	a　国民健康・栄養調査					
		b　レセプト情報・特定健診等情報データベース（NDB）、国保データベース（KDB）					
4　健康状態・疾病の測定と評価	A　疫学の概念と指標	a　疫学の定義、対象と領域					
		b　疾病頻度の指標：罹患率、累積罹患率、有病率、致命率、死亡率					
		c　曝露因子の影響評価；相対危険、ハザード比、オッズ比、寄与危険					
	B　疫学の方法	a　記述疫学					
		b　横断研究		★			
		c　生態学的研究（地域相関研究）					
		d　コホート研究		★			
		e　症例対照研究		★			
		f　介入研究		★			
		g　ランダム化比較試験		★		★	
	C　バイアス、交絡の制御と因果関	a　バイアス；選択バイアス、情報バイアス					
		b　交絡と標準化					
		c　疫学研究の評価と因果関係のとらえ方、Hill の判定基準					
	D　スクリーニング	a　スクリーニングの目的と適用条件					★
		b　スクリーニングの精度：敏感度、特異度、陽性反応的中度、ROC 曲線	★	★	★		★

大項目	中項目	小項目	出題傾向 37	36	35	34	33
4 健康状態・疾病の測定と評価	E 根拠（エビデンス）に基づいた医療（EBM）及び保健対策（EBPH）	a エビデンスの質のレベル					★
		b 系統的レビューとメタアナリシス		★			★
		c 診療ガイドライン、保健政策におけるエビデンス					★
	F 疫学研究と倫理	a 人を対象とした研究調査における倫理的配慮；研究倫理審査					
		b インフォームド・コンセントとオプトアウト				★	
		c 利益相反				★	★
5 生活習慣（ライフスタイル）の現状と対策	A 健康に関連する行動と社会	a 健康の生物心理社会モデル			★		
		b 生活習慣病、NCDs の概念			★		
		c 健康日本21（第二次）※ ※次期国民健康づくり運動開始後は、当該内容を含むこととする。		★		★	
	B 身体活動、運動	a 身体活動・運動の現状	★			★	
		b 身体活動・運動の健康影響	★				
		c 健康づくりのための身体活動基準及び指針	★				
	C 喫煙行動	a 喫煙の現状					
		b 喫煙の健康影響と社会的問題					★
		c 禁煙サポートと喫煙防止		★	★		★
		d 受動喫煙防止		★	★		★
		e その他のたばこ対策		★	★		★
	D 飲酒行動	a 飲酒の現状	★				
		b 飲酒の健康影響と社会的問題	★				
		c アルコール対策と適正飲酒					
	E 睡眠、休養、ストレス	a 睡眠と生活リズム				★	★
		b 睡眠障害と睡眠不足の現状、睡眠指針				★	★
		c 休養の概念と休養指針				★	
		d ストレスの概念とストレスマネジメント					
	F 歯科口腔保健	a 歯・口腔の健康と食生活					
		b 歯・口腔と全身の健康					
		c 歯科口腔保健行動					
		d 歯科口腔保健対策					
6 主要疾患の疫学と予防対策	A がん	a 主要部位のがん		★	★		
		b がん対策；がん対策基本法、がん対策推進基本計画、がん登録、がんと就労		★			
		c がん検診		★	★		★
	B 循環器疾患	a 高血圧	★	★			
		b 脳血管疾患	★	★		★	★
		c 心疾患	★	★			
	C 代謝疾患	a 肥満、メタボリックシンドローム	★				
		b 糖尿病		★		★	
		c 脂質異常症		★			
	D 骨・関節疾患	a 骨粗鬆症、骨折		★			
		b 変形性関節症		★			
		c ロコモティブシンドローム		★			
	E 感染症	a 主要な感染症			★	★	
		b 感染症法	★			★	
		c 検疫と予防接種、感染症対策			★		
	F 精神疾患	a 主要な精神疾患					
		b 精神保健対策					
		c 認知症					
	G その他の疾患	a CKD					
		b 呼吸器疾患；COPD					
		c 肝疾患					
		d アレルギー疾患					
		e 難病法と難病対策					
	H 自殺、不慮の事故、虐待、暴力	a 自殺					
		b 不慮の事故					
		c 虐待、暴力			★		
7 保健・医療・福祉の制度	A 社会保障の概念	a 社会保障の定義と歴史					★
		b 公衆衛生と社会保障					

■管理栄養士国家試験出題基準（第37回から適用）

大項目	中項目	小項目	出題傾向				
			37	36	35	34	33
	B 保健・医療・福祉における行政のしくみ	a 国の役割と法律			★		★
		b 衛生法規の定義とその内容					
		c 地方自治のしくみ；地方自治法					
		d 都道府県の役割					
		e 市町村の役割					
		f 他職種の役割と連携					
	C 医療制度	a 医療保険制度			★	★	★
		b 医療施設と医療従事者				★	★
		c 医療費				★	★
		d 医療法と医療計画		★		★	★
		e 保険者の役割とデータヘルス計画					
	D 福祉制度	a 福祉制度の概要と関連法規：児童福祉法、身体障害者福祉法、知的障害者福祉法、障害者総合支援法、老人福祉法			★		★
		b 社会福祉					
		c 障害者福祉					★
		d 在宅ケア、訪問看護					
	E 地域保健	a 地域保健活動の概要					
		b 地域保健法	★	★	★		
		c 保健所と従事者	★	★	★		★
		d 市町村保健センターと従事者	★	★	★		
		e 地域における資源と連携					
		f 地域における健康危機管理；自然災害、感染症、食中毒					
	F 母子保健	a 母子保健の概要					
		b 母子保健法		★			
		c 母子健康手帳		★		★	★
		d 乳幼児健康診査		★		★	★
		e 新生児マススクリーニング		★		★	★
		f 健やか親子２１				★	★
7 保健・医療・福祉の制度		g 少子化対策；子ども・子育て支援新制度					
		h 児童虐待防止					
	G 成人保健	a 生活習慣病の発症予防と重症化予防					
		b 特定健康診査・特定保健指導とその評価	★				
		c 高齢者の医療の確保に関する法律			★		
	H 高齢者保健・介護	a 高齢者保健と介護の概要					
		b 介護保険法	★	★	★		
		c 介護予防		★	★		
		d 要介護認定とケアマネジメント	★	★	★		
		e 地域包括支援センター					
		f 介護施設、老人保健施設		★	★		
		g 地域包括ケアシステム					
	I 産業保健	a 労働と健康					
		b 労働安全衛生法					
		c 労働安全衛生対策；作業管理、作業環境管理、健康管理			★	★	★
		d 産業保健従事者					
		e 職業と健康障害；産業疲労、職業病、作業関連疾患					
		f 労働災害					
		g メンタルヘルス対策、過労死対策					
	J 学校保健	a 学校保健の概要					
		b 学校保健統計；身体発育、体力、健康状態					★
		c 学校保健安全法					★
		d 学校保健安全対策					
		e 学校保健従事者					★
		f 栄養教諭					
		g 学校感染症					★
	K 国際保健	a 地球規模の健康問題					
		b 国際協力					
		c 持続可能な開発目標（SDGs）					
		d ユニバーサル・ヘルス・カバレッジ（UHC）					
		e 国際機関；世界保健機関（WHO）、国連食糧農業機関（FAO）、コーデックス委員会（CAC）					

2. 人体の構造と機能及び疾病の成り立ち

大項目	中項目	小項目	出題傾向				
			37	36	35	34	33
1 人体の構造	A 人体の構成	a 細胞、組織、器官	★	★	★	★	★
		b 細胞内の構造と機能			★		
		c 細胞の増殖・分化		★			★
2 アミノ酸・たんぱく質・糖質・脂質・核酸の構造と機能	A アミノ酸・たんぱく質の構造・機能	a アミノ酸	★		★	★	★
		b ペプチド			★		
		c たんぱく質			★		★
	B 糖質の構造・機能	a 単糖類		★		★	★
		b 少糖類		★			
		c 多糖類		★		★	
		d 複合糖質					★
	C 脂質の構造・機能	a 脂肪酸	★	★			★
		b トリグリセリド					
		c コレステロール					
		d リン脂質			★		
		e 糖脂質					
	D 核酸の構造・機能	a ヌクレオチド				★	★
		b DNA	★			★	★
		c RNA	★	★		★	★
		d 遺伝情報の伝達と発現		★			★
3 生体エネルギーと代謝	A 生体のエネルギー源と代謝	a 異化、同化					★
		b ATP		★		★	★
		c 基質レベルのリン酸化		★			★
		d 電子伝達系と酸化的リン酸化		★		★	★
		e 脱共役たんぱく質（UCP）		★		★	★
	B 酵素	a 酵素の分類			★		★
		b 反応速度	★				★
		c 活性の調節	★		★	★	★
		d 補酵素、アイソザイム			★	★	
4 アミノ酸・たんぱく質・糖質・脂質の代謝	A アミノ酸・たんぱく質の代謝	a たんぱく質の合成			★		
		b たんぱく質の分解			★		
		c アミノ酸の分解；炭素骨格代謝、窒素代謝			★	★	
		d アミノ酸に由来する生体物質			★	★	
	B 糖質の代謝	a 解糖系	★				★
		b クエン酸回路					★
		c ペントースリン酸回路			★	★	
		d グリコーゲンの合成・分解				★	★
		e 糖新生	★				
		f 血糖の調節					
	C 脂質の代謝	a トリグリセリド・脂肪酸の代謝		★	★		★
		b エイコサノイドの代謝		★			
		c コレステロールの代謝			★		
		d 脂質の輸送とリポたんぱく質の代謝		★			★
	D 核酸の代謝	a プリン・ピリミジンの代謝				★	★
5 個体のホメオスタシスとその調節機構	A 情報伝達の機構	a 細胞間情報伝達			★		★
		b 内分泌系と神経系による調節					★
		c 受容体の構造と機能					★
		d 細胞内情報伝達					★
	B ホメオスタシス	a ホメオスタシスとフィードバック機構	★	★	★	★	★
		b 体液のホメオスタシス		★	★		★
		c 体温の調節			★	★	
		d 生体機能の周期性変化（概日リズム）		★		★	★
6 加齢・疾患に伴う変化	A 加齢に伴う変化	a 分子レベルの老化					★
		b 器官レベルの老化					★
	B 疾患に伴う変化	a 炎症と創傷治癒	★	★	★		★
		b 変性					
		c 壊死、アポトーシス	★				
		d 萎縮・肥大		★			
		e 化生	★				
		f 良性腫瘍、悪性腫瘍	★	★	★		★
		g 発がんのメカニズム；がん遺伝子、がん抑制遺伝子					

■管理栄養士国家試験出題基準（第37回から適用）

大項目	中項目	小項目	出題傾向 37	36	35	34	33
6　加齢・疾患に伴う変化	C　個体の死	a　心臓死					
		b　脳死と植物状態	★				
7　疾患診断の概要	A　主な症候	a　バイタルサイン		★		★	
		b　全身症候；発熱、全身倦怠感、体重減少・増加、ショック、意識障害、不穏、けいれん、めまい、脱水、浮腫		★		★	
		c　その他の症候・病態；チアノーゼ、黄疸、発疹、喀血、頭痛、運動麻痺、腹痛、悪心、嘔吐、嚥下困難、食欲不振、便秘、下痢、吐血、下血、腹部膨隆、腹水、睡眠障害		★		★	
	B　臨床検査	a　種類と特性					
		b　基準値の考え方				★	
		c　一般臨床検査；尿、糞便、喀痰					
		d　血液学検査			★		
		e　生化学検査	★				
		f　免疫学検査	★				
		g　微生物学検査					
		h　生理機能検査			★	★	
		i　画像検査	★			★	
8　疾患治療の概要	A　種類と特徴	a　原因療法、対症療法	★		★		★
		b　保存療法、根治療法			★		
	B　治療の方法	a　栄養・食事療法					
		b　運動療法					
		c　薬物療法			★		★
		d　手術療法	★		★		
		e　輸液、輸血、血液浄化	★	★			
		f　臓器・組織移植、人工臓器			★		
		g　放射線治療	★				★
		h　リハビリテーション					★
		i　再生医療					
		j　救急救命治療（クリティカルケア）					
		k　緩和ケア	★				★
		l　終末期医療（ターミナルケア）					
		m　尊厳死					
9　栄養障害と代謝疾患	A　栄養・代謝に関わるホルモン・サイトカイン	a　インスリン抵抗性に関わるホルモン	★	★		★	★
		b　摂食調節に関わるホルモン	★	★		★	★
	B　栄養障害	a　飢餓					
		b　たんぱく質・エネルギー栄養障害（PEM）、栄養失調症					
		c　悪液質					
		d　ビタミン欠乏症・過剰症					★
		e　ミネラル欠乏症・過剰症					
	C　肥満と代謝疾患	a　肥満、メタボリックシンドローム				★	
		b　糖尿病					
		c　脂質異常症					
		d　高尿酸血症、痛風					
	D　先天性代謝異常症	a　アミノ酸代謝異常			★		
		b　脂質代謝異常					
		c　糖質代謝異常			★		
10　消化器系	A　消化器系の構造と機能	a　消化管の構造と機能	★	★	★	★	
		b　肝臓・胆嚢・膵臓の構造と機能		★		★	★
		c　咀しゃく、嚥下		★			
		d　消化管ホルモン		★		★	
		e　消化、吸収		★			★
	B　消化器疾患の成因・病態・診断・治療の概要	a　口内炎、舌炎					
		b　胃食道逆流症					
		c　胃潰瘍、十二指腸潰瘍		★			
		d　たんぱく漏出性胃腸症					
		e　炎症性腸疾患；クローン病、潰瘍性大腸炎					
		f　過敏性腸症候群					
		g　便秘					
		h　肝炎		★			
		i　肝硬変	★				
		j　脂肪肝、NAFLD・NASH					
		k　胆石症、胆嚢炎		★			

大項目	中項目	小項目	出題傾向 37	36	35	34	33
10 消化器系	B 消化器疾患の成因・病態・診断・治療の概要	l 膵炎		★			
		m 腸閉塞（イレウス）					
		n 消化器系の悪性腫瘍		★			
11 循環器系	A 循環器系の構造と機能	a 心臓の構造と機能	★	★	★		
		b 血管の構造と機能	★	★	★	★	
		c 体循環、肺循環	★	★	★	★	
		d リンパの循環		★			
		e 血圧調節の機序	★		★	★	
	B 循環器疾患の成因・病態・診断・治療の概要	a 虚血、充血、うっ血					
		b 血栓、塞栓					
		c 動脈硬化					
		d 高血圧症	★	★	★		★
		e 虚血性心疾患；狭心症、心筋梗塞	★	★			
		f 不整脈；心房細動、心室細動、心室頻拍	★				★
		g 肺塞栓症		★			
		h 心不全	★	★			★
		i 脳出血、脳梗塞、くも膜下出血		★			★
12 腎・尿路系	A 腎・尿路系の構造と機能	a 腎臓の構造と機能	★	★	★	★	★
		b 尿管・膀胱・尿道の構造と機能		★	★	★	★
	B 腎・尿路疾患の成因・病態・診断・治療の概要	a 急性糸球体腎炎					★
		b ネフローゼ症候群	★				
		c 急性腎臓病（AKI）					★
		d CKD；〔糖尿病性腎臓病（DKD）；糖尿病腎症〕、慢性糸球体腎炎、腎硬化症	★				★
		e 血液透析、腹膜透析	★				★
13 内分泌系	A 内分泌器官と分泌ホルモン	a ホルモン分泌の調節機構					
		b 視床下部・下垂体ホルモン	★		★	★	
		c 甲状腺ホルモン					
		d カルシウム代謝調節ホルモン		★		★	
		e 副腎皮質・髄質ホルモン	★		★	★	★
		f 膵島ホルモン					
		g 性腺ホルモン					
	B 内分泌疾患の成因，病態・診断・治療の概要	a 下垂体の疾患	★			★	★
		b 甲状腺の疾患	★	★	★	★	★
		c 上皮小体（副甲状腺）の疾患			★		
		d 副腎の疾患	★	★	★	★	★
14 神経系	A 神経系の構造と機能	a 神経系の構造と機能	★	★			★
		b 体性神経系の構造と機能	★				
		c 自律神経系の構造と機能	★	★			★
		d 感覚器の構造と機能		★	★		★
	B 神経疾患の成因・病態・診断・治療の概要	a 認知症				★	★
		b パーキンソン病・症候群				★	★
15 呼吸器系	A 呼吸器系の構造と機能	a 気道の構造と機能				★	
		b 肺の構造と機能	★		★	★	
		c 血液による酸素・二酸化炭素運搬の仕組み			★	★	
	B 呼吸器疾患の成因・病態・診断・治療の概要	a COPD		★		★	
		b 気管支喘息		★			
		c 肺炎		★			★
		d 肺がん		★			
16 運動器（筋・骨格）系	A 運動器系の構造と機能	a 骨・軟骨・関節・靱帯の構造と機能		★	★	★	★
		b 骨の成長					★
		c 骨のリモデリング		★		★	★
		d 骨格筋の構造と機能			★	★	
	B 運動器疾患の成因・病態・診断・治療の概要	a 骨粗鬆症	★	★		★	
		b 骨軟化症、くる病	★	★			
		c 変形性関節症					
		d フレイル					
		e サルコペニア				★	
		f ロコモティブシンドローム					
17 生殖器系	A 生殖器系の構造と機能	a 男性生殖器の構造と機能	★				★
		b 女性生殖器の構造と機能					★
		c 性周期、排卵の機序					

大項目	中項目	小項目	出題傾向				
			37	36	35	34	33
17　生殖器系	B　生殖器疾患の成因・病態・診断・治療	a　男性生殖器疾患；前立腺肥大、前立腺がん					
		b　女性生殖器疾患；乳がん、子宮体部がん、子宮頸がん				★	
	C　妊娠と分娩・妊娠合併症	a　受精と胎児の成長、胎盤			★		
		b　分娩、乳汁分泌			★		
		c　妊娠高血圧症候群				★	
		d　妊娠糖尿病		★		★	
18　血液・凝固系	A　血液・凝固系の構造と機能	a　血球の分化・成熟		★			
		b　赤血球、白血球、血小板	★	★	★		
		c　血漿たんぱく質					
		d　凝固・線溶系	★				
	B　血液系疾患の成因・病態・診断・治療の概要	a　貧血	★	★	★	★	★
		b　出血性疾患			★	★	
		c　白血病		★			
19　免疫、アレルギー	A　免疫と生体防御	a　特異的・非特異的防御機構	★	★	★		
		b　体液性免疫、細胞性免疫	★	★	★	★	★
		c　アレルギー	★	★	★	★	
	B　免疫・アレルギー疾患の成因・病態・診断・治療の概要	a　食物アレルギー	★			★	
		b　膠原病、自己免疫疾患		★	★	★	★
		c　免疫不全					
20　感染症	A　感染症の成因・病態・診断・治療の概要	a　病原微生物	★	★	★	★	★
		b　性行為感染症					
		c　院内感染症					★
		d　新興感染症、再興感染症	★		★	★	
		e　抗菌薬・抗生物質		★			

3. 食べ物と健康

大項目	中項目	小項目	出題傾向				
			37	36	35	34	33
1　人と食べ物	A　食文化と生活	a　食文化とその歴史的変遷					
		b　食生活の時代的変化					
		c　食物連鎖				★	
		d　食嗜好の形成					
	B　食料と環境問題	a　フードマイレージの低減	★	★		★	
		b　食料生産と食料自給率	★			★	
		c　地産地消	★	★		★	
		d　食べ残し・食品廃棄の低減	★	★		★	
2　食品の分類、成分及び物性	A　分類の種類	a　生産様式による分類					
		b　原料による分類					
		c　主要栄養素による分類					
		d　食習慣による分類					
		e　その他の分類					
	B　植物性食品の分類と成分	a　穀類		★		★	
		b　いも及びでん粉類					★
		c　砂糖及び甘味類		★			
		d　豆類		★			
		e　種実類					
		f　野菜類	★			★	
		g　果実類			★		★
		h　きのこ類					
		i　藻類			★		
	C　動物性食品の分類と成分	a　肉類				★	
		b　魚介類	★	★			
		c　乳類	★		★		★
		d　卵類	★			★	
	D　油脂類、調味料及び香辛料類、嗜好飲料類の分類と成分	a　油脂類		★			
		b　調味料及び香辛料					★
		c　嗜好飲料類			★		
	E　食品の物性	a　コロイド；エマルション、ゾル・ゲル			★		★
		b　レオロジー；非ニュートン流動			★		★

大項目	中項目	小項目	出題傾向				
			37	36	35	34	33
3 食品の機能	A 一次機能	a たんぱく質	★	★			
		b 炭水化物；糖質、食物繊維				★	
		c 脂質	★		★	★	
		d ビタミン	★		★	★	
		e ミネラル					
		f 水			★		★
	B 二次機能	a 色素成分		★		★	★
		b 呈味成分			★		★
		c 香気・におい成分			★		
		d テクスチャー					
	C 三次機能	a 消化管内で作用する機能				★	
		b 消化管吸収後の標的組織での生理機能調節				★	
		c 保健機能食品の成分と機能		★	★		★
4 食品の安全性	A 食品衛生と法規	a リスク分析；リスク評価、リスク管理、リスクコミュニケーション			★		
		b 食品安全基本法と食品衛生法			★	★	★
		c 食品衛生関連法規					★
		d 食品衛生行政組織			★		★
		e 国際機関；世界保健機関（WHO）、国連食糧農業機関（FAO）、コーデックス委員会（CAC）					
	B 食品の変質	a 微生物による変質；腐敗	★	★		★	★
		b 化学的変質；油脂の酸敗	★	★		★	★
		c 変質の防止法				★	★
		d 鮮度・腐敗・酸敗の判定法	★	★		★	★
	C 食中毒	a 食中毒の定義					
		b 食中毒の発生状況					
		c 細菌性食中毒	★	★	★	★	★
		d ウイルス性食中毒		★	★	★	★
		e 自然毒食中毒	★			★	
		f 化学性食中毒					
	D 食品による感染症・寄生虫症	a 経口感染症	★		★		★
		b 人畜共通感染症	★				
		c 食品から感染する寄生虫症	★	★	★		
	E 食品中の有害物質	a かび毒（マイコトキシン）			★	★	★
		b 化学物質			★		★
		c 有害元素・放射性物質	★		★		★
		d 食品成分の変化により生ずる有害物質				★	
		e 混入異物					
		f 残留農薬；ポジティブリスト制					
	F 食品添加物	a 食品添加物の役割					
		b 安全性評価；毒性試験、無毒性量（NOAEL）、一日摂取許容量（ADI）、使用基準	★		★		★
		c 食品衛生法による分類と表示	★		★	★	★
		d 種類と用途		★	★	★	★
	G 食品の安全性に関するその他の物質	a トランス脂肪酸				★	
		b BSE；プリオン					
		c 環境ホルモン					
	H 食品衛生管理	a HACCP の概念					
		b 食品工場における一般衛生管理事項					
		c 家庭における衛生管理					
		d 国際標準化機構（ISO）					
5 食品の表示と規格基準	A 食品表示制度	a 食品表示法		★			★
		b その他の法律；健康増進法、食品衛生法、JAS 法、景品表示法					
	B 食品の表示方法	a 栄養表示；栄養成分表示、栄養強調表示	★	★	★	★	★
		b 食品安全確保の表示；保存方法、遺伝子組換え食品、アレルゲン	★		★	★	
		c 品質表示；原料・原産地表示、原材料名、賞味・消費期限	★	★	★	★	
	C 食品の規格基準	a 成分規格		★			★
		b 製造・加工・調理基準		★			★
		c 保存基準					

大項目	中項目	小項目	出題傾向				
			37	36	35	34	33
5 食品の表示と規格基準	D 特別用途食品・保健機能食品の規格基準と表示	a 特別用途食品；病者用食品、妊産婦・授乳婦用粉乳、乳児用調製乳、えん下困難者用食品	★	★	★		
		b 特定保健用食品；個別許可型、規格基準型、疾病リスク低減表示、条件付き特定保健用食品	★	★	★		
		c 栄養機能食品	★	★	★	★	
		d 機能性表示食品	★	★	★		
		e 虚偽・誇大広告などの禁止					
	E 器具・容器包装の規格基準と表示	a 器具・容器包装の安全性の規格基準；ガラス、陶磁器、ホウロウ、プラスチック製品					
		b 表示；識別表示、識別マーク					
6 食品の生産・加工・保存・流通と栄養	A 食料生産と栄養	a 生産条件；場所、季節、栽培条件と栄養					
	B 食品加工と栄養、加工食品とその利用	a 食品加工の意義・目的					
		b 食品加工の方法	★			★	★
		c 食品加工に伴う食品・栄養成分の変化	★	★			★
		d 食品成分間反応					
		e 農産加工食品とその利用	★	★	★		
		f 畜産加工食品とその利用			★	★	
		g 水産加工食品とその利用					
		h 油脂、調味料、嗜好飲料とその利用					
		i 微生物利用食品とその利用		★			
		j 冷凍食品、インスタント食品、レトルトパウチ食品とその利用					
	C 食品流通・保存と栄養	a 食品流通の概略					
		b 食品保存の方法	★	★	★	★	★
		c 流通環境と食品・栄養成分変化；温度、光、気相	★	★	★	★	★
		d 保存条件と食品・栄養成分変化；水分活性、保存による変化、食品成分間反応	★	★	★	★	★
	D 器具と容器包装	a 材料及び形態		★		★	
		b 包装による成分及び品質変化		★		★	
		c 素材による環境汚染					
7 食事設計と栄養・調理	A 食事設計の基礎	a 食事設計の意義・内容					
		b 嗜好性の主観的評価・客観的評価					★
	B 調理の基本	a 調理の意義					
		b 非加熱・加熱調理操作の原理					★
		c 熱の伝わり方と効率的な加熱条件					★
		d 代表的な調理器具の使用法			★		★
		e 代表的な調理操作	★		★	★	★
		f 食品の特徴に応じた調理の特性	★	★	★	★	★
	C 調理操作と栄養	a 調理操作による食品の組織・物性と栄養成分の変化	★	★	★	★	★
		b 調理による栄養学的・機能的利点		★	★		★
	D 献立作成	a 献立作成条件と手順			★		
		b 供食、食卓構成、食事環境		★	★		★
	E 日本食品標準成分表の理解	a 食品成分表の構成と内容				★	
		b 食品成分表利用上の注意点	★				

4. 基礎栄養学

大項目	中項目	小項目	出題傾向				
			37	36	35	34	33
1 栄養の概念	A 栄養の定義	a 栄養					
		b 栄養素					
	B 栄養と健康・疾患	a 栄養学の歴史	★				
		b 欠乏症・過剰症					
		c 生活習慣病					
		d 健康増進					
	C 遺伝形質と栄養の相互作用	a 栄養素に対する応答の個人差			★		
		b 生活習慣病と遺伝子多型			★		
		c 倹約遺伝子			★		
2 食物の摂取	A 空腹感・満腹感と食欲	a 空腹感・満腹感		★	★	★	★
		b 摂食量の調節		★	★	★	★
	B 食事のリズムとタイミング	a 日内リズムと栄養補給				★	

大項目	中項目	小項目	出題傾向				
			37	36	35	34	33
3 栄養素の消化・吸収と体内動態	A 消化・吸収と栄養	a 水溶性栄養素					
		b 疎水性栄養素					
	B 消化の過程	a 口腔内消化				★	
		b 胃内消化				★	★
		c 小腸内消化				★	★
		d 膜消化				★	
	C 管腔内消化の調節	a 脳相、胃相、腸相			★		
		b 自律神経系による調節			★		
		c 消化管ホルモンによる調節			★		
	D 吸収の過程	a 膜の透過					
		b 受動輸送・能動輸送・膜動輸送	★				★
	E 栄養素等の吸収	a 炭水化物	★				★
		b 脂質	★				★
		c たんぱく質	★				★
		d ビタミン	★				★
		e ミネラル					★
		f 水					
	F 栄養素の体内動態	a 門脈系					
		b リンパ系					
	G 生物学的利用度	a 消化吸収率	★	★			
		b 栄養価					
	H 栄養素の排泄	a 水溶性栄養素					
		b 疎水性栄養素					
4 炭水化物の栄養	A 糖質の体内代謝	a 糖質の栄養学的特徴			★	★	★
		b 食後・食間期の糖質代謝	★	★	★		
		c 糖質代謝の臓器差と臓器間連携			★		★
	B 血糖とその調節	a インスリンの作用			★	★	★
		b 血糖曲線				★	
		c 肝臓の役割			★	★	★
		d 筋肉・脂肪組織の役割				★	★
		e コリ回路、グルコース・アラニン回路			★		
	C 他の栄養素との関係	a 相互変換		★	★	★	★
		b ビタミンB_1必要量の増加				★	
		c たんぱく質節約作用					
	D 難消化性炭水化物	a 不溶性食物繊維、水溶性食物繊維					
		b 難消化性糖質	★				
		c 腸内細菌叢と短鎖脂肪酸					
5 脂質の栄養	A 脂質の体内代謝	a 脂質の栄養学的特徴					
		b 食後・食間期の脂質代謝	★	★	★	★	★
		c 脂質代謝の臓器差					
	B 脂質の臓器間輸送	a リポたんぱく質			★		
		b 遊離脂肪酸					★
		c ケトン体		★	★	★	★
	C コレステロール代謝の調節	a コレステロールの合成・輸送・蓄積			★		★
		b フィードバック調節			★		
		c コレステロール由来の体成分			★		★
		d 胆汁酸の腸肝循環	★		★		★
	D 摂取する脂質の量と質の評価	a 脂肪エネルギー比率					
		b 飽和脂肪酸、一価不飽和脂肪酸、多価不飽和脂肪酸		★			
		c n-6系脂肪酸、n-3系脂肪酸		★		★	
		d 必須脂肪酸		★		★	
		e 脂肪酸由来の生理活性物質		★		★	
	E 他の栄養素との関係	a ビタミンB_1節約作用				★	
		b エネルギー源としての糖質の節約作用					
6 たんぱく質の栄養	A たんぱく質・アミノ酸の体内代謝	a たんぱく質・アミノ酸の栄養学的特徴					
		b 食後・食間期のたんぱく質・アミノ酸代謝	★	★		★	★
		c たんぱく質・アミノ酸代謝の臓器差					
		d BCAA				★	★
		e アルブミン、RTP (rapid turnover protein)				★	

大項目	中項目	小項目	出題傾向				
			37	36	35	34	33
6　たんぱく質の栄養	B　摂取するたんぱく質の量と質の評価	a　不可欠アミノ酸				★	
		b　アミノ酸価		★	★	★	★
		c　たんぱく質効率		★	★		
		d　窒素出納、生物価		★	★	★	★
		e　アミノ酸の補足効果					
	C　他の栄養素との関係	a　エネルギー代謝とたんぱく質					
		b　糖新生とたんぱく質代謝					★
7　ビタミンの栄養	A　ビタミンの分類	a　脂溶性ビタミン					
		b　水溶性ビタミン	★			★	
	B　ビタミンの栄養学的特徴と機能	a　補酵素とビタミン		★	★		★
		b　抗酸化作用とビタミン		★	★	★	
		c　ホルモン様作用とビタミン		★			
		d　血液凝固とビタミン		★	★	★	
		e　エネルギー代謝とビタミン					★
		f　糖質・脂質・アミノ酸の代謝とビタミン		★	★		★
		g　核酸代謝とビタミン		★			
		h　一炭素単位代謝とビタミン					
		i　カルシウム代謝とビタミン		★		★	
	C　ビタミンの吸収と体内利用	a　脂溶性ビタミンと脂質の消化吸収の共通性	★		★		
		b　水溶性ビタミンの組織飽和と尿中排出	★	★			★
		c　腸内細菌叢とビタミン			★	★	★
		d　ビタミンB_{12}吸収機構の特殊性			★		★
8　ミネラルの栄養	A　ミネラルの分類	a　多量ミネラル					
		b　微量ミネラル					
	B　ミネラルの栄養学的特徴と機能	a　硬組織とミネラル		★		★	
		b　神経・筋肉の機能維持とミネラル		★		★	★
		c　血圧調節とミネラル					
		d　糖代謝とミネラル					
		e　酵素とミネラル		★		★	
	C　ミネラルの吸収と体内利用	a　カルシウムの吸収と体内利用		★		★	
		b　鉄の吸収と体内利用	★		★		★
9　水・電解質の栄養的意義	A　水の出納	a　代謝水	★		★		★
		b　不可避尿	★		★		
		c　不感蒸泄	★				★
		d　水分必要量					
		e　脱水、熱中症	★			★	★
		f　浮腫				★	
	B　電解質代謝と栄養	a　水・電解質・酸塩基平衡の調節	★	★	★	★	★
		b　血圧の調節				★	
10　エネルギー代謝	A　エネルギー代謝の概念	a　基礎代謝		★	★	★	
		b　安静時代謝		★	★	★	
		c　睡眠時代謝					
		d　活動時代謝					
		e　メッツ（METs）、身体活動レベル（PAL）			★	★	★
		f　食事誘発性熱産生（DIT）		★	★		
	B　エネルギー代謝の測定法	a　直接法、間接法			★		★
		b　呼気ガス分析					
		c　呼吸商、非たんぱく質呼吸商	★		★		★
		d　二重標識水法			★		
	C　生体利用エネルギー	a　物理的燃焼値、生理的燃焼値			★		
		b　臓器別エネルギー代謝		★			

5. 応用栄養学

大項目	中項目	小項目	出題傾向				
			37	36	35	34	33
1　栄養ケア・マネジメント	A　栄養ケア・マネジメントの概念	a　栄養ケア・マネジメントの定義					
	B　栄養ケア・マネジメントの概要	a　栄養スクリーニング	★		★		
		b　栄養アセスメント		★	★	★	★
		c　栄養ケア計画			★		

大項目	中項目	小項目	出題傾向 37	36	35	34	33
1　栄養ケア・マネジメント	B　栄養ケア・マネジメントの概要	d　実施・チェック	★				
		e　モニタリング	★		★		
		f　評価	★		★		
		g　サービスの評価・継続的な品質改善					
2　食事摂取基準	A　策定の基本的事項と留意事項	a　策定方針			★	★	★
		b　指標の概要	★		★		★
		c　策定した食事摂取基準	★	★	★	★	
		d　策定の留意事項	★		★	★	★
	B　活用に関する基本的事項	a　活用の基本的考え方			★	★	★
		b　食事摂取状況のアセスメントの方法と留意点			★	★	★
		c　指標別に見た活用法の留意点			★		
		d　目的に応じた活用上の留意点		★			
	C　エネルギー・栄養素別食事摂取基準	a　エネルギー					
		b　たんぱく質			★		
		c　脂質			★		★
		d　炭水化物					★
		e　エネルギー産生栄養素バランス					
		f　ビタミン		★	★	★	★
		g　ミネラル		★		★	★
	D　対象特性	a　妊婦・授乳婦				★	★
		b　乳児					
		c　小児			★	★	★
		d　高齢者					
	E　生活習慣病とエネルギー・栄養素との関連	a　高血圧					
		b　脂質異常症	★				
		c　糖尿病					
		d　CKD					
3　成長、発達、加齢	A　成長、発達、加齢の概念	a　成長	★		★	★	★
		b　発達			★	★	★
		c　加齢		★			★
4　妊娠期、授乳期の栄養管理	A　妊娠期、授乳期の生理的特徴	a　妊娠の成立・維持	★				
		b　胎児の成長	★				
		c　母体の生理的変化		★	★	★	★
		d　乳汁分泌の機序		★			
		e　初乳、成乳		★	★		★
	B　妊娠期、授乳期の栄養ケア・マネジメント	a　やせと肥満					
		b　貧血					
		c　妊娠悪阻				★	
		d　妊娠糖尿病					
		e　妊娠高血圧症候群					
		f　神経管閉鎖障害				★	
		g　妊娠前からはじめる妊産婦のための食生活指針					
5　新生児期、乳児期の栄養管理	A　新生児期、乳児期の生理的特徴	a　出生体重による分類					
		b　体水分量と生理的体重減少			★	★	
		c　呼吸器系				★	
		d　循環器系				★	
		e　体温調節					
		f　腎機能				★	
		g　摂食機能			★	★	
		h　消化管機能			★		
		i　血液・免疫系					
	B　新生児期、乳児期の栄養ケア・マネジメント	a　母乳性黄疸					
		b　乳児ビタミンK 欠乏性出血症					
		c　貧血					
		d　乳児下痢症					
		e　二次性乳糖不耐症					
		f　便秘					
		g　乳児身体発育曲線と栄養評価					
		h　授乳・離乳の支援ガイド		★		★	★

大項目	中項目	小項目	出題傾向 37	36	35	34	33
6 幼児期、学童期、思春期の栄養管理	A 幼児期、学童期、思春期の発達と生理的特徴	a 身体の成長		★			★
		b 生理機能		★			★
		c 摂食機能		★		★	
		d 運動機能					
		e 精神機能					
		f 生活習慣				★	
		g 社会性					
		h 第二次性徴					
	B 幼児期、学童期、思春期の栄養ケア・マネジメント	a やせと肥満	★	★	★	★	★
		b 脱水					
		c う歯			★		
		d 偏食					
		e 摂食障害					
		f 貧血					★
		g 食物アレルギー					
		h 教育・保育施設における栄養ケア・マネジメントの実践					
7 成人期の栄養管理	A 成人期の生理的特徴	a 内分泌系	★	★	★	★	
		b 生殖器系	★	★	★	★	
		c 代謝機能	★	★	★	★	
	B 成人期の栄養ケア・マネジメント	a やせと肥満					
		b 生活習慣病予防	★				
		c 更年期障害					
		d 骨粗鬆症		★			
8 高齢期の栄養管理	A 高齢期の生理的特徴	a 感覚機能		★	★		
		b 咀嚼・嚥下機能					★
		c 消化・吸収機能	★		★	★	
		d たんぱく質・エネルギー代謝	★			★	★
		e 身体能力	★		★	★	★
		f 身体活動					
		g ADL					
		h IADL		★			
	B 高齢期の栄養ケア・マネジメント	a 低栄養		★			
		b 咀嚼・嚥下障害	★	★			
		c 脱水					
		d 便秘					
		e フレイル		★			
		f サルコペニア		★			★
		g ロコモティブシンドローム					
		h 転倒、骨折	★				
		i 認知症	★				
9 運動・スポーツと栄養管理	A 運動時の生理的特徴	a エネルギー代謝	★		★		★
		b 呼吸・循環応答		★			
		c 体力					
	B 運動の健康への影響	a 健康の維持・増進		★	★	★	★
		b 生活習慣病予防		★	★	★	★
	C 運動時における栄養ケア・マネジメント	a 運動とトレーニング		★		★	
		b 食事内容と摂取のタイミング					
		c エネルギー不足					
		d 貧血					
		e 栄養補助食品の利用					
10 環境と栄養管理	A ストレス時における栄養ケア・マネジメント	a 恒常性の維持とストレッサー					
		b 生体の適応性と自己防衛	★		★		★
		c ストレスによる代謝の変動	★		★		★
	B 特殊環境における栄養ケア・マネジメント	a 高温・低温環境	★	★		★	★
		b 高圧・低圧環境	★	★		★	★
		c 無重力環境	★	★		★	
		d 災害時			★		

6. 栄養教育論

大項目	中項目	小項目	出題傾向 37	36	35	34	33
1 栄養教育のための理論的基礎	A 栄養教育の概念	a 栄養教育の定義と目的					
		b 食行動の多様性					
	B 行動科学の理論とモデル	a 行動科学の定義と栄養教育に必要な理由					
		b 刺激-反応理論					
		c 生態学的モデル					
		d ヘルスビリーフモデル			★		
		e トランスセオレティカルモデル		★		★	★
		f 計画的行動理論		★			
		g 社会的認知理論	★			★	
		h ソーシャルサポート	★		★		★
		i コミュニティオーガニゼーション					
		j イノベーション普及理論	★		★		
		k ヘルスリテラシー		★			
	C 栄養カウンセリング	a 行動カウンセリング					
		b カウンセリングの基礎的技法	★	★	★	★	★
		c 認知行動療法					
		d 動機づけ面接	★	★			
	D 行動変容技法と概念	a 刺激統制	★		★	★	
		b 反応妨害・拮抗	★		★		
		c 行動置換			★	★	
		d オペラント強化	★	★	★	★	
		e 認知再構成			★	★	★
		f 意思決定バランス	★	★	★		
		g 目標宣言、行動契約			★	★	
		h セルフモニタリング			★		
		i 自己効力感（セルフ・エフィカシー）					★
		j ストレスマネジメント		★			
		k ソーシャルスキルトレーニング	★		★		★
		l ナッジ	★		★		
	F 組織づくり・地域づくり・食環境づくりへの展開	a セルフヘルプグループ	★				★
		b グループダイナミクス		★			
		c エンパワメント					★
		d 栄養教育と食環境づくり				★	★
2 栄養教育マネジメント	A 栄養教育マネジメントで用いる理論やモデル	a プリシード・プロシードモデル	★		★		★
		b ソーシャルマーケティング		★	★	★	
	B 健康・食物摂取に影響を及ぼす要因のアセスメント	a アセスメントの種類と方法		★			★
	C 栄養教育の目標設定	a 目標設定の方法					
		b 実施目標	★		★	★	
		c 学習目標	★		★	★	
		d 行動目標	★	★	★	★	
		e 環境目標	★		★	★	
		f 結果目標	★		★		
	D 栄養教育計画立案	a 学習者と学習形態及び場の決定	★			★	★
		b 期間・時期・頻度・時間の設定					
		c 実施者の決定とトレーニング				★	
		d 教材の選択と作成			★		
	E 栄養教育プログラムの実施	a モニタリング					
		b 実施記録・報告					
	F 栄養教育の評価	a 評価指標と評価基準の設定				★	
		b 企画評価	★				
		c 経過評価	★	★	★		
		d 影響評価	★	★			★
		e 結果評価		★	★		
		f 形成的評価			★		★
		g 総括的評価	★	★			★
		h 経済評価	★		★		★
		i 総合的評価			★		

大項目	中項目	小項目	出題傾向				
			37	36	35	34	33
3 理論や技法を応用した栄養教育の展開	A 多様な場（セッティング）におけるライフステージ別の栄養教育の展開	a 保育所・認定こども園・幼稚園における栄養教育の展開					
		b 小・中・高等学校、大学における栄養教育の展開					
		c 地域・職域における栄養教育の展開					
		e 栄養と環境に配慮した栄養教育の展開				★	★

7. 臨床栄養学

大項目	中項目	小項目	出題傾向				
			37	36	35	34	33
1 臨床栄養の概念	A 意義と目的	a 傷病者や要支援者・要介護者への栄養ケア・マネジメント					
		b 内部環境の恒常性と栄養支援、栄養状態の改善					
		c 疾患の予防					
		d 疾患の治癒促進					
		e 疾患の増悪化と再発の防止					
		f 社会的不利とノーマリゼーション		★			★
		g QOL（生活の質、人生の質）の向上					
	B 医療・介護制度の基本	a 医療保険制度	★	★	★	★	★
		b 介護保険制度					
		c 医療・介護保険における栄養に関する算定の基本					
	C 医療と臨床栄養	a 医療における栄養管理の意義					
		b 医療における倫理					
		c クリニカルパスと栄養管理		★	★		★
		d チーム医療					
		e リスクマネジメント					
		f 傷病者の権利		★	★		★
		g インフォームド・コンセント		★			★
	D 福祉・介護と臨床栄養	a 福祉・介護における栄養管理の意義					
		b 福祉・介護における管理栄養士の役割					
		c チームケア					
		d 在宅ケアと施設連携、地域包括ケアシステム					
2 傷病者・要支援者・要介護者の栄養管理	A 栄養アセスメントの意義と方法	a 栄養スクリーニングの意義と方法				★	
		b 傷病者への栄養アセスメント	★				
		c 要支援者・要介護者への栄養アセスメント					
		d 栄養アセスメントの具体的方法；問診、臨床診査、身体計測、臨床検査、栄養・食事調査		★	★		
	B 栄養管理の目標設定と計画作成	a 目標の設定					
		b 栄養投与量の算定	★				★
		c 栄養補給法の選択		★	★		
		d 多職種との連携					
	C 栄養・食事療法と栄養補給法	a 栄養・食事療法と栄養補給法の歴史と特徴					
		b 経口栄養法			★		
		c 経腸栄養法	★	★	★	★	★
		d 静脈栄養法		★		★	
	D 傷病者、要支援者・要介護者への栄養教育	a 傷病者への栄養教育；外来、入院、退院、在宅ケア			★		
		b 要支援者・要介護者への栄養教育；施設、居宅					
	E モニタリングと再評価	a 臨床症状や栄養状態のモニタリング			★	★	★
		b 栄養投与量の再評価					
		c 栄養補給法の再評価					
		d 栄養管理の修正					
	F 栄養管理の記録	a 栄養管理記録の意義					
		b 問題志向型システム（POS：problem oriented system）の活用	★		★		
	G 薬と栄養・食事の相互作用	a 栄養・食品が医薬品に及ぼす影響		★			
		b 医薬品が栄養・食事に及ぼす影響	★		★	★	★
3 疾患・病態別栄養管理	A 栄養障害における栄養ケア・マネジメント	a たんぱく質・エネルギー栄養障害（PEM）、栄養失調症	★				★
		b ビタミン欠乏症・過剰症		★	★	★	
		c ミネラル欠乏症・過剰症		★		★	
	B 肥満と代謝疾患における栄養ケア・マネジメント	a 肥満、メタボリックシンドローム	★	★	★	★	★
		b 糖尿病	★	★		★	★
		c 脂質異常症	★	★	★	★	★
		d 高尿酸血症、痛風	★				

大項目	中項目	小項目	出題傾向				
			37	36	35	34	33
3 疾患・病態別栄養管理	C 消化器疾患における栄養ケア・マネジメント	a 口内炎、舌炎					
		b 胃食道逆流症	★	★	★	★	
		c 胃潰瘍、十二指腸潰瘍					
		d たんぱく漏出性胃腸症			★		★
		e 炎症性腸疾患；クローン病、潰瘍性大腸炎	★			★	★
		f 過敏性腸症候群			★		★
		g 便秘、下痢					
		h 肝炎					
		i 肝硬変	★			★	★
		j 脂肪肝、NAFLD・NASH					★
		k 胆石症、胆嚢炎			★		★
		l 膵炎	★	★	★		★
	D 循環器疾患における栄養ケア・マネジメント	a 高血圧症	★	★		★	★
		b 動脈硬化症					
		c 狭心症、心筋梗塞					
		d 心不全		★	★	★	
		e 不整脈；心房細動、心室細動、心室頻拍					
		f 脳出血、脳梗塞、くも膜下出血		★			
	E 腎・尿路疾患における栄養ケア・マネジメント	a 急性糸球体腎炎		★			
		b ネフローゼ症候群		★			★
		c 急性腎臓病（AKI）		★			
		d CKD；〔糖尿病性腎臓病（DKD）；糖尿病腎症〕、慢性糸球体腎炎、腎硬化症	★	★	★	★	★
		e 血液透析、腹膜透析	★		★	★	★
	F 内分泌疾患における栄養ケア・マネジメント	a 甲状腺機能亢進症・低下症		★		★	★
		b クッシング病・症候群			★	★	
	G 神経疾患における栄養ケア・マネジメント	a 認知症					
		b パーキンソン病・症候群	★				
	H 摂食障害における栄養ケア・マネジメント	a 神経性やせ症	★			★	★
		b 神経性過食症					
	I 呼吸器疾患における栄養ケア・マネジメント	a COPD	★	★	★		★
		b 気管支喘息					
		c 肺炎			★		
	J 血液系の疾患・病態における栄養ケア・マネジメント	a 貧血		★			
		b 出血性疾患			★		★
	K 筋・骨格疾患における栄養ケア・マネジメント	a 骨粗鬆症	★	★			★
		b 骨軟化症、くる病				★	
		c 変形性関節症					
		d サルコペニア					
		e ロコモティブシンドローム					
	L 免疫・アレルギー疾患における栄養ケア・マネジメント	a 食物アレルギー	★	★	★		
		b 膠原病、自己免疫疾患					
		c 免疫不全					
	M 感染症における栄養ケア・マネジメント	a 感染症、敗血症			★		
	N 癌における栄養ケア・マネジメント	a 消化管の癌；食道、胃、結腸、直腸	★		★		
		b 消化管以外の癌；肺、肝、膵、白血病					
		c 化学療法、放射線治療、緩和ケア	★	★			
		d 終末期医療（ターミナルケア）			★		
	O 手術、周術期患者における栄養ケア・マネジメント	a 消化管の術前、術後	★	★	★	★	★
		b 消化管以外の術前・術後					
	P クリティカルケアにおける栄養ケア・マネジメント	a 集中治療					
		b 外傷、熱傷	★		★	★	
	Q 摂食機能障害における栄養ケア・マネジメント	a 咀嚼・嚥下障害				★	★
		b 口腔・食道障害					
	R 要介護、身体・知的障害における栄養ケア・マネジメント	a 身体障害					
		b 知的障害					
		c 精神障害					
		d 褥瘡					★
	S 乳幼児・小児疾患における栄養ケア・マネジメント	a 消化不良症					
		b 周期性嘔吐症					
		c 小児肥満					
		d 先天性代謝異常	★	★	★	★	★

■管理栄養士国家試験出題基準（第37回から適用）

大項目	中項目	小項目	出題傾向 37	36	35	34	33
3 疾患・病態別栄養管理	S 乳幼児・小児疾患における栄養ケア・マネジメント	e 糖尿病					
		f 腎疾患					
	T 妊産婦・授乳婦疾患における栄養ケア・マネジメント	a 妊娠糖尿病、糖尿病合併妊娠		★	★		
		b 妊娠高血圧症候群					

8. 公衆栄養学

大項目	中項目	小項目	出題傾向 37	36	35	34	33
1 公衆栄養の概念	A 公衆栄養の概念	a 公衆栄養の意義と目的					
		b 生態系と食料・栄養					
		c 保健・医療・福祉・介護システムと公衆栄養					
		d コミュニティと公衆栄養活動					
	B 公衆栄養活動の基本と展開過程	a 公衆栄養活動の歴史		★			
		b 少子・高齢社会における健康増進					
		c 疾病予防のための公衆栄養活動	★		★	★	
		d ヘルスプロモーションのための公衆栄養活動	★			★	
		e エンパワメントと公衆栄養活動	★		★	★	★
		f 住民参加による公衆栄養活動	★			★	★
		g ソーシャル・キャピタルの醸成と活用			★		
		h 持続可能性（サステナビリティ）を踏まえた公衆栄養活動					
		i 多職種連携・多機関連携					★
2 健康・栄養問題の現状と課題	A 食事の変化	a エネルギー・栄養素摂取量		★	★	★	★
		b 食品群別摂取量	★		★	★	★
		c 料理・食事パターン					
	B 食生活の変化	a 食行動、食知識、食態度、食スキル					
		b 健康格差					
	C 食環境の変化	a フードシステム					
		b 食情報の提供		★	★	★	★
		c フードバランスシート（食料需給表）	★	★	★	★	★
		d 食料自給率	★	★	★	★	★
	D 諸外国の健康・栄養問題の現状と課題	a 先進諸国の健康・栄養問題		★	★	★	
		b 開発途上国の健康・栄養問題と地域間格差	★	★	★	★	★
3 栄養政策	A わが国の公衆栄養政策と活動	a 健康づくり施策と公衆栄養活動の役割		★			★
		b 公衆栄養活動と組織・人材育成					
		c 食料安全保障					
	B 公衆栄養関連法規	a 地域保健法					
		b 健康増進法	★	★	★	★	★
		c 食育基本法	★				
	C 管理栄養士・栄養士制度と職業倫理	a 栄養士法	★	★	★	★	★
		b 管理栄養士・栄養士の社会的役割			★		★
		c 管理栄養士・栄養士制度の沿革					
		d 管理栄養士・栄養士養成制度					
		e 職業倫理					
	D 国の健康増進基本方針と地方計画	a 国の基本方針策定の目的・内容		★	★		
		b 基本方針の推進と地方健康増進計画					
		c 食育推進基本計画策定の目的・内容				★	
		d 食育の推進と地方食育推進計画				★	
	E 国民健康・栄養調査	a 調査の目的・沿革	★				★
		b 調査の内容・方法	★	★		★	★
	F 実施に関連する指針、ツール	a 食生活指針			★		★
		b 食事バランスガイド	★			★	
	G 諸外国の健康・栄養政策	a 公衆栄養活動に関係する国際的な行政組織と活動		★	★	★	★
		b 公衆栄養関連計画		★	★	★	★
		c 食事摂取基準					
		d 食生活指針、フードガイド		★	★	★	
		e 栄養士養成制度					
4 栄養疫学	A 栄養疫学の概要	a 栄養疫学の役割					
		b 公衆栄養活動への応用					
	B 曝露情報としての食事摂取量	a 食物と栄養素					

大項目	中項目	小項目	出題傾向				
			37	36	35	34	33
4　栄養疫学	B　曝露情報としての食事摂取量	b　食事摂取量の変動と測定誤差	★	★	★	★	
		c　日常的な食事摂取量					
	C　食事摂取量の測定方法	a　24 時間食事思い出し法と食事記録法；秤量法、目安量法	★	★	★	★	★
		b　食物摂取頻度調査法とその妥当性・再現性	★		★	★	★
		c　食事摂取量を反映する身体計測値・生化学的指標			★	★	★
	D　食事摂取量の評価方法	a　総エネルギー調整栄養素摂取量		★	★		★
		b　データの処理と解析					
5　地域診断と公衆栄養マネジメント	A　公衆栄養マネジメント	a　地域診断の意義と目的		★		★	★
		b　公衆栄養マネジメントの考え方・重要性		★		★	★
		c　公衆栄養マネジメントの過程		★		★	★
	B　公衆栄養アセスメント	a　公衆栄養アセスメントの目的と方法				★	
		b　地域診断の方法					
		c　食事摂取基準の地域集団への活用	★	★	★	★	★
		d　量的調査と質的調査の意義					
		e　観察法と活用					
		f　質問調査の方法と活用；質問紙法、インタビュー法					
		g　既存資料活用の方法と留意点	★		★		★
	C　公衆栄養プログラムの目標設定	a　公衆栄養アセスメント結果からの状況把握					
		b　改善課題の抽出					
		c　課題設定の目的と相互の関連	★				
		d　改善課題に基づく改善目標の設定	★				
		e　目標設定の優先順位	★				
	D　公衆栄養プログラムの計画、実施、評価	a　地域社会資源の把握と管理					
		b　運営面・政策面のアセスメント					
		c　計画策定					
		d　住民参加の方法					
		e　プログラムに関連する関係者・機関の役割					
		f　評価の意義と方法		★	★	★	
		g　評価の実際					
6　公衆栄養プログラムの展開	A　地域特性に対応したプログラムの展開	a　健康づくり				★	
		b　食育					
		c　介護予防・在宅療養・介護支援					
		d　地域包括ケアシステムの構築	★		★		
		e　健康・食生活の危機管理と食支援		★			
	B　食環境整備のためのプログラムの展開	a　食物・食情報へのアクセスと食環境整備	★				★
		b　栄養成分の表示の活用					
		c　特別用途食品の活用					
		d　「健康な食事」の普及啓発					
	C　地域集団の特性別プログラムの展開	a　ライフステージ別；妊娠期・授乳期、新生児期・乳児期、成長期、成人期、高齢期					
		b　生活習慣病ハイリスク集団					★

9. 給食経営管理論

大項目	中項目	小項目	出題傾向				
			37	36	35	34	33
1　給食の概念	A　給食の概要	a　給食の意義と目的	★	★	★		★
		b　健康増進法における特定給食施設	★	★		★	
	B　給食施設の特徴と管理栄養士の役割・関連法規	a　医療施設				★	★
		b　高齢者・介護福祉施設			★	★	★
		c　児童福祉施設			★	★	★
		d　障害者福祉施設					
		e　学校		★		★	★
		f　事業所				★	★
2　給食経営管理の概念	A　給食システム	a　給食システムの概念					
		b　トータルシステムとサブシステム			★	★	★
	B　給食経営の概要と組織	a　経営管理の機能と展開		★		★	
		b　組織の構築と関連分野との連携	★				
		c　給食運営業務の外部委託	★		★		★
	C　給食とマーケティング	a　マーケティングの原理					
		b　給食におけるマーケティングの活用	★		★	★	

■管理栄養士国家試験出題基準（第37回から適用）

大項目	中項目	小項目	出題傾向				
			37	36	35	34	33
2 給食経営管理の概念	D 給食経営の資源と管理	a 給食経営の資源	★		★		★
		b 給食の原価構成と収支構造	★		★	★	★
		c 給食運営における人的資源					
		d 給食業務従事者の教育・訓練		★		★	
3 栄養・食事管理	A 食事の計画と実施	a 利用者の身体状況、生活習慣、食事摂取状況の把握				★	★
		b 給与エネルギー量と給与栄養素量、食事形態の計画	★				
		c 食品構成、献立作成基準の意義			★		
		d 献立の役割、機能	★				★
		e 個別対応の方法		★			
		f 適切な食品・料理選択のための情報提供					
	B 食事計画の評価、改善	a 食事計画の評価と改善方法	★	★		★	
4 給食経営における品質管理、生産管理、提供管理	A 品質と標準化	a 給食経営における品質と品質管理の意義	★			★	
		b 給食の品質基準と献立の標準化		★	★		
		c 調理工程と調理作業の標準化			★		★
		d 大量調理の特性の理解と大量調理機器を活用した品質管理		★		★	★
	B 食材料	a 食材料の選択			★		
		b 購買と検収				★	★
		c 食材料の保管・在庫管理		★			★
	C 生産（調理）と提供	a 給食のオペレーションシステム	★	★	★	★	★
		b 生産計画と人員配置；調理工程、作業工程		★			★
		c 生産性とその要因	★		★		
	D 提供サービス	a 配膳・配食における精度管理、配食・配膳システム					
		b 食事環境の設備					★
5 給食の安全・衛生	A 安全・衛生の概要と運用	a 給食におけるHACCPの運用		★		★	
		b 衛生教育；一般的衛生管理プログラム				★	
		c 大量調理施設衛生管理マニュアル	★		★	★	★
		d 安全・衛生のための施設と設備		★		★	★
	B 事故・災害時対策	a 事故の状況と対応；食中毒、異物混入、誤配膳、食物アレルギー対応	★				★
		b 危機管理対策；インシデント、アクシデント管理の意義	★	★	★		
		c 災害時の給食の役割と対策の意義					
		d 災害時のための貯蔵と献立					

10. 応用力試験

大項目	中項目
1 栄養管理	A 個人の身体状況、栄養状態及び病態に応じた適切な栄養補給、食事に関するマネジメント
	B 特定の集団や地域における人々の健康・栄養状態や社会資源に応じた適切な食事や食生活の支援に関するマネジメント

※ マネジメントとは、アセスメント、計画、実施、モニタリング、評価、フィードバックのいずれかの過程の状況に関することとする。

索　引

あ

アイスクリーム 249
アイスティー 272
アイソザイム 86
アウトカム 470
亜鉛 329, 496, 498, 571
赤じそジュース 272
赤たまねぎ 276
赤ビート 210
アガロース 257
あく 271
悪液質 527, 560, 561
アクシデント 700, 815
アクシデントレポート 700
悪性腫瘍 100, 102
悪性新生物 36
悪性貧血 165, 166, 167
アクチン 122, 154, 275
アクトミオシン 275, 277
アクリルアミド 235, 274
揚げ油 270
あごだし 193
アコニチン 229
あさり 274
アジソン病 139, 141
アシドーシス 97
味の相互作用 277
亜硝酸イオン 242, 243
小豆 187
アスコルビン酸 206
アスタキサンチン 191, 212
アスパラギン酸 91
アスパルテーム 242, 243
アスベスト 37
アスペルギルス肺炎 151
アセスメント 451, 452
アセチルCoA 84, 308, 324, 515
アセチルコリン 95, 116, 128
アセトアルデヒド 515
圧受容体 121
アッセンブリーサーブシステム 665, 684, 685
アディポサイトカイン 111, 163
アディポネクチン 111, 113, 114
アデニン 82, 83, 515
アトウォーター 283
アドヒアランス 469, 470
アドレナリン 112, 113, 139, 177, 301, 302, 307, 410, 411, 413, 567
アナフィラキシー 757
アナフィラキシーショック 170, 175, 176, 177
アニサキス 181, 232
アビジン 195, 324
アフェレーシス 110
アフラトキシン 37, 38, 234, 236
アフラトキシンM群 235
アポ酵素 88
甘草 186
あまのり 190
アミノカルボニル反応 235, 274, 277
アミノ基転移反応 91, 316, 324
アミノ酸インバランス 320
アミノ酸価 317, 319
アミノ酸評点パターン 319
アミノ酸プール 314
アミラーゼ活性 386
アミロース 76
アミロペクチン 76
あらい 271
アラキドン酸 94, 312, 313
アラニン 92
アリイナーゼ 260
亜硫酸ナトリウム 242
アルカローシス 97, 337
アルギン酸 257
アルコール依存症 33
アルコール性肝炎 121
アルコール脱水素酵素2（ALDH2） 285
アルツハイマー型認知症 147
アルツハイマー病 146
アルドステロン 98, 133, 134, 135, 137, 139, 140, 412, 489, 544
アルファ化米 260
アルブミン 316, 317, 351, 352, 378, 729
アルマ・アタ宣言 2
アルミ 270
アルミニウム 266, 270
アレルギー 558, 757
アレルゲン 246
アンジオテンシンⅠ 489
アンジオテンシンⅡ 124, 134, 489
アンジオテンシンⅡ受容体拮抗薬（ARB） 488, 489, 490
アンジオテンシン変換酵素 216
アンジオテンシン変換酵素阻害薬 488, 490
安静時エネルギー消費量 547, 548, 566
安静時血圧 406
安静時代謝量 340, 342, 344
アンチコドン 80
安定同位体 343
アントシアニン 212, 276
アンドロゲン 159
案分比率 604
アンモニア 87, 519

い

胃 117
胃液 290
胃潰瘍 120, 552
胃がん 37
閾値 375, 401
移行上皮細胞 74
胃酸 112, 118, 290, 400, 545, 562
維持期 771
意思決定バランス 435, 436, 439
胃食道逆流症 175, 515, 516, 518, 524
異性化糖 186
胃切除術 561
胃全摘 551, 562, 564, 565
胃相 290
イソチオシアネート 188
イソフラボン 216
イソロイシン 317
イタイイタイ病 8
委託 656, 658
いちご 210
一次加工食品 255, 682
いちじく 189
一次構造 75
一次胆汁酸 118, 312
一次予防 3
一炭素単位 323
一日摂取許容量（ADI） 219, 238, 239, 241
一過性脳虚血発作（TIA） 130
一括名 238
一価不飽和脂肪酸 77
一酸化窒素（NO） 396
溢乳 386
一般細菌 10, 11
一般的衛生管理プログラム（PP） 691
一般用加工食品 246
胃底部 116
遺伝子組換え食品 243, 255
遺伝子多型 285
糸引き納豆 261
イヌサフラン 230
イヌリン 132, 185
イノシン 221
イノシン酸 193, 260
イノベーション普及理論 426
異物混入 701, 702
医薬品 488
医療介護総合確保推進法 634
医療計画 52, 54
医療制度 54
医療法 53, 600, 601, 643, 656
医療保険 49, 51

イルジンS…………………… 229, 230
イレウス……………… 516, 560, 712
胃瘻………………………… 476, 737
いわし油…………………………204
インクレチン……………… 114, 116
インシデントレポート
……………………… 700, 701, 702
飲酒……………………………… 33
インスリン……… 112, 160, 162, 173, 216, 288, 297, 301, 302, 308, 317, 495, 505, 507
インスリン感受性…… 377, 379, 397
インスリン抵抗性
………… 111, 114, 378, 398, 405, 406, 505, 506, 507, 523, 566
陰性反応的中度………………… 26
イントロン……………………… 80
院内感染…………………………177
院内肺炎…………………………152
インフォームド・コンセント
……………………… 23, 469, 470
インベルターゼ…………… 258, 259

う
ウイルス性慢性肝炎……………121
ウィルソン病………… 488, 496, 498
ウインスロー…………………… 2
ウインタリング…………………197
ウエスト周囲長…………………348
ウェルシュ菌…… 224, 225, 227, 266
ウェルニッケ脳症…… 384, 496, 498
右気管支…………………………150
う歯………………………… 328, 393
右心室……………… 121, 123, 124
右心不全…………………… 125, 126
右心房……………………… 122, 123
うっ血性心不全…………………528
うつぶせ寝…………………… 61, 62
右肺………………………… 148, 149
うま味……………………………277
ウラシル………………………… 83
うるち米…………………………184
運動………… 30, 405, 407, 408, 409

え
永久歯……………………………390
影響評価………… 460, 461, 631, 632
エイコサノイド…………… 312, 313
エイコサペンタエン酸(EPA)
…………………………… 312, 313
栄養アセスメント
…………………… 348, 349, 351, 352
栄養改善加算……………… 645, 734
栄養改善法………………………581
栄養カウンセリング……………428
栄養管理報告書…………… 673, 674
栄養機能食品
……………246, 250, 251, 253, 255
栄養機能表示……………………253
栄養教諭…………………………599
栄養ケア計画……………………348
栄養ケア・マネジメント… 346, 348
栄養サポートチーム……………645
栄養指導員………………… 598, 601
栄養士法……………… 599, 600, 601
栄養情報提供加算………………468
栄養食事指導料…………………645
栄養出納表………………………674
栄養スクリーニング……… 347, 348
栄養スクリーニング加算………734
栄養成分表示…… 244, 246, 248, 804
栄養摂取状況調査…… 604, 606, 790
栄養転換…………………………592
栄養表示ガイドライン…… 611, 612
栄養不良の二重負荷……… 592, 594
栄養補給量………………………416
栄養マネジメント強化加算………468
疫学研究………………………… 23
液性免疫…………………………171
エキソン(エクソン) ……………… 80
壊死………………………………102
エストロゲン
…………… 157, 309, 395, 396, 397
エネルギー産生栄養素バランス…364
エネルギー収支バランス…………358
エネルギー代謝…………… 341, 343
エビデンス……………………… 27
エプロンシアター………………456
エリスロポエチン
………………… 132, 165, 166, 533
エリソルビン酸…………………239
エルゴステロール………………206
エルシニア・エンテロコリチカ…226
遠位尿細管………………… 131, 489
塩化マグネシウム………………257
嚥下………………………………400
嚥下訓練食品……………… 568, 733
嚥下障害…………………… 735, 737
嚥下調整食………………………734
嚥下反射…………………………388
炎症………………………………101
炎症性サイトカイン……………106
炎症の徴候………………………100
延髄…………………… 121, 123, 143
塩蔵………………………… 207, 264
エンテロバクター・サカザキ(坂崎菌)
……………………………………382
エンドサイトーシス……………291
エンパワメント…………… 444, 581

お
オイゲノール……………………214
横隔膜……………………………148
黄色ブドウ球菌… 180, 225, 226, 227
黄体………………………………160
黄体形成ホルモン(LH)
…………………… 138, 395, 396, 397
黄疸………………………………103
横断研究………………………… 22
横紋筋……………………… 122, 154
オートミール……………………184
オカダ酸…………………………230
オキシトシン……………… 137, 160
オクタン酸……………………… 77
オステオカルシン………… 321, 555
落とし卵…………………………272
オペラント強化…………… 434, 438
オペレーションシステム
……………………… 651, 685, 686
オボアルブミン
……………… 195, 196, 202, 557, 558
オボグロブリン…………………195
オボトランスフェリン…………195
オボムコイド……………………557
オリゼニン………………………202
オルトフェニルフェノール………241
オレイン酸
………… 77, 94, 204, 206, 312, 479

か
加圧加熱殺菌……………………265
カーボカウント…………………507
壊血病……………………… 496, 498
外呼吸……………………………148
介護給付………………………64, 65
介護報酬…………………… 647, 733
介護保険制度……………… 63, 64, 65
介護保険法…………… 56, 63, 633, 643
介護老人福祉施設………………643
介護老人保健施設………… 643, 670
概日リズム(サーカディアンリズム)
………………………………………98
外傷………………………………566
海水魚……………………… 193, 274
会席料理…………………………279
回腸……………… 116, 118, 324, 551
回転釜……………………… 681, 819
解糖系……………………… 92, 299
介入研究………………………22, 23
開発途上国………………… 592, 594
回復期リハビリテーション病棟入院料1
……………………………………468
外分泌…………………………… 96
潰瘍性大腸炎………… 516, 517, 518
外来栄養食事指導料……………466
改良ケルダール法………………269
外肋間筋…………………………150
カイロミクロン………… 118, 291, 308
カウプ指数…………… 390, 391, 393
カウンセリング技法……………430
過栄養……………………………594
化学的評価法……………… 317, 318

化学療法……110, 561
かき……193
柿……214
核……71
核酸……80, 82, 83, 324, 330
学習教材……456
学習形態……458, 459
学習目標……453, 454, 455, 456, 769
核小体……82
学童期……392, 393, 394
核内受容体……322
家計調査……13, 628
陰膳法……616, 618, 619, 776
可欠アミノ酸……299, 319
下行結腸……116
加工食品……255
加工助剤……244
加工乳……194
過呼吸……98
過酸化物価……221, 222, 223
過小申告……613, 792
下垂体後葉……137
ガス拡散能……150
ガス置換……263, 266
ガストリン……112, 118, 290
カゼイン……193, 194, 202, 382
カゼインホスホペプチド（CPP）……193, 216
カゼインミセル……199
カゼイン由来ペプチド……218
画像検査……108
家族性高コレステロール血症……110
課題解決型アプローチ……630
過大申告……792
片刃包丁……269
片麻痺……718
かつお……192, 193
脚気……147, 498, 581
喀血……103
学校給食実施基準……596
学校給食摂取基準……649
学校教育法……599
学校保健安全法……69
学校保健統計調査……393, 628
学校保健統計調査方式……782
褐色細胞腫……139, 141, 142
褐色脂肪細胞……85, 103
褐色脂肪組織……341
活性汚泥法……11
活性化エネルギー……87
活性型ビタミンD……320, 530
活動係数……566
カットオフ値……24
カット野菜……654, 682
滑面小胞体……78
褐藻類……190
かつらむき……269
家庭血圧……126, 128
カテーテル……476
カテコールアミン……139
カドミウム……8, 249
過敏性腸症候群……516, 524
カフェイン……214, 272
カフェテリア方式……675
カプサイシン……214
下部食道括約筋圧（LES圧）……524
カプリル酸……77
釜炒り……198
かまぼこ……256
仮面高血圧……126, 127, 128
カラギーナン……257
ガラクトース……76
ガラクトース血症……115, 572
ガラクトオリゴ糖……218
辛子めんたいこ……192
ガラス……266
からすみ……192
カリウム……133, 135, 277, 338, 361, 488, 526
カルシウム……135, 188, 193, 216, 328, 330, 365, 370, 378, 380, 383, 390, 401, 410, 412, 413, 485, 498, 499, 526, 551, 555, 731
カルシウム拮抗薬……486, 487, 489
カルシウム吸収率……394
カルシウムの蓄積速度……393
カルシトニン……135, 138, 157
カルボキシ基……77
カルボニル価……223
加齢……399, 401
カロテノイド……276, 322
カロテノイド系色素……212
カロテン類……277
カロリー（供給熱量）ベース総合食料自給率……182
がん……39
簡易栄養状態評価表（MNA®）……347
がん患者……560, 561
環境省……589
環境目標……453, 454, 455, 456, 769
がん検診……3, 56, 59
還元糖……76
肝硬変……121, 519, 520, 521
幹細胞……70
肝細胞がん……37, 180
観察学習……422
観察可能性（可観測性）……426
観察研究……23
カンジダ……120, 180
患者調査……14, 43
感情失禁……146
冠状動脈……122
間食……391
関心期……772
かん水……256
肝性脳症……519, 521
間接ビリルビン……105, 107
間接法……17, 343
関節リウマチ……175
感染症法……45
肝臓……118
甘草湯……488
がん対策基本法……39
がん対策推進計画……39
缶詰……263
寒天……190, 199
間脳……143
カンピロバクター……224, 226, 227
カンピロバクター感染症……225
肝不全用経腸栄養剤……521
甘味……277
含蜜糖……186
甘味料……186, 239
顔面神経……153
管理栄養士……599, 600
含硫アミノ酸……224
緩和ケア……111, 560
緩和療法……109, 110

き

偽アルドステロン症……489
危害分析（HA）……691
企画評価……460, 461, 632
気管……74
期間献立……672
気管支……74
気管支喘息……151
気管支平滑筋……148
危機管理対策……700
きくいも……185
期限表示……247
基質結合部位……88
期首在庫量……682
基準値……107
基準病床数……54
キシリトール……186, 303
寄生虫……232
季節変動……615, 792
擬塑性流動……200
基礎代謝基準値……339, 344, 352, 372, 373, 390, 394
基礎代謝量……339, 340, 342, 344, 352, 379, 548
既存添加物……238
喫煙……31, 32, 37, 41
キトサン……216, 218
きな粉……184, 256
機能回復訓練……3
機能性表示食品……250, 251, 253
機能的自立度評価表……402
機能的ヘルスリテラシー……427
機能鉄……331

揮発性塩基窒素……221
偽膜性腸炎……518
期末在庫金額……683
キャビア……192
キュアリング処理……197
牛脂……197
急性炎症……100, 102
急性糸球体腎炎……176, 530
急性腎不全……530
急性膵炎……120, 522, 523
急性胆嚢炎……523
急性白血病……165
急速代謝回転たんぱく質（RTP）……314
吸啜反射……388
牛肉……191, 276
牛乳…193, 194, 249, 277, 382, 383
休養……34
給与栄養目標量……669
胸囲……374
教育計画……491
供応食……280
強化要因……446, 447
胸管……121
共感的理解……429, 430, 715
競合（拮抗）阻害……87
教材……457
狭心症……125, 126
偽陽性率……24, 25, 26
胸腺……164, 170, 375
強調表示……245, 805
京都議定書……6
強皮症……173, 174, 175, 176
寄与危険……17
虚血性心疾患……40, 41
巨赤芽球性貧血…168, 328, 498, 551, 562, 565, 764
魚油……201
ギラン・バレー症候群……225
キレート剤……488
キレート作用……188
キロミクロン……94, 307, 327
近位尿細管……131
禁煙治療……32
筋基質（肉基質）たんぱく質……191
筋形質（筋漿）たんぱく質……191
筋収縮……153
筋たんぱく質……401
きんとん……273
キンメダイ……234

く

グアーガム酵素分解物……303
グアニル酸……193
グアニン……83
空気感染……181
偶然誤差……613
空腸瘻……481, 737
クエン酸回路… 84, 93, 283, 299, 307
口すぼめ呼吸……152
クッキー……199
クックサーブシステム……651, 684, 686, 687, 813
クックチルシステム… 651, 684, 685, 686, 687, 699, 813
クックフリーズシステム……651, 684, 686
クッシング症候群……139, 141, 142, 540, 544
クドア……232
くも膜……143
くも膜下出血… 40, 41, 42, 530, 130
グリアジン……557
クリームダウン……272
グリーンアスパラガス……188
グリーンピース……187
グリコーゲン……71, 76, 78, 91, 93, 296, 297, 301, 404, 405
グリコーゲンホスホリラーゼ…88, 89
クリサンテミン……212
グリシニン……202
グリストラップ……697
グリセロール……92
グリチルリチン……489
グリチルリチン酸……186
クリニカルパス……470
クリプトコッカス……152
クリプトスポリジウム……10
グループカウンセリング……771
グループダイナミクス……443
グルカゴン……93, 96, 111, 113, 296, 297, 307, 505, 567
グルクロン酸経路……299
グルコアミラーゼ……259
グルコース-6-ホスファターゼ……91, 92, 115, 298, 301, 574
グルコース1-リン酸……91
グルコース6-リン酸… 91, 92, 574
グルコース・アラニン回路……296, 297
グルコーストランスポーター1欠損症……475
グルココルチコイド……302
グルコノ-δ-ラクトン……187
グルコマンナン……256, 257
グルタチオンペルオキシダーゼ…329
グルタミン酸……90, 190, 324
グルテニン……184, 202, 557
グルテン……184, 558
くる病……141, 156, 498, 556
車糖……186
クレアチニン……131, 132, 348, 472
クレアチニン身長係数……349, 350, 472
クレアチンキナーゼ（CK）……141
クレアチンリン酸……84, 86, 133, 348, 404, 405
グレーズ処理……262, 263
グレーチング……698
グレープフルーツ……189
クレブス……283
グレリン……111, 112, 113, 114, 286, 288
クローン病……516, 712
黒砂糖……186
クロス集計……781
クロマチン……80
クロム……329
クロモジュリン……329
クロロゲン酸……273
クロロフィリン……209
クロロフィル……209, 276
クワシオルコル……494, 729
くん煙……261

け

経営資源……660, 661
計画……654
計画的行動理論……421
経過評価……460, 461, 462, 631, 632
経口移行加算……733, 734
経済評価……462
形質細胞……72, 171, 175
経静脈栄養法……561, 712
形成的評価……460, 461, 462
傾聴……429
経腸栄養剤……477, 478, 479, 481, 566, 729
経腸栄養法……476, 561, 742
頸椎……154
系統誤差……613
系統的レビュー……27
経鼻胃管……481, 566
鶏卵……196, 272
ケーシング……261
克山病……328
ケチャップ……199
血液凝固因子……320, 321, 322, 323, 488
血液凝固障害……499
血圧調節中枢（心臓血管運動中枢）……121
血液透析……110, 538, 539, 724
結果期待……422, 424
結核……45, 59, 151, 177, 180, 181
結果評価……460, 461, 631, 632
結果目標……453, 454, 455, 456
血管透過性……101, 102
結合水……207
血漿アルブミン……334
血漿浸透圧……132, 337
血小板……163, 164
血漿フィブリノーゲン……379

血中BNP（脳性ナトリウム利尿ペプチド）……125
血中コルチゾール……141
血中尿素窒素（BUN）……106
結腸がん……37
血糖値……301
血友病……166, 167
ケト原性アミノ酸……92
ケトン体……99, 300, 304, 306, 307, 308, 475, 485
検疫感染症……47
下痢……481
下痢性貝毒……230
ゲル……200
ケルダール……283
原因療法……109, 110, 111
検疫所……221
検疫法……47
原価……663
けん化価……204
減価償却費……663, 665
研究レビュー（システマティックレビュー）……253
健康管理……67, 68
肩甲骨下部皮下脂肪厚……349
健康寿命……19, 21
健康診査等指針……596
健康増進計画……597
健康増進法……31, 32, 39, 56, 250, 596, 597, 598, 601, 604, 640, 641, 642, 804
健康づくりのための休養指針……34
健康づくりのための身体活動基準2013……30, 408, 409
健康づくりのための睡眠指針2014……34
健康にかかわる確かな事実（The Solid Facts）……5
健康日本21（第二次）……19, 21, 30, 31, 33, 38, 40, 44, 602, 604, 606, 645, 802
原子吸光光度法……269
検収……683
検食……657, 658, 676, 677, 678
検食簿……673, 674
検食（保存食）……694
原尿……131, 133
原発性アルドステロン症……139, 141, 142
原発性甲状腺機能低下症……141
原発性肥満（単純性肥満）……392
原発性副甲状腺機能亢進症……139
現物給付……51
検便……694, 695
県民健康・栄養調査……790
倹約（節約）遺伝子……285

こ

鯉……270
抗GAD（抗グルタミン酸脱炭酸酵素）抗体……105
高LDL-コレステロール血症……509, 512, 513
高圧環境……412, 414
抗アルドステロン薬……490
高エネルギーリン酸化合物……84
高温環境……412, 413, 414
高カイロミクロン血症……509, 512, 513
光化学オキシダント……7
口渇感……376
硬化油……197
高カルシウム血症……165
交感神経……96, 97, 124, 144, 410
後期高齢者医療制度……50, 51
香気成分……215
後期ダンピング症候群……562
咬筋……153
口腔アレルギー症候群……176
合計特殊出生率……14, 15, 16
高血圧……128, 502, 525, 526
高血圧症……40, 499
高血圧治療ガイドライン2019……502
高血糖高浸透圧症候群……566
抗原……171
抗原特異的……96
交差適合試験……111
好酸球……164
こうじかび……262
鉱質コルチコイド……544
膠質浸透圧……104, 334
公衆衛生……2, 49
公衆栄養活動……581, 582, 583
公衆栄養マネジメント……623, 624
恒常性（ホメオスタシス）……96, 97, 98
甲状腺……234
甲状腺機能亢進症……141, 142, 174, 498, 540, 543
甲状腺機能低下症……174, 498
甲状腺刺激ホルモン（TSH）……112, 542
甲状腺腫……498
甲状腺ホルモン……311, 329, 526, 543
厚生労働省……220, 238, 604, 609
厚生労働大臣……219, 221, 239, 598
酵素……86, 87, 88, 259
酵素的褐変……275
抗体……96, 163
紅茶……198
好中球……163, 164
高張性脱水……335, 348
公的扶助……49
後天性免疫不全症候群（AIDS）……166
行動契約……436
行動置換……436, 438
行動のコントロール感……421
行動変容技法……434, 436, 437, 439
行動目標……453, 454, 455, 456
高トリグリセリド血症……509, 512, 513
高尿酸血症……515
高尿酸血症・痛風の治療ガイドライン第３版……711
更年期……395, 396, 397
更年期障害……396
抗ヒスタミン薬……176
高ビリルビン血症……105
酵母……256, 261, 262
高ホモシステイン血症……498
抗利尿ホルモン不適合分泌症候群（SIADH）……141
高リン血症……136
高齢期……398, 399, 400, 401
高齢者の医療の確保に関する法律……56, 599
誤嚥……569
コエンザイムA（CoA）……84, 325
誤嚥性肺炎……152, 550, 733
コーデックス委員会（CAC）……611, 612
コーヒー……198, 214, 272
凍り豆腐……187
コール酸……312
コールドショーケース……699
コールドテーブル……699
コーングリッツ……256, 261
コーンスターチ……260, 574
顧客価値（Customer Value）……659
顧客コスト（Customer Cost）……659
呼吸商……342, 343, 345, 404, 519, 548, 549
呼吸数……386
呼吸性アシドーシス……99
呼吸中枢……143
国際連合（UN）……612
国勢調査……629
国保データベース（KDB）システム……776
国民医療費……13, 52
国民皆保険……2, 51
国民健康・栄養調査……30, 34, 42, 43, 584, 585, 586, 587, 598, 604, 605, 606, 790
国民健康保険……50, 51
国民生活基礎調査……13, 20, 628, 629
国連児童基金（UNICEF）……612
国連食糧農業機関（FAO）……588, 612
ココア……198
鼓索神経……118

こしあん……187
個人間変動……614
個人内変動……613, 614, 615
コチニール色素……243
骨塩……157
骨格筋……154, 404, 405
骨芽細胞……155, 156, 157
骨型アルカリフォスファターゼ (BAP)……156
骨格筋細胞……72
骨基質……156, 555
骨吸収……155, 156, 157, 330, 396, 397, 412, 555
骨形成……156, 320, 396, 397, 555
骨髄……167, 171
骨粗鬆症……44, 156, 157, 544, 548, 553, 554, 555, 562
骨軟化症……156, 498
骨密度……397, 400, 406, 544
固定費……664, 666
コドン……80, 82
コバルト……324, 325
コバルト60……263
コホート研究……17, 22, 794
コミュニケーション(Communication)……659
コミュニティオーガニゼーション……581, 622
小麦アレルギー……557
小麦粉……201, 274
米……202
米粉……557
コラーゲン……154, 202, 323, 498, 555
コリ回路……85, 298
孤立性収縮期高血圧……128
コリンエステラーゼ……121
ゴルジ体……71
コルチゾール……97, 139, 411, 488, 544, 567
コルヒチン……230
コレシストキニン……290
コレステロール……71, 90, 291, 292, 309, 311, 366, 513
コレステロールエステル転送タンパク質 (CETP)……93
コレラ……45, 181, 233
混成酒……197
献立作成基準……671
献立表作成基準……657
根治療法……109
コンデンスミルク……200
こんにゃく……256
こんにゃくいも……185, 256, 257
コンビーフ……261
こんぶ……190
昆布……257
コンプライアンス……469
コンベンショナルシステム……651, 684, 685

さ

サーカディアンリズム (概日リズム)……97
サーデンペプチド……216, 218
サイアザイド系利尿薬……488, 489, 490
細胞外液量……376
災害時……416, 806
細菌性食中毒……225
細菌性赤痢……45
再興感染症……177, 178
在庫食品……682
臍静脈……384
再生産率……15
再生不良性貧血……165, 167, 168, 169
最大酸素摂取量……406
最大速度 (Vmax)……87
最大氷結晶生成帯……264, 265
在宅患者訪問栄養食事指導料……468
臍動脈……384
サイトカイン……113, 114
細胞外液……333, 337, 338, 375, 386
細胞外液量……399, 400
細胞質ゾル……71, 86, 164
細胞性免疫……96
細胞内液……333, 337, 338, 386
細胞内液量……376, 399, 400
細胞膜……71
左気管支……150
サキシトキシン……229
作業環境管理……67, 68
作業管理……67, 68
作業工程表……689
作業指示書……676, 679, 689
酢酸……515
酢酸菌……262
鎖骨下静脈……94, 321
鎖骨下動脈……122
左心室……121, 123, 124
左心不全……125, 126
左心房……123
サッカリン……186
サッカリンナトリウム……239
さつまいも……185, 264, 270, 277
サテライトキッチン……685
さといも……185
左肺……148, 149
サブシステム……650, 652, 653
サラゾスルファピリジン……517
サラダ油……197
ざらめ糖……186
サルコシスティス……232, 233
サルコペニア……158, 402, 548, 731
サルモネラ……120, 224, 225, 226, 227, 249
酸塩基平衡……99, 338
酸化……264
酸価……221
酸化的脱アミノ反応……316
酸化的脱炭酸反応……324
酸化的リン酸化……84, 86
酸化防止剤……239, 242
残気量……399
山菜……271
残菜……675
残菜量調査……673
三叉神経……118, 144
残差法……620, 621
三次医療圏……52, 54
三次加工食品……255
三次構造……75
三次予防……3
三尖弁……123
酸素解離曲線……149
酸素飽和度……149, 150
三徳包丁……269
酸敗……224
サンプルケース……690
残留塩素……696

し

ジアセチル……215
ジアリルジスルフィド……215
シアン化合物……249
しいたけ……201
腎代替療法……136
シェーグレン症候群……173, 174, 175, 176
支援システム……651
ジカウイルス感染症……47
シガテラ毒……230
シガトキシン……230
時間的資源……662
指揮……654
子宮……159
子宮頸がん……38, 161
糸球体……131, 133
糸球体濾過量……130, 133, 379, 386
子宮復古……161
資金的資源……661, 662
シクロスポリン……486
刺激統制……435, 436, 437
嗜好性……273
自己血輸血……110
自己抗体……105
死後硬直……191
自己効力感……422, 455, 772

自己制御……422
自己免疫性溶血性貧血……175
自己誘発性嘔吐……545
脂質異常症…41, 503, 509, 512, 514
視床下部……98, 143, 286, 288
シスチン……115, 574
システイン……574
システマティックレビュー……251
自然災害……700
持続可能な開発目標（SDGs）
……611, 612, 613
身体活動レベル（PAL）……352
下処理……682
市中肺炎……152
市町村保健センター…57, 58, 60, 597
シックデイ……505
実現要因……446, 447
実行期……420
実施目標……453, 454, 455, 456
実働作業システム……651
質問紙調査……451
指定添加物……238, 239
児童虐待……48
自動酸化……223
児童福祉施設……643
児童福祉法……643, 658
児童養護施設……643
シトクロム……329
シトシン……82, 83
シナプス……95
ジペプチド……292
脂肪エネルギー比率……479
脂肪肝……523
脂肪細胞……72
脂肪酸……77, 85, 87, 93, 299,
304, 307, 312, 313
脂肪乳剤……484
社員食堂……642
社員寮……642
社会的認知理論……422, 424
社会福祉……49
社会復帰支援……3
社会保険……49
社会保険料……50
社会保障……49
じゃがいも……185, 263, 270, 274
射乳……161
ジャム……274
集合管……134
シュウ酸……188
シュウ酸カルシウム……328
収縮期血圧……399
重症化予防……366, 582
重曹……272
従属人口指数……14
集団栄養食事指導料……466, 467
重炭酸イオン（HCO_3^-）……99, 338
十二指腸……116
終末期医療（ターミナルケア）…744
終末殺菌法……382
絨毛……74
重要管理点（CCP）……691
重量変化率……282
主観的規範……421
主観的包括的評価（SGA）……471
受精卵……70, 160
酒石酸……214
受動喫煙……32, 690
受動喫煙防止……596
受動輸送……292
授乳期……379
授乳・離乳の支援ガイド…389, 755
寿命……164
腫瘍……101
受容的態度……429
主流煙……32
循環器疾患……40, 41
循環血液量……378, 379
純再生産率……13, 16
純使用量……679
純水……207
準清潔作業区域……698
瞬発的運動……406
準備期……420, 771
準備要因……446, 447
障害者総合支援法……56
障害調整生存年数（DALYs）……592
消化吸収率……294
松果体……34
消化態栄養剤……477, 478, 479
試用可能性（試行可能性）……427
小球性低色素性貧血……169
症候……103
上行大動脈……122
上新粉……184
精進料理……279
脂溶性ビタミン……195, 321
小腸……74, 117
小腸完全閉塞……476
照度……690
情動焦点コーピング……441
情動的サポート……424, 425
小児メタボリックシンドローム
……392, 394
蒸熱……198
上皮……74
消費期限……243, 244, 246
上皮細胞……73
消費者庁長官……805
情報処理システム……650
情報的サポート……424, 425
情報的資源……660, 662
情報へのアクセス……636
賞味期限……244, 246
正味たんぱく質利用率（NPU）
……317, 320
静脈……122, 123
静脈栄養……704
静脈栄養法……482
消耗症……592, 594
しょうゆ……197
少量頻回食……515
症例対照研究……22
上腕筋面積……349
上腕三頭筋皮下脂肪厚
……349, 350, 729
上腕周囲長……349
食育……767
食育基本法……599, 604
食育推進会議……599, 604
食育推進基本計画……595, 604
食育推進計画……597
食塩相当量……243, 368
食塩濃度……809
食生活指針……607
食材料費……682
食材料費日計表……674
食事記録法……616, 618, 619, 776
食嗜好……182
食事摂取基準……598
食事調査法……616
食事バランスガイド……609, 610
食事誘発性熱産生（DIT）
……283, 340, 341
食酢……261, 271, 276
食生活指針……596, 609
褥瘡……402
食単価契約……666
食中毒……226, 227, 629
食中毒統計調査……13, 628, 629
食道……74, 116, 118
食道がん……37, 120, 737
食道裂孔ヘルニア……476
食道瘻……737
食品安全委員会……219, 221, 238
食品安全基本法……220
食品受払簿……674, 682
食品衛生……219
食品衛生監視員……221, 601
食品衛生管理者……219
食品衛生法……219, 239, 601
食品健康影響評価……220
食品構成表……671
食品添加物……242, 244
食品表示基準……244, 247, 596, 804
食品表示法……248, 596, 805
食品ロス……182, 183, 589, 629
食品ロス統計調査……629
食品ロスの削減の推進に関する法律
……182
植物状態……102

食物アレルギー……… 557, 558, 703
食物依存性運動誘発アナフィラキシー
…………………………………………175
食物経口負荷試験……………………176
食物摂取頻度調査法……… 616, 618
食物繊維………… 243, 246, 514, 526
食物へのアクセス………… 636, 637
食物連鎖……………………… 182, 183
食用赤色2号 ……………………………242
食欲…………………… 286, 287, 288
食料自給率……… 182, 588, 590, 591
食料需給表…………………… 591, 629
除脂肪体重……… 398, 399, 403, 729
叙述的記録……………………………493
ショック………………………………103
初乳…………………… 171, 381, 382
ジョン・スノウ……………………… 2
自律神経………………………… 98, 145
白玉粉…………………………………184
人為的災害……………………………700
人員配置………………………………689
腎盂……………………………………131
心胸郭比………………………………528
心筋……………………………………122
真菌……………………………… 151, 179
心筋壊死………………………………125
心筋梗塞………………… 125, 126, 127
真空調理………………………………651
真空調理システム……………………685
真空包装………………………………266
真空冷却機……………………………699
神経管閉鎖障害……………… 384, 498
神経性食欲不振症……………………545
神経性大食症…………………………545
神経性やせ症（神経性食欲不振症）
…………………………………… 545, 546
神経伝達物質…………………………74
腎血管性高血圧………………………125
腎血流量……………………… 377, 401
人件費………………………… 666, 682
人工栄養児……………………………386
新興感染症……………………………177
人口動態調査…………………… 13, 628
人口動態統計…………………………43
診察室血圧…………………… 126, 128
心室細動……………………… 125, 127
滲出液…………………………………473
新生児期……………………… 384, 386
新生児マススクリーニング…………61
新生児メレナ…………………………386
腎性貧血……………………… 166, 168
心臓……………………………………124
心臓重量………………………………399
身体活動……………………… 30, 408, 409
身体活動レベル（PAL）
……………340, 342, 344, 372, 373
身体的虐待…………………………… 48
身体発育曲線………………………… 60
診断計画………………………………491
人的資源……………………… 660, 662
心電図………………… 107, 108, 123
人乳……………………………………382
真の消化吸収率……………… 294, 295
心拍数…………………………………146
深部静脈血栓症………………………126
心不全…………………………………125
腎不全…………………………………482
心房性ナトリウム利尿ペプチド（ANP）
…………………………………… 134, 135
心理的虐待…………………………… 48
診療報酬……………………… 466, 467, 468

す

酢………………………………………276
随意筋………………………………… 72, 405
膵液…………………… 96, 116, 119, 290
膵炎……………………………………522
すいか…………………………………210
膵がん………………………………… 37
水銀……………………………………… 11
水酸化カルシウム……………………256
推算糸球体濾過量（eGFR） ……533
随時尿…………………………………334
推奨量（RDA） ……… 355, 361, 393
スイセン……………………… 229, 230
水素イオン（H^+） ………………… 99
水素炎イオン化検出－ガスクロマト
　グラフ法……………………………269
錐体路…………………………………143
水中油滴（O/W）型エマルション
…………………………………………200
垂直感染……………………… 178, 181
推定エネルギー必要量（EER） …352
推定食塩摂取量………………………525
推定平均必要量（EAR）
……………………………… 363, 365, 373
膵島（ランゲルハンス島） ………119
水道水…………………………………… 11
水道法…………………………………… 10
水分……………………………………… 97
水分活性……………………… 207, 221, 265
水分欠乏型脱水………………………336
水分出納……………………… 333, 336, 473
水分必要量……………………………376
水分量…………………………………333
睡眠……………………………………… 34
水溶性ビタミン……………… 323, 324
膵リパーゼ…………………… 289, 290
スーパーオキシドジスムターゼ（SOD）
…………………………………………329
頭蓋内圧亢進…………………………499
頭蓋内出血……………………………552
スキャモンの発育曲線…… 373, 374
スクラーゼ…………………… 259, 289
スクリーニング………………… 24, 26
スクロース…………………… 76, 203
酢じめ…………………………………275
鈴木梅太郎……………………………581
スチームコンベクションオーブン
……………………………………… 811, 819
ステアリン酸…………………………197
ステロイド骨格………………………309
ステロイド内服薬…………… 488, 531
ステンレス……………………………270
ストマ（人工肛門） ……… 518, 561
ストレス……………… 98, 410, 411, 412
ストレス係数…………………………566
ストレスチェック……………………… 3
ストレスマネジメント…… 420, 441
ストロンチウム90 ……… 234, 236
スパイロメーター……………………151
スパイロメトリ………………………108
スプライシング……………………… 83
スマート・ライフ・プロジェクト
……………………………… 588, 589, 802
すまし粉………………………………187
スモールステップ法…………………772
スルホニル尿素（SU）薬…………505

せ

世界保健機関（WHO）…………… 29
生活活動……………………… 408, 409
生活習慣病……………………………597
生活保護……………………………… 49
正球性正色素性貧血…………………170
清潔作業区域…………………………698
制限アミノ酸…………………………319
正餐……………………………………280
生産額ベース総合食料自給率……182
生産管理システム……………………650
生産・提供システム…………………685
精子……………………………………159
成熟乳………………………… 381, 382
成人T細胞白血病……………………165
成人期………………… 393, 399, 401
精神保健……………………………… 59
性腺刺激ホルモン……………………394
性腺刺激ホルモン放出ホルモン…395
精巣……………………………………159
生態学的モデル………………………417
生体指標………………………………348
生体電気インピーダンス法（BIA）
…………………………………………472
成長…………………………… 374, 375
成長期…………………………………390
成長ホルモン………………… 112, 137
静的栄養アセスメント………………351
性的虐待……………………………… 48
生物価………………………… 317, 319
生物化学的酸素要求量（BOD） … 10
生物学的評価法………………………317
生物心理社会モデル………………… 28
生物濃縮………………………………183

成分栄養剤…477, 478, 479, 481, 712
生分解プラスチック……266
生命表……13
西洋料理……278, 279
生理機能検査……108
生理的黄疸……386
生理的体重減少……386
生理的燃焼値……343
世界保健機関（WHO）……33, 592, 611, 612, 613
セカンドメッセンジャー……95
赤芽球……165
石細胞……189
赤色筋……405
脊椎……154
セグメンテーション……449
セクレチン……112, 118, 290
セシウム……249
セスキテルペン……229, 230
舌咽神経……118, 153
舌下神経……153
積極的支援……773
設計品質……676, 677, 678
赤血球…93, 130, 163, 164, 299, 333
摂取窒素量……295
摂食中枢……144, 286
設置者……640
舌乳頭……116
ゼラチン……734
ゼリー……199
セルフヘルプグループ……444, 746
セルフモニタリング……420, 436
セルラーゼ……186
セレウス菌……224
セレウリド……224
セレン……329
セロハン……266
線維化……100
腺がん……161
鮮血便……104
染色体数……70
全身性エリテマトーデス（SLE）……173, 174, 175
仙髄……118, 143
煎茶……198
先天性代謝異常症……115, 572
蠕動運動……118
セントラルキッチンシステム……650, 685
潜伏期……177, 178
線毛……74
前立腺……159
前立腺がん……159, 552
前立腺肥大……159

そ

総括的評価……460
臓器移植……106
早期ダンピング症候群……562, 739
総合的評価……461
総合品質……676, 677
相互決定主義……422
相互作用的（伝達的）ヘルスリテラシー……427
総再生産率……15, 16
相乗効果……277
痩身傾向児……392
相対危険……17, 794
総鉄結合能（TIBC）……167
総トリハロメタン……10
僧帽弁……123, 124
ソーシャルキャピタル……445, 582
ソーシャルサポート…424, 425, 435
ソーシャルスキルトレーニング…438
ソーシャルマーケティング……448, 449
促進拡散……291, 292
組織化……654
粗死亡率……14, 18
咀嚼機能……374
咀嚼筋……154
粗大運動……374
速筋……405, 406
ソックスレー抽出法……269
ソマトスタチン……111
ソラニン……274
ソルビトール……203
ソルビン酸……243
ソルビン酸カリウム……241, 242
損益計算書……663
損益分岐点……666
損益分岐点売上高……664
損益分岐点比率……663
損益分岐点分析……666

た

ターミナルケア……470
ターミネーター……80
第１四分位点……797
第２四分位点……797
第３次食育推進基本計画……604
第３四分位点……797
第４次食育推進基本計画……599
第一制限アミノ酸……320
第一乳臼歯……386
退院時共同指導料……468
体液性免疫……96
ダイオキシン類……7
体温調節……98, 143
大球性正色素性貧血……169
だいこん……188, 260, 270
体細胞分裂……70
胎児奇形……384, 499
胎児循環……384
体脂肪率……391
代謝水……333, 335, 336, 473
代謝性アシドーシス……98, 99
代謝性アルカローシス……98, 99
対症療法……109, 110, 111
大豆……187, 201, 202, 256, 558
体水分量……376
大豆油……200, 204
耐性菌……178
体たんぱく質……379
大腸……117
大腸がん……107
大腸菌……10, 11
大転子部……571
大動脈……122
大動脈弓……121
第二水俣病……8
対比効果……277
体表面積……339
耐容上限量（UL）……355, 372
ダイラタンシー流動……199
代理的体験……772
大量調理……679, 681, 812
大量調理施設衛生管理マニュアル……229, 640, 682, 694, 695, 696, 697, 702, 810
唾液……153, 170, 375
多価不飽和脂肪酸…94, 201, 206, 222
ダグラスバック法……343
たけのこ……188
たこ……214
タゼチン……229, 230
脱共役たんぱく質１（UCP１）…285
脱共役たんぱく質（UCP）……84, 86
多糖類……76
棚卸し……682, 683
たばこ規制枠組条約（FCTC）…31, 32
多発性骨髄腫……165
卵豆腐……272
たらこ……192
樽状胸郭……152
短期目標……631
単球……73, 163
探索反射……387
炭酸固定反応……323
炭酸・重炭酸緩衝系……337
胆汁……78, 119, 290
胆汁酸……118, 289, 292, 309, 311, 312, 327
単純拡散……291
淡水魚……215
胆石症……120, 524
単層円柱上皮細胞……74
単層扁平上皮細胞……74
短腸症候群……518
胆道……106
単糖類……76
タンニン……256, 272

胆囊……146, 309, 312
胆囊摘出……564
たんぱく質効率（PER）……317, 319
たんぱく不耐症……521
たんぱく漏出性胃腸症……516, 524
ダンピング症候群……563, 565
タンブルチラー……699

ち

チアゾリジン薬……505
チアノーゼ……103
地域ケア会議……633
地域支援事業……56, 633
地域包括ケアシステム……633, 634
地域包括支援センター……633, 634
地域保健法……57, 58, 60, 600
遅延型皮膚過敏反応……350
チェンジトーク……432, 434
チキソトロピー……201
遅筋……405, 406
地産地消……182, 183
致死性不整脈……125
窒素ガス……224
窒素出納……314, 316, 317, 319, 348, 349, 410, 412
チミン……83
チモーゲン……289
チャイルド分類……516
茶カテキン……218
着色料……242
チャビシン……214
中華めん……256
中間水分食品……207
中期目標……631
中国料理……278, 279, 280
中鎖脂肪酸……77, 94, 194, 518
中心温度……696
中心静脈栄養……482, 561
中心性肥満……142
腸炎ビブリオ……274
超音波検査……108
腸管出血性大腸菌……225, 227
腸肝循環……118
長期目標……631
蝶形紅斑……174, 175, 176
長鎖脂肪酸……94, 291
腸上皮化生……102
調整……654
超速効型インスリン注射……507
超低エネルギー食（VLCD）……504
腸内細菌……303, 311, 321, 326, 327
調理工程……673
調理従事者……696
腸瘻……476
直接訓練……568
直接ビリルビン……105, 106
直接法……17, 18, 343
直腸……116
貯水槽……696
貯蔵鉄……331
チラミン……90
治療計画……491
チロキシン……302
チロシン……78, 90, 115, 188, 544, 575

つ

通所介護（デイサービス）……64
ツキヨタケ……229, 230
ツツガムシ病……178
つぶあん……187
つぶしあん……187
ツベルクリン反応……151, 171, 175
ツルゴール……530

て

テアニン……198
テアフラビン……209
低HDL-コレステロール血症……509, 512
低圧環境……412, 413, 414
低アルブミン血症……135
低栄養……594, 705, 731
低温環境……412, 413, 414
低カリウム血症……495
低カルシウム血症……141
提供管理システム……650
抵抗期……410, 411
低酸素環境下……164
低体重……594
低張尿……141
低張性脱水……334, 335, 338
ディノフィシストキシン……230
低分子化アルギン酸ナトリウム……216
低マグネシウム血症……495
低リン血症……156, 495
データヘルス計画……55
デオキシニバレノール……234, 236
デオキシピリジノリン……544
デオキシリボース……80
テオフィリン……214
出来上がり重量……673
適合性……427
適合（製造）品質……676, 677, 678
デキストリン……477
テストステロン……159
テタニー……141
鉄……329, 332, 333, 365, 370, 384, 485, 496, 519, 551
手づかみ食べ……387
鉄欠乏性貧血……166, 167, 168, 169, 394, 562
テトロドトキシン……227, 229
手袋……702
テロメア……70
電解質……337
転化糖……259
てんかん食……475
電気コンロ……270
てんぐさ……190, 257
電磁調理器（IH）……269
電子伝達系……84, 307
転写……83
電子レンジ……270
天然香料……219
天ぷら……270
でんぷん……277, 293
でんぷん糊液……273

と

銅……168, 329, 496, 498
頭囲……374
総括的評価……462
とうがらし……210, 214
動機付け支援……431, 773
動機づけ面接……432, 434
道具的サポート……424, 425
糖原性アミノ酸……90
糖原病Ⅰ型……572, 574
橈骨……154
糖質コルチコイド（コルチゾール）……140, 410, 411, 544
糖新生……92, 93, 111, 296, 298, 300, 301, 316, 410, 411, 505
統制……654
痘そう……45
糖蔵……265
動的栄養アセスメント……350, 351
糖尿病……40, 43, 107, 156, 484, 505, 507
糖原病Ⅰ型……115
糖尿病食事療法のための食品交換表……484, 505, 708
糖尿病腎症……135, 136, 532, 724
糖尿病治療薬……505
糖尿病網膜症……106
豆腐……187, 256
洞房結節……121, 123
動脈……122, 123
動脈血……97, 122, 131, 149
動脈血酸素分圧……549
動脈硬化性疾患予防ガイドライン2022年版……512, 514
道明寺粉……184
とうもろこし……184, 256, 260
トータルシステム……650, 651, 652
ドーパミン……90, 544
トキソプラズマ……232, 233
特異的防御機構……170
特異度……24, 25, 26
特殊環境……412
特定給食施設……598, 600, 601, 639, 640, 641, 642, 645

特定健康診査………56, 596, 765, 773
特定健康診査・特定保健指導…42, 55
特定原材料……… 246, 248, 557, 558
特定保健指導
…………… 31, 597, 599, 765, 773
特定保健用食品
……………216, 218, 250, 253, 595
特定保健用食品（規格基準型）…253
特発性頭蓋内出血…………………386
特別食加算………………… 475, 646
特別養護老人ホーム………………643
特別用途食品……………… 250, 251
特別用途食品（総合栄養食品）…253
特別用途表示………………………598
吐血……………………… 103, 104
ドコサヘキサエン酸……… 204, 312
閉ざされた質問……………………431
特発性血小板減少性紫斑病（ITP）
……………………………………166
都道府県健康増進計画…… 596, 598
都道府県知事……………… 598, 805
吐乳…………………………………386
とびうお……………………………193
ドメスティックソーセージ………261
ドライウエイト……………………538
ドライソーセージ…………………261
トランスグルタミナーゼ…………258
トランスサイレチン
………………… 314, 317, 351, 352
トランス脂肪酸… 235, 249, 513, 514
トランスセオレティカルモデル
…………………………… 419, 420
トランスフェリン
…… 314, 331, 332, 350, 351, 352
トリカブト…………………………229
トリグリセリド
…… 194, 291, 297, 307, 308, 518
トリクロロエチレン………………7
ドリップ……………………………208
鶏肉…………………………………191
トリハロメタン……………………11
トリプシノーゲン…………………87
トリプシン……………… 87, 88, 289
トリプトファン……… 316, 324, 325
トリメチルアミン…… 193, 273, 275
トレーサビリティ…………………183
トレードオフの関係（ROC曲線）
……………………………………24
トレハロース………………………203
土呂久砒素中毒……………………8
トロンビン…………………………163
トロンボプラスチン時間（APTT）
……………………………………167
豚脂…………………………………197

な

ナイアシン
…… 323, 324, 325, 364, 365, 498
ナイアシン当量……………………364
内因子（キャッスル因子）
…… 165, 291, 325, 327, 551, 562
内因性排泄量………………………294
内閣総理大臣……………… 250, 598
内閣府……………………… 220, 595
内腔…………………………………74
内呼吸………………………………148
ナイシン……………………………243
内臓脂肪肥満………………………349
内臓脂肪面積………………………349
内分泌………………………………96
内分泌疾患…………………………139
中食…………………………………280
なす…………………………………260
ナスニン…………………… 188, 212
なたね油……………………………197
ナチュラルチーズ…………………226
ナッジ………………… 442, 443, 774
納豆…………………………………256
納豆菌……………………… 256, 262
ナトリウム……… 135, 246, 338, 488
生麩…………………………………184
ナリンギナーゼ……………………258
ナリンギン…………………………214
難消化性デキストリン……………216
難治性てんかん……………………475
難病患者……………………………56

に

にがうり……………………………214
にがり………………………………187
肉芽腫………………………………100
肉芽組織…………………… 101, 103
肉腫…………………………………100
煮魚…………………………………273
二酸化硫黄（亜硫酸ガス）…………8
二酸化窒素…………………………7
二次加工食品………………………255
二次構造……………………………75
二次性高血圧……………… 125, 128
二次胆汁酸………………… 118, 312
二重結合……………………………77
二重標識水法………………………343
二次予防……………………………3
日内リズム…………………………288
日間変動………………… 613, 615, 792
ニトロソミオグロビン……………209
ニトロソミオクロモーゲン………209
日本国憲法第25条…………………50
日本食品標準成分表2020年版(八訂)
……………………… 201, 269, 282
日本食品標準成分表2015年版(七訂)
…………………………… 280, 364
日本人の食事摂取基準（2015年版）
………………… 358, 361, 364, 365,
370, 373, 627
日本人の食事摂取基準（2020年版）
…… 353, 354, 355, 356, 359, 360,
363, 366, 368, 369, 372, 384, 390,
391, 393, 550, 624, 626, 793
日本摂食嚥下リハビリテーション学
会嚥下調整食分類2021 ……735
日本なし……………………………189
日本料理……………………………278
二枚貝………………………………228
入院栄養食事指導料……… 467, 468
入院時食事療養（Ⅰ）………………646
乳がん……………………… 38, 161
乳がん検診…………………………39
乳酸………… 214, 296, 298, 406, 515
乳酸アシドーシス…………………498
乳酸菌………………………………262
乳歯………………………… 375, 386
乳児院………………………………643
乳児期………………………………386
乳児期の栄養管理…………………384
乳児身体発育曲線…………………761
乳児ボツリヌス症………… 224, 228
乳汁…………………………………160
乳清たんぱく質……………………193
乳中切歯……………………………387
乳糖不耐症………………… 176, 558
ニュートン流体……………………200
ニューモシスチス肺炎……………178
乳幼児身体発育曲線……… 62, 629
乳幼児身体発育調査………………629
乳幼児突然死症候群………… 61, 62
尿細管………………………………131
尿酸………………………… 82, 83, 515
尿素…………………………………316
尿素窒素……………………………552
尿中カルシウム排泄量…… 379, 414
尿中クレアチニン………… 348, 349
尿中食塩排泄量……………………524
尿中窒素量…………………………295
尿中デオキシピリジノリン………157
尿崩症……………………… 139, 141
尿路結石…………………… 499, 530
妊産婦のための食事バランスガイド
……………………………………751
妊娠…………………………………160
にんじん……………………………276
妊娠悪阻……………………………384
妊娠期…………… 377, 378, 379, 384
妊娠高血圧症候群…… 161, 578, 747
妊娠初期……………………………751
妊娠中期……………………………751
妊娠糖尿病……………… 161, 162, 577
妊娠前からはじめる妊産婦のための
食生活指針…………………608

認知再構成……435, 438, 439
認知症……30, 408, 550
認知症対応型共同生活介護（グループホーム）……65
にんにく……215

ぬ

ヌートカトン……189
ヌクレオチド……82, 83

ね

ネグレクト……48
寝酒……34
熱燻法……262, 265
熱産生……98
熱傷……567
熱伝導率……270
根深ねぎ……188
ネフローゼ症候群……135
ネフロン……132, 134
年金保険……49
年齢調整死亡率……14, 17, 18, 36, 38, 39, 42

の

脳血管疾患……41, 42
脳血管性認知症……146
脳梗塞……40, 41, 718
脳出血……130
脳神経……146
脳性ナトリウム利尿ペプチド（BNP）……527
脳相……290
脳塞栓……130
能動輸送……291
脳内出血……41, 42
農林水産省……220, 589, 609
農林水産大臣……598, 599
ノーマリゼーション……469, 470
ノナジエナール……188
ノルアドレナリン…97, 137, 138, 410
ノロウイルス……226, 227, 228, 695
ノンシュガー……244

は

パーキンソン病…146, 147, 498, 544
パーシャルフリージング……265
バーゼル条約……6
パーム油……204
肺うっ血……125, 126
肺炎……152, 735
肺炎球菌……152
肺活量……148, 152, 398, 400
肺がん……151
廃棄部……683
廃棄率……690
敗血症……559
肺静脈……124, 149
排水溝……697
肺水腫……125
配膳室……698
肺動脈……122
排便……118
排便反射……143
肺胞……149
ハイリスクアプローチ……581, 582, 637
白衣高血圧……129
白色筋……405
白色脂肪組織……341
薄力粉……260
破骨細胞……156
橋本病……139, 174, 176, 540
播種……102
播種性血管内凝固症候群（DIC）……167
バセドウ病…139, 141, 174, 176, 542
バソプレシン……133, 134, 135, 137, 139, 141, 334, 336
はちみつ……228
発育急進期……373
発育阻害……592, 594
初がつお……193
白筋……154
白血球……163
白血球除去療法……110
発酵バター……215
はったい粉……184
発達……374, 375
発注……683
発注量……683, 690
パツリン……249
バナナ……189
葉ねぎ……188
パパイア……189
ハプトグロビン……166, 168
パブリックコメント……622
はまち……192
ばら売り食品……238
パラチノース……216, 218
バリアンス……469, 470
バリン……90, 317, 574
バルサミコ酢……197
パルミチン酸……197, 206, 312, 313
ハレの食事……280
パン……256
半固形栄養剤……477
半熟卵……272
半消化態栄養剤…477, 478, 481, 566
ハンター舌炎……498, 764
半定量式食物摂取頻度調査法……616, 619, 776
パントテン酸……323
反応妨害・拮抗……437
反復唾液嚥下テスト……402

ひ

非アルコール性脂肪肝炎（NASH）……523
非アルコール性脂肪性肝疾患（NAFLD）……714
ヒアルロン酸……79
ヒートアイランド現象……9
ピーナッツ……557
ビーフジャーキー……261
ビーフン……184
ビール……261
ビオチン……195, 207, 323, 324, 325
比較優位性（相対的優位性）……427
非還元糖……76
非感染性疾患……592
ひき肉……274
ビグアナイド薬……505
非クライマクテリック型……189
非酵素的褐変……207
微細運動……374
ひじき……249
微小変化型ネフローゼ症候群…530, 531
微小粒子状物質（PM２.５）……7
ヒスタミン……90, 171, 177, 222, 223, 224
ヒスチジン……90, 222
ヒストン……80
ビスホスホネート薬……155, 486
非線毛単層円柱上皮……73
ヒ素……8, 249
脾臓……165
肥大……100
ビタミンA……207, 320, 321, 322, 327, 370, 498, 499, 552, 592
ビタミンB_1……207, 299, 313, 323, 324, 325, 327, 361, 363, 365, 384, 414, 485, 498, 551, 552
ビタミンB_2……206, 260, 323, 324, 325, 327, 496
ビタミンB_6……299, 315, 323, 324, 325, 327
ビタミンB_{12}……165, 201, 291, 293, 324, 325, 401, 498, 551, 562, 763
ビタミンB_{12}欠乏性貧血……169
ビタミンC……323, 324, 325, 326, 332, 365, 411, 412, 485, 498, 551, 552, 555
ビタミンD……156, 157, 201, 320, 321, 322, 361, 363, 498, 533, 555, 731
ビタミンD_2……206, 555
ビタミンE……207, 223, 320, 321, 322, 324, 325, 364, 496, 498
ビタミンK……207, 320, 321, 322, 323, 327, 386, 488, 499, 552, 555
ビタミンK_1（フィロキノン）……327

ビタミンK_2シロップ……386
ビタミンK_2（メナキノン）……327
非たんぱく質呼吸商……344
備蓄食品……700
必須脂肪酸…… 77, 94, 204, 312, 313
ヒトT細胞白血病ウイルス（HTLV－1）……166
非特異的防御機構……170
ヒト絨毛性ゴナドトロピン（hCG）……160
ヒト白血球型抗原（HLA）……106
ヒトパピローマウイルス（HPV）…… 37, 38, 161
ヒト免疫不全ウイルス（HIV）…165
非ニュートン流体……201
批判的ヘルスリテラシー……427
皮膚炎……496
非ヘム鉄…… 331, 332, 333
ピペリジン……215
ピペリン……214
肥満…… 42, 393
肥満傾向児…… 393, 782
肥満細胞…… 72, 177
肥満症…… 114, 499, 501, 502, 503, 714
肥満症治療ガイドライン2022……502
肥満度……782
ヒューマンカロリーメーター……343
ビュッフェ……279
病院…… 54, 642
評価的サポート…… 424, 425
費用効果……463
標準化死亡比（SMR）……776
標準誤差……615
標準偏差……622
漂白剤……242
秤量記録法……791
秤量法…… 616, 618
日和見感染…… 152, 177, 178
日和見感染症……179
開かれた質問……431
ヒラメ……232
ビリルビン……103
ピルビン酸…… 91, 324, 515
ビルロートⅠ法……739
敏感度…… 24, 25, 26
品質管理……676
品目別自給率…… 590, 591

ふ

ファットスプレッド……197
ファンクショナル組織……655
フィードバック阻害……309
フィコエリスリン……276
フィコシアニン…… 190, 276
フィシン……189
フィブリノーゲン……163
フィブリン……163
フィブリン分解産物（FDP）……167
風疹……181
フードセキュリティ……611
フードデザート…… 588, 589
フードバランスシート（食料需給表）…… 588, 589, 590, 611
フードバンク活動……183
フードファディズム……588
フードマイレージ…… 182, 183, 589
フェニルアラニン…… 90, 115, 544, 574, 575, 746
フェニルケトン尿症…… 115, 572, 575, 746
フェリチン…… 331, 332, 485
フォローアップミルク……387
不可欠アミノ酸……299
不可避水分摂取量……335
不可避尿…… 333, 336
不感蒸泄… 98, 332, 335, 336, 338, 376, 473
フグ……229
副交感神経… 95, 96, 116, 128, 144, 146, 290
複合脂質……78
副甲状腺機能低下症……141
副甲状腺ホルモン（PTH）……135
複雑性（わかりやすさ）……427
副腎髄質……137
副腎髄質ホルモン……410
副腎皮質……137
副腎皮質刺激ホルモン放出ホルモン（CRH）……97
副腎皮質刺激ホルモン（ACTH）…… 410, 411
副腎皮質ホルモン……412
腹水…… 104, 519, 521
腹部エコー検査……105
腹膜透析…… 110, 538, 540
腹膜透析液……135
副流煙……32
不顕性感染…… 177, 178
フコキサンチン……209
浮腫…… 104, 125, 334, 494, 521
不随意筋…… 72, 405
豚肉……191
物性……199
フッ素……328
物的資源…… 660, 662
物理的燃焼値……343
不飽和脂肪酸…… 197, 222, 312
不飽和鉄結合能（UIBC）……168
フモニシン……235
プライス（Price）…… 448, 658
フライドポテト……274
プライマリヘルスケア……2
フラクトオリゴ糖…… 218, 303
ブラジキニン……102
プラスチック……266
ブラストチラー……699
プラスミノーゲン……163
プラスミン……163
フラボノイド……276
ブランチング処理……264
ぶり……192
プリシード・プロシードモデル…… 446, 447, 622, 631
プリン塩基…… 83, 515
ブリンクマン指数……31
プリン体……82
ブルーミング……276
フルクトース…… 76, 273, 292, 715
プレイス（Place）…… 448, 658
フレイル……367
プレテスト……449
プロアントシアニジン……214
フローシート……493
プロゲステロン… 161, 395, 396, 397
プロスタグランジン……102
プロセスチーズ……226
プロダクト（Product）… 448, 658
プロダクト・ポートフォリオ・マネジメント……667
プロテアーゼ…… 258, 259
プロテアソーム……71
プロテインホスファターゼ……88
プロトロンビン時間（PT）…… 167, 485
プロビタミンA…… 206, 209
プロモーション（Promotion）…… 448, 658
プロモーター……80
プロラクチン…… 137, 160
分枝アミノ酸…… 78, 115, 317, 479, 575
分枝状構造……76
分節運動……118
分別生産流通管理……243
分娩……160
糞便中窒素量（糞便中内因性窒素量）……295
分蜜糖……186

へ

平滑筋……122
平滑筋細胞……72
平均寿命…… 19, 21
平均赤血球容積（MCV）……552
平均歩数……30
平均余命……19
ベーコン……261
ペースメーカー……122
ヘキソキナーゼ……92
ペクチン…… 257, 270
ペクチンメチルエステラーゼ……271

ペスト……45
ヘスペリジナーゼ……258, 259
ベタイン……214
ヘテロサイクリックアミン……235
ペプシノーゲン……290
ペプシン……87, 289
ヘマトクリット……377, 552
ヘム鉄……331, 332, 333
ヘモグロビン
……149, 333, 351, 352, 377, 731
ヘモクロマトーシス…332, 496, 498
ペラグラ……365, 498
ヘリコバクター・ピロリ……38, 120
ヘルスビリーフモデル……418
ヘルスプロモーション…2, 581, 583
ヘルスリテラシー……427
変形性膝関節症……44
偏性嫌気性菌……266
便潜血反応……107
ベンゾ[a]ピレン……234
変調効果……277
変動係数……614, 622
変動費……664, 666
ペントースリン酸回路…90, 91, 299
ヘンレ係蹄……131, 132, 489

ほ

保育所……642, 658, 669
保育所保育指針……767
膀胱……74, 131
芳香族アミノ酸……74, 479
傍糸球体装置……133
放射性セシウム……11
放射性同位体……343
放射線……263
放射線治療……111
ほうれんそう……276
ほうろう……270
飽和脂肪酸……193, 197, 222, 243, 246, 312, 363, 383, 513, 514
ボーア効果……150
ボーマン嚢……131
保健センター長……60
保健機能食品……250, 251
保健所…2, 57, 58, 59, 221, 599, 702
保健所長……57, 219
干し柿……256
母子感染……178
母子健康手帳……60, 61, 62
干しこんぶ……190
干ししいたけ……215
ポジショニング……449
母子生活支援施設……643
母子保健法……60
ホスピチン……195
ホスファチジルコリン（レシチン）
……78
捕捉反射……388
保存食……702
保存料……242, 243
保存療法……109
ホットミルク……272
ポップコーン……184
ボツリヌス菌……226, 228, 265, 266
母乳……382, 383, 389
母乳育児を成功させるための10か条
……612, 613
母乳栄養児……386
骨……154, 234, 328
ポピュレーションアプローチ
……582, 583, 802
ホメオスタシス……297
ホモシスチン尿症……115, 572, 574
ホモシステイン……325, 574
ホモ多糖……76
ポリ塩化ビフェニル（PCB）……236
ポリデキストロース……303
ポリヌクレオチド……80
ポリフェノールオキシダーゼ……189
ポリペプチド鎖……75
ポリメラーゼ連鎖反応（PCR）法
……178
ボルマン（Borrmann）分類……527
ホルモン……137
ホルモン感受性リパーゼ
……304, 307, 308
ホロ酵素……89
ホワイトアスパラガス……188
本態性高血圧……125, 128
翻訳……82
ボンレスハム……261

ま

マーガリン……197
マーケティングの4C……659
マーケティング・ミックスの4P
……448, 449, 658, 660
マイトトキシン……230
マグネシウム……328, 526
まぐろ……193
マクロファージ……72, 163, 175
麻しん……68
まだら認知症……146
末梢静脈栄養……482, 484
マトリックス……630, 667
マヨネーズ……197, 200, 272
マラスムス……495, 729
マルターゼ……259
マルトース……203
慢性炎症……100
慢性肝炎……120
慢性腎臓病に対する食事療法基準2014年版……535, 538
慢性心不全……527
慢性腎不全……135, 136, 530
慢性膵炎……522, 523, 524, 716
慢性透析患者の食事療法基準……538
満足度調査……673
マンニトール……190
満腹中枢……286, 287
マンモグラフィ……38

み

ミオグロビン……193, 243, 329, 405
ミオシン……122, 154, 275
ミカエリス定数（Km）……87
味覚……118, 144, 153
味覚閾値……403
見かけの消化吸収率……294
みかん……189
未熟児……60
水ようかん……200
未成年者喫煙禁止法……32
味噌……197, 261
みそ汁……273
密度法……620
ミトコンドリア……85, 164, 405
水俣病……8
ミニメンタルステート検査……402
ミネラル……332
ミュータンス菌……303
ミョウバン……271
味蕾……116, 144
みりん風調味料……197
ミロシナーゼ……188, 260

む

ムール貝……229
無関心期……419, 420, 771
無菌充填包装……266
無菌操作法……382
無酸素運動……404, 406
蒸し器……269
無重力環境……412, 413, 414
無床診療所……54
無髄繊維……95
無洗米……260
無毒性量……239
無尿……136

め

迷走神経……116, 146
メイラード反応……260
メープルシロップ尿症
……115, 572, 575, 576
メタアナリシス……22, 27
メタボリックシンドローム
……30, 42, 112, 113, 503
メチオニン……325, 574
メチル水銀……8, 234, 236
メッツ（METs）…30, 340, 342, 344
メトトレキサート……488
目安量（AI）……355, 358, 363

目安量法……616
メラトニン……34, 98, 138
メレンゲ……200, 272
免疫グロブリン…170, 171, 175, 375

も

網赤血球……164
盲腸……116
目測法……674
目的設定型（問題設定型）アプローチ……622, 630
目標宣言……420
目標量（DG）……355, 363, 372, 373, 393
戻りがつお……193
モニタリング……348, 800
もも……215
モリブデン……328
問題志向型システム（POS）……493
問題志向型診療録（POMR）……493
問題焦点コーピング……441
問題リスト……493
モントリオール議定書……6
門脈……94, 121, 328

や

やし油……197, 204
宿主……177
夜盲症……498

ゆ

有鉤条虫……232, 233
有酸素運動……405, 505, 507
有髄繊維……95
有病率……26
遊離残留塩素……10
遊離脂肪酸……223, 286, 287, 288, 299, 306, 307, 406
輸液剤……482

よ

要因加算法…359, 363, 365, 369, 373
要介護認定……63, 64
容器包装……266
溶血性貧血……105, 168, 169, 171
葉酸……323, 324, 325, 363, 370, 384, 488, 498, 517
幼児期……391, 392, 393, 394
陽性反応的中度……24, 25, 26
ヨウ素……526, 543
ヨウ素 131……234
ヨウ素価……204
腰椎……153
ヨーグルト……214
抑制効果……277
四次構造……75
四日市喘息……8
予備吸気量……148
予備呼気量……148
予防給付……65
予防接種……49
四大公害病……8

ら

ライディッヒ細胞……159
ライ麦パン……184
ラウンドテーブルディスカッション……458
ラクターゼ……177, 259
ラクツロース……303
ラクトース……79, 193, 194, 203
ラクトトリペプチド……216
ラクナ梗塞……126, 130
ラボアジェ……283
ラポールの形成……429, 715
ラミネート包装……266
ララ物資……581
卵円孔……384
卵黄……196, 210
卵管……74
ランゲルハンス島β細胞……505
ランダム化比較試験……23
卵白……196, 324
卵胞刺激ホルモン（FSH）……159, 395, 396, 397

り

利益……666
利益相反……23, 27
リオ宣言……6
理学療法……109, 110
リコペン……212
リコリン……229, 230
リシン……92, 320
リスク管理機関……220
リスクコミュニケーション……219
リスク評価……238
リスク評価機関……220
リステリア菌……226
リステリア症……233
リゾチーム……196
律速酵素……88, 92
離乳食……387, 389
離乳の開始……389
離乳の完了……389
離乳の進め方……387
リノール酸……77, 94, 197, 206, 312, 313
リノレン酸……94
リパーゼ……88, 119, 259, 522
リフィーディング症候群…495, 705
利便性（Convenience）……659
リボース……80
リボース 5－リン酸……299
リポキシゲナーゼ……188
リポソーム……71, 80, 83
リポたんぱく質……94, 308
リポたんぱく質リパーゼ……304, 307, 308
リボヌクレアーゼ……259
リポフスチン……103
硫化水素……222, 224
硫酸カルシウム……257
良性腫瘍……100, 101, 103
緑色野菜……271
緑茶……272
リン……330, 383
りんご……189, 260, 274
リン酸化……88
リン酸化オリゴ糖カルシウム……218
リン酸カルシウム……328
リンパ液……122
リンパ管……122, 291, 300, 327
リンパ球……101

る

類骨……157
ループ利尿薬……488, 490
ルブネル……283
ルミフラビン……206

れ

冷燻法……265
冷蔵……263
冷蔵庫……696
冷凍食品……696
レイノー現象……173
レオハソシー……200
レジオネラ……180
レシチン……196
レシチンコレステロールアシルトランスフェラーゼ（LCAT）……309
レシピ……679
レセプト（診療報酬明細書）……55
レチノール結合たんぱく質……314, 351, 352
レディフードシステム……651, 685
レニン……125, 128, 130, 132, 139
レニン-アンジオテンシン-アルドステロン系……129, 131, 488
レビー小体型認知症……146, 147
レプチン…72, 111, 114, 138, 286, 287, 288
レボドパ（L－ドーパ）……486, 544
レム睡眠……34
れんこん……188, 270, 276
レンチオニン……215

ろ

ロイシン……91, 92, 317, 574, 575
老人福祉法……643
労働衛生……68

労働衛生の３管理 ……………67, 68
労働生産性………………… 687, 688
老年症候群………………………402
ローレル指数……………………393
ロコモティブシンドローム……30, 44

わ

ワイン……………………………261
わかめ……………………………190
ワクチン………………………3, 170
わさび……………………………214
ワシントン条約……………………6
ワルファリン……………………488

記号

１回換気量………………………148
Ⅰ型アレルギー… 164, 170, 175, 177
１型糖尿病……………… 105, 173
１歳６か月児健康診査 ………60, 61
Ⅰ度高血圧…………………………40
１秒率…………………… 108, 549
１α, 25-ジヒドロキシビタミンD
……………………………………530
Ⅱ型アレルギー…………………175
２型糖尿病………………………706
２価鉄…………………… 293, 332
３価鉄…………………… 293, 332
Ⅳ型アレルギー…………………175
４次構造……………………………79
９の法則…………………………567
24時間食事思い出し法
………………… 616, 618, 619, 776
24時間蓄尿…………… 130, 524
75g経口ブドウ糖負荷試験 ……106
95%信頼区間………… 788, 794

英字

A

AAA（芳香族アミノ酸）…………121
ABC分析 ………………… 660, 671
ADH不適切分泌症候群（SIADH）
……………………………………142
ADL ……………………… 401, 402
AI（目安量） ………… 353, 624, 626
ALT ……………………… 107, 714
AST ………………………………714
ATP ………… 84, 86, 221, 299, 515
A型肝炎ウイルス………………226
α-アミラーゼ……… 259, 289, 293
α-グルコシダーゼ………………216
α-グルコシダーゼ阻害薬
………………………………505, 507
α-トコフェロール……… 206, 364
α-リノレン酸………… 77, 312, 313
αヘリックス………………………74
α-リノレン酸……………………206

B

BCAA（分枝アミノ酸） … 121, 548
BCGワクチン ……………………151
BI（Barthel Index） ……………402
BMI………… 350, 358, 393, 624, 626
BNP（脳性ナトリウム利尿ペプチド）
……………………………………528
B型肝炎ウイルス………… 121, 180
B細胞……… 73, 163, 164, 170, 175
β-1, 4グリコシド結合 ……… 78
β-カロテン ………… 188, 212, 384
β-クリプトキサンチン
……………………… 189, 206, 209
β_3アドレナリン受容体遺伝子 … 285
β酸化………………… 89, 297, 308
βシート……………………75, 79
β遮断薬…………………………489
β脱離……………………………270
β-ラクトグロブリン…… 193, 194

C

CA貯蔵 ………………… 262, 264
CKD（慢性腎臓病）
……………533, 534, 536, 537, 723
COPD（慢性閉塞性肺疾患）
… 29, 31, 151, 152, 550, 548, 549,
727, 729
CRP（C反応性たんぱく質）
…………………………… 105, 523
CT（コンピュータ断層撮影）……107
C型肝炎…………………………181
C型肝炎ウイルス………………121
C型慢性肝炎……………………519
C反応性たんぱく質（CRP） ……106

D

D-ペニシラミン …………………488
DESIGN-R® ……………………402
DG（目標量）………… 353, 367, 626
DHA ……………………… 201, 206
DNA ………………… 80, 82, 83, 178
DXA（DEXA）法…………………156

E

EAR（推定平均必要量）
……………353, 360, 369, 624, 626
EBM（根拠に基づく医療）……… 27
EBウイルス ……………………… 37
eGFR…………………… 130, 534
EPA ……………………… 201, 206
EPA製剤 …………………………486
E型肝炎ウイルス ………………226

F

FIM ………………………………402
FOOD ACTION NIPPON ……588

G

GLP-1（グルカゴン様ペプチド-1）
………………… 113, 116, 296, 505
GLP-1受容体作動薬 …………505
GLUT２……………………… 92, 297
GLUT４………………… 92, 405, 506
GVHD（移植片対宿主病）………110
G細胞……………………………290
γ-GT ……………………………121
γ-アミノ酪酸（GABA）
……………………… 74, 90, 216, 324
γ-ウンデカラクトン ……………215

H

HACCP……………………… 684, 696
HACCPシステム…… 651, 691, 692
HbA1c …………………………552
HDL-コレステロール
……………………… 397, 406, 407
HMG-CoA還元酵素 ………… 93

I

IADL（手段的日常生活動作）……401
ICカード方式 ……………………675
IDカード方式 ……………………675
IgA ……………… 170, 171, 175, 382
IgE ……………………… 170, 171
IgG ……………………170, 171, 374
IgM………………………………170
iPS細胞…………………………… 70
ISO 14001 ………………………676
I細胞 ……………………………290

J

JCS（Japan Coma Scale）
…………………………… 103, 104

K

K値……………………… 221, 222, 224

L

L-アラビノース …………………218
LDL ……………………………… 94
LDL-コレステロール
……………………… 395, 396, 397
LDL吸着療法（LDLアフェレーシス）
……………………………………110
LL牛乳（ロングライフミルク）
…………………………… 194, 266
L-フェニルアラニン化合物 ……242

M

MCT ………………………………727
MMSE ……………………………402
MRI検査 ……………… 105, 108
mRNA …………………………80, 82

N

n－３系脂肪酸 ……………… 77, 313, 361, 479, 513
n－３系多価不飽和脂肪酸 ……………………… 206, 313, 479
n－６系脂肪酸 ……………… 77, 313
n－６系多価不飽和脂肪酸 … 94, 313
n－９系脂肪酸 …………………… 77
Na$^+$, K$^+$－ATPase(ナトリウムポンプ) ………………………………… 336, 338
NADH ………………………………… 515
NADPH…………………… 90, 299
NAFLD(非アルコール性脂肪性肝疾患) ………………………………………… 121
NASH(非アルコール性脂肪肝炎) ………………………………………… 121
NCDs ……………29, 592, 611, 613
NPC１L１ ……………………… 291
NPC／N比 …… 474, 482, 566, 567

O

OJT (on the job training) …… 668

P

PAI－１ ……………………………… 163
PDCAサイクル ………… 4, 348, 583, 623, 652, 676
PPM ………………………………… 667
PSA ……………………… 159, 552
P波…………………………… 107, 123

Q

QRS波 ……………………………… 123

R

RDA (推奨量) …………… 353, 369
RNA ……………………………… 80, 82
ROC曲線 …………………… 24, 25
rRNA ………………………………… 83
RSST………………………………… 402
RTP (急速代謝回転たんぱく質) ………………………………………… 317

S

SGA ………………………………… 347
SGLT１ ……………………………… 291
SGLT２ ……………………………… 505
SGLT２阻害薬 …………………… 505
SOAP ……………………… 491, 493
S細胞 ……………………………… 290
S状結腸 …………………………… 116

T

TNF－α (腫瘍壊死因子α) …… 114
tRNA ………………………………… 80
T細胞 ……………………… 73, 164, 170

U

UL (耐容上限量) …… 353, 624, 626

V

VLDL …………………… 94, 306, 308

W

WBGT (湿球黒球温度) ………… 414
WHO (世界保健機関) ………… 5, 594

X

X線検査 ………………………… 108

Y

YAM (若年成人平均値) … 156, 157

Z

Zスコア ………………………… 594

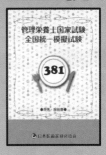

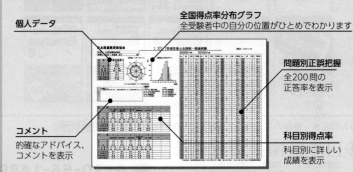

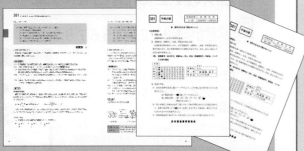

ACCESS & MAP

東京校

〒160-0023
東京都新宿区西新宿 8-1-15
サンライズズビル
TEL：03-5358-9211
FAX：03-5358-9212

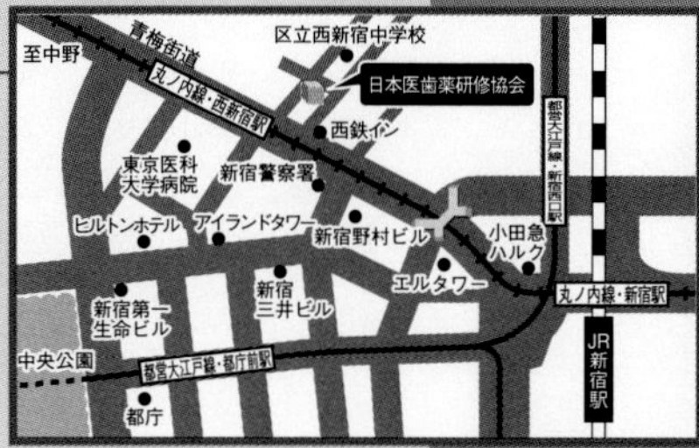

大阪校

〒530-0001
大阪府大阪市北区梅田 1－3－1
大阪駅前第 1 ビル 9 F
TEL：06-4797-3516
FAX：06-4797-3517

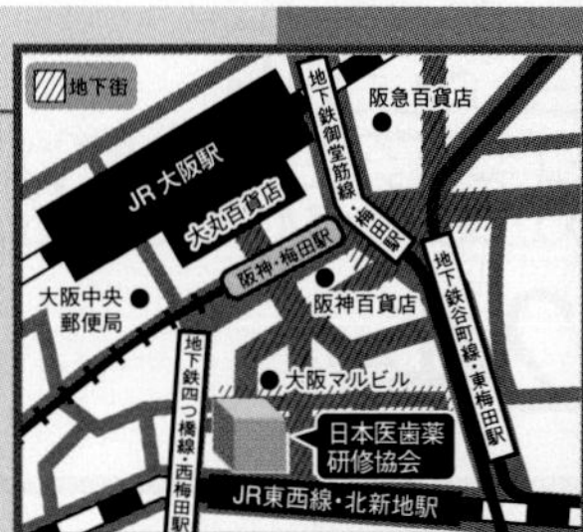

名古屋校

〒453-0014
愛知県名古屋市中村区則武 1-1-7
NEWNO 名古屋駅西 2F
TEL： 052-526-1489
FAX：052-526-1490

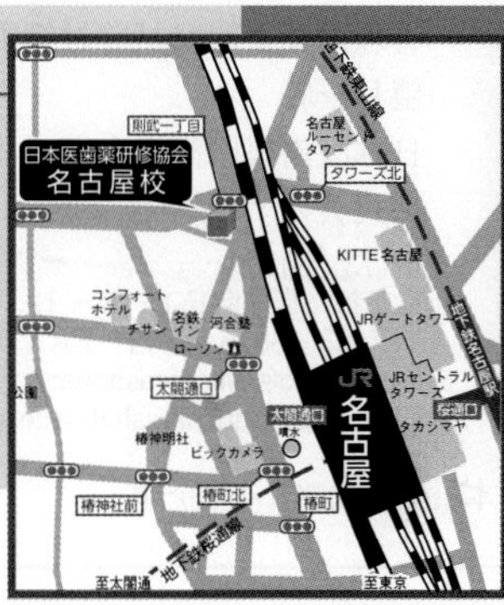

Complete+ RD

管理栄養士国家試験完全攻略

2024年版

2023年5月21日　第1刷　発行

編　　者　日本医歯薬研修協会
　　　　　管理栄養士国家試験対策委員会
監　　修　望月一雅
発 行 元　日本医歯薬研修協会
発 売 元　株式会社 つちや書店
　　　　　〒113 - 0023
　　　　　東京都文京区向丘1 － 8 － 13
　　　　　TEL 03 - 3816 - 2071　FAX 03 - 3816 - 2072
　　　　　E-mail info@tsuchiyashoten.co.jp
　　　　　URL http://tsuchiyashoten.co.jp

印刷・製本　(有)エスティー企画

ISBN 978 - 4 - 8069 - 1814 - 1　C3047